现代临床检验诊断与新技术应用

（上）

赵俊暕等◎主编

吉林科学技术出版社

图书在版编目（CIP）数据

现代临床检验诊断与新技术应用／赵俊暕等主编
. -- 长春：吉林科学技术出版社，2016.6
ISBN 978-7-5578-0783-2

Ⅰ．①现… Ⅱ．①赵… Ⅲ．①临床医学－医学检验
Ⅳ．①R446.1

中国版本图书馆CIP数据核字（2016）第133731号

现代临床检验诊断与新技术应用

Xiandai linchuang jianyan zhenduan yu xin jishu yingyong

主　　编	赵俊暕　毛有彦　袁聪玲　李廷富　任　燕　李自军
副主编	崔　杨　陈永梅　达选秀　张　敏
	鲁家才　朱家平　苗晓辉　王延华
出 版 人	李　梁
责任编辑	张　凌　张　卓
封面设计	长春创意广告图文制作有限责任公司
制　　版	长春创意广告图文制作有限责任公司
开　　本	787mm×1092mm　1/16
字　　数	1131千字
印　　张	46.5
版　　次	2016年6月第1版
印　　次	2017年6月第1版第2次印刷

出　　版	吉林科学技术出版社
发　　行	吉林科学技术出版社
地　　址	长春市人民大街4646号
邮　　编	130021
发行部电话/传真	0431-85635177　85651759　85651628
	85652585　85635176
储运部电话	0431-86059116
编辑部电话	0431-86037565
网　　址	www.jlstp.net
印　　刷	虎彩印艺股份有限公司

书　　号	ISBN 978-7-5578-0783-2
定　　价	185.00元

主编简介

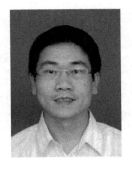

赵俊暕

1980年出生，中共党员，医学硕士，主管检验师，讲师，天津医科大学医学检验专业毕业，华北理工大学附属医院检验科工作并担任华北理工大学临床医学院医学检验系教学秘书。从事临床检验工作10年余，具有多年从事血液形态学诊断及凝溶血实验工作经验和科研能力，专长于临床血液学检验和干细胞基础临床研究。2011年省卫生厅临床医学检验专业医务人员技能竞赛中获个人一等奖，获"吴阶平医学基金会"第二届临床检验诊断学硕博论坛三等奖。主研市级指令课题1项，校级教育教学改革课题1项，参研河北省科技厅课题3项，完成论文多篇（其中SCI 1篇，核心期刊8篇），主编（参编）著作3部。

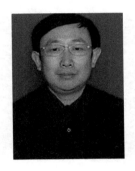

毛有彦

1970年出生，副主任检验师，1992年7月毕业于青岛医学院医学检验专业，大学本科，并获得医学学士学位，毕业后一直在潍坊市人民医院检验科工作。2002年9月考入潍坊医学院免疫学教研室，师从著名导师冯永堂教授，于2004年7月顺利通过硕士研究生论文答辩，获得医学硕士学位。从事医学检验工作20余年，有丰富的专业理论知识和熟练的操作技术。对临床检验相关技术均能熟练掌握，并能够积极追踪国际、国内检验相关新理论、新技术，努力把握前沿技术。曾多次承担了潍坊医学院和潍坊卫生学校临床检验、分子生物学、免疫学等学科的教学工作。在省级以上刊物发表专业论文20余篇。参与主编著作1部。完成课题1项，参与在研课题1项。

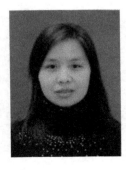

袁聪玲

1974年出生，湖北省荆州市第一人民医院核医学科，主管检验师，毕业于西安交大医学院临床检验专业，本科学历。擅长内分泌肿瘤标记物等免疫检测及诊断。发表论文3篇，参编著作1部。

编 委 会

苗晓辉　长春中医药大学附属医院
赵俊暕　华北理工大学附属医院
胡志强　湖北医药学院附属襄阳医院
　　　　（襄阳市第一人民医院）
袁聪玲　湖北省荆州市第一人民医院
崔　杨　邢台医专第二附属医院
释艳华　襄阳市中心血站
鲁家才　襄阳市中心医院
　　　　（湖北文理学院附属医院）

前　言

　　检验医学对于疾病的预防、诊断、病程监测、疗效观察和预后判断等方面都具有重要作用。随着循证医学的发展，检验医学在临床医学中的作用地位显得越来越重要。大多数经典的实验技术与方法仍在广泛使用，日新月异的新理论和新技术也迅速应用于临床，拓展了临床应用范围，丰富了检验医学。

　　《现代临床检验诊断与新技术应用》共分五篇，三十五章，涵盖了临床血液检验、临床体液与排泄物检验、临床生化学与分子检验、临床微生物学检验、免疫学检验等相关内容，论述详尽，内容新颖，科学性与实用性强，是各位编者结合多年临床经验，参考国内有关书籍和文章，详细总结，深入思索，并加以汇总，提炼编写而成，适于广大医学检验工作者、临床医师、实验医学科研人员及医学院校师生参考使用。

　　由于时间和篇幅有限，加上多数参编者担负着繁重的临床工作和教学任务，书中难免有错误疏漏之处诚望读者同道批评赐教，以便日臻完善。

编　者

2016 年 6 月

目　录

第一篇　血液检验

第二篇　体液检验

第三篇 生化与分子检验

第四篇 微生物检验

血液检验

第一章　血液一般检查

第一节　血液标本采集与处理

一、静脉采血法

（一）普通采血法

1. 试剂与器材

（1）30g/L 碘酊。

（2）75% 乙醇。

（3）其他：一次性注射器、压脉带、垫枕、试管、消毒棉签。

2. 操作

（1）取试管 1 支（需抗凝者应加相应抗凝剂）。

（2）打开一次性注射器包装，取下针头无菌帽，将针头与针筒连接，针头斜面对准针筒刻度，抽拉针栓检查有无阻塞和漏气，排尽注射器内的空气，套上针头无菌帽，备用。

（3）受检者取坐位，前臂水平伸直置于桌面枕垫上，选择容易固定、明显可见的肘前静脉或手背静脉，幼儿可用颈外静脉采血。

（4）用 30g/L 碘酊自所选静脉穿刺处从内向外、顺时针方向消毒皮肤，待碘酊挥发后，再用 75% 乙醇以同样方式脱碘，待干。

（5）在穿刺点上方约 6cm 处系紧压脉带，嘱受检者紧握拳头，使静脉充盈显露。

（6）取下针头无菌帽，以左手拇指固定静脉穿刺部位下端，右手拇指和中指持注射器针筒，示指固定针头下座，针头斜面和针筒刻度向上，沿静脉走向使针头与皮肤成 30°角，快速刺入皮肤，然后成 5°角向前刺破静脉壁进入静脉腔。见回血后，将针头顺势深入少许。穿刺成功后右手固定注射器，左手松压脉带后，再缓缓抽动注射器针栓至所需血量。受检者松拳，消毒干棉球压住穿刺孔，拔出针头。嘱受检者继续按压针孔数分钟。

（7）取下注射器针头，将血液沿试管壁缓缓注入试管中。抗凝血需立即轻轻混匀，盖紧试管塞，及时送检。

3. 附注

（1）采血部位通常选择肘前静脉，如此处静脉不明显，可采用手背、手腕、腘窝和外踝部静脉。幼儿可采用颈外静脉。

（2）采血一般取坐位或卧位。体位影响水分在血管内外的分布，从而影响被测血液成分浓度。

（3）压脉带捆扎时间不应超过1min，否则会使血液成分浓度发生改变。

（4）血液注入试管前应先取下注射器针头，然后将血液沿试管壁缓缓注入试管中，防止溶血和泡沫产生。需要抗凝时应与抗凝剂轻轻颠倒混匀，切忌用力振荡试管。

（5）如遇受检者发生晕针，应立即拔出针头，让其平卧。必要时可用拇指压掐或针刺人中、合谷等穴位，或嗅吸芳香酊等药物。

（二）真空采血管采血法

1. 原理　将有头盖胶塞的采血试管预先抽成不同的真空度，利用其负压自动定量采集静脉血样。

2. 试剂与器材　目前真空采血器有软接式双向采血针系统（头皮静脉双向采血式）和硬接式双向采血针系统（套筒双向采血式）两种，都是一端为穿刺针，另一端为刺塞针。另附不同用途的一次性真空采血管，有的加有不同抗凝剂，或其他添加剂，均用不同颜色头盖标记便于识别。真空采血法符合生物安全措施。

3. 操作

（1）消毒：为受检者选静脉与消毒。

（2）采血：①软接式双向采血针系统采血：拔除采血穿刺针的护套，以左手固定受检者前臂，右手拇指和示指持穿刺针，沿静脉走向使针头与皮肤成30°角，快速刺入皮肤，然后成5°角向前刺破静脉壁进入静脉腔，见回血后将刺塞针端（用橡胶管套上的）直接刺穿真空采血管盖中央的胶塞中，血液自动流入试管内，如需多管血样，将刺塞端拔出，刺入另一真空采血管即可。达到采血量后，松压脉带，嘱受检者松拳，拔下刺塞端的采血试管。将消毒干棉球压住穿刺孔，立即拔除穿刺针，嘱受检者继续按压针孔数分钟。②硬连接式双向采血针系统采血：静脉穿刺如上，采血时将真空采血试管拧入硬连接式双向采血针的刺塞针端中，静脉血就会自动流入采血试管中，拔下采血试管后，再拔出穿刺针头。

（3）抗凝血：需立即轻轻颠倒混匀。

4. 附注

（1）使用真空采血器前应仔细阅读厂家说明书，严格按说明书要求操作。

（2）尽量选粗大的静脉进行穿刺。

（3）刺塞针端的乳胶套能防止拔除采血试管后继续流血污染周围，达到封闭采血防止污染环境的作用，因此不可取下乳胶套。

（4）带乳胶套的刺塞端须从真空采血试管的胶塞中心垂直穿刺。

（5）采血完毕后，先拔下刺塞端的采血试管，后拔穿刺针端。

（6）使用前勿松动一次性真空采血试管盖塞，以防采血量不准。

（7）如果一次采血要求采取几个标本时，应按以下顺序采血：血培养管，无抗凝剂及添加剂管，凝血象管，有抗凝剂（添加剂）管。

二、毛细血管采血法

1. 试剂与器材

（1）一次性采血针。

（2）消毒干棉球。

（3）75%乙醇棉球。

（4）经过校正的 $20\mu l$ 吸管。

2. 操作

（1）采血部位：成人以左手无名指为宜，1 岁以下婴幼儿通常用大拇指或足跟部两侧采血。

（2）轻轻按摩采血部位，使其自然充血，用 75% 乙醇棉球消毒局部皮肤，待干。

（3）操作者用左手拇指和示指紧捏刺血部位两侧，右手持无菌采血针，自指尖内侧迅速穿刺。

（4）用消毒干棉球擦去第一滴血，按需要依次采血。

（5）采血完毕，用消毒干棉球压住伤口，止血。

3. 附注

（1）除特殊情况外，不要在耳垂采血。应避免在冻疮、炎症、水肿等部位采血。

（2）皮肤消毒后一定要待乙醇挥发，干燥后采血，否则血液会四处扩散而不成滴。

（3）穿刺深度一般以 $2.0 \sim 2.5 mm$ 为宜，稍加挤压血液能流出。

（4）进行多项检验时，采集标本次序为：血小板计数、红细胞计数、血红蛋白测定、白细胞计数及涂血片等。

三、抗凝剂的选用

临床血液学检验中常用的抗凝剂有以下 3 种。

1. 枸橼酸钠（柠檬酸钠）　枸橼酸能与血液中的钙离子结合形成螯合物，从而阻止血液凝固。市售枸橼酸钠多含 2 分子结晶水，相对分子质量为 294.12，常用浓度为 109mmol/L（32g/L）。枸橼酸钠与血液的比例多采用 1:9（V:V），常用于凝血象和红细胞沉降率测定（魏氏法血沉测定时抗凝剂为 1:4，即抗凝剂 0.4ml 加血 1.6ml）。

2. 乙二胺四乙酸二钾（$EDTA \cdot K_2 \cdot 2H_2O$，MW404.47）　抗凝机制与枸橼酸钠相同。全血细胞分析用 $EDTA \cdot K_2$ $1.5 \sim 2.2 mg$ 可阻止 1ml 血液凝固。适用于全血细胞分析，尤其适用于血小板计数。但由于其影响血小板聚集及凝血因子检测，故不适合做凝血象和血小板功能检查。

3. 肝素　是一种含有硫酸基团的黏多糖，相对分子质量为 15 000，与抗凝血酶Ⅲ（AT-Ⅲ）结合，促进其对凝血因子Ⅻ、Ⅺ、Ⅸ、Ⅹ和凝血酶活性的抑制，抑制血小板聚集从而达到抗凝。通常用肝素钠盐或锂盐粉剂（125U = 1mg）配成 1g/L 肝素水溶液，即每毫升含肝素 1mg。取 0.5ml 置小瓶中，37 ~ 50℃烘干后，能抗凝 5ml 血液。适用于红细胞比容测定，不适合凝血象和血液学一般检查，因其可使白细胞聚集，并使血涂片染色后产生蓝色背景。

四、血涂片制备

1. 器材　清洁、干燥、无尘、无油脂的载玻片（25mm×75mm，厚度为 0.8~12mm）。

2. 操作　血涂片制备方法很多，目前临床实验室普遍采用的是手工推片法，在玻片近一端 1/3 处，加一滴（约 0.05ml）充分混匀的血液，握住另一张边缘光滑的推片，以 30°~45°角使血滴沿推片迅速散开，快速、平稳地推动推片至载玻片的另一端。

3. 附注

（1）血涂片通常呈舌状或楔形，分头、体、尾三部分。

（2）推好的血涂片应在空气中晃动，使其尽快干燥。天气寒冷或潮湿时，应于 37℃ 恒温箱中保温促干，以免细胞变形缩小。

（3）涂片的厚薄、长度与血滴的大小、推片与载玻片之间的角度、推片时的速度及红细胞比容有关。一般认为血滴大、角度大、速度快则血膜厚；反之则血膜薄。红细胞比容高于正常时，血液黏度较高，保持较小的角度，可得满意结果；相反，红细胞比容低于正常时，血液较稀，则应用较大角度、推片速度应较快。

（4）血涂片应在 1h 内染色或在 1h 内用无水甲醇（含水量 <3%）固定后染色。

（5）新购置的载玻片常带有游离碱质，必须用浓度约 1mol/L HCl 浸泡 24h 后，再用清水彻底冲洗，擦干后备用。用过的载玻片可放入含适量肥皂或其他洗涤剂的清水中煮沸20min，洗净，再用清水反复冲洗，蒸馏水最后浸洗，擦干备用。使用时，切勿用手触及玻片表面。

（6）血液涂片既可直接用非抗凝的静脉血或毛细血管血，也可用 EDTA 抗凝血制备。由于 EDTA 能阻止血小板聚集，故在显微镜下观察血小板形态时非常合适。

（7）使用 EDTA·K_2 抗凝血液样本时，应充分混匀后再涂片。抗凝血样本应在采集后4h 内制备血涂片，时间过长可引起中性粒细胞和单核细胞的形态改变。注意制片前，样本不宜冷藏。

五、血涂片染色

（一）瑞氏（Wright）染色法

1. 原理　瑞氏染色法使细胞着色既有化学亲和反应，又有物理吸附作用。各种细胞由于其所含化学成分不同，对染料的亲和力也不一样，因此，染色后各种细胞呈现出各自的染色特点。

2. 试剂

（1）瑞氏染液：

瑞氏染料　0.1g

甲醇（AR）　60.0ml。

瑞氏染料由酸性染料伊红和碱性染料美蓝的氧化物（天青）组成。将瑞氏染料放入清洁干燥研钵里，先加少量甲醇，充分研磨使染料溶解，将已溶解的染料倒入棕色试剂瓶中，未溶解的再加少量甲醇研磨，直至染料完全溶解，甲醇全部用完为止。配好后放于室温下，一周后即可使用。新配染液效果较差，放置时间延长，染色效果越好。久置应密封，以免甲醇挥发或氧化成甲酸。染液中也可加中性甘油 2~3ml，除可防止甲醇过早挥发外，也可使细胞着色清晰。

（2）pH6.8 磷酸盐缓冲液：

磷酸二氢钾（KH_2PO_4）　　0.3g

磷酸氢二钠（Na_2HPO_4）　　0.2g

加少量蒸馏水溶解，再加至 1 000ml。

3. 操作

（1）采血后推制厚薄适宜的血涂片（见"血涂片制备"）。

（2）用蜡笔在血膜两头画线，然后将血涂片平放在染色架上。

（3）加瑞氏染液数滴，以覆盖整个血膜为宜，固定血膜约 1min。

（4）滴加约等量的缓冲液与染液混合，室温下染色 5～10min。

（5）用流水冲去染液，待干燥后镜检。

4. 附注

（1）pH 对细胞染色有影响：由于细胞中各种蛋白质均为两性电解质，所带电荷随溶液 pH 而定。对某一蛋白质而言，如环境 pH < pI（蛋白质的等电点），则该蛋白质带正电荷，即在酸性环境中正电荷增多，易与酸性伊红结合，染色偏红；相反，则易与美蓝天青结合，染色偏蓝。为此，应使用清洁中性的载玻片，稀释染液必须用 pH6.8 缓冲液。冲洗玻片必须用流水。

（2）未干透的血膜不能染色，否则染色时血膜易脱落。

（3）染色时间与染液浓度、染色时温度成反比；而与细胞数量成正比。

（4）冲洗时不能先倒掉染液，应用流水冲去，以防染料沉淀在血膜上。

（5）如血膜上有染料颗粒沉积，可加少许甲醇溶解，但需立即用水冲掉甲醇，以免脱色。

（6）染色过淡，可以复染。复染时应先加缓冲液，创造良好的染色环境，而后加染液，或加染液与缓冲液的混合液，不可先加染液。

（7）染色过深可用水冲洗或浸泡水中一定时间，也可用甲醇脱色。

（8）染色偏酸或偏碱时，均应更换缓冲液再重染。

（9）瑞氏染液的质量好坏除用血涂片实际染色效果评价外，还可采用吸光度比值（ratio of absorption，RA）评价。瑞氏染液的成熟指数以 RA（A650nm/A525nm）=1.3±0.1 为宜。

（10）目前已有商品化瑞氏染液及缓冲液供应。

（二）瑞氏－姬姆萨（Wright－Giemsa）复合染色法

姬姆萨染色原理与瑞氏染色相同，但提高了噻嗪染料的质量，加强了天青的作用，对细胞核着色效果较好，但对中性颗粒着色较瑞氏染色差。因此，瑞氏－姬姆萨复合染色法可取长补短，使血细胞的颗粒及胞核均能获得满意的染色效果。

1. 试剂　瑞氏－姬姆萨复合染色液

Ⅰ液：取瑞氏染料 1g、姬姆萨染料 0.3g，置洁净研钵中，加少量甲醇（分析纯），研磨片刻，吸出上层染液。再加少量甲醇继续研磨，再吸出上层染液。如此连续几次，共用甲醇 500ml。收集于棕色玻璃瓶中，每天早、晚各振摇 3min，共 5 天，以后存放一周即能使用。

Ⅱ液：pH6.4～6.8 磷酸盐缓冲液

磷酸二氢钾（无水）　　6.64g

磷酸氢二钠（无水）　2.56g

加少量蒸馏水溶解，用磷酸盐调整 pH，加水至 1 000ml。

2. 操作　瑞氏－姬姆萨染色法与瑞氏染色法相同。

（赵俊暕）

第二节　血红蛋白测定

一、氰化高铁血红蛋白（HiCN）测定法

（一）原理

血红蛋白（除硫化血红蛋白外）中的亚铁离子（Fe^{2+}）被高铁氰化钾氧化成高铁离子（Fe^{3+}），血红蛋白转化成高铁血红蛋白。高铁血红蛋白与氰离子（CN^-）结合，生成稳定的氰化高铁血红蛋白（hemiglobin cyanide，HiCN）。氰化高铁血红蛋白在波长 540nm 处有一个较宽的吸收峰，它在 540nm 处的吸光度同它在溶液中的浓度成正比。常规测定可从 HiCN 参考液制作的标准曲线上读取结果。

（二）试剂

HiCN 试剂：

氰化钾（KCN）　0.050g

高铁氰化钾［$K_3Fe(CN)_6$］　0.200g

无水磷酸二氢钾（KH_2PO_4）　0.140g

非离子表面活性剂［Triton X–100，Saponic218 等］　0.5～1.0ml

上述成分分别溶于蒸馏水中，混合，再加蒸馏水至 1 000ml，混匀。试剂为淡黄色透明溶液，pH 值在 7.0～7.4。血红蛋白应在 5min 内完全转化为高铁血红蛋白。

（三）操作

1. 标准曲线制备　将市售氰化高铁血红蛋白（HiCN）参考液稀释为四种浓度（200g/L，100g/L，50g/L，25g/L），然后以 HiCN 试剂调零，分别测定各自在 540nm 处的吸光度。以血红蛋白浓度（g/L）为横坐标，其对应的吸光度为纵坐标，在坐标纸上描点，绘制标准曲线。

2. 常规检测血红蛋白　先将 $20\mu l$ 血用 5.0ml HiCN 试剂稀释，混匀，静置 5min 后，测定待检标本在 540nm 下的吸光度，查标准曲线求得血红蛋白含量。

（四）附注

（1）血红蛋白测定方法很多，但无论采用何种方法，都必须溯源至 HiCN 的结果。

（2）试剂应贮存在棕色硼硅有塞玻璃瓶中，不能贮存于塑料瓶中，否则会使 CN^- 丢失，造成测定结果偏低。

（3）试剂应置于 4～10℃保存，不能放 0℃以下保存，因为结冰可引起试剂失效。

（4）试剂应保持新鲜，至少一个月配制一次。

（5）氰化钾是剧毒品，配试剂时要严格按剧毒品管理程序操作。

（6）脂血症或标本中存在大量脂质可产生混浊，可引起血红蛋白假性升高。白细胞数 $> 20 \times 10^9/L$、血小板计数 $> 700 \times 10^9/L$ 及异常球蛋白增高也可出现混浊，均可使血红蛋白假性升高。煤气中毒或大量吸烟引起血液内碳氧血红蛋白增多，也可使测定值增高。若因白细胞数过多引起的混浊，可离心后取上清液比色；若因球蛋白异常增高（如肝硬化患者）引起的混浊，可向比色液中加入少许固体氯化钠（约 0.25g）或碳酸钾（约 0.1g），混匀后可使溶液澄清。

（7）测定后的 HiCN 比色液不能与酸性溶液混合（目前大都用流动比色，共用 1 个废液瓶，尤须注意），因为氰化钾遇酸可产生剧毒的氢氰酸气体。

（8）为防止氰化钾污染环境，比色测定后的废液集中于广口瓶中处理。废液处理：①首先以水稀释废液（1：1），再按每升上述稀释废液加次氯酸钠（安替福民）35ml，充分混匀后敞开容器口放置 15h 以上，使 CN^- 氧化成 CO_2 和 N_2 挥发，或水解成 CO_3^{2-} 和 NH_4^+，再排入下水道。②如果没有安替福民，可用"84"消毒液 40ml 代替，除毒效果基本相同。③碱性硫酸亚铁除毒：硫酸亚铁和 KCN 在碱性溶液中反应，生成无毒的亚铁氰化钾，取硫酸亚铁（$FeSO_4 \cdot 7H_2O$）50g，氢氧化钠 50g，加水至 1 000ml，搅匀制成悬液。每升 HiCN 废液，加上述碱性硫酸亚铁悬液 40ml，不时搅匀，置 3h 后排入下水道。但除毒效果不如前两种方法好。

（9）HiCN 参考液的纯度检查：①波长 450～750nm 的吸收光谱曲线形态应符合文献所述，即峰值在 540nm，谷值在 504nm。②A540nm/A504nm 的吸光度比值应为 1.59～1.63。③用 HiCN 试剂作空白，波长 710～800nm 处，比色杯光径 1.000cm 时，吸光度应小于 0.002。

二、十二烷基硫酸钠血红蛋白（SLS – Hb）测定法

由于 HiCN 试剂含剧毒的氰化钾会污染环境，对环境保护不利。为此，各国均相继研发不含 KCN 的测定血红蛋白方法，如 SLS – Hb 现已应用于血细胞分析仪上，但其标准应溯源到 HiCN 量值。

（一）原理

除 SHb 外，血液中各种血红蛋白均可与十二烷基硫酸钠（sodium lauryl sulfate，SLS）作用，生成 SLS – Hb 棕色化合物，SLS – Hb 波峰在 538nm，波谷在 500nm。本法可用 HiCN 法标定的新鲜血，再制备本法的标准曲线。

（二）试剂

1. 60g/L 十二烷基硫酸钠的磷酸盐缓冲液　称取 60g 十二烷基硫酸钠溶解于 33.3mmol/L 磷酸盐缓冲液（pH7.2）中，加 TritonX – 100 70ml 于溶液中混匀，再加磷酸盐缓冲液至 1 000ml，混匀。

2. SLS 应用液　将上述 60g/L SLS 原液用蒸馏水稀释 100 倍，SLS 最终浓度为 2.08mmol/L。

（三）操作

1. 准确吸取 SLS 应用液　5.0ml 置于试管中，加入待测血 20μl，充分混匀。5min 后置 540nm 下以蒸馏水调零，读取待测管吸光度，查标准曲线即得 SLS – Hb 结果。

2. 标准曲线绘制　取不同浓度血红蛋白的全血标本，分别用 HiCN 法定值。再以这批已定值的全血标本，用 SLS – Hb 测定，获得相应的吸光度，绘制出标准曲线。

（四）参考区间

男：131～172g/L ﹡

女：113～151g/L ﹡

新生儿：180～190g/L ﹡﹡

婴儿：110～120g/L ﹡﹡

儿童：120～140g/L ﹡﹡

﹡摘自丛玉隆，金大鸣，王鸿利，等．中国人群成人静脉血血细胞分析参考范围调查．中华医学杂志，2003，83（14）：1201－1205．

﹡﹡摘自胡亚美，江载芳．诸福棠实用儿科学（下册）．第7版．北京：人民卫生出版社，2003，2685．

（五）附注

（1）注意选用 CP 级以上的优质十二烷基硫酸钠 [CH_3（CH_2）$_3SO_4Na$，MW288.38]。本法配方溶血力很强，因此不能用同一管测定液同时测定血红蛋白和白细胞计数。

（2）如无 TritonX－100 可用国产乳化剂 OP 或其他非离子表面活性剂替代。

（3）其他环保的血红蛋白测定方法还很多，如碱羟血红蛋白等。

（六）临床意义

生理性增加：新生儿、高原地区居住者。

减少：主要见于婴幼儿、老年人及妊娠中晚期等。

病理性增加：真性红细胞增多症、代偿性红细胞增多症，如先天性青紫性心脏病、慢性肺部疾病、脱水。

减少：各种贫血、白血病、产后、手术后、大量失血。

在各种贫血时，由于红细胞内血红蛋白含量不同，红细胞和血红蛋白减少程度可不一致。血红蛋白测定可以用于了解贫血的程度。如需要了解贫血的类型，还需做红细胞计数和红细胞形态学检查及红细胞其他相关的指标测定。

（赵俊暕）

第三节 红细胞检验

一、红细胞计数

（一）原理

用等渗稀释液将血液按一定倍数稀释，充入计数池后显微镜下计数一定体积内红细胞数，换算求出每升血液中红细胞的数量。

（二）试剂与器材

1. 红细胞稀释液

枸橼酸钠 1.0g

36% 甲醛液 1.0ml

氯化钠 0.6g

加蒸馏水至 100ml，混匀、过滤两次后备用。

2. 其他 显微镜、改良 Neubauer 血细胞计数板等。

（三）操作

（1）取中号试管 1 支，加红细胞稀释液 2.0ml。

（2）用清洁干燥微量吸管取末梢血或抗凝血 10μl，擦去管外余血后加至红细胞稀释液底部，再轻吸上层清液清洗吸管 2～3 次，立即混匀。

（3）混匀后，用干净微量吸管将红细胞悬液充入计数池，不得有空泡或外溢，充池后静置 2～3min 后计数。

（4）高倍镜下依次计数中央大方格内四角和正中共 5 个中方格内的红细胞。对压线细胞按"数上不数下、数左不数右"的原则进行计数。

（四）计算

$$红细胞数/L = 5 个中方格内红细胞数 \times 5 \times 10 \times 200 \times 10^6$$
$$= 5 个中方格内红细胞数 \times 10^{10}$$
$$= 5 个中方格内的红细胞数 \times 10^{12}/100$$

式中：

$\times 5$ 5 个中方格换算成 1 个大方格；

$\times 10$ 1 个大方格容积为 0.1μl，换算成 1.0μl；

$\times 200$ 血液的实际稀倍数应为 201 倍，按 200 是便于计算；

$\times 10^6$ 由 1μl 换算成 1L。

（五）参考区间

男：（4.09～5.74）$\times 10^{12}/L$ *

女：（3.68～5.13）$\times 10^{12}/L$ *

新生儿：（5.2～6.4）$\times 10^{12}/L$ * *

婴儿：（4.0～4.3）$\times 10^{12}/L$ * *

儿童：（4.0～4.5）$\times 10^{12}/L$ * *

*摘自丛玉隆，金大鸣，王鸿利，等. 中国人群成人静脉血血细胞分析参考范围调查. 中华医学杂志，2003，83（14）：1201－1205.

* *摘自胡亚美，江载芳主编. 诸福棠实用儿科学（下册）. 第 7 版. 北京：人民卫生出版社，2003，2685.

（六）附注

（1）采血时不能挤压过甚，因此针刺深度必须适当。

（2）稀释液要过滤，试管、计数板均须清洁，以免杂质、微粒等被误认为红细胞。

（3）参考范围数值内，两次红细胞计数相差不得超过 5%。

（4）不允许以血红蛋白浓度来折算红细胞数。

（七）临床意义

红细胞增加或减少的临床意义与血红蛋白测定相似。一般情况下，红细胞数与血红蛋白浓度之间有一定的比例关系。但在病理情况下，此比例关系会打破，因此，同时测定二者，对贫血诊断和鉴别诊断有帮助。

二、红细胞形态学检查

各种贫血患者红细胞形态和着色有不同程度的改变，观察外周血红细胞形态有助于贫血的诊断和鉴别诊断。外周血红细胞变化有以下几种类型。

（一）大小异常

正常红细胞大小较为一致，直径为 $6 \sim 9 \mu m$。在各种贫血时，红细胞可出现大小不一。凡直径 $>10 \mu m$ 者称大红细胞，$>15 \mu m$ 者称巨红细胞，常见于巨幼细胞性贫血、肝脏疾病等；直径 $<6 \mu m$ 者称为小红细胞，多见于缺铁性贫血等疾病。

（二）形态异常

1. 球形红细胞（spherocyte）　红细胞直径通常 $<6 \mu m$，厚度增加通常 $>2.6 \mu m$，因而红细胞呈小圆球形，细胞中心区血红蛋白含量较正常红细胞多，常见于下列疾病。

（1）遗传性球形细胞增多症。

（2）自身免疫性溶血性贫血。

（3）异常血红蛋白病（HbS 及 HbC 病等）。

2. 椭圆形红细胞（elliptocyte）　红细胞呈椭圆形，横径缩短，长径增大，有时可呈畸形。正常人血液中也可见到，但最多不超过15%。这种红细胞增多见于以下疾病。

（1）遗传性椭圆形细胞增多症，一般要高于 25% ~ 50% 才有诊断价值。

（2）其他各类贫血都可有不同程度的增多。

3. 靶形红细胞（target cell）　比正常红细胞扁薄，中心有少许血红蛋白，部分可与周围的血红蛋白连接，边缘部染色较中央深，故呈靶状。主要见于以下疾病。

（1）珠蛋白生成障碍性贫血。

（2）严重缺铁性贫血。

（3）一些血红蛋白病（血红蛋白 C、D、E、S 病）。

（4）肝病、脾切除后及阻塞性黄疸等。

4. 镰形红细胞（sickle cell）　细胞狭长似镰刀，也可呈麦粒状或冬青叶样，主要见于遗传性镰形红细胞增多症。

5. 口形红细胞（stomatocyte）　红细胞淡染区呈裂口状狭孔，正常 $<4\%$。增高见于以下疾病。

（1）口形细胞增多症。

（2）急性乙醇中毒。

6. 棘形红细胞（acanthocyte）　棘形红细胞是一种带刺状的红细胞，刺呈针刺状或尖刺状，见于以下疾病。

（1）棘细胞增多症（遗传性血浆 p 脂蛋白缺乏症）时，棘形红细胞可高达70% ~ 80%。

（2）严重肝病或制片不当。

7. 锯齿细胞（crenated cell）　锯齿细胞也称短棘形细胞（echinocyte），细胞突起较棘细胞短，但分布较均匀。主要见于尿毒症、微血管病性溶血性贫血、丙酮酸激酶缺乏症、阵发性睡眠性血红蛋白尿症等。

8. 裂红细胞（schistocyte） 裂红细胞指红细胞碎片，包括盔形红细胞等，多见于 DIC 和心源性溶血性贫血等。其他也见于化学中毒、肾功能不全、血栓性血小板减少性紫癜等。

（三）染色异常

1. 着色过浅 红细胞中心淡染区扩大，多见于缺铁性贫血、地中海贫血及其他血红蛋白病。

2. 着色过深 中心淡染区不见，着色较深，多见于溶血性贫血及大细胞性贫血。

3. 嗜多色性红细胞 红细胞经瑞氏染色染成灰蓝色、灰红色、淡灰色，胞体较正常红细胞稍大，这是一种尚未完全成熟的网织红细胞，多染性物质是核糖体，随着细胞的成熟而逐渐消失，主要见于各种增生性贫血。

（四）结构异常

1. 嗜碱性点彩红细胞 用亚甲基蓝染色（或瑞氏染色），成熟红细胞内有散在的深蓝色嗜碱性颗粒，外周血中点彩红细胞增多，表示贫血时骨髓再生旺盛或有紊乱现象，某些重金属中毒时可大量出现。

2. 卡波环（Cabot ring） 成熟红细胞内有染成紫红色的细线状环，呈圆形或 8 字形，可能是残留核膜所致，见于恶性贫血、溶血性贫血、铅中毒等。

3. 染色质小体（Howell–Jolly body） 成熟红细胞中含有紫红色圆形小体，大小不等，数量不一，可能是残留的核染色质微粒。见于增生性贫血、脾切除后、巨幼细胞性贫血、恶性贫血等。

4. 有核红细胞 正常成人血片中不会出现，新生儿出生一周内可能有少量有核红细胞出现。溶血性贫血、急、慢性白血病、红白血病、髓外造血及严重缺氧等在外周血片中常见到有核红细胞。

（赵俊暕）

第四节　白细胞计数

一、白细胞计数

（一）原理

血液经白细胞稀释液稀释，成熟红细胞全部被溶解，充入计数池后，在显微镜下计数一定体积内白细胞数，换算出每升血液中白细胞数量。

（二）试剂

1. 白细胞稀释液

冰乙酸　2ml

蒸馏水　98ml

10g/L 亚甲蓝溶液　3 滴

混匀过滤后备用。

（三）操作

（1）取小试管 1 支，加白细胞稀释液 0.38ml。

（2）用微量吸管准确吸取末梢血 20μl，擦去管外余血，将吸管插入小试管中稀释液的底部，轻轻将血放出，并吸取上清液清洗吸管 2 次，混匀。

（3）待红细胞完全破坏，液体变为棕褐色后，再次混匀后充池，静置 2～3min，待白细胞下沉。

（4）用低倍镜计数四角 4 个大方格内的白细胞数，对压线细胞按"数上不数下、数左不数右"的原则进行计数。

（四）计算

白细胞数/L = $N/4 \times 10 \times 20 \times 10^6 = N/20 \times 10^9$

式中：

N　4 个大方格内白细胞总数；

÷4　为每个大方格（即 0.1μl）内白细胞平均数；

×10　1 个大方格容积为 0.1μl，换算成 1.0μl；

×20　血液稀释倍数；

$\times 10^6$　由 1μl 换算成 1L。

（五）参考区间

成人：男 （3.97～9.15）$\times 10^9/L$ *

　　　女 （3.69～9.16）$\times 10^9/L$ *

儿童：（8～10）$\times 10^9/L$ * *

婴儿：（11～12）$\times 10^9/L$ * *

新生儿：20 $\times 10^9/L$ * *

* 摘自丛玉隆，金大鸣，王鸿利，等. 中国人群成人静脉血血细胞分析参考范围调查. 中华医学杂志，2003，83（14）：1201－1205.

* * 摘自胡亚美，江载芳主编. 诸福棠实用儿科学（下册）. 第 7 版. 北京：人民卫生出版社，2003，2685.

（六）附注

（1）采血时不能挤压过甚，因此针刺深度必须适当。

（2）小试管、计数板均须清洁，以免杂质、微粒等被误认为细胞。

（3）白细胞总数在参考范围内，大方格间的细胞数不得相差 8 个以上，两次重复计数误差不得超过 10%。

（4）白细胞数量过高时，可加大稀释倍数；白细胞数量过低时，可计数 8 个大方格的白细胞数或加大取血量。

（5）一些贫血患者血液中有核红细胞增多，会当作白细胞计数，应予校正除去。

校正公式：

白细胞校正数/L = $X \times 100/（100 + Y）$

式中：

X：未校正前白细胞数；

Y：在白细胞分类计数时，计数100个白细胞的同时计数到的有核红细胞数。

（七）临床意义

1. 增加

（1）生理性增加：新生儿、妊娠晚期、分娩期、月经期、饭后、剧烈运动后、冷水浴后及极度恐惧与疼痛等。

（2）病理性增加：大部分化脓性细菌所引起的炎症、尿毒症、严重烧伤、传染性单核细胞增多症、急性出血、组织损伤、手术创伤后、白血病等。

2. 病理性减少　病毒感染、伤寒、副伤寒、黑热病、疟疾、再生障碍性贫血、极度严重感染、X线照射、肿瘤化疗后和非白血性白血病等。

二、白细胞分类计数

（一）原理

把血液制成细胞分布均匀的薄膜涂片，用瑞氏或瑞氏－姬姆萨复合染料染色，根据各类白细胞形态特征予以分类计数，得出各类白细胞相对比值（百分数），同时应观察白细胞的形态变化。

（二）试剂

见第一节血涂片染色。

（三）操作

（1）见本章第一节血涂片染色，操作步骤1～5。

（2）先在低倍镜下浏览全片，了解染色好坏和细胞分布情况，观察有无异常细胞。

（3）选择涂片体尾交界处染色良好的区域，在油镜下计数100个白细胞，按其形态特征进行分类计数。求出各类细胞所占百分数和绝对值。

（四）参考区间

见表1-1及表1-2。

表1-1　成人白细胞分类计数参考范围

细胞类别	百分数（%）	绝对数（$\times 10^9$/L）
中性粒细胞		
杆状核	1～36	0.04～0.6
分叶核	50～70	2～7
嗜酸性粒细胞	0.5～5	0.02～0.5
嗜碱性粒细胞	0～1	0～1
淋巴细胞	20～40	0.8～4
单核细胞	3～10	0.12～1

表1-2　儿童白细胞分类计数参考范围 * *

细胞类别	百分数（%）
中性粒细胞	50~70（新生儿至婴儿31~40）
嗜酸性粒细胞	5~50
嗜碱性粒细胞	0~7
淋巴细胞	20~40（新生儿至婴儿40~60）
大单核细胞	1~8（出生后2~7天12）
未成熟细胞	0~8（出生后2~7天12）

注：* * 摘自胡亚美、江载芳主编．诸福棠实用儿科学（下册）．第7版．北京：人民卫生出版社，2003，2685.

（五）附注

（1）分类时应从血膜体尾交界处边缘向中央依次上下呈城垛状迂回移动，计数时不能重复和遗漏。

（2）白细胞数明显减少的血片，应检查多张血片。

（3）分类见有核红细胞，不计入100个白细胞内，以分类100个白细胞过程中见到多少有核红细胞报告，并注明所属阶段。

（4）除某些病理情况（如慢性淋巴细胞白血病）外，破碎细胞或不能识别细胞的数量不超过白细胞总数的2%。若破碎细胞仍能明确鉴别，如破碎的嗜酸性粒细胞，应包括在分类计数中。在结果报告中应对破碎细胞或不能识别细胞作适当描述。

（5）分类中应注意观察成熟红细胞、血小板的形态、染色及分布情况，注意有无寄生虫和其他异常所见。

（6）白细胞形态变化较大，遇有疑问应请示上级主管或主任进行核实，以减少错误。

（六）临床意义

1. 病理性增多

（1）中性粒细胞：急性化脓感染、粒细胞白血病、急性出血、溶血、尿毒症、急性汞中毒、急性铅中毒等。

（2）嗜酸性粒细胞：过敏性疾病如支气管哮喘、寄生虫病，某些传染病如猩红热，某些皮肤病如湿疹，某些血液病如嗜酸性粒细胞性白血病及慢性粒细胞白血病等。

（3）嗜碱性粒细胞：慢性粒细胞白血病、转移癌及骨髓纤维化等。

（4）淋巴细胞：百日咳、传染性单核细胞增多症、慢性淋巴细胞白血病、麻疹、腮腺炎、结核、传染性肝炎等。

（5）单核细胞：结核、伤寒、亚急性感染性心内膜炎、疟疾、黑热病、单核细胞白血病、急性传染病的恢复期等。

2. 病理性减少

（1）中性粒细胞：伤寒、副伤寒、疟疾、流感、化学药物中毒、X线和镭照射、抗癌药物化疗、极度严重感染、再生障碍性贫血、粒细胞缺乏等。

（2）嗜酸性粒细胞：伤寒、副伤寒以及应用肾上腺皮质激素后。

（3）淋巴细胞：多见于传染病急性期、放射病、细胞免疫缺陷等。

（赵俊暎）

第五节　血小板计数

一、原理

将血液用适当的稀释液作一定量稀释，混匀后充入计数池内，在显微镜下计数一定体积内的血小板数量，经过换算出每升血液中血小板数。

二、试剂

1% 草酸铵稀释液，分别用少量蒸馏水溶解草酸铵 1.0g 及 EDTA·Na_2 0.012g，合并后加蒸馏水至 100ml，混匀，过滤后备用。

三、操作

（1）取清洁小试管 1 支加入血小板稀释液 0.38ml。

（2）准确吸取毛细血管血 20μl，擦去管外余血，置于血小板稀释液内，吸取上清液洗三次，立即充分混匀。待完全溶血后再次混匀 1min。

（3）取上述均匀的血小板悬液 1 滴，充入计数池内，静置 10～15min，使血小板下沉。

（4）用高倍镜计数中央大方格内四角和中央共五个中方格内血小板数。

四、计算

血小板数/L = 5 个中方格内血小板数 × 10^9/L

五、参考区间

成人：男（85～303）× 10^9/L△

女（101～320）× 10^9/L△

新生儿：（100～300）× 10^9/L＊＊

儿童：（100～300）× 10^9/L＊＊

△摘自丛玉隆，金大鸣，王鸿利，等.中华检验医学杂志.2004，27（6）：368－370.

＊＊摘自胡亚美，江载芳.诸福棠实用儿科学（下册）.第 7 版.北京：人民卫生出版社，2003，2685.

六、附注

（1）血小板稀释液应防止微粒和细菌污染，配成后应过滤。试管及吸管也应清洁、干净。

（2）针刺应稍深，使血流通畅。拭去第一滴血后，首先采血作血小板计数。操作应迅速，防止血小板聚集。采取标本后应在1h内计数完毕，以免影响结果。

（3）血液加入稀释液内要充分混匀，充入计数池后一定要静置10～15min。室温高时注意保持计数池周围的湿度，以免水分蒸发而影响计数结果。

（4）计数时光线要适中，不可太强，应注意有折光性的血小板和杂质、灰尘相区别。附在血细胞旁边的血小板也要注意，不要漏数。

（5）用位相显微镜计数，效果更佳，计数更准确。

七、临床意义

1. 血小板减少（$< 100 \times 10^9/L$） 见于：①血小板生成障碍：再生障碍性贫血、急性白血病、急性放射病等；②血小板破坏增多：原发性血小板减少性紫癜（ITP）、脾功能亢进；③血小板消耗过多：如DIC等。

2. 血小板增多（$> 400 \times 10^9/L$） 见于：①骨髓增生综合征、慢性粒细胞性白血病、真性红细胞增多症等；②急性感染、急性失血、急性溶血等；③其他：脾切除术后。

（赵俊暎）

第六节 红细胞沉降率测定

一、魏氏（Westergren）测定法

（一）原理

将枸橼酸钠抗凝血液置于特制刻度血沉管内，垂直立于室温1h后，读取上层血浆高度的毫米数值，即为红细胞沉降率（erythrocyte sedimentation rate，ESR）。

（二）试剂与器材

1. 109mmol/L枸橼酸钠溶液 枸橼酸钠（$Na_3C_6H_5O_7 \cdot 2H_2O$，MW294.12）3.2g；用蒸馏水溶解后，再用蒸馏水稀释至100ml，混匀。此液在室温保存不得超过2周。

2. 血沉管 ICSH规定，血沉管为全长（300 ± 1.5）mm两端相通，一端有规范的200mm刻度魏氏管（玻璃或塑料制品），管内径2.55mm，管内均匀误差小于5%，横轴与竖轴差<0.1mm，外径（5.5 ± 0.5）mm，管壁刻度200mm，误差±0.35mm，最小分度值1mm，误差为<0.2mm。

3. 血沉架 应放置平稳，不摇动，不振动，避免直射阳光，血沉管直立（$90° \pm 1°$），不漏血。

（三）操作

（1）取静脉血1.6ml，加入含109mmol/L枸橼酸钠溶液0.4ml试管中，混匀。

（2）用血沉管吸取混匀抗凝血液至"0"刻度处，拭去管外附着的血液，将血沉管直立在血沉架上。

（3）室温静置1h后，观察红细胞下沉后血浆高度，读取结果。

16

（四）参考区间

成人：男性 <15mm/h

女性 <20mm/h

（五）附注

（1）目前全血细胞分析均采用 EDTA·K$_2$ 抗凝血。Gambino 提出用 EDTA 抗凝血也可做 ESR，只要检测 ESR 前，用生理盐水或 109mmol/L 枸橼酸钠溶液将 EDTA 抗凝血作 1：4 稀释，立即混匀，置于 Westergren 血沉管内，垂直立于室温 1h 后，读取上层血浆高度的毫米数值。它与魏氏法有良好的相关性。

（2）红细胞在单位时间内下沉速度与血浆蛋白的量和质、血浆中脂类的量和质、红细胞大小与数量，是否成串钱状聚集以及血沉管的内径、清洁度、放置是否垂直、室温高低等因素有关。

（3）抗凝剂与血液比例要准确。抗凝剂与血液之比为 1：4。

（4）血沉标本应在采血后 3h 内测定。测定前要充分混匀。

（5）血沉管要干燥、洁净，符合 ICSH 规定，血沉架必须稳固，放置要垂直。血沉管直立后不允许漏血，污染周围。

（6）室温过低、过高和贫血时，对结果都有影响。为此，血沉测定室温要求为 18～25℃，在测定期内温度不可上下波动，稳定在 ±1℃ 之内。室温过高时血沉加快，可以按温度系数校正。室温过低时血沉减慢，无法校正。

二、自动血沉仪测定法

（一）原理

血沉过程可分为三期，第一期为形成串钱期，沉降较慢，一般约为 5～20min，快者 5～10min；第二期为快速期，沉降较快；第三期为堆积期，红细胞堆积管底。全自动血沉仪采用红外线定时扫描检测，可记录血沉全过程，并显示和打印出报告，以便作动态分析。仪器还能对多个标本同时扫描检测。

（二）试剂与器材

1. 自动血沉仪　均用红外线扫描检测。根据型号不同，可有 5～100 管同时检测的。有的还有恒温装置。

2. 试管　应使用与仪器匹配的试管或一次性专用管。

3. 抗凝剂　109mmol/L 枸橼酸钠溶液。

（三）操作

详细阅读说明书，严格按照厂家操作规程进行。有的观察 20min，或 30min，或更短时间，其结果相当于魏氏法（mm/h）。

（四）附注

（1）与魏氏法的要求一致。

（2）检测标本全过程应封闭，避免操作者及实验室污染。

（五）临床意义

1. 生理性增快　见于月经期、妊娠 3 个月至产后 1 个月的妇女以及 60 岁以上的老年人。

2. 病理性增快　见于急性炎症、结缔组织病、风湿热活动期、组织严重破坏、贫血、恶性肿瘤、高球蛋白和异常球蛋白血症等。

（赵俊暐）

参考文献

[1] 侯振江. 血液学检验. 第三版. 人民卫生出版社，2012.

[2] 丛玉隆. 实用检验医学. 北京：人民卫生出版社，2009.

[3] 刘成玉. 临床检验基础. 第 2 版. 北京：中国医药科技出版社，2010.

[4] 吴晓蔓. 临床检验基础实验指导. 第 3 版. 北京：人民卫生出版社，2007.

[5] 张之南，沈悌. 血液病诊断及治疗标准. 北京：科学出版社，2008.

[6] 赵俊暐，邵坤，王洋，陈乃耀，郭佳培，孟爱国，曾小芳，石峻. hUCB - MSCs 对 TBI 大鼠神经炎症的影响. 免疫学杂志，2015.

[7] 徐文荣，王建中. 血液学及血液学检验. 第 7 版. 北京：人民卫生出版社，2012.

[8] 赵俊暐，陈乃耀，申娜，赵辉，王大力，石峻，王洋，崔秀凤，闫振宇，薛慧. Transplantation of human umbilical cord blood mesenchymal stem cells to treat a rat model of traumatic brain injury. Neural Regeneration Research，2012.

[9] 赵俊暐，陈乃耀，石峻，王沂，孟爱国，韩晓燕，赵辉. 人脐血间充质干细胞移植对创伤性脑损伤大鼠 VEGF 分泌及血管新生的影响. 中国神经免疫和神经病学杂志，2013.

[10] 赵俊暐，石峻，邵坤，王沂，孟爱国，曾小芳，陈乃耀. 间充质干细胞移植对脑损伤大鼠神经生化标志物分泌的调节. 生物医学工程学杂志，2015.

第二章　血型检验

第一节　概述

血型（blood groups）是人类血液的主要特征之一，是各种血液成分的遗传多态性标记。血型的研究和应用对临床输血、器官移植、骨髓移植、溶血性疾病诊断、法医鉴定和考古等有重要意义。

根据各种细胞和各种体液成分的抗原性不同可分为不同的血型系统，常见的有红细胞血型、白细胞血型、血小板血型系统及血清型。

白细胞血型抗原分为三类：①红细胞血型抗原，如 ABH、Le^a、K 等血型系统抗原；②白细胞本身所特有的血型抗原，如中性粒细胞特异性抗原 HNA－1a、HNA－1b、HNA－1c 等和淋巴细胞上的 Gr 系统抗原等；③与其他组织共有的血型抗原，即人类白细胞抗原（humanleukocyte antigen，HLA），也是最重要的白细胞血型抗原。

血小板血型系统抗原通常分两类：①血小板相关抗原：主要与红细胞 ABO 血型系统以及人类白细胞抗原有关，即 ABO 血型系统抗原和 HLA 血型抗原；②血小板特异性抗原：由血小板特有的抗原决定簇组成。常见的血小板特异性抗原系统主要 HPA－1、HPA－2、HPA－3、HPA－4、HPA－5 和 HPA－15。

血清蛋白质与红细胞、白细胞一样，也有"型"的差别，被称为血清型（serum group）。血清型是指血清蛋白的遗传多态性标记。在众多血清蛋白中，研究较为深入的是免疫球蛋白（Ig）的型，已发现了几百种血清型，研究 Ig 的同种异型，对诊断疾病和预防输血反应有重要的意义。

（朱现菊）

第二节　红细胞血型系统

一、ABO 血型系统

（一）ABO 血型系统分型

ABO 血型由红细胞抗原和血清抗体共同决定，根据红细胞上是否存在 A、B 抗原，血清中是否存在抗 A、抗 B 抗体，ABO 血型系统可分为 A、B、O 及 AB 四种血型。

（二）ABO 血型系统遗传

1924 年，Bernstein 提出 ABO 血型遗传的基因组含有 A、B、O 三个等位基因，A 和 B 基因对于 O 基因而言为显性基因，O 基因为隐性基因。ABO 血型系统有 6 种基因型、4 种表现型（表 2 - 1）。由于血型表达了抗原、抗体的遗传特性，故以父母的血型可以推测子代的血型，有助于亲子鉴定。

（三）ABO 血型系统抗原

1. ABO 血型系统抗原产生及存在部位　37 天的胎儿就可以产生 A、B 及 H 抗原，5～6 周胎儿红细胞已可测抗抗原的存在，出生时红细胞所带的抗原数目大约为成人的 25%～50%，以后不断增强，到 20 岁左右达高峰，大多数个体的每个红细胞有 200 万个以上的抗原。A、B 和 H 抗原的表达比较稳定，但老年人的抗原可能减弱。

人体中 A、B、H 抗原广泛存在于多种细胞的膜上以及体液和分泌物中，在体液和分泌物中出现的这些物质多为半抗原，称为血型物质。以唾液中含量最丰富，其次是血清、尿液、精液、胃液、羊水、汗液、泪液、胆汁、乳汁和腹水等。凡体液中含有 A、B、H 血型物质者称为分泌型个体，不含血型物质者为非分泌型个体。汉族人分泌型占 80%，非分泌型占 20%。血型物质也具有与相应抗体反应的性质。血型物质主要作用有：①测定唾液、羊水中的血型物质可辅助鉴定 ABO 血型和预测胎儿血型；②血型物质可中和 ABO 血型系统中的"天然抗体"，有助于检查抗体性质。

2. ABO 血型系统抗原结构　ABO 血型抗原属完全抗原，由多肽和糖类组成的糖蛋白，多肽部分决定血型的抗原性，糖链决定血型特异性，其抗原主要有 A、B 和 H 三种，分别受 A、B 和 H 基因间接控制。H 抗原是形成 A、B 抗原的结构基础，H 抗原存在于 ABO 各型红细胞上，称为 H 物质，其中以 O 型红细胞最多。由于 H 物质的前体是大多数人体组织的组成部分，所以抗原性弱，抗 H 的形成是罕见的。ABO 血型不同，红细胞上 H 物质含量也不同，红细胞上 H 物质含量及其与抗 H 物质反应的强弱排列顺序为：$O > A_2 > B > A_1 > A_1B$。

（四）ABO 血型系统抗体

1. 抗体产生　婴儿出生时，通常无抗 A 和抗 B 抗体，出生后自然界中的一些抗原刺激物（如细菌表面上具有的类似于 A、B 和 H 结构的抗原）不断地免疫人体，开始逐渐产生针对自己所缺乏抗原的抗体，一般在婴儿出生 3～6 个月后才开始出现抗体，5～10 岁时具有较高效价的抗体，以后一直持续到成年的晚期，老年人抗体水平一般低于年轻人。

2. 抗体特征　ABO 血型系统抗体为免疫球蛋白，按其产生原因可分为天然抗体和免疫性抗体。

（1）天然抗体：主要是由自然界中与 A、B 抗原类似的物质刺激产生，以 IgM 为主，为完全抗体。

（2）免疫性抗体：主要由母婴血型不合的妊娠及血型不合的输血后产生，以 IgG 为主，为不完全抗体。

A 血型人血清中的抗 B 和 B 血型人血清中的抗 A 主要是 IgM，只有少量 IgG；O 血型人血清中含有抗 A、抗 B 及抗 AB 抗体，O 血型人的血清抗体常具有 IgM 和 IgG 两种特性。

（五）ABO 血型系统亚型

亚型是指虽属同一血型抗原，但抗原结构和性能或抗原表位数有一定差异的血型。A、B 血型均有亚型，常见的 A 亚型有 A_1、A_2、A_3、A_x 和 A_m 等，其中最主要的是 A_1、A_2 亚型（占全部 A 型血的 99.9%）。由于 A 抗原有 A_1 和 A_2 亚型，故 AB 血型中也有 A_1B、A_2B 两个亚型。我国 A、AB 血型者中以 A_1、A_1B 亚型为主，各占 80% 以上。B 亚型较 A 亚型更为少见，主要有 B_2、B_3、B_m 等亚型。

孟买血型因为首先在孟买发现而得名。此类人基因型为 hh，表现型为 Oh，由于无 H 基因，而 h 基因又为无效基因，因此其红细胞和唾液中无 H、A 和 B 抗原，但血清中含有抗 A、抗 B 和高效价的抗 H 抗体。所以除与 AB 型红细胞发生反应外，还可与 O 型红细胞凝集，此型人如需输血，只能输 Oh 同型血。

类孟买血型与孟买血型相似，红细胞上无 H 抗原，但可以有少量的 A 抗原或 B 抗原，血清中除含有相应的抗 B 或抗 A 外，还有抗 H 抗体。是由于类孟买型的 H 基因受到抑制，只产生极少量的 H 抗原，而所有 H 抗原均被转化为 A 抗原或 B 抗原。此外，还可见嵌合体型（开米拉型，chimerism）和顺式 AB 型（cisAB 型）血型等。

检查亚型的目的是防止误定血型，避免输血反应，主要意义有：①A_1 与 A_2 之间的输血可能引起输血反应；②亚型抗原性弱，易将 A_2 或 A_2B 红细胞误定为 O 或 B 型。因此怀疑为亚型时，除用标准抗 A、抗 B 血清定型外，还应将其红细胞与 O 型血清（抗 A，B）进行反应，也可用基因定型来加以验证。

二、Rh 血型系统

Rh 血型系统是红细胞血型中最复杂的一个系统，其重要性仅次于 ABO 血型系统。

（一）Rh 血型系统的命名

Rh 血型命名有 Fisher - Race 命名、Wiener 命名和 Rosenfield 数字命名法，ISBT 红细胞抗原命名专业组已以 Rosenfield 的数字命名法作了肯定和规范，Fisher - Race 命名法又称 CDE 命名法，简单易懂，临床上最为常用。此种命名法认为 Rh 遗传基因位于第 1 号染色体短臂上，占据 3 个基因位点，每一位点有 1 对等位基因，即 D 与 d、C 与 c、E 与 e，3 个连锁基因以一种复合体的形式遗传，例如 Cde/cDE 的人主要以 Cde 或 cDE 传给子代而无其他形式。3 个连锁基因可以有 8 种基因组合，即 Cde、cDE、cDe、CDE、Cde、cdE、cde 和 CdE，每条染色体上的 8 种基因组合可形成 36 种遗传型，18 种表现型。

人类红细胞上 Rh 抗原命名为 C、D、E、c、d、e，由于目前未发现 d 抗原，也未发现抗 d 抗体，故 Rh 抗原只有 5 种，用 5 种相应的抗血清，可查出 18 种 Rh 表现型。

（二）Rh 血型系统抗原及亚型

1. Rh 血型系统抗原　到目前为止已发现 40 多种 Rh 抗原，但与人类关系最为密切的有 D、E、C、c、e 五种，按其抗原性强弱依次为 D、E、C、c、e，其中 D 最先发现，且抗原性最强。临床上将含 D 抗原的红细胞称为 Rh 阳性，不含 D 抗原的红细胞称为 Rh 阴性。但从血清学角度看，Rh 阴性只有一种，即 ccdee。我国汉族人中 Rh 阴性率小于 1%，少数民族稍高，可达 15.78%。

2. Rh 亚型　Rh 系统也有较多的变异型，常见的主要有以下几种类型。

（1）弱 D（Du）：弱 D 是 D 抗原的一组变异体，表现为红细胞上抗原量少，抗原表达弱，与 D 抗原相比它只能结合 7% ~25% 的抗 D，因此临床上容易将弱 D 定为 Rh 阴性，但如果把弱 D 血输给 Rh 阴性受血者时，仍有引起产生抗 D 抗体的可能性，因此不能把弱 D 的血输给 Rh 阴性受血者；而弱 D 型人如果需要输血则应输入 Rh 阴性血。

（2）－D－：红细胞上缺乏 C、c、E、e 抗原，只有 D 抗原，而且 D 抗原的活性较强，甚至能与 IgG 类抗 D 在生理盐水中发生凝集，本型较为罕见。

（三）Rh 血型抗体

Rh 抗体极少数是天然抗体，绝大多数是通过输血或妊娠而产生的免疫性抗体。Rh 抗体有完全抗体和不完全抗体两种，完全抗体在机体受抗原刺激初期出现，一般属 IgM 型。机体再次受抗原刺激，则产生不完全抗体，属 IgG 型。绝大多数 Rh 抗体是不完全抗体。Rh 血型系统抗体主要有 5 种，即抗 D、抗 E、抗 C、抗 c、抗 e，其中最常见的是抗 D。

三、红细胞其他血型系统

1. 红细胞血型系统分类和命名　1996 年，国际输血协会（the International Society of Blood Transfusion, ISBT）红细胞表面抗原命名专业组，将红细胞抗原分成 29 个血型系（systems）、3 个集合（collections）和 2 个系列（series），总共约 400 余种血型抗原。每个血型系统是由一个或数个基因所编码的数个相关联抗原所组成，如 ABO、Rh 血型系统。血型集合是指在血清学、生物化学或遗传学上有相关性，但又达不到血型系统命名标准并与血型系统无关的血型抗原，如 Cost、Li 集合。血型系列是指目前不能归类于血型系统和血型集合的血型抗原，即低频抗原和高频抗原。

对红细胞血型的命名和记述没有统一规定，有的血型抗原用大写英语字母表示，如 ABO 血型系统的 A、B 抗原；有的以大、小写字母混合组成，如 Lewis 系统的 Lea、Leb 抗原；有的则以字母加数字来表示，如 Duffy 系统的 Fy3、Fy5。为了便于自动化数据处理和阅读，1996 年 ISBT 确定了用 6 位数字记述式对红细胞血型系统进行命名，6 位数字的前 3 位表示某一血型系统，后 3 位数字表示该血型抗原的特异性，即 ABO 表示为 001，而如 001 001、001 002、001 003、001 004 分别表示 ABO 血型系统的 A 抗原、B 抗原、AB 抗原、A 抗原和 A. 抗原，004 001 表示 Rh 血型的 D 抗原。另一种则为字母/数字记述方式：即血型系统符号用 2~4 个大写字母表示，血型抗原用字母加数字表示，如 RH1 表示 Rh 血型系统 D 抗原，KEL1 表示 kell 血型系统的 K 抗原。

2. 红细胞其他血型系统　在红细胞血型系统中，最重要的是 ABO 血型系统和 Rh 血型系统，其他系统临床意义不如 ABO 和 Rh 系统大，但由其引起输血反应及新生儿溶血病的报道逐渐增多。

（1）MNS 血型系统：MNS 血型系统是第二个被发现的人类血型系统，目前已确定的抗原有 40 个。该系统包括两组抗原，其中一组为 M 和 N；另一组为 Ss 和 U。该系统的抗体有抗 M、抗 N、抗 S 和抗 s。MNS 血型鉴定可采用盐水介质或抗球蛋白试验检测。由于蛋白水解酶能破坏 M、N 抗原，故不宜采用酶介质法。

（2）P 血型系统：Landsteiner 等人于 1927 年发现的第三个人类血型系统，该血型系统在人红细胞上存在 5 种表型，为 P_1、P_2、P_{1k}、P_{2k} 和 P，其中以 P_1、P_2 为主，其他 3 种少见。

（朱现菊）

第三节 血型鉴定和交叉配血

一、ABO 血型鉴定

（一）检测原理

ABO 血型鉴定主要是利用抗原抗体之间的反应来完成的，包括正向定型（direct typing）与反向定型（indirect typing）。前者是用已知的特异性抗体（标准血清）检查红细胞的未知抗原，后者是利用已知血型的标准红细胞检查血清中的未知抗体；正、反向血型鉴定及结果判断见表 2-1。ABO 血型鉴定常用方法有盐水凝集法和微柱凝胶血型卡等方法。

1. 盐水凝集法 ABO 血型抗体一般是 IgM，属完全抗体。IgM 抗体分子链较长，能克服红细胞表面排斥力，同时其相对分子质量较大，它能在生理盐水中与相应抗原特异性结合发生肉眼可见的凝集现象。

2. 微柱凝胶血型卡法 又称为微柱凝胶试验。在微柱中，红细胞抗原与相应抗体结合，利用凝胶颗粒的空间排阻作用，经低速离心，凝集的红细胞悬浮在凝胶上层，而未和抗体结合的红细胞则沉于凝胶底部（管底尖部）。

微柱凝胶卡分为中性凝胶微柱、特异性凝胶微柱和抗人球蛋白凝胶微柱，分别用于不同的血型血清试验。

（1）中性凝胶柱不含抗体，可用于检测 IgM 类抗体与红细胞抗原的反应，如 ABO 血型正反定型等。

（2）特异性凝胶柱含有特异性血型抗体，可用于血型抗原检测

（3）抗人球蛋白凝胶柱含有抗人球蛋白试剂，可用于检测 IgG 类不完全抗体和相应红细胞抗原的反应，如交叉配血、不规则抗体筛查和鉴定，以及用于人血清抗 D 筛查等。

（二）方法学评价

1. 盐水凝集法 此法简便，不需要特殊仪器。有玻片法和试管法两种。①玻片法：操作简单，不需要离心，适于大规模血型普查，但反应时间长，灵敏度差，有时容易忽略较弱的凝集而导致定型错误。本法不适于反定型，因为当被检查血清抗体效价低时不易使红细胞产生凝集。②试管法：通过离心加速抗原抗体反应，所需时短短，适用于急诊定型。离心能增强凝集，有助于发现亚型或较弱抗原抗体反应，结果判断可靠，为常规检查方法。

2. 微柱凝胶血型卡法 ①项目齐全、应用范围广，可用于血型正反定型、稀有血型鉴定、Rh 分型。②操作简单。③重复性好，操作步骤标准化，减少了操作人员的随意性。④灵敏度高，能检测到弱的抗原抗体反应。⑤结果客观、易于判定：凝集在上层为阳性，沉积在凝胶底部为阴性，一目了然，避免了显微镜下操作人员与实验室间的结果差异。⑥结果稳定易保存：直接将血型卡放 4℃可保存 1~2 月，扫描后可长期保存。该法不足之处是成本较高。

（三）结果判断

正、反向血型鉴定及结果判断见表 2-1。

表 2-1 ABO 血型正、反向鉴定及结果判断

正向定型			反向定型			结果判断
(标准血清 + 被检者红细胞)			(标准红细胞 + 被检者血清)			
抗 A	抗 B	抗 AB (O 型血清)	A 型红细胞	B 型红细胞	O 型红细胞	
+	−	−	+	−	−	A 型
−	+	+	+	−	−	B 型
+	+	−	−	−	−	AB 型
−	−	−	+	+	−	O 型

（四）质量控制

ABO 血型鉴定一定要准确，否则临床输血时可引起严重的血型不合性溶血，必须高度重视，加强血型鉴定质量控制。

1. 鉴定前质量控制

（1）方法：反定型不宜采用玻片法，因为如果被检查者血清抗体效价低时不易与红细胞凝集，而借助于离心力可以使红细胞接触紧密，促进凝集的发生。中性凝胶卡用于正、反定型均可，特异性凝胶卡只能用于正定型。

（2）标准血清：标准血清质量性能应符合商品合格试剂的要求，标准血清效价要高，亲和力及凝集力要强，并在有效期内使用。严防细菌污染，试验结束后应放冰箱保存。目前用于 ABO 血型鉴定的抗 A、抗 B 标准血清来源有两种途径，一是从青壮年人血清中获得，二是研制获得的单克隆抗体，这两种不同来源的抗体质量必须符合下列要求。

1）人血清 ABO 血型抗体：①高度特异性；②高效性，抗 A 不低于 1：128，抗 B 不低于 1：64；③高亲和力，15s 内即出现凝集，3min 时凝块 >1mm^2；④无冷凝集素；⑤无菌；⑥已灭活补体。

2）人 ABO 血型单克隆抗体：①特异性：抗 A 抗体只凝集含 A 抗原红细胞，包括 A_1、A_2、A_1B、A_2B；抗 B 抗体只凝集含 B 抗原红细胞，包括 B 和 AB；②亲和性：我国的标准是抗 A 对 A_1、A_2、A_2B 开始出现凝集时间分别是 15s、30s 和 45s；抗 B 对 B 型红细胞开始出现凝集的时间为 15s；③效价：我国标准抗 A，抗 B 均为 ≥1：128；④稳定性：单克隆抗体一般没有人血清抗体稳定，故应认真筛选单抗和选择合适的稳定剂；⑤无菌；⑥已灭活补体。

（3）试剂红细胞：试剂红细胞以 3 个健康者同型新鲜红细胞混合，用生理盐水洗涤 3 次，以除去存在于血清中的抗体及可溶性抗原。红细胞悬液的浓度为 3%～5%，浓度不能过高或过低，否则抗原抗体比例不适当，使反应不明显，误判为阴性反应。

（4）器材：试管、玻片和滴管必须清洁干燥，防止溶血。为防止交叉污染，试管、滴管均应一次性使用。微柱凝胶血型卡产品质量符合要求，注意保存温度，在有效期内使用，使用微柱凝胶血型卡专用水平离心机。

（5）标本：标本新鲜，符合要求，防止污染，不能溶血。

1）正定型时被检者红细胞：红细胞浓度按要求配制，红细胞与抗体比例要适当；血浆成分可能影响鉴定结果，要用盐水洗涤 3 次的红细胞。

2）反定型时被检者血清：①婴儿及老年人血清中ABO抗体效价较低，反定型时可出现不凝集或弱凝集；②血清中存在冷凝集素使红细胞凝集，可干扰血型鉴定；③疾病影响。如丙种球蛋白缺乏症患者，血清中缺乏应有的抗A、抗B而不出现凝集或弱凝集。某些肝病和多发性骨髓瘤患者，血清球蛋白增高可引起假凝集。

2. 鉴定中质量控制　按要求建立SOP文件，严格按操作程序操作。

（1）标记：标记准确、清楚。

（2）加标本和试剂：标本和试剂比例要适当，一般应先加血清，后加红细胞悬液，以便核实是否漏加血清，并要设立对照。微柱凝胶卡分为反应腔和凝胶分离柱两部分，操作时，向反应腔内要先加血清或抗体，后加红细胞。血型试剂从冰箱取出应待其平衡至室温后再使用，用后应尽快放回冰箱保存。

（3）反应温度与时间：IgM抗A和抗B与相应红细胞反应的最适温度为4℃，但为了防止冷凝集的干扰，一般在室温（20～24℃）下进行试验，37℃可使反应减弱。玻片法反应时间要按要求，同时注意防止悬液干枯。

（4）离心：离心时间、速度按要求，严格控制。

（5）观察结果：观察结果认真仔细，观察时应注意红细胞呈特异性凝集、继发性凝固以及缗钱状排列的区别，弱凝集要用显微镜证实。玻片法观察凝集结果时，应以白色为背景。试管法观察凝集时，从离心机拿出试管开始到观察结果前不要摇动或震动试管，观察结果时要以白色光为背景，先观察上层液有无溶血（溶血与凝集意义等同），再边观察边轻侧试管，仔细观察有无凝块。

3. 鉴定后质量控制

（1）结果登记：准确无误登记鉴定结果，并仔细核对鉴定结果。

（2）结果报告：准确无误报告鉴定结果，并仔细核对报告结果。正、反定型结果可相互验证，正反定型结果一致才可报告，如不一致须查找原因。

（五）临床意义

1. 输血　血型鉴定是实施输血治疗的首要步骤，输血前必须准确鉴定并严格核对供血者与受血者的血型，选择同型的血液，交叉配血相符时才能输血。

2. 器官移植　ABO抗原是一种强移植抗原，受者与供者ABO血型尽量相合才能移植，血型不符极易引起急性排斥反应导致移植失败。

3. 新生儿溶血病　母子ABO血型不合可引起新生儿溶血病（hemolytic disease of new-born，HDN），主要通过血型血清学检查来诊断。

4. 其他　ABO血型检查还可用于亲子鉴定、法医学鉴定以及某些疾病相关的调查等。

二、Rh血型鉴定

虽然，Rh血型系统中有许多种抗原，但临床上常用抗D血清检查有无D抗原，当有特殊需要（如家系调查、亲子鉴定、配血不合等情况）才采用抗C、抗c、抗E、抗e等标准血清做全部表型测定。免疫产生的Rh抗体属IgG，为不完全抗体，不能在盐水中与红细胞发生凝集，鉴定Rh血型常用酶介质法、低离子强度盐水试验、抗人球蛋白法等方法。

（一）检测原理

1. 盐水介质法　商品单克隆IgM型抗D抗体与红细胞上特异性抗原结合，在室温下的盐水介质中出现肉眼可见的凝集反应。

2. 酶介质法　免疫性 Rh 抗体绝大多数属于 IgG 型不完全抗体，其相对分子质量小，与红细胞上相应抗原结合后，在盐水介质中不能有效地连接红细胞，因而肉眼观察不到凝集。木瓜酶或菠萝酶可破坏红细胞表面的唾液酸，降低红细胞表面负电荷，减少红细胞排斥力，使红细胞之间的距离缩小。因而特异性不完全抗体能与经酶处理的有相应抗原的红细胞发生肉眼可见的凝集。

3. 微柱凝胶血型卡法　参见"ABO 血型鉴定"。

4. 抗人球蛋白试验　又称 Coombs 试验，在盐水介质中不完全抗体只能与含相应抗原的细胞结合（结合后称致敏红细胞），不产生凝集。使用抗球蛋白抗体后，抗球蛋白抗体与 Rh 抗体致敏红细胞表面的球蛋白相互作用发生特异性凝集反应。

（二）方法学评价　Rh 血型鉴定的方法学评价见表 2 – 2。

表 2 – 2　RH 血型鉴定的方法学评价

方法	评价
盐水介质法	简单，快速，不需特殊仪器，临床常用。但灵敏度低，适合 IgM 型抗体
酶介质法	①简单，经济，但时间较长，准确性：和稳定性较差 ②不能用于 MN、Duffy 血型的检测
微柱凝胶血型卡法	操作标准化，简单，灵敏高，准确性好，结果可较长时期保存，但成本较高
抗入球蛋白试验	检查不完全抗体最灵敏可靠的方法，但操作繁锁、费时，不利于急诊检查和血库的大批最工作

（三）质量控制

1. 鉴定前质量控制

（1）方法：Rh 血型系统抗体多由免疫产生，血清中很少有天然抗体，故不需做反定型。

（2）试剂：试剂质量应符合商品合格试剂的要求，有效期内使用，严防细菌污染，试验结束后应放冰箱保存，注意保存温度；酶试剂巾的酶很易失活，故需新鲜配制，并严格做对照试验。

（3）器材：①试管、玻片和滴管必须清洁干燥，防止溶血。②为防止交叉污染，试管、滴管均应一次性使用。③微柱凝胶血型卡产品质量符合要求，注意保存温度，有效期内使用，最好使用微柱凝胶血型卡专用水平离心机。

（4）标本：标本新鲜，符合要求，防止污染，不能溶血。红细胞浓度按要求配制，血浆成分可能影响鉴定结果，要用盐水洗涤红细胞 3 次。

2. 鉴定中质量控制　按要求建立 SOP 文件，严格按操作程序操作。

（1）标记：标记准确、清楚。

（2）加标本、试剂：标本和试剂比例要适当，加量准确，注意加入顺序。严格设定对照系统，包括阴阳性对照、试剂对照等。血型试剂从冰箱取出应待其平衡至室温后再使用，用后应尽快放回冰箱保存。

（3）反应时间和温度：严格控制反应时问和温度。

（4）离心：离心时间、速度按要求，严格控制。微柱凝胶血型卡法，最好使用微柱凝胶血型卡专用水平离心机。

（5）观察结果：①先观察对照系统结果，对照系统结果符合时，本批结果才有效。②观察结果认真仔细，应注意红细胞呈特异性凝集、继发性凝固以及缗钱状排列的区别，弱凝集要用显微镜证实。③因 Rh 抗原、抗体凝集反应时，凝块比较脆弱，观察反应结果时，应轻轻侧动试管，不可用力振摇。④如临床上只要求检查 Rh（D）为阳性还是阴性，只需用抗 D 血清进行鉴别，如结果为阴性，应进一步检查排除弱 D。

3. 鉴定后质量控制

（1）结果登记：准确无误登记鉴定结果，并仔细核对鉴定结果。

（2）结果报告：准确无误报告鉴定结果，并仔细核对报告结果。

（四）临床意义

1. 输血前检查　为了保证输血安全，输血前也应做 Rh 血型鉴定及交叉配血，以防止由于 Rh 抗体引起的溶血性输血反应。正常人血清中一般不存在 Rh 抗体，故在第一次输血时往往不会发生 Rh 血型不合。Rh 阴性的受血者在第二次接受 Rh 阳性的血液时可出现溶血性输血反应。若将含 Rh 抗体的血液输给 Rh 阳性的人，也可以致敏受血者的红细胞而发生溶血。

2. 新生儿溶血病诊断　由于 IgG 类的 Rh 抗体易通过胎盘，从而破坏胎儿相应抗原红细胞，引起严重的新生儿溶血病，故发生新生儿溶血病应做新生儿及母亲 Rh 血型和 Rh 不完全抗体检查。

3. 协助治疗　当证实有少量 Rh 阳性的红细胞进入 Rh 阴性受血者的血液循环时，可用大剂量 Rh 免疫球蛋白来阻断 Rh 阳性红细胞的免疫作用。

三、交叉配血试验

交叉配血（cross matching test）　主要是检查受血者或供血者血液中是否含有可检测的不相配合的抗原和抗体成分的试验。由于交叉配血试验主要是检查受血者血清中有无破坏供血者红细胞的抗体，故把受血者血清与供血者红细胞的反应管称为"主侧"；把受血者红细胞和供血者血浆的反应管称为"次侧"，两者合称交叉配血。

（一）检测原理

1. 盐水介质配血法　IgM 型血型抗体在室温下的盐水介质中可与红细胞上相应抗原结合出现凝集反应。通过观察受血者血清与供血者红细胞、供血者血浆与受血者红细胞之间的红细胞凝集试验结果，判断供、受血者之间是否存在血型抗原和抗体不相合的情况，但该法仅能检出 ABO 血型系统不相合的 IgM 型抗体。

2. 微柱凝胶配血卡法　参见"ABO 血型鉴定"。

3. 酶介质配血法　参见"Rh 血型鉴定"。

4. 抗人球蛋白配血法　参见"Rh 血型鉴定"。

5. 凝聚胺配血法　凝聚胺是一种带正电荷高价阳离子季胺盐多聚物，可中和红细胞表面唾液酸所带的负电荷，降低红细胞的 Zeta 电位，减少红细胞间的排斥力，使红细胞间距离缩短，出现非特异性凝集。低离子强度溶液（low ionic strength solution, LISS）降低介质的离子强度，降低红细胞的 Zeta 电位，从而进一步促进 IgM 或 IgG 抗体与相应红细胞抗原结合，形成免疫性凝集。带负电荷的枸橼酸盐解聚液可中和凝聚胺的正电荷，使由凝聚胺所引起的非特异性凝集消失，故如血清中不存在 IgM 或 IgG 类血型抗体，加入解聚液可使非特异性凝集散开，而 IgM 或 IgG 类血型抗体与红细胞产生特异性凝集则不会散开。

（二）方法学评价

传统的 ABO 血型交叉配血常用盐水配血介质法，目前微柱凝胶配血卡法、凝聚胺配血法已广泛使用，其优点和缺点见表 2-3。

表 2-3 几种交叉配血试验的优点和缺点

配血方法	优点	缺点
盐水介质配血法	简单、快速，不需要特殊条件。ABO 血型交叉配血最常用方法，适用于无输血史或妊娠史患者	仅用于检查 IgM 血型抗体是否相配，不能检出不相配的 IgC 血型抗体
微柱凝胶配血卡法	国际安全输血检查的推荐方法。该法操作简单，结果准确，灵敏度高，特异性强，重复性好，结果可较长时期保存。适合手工操作、半自动和全自动，灵活方便。可用于检查血型、抗体筛查、鉴定、交叉配血、抗人球蛋白试验等	该法成本较高，需要特殊试剂和器材
酶介质配血法	简便、经济、灵敏。可作配血筛查试验，主要检测 Rh 系统不相合的免疫性抗体，适用于有输血史或妊娠史的患者	较费时，准确性、稳定性相对较差
抗人球蛋白配血法	灵敏、结果准确可靠，检查不完全抗体最可靠方法	操作复杂、费时、试剂较贵
凝聚胺配血法	快速、高度灵敏，结果可靠，能检测 IgM、IgG 等引起溶血性输血反应的几乎所有的规则和不规则抗体，适合各类患者的交叉配血，也口，应用于血型检查、抗体测定、抗体鉴定，应用广泛	操作要求较高，漏检 Kell 系统的抗体

（三）质量控制

1. 配血前质量控制

（1）严格查对制度：仔细核对标本上的标签和申请单的有关内容，防止配血错误。

（2）试剂：试剂质量性能应符合商品合格试剂的要求，有效期内使用，严防细菌污染，试验结束后应放冰箱保存，注意保存温度。

（3）器材的要求：①各种器材要清洁、干燥，防止溶血。为防止交叉污染，试管、滴管均应一次性使用。②微柱凝胶血型卡法产品质量符合要求，注意保存温度，有效期内使用，使用微柱凝胶血型卡专用水平离心机。

（4）标本：①标本新鲜，符合要求，防止污染，不能溶血。②红细胞浓度按要求配制，血浆成分可能影响鉴定结果，要用盐水洗涤 3 次红细胞，防止血浆中血型物质中和抗体。③新近或反复多次输血或妊娠可以引起意外抗体出现，若对患者输血史或妊娠史不明，标本应在 48h 内抽取。

（5）检验人员：检验人员应认真、负责、仔细工作。

2. 配血过程质量控制 按要求建立 SOP 文件，严格按操作程序操作。

3. 配血后质量控制

（1）配血试管中发生溶血现象是配血不合，必须高度重视，如主侧试管凝集，应禁止输血，必须查找原因。

（2）登记结果和填发报告要仔细正规，查对无误后，才能发报告。

（3）配血后，应将患者和献血者的全部标本置冰箱内保存，保存至血液输完后至少7天，以备复查。

（4）盐水配血阴性，应加用酶法、抗球蛋白配血等方法进行交叉配血。

（5）为确保输血安全应输同型血，交叉配血时血型相合可以输血。在患者输血过程中要主动与医师、护士取得联系，了解有无输血反应。如发生输血反应，应立即停止输血，查找原因。

（四）临床意义

交叉配血试验是输血前必做的红细胞系统的配合性试验，是保证输血安全的关键措施和根本性保证。

1. 验证血型　进一步验证受血者与供血者血型鉴定是否正确，以避免血型鉴定错误而导致的输血后严重溶血反应。

2. 发现 ABO 血型系统抗体　含有抗 A_1 和抗 A_2 型的血清，与 A_1 型红细胞配血时，可出现凝集。

3. 发现 ABO 血型以外的不规则抗体　虽然 ABO 血型相同，但 Rh 或其他血型不同，同样可引起严重溶血性输血反应。特别是不进行 Rh 和其他稀有血型的鉴定，可通过交叉配血发现血型不同和免疫性抗体存在。

（朱现菊）

参考文献

［1］夏琳．临床输血与输血技术学实验指导．北京：人民卫生出版社，2004.

［2］吴晓蔓．临床检验基础实验指导．第 3 版．北京：人民卫生出版社，2007.

［3］张之南，沈悌．血液病诊断及治疗标准．北京：科学出版社，2008.

［4］侯振江．血液学检验技术．郑州：郑州大学出版社，2013.

第三章 出血性与血栓性疾病检验

第一节 出血性疾病的检测

出血性疾病按发病机制可以分为血管壁异常，血小板质、量异常，凝血因子异常，纤溶功能亢进及循环抗凝物质所致出血。实验室检查是出血性疾病的诊断、鉴别诊断的重要资料。由于实验室检查方法繁多，可先选择简单易行的筛选试验，再逐步进入确诊试验，最终明确诊断。

一、筛选试验

1. 一期止血缺陷的筛选试验 多数为血管壁和血小板异常所致的出血性疾病。选用出血时间（BT）和血小板计数（PLT）为筛选试验。其检查结果可做如下分析。

（1）BT 延长，PLT 减少：多数为血小板减少性紫癜症，可分为特发性和继发性。

（2）BT 延长，PLT 增多：多数为血小板增多症，可分为原发性和继发性。

（3）BT 延长，PLT 正常：多数见于①某些凝血因子缺乏症，如低（无）纤维蛋白原血症、血管性血友病（vWD）等；②血小板功能异常症，如血小板无力症、血小板第 3 因子缺乏症、贮存池病等。

（4）BT 延长，PLT 正常：见于血管壁异常所致出血性疾病，如过敏性紫癜、遗传性出血性毛细血管扩张症和其他血管性紫癜。

PFA－100 是反映一期止血中血管性血友病因子和血小板的功能的仪器，在国外已经被大量用于血管性血友病和血小板功能性疾病的检测。其敏感性和检出特异性均高于 BT。

2. 二期止血缺陷的筛选试验 多数为凝血异常和抗凝物质所致的出血性疾病。选用活化部分凝血活酶时间（APTT）和凝血酶原时间（PT）为筛选试验，其检查结果可做如下分析。

（1）APTT 延长，PT 正常：多数见于内源凝血途径中 1 个或几个凝血因子缺乏，常见于血友病 A、血友病 B 和因子Ⅺ缺乏等。

（2）APTT 正常，PT 延长：多数见于外源凝血途径中的因子Ⅶ缺乏，常见于遗传性因子Ⅶ缺乏症。

（3）APTT 延长，PT 延长：多数见于共同凝血途径中 1 个或几个凝血因子缺乏．常见于遗传性或获得性。因子Ⅹ、Ⅴ、Ⅱ、Ⅰ 的缺乏，以及肝脏病出血、循环抗凝物质和 DIC 等。

（4）APTT 正常、PT 正常：应考虑因子Ⅻ的遗传性或获得性缺乏。

凝血系统作用的关键环节是凝血酶生成，后者生成的多少往往与血栓和出血相关。体外凝血酶生成实验，可以反映机体的出血倾向。

3. 纤溶过度所致出血的筛选试验 多数是由原发性或继发性原因所引起。选用纤维蛋白（原）降解产物检测（FDP）和 D – 二聚体检测为筛选试验，其检测结果可做如下分析。

（1）FDP 正常，D – 二聚体正常：多数为正常人，提示无纤溶过度现象。

（2）FDP 阳性，D – 二聚体正常：多数为 FDP 的假阳性或原发性纤溶症。

（3）FDP 正常，D – 二聚体阳性：多数为 FDP 假阴性或继发性纤溶症。

（4）FDP 阳性，D – 二聚体阳性：多数为继发性纤溶症，常见于 DIC。

二、确诊试验

根据筛选试验分析的结果可以选择确诊试验，根据确诊试验的检查结果以及临床资料，通过综合分析，可对出血性疾病做出正确的诊断。

1. 血小板减少　选择下列确诊试验：①骨髓穿刺涂片和（或）骨髓病理学检查；②血小板寿命检测；③自身免疫有关的指标如抗核抗体、抗双链 DNA 抗体、ENA、抗心磷脂抗体检测；④血小板膜糖蛋白抗体的检测等。

2. 血小板功能异常　选择下列确诊试验：①血小板黏附试验（PAdT）；②血小板聚集试验（PAgT）；③血小板第 3 因子有效性检测（PF3aT）；④血块收缩试验；⑤血小板释放产物检测（β – TG、PF4、TSP、P – 选择素检测等）；⑥血小板磷脂代谢产物（TXB_2）检测；⑦血小板膜糖蛋白（GPⅠb – Ⅸ、GPⅡb/Ⅲa）检测等。

3. 凝血因子缺乏　可选择下列确诊试验：①纠正试验，如简易凝血活酶生成试验（STGT）或 Bigg 凝血活酶生成试验（TGT）等；②凝血因子促凝活性检测，如因子Ⅷ：C、Ⅸ：C、Ⅺ：C 和纤维蛋白原（Fg）检测等；③凝血因子抗原含量检测，如因子Ⅷ：Ag、Ⅸ：Ag、Ⅺ：Ag 等；④抗凝物质检测，如肝素和类肝素物质检测和狼疮抗凝物质检测等；⑤凝血因子活化标志物检测，如凝血酶原片段 1 + 2（F_{1+2}）检测，纤维蛋白肽 A（FPA）检测，可溶性纤维蛋白单体复合物（SFMC）检测，凝血酶 – 抗凝血酶复合物（TAT）检测等。

4. 纤溶活性过度　常见于原发性和继发性两种。可选择下列确诊试验：①组织型和（或）尿激酶型纤溶酶原激活物（t – PA 或 u – PA）检测；②纤溶酶原（PLG）检测；③纤溶酶原激活物抑制剂 – 1（PAI – 1）检测；④α_2 – 纤溶酶抑制物（α_2 – PI）检测；⑤纤溶酶 – 抗纤溶酶复合物（PAP）检测；⑥凝血酶时间（TT）和优球蛋白溶解时间（ELT）；⑦FDP 和 D – 二聚体检测等。

（朱现菊）

第二节　血栓性疾病的检测

血栓形成可以由遗传性及获得性两类不同的病因所引起。由前一类原因所引起的血栓栓塞症被称为遗传性易栓症（thrombophilia）。临床上大多数血栓栓塞症是由获得性病因所引起，其中动脉粥样硬化、心脑血管疾病、糖尿病、周围血管疾病以及介入治疗是引起血栓的常见病因。这类疾病的血栓形成原因较为复杂，涉及血管壁、血液成分以及血流动力学方面的异常，且常常是多种因素同时存在，在实验检测时可发现多种指标异常。由于疾病在不断地发展，故其检测的结果常随疾病的进程而改变。

一、筛选试验

1. 活化的部分凝血活酶时间（APTT）　血栓性疾病时可以缩短。

2. 血浆凝血酶原时间（PT）　血栓性疾病时可以缩短。

3. 血浆纤维蛋白原含量（Fg）　Fg 的增高是血栓形成的危险因素之一。

4. 血小板聚集试验（PAgT）　参考值因不同的诱导剂、不同的剂量和所使用的仪器不同而异。在部分患者血小板聚集功能亢进，有利于血栓形成的诊断。

5. 血管性血友病因子（von Willebrand factor，vWF）　血浆含量上升提示血管内皮细胞损伤。

6. 体外凝血酶生成实验　血栓尤其是静脉血栓形成时凝血酶生成量增加。

7. PFA－100　该仪器可以反映一期止血中血管性血友病因子和血小板的功能，在血栓形成尤其是动脉血栓形成时，检测值可以明显缩短。

8. 血液黏度增高　血栓性疾病患者可有血浆黏度和全血黏度（高切变率）的增高。

二、分类试验

1. 血管内皮细胞检测

（1）血浆内皮素－1（ET－1）：ET－1 是体内最强的缩血管物质，在内皮细胞损伤时可以明显增高。

（2）血浆：6－酮－前列腺素 $F_{1\alpha}$（6－ketone prostaglandin $F_{1\alpha}$）及去二甲基－6－酮前列腺素 $F_{1\alpha}$，二者减少，有利于血栓形成的诊断。

（3）血浆凝血酶调节蛋白（thrombomodulin，TM）：TM 与凝血酶结合后可以激活蛋白 C（protein C，PC），因此是抗凝系统的重要组成成分。内皮细胞受损时，TM 被大量释放于血。

2. 血小板检测

（1）血浆 β－血小板球蛋白（β－thromboglobulin，β－TG）及血小板第 4 因子（paltelet factor 4，PF_4）：p－TG 和 PF_4 均为血小板 α 颗粒内两种特异的蛋白质，血小板被活化后大量释放入血。

（2）P－选择素（P－selectin）：存在于血小板 α 颗粒表面，也可以在活化后释放入血浆中。血小板活化时二处的 P－选择素可以明显升高。

（3）血栓烷 B_2（Thromboxane B_2，TXB_2）与 11－去氢血栓烷 B_2（DH－TXB_2）：TXB_2 是血小板细胞膜磷脂释放的花生四烯酸经环氧化酶途径代谢的产物。TXB_2 在体内经肝脏氧化酶或脱氢酶作用后转化为 DH－TXB_2。血小板活化时二者可以明显升高。DH－TXB_2 受其他因素影响较小。

（4）血小板胞质内钙离子：钙作为血小板的第二信使，血小板中约 60% 的钙储存于致密管道中，采用钙离子探针可在荧光仪或流式细胞仪上检测质浆内钙含量。静息血小板的 $[Ca^{2+}]$ 浓度约为 100nmol/L。在各种强诱导剂刺激时，$[Ca^{2+}]$ 浓度可增至 1μmol/L。

3. 凝血系统的检测

（1）凝血酶原片段 1＋2（F_{1+2}）：凝血酶原被激活时，肽键 Arg（273）－Thr（274）及 Arg（322）－Ⅱe（323）同时被裂解，从 N 端释放片段 1＋2（F_{1+2}），即［Ala（1）－

Arg（273）］。因此，F_{1+2}可以反映凝血酶原酶的活性和凝血酶的生成。在 DIC、DVT、心肌梗死、糖尿病、脑栓塞等情况下，血浆 F_{1+2} 水平升高。

（2）纤维蛋白肽 A（FPA）：在纤维蛋白原转变为纤维蛋白的过程中，凝血酶先裂解纤维蛋白原分子中的 Arg（16）－Gly（17）键，释放出纤维蛋白肽 A（FPA_{1-16}）。因此 FPA 是反应凝血酶活性的分子标志物之一。血栓前状态、DIC 和血栓性疾病时 FPA 增高。

（3）组织因子（TF）：TF 存于血管内皮细胞、单核细胞、吞噬细胞及各种组织上，炎症感染、凝血酶、内毒素、免疫复合物、白介素－1 和肿瘤坏死因子等可以促使 TF 的合成和表达，并将其释放至血浆中，以启动外源凝血途径。DIC、血栓性疾病、内毒素血症和恶性肿瘤时，血浆 TF 水平升高，反映外源凝血系统的激活。

（4）可溶性纤维蛋白单体复合物（SFMC）：在凝血酶的作用下，纤维蛋白原先后形成纤维蛋白Ⅰ（FbⅠ）和Ⅱ（FbⅡ），二者自行聚合为可溶性纤维蛋白单体复合物（SFMC）。SFMC 水平的增高特异性地反映凝血酶的活性。在心肌梗死、脑血栓形成、糖尿病和 DIC 时，SFMC 水平显著升高。

（5）凝血酶－抗凝血酶复合物（TAT）：凝血酶与抗凝血酶以 1：1 结合形成 TAT 复合物，后者是凝血酶生成的分子标志物之一。TAT 增高见于肺栓塞、DVT、闭塞性动脉疾病和 DIC 等；此外 TAT 尚可用于抗凝及溶栓治疗的监测指标，肝素治疗后往往可使升高的 TAT 减低，心肌梗死溶栓治疗后若有 TAT 的持续升高（超过 6ng/ml）应考虑有再次梗死的可能。

4. 抗凝与纤溶系统

（1）D－二聚体（D－Dimer）：是交联后纤维蛋白被纤溶酶降解的特异标志物之一。DIC、深静脉血栓形成（DVT）、血栓性血小板减少性紫癜（TTP）、心肌梗死、肺栓塞患者 D－二聚体显著升高。D－二聚体阴性可作为 DVT 和肺栓塞的排除试验。在溶栓治疗过程中，D－二聚体也明显升高，可作为溶栓治疗疗效判断指标之一。

（2）纤维蛋白（原）降解产物（FDP）：包括纤维蛋白降解产物及纤维蛋白原降解产物。结合 FDP 与 D－二聚体的测定结果，可以对原发性纤溶及继发性纤溶进行鉴别诊断。

（3）纤溶酶－抗纤溶酶复合物（PAP）：纤溶酶生成后，迅速与 α_2－抗纤溶酶（α2－AP）形成 1：1 复合物。因此，PAP 是体内纤溶酶生成的分子标志物。在 DIC 前期、DIC 和血栓性疾病时 PAP 增高。

（4）组织型纤溶酶原激活物（tissue－type plasminogen activator，t－PA）：t－PA 由内皮细胞合成及分泌，在运动、血管受阻后可应激性地释放增加。t－PA：Ag 及 t－PA：A（活性）升高可见于原发性及继发性纤溶亢进及应用 t－PA 进行溶栓治疗时；t－PA：Ag 及 t－PA：A 降低见于高凝状态及血栓性疾病，表示体内纤溶活性减弱。

（5）纤溶酶原激活物抑制剂（PAI－1）：PAI－1 是一种单链糖蛋白，相对分子质量 52 000，主要由血管内皮细胞产生，大部分 PAI－1 储存于血小板 α 颗粒中，其释放与 β－TG、PF_4 相平行。PAI－1 的主要作用是灭活 t－PA 和双链 u－PA 的活性。在血栓前状态或血栓性疾病时，PAI－1 升高。

（刘金花）

第三节　血友病出血

血友病（hemophilia）是一组常见的遗传性出血性疾病，包括血友病 A（因子Ⅷ缺乏症）、血友病 B（因子Ⅸ缺乏症）。本病以 X 伴性隐性遗传为特征，男性发病，女性携带。血友病在男性人群中血友病 A 的发病率为 1/5 000，血友病 B 的发病率为 1/25 000，血友病 A 占血友病的 80%～85%，血友病 B 占血友病的 15%～20%。

一、理论基础

1. 凝血因子Ⅷ（FⅧ）属血浆球蛋白组分，以单链形式存在，相对分子质量约 330kD，血浆含量约 0.2mg/L，半衰期为 8～12h，FⅧ基因位于 X 染色体（Xq28），基因全长 186kb，由 26 个外显子和 27 个内含子组成，成熟的 FⅧ由 2 332 个氨基酸组成。FⅧ基因突变种类繁多，其中最常见的是 FⅧ内含子 22 倒位和内含子 1 倒位突变，分别是 45%～50% 和 2.3% 重型血友病的发病机制；此外，几乎每个血友病 A 家系都有不同的突变，存在高度异质性，包括基因缺失、插入和点突变，如错义突变、无义突变、剪接突变等，其中 65% 是由单核苷酸突变所致。

2. 凝血因子Ⅸ（FⅨ）属血浆蛋白组分，以单链形式存在，相对分子质量约 57kD，血浆含量 5.1mg/L，半衰期为 24h。FⅨ基因位于 X 染色体（xq27），基因全长 34kb，由 8 个外显子和 7 个内含子组成，成熟的 FⅨ由 415 个氨基酸组成。FⅨ基因突变类型繁多，无明显为突变热点，也多见于错义突变、无义突变、剪接突变等。

FⅧ和 FⅨ均属内源凝血途径中两个重要的凝血因子。FⅧ被凝血酶激活后，作为 FⅨa 的辅因子参与凝血瀑布反应，FⅧ数量缺乏/结构缺陷导致血友病 A。FⅨ被 FⅨa 和组织因子（TF）/FⅧa 复合物激活成活化因子Ⅸ（FⅨa），与其辅因子（FⅧa）在磷脂表面，共同激活因子X。FⅨ数量缺乏/结构缺陷导致血友病 B。

二、临床特征

患者终身有自发性或轻微损伤后出血难止倾向。皮肤、黏膜由于易受损伤，故是出血的多发部位；但负重深部肌肉和大关节出血是血友病的出血特点，晚期可以形成血友病血囊肿及大关节畸形；患者还可发生鼻出血、便血、血尿、咯血及致命的颅内出血。当患者的出血具有以上特点时，临床要考虑血友病出血的可能性。出血程度与患者的临床分型和损伤的严重性相关（表 3－1）。

表 3－1　血友病的分型

分型	因子水平（%）或（U/m）	出血症状
重度	1%（<0.01）	自发出血，主要有关节和肌肉
中度	1%～5%（0.01～0.05）	偶有自发出血，创伤或者手术后严重出血
轻度	5%～40%（0.05～0.40）	严重创伤或大手术后严重出血

治疗上，本病目前依旧依赖替代治疗。两种血友病分别使用抗血友病球蛋白和含凝血因子Ⅸ的血液制品（或基因重组产品）进行治疗。

三、实验诊断

（一）筛选试验

1. 活化的部分凝血活酶时间（APTT）　　APTT 是内源凝血系统的较为敏感的筛选试验。血友病时可以延长。

2. 凝血酶原时间（PT）　　PT 是外源凝血系统的较为敏感的筛选试验，血友病时正常。

（二）确诊试验

1. FⅧ：C 和 FⅧ：Ag　　根据 FⅧ：C 和 FⅧ：Ag 检测结果，可将血友病 A 分为交叉反应物质阳性（CRM＋，即 FⅧ：C 降低，FⅧ：Ag 正常或增高）和阴性（CRM－，即 FⅧ：C、FⅧ：Ag 均降低）两类。CRM＋，表示患者可能是由于 FⅧ 基因结构发生了点突变所致；而 CRM－则可能是 FⅧ 的合成量减少所致。

2. 血浆 FⅨ：C 和 FⅨ：Ag　　根据 FⅨ：C 和 FⅨ：Ag 的检测结果，也可将血友病 B 分为 CRM＋和 CRM－型。

（三）鉴别试验

1. 出血时间（BT）、血管性血友病因子抗原（vWF：Ag）检测　　可以作为血友病与血管性血友病（vWD）的鉴别试验。vWD 时，BT 延长，vWF：Ag 降低。

2. 血浆凝血酶原时间（PT）检测　　可以初步鉴别血友病性出血与外源凝血系统凝血因子缺乏所致的出血。前者 PT 检测正常，后者 PT 有不同程度的延长。

3. 血浆 FⅪ：C、FX：C、FV：C、FⅡ：C 和纤维蛋白原含量检测　　可以用来进一步确定凝血因子Ⅺ、Ⅹ、Ⅴ、Ⅱ及纤维蛋白原缺乏。

（四）排除试验

常用复钙交叉试验或 APTT 交叉试验作为排除获得性血友病的筛选试验。当延长的复钙时间或 APTT 不能被等量的正常人血浆（患者血浆：正常人血浆 1：1）所纠正时，应考虑血友病患者血浆中有凝血因子抗体的存在，必要时可以检测相应凝血因子的抗体滴度。获得性血友病时，相应抗体（抗因子Ⅷ或Ⅸ）的滴度增高。

（五）携带者诊断和产前诊断

1. 血友病 A　①直接诊断：可以检测 F8 基因内含子 22 倒位或内含子 1 倒位来诊断血友病 A 基因缺陷携带者或患病的胎儿；F8 基因测序检测突变直接发现突变也为临床应用。②间接诊断：采用限制性内切酶片段长度多态性（RFLP）进行检测，所使用的遗传标志有外显子 18 外侧的 BclⅠ、内含子 22 中的 XbaⅠ、F8 基因外与其紧密连锁的 DXS52（St 14）及内含子 13 及 22 中的两个短重复顺序（STR）等；结合 F8 基因外的 DXS15，DXS 9901、G6PD、DXS 1073、DXS 1108 等位点可以使血友病 A 的基因诊断率得到提高。

2. 血友病 B　①直接诊断：由于 FⅨ 基因小，因此可以通过直接测序进行诊断；②间接诊断：主要通过联合选用 F9 基因外的 DXS 1192、DXS 1211、DXS 102、DXS 8013、DXS 1127、DXS 8094 的遗传连锁分析进行。

四、治疗原则

血友病 A 目前的治疗措施是凝血因子的替代治疗，可以选择的制剂有基因重组的凝血因子Ⅷ或血浆源性的凝血因子Ⅷ，低温冷沉淀和新鲜冷冻血浆也可以选用。

血友病 B 目前的治疗措施也是凝血因子的替代治疗，首选凝血因子Ⅸ浓缩制剂，血浆凝血酶原复合物浓缩剂（PCC）和血浆也可以选用。

（刘金花）

第四节　维生素 K 缺乏引起的出血

此类获得性凝血因子缺乏是临床上最常见的因合成凝血因子成分不足所致的有明显出血倾向的疾病，又是临床上常见的复合性凝血因子缺陷。凝血酶原因子Ⅱ（FⅡ）、因子Ⅶ（FⅦ）、因子Ⅸ（FIX）、因子Ⅹ（FX）和蛋白 C（PC）、蛋白 S（PS）在肝脏合成时，均需要依赖维生素 K 的参与。当存在维生素 K 摄入不足、吸收不良、肝病、新生儿出血症、服用香豆素类抗凝剂等原因，造成维生素 K 缺乏和利用障碍时，可导致上述凝血因子和抗凝因子的单独或多个缺乏。

一、理论基础

γ-羧基谷氨酸是依赖维生素 K 凝血因子或抗凝蛋白所特有的分子结构，可称作 γ-羧基谷氨酸（Gla）结构区。Gla 区是唯一可以与钙离子结合的氨基酸，凝血因子的功能取决于这些 Gla 区与钙离子的结合能力，而钙离子在这些 Gla 残基与磷脂结合过程中起到桥梁作用。维生素 K 缺乏的原因不外乎是摄入不足，肠道吸收不佳，肝脏转化不利和内源性维生素 K 生成不足。通常人们每天有一定量的绿叶或黄叶蔬菜的食用，已可足够保证体内的需要。在严重不思饮食、严格限制脂肪类食物或伴有严重感染的患者，可由摄入不足而导致 VK 相对缺乏。在胆石症和胆道肿瘤所致的阻塞性黄疸，在胆道手术后引流或胆道插管时，由于导致肠道胆盐缺乏，可影响 VK 的吸收。在肠瘘、慢性胰腺炎、广泛小肠切除、慢性肠炎和慢性腹泻等致肠道吸收不良时，也会导致 VK 的吸收障碍。长期服用润滑剂可致脂溶性 VK 丢失过多而致吸收减少；长期服用广谱抗生素（如新霉素、磺胺药等）可以抑制或杀灭肠道正常菌群，导致细菌不能合成足量的 VK。严重的肝脏疾病，如重症肝炎、失代偿期肝硬化、中毒性肝病和晚期肝癌，由于肝实质细胞严重的水肿、破坏和溶解，并伴有 VK 的摄入、吸收、代谢和利用过程的障碍，致使肝细胞不能合成正常的依赖 VK 的凝血因子，代之只能合成一种其谷氨酸残基无或低 γ 羧基化的异常依赖 VK 的凝血因子，即 PIVKA（Protein induced by vitamine K absence）。

二、临床特征

维生素 K 缺乏的临床表现在不同的年龄，因为病因不同，略有差异。可见皮肤瘀斑、黏膜出血（鼻出血、口腔血痕）、内脏出血（呕血、黑粪、血尿）等。临床上，口服香豆素类抗凝剂过量，可导致程度不一的出血症状。主要表现为皮肤瘀斑、黏膜出血，严重者也见内脏出血。出生后 2~7d 的新生儿，尤其是早产儿，最易发生由于 VK 缺乏所致的出血。本病的治疗最有效的方法是去除病因，在此基础上使用维生素 K 制剂或血浆、凝血酶原复合物浓缩剂（PCC）等，往往可以使凝血检测指标得到改善、出血得到纠正。

三、实验诊断

（一）筛选试验

1. 活化部分凝血活酶时间（APTT） 内源凝血系统因子合成障碍，可以造成 APTT 不同程度地延长。

2. 血浆凝血酶原时间（PT） 维生素 K 缺乏时，可以造成 PT 不同程度的延长。

（二）分类试验

F Ⅱ：C、F Ⅶ：C、F Ⅸ：C、F Ⅹ：C 和 F Ⅱ：Ag、F Ⅶ：Ag、F Ⅸ：Ag、F Ⅹ：Ag 检测维生素 K 缺乏时，可以造成这些指标不同程度的异常。

四、治疗原则

1. 病因治疗 维生素 K 缺乏治疗首先需要去除病因，在此基础上实施其他治疗措施。

2. 替代治疗 可以补充维生素 K 制剂，紧急时可以补充凝血酶原复合物浓缩剂（PCC）。

（刘金花）

第五节　弥散性血管内凝血

弥散性血管内凝血（DIC）是由多种致病因素，如严重感染、恶性肿瘤、组织损伤、病理产科、肝脏疾病等引起，导致循环血液在全身微小血管内广泛性凝固，形成以血小板和纤维蛋白为主要成分的微血栓。在此过程中，消耗了大量的血小板和凝血因子。临床上，除有基础疾病的表现外，尚有广泛性出血、不能用基础疾病解释的循环衰竭或休克、组织器官功能障碍以及微血管病性溶血性贫血等临床表现。

一、理论基础

易于发生 DIC 的基础疾病甚多，几乎遍及临床各科，其中以感染性疾病最为常见，其次为恶性肿瘤、严重创伤及病理产科，约占 DIC 发病总数的 80% 以上。

DIC 的发病机制甚为复杂，且可因基础疾病不同而各异。

（一）外源凝血途径激活

人体许多组织、细胞如血管内皮细胞富含组织因子，当其受损时，组织因子释入血液，通过激活外源凝血途径触发凝血反应，导致微血栓形成，在 DIC 发病过程中具有极其重要的作用。此外，人体许多组织、细胞在损伤或破坏时释放的组织因子类物质，以及一些进入血流的外源性物质，具有与组织因子相同的活性和作用，也可成为 DIC 的"始动"因素。

（二）内源凝血途径启动

多种致病因素如细菌、病毒、内毒素等激活因子Ⅻ导致内源凝血途径激活，也是 DIC 发病机制中的重要一环。

（三）血小板活化加速凝血反应

多种 DIC 致病因素可导致血小板损伤，使之在血管内皮处黏附、聚集并释放一系列内

37

容物和代谢产物，加速、加重 DIC 进程。

上述病理变化将导致体内凝血酶形成。凝血酶为 DIC 发病机制中的关键因素。它一方面直接使纤维蛋白原转化为纤维蛋白形成血栓，同时通过对凝血因子及血小板等强大的正性反馈作用进一步加速凝血过程，另一方面可直接激活纤溶系统，加重凝血紊乱。

（四）纤溶激活，致凝血 - 抗凝失调进一步加重

在 DIC 的发病机制中纤溶亢进十分重要，纤溶激活的始动因素既可以是凝血激活的病理因素，而凝血启动后的连锁反应也可以是纤溶激活的重要原因。

二、病理生理改变

（一）微血栓形成

微血栓形成是 DIC 的基本病理变化，亦为 DIC 的特征性改变。存在部位极为广泛，多见于肺、肾、脑、肝、心、肾上腺、胃肠道及皮肤黏膜等部位。伴随微血管栓塞而出现的继发性病理变化有：血栓远端血管痉挛、间质水肿、灶状出血及缺血性坏死。因此在有微血栓形成的脏器，可出现一过性功能损害甚至不可逆的功能衰竭。

（二）凝血功能异常

此为 DIC 最常见的病理生理变化，其检出率可高达 90% ~ 100%。其演变过程如下：①初发性高凝期，为 DIC 的早期改变；②消耗性低凝期，在高凝期进行的同时，由于血栓形成过程中凝血因子的消耗及纤溶酶对凝血因子的降解，血液凝固性降低；③纤溶亢进期，可与低凝期同时存在，但易见于 DIC 后期，随着血管内血栓形成、大量血小板和凝血因子的消耗及代偿性抗凝增强，凝血过程渐趋减弱，纤溶过程则逐渐增强，且成为 DIC 病理生理过程中的主要矛盾。

（三）微循环障碍

微循环衰竭或休克为 DIC 的重要发病诱因，亦是 DIC 中最常见的病理生理变化之一。

三、临床特征

DIC 的临床表现相当复杂、多样，但主要的表现有：①出血：为大多数 DIC 患者（70% ~ 80%）的初发症状，且形式多样，涉及广泛，如：皮肤瘀点瘀斑、紫癜、呕血、黑粪、咯血、血尿、牙龈出血、鼻出血等。出血程度轻者创口（手术创面或采血部位）渗血不止，重者多部位大量出血。②休克：常伴发于急性 DIC。③多系统器官功能障碍：轻症者造成个别器官部分功能障碍，重症者则可引起多系统器官功能衰竭，甚至死亡。临床表现依受累器官的不同而异。肺小血栓形成，可损害呼吸膜，引发呼吸困难，甚至呼吸衰竭；在肾脏，可导致双侧肾皮质出血性坏死和急性肾衰竭，产生少尿、蛋白尿、血尿等症；若在肝，则可致肝衰竭；若累及中枢神经系统，可出现神志模糊、嗜睡、昏迷、惊厥等症状。上述脏器衰竭的临床表现，在临床上通常以综合表现的形式存在。④贫血：是 DIC 患者通常伴有的一种特殊类型的贫血，称微血管病性溶血性贫血。

本症的治疗，重点是去除致病因素，避免诱发因素。在此基础上，进行抗凝、抗血小板治疗。后期，补充血浆凝血因子制剂和血小板，抗纤溶治疗。由于基础疾病的多样性，患者的临床表现严重程度差异极大，尚无统一的治疗指南。临床上需要根据病情变化，利用实验

室指标的监测，及时调整治疗方案，以期达到最佳的治疗效果。

四、实验诊断

（一）筛选试验

1. 血小板计数（BPC）　DIC 时，血小板由于参与微血栓的形成而被消耗，故循环血液中 PLT 减低。常波动在（$20 \times 10^9 \sim 100 \times 10^9$）/L，其减低发生率通常为 90% ~ 95%；PLT 动态性减低对诊断 DIC 更有价值。

2. 血浆凝血酶原时间（prothrombin time，PT）　PT 是外源凝血系统的筛选试验。PT 的延长或缩短分别反映凝血因子Ⅶ、Ⅹ、Ⅴ、Ⅱ和纤维蛋白原血浆水平的减低或增高。DIC 时，由于纤维蛋白原（Fg）的减少，纤维蛋白（原）降解产物（FDP）、纤维蛋白单体（FM）以及纤溶酶（PL）等的干扰，PT 延长（占 70% ~ 90%）或缩短（占 10% ~ 30%）。

3. 血浆纤维蛋白原含量检测（fibrinogen，Fg）　Fg 属急性相反应蛋白。DIC 高凝血期可增高（>4.0g/L），在消耗性低凝血期和继发性纤溶期常降低（<2.0g/L）。Fg 减低见于 70% 的病例。在诊断 DIC 中，其特异性为 22%，敏感性为 87%。

4. 纤维蛋白（原）降解产物［fibrin（ogen）degradation products，FDP］检测　FDP 是在纤溶酶作用下，Fg 发生降解生成 X、Y、D、E 碎片（FgDP）和纤维蛋白发生降解产生 X'、Y'、D'、E'碎片（FDP）的总称。DIC 时，由于纤维蛋白（原）被降解，故 FDP 增高，其阳性率可高达 85% ~ 100%，准确性达 75%。参考值为 0 ~ 5mg/L。但 FDP 超过 20mg/L（肝病大于 60mg/L）才有诊断价值。

（二）分类试验

1. 凝血和抗凝血检测

（1）凝血酶原片段$_{1+2}$（prothrombin fragment$_{1+2}$，F_{1+2}）：检测 F_{1+2} 是凝血酶原向凝血酶转化过程中所释放的片段，能敏感地反应因子Ⅹa 的活化和凝血酶的生成。在大多数 DIC 患者，血浆 F_{1+2} 浓度显著升高，可高至正常值的 3 ~ 5 倍，其阳性率高达 98%，准确性达 93%。

（2）纤维蛋白肽 A（fibrinopeptide A，FPA）检测：FPA 是凝血酶水解纤维蛋白原 Aα 链释放的多肽（FPA$_{1~16}$），血中 FPA 增高，表明凝血酶活性增强。DIC 时，患者血浆 FPA 含量增高，阳性率达 89% ~ 92%，准确率达 88%。

（3）组织因子（tissue factor，TF）检测：TF 大量释放并进入血流是大多数 DIC 发生的直接原因。因此，血浆中 TF 水平升高是 DIC 存在的证据之一。TF 不仅可反映 DIC 的发生，而且可反映感染、炎症、休克、白血病等 DIC 的原因。DIC 时，60% 以上患者 TF 活性升高。

（4）可溶性纤维蛋白原单体复合物（soluble fibrin monomer complex，SFMC）检测：失去 FPA 和 FPB 的纤维蛋白可自行聚合成可溶解于 5mol/L 尿素的纤维蛋白单体复合物（SFMC）。血浆 SFMC 的增高反映凝血酶的活性增强和继发性纤溶的开始。DIC 时，由于凝血酶生成增多，故患者血浆 SFMC 的含量增高。与副凝固试验（3P 试验）相比，本试验更为直接、敏感和特异。

（5）凝血酶 - 抗凝血酶复合物（thrombin - antithrombin complex，TAT）检测：体内凝血酶生成后可与抗凝血酶结合形成复合物（TAT），所以 TAT 是反映凝血系统激活和凝血酶生成的敏感标志物。血浆 TAT 水平在 DIC 前 3d 已显著升高。DIC 时，TAT 的敏感度为 88%，特异性度 63%，阳性诊断率为 79%，阴性诊断率为 88%。

（6）抗凝血酶（antithrombin，AT）检测：AT 是体内最重要的抗凝蛋白，它是凝血酶和凝血过程中许多丝氨酸蛋白酶（因子 Xa、IXa、XIa、XIIa 等）的主要抑制物。DIC 时由于凝血酶、因子 Xa、XIa 等大量形成，并与 AT 结合，因此 AT 水平明显减低。DIC 时，检测 AT 活性（AT：A）比检测 AT 抗原含量（AT：Ag）更为重要，有 80% ~90% 的 DIC 患者血浆 AT：A 水平减低。

2. 纤溶系统检测

（1）纤溶酶 – 抗纤溶酶复合物（plasmin – antiplasmin complex，PAP）检测：PAP 是纤溶酶与 α_2 – 抗纤溶酶（α_2 – AP）形成的复合物，它反映纤溶酶的生成。DIC 时，血浆 PAP 水平升高。PAP 水平的增高与 DIC 的发展相平行，PAP 水平的降低与 DIC 的缓解相关。PAP 在 DIC 的诊断中有重要价值，因为它不仅反映纤溶系统的激活，而且反映纤溶抑制物被消耗。

（2）D – 二聚体检测：可溶性纤维蛋白单体经因子 IX IIIa 作用后，生成交联的纤维蛋白，纤维蛋白经过纤溶酶裂解生成特异 D – 二聚体。DIC 时，患者血浆 D – 二聚体含量明显增高，它是确诊 DIC 的特异指标，准确率达 93%。D – 二聚体是区别 DIC 和原发性纤溶症的重要试验。

（3）α_2 – 抗纤溶酶（α_2 – antiplasmin，α_2 – AP）检测：α_2 – AP 与纤溶酶形成复合物，从而灭活纤溶酶。DIC 病程中继发性纤溶亢进，大量纤溶酶生成，α_2 – AP 因被消耗而减少。

（4）纤溶酶原（plasminogen，PLG）检测：DIC 时，大量纤溶酶原被吸附在纤维蛋白血栓上，在纤溶酶原激活剂（PA）作用下转变为纤溶酶。因此血中纤溶酶原含量明显降低，是反映纤溶活性增强的直接证据之一。

（5）纤维蛋白肽 $B\beta_{1~42}$（$B\beta_{1~42}$）和纤维蛋白肽 $B\beta_{15~42}$（$B\beta_{15~42}$）检测：纤溶酶作用于纤维蛋白原，可以从纤维蛋白原 $B\beta$ 链裂解出肽段 $B\beta_{1~42}$；纤溶酶作用于纤维蛋白单体或纤维蛋白，可从 $B\beta$ 链裂解出肽段 $B\beta_{15~42}$。血中这两种片段增高，表明纤溶酶活性增强。DIC 时，$B\beta_{1~42}$ 和 $B\beta_{15~42}$ 血浆水平增高；原发性纤溶时，仅 $B\beta_{1~42}$ 增高。

3. 血小板检测

（1）β – 血小板球蛋白（β – thromboglobulin，β – TG）检测：β – TG 是血小板被激活后由 α 颗粒中释放的一种特异性蛋白质。DIC 时，血小板被激活，患者血浆 β – TG 含量升高。

（2）血小板第 4 因子（platelet factor 4，PF_4）检测：PF_4 是血小板被激活由 α 颗粒中释放的另一种特异性蛋白质。DIC 时，血小板被激活，患者血浆 PF_4 含量升高。

（3）血小板 P – 选择素（P – Selectin，曾称 GMP – 140）检测：静息的血小板中 P – Selectin 仅分布于 α 颗粒膜上，血小板经凝血酶刺激后，α 颗粒膜迅速与质膜融合而在表面表达，并进入血浆。DIC 时，血小板膜表面和血浆中 P – Selectin 水平均增高。

（三）DIC 的诊断标准

2001 年全国第七届血栓与止血会议修订了 DIC 的诊断标准。

一般诊断标准

1. 存在易于引起 DIC 基础疾病　如感染、恶性肿瘤、病理产科、大型手术及创伤等。

2. 有下列 2 项以上临床表现

（1）多发性出血倾向。

（2）不易以原发病解释的微循环衰竭或休克。

（3）多发性微血管栓塞症状、体征，如皮肤、皮下、黏膜栓塞坏死及早期出现的肾、肺、脑等脏器功能不全。

（4）抗凝治疗有效。

3. 实验室检查符合下列标准（同时有以下 3 项以上异常）

（1）血小板低于 $100 \times 10^9/L$ 或进行性下降。

（2）纤维蛋白原 $<1.5g/L$ 或呈进行性下降，或 $>4.0g/L$。

（3）3P 试验阳性或 FDP $>20mg/L$ 或 D－二聚体水平升高（阳性）。

（4）凝血酶原时间缩短或延长 3s 以上或呈动态性变化或 APTT 延长 10s 以上。

（5）疑难或其他特殊患者，可考虑行抗凝血酶、因子Ⅷ：C 及凝血，纤溶、血小板活化分子标记物测定。

肝病合并 DIC 的实验室诊断标准

（1）血小板 $<50 \times 10^9/L$ 或有 2 项以上血小板活化产物升高（β－TG、PF$_4$、TXB$_2$、P－选择素）。

（2）纤维蛋白原 $<1.0g/L$。

（3）血浆因子Ⅷ：C 活性 $<50\%$。

（4）凝血酶原时间延长 5s 以上或呈动态性变化。

（5）3P 试验阳性或血浆 FDP $>60mg/L$ 或 D－二聚体水平升高。

白血病并发 DIC 实验室诊断标准

（1）血小板 $<50 \times 10^9/L$ 或呈进行性下降或血小板活化、代谢产物水平增高。

（2）血浆纤维蛋白原含量 $<1.8g/L$。

（3）凝血酶原时间延长 5s 以上或呈动态性变化。

（4）3P 试验阳性或血浆 FDP $>60mg/L$ 或 D－二聚体水平升高。

基层医院 DIC 实验室诊断参考标准（同时有下列 3 项以上异常）

（1）血小板 $<100 \times 10^9/L$ 或呈进行性下降。

（2）血浆纤维蛋白原含量 $<1.5g/L$，或进行性下降。

（3）3P 试验阳性或血浆 FDP $>20mg/L$。

（4）凝血酶原时间缩短或延长 3s 以上或呈动态性变化。

（5）外周血破碎红细胞比例 $>10\%$。

（6）血沉低于 10mm/h。

原发性纤溶症系某种原因导致的纤维蛋白溶解系统功能的亢进，此时的凝血系统未被激活。患者的出血表现与 DIC 在临床上较难鉴别，实验室检查可以提供诊断线索（表 3－2）。

表 3－2　原发性纤溶症的特殊试验和与 DIC 的鉴别试验

	原发性纤溶	DIC
β－血小板球蛋白（β－TG）	N	↑
血小板第 4 因子（PF4）	N	↑
P－选择素（GMP140）	N	↑

续　表

	原发性纤溶	DIC
凝血酶原片段$_{1+2}$（F_{1+2}）	N	↑
纤溶蛋白肽（FPA）	N	↑
可溶性纤维蛋白单体复合物	N	↑
D－二聚体	N	↑
Bβ$_{1\sim42}$肽	↑	N
Bβ$_{15\sim42}$肽	N	↑

注：N. 正常；↑. 增高。

五、治疗原则

1. 治疗原发病　为 DIC 治疗的根本措施。一旦原发病被控制，辅助其他治疗，DIC 的病理生理进程可以被逆转。

2. 抗栓治疗　DIC 早期血液呈高凝状态，此时可以针对性给予抗凝或抗血小板药物，以阻断疾病的发展。但该期临床表现不典型，持续时间较短，治疗时机较难控制。

（刘金花）

参考文献

［1］侯振江. 血液学检验. 第三版. 人民卫生出版社，2012.

［2］丛玉隆. 实用检验医学. 北京：人民卫生出版社，2009.

［3］徐文荣，王建中. 血液学及血液学检验. 第7版. 北京：人民卫生出版社，2012.

［4］中华医学会血液学分会血栓与止血组. 血管性血友病诊断与治疗中国专家共识（2012 年版）. 中华血液学杂志，2012.

第四章 贫血检验

诊断贫血的主要依据之一是实验室检查，目的是确诊贫血及查明贫血原因。选用贫血检验项目的原则，是根据患者病史、体检以及血液一般检验项目出现的异常结果为贫血的基础上，按初步检查所提示的线索，有的放矢，用特异性较强的检查项目，进一步查找贫血原因。

根据贫血分类和具体病因，可分别列举临床诊断贫血的筛检项目、确诊项目和鉴别诊断项目（表4-1）。在常用或较常用贫血检查项目中，有些检验项目可用于不同贫血病因的诊断或鉴别诊断。在贫血筛检和初步分类中，最常用的检验技术是血液分析仪分析、血涂片检查和骨髓检查3项，特别是前2项。

表4-1 贫血检验诊断项目

	贫血类别		检验项目
1	贫血诊断	自动血液分析仪分析	网织红细胞计数
		血涂片评价	骨髓检查
2	小细胞低色素	自动血液分析仪分析	骨髓可染铁检查
	贫血	血涂片评价	血清铁蛋白定量
		骨髓检查	血清可溶性转铁蛋白受体
		血清铁	游离红细胞原卟啉
		总铁结合力	
3	慢性贫血、正细胞、正色素、非溶	自动血液分析仪分析	血清转铁蛋白（总铁结合力）
	血性贫血	血涂片评价	转铁蛋白饱和度
		骨髓检查	血清铁蛋白
		血清铁	
4	再生障碍性贫血和其他贫血	自动血液分析仪分析	骨髓检查
		血涂片评价	胎儿血红蛋白
5	巨幼红细胞贫血	自动血液分析仪分析	血清维生素 B_{12}
		血涂片评价	血清叶酸
		骨髓检查	红细胞叶酸
6	红细胞周转加速	自动血液分析仪分析	血浆血红蛋白
		血涂片评价	血清触珠蛋白
		骨髓检查	直接抗球蛋白试验
		血清总、结合和游离胆红素	

第一节　贫血检验筛查技术

贫血的诊断首先选用血液学一般常规检验项目，这些检验项目能反应贫血具有的共同特点；当明确贫血后，则根据迄今已知贫血病因分类，可进一步选择特异性更强的检验项目进行检查。每类贫血病因中，再可分出具体针对一类或一种贫血病因的检验项目。

一、贫血筛检项目

主要用于确定是否有贫血。

1. 检验项目　主要包括红细胞计数（RBC）、血红蛋白测定（Hb）、血细胞比容（Ht）。
2. 检验技术　主要采用血液分析仪分析法和手工检查法。

二、贫血类别筛检项目

1. 按骨髓增生与否分类　大致可分为增生性贫血或增生不良性贫血。

（1）检验项目：主要是全血细胞计数（CBC）、网织红细胞计数（RET）、骨髓细胞形态学检查、骨髓细胞化学染色以及骨髓活检等。相对而言，骨髓增生不良性贫血的典型疾病是再生障碍性贫血，而增生性贫血包括的贫血种类最多。

值得注意的是，除网织红细胞计数外，与其相关的检验项目如低荧光率（LFR%）、中荧光率（MFR%）、高荧光率（HFR%）、网织红细胞成熟指数（RMI）、网织红细胞平均体积（MCVr）、网织红细胞血红蛋白含量（CHr）、网织红细胞平均血红蛋白浓度（CHCMr）、网织红细胞体积分布宽度（RD－Wr）、网织红细胞血红蛋白分布宽度（HDWr）、网织红细胞 Hb 含量分布宽度（CHDWr）等，均主要用于判断骨髓造血功能是否增生或减低，以及判断贫血的疗效等。

（2）检验技术：主要有血液分析仪分析法和骨髓检查法。

2. 按红细胞平均值形态学分类

（1）检验项目：主要有红细胞平均体积（MCV）、红细胞平均血红蛋白量（MCH）、红细胞平均血红蛋白浓度（MCHC）。由此，根据红细胞大小和色素高低将贫血分成：小细胞低色素性贫血、单纯小细胞性贫血、大细胞性贫血和正细胞正色素性贫血。

（2）检验技术：红细胞计数仪法或显微镜计数法。

3. 按红细胞平均体积和红细胞体积分布宽度分类　这是按 Bessman 的红细胞参数 MCV 和 RDW 作出的贫血形态学分类，将贫血分为小细胞均一性或非均一性、正细胞均一性或非均一性和大细胞均一性或非均一性贫血。

（王延华）

第二节　红细胞生成减少性贫血检验技术

红细胞生成减少性贫血的检验，除了骨髓检查明确造血功能之外，还有检查造血物质是否缺乏和利用是否障碍的试验，如有关缺铁性贫血和巨幼红细胞贫血的检验项目。

一、铁缺乏检查

红细胞缺乏铁时，Hb 合成不足，造成小细胞低色素性贫血（缺铁性贫血）。

（一）血清铁

1. 检验方法　血清铁（serum iron，SI）测定方法主要有双吡啶法和亚铁嗪法。前者用血量较多（2ml 血清），测定时间较长，灵敏度较低。后者用血量少（0.3ml 血清），操作较简单，快速，灵敏度较高，但易受污染。

2. 参考值　成年男性 11.6～31.3μmol/L；成年女性 9.0～30.4μmol/L；儿童（>1 岁）均值 12μmol/L。

3. 临床意义　减低：见于生理性铁需要量增加、缺铁状态、缺铁性贫血、急性感染、恶性肿瘤等。增高：见于急性肝炎、恶性贫血、再生障碍性贫血、血色病、溶血性贫血及巨幼细胞贫血等。

（二）血清总铁结合力

1. 检验方法　血清总铁结合力（total iron binding capacity，TIBC）测定方法类似血清铁测定。

2. 参考值　男性 50～77μmol/L，女性 54～77μmol/L。

3. 临床意义　增高：见于各种原因引起的缺铁性贫血。减低：见于慢性病贫血及肝功能不全。

（三）血清铁蛋白

1. 检验方法　血清铁蛋白（serum ferritin）测定一般采用放射免疫法。

2. 参考值　成人男性 15～200μg/L，女性 12～150μg/L。

3. 临床意义　减低：见于各种原因的缺铁性贫血。增高：见于免疫系统疾病，感染、肿瘤及铁代谢障碍性疾病等。

（四）铁染色

1. 检验方法　铁染色（iron stain）。

2. 参考值　细胞外铁：（＋～＋＋）。细胞内铁（铁粒幼细胞）12%～44%，以Ⅰ型、Ⅱ型为主（注意：各实验室参考值差距较大）。

3. 临床意义　①缺铁性贫血：细胞内、外铁均显著减少，甚至消失。②铁粒幼细胞性贫血：出现较多环型铁粒幼细胞，多占有核细胞 15% 以上，有时可见铁粒红细胞。铁染色是诊断铁粒幼细胞性贫血的重要方法。③骨髓增生异常综合征：铁粒幼细胞百分率增高，可见环形铁粒幼细胞。④非缺铁性贫血：如溶血性贫血、巨幼细胞贫血、再生障碍性贫血等，细胞内、外铁正常或增高。

（五）血清转铁蛋白

1. 检验方法　血清转铁蛋白（serum transferrin，STF）用免疫散射比浊法测定。

2. 参考值　28.6～51.9μmol/L。

3. 临床意义　增高见于缺铁性贫血、妊娠；减低见于肾病综合征、肝硬化、恶性肿瘤、炎症等。

（六）血清转铁蛋白受体

1. 检验方法　血清转铁蛋白受体（serum transferringreceptor，STFR）用酶联免疫法测定。

2. 参考值　各实验室按试剂盒说明书参考值判断。

3. 临床意义　①增高：见于缺铁性贫血及溶血性贫血。②减低：见于骨髓增生减低如再生障碍性贫血、慢性病贫血及肾衰竭。③临床观察骨髓增生状况和治疗反应，如肿瘤化疗后骨髓受抑制程度和恢复情况，骨髓移植后骨髓重建情况，EPO治疗效果和剂量调整。

（七）红细胞游离原卟啉

1. 检验方法学

（1）原理：用加酸的乙酸乙酯或无水乙醇破坏红细胞并提取原卟啉。在紫外线照射下卟啉发出荧光，用荧光比色法测定红细胞游离原卟啉（free erythrocyte protoporphyrin，FEP）。

（2）器材和试剂

1）器材：漩涡式振荡器、荧光光度计。

2）试剂：①酸化无水乙醇：无水乙醇94ml，加2.5mmol/LHCl至100ml。②标准原卟啉Ⅸ原液（5mg/L）：原卟啉Ⅸ粉剂5mg，加酸化无水乙醇至1 000ml，置于棕色瓶并用黑纸包裹避光，贮存于4℃。③标准原卟啉Ⅸ工作液（50μg/L）：将标准原卟啉Ⅸ原液以酸化无水乙醇稀释100倍，新鲜配制。

3）操作：按（表4-2）进行操作。①离心：置漩涡式振荡器振荡2~3min，以3 000r/min离心6min。②比色：在荧光光度计上测定荧光度（激发滤片400nm，发射滤片600nm）。以空白管校零点，标准管校荧光强度，调至100，读取测定管荧光强度读数（Fu）。③另用肝素抗凝全血测血细胞比积（Ht）。④计算：红细胞内游离原卟啉（FEP，μg/L RBC）=35× Fu/Ht。

表4-2　红细胞游离原卟啉测定

试剂	空白管	标准管	测定管
肝素抗凝全血（ml）			0.05
标准原卟啉Ⅸ工作液（ml）		0.05	
生理盐水（ml）	0.05		
酸化无水乙醇（ml）	3.50	3.50	3.50

2. 质量保证　①分析前：原卟啉遇强光易破坏，血标本收集后应立即测定，否则应存暗处或4℃冰箱，避光保存不应超过24h。②分析中：整个操作过程应避光，尽快完成测定；荧光强度随时间延长而衰退，而在2h内基本稳定。

3. 参考值　（398.4±131.7）μg/L。

4. 临床意义　因铁缺乏致血红蛋白合成减少，造成红细胞内FEP蓄积，故FEP可以间接反映铁缺乏。但铅中毒、红细胞生成性卟啉病、MDS等病时FEP也增高，应结合临床和其他检查进行结果分析。红细胞游离原卟啉与锌离子结合生成锌原卟啉（ZPP），缺铁性贫血患者ZPP增高。而恶性贫血、巨幼细胞贫血及红白血病游离原卟啉较低。

二、叶酸、维生素 B_{12} 缺乏检查

维生素 B_{12} 缺乏阻碍叶酸参与细胞 DNA 的合成，可导致巨幼细胞贫血。

（一）血清叶酸

1. 检测方法　血清叶酸（folic acid）常用放免法测定。

2. 参考值　成年 $7 \sim 45nmol/L$。

3. 临床意义　减低：见于膳食摄入不足或吸收障碍；相对减低也见于急性白血病、慢性溶血及肿瘤。增高：进食大量含叶酸食物或叶酸制剂；维生素 B_{12} 缺乏时，叶酸无法进入细胞内，血清叶酸可增高。

（二）红细胞叶酸测定

1. 检测方法　红细胞叶酸测定与血清叶酸测定方法基本相同。

2. 参考值　成人 $317 \sim 1\ 422nmol/L$。

3. 临床意义　因红细胞叶酸测定不受叶酸摄入影响，故更能代表体内叶酸实际水平。减低：见于叶酸缺乏及维生素 B_{12} 缺乏，如巨幼细胞性贫血；红细胞过度增生叶酸利用增加。

（三）血清维生素 B_{12} 测定

1. 检验方法　血清维生素 B_{12}（vitamin B_{12}）常用放免法测定。

2. 参考值　$148 \sim 616pmol/L$。

3. 临床意义　因血清维生素 B_{12} 水平与细胞内水平相近，故测定血清水平即可代表细胞内水平。减低：见于绝对素食者、胃全部切除者、回肠疾患、肿瘤、炎症或手术及恶性贫血者、如巨幼细胞性贫血。增高：见于骨髓增殖性疾病。

（王延华）

第三节　溶血性贫血筛检技术

溶血性贫血是指红细胞破坏加速（因红细胞本身或其周围环境异常所致），红细胞寿命缩短（红细胞生理寿命为 120d 左右，在病理时可减至 $15 \sim 20d$），病因繁杂，检验项目因不同病因而异，然各种溶血性贫血也有共同之处，故应先做能反应溶血性贫血共性的检查项目，从溶血性贫血筛检结果出发，再用特殊检验项目确诊病因。溶血性贫血病因复杂，检验项目和检验方法技术繁多。

一、溶血性贫血筛检项目

溶血性贫血筛检主要解决 2 个问题：是否是贫血？是否是溶血？

1. 确定贫血　检验项目主要是 RBC、Hb 和 HCT，如低于参考值，即确定贫血。

2. 确定溶血　常用检验项目：①生化检查：血清总胆红素、非结合胆红素增高；血浆游离血红蛋白、触珠蛋白增高。②血液检查：网织红细胞增高；血涂片检查可见红细胞多呈正细胞、正色素性贫血，可有大小不等、裂红细胞、球形红细胞、幼红细胞（以晚幼红为主）、豪胶小体（严重溶血时）等异常；红细胞寿命缩短。③骨髓检查：骨髓红系增生（中幼红细胞代偿性增生）等。④尿液检查：尿含铁血黄素阳性，尿血红蛋白增加。

二、溶血性贫血筛检项目举例

（一）红细胞寿命测定

1. 检验方法学

（1）原理：红细胞寿命（red cell life span，RCLS）测定用放射性核素^{51}Cr标记红细胞，逐日观察其消失率，记录成活曲线，以其在血循环消失1/2所需要时间（半寿期$T_{1/2}$）表示。

（2）器材和试剂：①标记红细胞：静脉采血10ml（自身血、同型血或"O"型血按需决定）和ACD保养液抗凝血1.5ml［ACD保养液：枸橼酸三钠2.2g、枸橼酸0.8g、葡萄糖2.5g、加蒸馏水100ml，混匀后缓缓加入放射性^{51}Cr-铬酸钠溶液（加入量≥55.5kBq/kg体重，含铬量≥2μg/ml红细胞）］，室温温育15min后加入维生素C50mg，再温育15min，将铬还原，终止对红细胞的标记，备用。②γ照相机。

（3）操作：将上述标记全血或红细胞悬液注入患者静脉，24h后于对侧肘静脉采血2.5ml，以后每3~5d采血1次，直至血标本放射性减少到第1次采血的一半以下。

2. 质量保证　①整个检验过程必须严格无菌操作、避免输血、防止标记红细胞稀释。②铬是一种潜在毒性物质，过量后将产生氧化血红蛋白，抑制红细胞呼吸，必须控制用量。

3. 参考值　25~32d。

4. 临床意义　虽然^{51}Cr标记红细胞每日脱落1%，红细胞群体寿命远低于理论寿命，但仍能平行反映红细胞消亡状态，故是诊断溶血最有力的依据。溶血性贫血时，红细胞寿命明显缩短，可<15d；再生障碍性贫血和脾功能亢进时缩短为15~29d。

（二）血浆游离血红蛋白

1. 检验方法学

（1）原理：在酸性溶液中和过氧化氢参与的条件下，无色的邻联甲苯胺被Hb中的亚铁血红素（类似过氧化物酶作用）催化，发生脱氢氧化的呈色反应。呈色反应程度反应血浆游离血红蛋白（plasma free hemoglobin）浓度。

（2）器材和试剂：

1）器材：100ml容量瓶、0.05ml微量进样器、0.02ml刻度Hb吸管、带盖试管；分光光度计。

2）试剂：①1%过氧化氢溶液：自30g/L过氧化氢新鲜配制。②10%乙酸溶液。③生理盐水。④邻联甲苯胺溶液：取邻联甲苯胺（o-tolidine）2.0g，溶于冰乙酸60ml，加蒸馏水至100ml，加温促溶，冷却后移入棕色瓶，冷藏保存（可达数周）。⑤标准Hb储存液：商品化标准Hb（100g/L）。⑥标准Hb应用液：将Hb储存液用生理盐水稀释成应用液如Hb250mg/L等备用。

3）操作：标本采集：采集肝素抗凝血，分离血浆。按序加液：取5支10ml试管，分别标明为空白管、标准管（S1、S2、S3）及测定管，并按（表4-3）次序加液。

表4-3 血浆游离蛋白加液操作

加入物	mg/L	空白管（ml）	标准管（ml）			测定管（ml）
			S1	S2	S3	
蒸馏水		0.01				
Hb 标准液	250		0.01			
	500			0.01		
	1 000				0.01	
待测血浆						0.01
邻联甲苯胺溶液		0.5	0.5	0.5	0.5	0.5
1% 过氧化氢溶液		0.5	0.5	0.5	0.5	0.5

混匀静置：各管混匀加盖置37℃、20min，充分显色。

加乙酸：各管加入10%乙酸液5ml，混匀。

比色：以空白管调零，以435nm波长比色，读取吸光度。

制备标准曲线：以标准管 S1、S2、S3 各管吸光度为纵坐标，以相应各管的 Hbmg/L 为横坐标，作标准曲线图。

查阅被测标本 Hb 浓度：以测定管吸光度查标准曲线，得被测标本游离 Hb 浓度。或计算：游离 Hb（mg/L）=（测定管吸光度/标准管吸光度）×100。

2. 质量保证　应尽可能避免检测干扰因素，如分析前，应避免①器材污染 Hb。②过氧化氢溶液失效，应以新配为佳。③采血过程溶血。分析中应用合格微量移液器加液。④胆红素和甘油三酯会明显干扰分光光度法测定。⑤不能用 EDTA 作为抗凝剂，否则测定结果比肝素抗凝血高20倍。

3. 参考值　0~40mg/L，

4. 临床意义　血浆游离 Hb 增高是血管内溶血的指征（多为60~650mg/L）。①多见于蚕豆病、阵发性睡眠性 Hb 尿症（200~2 500mg/L）、血型不合溶血性输血反应（150~5 000mg/L）、阵发性寒冷性 Hb 尿、冷凝集素综合征、微血管病性溶血性贫血，以及自身免疫性溶血性贫血、镰状细胞贫血、珠蛋白生成障碍性贫血等。②血管外溶血多为正常。

（三）血浆触珠蛋白

1. 检验方法学

（1）原理：当血浆中加入过量 Hb37℃孵育后，血浆触珠蛋白（haptoglobin，Hp）即可与 Hb 结合形成 Hb-Hp。电泳法可分离高铁 Hb、Hb-Hp 复合物及未结合 Hb（游离 Hb）的区带。依据 Hb 区带存在与否，可判定 Hp 与 Hb 的结合量。

（2）器材和试剂

1）器材：电泳仪、乙酸纤维薄膜、pH 计。

2）试剂

A. 0.05mol/L 磷酸缓冲液（pH6.5）：取 0.2mol/L 磷酸氢二钠液 32ml 和 0.2mol 磷酸二氢钠液 68ml，混合，用 pH 计测定 pH 值。如测定结果偏酸或偏碱则可分别加入上述 2 液纠正 pH 为 6.5，冰箱保存。临用时再稀释 4 倍。

B. 联苯胺染色液：①联苯胺乙醇液：取联苯胺 0.29g 溶于 200ml 无水乙醇中，冰箱保存可数月。②3% 乙酸溶液。③1% 亚普钠溶液。④3% H_2O_2 溶液。混合液：取①溶液 5ml 加②溶液 10ml 和③溶液、④溶液各 1ml 混合，临用时新配。

C. 漂洗液：5% 乙酸溶液。

D. 标准 Hb 原液：①取 50ml 抗凝全血，用生理盐水洗红细胞 4 次，最后 1 次以 3 000r/min 离心 10min，得到压缩红细胞。②取压缩红细胞 1 份，加蒸馏水 2 份，充分振荡 20min，使其红细胞破坏。③用 1mol/L 盐酸溶液徐徐滴入破坏的红细胞中并随加随搅拌调至 pH 为 5.8。过滤以去除大量沉淀物。④滴加 2mo/L 氢氧化钠溶液，使滤液 pH 为 7.0。将沉淀再过滤，得 Hb 液。⑤用高铁氰化法测定每 100mlHb 液中 Hb 的标准量。⑥将标准 Hb 封装于 1ml 安瓿冷冻保存。

E. 不同浓度标准 Hb 液：用生理盐水稀释标准 Hb 液为 4g/L 浓度的 Hb 液，再按（表 4-4）稀释，加盖置冰箱保存。

表 4-4 标准 Hb 液配制

管号	1	2	3	4	5	6	7
4g/L Hb(ml)	4	2	2	2	2	2	2
生理盐水(ml)		2	2	2	2	2	2
稀释后 Hb(mg/L)	4 000	2 000	1 000	500	250	125	625

（3）操作

1）分离血浆：肝素抗凝血 3ml 离心 15min 分离血浆。

2）加液：在 8 支试管内加待测血浆各 0.1ml 和不同浓度 Hb 液 0.1ml，混匀，加塞，置 37℃，孵育 20min。

3）点样：在用 pH 6.35、0.05mol/L 磷酸缓冲液浸泡过的 8cm×12cm 的乙酸纤维薄膜上，用 Hb 吸管各取上述试管血浆 20μl 点样。

4）电泳：置点样膜于电泳槽架上，接纸桥，平衡 10min。接通电源，调整端电压为 110~130V，泳动 40~60min。待区带展开 2.5mm 后，关闭电源。

5）染色：将薄膜置联苯胺染色液中染色 5~10min。

6）漂洗晾干：将染色薄膜置漂洗液漂洗 1 次，贴玻板自然干燥。

7）结果判断：当加入 Hb 浓度大于 Hp 浓度时，电泳图像出现 2 条区带：即负极 Hb 区带与正极 Hb-Hp 复合物区带；当加入 Hb 浓度≤Hp 浓度时，Hb 带消失，电泳中只呈现一条向正极的区带。根据电泳中 Hb 存在与消失，2 份相邻标本所含 Hb 浓度除以 2，即为 Hp 含量。

2. 质量保证

（1）分析前：应避免标本溶血使触珠蛋白测定值减低；女性患者应在非经期采集标本，因血浆触珠蛋白含量受内分泌影响。应及时检测标本，因血浆置放时间过长，触珠蛋白含量可减低。

（2）分析中：①每次检测必须有高浓度 Hb 标准溶液标本作对照，以确定游离 Hb 带位置。②电泳适合温度为 20℃左右，如室温过高，须降温，否则区带难分出、图像不整齐。

3. 方法学评价　HP 可用电泳法、过氧化物酶法、葡聚糖凝胶法。自动化仪免疫分析仪法采用特种蛋白免疫浊度分析测定系统，使用配套试剂，易于质控，但如标本变质及试剂污染，可出现假性浊度。

4. 参考值　0.5～1.5g Hb/L

5. 临床意义　①减低：主要见于各种溶血、尤其是血管内溶血性阵发性睡眠性 Hb 尿症、蚕豆病、传染性单核细胞增多症、严重肝病。急性溶血时甚至检测不出，是评价溶血与否的敏感指标。②增高：见于感染、创伤、中毒性肝炎、肝外阻塞性黄疸、急慢性炎症、结核、风湿性及类风湿关节炎、恶性肿瘤、白血病和妊娠等。

（四）尿含铁血黄素

1. 检验方法学　即 Rous 试验（Rous, test）尿含铁血黄素（hemosiderin）。

2. 参考值　阴性。

3. 临床意义　阳性见于慢性血管内溶血，如 PNH 和其他血管内溶血性疾病。在急性血管内溶血初期，虽有 Hb 尿，但因 Hb 尚未被肾上皮细胞摄取形成含铁血黄素，故结果可呈阴性反应。

（王延华）

第四节　溶血性贫血特殊检验技术

溶血性贫血特殊检验，即用于明确溶血性贫血原因的确证试验，检验项目针对性强。溶血性贫血确证试验包括两大类：①先天性溶血性贫血确证试验：主要有检测红细胞膜缺陷、红细胞酶异常、红细胞血红蛋白合成异常等项目。②后天性溶血性贫血确证试验：主要有检测免疫性溶血性贫血的项目。

一、红细胞膜异常检验

（一）红细胞盐水渗透脆性试验

1. 检验方法学

（1）原理：低渗盐水溶液中红细胞，细胞外水分可进入胞内，使红细胞胀大、破坏，甚至溶解。检测红细胞抵抗低渗水溶液能力的试验，即为红细胞盐水渗透脆性试验（osmoticfragility test）。红细胞脆性主要取决于红细胞表面积与其体积之比。表面积大而体积小对低渗盐水抵抗力较大（脆性较小），反之抵抗力较小（脆性增加）。

（2）器材和试剂：试管（1×8cm）34 支、冰箱、10g/L NaCl、蒸馏水、容量瓶、滴管。

（3）操作

1）配制 1g/L NaCl 溶液：取 NaCl 1.0g 置容量瓶中，加蒸馏水到 100ml，混匀，冷藏备用。

2）配制不同浓度 NaCl 液：①待测管：取 17 支试管，按（表 4－5）加液，配制成不同浓度 NaCl 液备用。②正常对照管：另取 17 支试管，如上操作。

3）加标本血：①待测管：取待测者静脉血 1ml，不取下针头，在待测管每管中加入全血 1 滴，轻轻混匀、室温静置。②正常对照管：用正常人静脉血 1ml，操作方法与待测管加血相同。

表4-5 不同浓度氯化钠液配制

试管编号	1	2	3	4	5	6	7	8	9	10	11	12	13	14	15	16	17
蒸馏水（滴）	23	22	21	20	19	18	17	16	15	14	13	12	11	10	9	8	7
10g/L NaCl（滴）	2	3	4	5	6	7	8	9	10	11	12	13	14	15	16	17	18
NaCl（g/L）	0.8	1.2	1.6	2.0	2.4	2.8	3.2	3.6	4.0	4.4	4.8	5.2	5.6	6.0	6.4	6.8	7.2

（4）观察结果：室温下静置2h后，观察各试管上清液颜色和管底沉淀物形态，判断开始溶血管和完全溶血管，读出相应试管的NaCl浓度。①不溶血：上清液未见红色。②开始溶血：上清液开始呈红色、而管底尚有多量未溶解的红细胞。③完全溶血：上清液全部呈红色、而管底部无红细胞或极少红细胞残骸。

2. 质量保证

（1）分析前：①抗凝血以去纤维蛋白血或肝素抗凝血为合适，严防红细胞破坏。②如取耳垂血，血流应通畅。③采血时，避免红细胞破坏。④黄疸标本应洗涤红细胞。⑤严重贫血标本，RBC应配成50%浓度。

（2）分析中：①NaCl溶液配制要准确，用前新鲜配制以免水分蒸发。②每次测定应有正常对照，正常对照与被检者相差0.04%，即有临床意义。③如开始及完全溶血的结果不易判断，可离心沉淀后进行观察。④加液操作手法应一致。

3. 参考值　开始溶血：3.8～4.6g/L NaCl。完全溶血：2.8～3.2g/L NaCl。

4. 临床意义　①脆性增高：主要见于遗传性球形细胞增多症、遗传性椭圆形细胞增多症，以及自身免疫性溶血性贫血（脆性轻微增加）。②脆性减低：主要见于低色素性贫血，如珠蛋白生成障碍性贫血，缺铁性贫血、某些肝脏疾病、脾切除术后（红细胞胞膜比例较大）等。

（二）红细胞膜蛋白电泳

1. 检验方法学

（1）原理：红细胞膜蛋白电泳（erythrocyte membrane pro - tein group electrophoresis）采用十二烷基硫酸钠－聚丙烯酰胺凝胶电泳（SDS - PAGE），对红细胞膜蛋白各组分进行定量分析。细胞膜蛋白标本经煮沸解链，形成亚单位并与SDS结合，带有大量负电荷，电泳时迁移率主要取决于相对分子质量的大小。

（2）器材和试剂：①丙烯酰胺储存液：丙烯酰胺30g、双丙烯酰胺0.8g，以蒸馏水溶解加至100ml。②分离胶缓冲液：Tris18.17g，SDS 0.4g，以蒸馏水溶解并加至100ml，用盐酸调节pH值至8.8。③浓缩胶缓冲液：Tris 6.06g，SDS 0.4g，以蒸馏水溶解并加至100ml，用盐酸调节pH至6.8。④100g/L过硫酸铵溶液，置4℃保存，1周内使用。⑤四甲基乙二胺。⑥电泳缓冲液：Tris 3.03g，甘氨酸14.41g，SDS 1g，以蒸馏水溶解并加至1L，pH 8.3。⑦标本处理液：浓缩胶缓冲液25ml，甘油20g，SDS 10g，20mmol/L EDTA（pH 7.5）5ml，饱和溴酚蓝溶液5ml，加蒸馏水至100ml。⑧蛋白染色液：考马斯亮蓝R250 0.05g，异丙醇25ml，冰乙酸10ml，加蒸馏水至100ml。⑨脱色液：水：乙醇：冰乙酸＝8：3：1。⑩电泳仪和圆盘电泳槽。

（3）操作

1）制备分离胶：将丙烯酰胺储存液 12ml，分离胶缓冲液 7.5ml，蒸馏水 10.2ml，过硫酸铵 0.3ml 和 EDTA 20μl，混合（各种成分可按比例增减），立即注入电泳玻管内，至上端 20mm 处，小心加水层 5mm 封闭，待凝胶聚合，即为分离胶。

2）制备浓缩胶：将丙烯酰胺储存液 1.65ml，浓缩胶缓冲液 2.5ml，蒸馏水 5.75ml，过硫酸铵 0.1ml，EDTA7μl 混合，立即加入已倾去水层的分离胶上端，厚约 10mm，再封水层，待凝胶聚合。

3）上样：将已加入 5% β 巯基乙醇或 5mmol/L 二硫苏糖醇（DTI）的膜蛋白样品与样品处理液以 1：1（v/v）混合，置水浴中煮沸 5 分钟，待冷至室温后，用微量吸管小心地将处理后膜蛋白样品（膜蛋白 20～40μg）加到已安装在电泳槽中的凝胶管的浓缩胶表面。

4）电泳：将电泳缓冲液倒入两电泳槽中，接通电源，正极在下，负极在上，电流 5～8mA/管，至示踪染料溴酚蓝距管底 10mm 处时终止电泳。取下电泳凝胶管，用细长针头沿管内壁注蒸馏水，使凝胶与管壁剥离，再以洗耳球吹气，挤出凝胶条。

5）染色：将凝胶条浸入蛋白染色液中过夜，次日以脱色液脱色，并换脱色液 3 次，直至本底洗脱干净、膜蛋白区带显色鲜明后，置 7% 冰乙酸中待测。

6）检测：将染色后凝胶照相摄影，即可得红细胞膜蛋白区带图谱；用合适的吸光度扫描仪测定，计算各膜蛋白组分得百分率。

2. 质量保证 ①根据膜蛋白各组分分离效果，可适当改变丙烯酰胺浓度，凝胶聚合速度，缓冲液离子强度和电泳时电泳强度等因素。②电泳后拟显示糖蛋白区带，可作糖蛋白染色。③全部试剂需用分析纯。④同时做正常人标本对照。

3. 参考值 红细胞各种膜蛋白组分应与正常电泳图谱比较；或以带 3 蛋白为基准，各膜蛋白含量与带 3 蛋白的比例表示。

4. 临床意义 溶血病常伴有红细胞膜异常，可检出收缩蛋白含量减少。如 4.1 蛋白缺陷常见于遗传性球形红细胞增多症（hereditary spherocytosis，HS），带 1、2 缺陷常见于 HS 和遗传性椭圆形细胞增多症（hereditaryelliptocytosis，HE），遗传性口形红细胞增多症（Hereditary stomatocytosis，HST）、遗传性热异形细胞增多症（pyropoikilocytosis，HPP）等膜病变可出现膜蛋白含量缺失。某些 Hb 病和 PNH 骨架蛋白可有明显异常。蚕豆病红细胞膜蛋白 1、2、3、4.1、4.2 和 5 均减低。

二、红细胞酶异常检查

红细胞代谢需要多种酶参加，与溶血有关的有 2 类：一为糖酵解途中酶缺陷，以丙酮酸激酶（pyruvate kinase，PK）缺陷为常见；二为磷酸戊糖旁路及谷胱甘肽代谢中酶的缺陷如葡萄糖 −6 −磷酸脱氢酶（glucose −6 − phosphate dehydrogenase，G6PD）缺乏。

（一）葡萄糖 −6 −磷酸脱氢酶

1. 检验方法学

（1）原理：荧光斑点试验：在 G6PD 催化 G6P 反应中，可还原烟酸胺腺嘌呤二核苷酸磷酸（NADP −NADPH），NAD −PH 在紫外光下可产生荧光。

（2）器材和试剂

1）器材：紫外光源。

2）混合试剂：将以下 6 种液体混合、分装、$-20℃$ 可保存数月：①1mol/L G6P 钠盐：G6PD 钠盐 3.05mg 溶于 1ml 蒸馏水中。②7.5mmol/L NADP：NADP 钠盐 6.379mg，加蒸馏水至 1ml。③0.75mol/L pH7.8 Tris – HCl 缓冲液：三羟甲基氨甲烷（Tris）4.543，浓盐酸 2ml，调整 pH 为 7.8，加蒸馏水至 50ml。用 3ml。④10g/L 皂素溶液 2ml：用时新鲜配制。⑤8mmol/L 氧化型谷胱甘肽液：氧化型谷胱甘肽 2.45mg，加蒸馏水至 1ml。⑥蒸馏水 2ml。

（3）操作

1）标本采集：采集 $EDTA·Na_2$、ACD 或肝素抗凝静脉血，$4℃$ 可保存 1 周（用肝素化毛细管皮肤采血）。

2）加混合试剂：在（患者、正常对照和阳性对照）3 支试管（$12mm×75mm$）中各加混合试剂 $200μl$。

3）加标本血：在上述 3 支试管中分别各自抗凝血 $20μl$，混匀，置 $37℃$ 水浴箱中，是为反应液。

4）加反应液：在反应时间 0（混匀后立即吸出）、5、10min 时，即分别从 3 支试管各吸出反应液 1 滴，加于新华 1 号滤纸上，待充分干燥。

5）观察荧光：在暗室内，用波长 $340～370nm$ 紫外线照射滤纸上斑点，观察有无荧光。

6）结果判断：①正常人：0min，无荧光，5、10min 出现荧光（10min 时，荧光最强）。②G6PD 缺乏者：G6PD 部分缺陷者，5、10min 时均呈很弱荧光；G6PD 缺陷者：0、5、10min 时均无荧光。

2. 质量保证　①ACD 抗凝血红细胞酶活性可保持 2 周以上。②每次或每批测定均应有 G6PD 正常和缺陷的标本作为对照。

3. 参考值　正常人 0min 无斑点荧光；5、10min 时呈强荧光。

4. 临床意义　G6PD 荧光斑点试验直接测定 NADPH 的活性，特异性较好，可作为红细胞 G6PD 活性的筛检试验。G6PD 缺陷见于蚕豆病、伯氨喹型药物性溶血性贫血及部分新生儿溶血等。根据反应物有无荧光判断酶缺陷与否，可筛查大批标本。

（二）丙酮酸激酶

1. 检验方法学

（1）原理：荧光斑点试验：丙酮酸激酶（PK）在 ADP 存在下能催化磷酸烯醇式丙酮酸（PEP），再由乳酸脱氢酶（LD）将其转变为乳酸，同时将 NADH 转变为 NAD，（可见紫外线激发荧光），而 NAD^+（无紫外线激发荧光），根据反应在一定时间内荧光逐渐消失与否来判断有无丙酮酸激酶的活性。

（2）器材和试剂

1）器材：紫外光源、离心机、试管、1 号滤纸。

2）试剂：①混合试剂：将 0.15mol/L PEP 0.03ml，0.03mol/L ADP 0.1ml，0.015mol/L NADH 0.1ml，0.08mol/L $MgSO_4$ 0.1ml，0.25mol/L pH7.4 磷酸盐缓冲液 0.05ml，蒸馏水 0.62ml 混合，置 $-20℃$，可存数月。②生理盐水。

（3）操作

1）标本采集：采集患者和正常人肝素、EDTA 或 ACD 抗凝全血。

2）分离红细胞：各标本以 1 000r/min，离心沉淀 5min，小心吸弃血浆及白细胞层。

3）配制红细胞悬液：用生理盐水配制 20% 红细胞悬液。

4）加液水浴：在 2 支试管中先加混合试剂各 0.2ml，再分别加患者（待测）和正常人（对照）红细胞悬液 0.02ml，混匀，置 37℃ 水浴。

5）点样：在待测管和对照管试液反应的 0（混匀后立即吸出）、10、20、30、60min 时，取微量反应液（约 0.05ml），点样于 1 号滤纸上。

6）结果判断：在波长 365nm 紫外灯下观察点样结果：正常人，荧光在 30min 后逐渐减少甚至消失（阴性）；PK 缺陷者荧光不消失（阳性）。

2. 质量保证 ①试剂如磷酸烯醇式丙酮酸、ADP 液、NADH 液均需用 0.2mol/L NaOH，pH 调至 7~8。②点样量不宜太大，以免影响荧光的观察。

3. 参考值 阴性。

4. 临床意义 阳性：见于红细胞丙酮酸激酶缺乏症。

（三）Heinz 小体生成试验

1. 检验方法学

（1）原理：Heinz 小体生成试验（Heinz body formation – test）G6PD 缺乏等可使红细胞还原型谷胱甘肽含量减低，而高铁 Hb 增高，最终形成变性珠蛋白小体，常附于红细胞膜内侧。

（2）器材和试剂：普通显微镜、玻片、试管；0.5% 甲紫盐水溶液。

（3）操作

1）采血染色：取 1 份抗凝血加入 4 份甲紫盐水溶液，室温下染色 10min。

2）推片：制备血片，待干。

3）镜下计数：油镜观察 500 个红细胞，计数含有变性珠蛋白小体的红细胞数，换算为百分率。红细胞内变性珠蛋白小体：有折光、染紫色、大小不等（直径 <3μm）、数量不一（多为 1~6 个）的圆形小体，常分布于细胞膜内侧周围。缓慢氧化作用产生的小体较大但较少，而快速氧化作用生成较小而多量的小体。

2. 质量保证 分析中注意：①变性珠蛋白小体初形成时为细小颗粒，以后渐变成粗大颗粒。②孵育时间与不稳定血红蛋白性质有关。

3. 参考值 阴性或 <1%。

4. 临床意义 阳性见于 G6PD 缺乏的蚕豆病（发病 48h 内都能观察到变性珠蛋白小体，随发病时间会逐渐减少）、不稳定血红蛋白、HbH、化学物中毒、伯氨喹药物引起的溶血性贫血等。

三、血红蛋白异常检查

（一）血红蛋白电泳

1. 检验方法学

（1）原理：血红蛋白电泳（hemoglobin electrophoresis）：各种正常或异常的 Hb 分子均带有电荷，在一定缓冲液中，受电场的作用可发生移动，移动的速度取决于蛋白质相对分子质量及带电荷的多少，由此可区分不同的 Hb。

（2）器材和试剂

1）器材：直流稳压电源（输入电压 50～200V，电流 0～150mA）、电泳扫描仪、电泳加样器、乙酸纤维膜、电泳仪及电泳槽。

2）试剂：①阳极缓冲液：0.26mol/L pH 9.1 Tris 缓冲液（Tris 25.2g、EDTA 2.5g、硼酸 1.9g，蒸馏水加至 1 000ml）。②阴极缓冲液：巴比妥缓冲液 pH 6.6。③0.1mol/L 磷酸盐缓冲液 pH6.5（KH_2PO_4 3.11g、Na_2HPO_4 1.49g，蒸馏水加至 1 000ml）。④染色液：氨基黑10B 10g，磺基水杨酸 10g，冰乙酸 20ml，蒸馏水加至 400ml。⑤漂洗液：乙醇 45ml，冰乙酸，555ml，蒸馏水加至 400ml。⑥0.4mol/L NaOH。⑦透明液：冰乙醇 25ml，无水乙醇75ml。⑧四氯化碳。

（3）操作

1）分离红细胞：取待测肝素抗凝静脉血 2ml，以 1 500r/min，离心 10min，吸去血浆和白细胞层。

2）制备 Hb 液：将上述红细胞用生理盐水洗涤 3 次，吸去上清液后，取红细胞 0.1ml，加 0.5ml 蒸馏水和 0.1ml 四氯化碳，充分振荡 5min；以 3 000r/min，再离心 20min，取上层红色清亮 Hb 液备用。

3）制备乙酸纤维膜：将纤维膜切成 3cm×8cm 小条，置于在 2 种等量混合缓冲液中10min，取出后用滤纸吸去多余液体。

4）点样：待测 Hb 液，用电泳加样器加至乙酸纤维膜上靠阴极端约 1.5cm 处。正常人对照 Hb 液，点样方法相同。

5）电泳：将点样纤维膜置于电泳槽的电泳桥上，用两层纱布搭桥平衡 5min；接通电源，调电势梯度为 25～30V/cm，电泳 30～45min。

6）染色漂洗：电泳后取下薄膜条，置于氨基黑染色液中 10min，取出后用漂洗液漂洗，换液多次，至薄膜条背底洁白，用滤纸吸干。

7）结果观察：待测标本与正常对照 Hb 电泳图谱进行比较，可发现异常 Hb 区带。如同时对每条区带进行电泳扫描，可确定各种 Hb 含量。

2. 质量保证　分析中注意：①红细胞须洗净，避免血浆蛋白干扰。②本试验中 HbS 和HbM 处于同一电泳位置，需进一步确定。③浸膜时应先将膜置于混合电泳液表面，慢慢浸透，勿使膜表面产生气泡。④因使用不同电泳槽、膜和电泳液接触方式不同，故用滤纸或纱布搭桥时，应注意纤维膜是否浸透。

3. 参考值　正常 Hb 电泳可显示 4 条区带，从阳极端起依次为：HbA、HbA_2、非 Hb1、非 Hb2。

4. 临床意义　与正常血红蛋白电泳图谱比较，可发现异常血红蛋白区带，如 HbH、HbE、Hb、HbS、Hb Barts、HbD、HbC 等。HbA_2 增多，见于 β 珠蛋白生成障碍性贫血等。

（二）HbA_2 定量

1. 检验方法学　HbA_2 定量（quantitation of hemoglobiNa2）的检测原理、仪器和试剂、操作方法同"血红蛋白电泳"。

2. 参考值　HbA_2 2.5%～3.5%，<1 岁约 1%。

3. 临床意义　HbA_2 增高是诊断 β 珠蛋白生成障碍性贫血的依据，有助于与均为小细胞低色素的缺铁性贫血（HbA$_2$增减低）鉴别。

（三）胎儿血红蛋白碱变性试验

1. 检验方法学

（1）原理：胎儿血红蛋白碱变性试验（alkali denaturationtest for fetal hemoglobin）：胎儿Hb（HbF）抗碱变性的能力强于成人Hb。当Hb液加入碱液准确作用1min后，成人Hb遇碱发生变性，立即加入沉淀剂，则变性Hb沉淀，而胎儿Hb则仍留在溶液中，用比色法分别读取吸光度，可计算出HbF百分率。

（2）器材和试剂

1）器材：分光光度计、可调移液器、定时钟、漏斗、新华1号滤纸。

2）试剂：①0.083mol/L氢氧化钾溶液。②半饱和硫酸铵：取饱和硫酸铵500ml，用等量含2.5ml浓盐酸（1mol/L）蒸馏水稀释。③生理盐水。④甲苯。

（3）操作

1）制备10%Hb溶液：取肝素或枸橼酸钠抗凝血2ml，以2 000～2 500r/min，离心10min。弃去血浆后的红细胞用生理盐水洗涤2～3次，按红细胞1份，蒸馏水1.5份，甲苯或四氯化碳0.5份比例混合，剧烈振荡5～6min，再离心20min，吸去上清液及中层沉淀物，下层溶液过滤后即得10%Hb溶液。

2）加液：①待测管：取10%Hb溶液0.1ml，加入0.5mol/L氢氧化钾溶液1.6ml试管中并同时开始计时，用此混合液洗涤吸管5～6次，在1min时，迅速加入半饱和硫酸铵溶液3.4ml，混匀过滤，得滤过溶液A。②对照管：在试管中加蒸馏水4ml和10%Hb溶液0.02ml，混匀得溶液B。

3）比色：以蒸馏水为空白，波长为540nm时，比色测定溶液A、B吸光度。

4）计算：抗碱Hb（%）＝（溶液A吸光度×100%）/溶液B吸光度

2. 质量保证　①0.083mol/L氢氧化钾溶液：须严格滴定，可先配制浓液（0.25mol/L），应用时再稀释。②Hb溶液：须当天制备，以免变质；不能反复冰冻融化；避免污染。③滤纸：须选择后固定品种，避免随意更换影响测定。④溶液过滤后须在1h内进行比色。⑤碱化时间：要准确。

3. 参考值　①成人：1.026～3.1%。②＞2岁：＜2%。③新生儿：55%～85%。

4. 临床意义　HbF增多主要见于珠蛋白生成障碍性贫血；也见于白血病、再生障碍性贫血、阵发性睡眠性血红蛋白尿症以及新生儿和妊娠妇女。

（四）血红蛋白H包涵体

1. 检验方法学

（1）原理：红细胞不稳定Hb与煌焦油蓝共同孵育后，易氧化变性、沉淀，形成变性珠蛋白小体，即血红蛋白H包涵体（hemoglobin H inclusion body）。

（2）器材和试剂：显微镜、温箱、试管、玻片。AB型血清。煌焦油蓝-枸橼酸钠液，煌焦油蓝1g，枸橼酸0.6g，氯化钠0.68g，蒸馏水至100ml；棕色瓶冰箱储存可2个月。

（3）操作

1）加染液：小试管中加煌焦油蓝-枸橼酸钠溶液1ml。

2）加标本血孵育：加3.2%枸橼酸钠抗凝血0.1ml，混匀，加塞，置37℃温箱孵育2h。

3）制备血片：去除孵育后的上清液，取管底红细胞与 AB 型血清 1/2 滴混匀，推制薄片，立即风干。

4）镜下观察：在油镜下计数 500 个红细胞中呈含有蓝绿色、球形、有折光、均匀分布颗粒（20~50 个）的红细胞数（红细胞似高尔夫球），换算为有变性珠蛋白小体红细胞的百分率。

2. 质量保证

（1）分析前：如静脉采血不便，可用指血或耳垂血，但避免用力挤压。

（2）分析中：①所需孵育时间与不稳定 Hb 性质有关，一般 1~2h 即可出现明显蓝色、球形、折光小体；但也有需更长孵育时间。②制片后应立即手动风干，否则红细胞易模糊不清，干扰计数。③制片后应及时计数，如久置，则红细胞内变性珠蛋白小体消失；应储存于干燥器或 37℃温箱中。④用煌焦油蓝染色后，不宜复染，否则使计数结果减低。

3. 参考值　<1%。

4. 临床意义　血红蛋白 H 包涵体主要见于 HbH，不稳定血红蛋白病以及 G6PD 缺乏、细胞还原酶缺乏、化学物质中毒等。

（五）异丙醇稳定性试验

1. 检验方法学

（1）原理：异丙醇稳定性试验（isopropanol stability test）异丙醇是非极性溶剂，可使 Hb 内非极性氢键结合减弱，从而减低 Hb 稳定性，产生沉淀。不稳定 Hb 加异丙醇孵育后比正常 Hb 较早出现沉淀。

（2）仪器和试剂

1）器材：水浴箱、容量瓶、试管。

2）试剂：①0.1mol/L pH7.4 三羟甲基氨基甲烷缓冲液：三羟甲基氨基甲烷 1.21g 溶于 20ml 蒸馏水中，加 0.1mol/L HCl 校正 pH 为 7.4，密封存于冰箱。②17%（V/V）异丙醇溶液：异丙醇 17ml 加入 100ml 容量瓶中，再加三羟甲基氨基甲烷盐酸缓冲液至刻度，密封保存于冰箱。③Hb 液：用四氯化碳法新鲜制备。

（3）操作

1）操作：小试管中加异丙醇溶液 1ml，置 37℃水浴 5min，取出，立即加 0.1ml Hb 液，混匀后再置水浴，分别在 5min、40min 观察有无混浊或沉淀。同时作正确对照。

2）判断：（++++）：5min 出现沉淀、40min 出现絮状大块沉淀。（+++）：5min 出现混浊、40min 出现粗颗粒。（++）：5min 出现混浊、40min 出现细颗粒。（+）：40min 才出现细颗粒。（－）：40min 后仍透明，或稍混浊而无颗粒。

2. 质量保证

1）分析前：①标本应新鲜，否则可产生假阳性。②异丙醇溶液不宜久置，否则易出现假阴性。③缓冲液 pH 要准，否则易出现假阳性。

2）分析中：①应做阳性对照（可用脐血）。②应严格控制检测温度，保证足够预热时间。③溶血不充分可产生假阴性。

3. 参考值　阴性。

4. 临床意义　异丙醇试验简便快速，是不稳定 Hb 筛检方法。阳性见于不稳定 Hb，也见于 HbF、HbH、HbE、G6PD 缺陷者。

（六）红细胞胎儿血红蛋白酸洗脱试验

1. 检验方法学

（1）原理：红细胞胎儿血红蛋白酸洗脱试验（acid elutiontest for fetal hemoglobin in red blood cell）：HbF 有较强抗酸能力。血片在酸性（pH3.3）溶液中孵育一定时间，用结晶紫或伊红染色，可见含 HbA 红细胞遇酸变性而被洗脱呈空影，而含 HbF 红细胞则不被洗脱呈紫色或红色。

（2）器材和试剂：①80% 乙醇固定液。②0.1mol/L 柠檬酸：取无水枸橼酸 9.6g 溶解于少量蒸馏水中，待完全溶解后，加蒸馏水至 500ml。③0.2mol/L 磷酸氢二钠。④磷酸盐枸橼酸盐缓冲液 pH3.3±0.2，0.2mol/L 磷酸氢二钠 12.3ml，0.1mol/L 枸橼酸 37.7ml，⑤苏木素染色液。⑥伊红染液。

（3）操作：①制备血片：80% 乙醇固定 5min，水洗待干。②置缓冲液：将血片置于 37℃、pH3.3 的磷酸盐枸橼酸盐缓冲液中 5min。③苏木素染色：血片冲洗干燥后，用苏木素液染白细胞 1min。④伊红染色：血片水洗后，再用伊红液染红细胞 1min。⑤油镜下观察和计数：含有 HbF 红细胞被伊红液染成鲜红色，为阳性红细胞。计数 1 000 个红细胞中未被洗脱红细胞的百分率。

2. 质量保证　①血片制成后在 2h 之内染色，否则可呈假阳性反应。②缓冲液 pH、温度、洗脱时间应严格控制，否则影响检测结果。③可用瑞氏染色液作对比染色。

3. 参考值　成人 <1%，新生儿 55%~85%。

4. 临床意义　增高见于①婴儿：HbF 较多，2 足岁后与正常成人水平相同（<1%）。②β 珠蛋白生成障碍性贫血。③遗传性 HbF 持续增高症：HbF>15%，无明显血液学变化。S 球形细胞增多症、再生障碍性贫血、白血病、骨髓转移癌等（HbF 轻度增高，约 2%~5%）。

（七）镰形细胞试验

1. 检验方法学

（1）原理：镰形细胞试验（sickle cell test）：偏重亚硝酸钠加入血中，可减低红细胞氧张力，连续观察，如出现镰状细胞即提示存在 HbS。

（2）器材和试剂：温箱、载玻片、盖玻片、显微镜、2% 偏重亚硝酸钠溶液（新鲜配制）、封片混合液，凡士林与液状石蜡等量混合、加热溶解，倒入注射器，备用。

（3）操作：①加标本血和加液：载玻片上加待测血 1 滴，在血滴上加偏重亚硝酸钠液 1 滴，混匀。②封固：在血滴上加盖玻片，用封片混合液封固。③孵育观察：置封固的玻片于 37℃ 温箱中，分别在 15min、30min、60min、120min、24h 时，在显微镜下观察有无镰状红细胞形成。④正常人对照血：操作同待测血。

2. 质量保证

1）分析前：输血治疗后的标本血检查，结果可假阴性。

2）分析中：①试剂：应新鲜配制。②保持湿润：孵育时标本不能变干（方法：可将玻片置培养皿内，同时放 1 个湿棉球）。③准时观察：标本应按时观察，至 24h 时均未见镰状细胞时才可报告结果为阴性。

3. 参考值　阴性。

4. 临床意义　阳性提示存在 HbS，见于镰状细胞性贫血（一般 HbS > 7% 时即可见）。也可见于 HbI、HbI – 复合珠蛋白生成障碍性贫血，Hb Bart's、HbC、Hb Georgetown（Hb-CHarlen）、Hb A – Alexandra 及 Hb Memphis/S 以及某些异常 Hb，故还需结合电泳等检查，才能确诊 HbS 病。

四、阵发性睡眠性血红蛋白尿症检查

（一）酸化血清溶血试验

1. 检验方法学

（1）原理：酸化血清溶血试验（acidified serum test）即 Ham's 试验（Ham's test）阵发性睡眠性血红蛋白尿症（PNH）患者红细胞基因异常，体内存在对补体灵敏度增高的红细胞，在酸化（pH6.4 ~ 6.5）正常血清中孵育后，则破坏而溶血。

（2）器材和试制：离心机、离心管、玻棒、生理盐水、正常人同型血清、0.3mol/L 盐酸溶液。

（3）操作：①50% 待测红细胞悬液：取患者血 3ml 置于离心管，用玻棒搅动脱去纤维，用生理盐水洗涤 3 次后，配成 50% 红细胞悬液备用。②正常灭活血清：取正常同型血 10ml；其中 8ml 置入试管，待凝固后分离血清，取 1/3 血清在 56℃30min 灭活。③50% 正常红细胞悬液：取除下的 2ml 正常血，如①法制备。④按表 4 – 6 操作，混匀，37℃孵育 1h，离心，观察结果。⑤结果判断：阳性：第 2 管呈现溶血而其他 5 管对照均为阴性。

表 4 – 6　酸化血清溶血试验操作

试管号	1	2	3	4	5	6
正常血清（ml）	0.5	0.5	0.5	0.5	–	–
正常灭活血清（ml）	–	–	0.5	–	–	0.5
0.3mol/L 盐酸溶液（ml）	–	0.05	0.05	–	0.05	0.05
50% 待测红细胞（ml）	0.05	0.05	0.05	–	–	–
50% 正常红细胞（ml）	–	–	–	0.05	0.05	0.05

2. 质量保证

（1）分析前：①制备红细胞悬液：也可用枸橼酸抗凝血。②可用 AB 型血清代替正常血清，O 型血红细胞代替正常红细胞。③器材应干燥，避免溶血。

（2）分析中：①保持反应体系 pH 值：血清酸化后试管必须盖紧，以免 CO_2 逸出而降低了血清酸度。②正常血清：最好以 10 人左右血清混合备用，因补体含量可因人而异。③温育时间：因反复输血可致结果为弱阳性或假阴性，故可经延长温育时间（4 ~ 6h）提高阳性率。

3. 参考值　阴性。

4. 临床意义　本试验即 Ham 试验。阳性主要见于 PNH，也见于：自身免疫性溶血性贫血和球形红细胞增多症（可假阳性，甚至在正常灭活血清内仍呈阳性结果），近期多次输血或刚溶血（可弱阳性或阴性）。

（二）蔗糖溶血试验

1. 检验方法学

（1）原理：蔗糖溶血试验（sucrose lysis test）即糖水试验（sugar water test）：PNH患者异常红细胞在低离子强度蔗糖溶液中孵育，补体与红细胞膜结合的灵敏度增强，导致红细胞破坏而溶血。

（2）器材和试剂：温箱、离心机、试管、10%蔗糖溶液。

（3）操作：①取血加液：抗凝静脉血（枸橼酸盐、去纤维血均可）0.5ml加试剂4.5ml，混匀。②孵育：置37℃30min。③离心观察：低速离心后判断上清液有无溶血现象。阳性，上清液呈红色，为溶血；阴性，上清液无色。

2. 质量保证　所用器材应干净。

3. 参考值　阴性。

4. 临床意义　阳性主要见于PNH，本试验为PNH简易筛检试验。阳性偶见于再生障碍性贫血、巨幼细胞性贫血和免疫性溶血性贫血。

（三）血细胞膜表型CD55/CD59分析

血细胞膜表型CD55/CD59分析（analysis of CD55/CD59 phenotype in blood cell membrane）：红细胞和白细胞膜表面有CD59（膜攻击复合物抑制因子）和CD55（衰变加速因子）抗原，均为糖基磷脂酰肌醇锚链蛋白，主要保护宿主细胞免受补体系统攻击。阵发性睡眠性血红蛋白尿症（PNH）是位于X染色体上的糖化磷脂酰肌醇–锚（glycosylphosphatidyli – nositol – anchors，GPI – A）基因异常而导致其红细胞膜缺乏糖化肌醇磷脂锚，造成溶血。

1. 检验方法学

（1）原理：用流式细胞术检测血细胞免疫荧光标记抗体CD55和CD59。

（2）器材和试剂：流式细胞仪、CD55和CD59单克隆抗体、磷酸缓冲液。

（3）操作：①标本采集：采集EDTA – K_2抗凝外周血。②标记红细胞：将抗凝血用PBS稀释200倍，20μl稀释血＋20μl CD55、CD59单克隆抗体，室温孵浴30min，从前向散射光（FS Log）/侧向散射光（SS Log）双参数图中选中红细胞并设门，分析正常的和有缺陷的红细胞。③标记粒细胞：以FS/SS双参数设门，分析粒细胞CD55和CD59的表达。

2. 方法学评价　本试验检测灵敏度和特异性可达100%，而酸化血清溶血试验灵敏度为50%。

3. 参考值　①红细胞：CD55为96%～100%（均值97.5%），CD59为94%～100%（均值97.5%）。②粒细胞：CD55为96%～100%（均值98.5%），CD59为95%～100%（97.5%）。

4. 临床意义　PNH患者CD55和CD59的表达明显减低。先天CD55缺乏者极少见，如缺乏者则所有红细胞膜上完全无CD55，但不缺失CD59，有别于PNH部分红细胞缺失CD55和CD59。先天缺乏CD59者同此。

五、免疫性溶血性贫血检查

免疫性溶血性贫血包括药物性溶血性贫血、自身免疫溶血性贫血及血型不合引起的溶性贫血。

（一）抗球蛋白试验

抗球蛋白试验（antiglobulin test，AT）即 Coombs 试验（Coombs's test）。分为直接和间接抗球蛋白试验。

直接试验：患者红细胞表面免疫球蛋白如 IgG、IgM、IgA 或补体 3（C_3）等；与加入的抗球蛋白血清直接发生特异性凝集反应。

间接试验：用 Rho（D）阳性 O 型正常人红细胞吸附患者血清中自身抗体，然后与抗球蛋白血清作用而发生凝集反应。

1. 参考值　直接和间接试验均阴性。

2. 临床意义　本试验的阳性结果主要见于：

（1）自身免疫性溶血性贫血：直接反应常呈强阳性，间接反应多为阴性。

（2）冷凝集综合征：直接反应阳性、间接反应阴性。

（3）新生儿同种免疫溶血病：新生儿红细胞 Rh 抗原致敏者直接、间接反应均强阳性。

（4）药物诱发免疫性溶血性贫血：①α-甲基多巴型：直接反应及间接反应均阳性。②青霉素型：直接反应阳性，间接反应为阴性。

（5）遗传性球形细胞增多症：为阴性，有助于与获得性溶血性贫血鉴别。

（二）冷凝集素试验

1. 检验方法学

（1）原理：冷凝集素试验（cold agglutinin test）：冷凝集素为可逆性抗体，在低温时与自身红细胞、"O" 型红细胞发生凝集，当温度增高时，凝集又消失。

（2）器材和试剂：冰箱、水浴箱、试管、试管架、吸管（1ml 和 0.2ml）、玻璃棒；O 型或与受检者 ABO 同型抗凝血、受检者血清、生理盐水。

（3）操作

1）分离标本血血清：取被检者静脉血 3ml，立即移入 37℃ 试管内待血凝固后、用玻璃棒去除血块，置 37℃ 水浴箱待血清析出，即离心分离血清，移入另一试管。

2）稀释系列血清：取试管 12 支列于试管架上，各管加 0.2ml 生理盐水。第 1 管内加被检者血清 0.2ml，用另 1 支吸管 3 次吹吸第 1 管混合血清，再取 0.2ml 移入第 2 支试管内，以此类推，至第 11 管后，吸弃 0.2ml 血清稀释液（系列血清稀释度为液 1：2～1：2.048）。第 12 管为对照管，不加血清。

3）制备 2% 红细胞悬液：取正常 "O" 型抗凝血 1～2ml，用生理盐水洗涤红细胞 3 次后制备 2% 红细胞悬液。

4）置冰箱孵育：在以上 12 支试管中各加红细胞悬液 0.2ml，置 4℃ 冰箱，≮2h，立即肉眼判读结果：

（＋＋＋＋）：红细胞凝集成一大块，几乎无游离红细胞。

（＋＋＋）：虽凝集成一大块，或 2～3 个大块，但约有 1/4 游离红细胞。

（＋＋）：有几个大凝集块，但约有 1/2 游离红细胞。

（＋）：只有小凝集颗粒，大部分为游离红细胞。

（±）：与第 12 管对照有凝集，但未及 "＋" 者。

5）置水浴箱：将操作 4）试管再置 37℃ 水浴箱 30min 后，判读结果：若凝集块全部散开，示存在冷凝集素。

2. 质量保证 ①被检者血液在未分离血清前，不可置冰箱，否则，应置37℃水浴1h后，再分离血清。②若无O型红细胞，可用被检者自身红细胞或与被检者同型红细胞替代。③若冷凝集素滴度过高，可将血清作4倍系列稀释。

3. 参考值 滴度 <1∶16。

4. 临床意义 各地区正常人血清冷凝集素参考值不一，故应确立本地区的参考值。冷凝集素滴度显著增高见于某些自身免疫性溶血性贫血（尤其冷凝集素病）；也见于病毒性肺炎、传染性单核细胞增多症、热带嗜酸性粒细胞增多症、疟疾、多发性骨髓瘤、肝硬化等。

（三）Donath - Landsteiner 试验

1. 检验方法学

（1）原理：Donath - Landsteiner 试验（Donath - Landsteinertest）冷热溶血试验，阵发性寒冷性Hb尿症患者血清中有双相溶血素，在20℃以下（多为0~4℃）时，溶血素与红细胞结合，并吸附补体，但不溶血；当温度增至30~37℃时，则发生溶血。

（2）器材和试剂：冰箱、水浴箱、试管、生理盐水、豚鼠血清、正常血清。

（3）操作

1）制备试管：被检组8支，对照组8支。

2）稀释豚鼠血清：用生理盐水稀释新鲜配制豚鼠血清10倍。

3）制备被检组和对照组血清和红细胞悬液：按酸溶血试验方法制备两组血清（同型血约9ml）及50%红细胞悬液。

4）按表4-7在各试管中加试剂。

表4-7 双相溶血素测定操作

试管	血清（ml）		50%RBC悬液（ml）		豚鼠血清（ml）	生理盐水（ml）
	被检组	对照组	被检组	对照组		
1	0.5		0.025		0.05	
2	0.5		0.025			0.05
3	0.5			0.025	0.05	
4	0.5			0.025		0.05
5		0.5	0.025		0.05	
6		0.5	0.025			0.05
7		0.5		0.025	0.05	
8		0.5		0.025		0.05
9	0.5		0.025		0.05	
10	0.5		0.025			0.05
11	0.5			0.025	0.05	
12	0.5			0.025		0.05
13		0.5	0.025		0.05	
14		0.5	0.025			0.05
15		0.5		0.025	0.05	
16		0.5		0.025		0.05

5）置冰箱和水浴箱观察结果：将被检组试管置冰箱中 30min，再置 37℃ 水浴箱中 2h；对照组直接置于 37℃ 水浴箱中 2h。各管均离心沉淀，观察有无溶血：如第 1 和第 3 管有溶血其他各管均无溶血，则为阳性。

2. 参考值　阴性。

3. 临床意义　阳性见于阵发性寒冷性 Hb 尿症，效价高于 1 ∶ 40；也见于病毒感染。

（王延华）

第五节　铁代谢障碍性贫血

一、红细胞铁代谢与功能

1. 铁的代谢

（1）铁的来源与吸收：每天的膳食，只有约 10% 的铁（即 1mg）被吸收。铁主要是在消化道的十二指肠和空肠上段肠黏膜吸收。

（2）铁的转运及利用：进入血浆中的 Fe^{2+}，经铜蓝蛋白氧化作用变为 Fe^{3+}，与运铁蛋白结合运行至身体各组织中。

（3）铁的贮存及排泄：铁以铁蛋白及含铁血黄素的形式贮存。孕妇和儿童的排泄量高出成人数倍。

2. 铁的功能

（1）合成血红蛋白。

（2）合成含铁酶。

（3）参与重要代谢：如儿茶酚胺的代谢、线粒体内氧化还原反应中酶系的电子传递和 DNA 的合成。

（4）贮存铁：以铁蛋白和含铁血黄素为主。

（5）合成肌红蛋白。

3. 铁代谢障碍　铁的摄入和排泄、利用和损耗靠自身进行动态调节与平衡，任何因素破坏其动态平衡过程，则发生铁的代谢障碍。当铁的摄入不足或需要增加时最容易发生缺铁。植物性食物含铁量虽然丰富，但不易被吸收。胃肠部分切除术后，吸收面积减少。肠道寄生虫病如钩虫病引起的失血性贫血在农村常见，可导致铁的缺乏。急性或慢性溶血亦可引起继发性缺铁。遗传性铁粒幼细胞贫血系因红细胞内的吡哆醇代谢或 ALA 合成酶有缺陷引起血红蛋白合成障碍。当肠黏膜吸收铁的调节功能失常，体内积累大量的铁，以含铁血黄素形式沉着，即血色病。

二、铁代谢的检验及其应用

1. 血清铁测定

（1）原理：血清铁以 Fe^{3+} 形式与转铁蛋白（Tf）结合存在，降低介质 pH 及加入还原剂（如抗坏血酸、羟胺盐酸盐等）能将 Fe^{3+} 还原为 Fe^{2+}，则转铁蛋白对铁离子的亲和力降低而解离，解离出的 Fe^{2+} 与显色剂（如菲咯嗪和 2，2′–联吡啶等）反应，生成有色络合物，同时作标准对照，计算出血清铁的含量。

（2）参考值：成年男性 11.6~31.3μmol/L，女性 9.0~30.4μmol/L。

（3）临床意义：血清铁降低见于缺铁性贫血、失血、营养缺乏，感染和慢性病。增高见于肝脏疾病、造血不良、无效性增生、慢性溶血、反复输血和铁负荷过重。

2. 血清铁蛋白测定

（1）原理：常采用固相放射免疫法，将血清铁蛋白（待测抗原）和^{125}I 标记的铁蛋白（标记抗原）与一定量的抗铁蛋白抗体（兔抗人铁蛋白）混合温育，使待测抗原与标记抗原共同竞争结合抗体，为了除去过量未结合的同位素标记抗原，采用第二抗体（羊抗兔 IgG 抗体）和聚乙二醇（PEG）分离沉淀抗原抗体结合物，并测定其放射性，对照所得竞争抑制曲线，即可查出待测血清铁蛋白的含量。

（2）参考值：成人男性 15~200μg/L，女性 12~150μg/L，小儿低于成人；青春期至中年，男性高于女性。

（3）临床意义：降低见于缺铁性贫血早期、失血、营养缺乏和慢性贫血等。增高见于肝脏疾病、血色病、急性感染和恶性肿瘤。

3. 血清总铁结合力测定

（1）原理：血清总铁结合力（TIBC）通常情况下，仅有 1/3 的运铁蛋白与铁结合。在血清中加入已知过量的铁标准液，使血清中全部的 Tf 与铁结合达到饱和状态，再用吸附剂（轻质碳酸镁）除去多余的铁。再按上法测定血清铁含量，其结果为总铁结合力，如再减去先测的血清铁，则为未饱和铁结合力（UIBC）。

（2）参考值：TIBC：男性 50~77μmol/L，女性 54~77μmol/L

UIBC：25.1~51.9μmol/L

（3）临床意义：增高见于缺铁性贫血、红细胞增多症。降低或正常见于肝脏疾病、恶性肿瘤、感染性贫血、血色病和溶血性贫血。显著降低者见于肾病综合征。

4. 铁蛋白饱和度测定

$$转铁蛋白饱和度（TS）1\% = \frac{血清铁}{总铁结合为} \times 100\%$$

（1）参考值：20%~50%（均值男性 34%，女性 33%）。

（2）临床意义：降低见于缺铁性贫血（TS 小于 15%）、炎症等。增高见于铁利用障碍，如铁粒幼细胞贫血、再障；铁负荷过重，如血色病早期，贮存铁增加不显著，但血清铁已增加，TS 大于 70%，这是诊断的可靠指标。

5. 转铁蛋白测定

（1）原理：免疫散射比浊法：利用抗人转铁蛋白血清与待检测的转铁蛋白结合形成抗原抗体复合物，其光吸收和散射浊度增加，与标准曲线比较，可计算出转铁蛋白含量。目前还有放射免疫法和电泳免疫扩散法。

（2）参考值：免疫比浊法：28.6~51.9μmol/L（220~400mg/dl）。

（3）临床意义：增高见于缺铁性贫血、妊娠。降低见于肾病综合征、肝硬化、恶性肿瘤、炎症。

6. 血清转铁蛋白受体测定

（1）原理：一般采用酶联免疫双抗体夹心法。包被血清转铁蛋白受体（sTfR）特异的多克隆抗体，与血清中转铁蛋白受体进行反应，形成抗原抗体复合物，再加入酶标记的对转铁蛋

65

白受体具有特异性的多克隆抗体，使之与抗原抗体复合物进行特异性结合，洗去未与酶标记的多克隆抗体结合部分，加入底物和显色剂，其颜色的深浅与转铁蛋白受体的量成正比。

（2）参考值：以不同浓度标准品的吸光度值绘制标准曲线，通过标准曲线查出未知标本的转铁蛋白受体水平。各实验室应根据试剂说明书上的参考值进行判断。

（3）临床意义

1）升高：常见于缺铁性贫血和溶血性贫血。

2）降低：见于再障、慢性病贫血、肾功能衰竭等。

3）用于临床观察骨髓增生状况和治疗反应：如肿瘤化疗后骨髓受抑制和恢复情况，骨髓移植后的骨髓重建情况，以及用促红细胞生成素（EPO）治疗各类贫血过程中的疗效观察和剂量调整等。

三、缺铁性贫血的实验诊断

1. 缺铁性贫血的分期　临床缺铁分为三个阶段：①储铁缺乏期：贮存铁下降，早期出现血清铁蛋白下降；②缺铁性红细胞生成期：贮存铁更进一步减少，铁蛋白减少，血清铁和转铁蛋白饱和度下降，总铁结合力增高和游离原卟啉升高，出现一般症状；③缺铁性贫血期：除上述特点外，尚有明显红细胞和血红蛋白减少，并出现多个系统症状。

2. 血象与骨髓象特点

（1）血象：血红蛋白、红细胞均减少，以血红蛋白减少更为明显。轻度贫血时红细胞形态无明显异常，中度以上贫血时红细胞体积减小，中心淡染区扩大，严重时红细胞可呈环状，并有嗜多色性红细胞及点彩红细胞增多。网织红细胞轻度增多或正常。白细胞计数及分类一般正常。血小板计数一般正常。

（2）骨髓象：增生明显活跃。粒红比值减低。红细胞系明显增生，以中、晚幼红细胞为主。幼红细胞体积小，边缘不规整，胞核小而致密，胞浆量少，因血红蛋白合成不足而着色偏碱。成熟红细胞体积小，中心淡染区扩大，严重时可呈环状红细胞。易见嗜多色性红细胞。粒细胞系相对减少，但各阶段比例及细胞形态大致正常。巨核细胞系正常。

3. 铁染色与铁代谢的检查特点　骨髓铁染色示铁消失，铁粒幼细胞小于15%。血清铁蛋白（SF）小于14μg/L，转铁蛋白饱和度小于15%，血清铁小于8.95μmol/L，总铁结合力大于64.44μmol/L，红细胞游离原卟啉大于0.9μmol/L（全血）。

四、铁粒幼细胞贫血的实验诊断

1. 血象与骨髓象特点

（1）血象：贫血可轻可重，为正细胞低色素性贫血，血片上细胞大小正常或偏大，部分为低色素性，部分为正色素性，即呈两种红细胞并存的"双形性"，这是本病的特征之一。亦可出现红细胞大小不均、异形、碎片、靶形红细胞或有核红细胞等。点彩红细胞可增多（特别是继发于铅中毒者）。网织红细胞正常或轻度增高。白细胞和血小板正常或减低。获得性原发性者可出现中性粒细胞颗粒减少、Pelger样核异常和少量幼稚粒细胞。

（2）骨髓象：红细胞系明显增生，以中、晚幼红，特别是中幼红细胞为主，有的细胞呈巨幼样改变、双核或核固缩，胞质常缺少血红蛋白或有空泡。粒细胞系相对减少，有的患者幼稚细胞偏高。巨核细胞系一般正常。

2. 铁染色与铁代谢的检查特点　铁染色显示细胞外铁增多，铁粒幼细胞百分数增加、铁颗粒增多变粗；如幼红细胞铁颗粒在 5 个以上（正常少于 4 个），围绕并靠近核排列半环（绕核 1/3 以上，如衣领状），称此为环形铁粒幼细胞。此种细胞常占幼红细胞 15% 以上，为本病特征和重要诊断依据。在成熟红细胞中也常见铁粒（铁粒红细胞）。

铁代谢各项指标的结果与缺铁性贫血明显不同：血清铁、血清铁蛋白增高；红细胞游离原卟啉多增高，亦有少数降低；血清总铁结合力正常或减低，故运铁蛋白饱和度明显增高，甚至达到完全饱和。

（刘伯让）

第六节　造血功能障碍性贫血

一、再生障碍性贫血的实验诊断

1. 概念与发病机制

（1）概念：是由多种原因致造血干细胞减少和（或）功能异常，从而引起红细胞、中性粒细胞、血小板减少的一种获得性疾病。临床表现为贫血、感染和出血。

（2）发病机制：与造血干细胞受损、造血微环境损伤及免疫介导因素有关。

2. 血象与骨髓象特点　呈正细胞正色素性贫血，可有小细胞增多。网织红细胞极低，血小板计数早期减少。骨髓各穿刺部位大多增生不良，但也有个别部位呈暂时增生，正常造血成分被脂肪组织取代。三个细胞系减少，白细胞常低于 $2 \times 10^9/L$，粒细胞显著减少，多为淋巴细胞，骨髓巨核细胞减少，全片不见或仅有数个。

骨髓病理组织学检验　骨髓增生减退，造血组织与脂肪组织容积比降低（小于 0.34）。造血细胞减少（特别是巨核细胞减少），非造血细胞比例增加，并可见间质水肿、出血甚至液性脂肪坏死。骨髓活检对再障的诊断具有重要价值。

3. 再生障碍性贫血的诊断标准　①全血细胞减少，网织红细胞绝对值减少；②一般无肝脾肿大；③骨髓至少 1 个部位增生减低或重度减低（如增生活跃，须有巨核细胞明显减少）及淋巴细胞相对增多，骨髓小粒非造血细胞增多（有条件者应做骨髓活检等检查）；④能除外引起全血细胞减少的其他疾病，如阵发性睡眠性血红蛋白尿症、骨髓增生异常综合征中的难治性贫血、急性造血功能停滞、骨髓纤维化、急性白血病、恶性组织细胞病等；⑤一般抗贫血药物治疗无效。

4. 急性与慢性再生障碍性贫血的鉴别诊断　见表 4 - 8。

表 4 - 8　急性与慢性再生障碍性贫血的鉴别诊断

发病	急性	慢性
	急	慢
病程	<6 个月，6~12 个月为亚急性	>1 年
全血细胞	↓↓↓	↓↓
网织红细胞	<1%	>1%
绝对值	$<15 \times 10^9/L$	$>0.5 \times 10^9/L$

续 表

发病	急性		慢性	
	急		慢	
粒细胞绝对值	$<0.5×10^9/L$		$>0.5×10^9/L$	
血小板	$<20×10^9/L$		$>20×10^9/L$	
骨髓象	多部位增生减低，三系造血细胞减少		三或二系减少，至少一个部位增生不良或向心性萎缩，脂肪、晚幼红细胞增多。巨核细胞明显减少	
非造血细胞	↑↑ >70%		↑↑ <70%	
脂肪细胞	↑↑		↑↑	
HbF	↑		↑↑↑	
免疫功能	受损重		受损轻	
EPO↑	不显著		显著	

二、急性造血功能停滞（AAH）的实验诊断

1. 概念 又称急性再生障碍危象，即在原有慢性贫血病或其他疾病的基础上，在某些诱因作用下，促使造血功能紊乱和代偿失调，血细胞暂时性减少或缺如，一旦诱因除去两危象随之消失。

2. 血象与骨髓象特点

（1）血象：贫血比原有疾病严重，Hb 常低至 30g/L，网织红细胞减低，淋巴细胞占绝对多数，中性粒细胞有中毒颗粒。除去诱因后，血象可逐渐恢复，先是网织红细胞和粒细胞上升，Hb 则恢复较慢。

（2）骨髓象：多数增生活跃，但有的减低，尤其红细胞系受到抑制，粒红比例增大。在涂片周边部位出现巨大原始红细胞是本病的突出特点，胞体呈圆形或椭圆形，20～50μm，有少量灰蓝色胞质内含天青胺蓝色颗粒，出现空泡及中毒颗粒。胞核圆形或多核分裂，核仁 1～2 个，核染色质呈疏网状。部分患者有粒系和巨核细胞系成熟障碍。

三、纯红细胞再生障碍性贫血（PRCA）的实验诊断

1. 概念 是由于单一红细胞系生成障碍所引起的贫血。

2. 血象与骨髓象特点

（1）血象：呈正细胞正色素性贫血，Hb 小于 100～120g/L，网织红细胞小于1%，绝对值减少，Hct 下降。MGV、MCH、MCHC 多在正常范围内。白细胞和血小板形态正常。

（2）骨髓象：增生活跃，少数低下，红细胞系成熟停滞在早幼红细胞前阶段，幼红细胞极少或缺如，粒红比例明显增加，少数巨核细胞增加。

（刘伯让）

参考文献

［1］吴晓蔓．临床检验基础实验指导．第 3 版．北京：人民卫生出版社，2007.

［2］张之南，沈悌．血液病诊断及治疗标准．北京：科学出版社，2008.

［3］夏薇，岳保红．临床血液学检验．武汉：华中科技出版社，2014.

第五章 红细胞血型检测技术

第一节 盐水介质试验技术

盐水介质试验技术是输血技术的基础，其实验本质是凝集反应，因此具有凝集反应的特点。盐水介质试验技术用于检测红细胞抗原和（或）抗体。因红细胞既是被检系统（或试剂），又是指示系统，不需要加入其他试剂就会出现肉眼可见的凝集，所以属于直接凝集反应。红细胞悬浮于盐水介质中，直接与试剂血清或患者血清反应，主要检测 IgM 类抗体。盐水介质试验技术常用于血型鉴定、交叉配血等。

一、基本方法

根据试验载体不同，主要有三种方法：①平板法。②试管法。③微孔板法。

1. 平板法　根据实验所用耗材不同，分玻片、纸板、陶瓷板、搪瓷板法等，为定性试验。

应用范围：常规 ABO 血型和 RhD 抗原定型。

以玻片法为例。一般用已知抗体作为试剂血清，已知抗原作为试剂细胞，被检标本（红细胞悬液或血清）与试剂各加 1 滴在做好标记的玻片上，混匀并轻摇玻片，2min 内用肉眼或低倍显微镜观察结果。由于玻片法所加的液体量较少，如果室温较高时易发生干涸，观察结果时间可少于 2min 。如果玻片法结果可疑时，应采用试管法重新做实验。

此方法易于掌握，操作简便、快速，但工作环境和工作人员易被污染。如果未采用一次性耗材，清洗不彻底时会出现假阳性或假阴性结果。

2. 试管法　为定性试验方法，也可用于半定量试验，如测定抗体效价。

试管法是输血前检查最常用的试验方法。可以根据试验设计加入不同的试剂量或被检标本量；也可根据温度设置，将试管放在不同的温度环境中进行抗原抗体反应；也可将试验过程中的标本进行洗涤操作等。其特点是操作简便、快速，方法易于掌握，结果准确、可靠。

在标记好的试管中加入血清和红细胞悬液，应按照试剂要求观察结果，或离心 30s（3 000 ×g），或静置 30min 观察结果。

3. 微孔法　为定性试验方法。加样与观察结果参考试管法。

二、结果判读与注意事项

1. 阳性结果　红细胞出现凝集反应或溶血是阳性结果。
2. 阴性结果　红细胞呈游离的混悬状态是阴性结果。
3. 溶血　为阳性结果，与血液凝集具有同样重要的临床意义。有些血型抗体与红细胞表面相应抗原反应后，能够激活补体，引起红细胞溶解。具有这种性质的抗体称为溶血素。

当补体不存在时，这些抗体往往凝集或致敏具有特异性抗原的红细胞。血型抗体中具有溶血作用的有抗－A，抗－B，抗－A、B，抗－I，抗－i 等。

4. 凝集强度判定　见表5－1。

5. 注意事项　①观察结果后应立即做好试验记录。②如果做 ABO 血型鉴定，试验温度不要高于室温。③要在光线良好的背景下观察凝集反应。④因溶血和血液凝集都是阳性结果，所以观察结果首先看有无溶血，再看红细胞是否凝集。⑤严格按照试剂说明书进行试验操作。

表5－1　凝集反应判定标准

反应强度	现象
＋＋＋＋	一个大凝集块，无游离红细胞，背景清晰
＋＋＋	数个大凝集块，无游离红细胞，背景清晰
＋＋	凝集块较小，游离红细胞较少，背景稍浑浊
＋	细小凝集块，游离红细胞较多，背景浑浊
weak ＋	肉眼见无明显凝集，光镜下可见数个细胞凝的小凝集块
－	肉眼及光镜下红细胞均呈游离状态，无凝集

（毛有彦）

第二节　酶处理试验技术

抗体致敏红细胞后，可以出现凝集，也可以不出现凝集，这是由抗体的性质所决定的。一般认为，能凝集悬浮于盐水介质中的红细胞，是完全抗体；不能使红细胞凝集的抗体，是不完全抗体。不完全抗体之所以不能凝集盐水介质中的红细胞，与抗体分子大小和构型有关，也与静电力相关。静电力使红细胞保持一定距离，由于不完全抗体是 IgG 类免疫球蛋白，IgG 分子的 2 个 Fab 段跨距短，不能克服静电力使两个红细胞连接在一起。因此，研制出相关技术，促进凝集反应，酶处理试验技术就是其中一种。

一、实验原理

主要是应用蛋白水解酶，使其作用于红细胞表面的多糖链上，切断带有负电荷的羧基基团的唾液酸，从而减少红细胞表面负电荷，降低 Zeta 电位，缩短红细胞之间的距离。增强 IgG 抗体对红细胞的凝集。

酶处理试验技术可以促进某些血型抗原与抗体的反应，其中以 Rh 和 Kidd 血型系统最为显著。然而，蛋白水解酶处理红细胞时，也会使某些红细胞抗原的结构受到破坏或变性，失去活性，其中以 M、N、S、Fy^a、Fy^b 最为明显。因此，应用酶试验技术可以根据酶处理红细胞与抗体反应格局，以及对被检抗体的血清学特性分析，对抗体特异性作出鉴定。

酶处理试验技术尚可用于增强红细胞对抗体的吸附能力，与二硫苏糖醇（DTT）结合使用，可去除包被在红细胞上的自身抗体，也可使包被在红细胞上的补体成分 C3b 和 C4b 转化成 C3d 和 C4d。因此，酶处理试验技术可用于不同的血清学试验。

日常工作中较常用的蛋白水解酶有菠萝酶、木瓜酶、无花果蛋白酶和胰蛋白酶等。

二、酶试液制备

1. 制备1%菠萝酶试液

（1）pH7.3磷酸盐缓冲液（PBS）制备：混合23.6ml的0.1M KH_2PO_4 和76.4ml的0.1M Na_2HPO_4 液，用生理盐水稀释到100ml，再用0.1M HCl或0.1M NaOH调节到pH7.3。

（2）1%菠萝酶液制备：将1g菠萝酶干粉置于100ml的pH7.3 PBS中，在室温中搅拌、溶解15min。$1\,000 \times g$ 离心5min，收集上清液，分装成每份10ml，保存于 $-20\,℃$ 以下备用。

2. 制备1%无花果蛋白酶试液 PBS制备同上。将1g无花果蛋白酶干粉，置于100ml的pH7.3的PBS中，在室温中搅拌、溶解15min。$1\,000 \times g$ 离心5min，收集上清液，分装成每份10ml，保存于 $-20\,℃$ 以下备用。

3. 制备酶试液注意事项

（1）操作注意事项：制备酶试液时应戴好手套、口罩，并在通风橱内操作，以防酶干粉进入眼中或吸入体内，造成损害。

（2）酶试液标化：每批新配制的酶试液应测定最佳稀释度和用于处理红细胞时的最佳孵育时间，保证试验结果的可靠性。

三、酶试验技术的分类与操作

1. 酶试验技术分类 酶试验技术分为一步法和二步法。

一步法为酶试液直接加入被检血清和红细胞反应体系中，促进血清中抗体与红细胞反应。操作简便，但敏感性较二步法差。

二步法是先用酶试液处理消化红细胞，增强红细胞抗原性。经洗涤去除酶试液后，与被检血清反应。操作步骤多，较为复杂，但敏感性强。

2. 一步法操作

（1）基本实验材料：根据实验准备以下部分材料：1%的菠萝酶或木瓜酶等酶试液、IgG抗-D血清（阳性对照血清）、正常人AB型血清（阴性对照血清）、受检血清、5%的被检者红细胞悬液、5%的O型Rh阳性试剂红细胞（阳性对照细胞）悬液和生理盐水。

（2）基本实验操作：取试验用玻璃试管或透明塑料试管若干只，根据试验要求分别做好标记。

向标记好的试管中加入反应物，一般按照2滴血清、1滴红细胞悬液、1滴酶试液的比例加入反应物。混匀后在 $37\,℃$ 水浴中孵育15min，然后 $120 \times g$，离心1min，或 $1\,000 \times g$，离心15s，轻摇试管，悬浮试管底部的红细胞，肉眼观察有无凝集，评分并记录结果。

3. 二步法操作

（1）基本实验材料：根据实验准备以下部分材料。①二步法菠萝酶液的制备：2份1%菠萝酶液加1份0.2%半胱氨酸盐水溶液，混匀待用；或：②二步法无花果蛋白酶液的制备：1份无花果蛋白酶液加9份pH7.3的PBS，混匀、待用。③其他试剂：参见一步法。

（2）基本实验操作：基本步骤如下：①酶预处理红细胞的制备：将被检红细胞置于试管中，用生理盐水洗涤2次后，做成压积红细胞。取压积红细胞1份，加入等体积的二步法酶液，混合后，置于 $37\,℃$ 水浴中处理10min。取出后用生理盐水洗涤3次，配成5%的红细胞悬液待用。②根据实验要求标记试管，向试管中加入相应反应物，即2滴血清、1滴经酶处理后的红细胞，混匀后置于37℃水浴中6min，取出后，120×g，离心1min，或1 000×g，离心15s，先观察是否有溶血，然后轻摇试管，悬浮红细胞，肉眼观察凝集现象，评分和记录结果。

4. 结果判读与注意事项　结果判读同盐水介质技术。注意事项：①实验应设有阴性对照和阳性对照。②酶试液的量一定按照实验要求加入，量过少可能会导致阴性结果，量过多会导致红细胞自发凝集。

（毛有彦）

第三节　抗球蛋白试验技术

1945年，Coombs等报道了一种能检测出血清中Rh血型抗体的试验。后来用此试验证实了Rh抗体能够在体内致敏红细胞。1957年，Dacie等证明使用这种试验也可以检测出结合到红细胞上的补体成分。这种试验现在通称为抗球蛋白试验，又称Coombs试验，是检测红细胞同种抗体的经典方法。常用的有直接抗球蛋白试验和间接抗球蛋白试验。

一、实验原理

抗球蛋白试验是检查不完全抗体的主要方法之一（图5－1）。不完全抗体主要是IgG类，IgG免疫球蛋白为7s的单体结构，分子量小。由于不完全抗体只能与一方红细胞抗原决定簇结合，不能同时与双方红细胞抗原决定簇结合。所以在盐水介质中，不完全抗体只能致敏红细胞，即与红细胞表面相应抗原牢固结合，而不能使红细胞出现可见的凝集反应。加入抗球蛋白试剂后，抗球蛋白分子的Fa^b片段与包被在红细胞上的球蛋白分子的Fc片段结合，从而通过抗球蛋白分子的搭桥作用而产生红细胞凝集，未被抗体致敏的红细胞不会发生凝集，因此采用此种方法能够检测出血清中是否存在不完全抗体。

致敏红细胞

抗球蛋白试剂

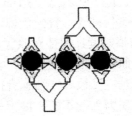

图5－1　抗球蛋白示意图

二、抗球蛋白试验的分类与应用

免疫血液学工作使用的抗球蛋试验有直接和间接两种方法。直接抗球蛋白试验（direct antiglobulin test，DAT）是检测在体内已被不完全抗体或补体致敏的红细胞。间接抗球蛋白试验（indirect antiglobulin test，IAT）是检测血清中的不完全抗体，即在体外将人血清与红细胞致敏，再与抗球蛋白试剂反应。

直接抗球蛋白试验应用于自身免疫性溶血性贫血（autoimmune hemolytic anemla，AIHA）、药物性溶血性贫血、新生儿溶血病（HDN）以及输注不相合血液所致溶血性输血反应等检验；如果使用多克隆试剂，直接抗球蛋白试验出现阳性结果，通常需要用单克隆抗

IgG 和抗 C_3 做进一步分析。

间接抗球蛋白试验主要应用于筛查和鉴定红细胞同种抗体特异性、交叉配血试验、检查用其他方法不能查明的红细胞抗原等方面。

三、抗球蛋白试剂

抗球蛋白试剂主要有广谱（多特异性）和单特异性的区分，广谱抗球蛋白试剂主要含有抗 IgG 和抗补体 C_3d 成分，也可能含有抗 – C_3b、抗 – C_4b 和抗 – C_4d，以及抗 IgA 和抗 IgM 分子重链的成分。单特异性抗球蛋白试剂主要含有某一种抗球蛋白成分，例如抗 – IgG、抗 – IgA、抗 – IgM、抗 – C_3d 等试剂。做试验时应仔细阅读试剂使用说明书。

四、抗球蛋白试验操作

（一）直接抗球蛋白试验

1. 实验材料　根据实验要求准备材料。5% 受检者红细胞悬液、5% O 型 Rh 阳性试剂红细胞悬液、抗球蛋白血清［广谱和（或）单特异性］、IgG 抗 – D 血清和生理盐水等。被检标本应使用 EDTA 抗凝剂抗凝，这种标本可用于直接抗球蛋白试验，并提供放散技术所需要的红细胞来源。

2. 实验操作

（1）制备 5% IgG 抗 – D 致敏红细胞悬液：取 O 型 Rh 阳性试剂红细胞，与等容量的 IgG 抗 – D 血清，置 37℃ 水浴中孵育，洗涤后离心去除上清液，用生理盐水配成 5% 红细胞悬液。作为抗球蛋白试验的阳性对照和质控细胞待用。

（2）基本步骤：根据实验要求，取试管若干支，做好标记后加入被检红细胞 1~2 滴。然后用生理盐水洗涤 3~4 次，彻底去除最后一次洗涤的上清液。加入 1~2 滴抗球蛋白试剂，混匀后，以 $120 \times g$ 离心 1min，或 $1\,000 \times g$ 离心 15s，轻摇试管，松动所有的细胞，然后反复轻轻倾斜试管，直到呈现均匀的散在细胞或凝集的细胞团块为止。

（3）结果判读：阳性对照管应观察到凝集为阳性结果，阴性对照管应为无凝集的阴性结果。如对照管结果完全正确，表明本次实验结果可靠。然后再观察受检者试管，若凝集为阳性结果，判定受检者红细胞直接抗球蛋白试验阳性，表明受检者红细胞上有不完全抗体或补体包被。如为无凝集的阴性结果，加 1 滴 5% IgG 抗 – D 包被红细胞悬液，离心，再观察结果。如果产生凝集，表明原先的阴性结果正确，判为受检者红细胞直接抗球蛋白试验阴性，红细胞上未能检出有抗体或补体包被的情况；如加 1 滴 5% IgG 抗 – D 包被红细胞悬液无凝集，则表明原先的阴性结果不正确，需查明实验操作的失败原因。

（二）间接抗球蛋白试验

1. 实验材料　根据实验要求，有选择地准备材料。受检者血清、AB 型血清、抗人球蛋白血清（广谱和单特异性）、IgG 抗 – D 血清、5% 受检者红细胞悬液、5% 已知抗原的试剂红细胞悬液、5% Rh 阳性红细胞悬液和生理盐水等。

2. 实验操作

（1）制备 5% IgG 抗 – D 致敏红细胞悬液：同前直接抗球蛋白试验。

（2）基本步骤：根据实验要求，取试管若干支，做好标记后加入反应物，可按表 5 – 2

进行。将试管内反应物混匀后，试管置于37℃水浴40min~1h，然后用生理盐水洗涤3~4次，彻底去除最后一次洗涤的上清液。加入1~2滴抗球蛋白试剂，混匀后，以120×g离心1min，或1000×g离心15s，轻摇试管，松动所有的细胞，然后反复轻轻倾斜试管，直到呈现均匀的细胞或凝集物为止。

表5-2　间接抗球蛋白试验加入反应物顺序

反应物（滴）	受检者管	自身对照管	阳性对照管	阴性对照管
受检者血清	2			
IgG抗-D血清			2	
AB型血清				2
5% O型试剂红细胞	1			
5% Rh阳性红细胞			1	
5% 受检者红细胞		1		

3. **结果判读**　阳性对照管应呈现凝集反应，阴性对照管未呈现凝集反应。如对照管结果完全正确，再观察被检管和自身对照管，被检管呈现凝集反应为阳性结果，表示被检者血清内含有抗体。如果自身对照管无凝集反应（阴性结果），则检出的抗体可能为同种抗体；如果自身对照管有凝集反应（阳性结果），则该抗体可能为自身抗体，或同时存在红细胞同种抗体。如果被检管结果阴性，表示被检者血清中未被查出意外抗体。

抗球蛋白试验的结果有时会受到观察结果的方式影响。抗球蛋白试验形成的红细胞凝集，其强度远不如抗-A、抗-B所造成的红细胞凝集强度。如果振摇试管用力过大，可将松散红细胞凝块摇散，使强阳性结果误判为弱阳性结果，弱阳性结果误判为阴性。因此抗球蛋白试验应该以轻摇或倾斜试管为宜，对于弱阳性结果可通过观察细胞扣是否出现缺口来判读。

五、直接抗球蛋白试验阳性的意义

无论是多克隆抗体，还是单克隆抗体，如果直接抗球蛋白试验（简称：直抗试验）结果为阳性，均称为"直抗阳性"。直抗阳性可以是在体外形成的，也可以是在体内形成的，主要是在体内形成的。直抗阳性的红细胞在体外偶尔会发生溶血，在体内则多半会受到免疫系统攻击而被破坏，其具体意义需要结合临床病情加以判断。

1. **单抗IgG阳性的意义**　单抗IgG阳性，说明红细胞表面致敏了IgG免疫球蛋白。要明确这一结果的意义，除了需要了解患者具体情况外，进一步分析致敏在红细胞表面的IgG抗体性质也很重要。因此，在单抗IgG试验阳性后，需要进一步分析这些致敏在红细胞上的IgG抗体的特性。

确认致敏在红细胞上的IgG抗体的特性。常用的方法是选择合适的放散方法，将IgG抗体从红细胞上放散下来，然后对之进行抗体鉴定。以下是按照放散液中IgG抗体特性的不同，分别说明IgG阳性的意义。

（1）自身抗体：如果从患者红细胞上放散下来的抗体与谱红细胞出现阳性反应，同时患者不是新生儿，在4个月内也无输血史，则该抗体可以确认为自身抗体，患者很可能患有自身免疫性疾病。该自身抗体与一组谱红细胞反应，会出现较为一致的凝集强度，此种情况下一般难以确认抗体特异性。

（2）类同种特异性自身抗体：偶尔某些自身抗体在与谱红细胞反应时，与某些细胞反应较强，与另外一些细胞反应较弱。对照谱红细胞抗原列表（细胞谱）分析，可见该抗体似乎包含了某种类似同种抗体的特异性。用吸收放散试验可以证明，该抗体不是自身抗体和同种抗体的混合物，它仍然是一种自身抗体，只是该自身抗体具有某些特异性，类似同种抗体的特点。例如：某放散液与一组谱红细胞均反应，但与 E 阳性的细胞反应更强，与 E 阴性的细胞反应较弱，似乎在放散液中存在同种抗 - E 抗体。但用不含 E 抗原的红细胞吸收放散后，得到的放散液与谱红细胞反应，结果显示仍然具有和原来的放散液相同的反应格局，由此可以确定该自身抗体中含有类似抗 - E 的抗体特异性，这种抗体可称之为"类抗 - E 同种特异性自身抗体"。

（3）同种特异性抗体：在新生儿溶血病、免疫性溶血性输血反应的病例中，往往能从红细胞放散液中检测到同种特异性抗体。当我们明确了这些抗体的特异性后，就会选择合适的血液对患者进行输血治疗。

（4）药物抗体：有时直接抗球蛋白（IgG）试验明显阳性的红细胞，其放散液与谱红细胞不发生反应。这种情况提示抗 IgG 阳性很可能是药物抗体引起的，应结合临床用药情况，作出判断。

2. 单抗 C_3 阳性的意义　补体可在体内或体外致敏红细胞。可以是伴随抗 IgG 阳性一起出现，也可以是单独出现，以下分析常见的几种情况下抗 C_3 阳性的意义。

（1）IgM 抗体在体外激活补体：在体外检测红细胞时，单纯的抗 C_3 阳性常由具有冷抗体性质的 IgM 抗体造成的。1 个 IgM 抗体分子可使成百的补体结合在红细胞上，当 IgM 性质的冷抗体在体外较冷的环境下（如冰箱中）会与红细胞结合，并造成大量补体致敏，在较高的温度或反复洗涤中 IgM 抗体会从红细胞上脱落，但补体保留在红细胞上。

（2）IgM 抗体在体内激活补体：人体中自身冷抗体的反应温度可达 32℃，暴露于空气中的皮肤表面温度大致在这一水平上，因此红细胞可被自身冷抗体致敏，然后补体吸附到红细胞上，是否溶血决定于患者的免疫状态。未溶血的红细胞返回体内 37℃ 环境，冷抗体被释放到血液中，呈游离状态。但补体成分仍然牢固地吸附在红细胞上，存在于红细胞上的补体成分主要为 C_3d 及 C_4d。

（3）温抗体型自身免疫性溶血性贫血（warm autoimmune haemolytic anaemia，WAIHA）：直抗阳性大约 10% ~20% 是由 C_3 单独引起的。在这些患者的红细胞上可能同时存在 IgG、IgA 及 IgM 抗体，但数量有可能低于抗 IgG 试剂能够检出的最小量。

（4）血浆内形成的免疫复合物活化的补体成分可吸附到红细胞表面：非那西汀或奎尼丁等药物在血浆中所形成的免疫复合物可以非特异性地结合到红细胞膜上，同时免疫复合物激活的补体也可结合到红细胞膜上。

六、抗球蛋白试验的影响因素

抗体参与红细胞凝集分为两个阶段：第一阶段为致敏阶段，抗体特异性地结合到红细胞表面的抗原决定簇上，是特异性免疫化学反应，在此阶段可激活补体成分；第二阶段是发生凝集的物理阶段，致敏的红细胞互相撞击，抗体的搭桥作用使红细胞互相连接在一起。

抗球蛋白试验的影响因素在两个阶段均可发生。

（一）影响第一阶段因素

1. 抗体亲和力　红细胞上抗原、抗体反应是可逆的。在乎衡状态下红细胞上结合抗体的量，因反应条件及抗体的亲和力或平衡常数而定。在凝集反应的第一阶段，亲和力越高，抗原、抗体结合就更多。对实验室的具体实验来说，其条件设计是在平衡状态下，要求和细胞结合的抗体量最大，以利于抗原或抗体的检测。

2. 温度　抗球蛋白试验主要检测 IgG 抗体，IgG 抗体最适反应温度是 37℃，补体致敏的最适温度也是 37℃。温度如果较低，特异性抗体结合到红细胞抗原的量将减少；温度过高时，红细胞抗原和抗体会变性，受到损害。

3. 孵育时间　红细胞悬浮于生理盐水中，37℃孵育 15～30min，能检出多数临床上的重要抗体。对于活性弱的抗体，如果延长孵育时间到 60min，可增加反应系统的敏感性，但同时也推迟了判读结果的时间。

4. 离子强度　悬浮红细胞的溶液可以是生理盐水、低离子强度溶液、白蛋白或血清。如果红细胞悬浮在单纯的低离子强度溶液中，将增强抗体的结合作用，孵育时间将缩短到 10～15 min。

5. 抗原、抗体比例　通常情况下，增加抗体量可增强反应体系的敏感性。在红细胞血清学试验中，常用的比例是 2 滴血清对 1 滴 2%～5% 的红细胞悬液。如果加大血清量到原血清量的 10 倍，可以发现在标准实验条件下未检测出的抗体。特别是调查溶血性输血反应时，可以试用此方法。

增加血清比例，应注意前带现象。但很少有显著性抗体过量而抑制凝集反应，产生前带现象。

（二）洗涤阶段

直接和间接抗球蛋白试验都需要充分洗涤红细胞，因此洗涤阶段既影响凝集反应第一阶段，也影响凝集反应第二阶段，应予以注意。所以下列几方面，对于实验全过程非常重要。

1. 洗涤时间　为使结合到红细胞上的抗体不因洗涤而损失，要尽可能缩短洗涤时间。

2. 去除盐水的方法　血清中的 IgG 能够中和抗球蛋白试剂，导致试验出现假阴性，所以应尽量去除血清，降低未结合的免疫球蛋白浓度。每次洗涤要尽可能完全倒掉盐水，每次加盐水要充分悬起红细胞，最好用急流方式加盐水。

3. 洗涤盐水用量　用适量盐水稀释和洗去未结合的游离球蛋白，用 10mm×75mm 或 12mm×75mm 的试管至少要加其容量 3/4 的盐水，通常洗涤 3～4 次，可以完全去掉游离球蛋白（IgG）。游离 IgG 最后浓度应小于 $2\mu g/ml$。

4. 防止无意洗脱　洗完红细胞后，应立即加入抗球蛋白试剂血清。因为结合在红细胞上的 IgG 可以脱落，游离在液体介质中，一方面会降低红细胞的凝集强度，另一方面游离 IgG 会抑制抗球蛋白试剂血清的活性。

（三）体外补体致敏

在直抗试验的判读中，C_3 阳性往往并不代表患者体内的情况，C_3 成分可以因血样采集和保存因素的影响而致敏在红细胞上。常见的过程是血液采集后置于较冷的环境中，血液中的冷抗体结合在红细胞上，导致补体系统激活，使红细胞表面存在 C_3 成分。要尽量避免这种情况发生，最有效的方法是将血液标本直接采集到 EDTA（乙二胺乙乙二酸）抗凝管中，足量的 EDTA 可以完全地螯合血液中的 Ca^{2+}，从而阻断补体系统活化过程。

（四）红细胞自身凝集

少部分患者红细胞有自身凝集倾向，例如患者体内存在常温下具有活性的冷抗体时，红细胞经过洗涤后仍可能在离心后出现凝集。为避免自身凝集造成抗球蛋白试验出现假阳性结果，需要在实验中加入盐水对照试验，即将患者红细胞经充分洗涤后直接离心观察结果，如果盐水对照出现阳性，则直抗试验不可能得出可靠的结果。

（毛有彦）

第四节　低离子聚凝胺技术

聚凝胺试验技术可用来检测 IgG 抗体。多数 IgG 类抗体能够被检出，但不能检出抗 - K 的 IgG 抗体。但对于中国汉族人群来说，到目前为止尚未发现 K 抗原阳性者，因此也未检出抗 - K 抗体，所以采用此方法做输血前检查相对安全。聚凝胺试验操作简便、快捷，成本较低，应用较为广泛。

一、实验原理

聚凝胺（polybrene）试验技术首先是利用低离子介质降低溶液的离子强度，减少红细胞周围的阳离子云，促进血清（浆）中的抗体与红细胞相应抗原结合。再加入聚凝胺溶液，聚凝胺是带有正电荷的多价阳离子多聚物，能够中和红细胞表面的负电荷，缩短红细胞之间距离，使正常红细胞形成可逆的非特异性聚集，同时也使 IgG 类抗体直接凝集红细胞。然后加入枸橼酸重悬液（中和液）后，仅由聚凝胺引起的非特异性聚集会因电荷中和而消失，而由抗体介导的特异性凝集则不会消失。

二、主要实验材料和试剂

低离子介质（low ionic medium，LIM）、聚凝胺溶液（polybrene solution）、重悬液。上述试剂由试剂商供应，严格按试剂说明书操作。5% 抗体筛查试剂红细胞悬液、血型血清学离心机、被检血清等。

三、实验操作

1. 抗体筛查试验的应用

（1）标记试管：分别标记检测管、阳性对照管和阴性对照管。

（2）加反应液：在检测管中加 2 滴待检血清（或血浆），1 滴 5% 抗体筛查试剂红细胞，在阳性对照管中加抗 - D 血清和 RhD 阳性 O 型试剂红细胞，在阴性对照管中加 AB 型血清和 RhD 阳性 O 型试剂红细胞悬液。

（3）在各试管中分别加入低离子介质溶液 0.6ml，混匀，置室温 1min。加 2 滴聚凝胺溶液，置室温 15s，1 000 ×g 离心 15s，弃上清液，不必扣干，管底保留约 2 滴液体。观察红细胞是否聚集形成块，如形成凝块，进行下一步试验；无凝块形成则重做前面试验。

（4）加入 2 滴重悬液，轻轻混合，在血凝反应光学测判仪下观察结果。若为非特异性聚集，红细胞凝块在 1min 内散开，试验结果为阴性；反之，如依然为不同强度的凝块，试验结果判为阳性，这是由血型抗原与抗体引起的特异性凝集。实验结果必须在3min内判读。

2. 交叉配血试验的应用

（1）配制供血者和患者红细胞悬液：用生理盐水配成3%～5%的红细胞悬液。

（2）在主侧管中加入患者血清2滴和供者红细胞悬液1滴；在次侧管中加入患者红细胞悬液1滴和供者血清2滴；在阳性对照管中加抗－D血清2滴和RhD阳性O型试剂红细胞悬液1滴，在阴性对照管中加AB型血清2滴和RhD阳性O型试剂红细胞悬液1滴。

（3）各管分别加低离子介质0.6ml，混匀，置室温1min。加聚凝胺溶液2滴混匀，置室温15s，1 000×g离心15s，弃上清液，管底保留约2滴液体。轻摇试管，观察是否形成凝块。如形成凝块，进行下一步试验；如未形成凝块，则重做前面试验。

（4）加入2滴重悬液，轻轻混合，在血凝反应光学测判仪下，观察结果。凝块在1min内散开，试验结果判为阴性，患者与供血者血液配合；反之，如依然为不同强度的凝集块，试验结果判为阳性，表明患者与供血者血液不配合，不能输注该供者的血液。实验结果必须在3min内判读。

3. 结果判读　见表5-3。

表5-3　聚凝胺技术做抗体筛查和交叉配血试验结果分析

交叉配血试验	抗体筛查试验	试验结果与意义
O	O	受者血清中无同种抗体，与供者血液配合
O	+	受者血清中有同种抗体，但与此供者血液配合，建议对受者血清做抗体鉴定试验
+	+	受者血清中有同种抗体，且与此供者血液不配合，建议对受者血清做抗体试验，然后与相配合的供血者的血液做配血试验
+	O	受者血清中有稀有的同种抗体，与此供者血液不配合，抗体的特异性与此供者的抗原有关。建议对受者血清做抗体鉴定试验，然后与相配合的供血者的血液做配血试验

4. 注意事项　①实验操作人员必须熟悉试剂使用说明书，并严格按有关说明进行操作；②聚凝胺只能使正常红细胞发生凝集，对缺乏唾液酸的细胞（如T及Tn细胞）无作用。

（毛有彦）

第五节　吸收放散试验

在适当条件下，抗体可与相应抗原结合或发生凝集。这种结合是可逆性的，如果改变某些实验条件，抗体可以从红细胞上解离下来，然后再检测解离下来的抗体。这种试验方法称为吸收放散试验。

一、吸收试验

红细胞可以特异性地吸附血型抗体，不同抗体有不同的吸附条件。IgM抗体通常在4℃条件下比室温或37℃更容易被吸收。但室温环境下更便于操作，一般情况都在室温进行吸收试验；IgG类抗体通常在37℃的吸收效果最好；某些酶增强的抗体如Rh抗体，可用酶处理红细胞后进行吸收。一般 IgM 类抗体较容易被吸收，因此可以利用红细胞将 IgM 类抗体从血清中完全吸收；而 IgG 类抗体相比之下较难吸收，要求吸收时间长，且难以吸收完全。

（一）冷抗体吸收试验基本方法

选择新鲜并血型适合的红细胞，洗涤 3 次并制备成压积红细胞。取待吸收血清与等量压积红细胞混匀，置 4℃ 孵育 30min ~ 1h，期间混匀数次，然后立即离心（immediate – spin，IS）分离上清液和细胞，待用。

吸收后的血清抗体效价可能会有变化，变化程度根据红细胞抗原强度而定。红细胞抗原性较强，抗体效价降低明显；如果红细胞抗原性较弱，那么抗体效价降低就不明显。

（二）温抗体吸收试验基本方法

选择新鲜并血型合适的红细胞，洗涤 3 次并制备成压积红细胞。取待吸收血清与等量洗涤压积红细胞混匀，置 37℃ 孵育 30min ~ 1h，期间混匀数次，然后立即离心分离上清液和细胞，待用。

二、放散试验

当特异性抗体附着于红细胞表面以后，可以通过放散试验而被检出。通过放散试验获得的含有或不含有抗体的溶液称为放散液。放散试验的目的通常有两种：一种是确认红细胞上是否存在结合的抗体；另一种是确认没有抗体吸附的红细胞。基于不同目的，放散试验的方法有很多种，主要有热放散技术、乙醚放散技术、磷酸氯喹技术、冻融放散技术、柠檬酸放散技术等。下面介绍几种主要方法。

（一）热放散基本技术

热放散技术简便、实用，有很广的应用范围。热放散既可以获取放散液，也可以用以获取没有抗体附着的红细胞；既可以针对盐水反应性抗体（IgM 类），也可以针对 IgG 类抗体；既可针对冷抗体，也可针对温抗体。

1. 获取放散液的试验方法

（1）针对盐水反应性抗体：用冷盐水洗涤待放散红细胞 5 次，留取末次洗涤液（末次洗涤液中应不含任何抗体，否则需继续洗涤）。取洗涤后压积红细胞 1ml，加等量生理盐水，置 56℃ 水浴 10min，每隔 15s ~ 30s 混悬 1 次。然后立即离心取上清液即为放散液。

（2）针对 IgG 类抗体：用常温生理盐水洗涤待放散红细胞 3 次，留取末次洗涤液（本次洗涤液中应不含任何抗体，否则需继续洗涤）。取洗涤后压积红细胞 1ml，加等量生理盐水，置 56℃ 水浴 10min，每隔 15 ~ 30s 混悬 1 次。然后立即离心取上清液即为放散液。

2. 获取无抗体附着红细胞的试验方法

（1）针对冷抗体：用 45℃ 左右的生理盐水反复洗涤待放散红细胞，直至红细胞经离心后不再凝集。

（2）针对温抗体：将待放散红细胞用生理盐水配制成 2% 的悬液，置 56℃ 水浴 10min，离心去上清液。此方法只对红细胞上附着少量 IgG 抗体时有效。

（二）乙醚放散基本技术

该方法主要用于获取红细胞上致敏的 IgG 抗体。

（1）在试管中加入 1 份洗涤后待放散压积红细胞、1 份生理盐水和 2 份乙醚。

（2）用塞子塞紧试管口后，用力振摇试管 1min 。其间取下塞子数次以便排出挥发性的乙醚气体。

（3）高速离心 3min，离心后可见溶液分为三层：最上层是乙醚，中层是红细胞基质，下层是含有抗体的放散液。取出下层深红色放散液，置另一试管中。

（4）将装有放散液的试管置于 37℃ 水浴中 10min 挥发乙醚。

（5）高速离心 2min 取上层深红色放散液，弃去管底沉淀物。

最好使用抗球蛋白技术检测乙醚放散液中的抗体，因为其放散液呈深红色，会影响其他检测技术对红细胞凝集的观察。

（三）磷酸氯喹放散基本方法

该方法主要用于得到没有任何抗体附着的红细胞。

（1）取 0.2ml 洗涤后待放散压积红细胞，加 0.8ml 磷酸氯喹放散试剂，并用同样的方法处理对照细胞。

（2）将磷酸氯喹放散试剂与红细胞混匀，置室温孵育 30min 。

（3）取 1 滴红细胞悬液用盐水洗涤 4 次，并用生理盐水配成 3% 红胞悬液。

（4）用抗球蛋白（抗 IgG）试剂与 3% 红细胞悬液反应，即做直接抗球蛋白试验。如果直接抗球蛋白试验阴性，则说明磷酸氯喹对红细胞的处理过程已完成，可以将所有放散红细胞用生理盐水洗涤备用。如果红细胞悬液仍然与抗 IgG 呈阳性反应，即直接抗球蛋白试验阳性，那么需要继续孵育，并定时检测。孵育时间最长不超过 2h。

三、吸收放散试验应用范围

1. 除去血清中不需要的抗体　当存在冷抗体、自身抗体或抗血清试剂中混有其他特异性抗体时，可以利用吸收试验除去这些不必要或干扰试验的抗体。

2. 分离、鉴定混合抗体　当血清中存在多种血型抗体，并要求鉴定抗体特异性时，可以利用吸收放散试验将抗体分离开来，并分别加以鉴定。

3. 浓缩低效价抗体　当血清抗体效价很低，可以利用吸收放散试验浓缩抗体。如利用红细胞膜做吸收放散试验可以浓缩低效价的抗血清，使之成为可利用的试剂。

4. 鉴定存在于红细胞上的弱抗原　例如在 ABO 亚型鉴定中，红细胞上的 ABH 抗原有时很弱，可能与相应试剂血清反应后未出现明显凝集反应。经过吸收放散后，测定放散液中的抗体，可以确定红细胞上带有的抗原。

5. 核实抗体特异性　用已知抗原红细胞吸收抗体，有助于鉴定、核实该抗体特异性。

6. 其他　①利用吸收放散技术鉴定引起新生儿溶血病和免疫性输血反应的抗体。②研究鉴别免疫性溶血性贫血的抗体。

（毛有彦）

第六节　凝集抑制试验

某些血型抗原以可溶解的形式存在于血清、血浆、唾液、尿液等体液中，称为可溶性血型物质，如 ABH、Lewis、I、P、Chido、Rodger 物质等。这些可溶性血型物质能特异性地与相应抗体结合，从而抑制抗体与相应红细胞发生凝集，因此称为凝集抑制试验。

一、基本原理

凝集抑制试验能够证明可溶性 ABH 或 Lewis 抗原存在。大约 78% 的个体具有 Se 基因，其控制产生水溶性 ABH 抗原的分泌腺体，这些分泌的 ABH 抗原能够进入除脑脊液以外的所有体液中。

在鉴定存在于体液和（或）非红细胞上的血型物质时，不能直接用血凝试验，而是利用这些血型物质可以结合相应抗体的性质，用红细胞检测抗体是否被吸收或中和的情况，以显示相应血型物质的存在。

把被检标本与已知效价的试剂血清（抗体）一起孵育，如果存在相应可溶性抗原，就会与抗体结合。结合程度因被检标本中抗原的活性强度不同而异。即根据抗原活性不同，孵育后的血清抗体效价可能明显降低，亦可能轻度减少。如果被检标本中不含可溶性抗原，孵育对抗体活性就没有影响。

二、抑制物处理

收集体液，一般是收集唾液标本作为抑制物。可用煮沸 10min 的方法除去体液或组织中的蛋白酶，血型物质不会被破坏。

三、抗体标化

抗体需通过倍比稀释，找出可凝集红细胞至"＋＋＋"的最高稀释度，并按该稀释度进行稀释。这一稀释度可以保证明确显示抗体是否被中和，又能最大限度地显示从完全中和到完全不能中和的过程。因为"＋＋＋＋"的凝集对应于不同效价的抗体，不能显示抗体量的变化；另外过强的凝集反应不能可靠地被存在于体液中的可溶性抗原所抑制。例如血型物质被倍量稀释后，加入标化的抗体与之反应，就可以看到红细胞的凝集从"＋＋＋"～"0"的明显变化过程。

四、唾液中血型物质的检测

1. 标化抗血清

（1）分别测定抗－A、抗－B 和抗－H 血清的效价，详见"第七节抗体效价测定"。

（2）确定各种抗血清与相应红细胞反应达到"＋＋＋"的最高稀释度。

（3）按以上确定的稀释度用盐水稀释抗血清。

2. 处理唾液

（1）收集唾液：用小烧杯收集约 10ml 唾液。但不能用嚼口香糖或其他含糖或蛋白质的食物促进唾液分泌。

（2）离心，取上清液。

（3）煮沸：灭活唾液中特异性酶及分泌型抗－A、抗－B。

（4）离心去沉淀。

3. 倍量稀释唾液　将处理后的唾液重复稀释三排。每排中第一管为"原液管"即不加稀释液，从第二管开始每管加 $50\mu l$ 5% 白蛋白稀释液，每排共 10 管。最后一管稀释度为 512 倍。

4. 加标化抗血清　在三排稀释管中，分别加入标化的抗 – A、抗 – B 和抗 – H 血清，每管各加 50μl。放置 15min，让唾液中的血型物质充分中和抗血清。

5. 加相应细胞检测　含抗 – A 的一排试管中加 A 型试剂红细胞悬液，含抗 – B 的一排试管中加 B 型试剂红细胞悬液，含抗 – H 的一排试管中加 O 型试剂红细胞悬液，每管各加 50μl，放置 15min。然后 1 000 × g 离心 15s，观察结果。

6. 对照实验　用盐水对照管做阳性对照，即试管中只加入标化血清、指示细胞和生理盐水，不加唾液。

7. 结果分析

(1) 指示细胞与抗体发生凝集反应，说明唾液中不含相应抗原。

(2) 指示细胞与抗体不发生凝集反应，说明唾液中含相应抗原。

(3) 盐水对照管加入指示细胞，应与抗体结合出现凝集反应。若无凝集，则本次结果不可靠，需按上述步骤重新做试验。

具体解释实验结果：在上述三排试管中，任何一管红细胞不凝集，均表示检出唾液中存在血型物质。例如在加了抗 – A 的一排试管中发现红细胞无凝集，则说明存在 A 物质，以此类推。由于每排试管中的唾液均经过倍比稀释，所以唾液浓度为第一管最高，以后依次降低。如果唾液中存在血型物质，则浓度也会依次降低。如果第一管中含有较高浓度的血型物质，能够完全中和加入的标化抗血清，致使加入的相应红细胞呈阴性反应。当唾液被稀释到一定的浓度后，唾液中的血型物质将无法完全中和加入的抗血清，导致加入的红细胞出现凝集。例如：当某唾液中存在 A 型物质，则可能在加入了抗 – A 的一排试管中最终出现从不凝集到凝集的情况。由此我们不但可以知道唾液中是否存在血型物质，而且可以知道唾液中血型物质的效价。

五、毛发等其他组织中血型物质的检测

由于毛发以及许多其他组织中含有血型物质，因此可利用它们做凝集抑制试验以鉴定 ABO、MN 等血型，此方法常见于司法鉴定及考古鉴定。人体体液中的血型物质仅见于分泌型个体，而人体的血管内皮细胞、消化道组织切片均含有 ABH 物质，与分泌状态无关。在许多组织中有残存红细胞，同样可以利用吸收放散方法测定血型。实验证明，在人的毛发、骨骼、血管内皮、食管上皮、胃、空肠、阑尾、胆囊的黏膜上皮细胞、黏膜腺上皮及黏液腺体、肾小球血管及肾远曲小管上皮细胞、膀胱、输尿管、肾盂黏膜的移行上皮中均含有与红细胞相同的血型物质。

（毛有彦）

第七节　抗体效价测定

一、抗体效价测定

抗体效价测定（antibody titration）是一种抗体半定量的分析方法。抗体效价可以选用选定的红细胞对系列稀释的血清（通常是二倍法）来滴定。用肉眼可见凝集的最高血清稀释度数值的倒数来表示效价。

效价测定技术只能得到一个大概的抗体浓度数值。其中有两方面原因：首先，从原理上看，效价滴定方法确认抗体量是不可靠的。由判定方法可以看出，它仅仅是估计了结合到红细胞上的抗体数量，而不是血清中实际抗体数量。在滴度的终点处，凝集指示由相对少数的高亲和力抗体造成的。因此这些抗体分子在血清中占的比例与效价有较强的相关性。如果血清中含有两种等量的抗体，其中一种的平衡常数是另一种的 10 倍（Hughes - Jones，1967年），于是有较高结合平衡常数的抗体效价将比另一个高出 10 倍。其次，通常血清稀释是手工操作进行一系列倍比稀释，所以这是一种不精确的技术。除非使用了特殊预防措施，否则只使用一种稀释工具——滴管，如果滴管上残留少量血清，很容易沾染一个又一个稀释试管，导致结果出现误差。有研究表明，用手工技术确定的抗 - D 效价与用核素（nuclide）技术测定的结果相差很大。

二、效价测定的评分

效价测定是以判断红细胞凝集强度为基础，红细胞凝集强度可分为 + + + +，+ + +，+ +，+，± 或 weak +，mf，O，H，判断方法如下。

+ + + +：一个结实的大凝集块，背景清晰。

+ + +：数个结实的凝集块，背景清晰。

+ +：中等大小的凝集块中混有小凝块，背景稍浑浊。

+：细小凝块，背景较浑浊。

± 或 weak +：细胞有微小的凝块，背景红色浑浊，通常用显微镜观察。

mf：混合外观凝集，少数红细胞形成较大的凝集块，而周围是游离红细胞。

O：阴性，红细胞呈游离状态，无凝集现象。

H：溶血，有游离血红蛋白，为阳性结果。

根据对每个样本在不同稀释度中观察到的凝集反应强度，指定一个数字来表示滴定结果之间的差别。把这些数字加起来就是效价评分，效价评分表示抗体反应性强度的半定量估计值，总评分相差 10 或以上就认为反应性的差别有意义。在许多实验室中使用的是 Marsh 改良的 Race 和 Sanger 的效价数字评分系统，见表 5 - 4。

表 5 - 4　Marsh 改良的 Race 和 Sanger 的效价数字评分系统

效价	评分
+ + + +	12 分
+ + +	10 分
+ +	8 分
+	5 分
± 或 weak +	2 分
0	0 分

各稀释度计分的总和即为总积分。抗体效价和评分举例见表 5 - 5。

表 5 - 5 表示三个血清样本，用相同的红细胞检查时效价都是 64，但效价评分不同，表示它们的反应强度不同。

表 5 – 5　抗体效价和评分举例

		血清稀释度								效价	评分
		1：1	1：2	1：4	1：8	1：16	1：32	1：64	1：128		
样品 1	凝集强度	＋＋＋	＋＋＋	＋＋	＋＋	＋	＋	weak ＋	0	64	
	评分	12	10	8	8	5	5	2	0		50
样品 2	凝集强度	＋＋＋＋	＋＋＋＋	＋＋＋＋	＋＋＋	＋＋＋	＋＋	＋	0	64	
	评分	12	12	12	10	10	8	5	0		69
样品 3	凝集强度	＋	＋	weak ＋	weak ＋	weak ＋	weak ＋	weak ＋	0	64	
	评分	5	5	2	2	2	2	2	0		20

三、不同抗体检测技术的相对灵敏度

间接抗球蛋白试验：间接抗球蛋白试验（IAT）能检出的 IgG 抗 – D 的最少含量为 10ng/ml。

用酶处理红细胞进行的二步法：通常被认为能比 IAT 方法更灵敏地检测 IgG 抗 – D，但还没有明确的证据证明这一点。

手工聚凝胺（Polybrene）试验：该试验可以检出抗 – D 含量为 1ng/ml。

联合应用 PEG 和抗球蛋白方法：此方法可能比聚凝胺试验更敏感。虽然没有定量试验研究数据，在一组用对 11 例同种抗体所做的效价测试中，10 例 PEG 抗球蛋白方法的效价高于手工聚凝胺方法。

自动检测方法：用低离子强度 Polybrene 方法自动检测仪，可检出约 2ng/ml 的 IgG 抗 – D。

四、标准品

可从世界卫生组织处得到的标准品有：抗 – A，抗 – B，抗 – A、B 和不完全抗 – D、抗 – C 以及完全抗 – C 和抗 – E 等。借此可以对实验室各自得到的效价值进行量化。

抗 – D 免疫球蛋白标准含 60μg 抗 – D；1μg 相当于 5IU（国际单位）。对 1 个国家标准品、2 个市售产品、2 个国家级临床用品的对照实验显示，核素技术、手工血凝技术、自动检测技术都具有可比性。鉴于国际标准品在供应上的不便，各个国家以及实验室应该在对照了国际标准品后，建立自己的标准品。

有些国家（如美国）已经建立了自己的标准品，并供应给生产商，使他们的产品效价能达到标准品的水平。

国际标准品的效价以国际单位表示，使用国际单位而不用数量，在描述不纯样品或多种效价样品的混合物时，无疑是适合的，但不适用于描述像 IgG 抗 – D 这类已知分子量的样品。很明显，使用国际单位不比使用微克（μg）更精确，使用微克（μg）有两方面的好处：①它包含了更多的信息，如可以利用它推算出在不同情况下致敏红细胞的抗体个数。②使用国际单位必须有标准品，而使用微克（μg）可以在任何时候，通过重新评估，得知血液中存在的抗体量。

（毛有彦）

第八节　微柱凝集试验技术

微柱凝集试验技术是一种免疫学检测新方法。1986 年 Lappierre 发明了微柱凝集试验，是将人红细胞血型抗原与相应抗体发生的凝集反应在微柱检测系统中进行。经过不断改进和临床应用，目前该项试验技术日臻完善。

（一）实验原理

微柱凝集试验的本质是凝集反应，在凝胶介质中，红细胞抗原与相应抗体结合，经低速离心，未与抗体结合的红细胞沉于凝胶底部，而与抗体结合或凝集的红细胞，位于凝胶上部或悬浮于凝胶中。

微柱检测系统的上端为反应室，将凝胶或小玻璃珠作为凝集反应的介质装入微柱中。介质中含有按各种凝集反应所需要的试剂如促凝剂、定型试剂、抗球蛋白试剂等，所以微柱凝胶分为中性胶、特异性胶和抗球蛋白胶，分别用于不同的血型血清学试验。

含有抗球蛋白试剂的微柱凝胶，可进行抗球蛋白试验。虽然传统的抗球蛋白试验理论明确、结果可靠，但试验步骤繁琐，多次洗涤过程中，有诸多因素影响干扰试验结果。加之试验时间较长，不能常规应用于血清学实验室工作。相比之下，微柱凝胶技术具有免去洗涤步骤、缩短试验时间、结果观察客观、易于保存等优点。

（二）实验材料

根据不同的血型血清学工作需要，选择相应的微柱凝集检测系统（严格按试剂说明选择和使用），微柱凝集离心系统，微量加液器，检测样本的红细胞悬液，检测样本的血清或血浆，或试剂红细胞悬液，定型血清和生理盐水等。

（三）实验操作

（1）按试剂说明配制好检测样本的红细胞悬液，检测样本的血清或血浆，试剂红细胞悬液，定型血清等。

（2）按试剂说明在对应的微柱凝集检测管中加入样本的红细胞悬液，或检测样本的血清或血浆，或试剂红细胞悬液，或定型血清。

（3）按试剂说明孵育和在专用微柱凝集离心机中离心。

（4）按试剂说明的方法判读凝集反应结果。

（四）微柱凝集试验技术应用

1. 抗球蛋白试验　直接抗球蛋白试验和间接抗球蛋白试验。间接抗球蛋白试验可用于交叉配血和红细胞同种抗体筛选等。

2. ABO 血型定型　可单纯做正定型，也可同时做正、反定型。

3. 其他血型系统抗原检测　如 Rh 其他抗原（CcEe）定型。

（五）微柱凝集试验技术的局限性和注意事项

由于严格按试剂盒的规定操作，使工作人员依赖性增大，不利于血型专业技术的积累和提高；微柱凝集试验如果抗原抗体反应时间较短，有可能难于鉴别或漏检某些 ABO 亚型抗原；微柱凝集试验技术不适合于直接抗球蛋白试验阳性的红细胞样本，也不适合于酶处理的红细胞样本的检测工作。在实验过程中，如果红细胞悬液中如有颗粒物质，或被检血液标本的血浆蛋白异常，会干扰实验结果的判读。

　　微柱凝集检测系统是商业化产品，因此成本较经典的血型血清学检测技术高。

（毛有彦）

参考文献

［1］丛玉隆．实用检验医学．北京：人民卫生出版社，2009．

［2］张之南，沈悌．血液病诊断及治疗标准．北京：科学出版社，2008．

［3］侯振江．血液学检验技术．郑州：郑州大学出版社，2013．

第六章　白细胞抗原检查技术

第一节　人类白细胞抗原系统

一、HLA 基因结构

HLA 基因位于第 6 号染色体短臂 21.3 区域，是调控人体特异性免疫应答的主要基因系统，全长为 3 600kb，约为人类基因组基因碱基数的 0.1%，是目前所知的最富多态性的遗传系统，共有 224 个基因座位，其中 128 个为功能性基因，96 个为假基因。按编码分子的特性不同，可将 HIA 基因分为三类：HLA - Ⅰ、Ⅱ、Ⅲ类基因，每一类基因均含有多个座位。

（一）HIA - Ⅰ类基因

HLA - Ⅰ类基因包括经典 HLA - Ⅰ类基因和非经典的 HLA - Ⅰ基因，长度为 2 000kb。HLA - Ⅰ类基因位于 6 号染色体顶端，从中心侧开始依次为 MICB、MICA、HLA - S、HLA - B、HLA - C、HLA - E、HLA - N、HLA - L、HLA - J、HLA - W、HLA - A、HLA - U、HLA - K、HLA - T、HLA - H、HLA - G、HLA - P、HLA - V、HLA - F 等。其中 HLA - H、HLA - J、HLA - K、HLA - L 和 HLA - N 为假基因，尚未检测出表达的产物。

1. 经典 HLA - Ⅰ类基因（classical HIA - Ⅰ，HLA - Ⅰa）　HLA - A、HIA - B、HLA - C 座位基因为经典的 HLA - Ⅰ类基因，所编码的分子称为经典 HLA - Ⅰa 类分子。HLA - Ⅰa 基因具有高度遗传多态性，广泛表达在各种有核细胞表面。经典的 HLA - Ⅰa 类抗原分子由非共价键连接的两个多肽链 α 链和 β 链组成，α 链由第 6 号染色体上的 HLA - Ⅰ类基因编码，β 链由第 15 号染色体上的基因编码。编码 HLA - Ⅰ 类 α 链的基因具有相似的基因结构，一般含有 7 个内含子和 8 个外显子，其大小约为 3.5kb。第 1 外显子编码前导链，第 2、3、4 外显子分别编码 α 链的 $α_1$、$α_2$、$α_3$ 结构域，第 5 外显子编码连接多肽和跨膜区蛋白，第 6、7、8 外显子分别编码胞内区域和非翻译区蛋白。HLA - Ⅰa 基因第 5 外显子编码基因缺失或在 RNA 水平上变位剪接去除后，可产生分泌型 HLA。研究发现，HLA - Ⅰa 类的多态性主要由编码 $α_1$、$α_2$ 区的第 2、3 外显子决定，但是在第 1、4、5、6、7 外显子上也有一定的多态性。

2. 非经典 HLA - Ⅰ类基因（non - classical HLA - Ⅰ，HLA - Ⅰb）　HLA - E、HLA - F、HLA - G 三个座位基因为非经典 HLA - Ⅰ类基因，所编码的分子称为非经典 HLA - Ⅰ类分子（HLA - Ⅰb）。这些基因的多态性程度不高，到 2009 年 7 月发现 HLA - E 有 9 个等位基因，HLA - F 有 21 个等位基因，HLA - G 有 44 个等位基因。其中 HLA - E、HLA - F 在多种胚胎和成人组织表达，HLA - G 特异性表达于母胎界面的滋养层。

（二）HLA - Ⅱ类基因

HLA - Ⅱ类基因靠染色体着丝点，从中心侧开始依次为 DP、DOA（A 代表编码 α 链的基因）、DMA、DMB（B 代表编码 β 链的基因）、LMP2（low molecular weight peptide）、TAP1（transporter of antigen peptides）、LMP7、TAP2、DOB、DQ 和 DR 基因亚区域。其中 HLA - DR、DQ、DP 位点编码的分子为经典的 HLA - Ⅱ类分子，而 LMP、TAP 和 DM 为与抗原加工和提呈有关的基因，这类基因编码的分子称为非经典的 HLA - Ⅱ类分子。

经典的 HLA - Ⅱ类抗原分子由 α 多肽链和 β 多肽链通过非共价键连接而成。编码 α 链的基因有 5 个外显子，大小约 6kb。第 1 外显子编码主导序列和第 1 活性区（α₁ 区）最初的几个氨基酸，第 2、3 外显子编码仪链的 α₁ 和 α₂ 区，第 4 外显子编码连接多肽和跨膜蛋白的一部分，第 5 外显子主要编码细胞内区域和非翻译区域蛋白。编码 B 链的基因有 6 个外显子，大小约为 8kb，其编码的顺序与 α 链相同，HLA - DR、DQ、DP 的特异性由 β 链基因决定，主要由编码 6 链基因的第 2 外显子决定，但是在第 1、3、4、5 外显子上均有一定的多态性。

（三）HLA - Ⅲ类基因

HIA - Ⅲ类基因是人类基因组中密度最大的区域，在Ⅰ类区与Ⅱ类区之间，长度为 1 000kb。HLA - Ⅲ类基因结构和功能与Ⅰ类和Ⅱ类基因并不相关，包括补体 C2、C4a、C4b、补体备解素 B、21 - 羟化酶基因、淋巴毒素基因、肿瘤坏死因子基因、热休克蛋白基因等。这些基因在功能和结构上与 HLA 并无密切的关系，只是习惯上将它们列为 HLA - Ⅲ类基因。HLA - Ⅲ类基因表达产物一般不是细胞表面的膜分子，而是分布于血清及其他体液中的可溶性分子。

二、HLA 命名

HLA 命名可分为血清学命名和基因命名。

（一）血清学命名

在第十一届国际组织相容性专题研讨会后，命名委员会决定，新的血清学特异性首先必须是已获得认可的等位基因序列的产物，新的血清学命名将同其等位基因名称紧密结合，如与 HLA - A∗0210 顺序相应的新的 HLA - A2 特异性被命名为 HLA - A210。为了简便，委员会同意在命名由血清学鉴定的 DRB1 的产物时，可省略 B1。如对应 DRB1∗0103 的产物将被命名为 DR103。而 DR52 和 DR53 分别指由血清学鉴定 DRB3 和 DRB4 座位的产物，DR51 是 DRB5 的基因产物。

（二）HLA 等位基因命名

HLA 复合体包括多个基因座位，每一个座位上有多个等位基因，随着分子生物学技术在 HLA 分型上的应用，发现的等位基因已超过 3 750 个，目前仍不断在发现新的等位基因。关于 HLA 等位基因的命名，WHO 的 HLA 系统命名委员会已建立一系列的命名原则，2002 年在加拿大召开的专题讨论会对原有命名体系进行了增补和修订。由于 HLA 新等位基因的不断发现，在 2008 年的第 15 届国际组织相容性专题讨论会对命名原则又进行了新的调整，并于 2010 年 4 月开始实施，新的 HLA 基因命名原则继承了以往 HLA 基因命名原则的基本要素，对原有不足的部分进行了补充和调整，现将 HLA 基因命名的原则介绍如下。

1. HLA 等位基因命名　2002 年 HIA 系统命名委员会建议当 HLA – A ＊02 和 HLA – B ＊15 家族超过 100 个等位基因时采用 HIA – A ＊92 和 HLA – B ＊95 系统。但是随着 HLA 的深入研究，不断发现新的等位基因，越来越多的 HLA 组的等位基因可能超过 100 个，这给命名增加了难度，单纯从命名的名称之间很难体现其关联性，因此 HLA 系统命名委员会决定采用新的命名原则。新的命名原则在原有 2002 年 HLA 基因命名基础上增加冒号（：）的使用，冒号间的数字按照等位基因发现的次序依次增加，同时在个位数字前强制性增加 0 以减少混淆，这样可以基本上解决原有命名原则中的每组等位基因出现 100 个后难以命名的不足，当出现超过 100 个等位基因的组可以依据本原则进行命名。新的等位基因命名原则中，等位基因中的数字表达含义参照 2002 年制定的基本原则，即第 1 个冒号前的数字用来指定该等位基因所属的等位基因家族，尽可能与血清学家族相对应；第 2 个冒号前的数字表示编码区改变的等位基因，第 3 个冒号前数字用来区分同义突变的等位基因，第 4 个冒号前数字表示内含子或 5′或 3′区域的变异。例如 2002 年的原命名为 HLA – A ＊01010101，新的命名为 HLA – A ＊01：01：01：01。

2. HILA – C 位点的抗原和等位基因命名　HLA – C 在描述等位基因时删除"w"，但在描述抗原时仍旧保存"w"，以避免与补体混淆。因此新的命名中原 HLA – Cw ＊0103 将命名为 HIA – C ＊01：03。依次类推 HLA – Cw ＊020201 为 HLA – C ＊02：02：01，HLA – Cw ＊07020101 为 HLA – C ＊07：02：01：01 等。

3. HILA 基因分型结果指定歧义状态的报告方式　常规的 HLA 基因分型过程中，由于分型技术的限制以及检测区域的有限性，整个群体 HLA 基因分型过程会存在分型结果歧义指定的形式，即 HLA 基因分型的结果可能出现多种组合方式，难以将检测结果明确为每个单一的组合形式；常规的检测中它们往往只能指定为某些具有关联性的等位基因组合，这些关联性的等位基因被称为等位基因字符串。为解决常规 HLA 基因分型检测中歧义结果的表达方式，新的命名原则中采用某些代码来表示特定的字符串。

（三）提交新等位基因

HIA 的研究或常规 HLA 分型过程中可能遇到新的等位基因，随着分子诊断技术的广泛应用，现已发现越来越多的新等位基因，正式命名一个新的等位基因所需序列需符合以下条件：①来源于 cDNA 序列分析或 PCR 产物经克隆后的测序分析，需要进行多个克隆测序。②测序需要正反双向同时进行。③PCR 产物直接测序，至少对两管独立的 PCR 反应产物进行测序。④如果个体在座位上为杂合子，其中一个为新发现的等位基因，则必须先将新的等位基因与另一个已知等位基因分离后再进行测序。尽管直接采用测序分型（SBT）技术对新等位基因进行测序，但是 SBT 测序是对杂合的两个等位基因同时测序，不能作为正式命名指定新的等位基因的依据。⑤递交的序列中不应该包含测序的引物序列。⑥如可能，应采用 PCR – SSO 或 PCR – SSP 等方法从基因组 DNA 水平确认新的序列。新的序列如果有新的突变点或以前未见的核苷酸序列的组合（基元序列），则必须对这些变异采用 DNA 分型技术进行确认。这可能需要设计覆盖新的突变点的探针或引物，提交序列时应对所用的试剂做详细的说明。⑦序列提交的数据库包括以下网址，必须在数据库获得序列号：EBML：www. ebi. ac. uk/Submissions/index. html；GenBank：www. ncbi. nlm. nih. gov/Genbank/index. html；DDBJ：www. ddb. j. nig. ac. jp/sub – e. html。⑧推荐提供全长的序列，但并非必要的条件。对于 HLA – Ⅰ类基因至少应包括第 2 和 3 外显子，HLA – Ⅱ类基因至少应包含第 2 外显子。⑨尽可能提交发表该新等位基因的论文。⑩实验所用的 DNA 或其他材料，最好是细胞株并尽可能在公共资料库中可以获得，或者至少在报告的实验室内。递交序列经验证后，HLA 系统命名委员会根据命名原则进行新的等位基因命名。

（四）HLA 等位基因和 HLA 抗原特异性的对应关系

HLA 命名有血清学和基因命名两种方式，血清学命名指 HLA 抗原特异性，而基因命名为 HLA 等位基因核苷酸序列的情况。HLA 等位基因和 HLA 抗原特异性存在一定的关系，但是也有区别。尽管等位基因名称中第 1 个冒号前的数字与其血清学家族尽量相对应，但是血清学命名针对的是抗原（基因表达产物），而等位基因命名针对的是基因核苷酸序列。在整个 HLA 基因命名中，已采用后缀 N、L、S、C、A 表示等位基因的异常表达，同时某些等位基因由于碱基突变可完全不表达相应的抗原（无效等位基因），这在实际工作中应引起重视。在临床 HLA 分型工作中，HLA 基因分型结果与血清学方法结果有一定的关系，但存在区别，血清学分型检测的是细胞表面 HLA 抗原，其分型结果表示为 HLA 抗原特异性或分解物特异性；基因分型直接检测基因的核苷酸序列本身，得到的结果代表 HLA 基因型。两种分型方法在大多数情形下会相符合，但是在某些情况下可能出现不一致的现象（如无效等位基因，其基因序列上发生突变可导致转录和翻译的终止。当采用基因分型方法时，可通过分析序列情况而提示存在某一等位基因；但是采用血清学方法检测时，在细胞表面并不能检测到抗原）。应当注意到在移植和实际工作中，患者免疫系统所识别的外来入侵物是供者的HLA 抗原，而不是供者 HLA 基因核苷酸序列。

随着 HLA 广泛的研究和基因分型方法的发展和完善，HLA 等位基因数据库不断扩大，现已很难保证由核苷酸序列命名的等位基因与由编码蛋白质决定的血清学特性之间完全保持一致，这一困难一方面是由于技术原因，另一方面由于 HLA 系统本身的遗传生物学特性所决定。技术方面的原因主要是：①由于强调了基因分型技术，使得随后许多新发现的等位基因缺乏血清学的描述，特别是新近发现的新等位基因。②是指发现新的抗原不能合适地归入任何已知的血清学中。虽然希望所有等位基因均有明确的血清学特性，但实际上常不可能，大约70% 的 HLA 等位基因可以找到 HLA 抗原特异性对等物。需要指出的是：其余30% 的HLA 等位基因尚未找到相应抗原特异性，它们都属于低频率基因，有的在数万人中 α 发现1例，因此这些等位基因对整个移植配型影响甚微。

三、HLA 抗原的结构和分布

（一）HLA - Ⅰ类分子

HLA - A、HLA - B、HLA - C 分子的一级到四级结构均已阐明，所有的 HLA - Ⅰ类分子均由一条重链（α 链，44 000）和一条轻链（β 链，12 000）通过非共价键连接而成。α链由 6 号染色体上的 MHC 基因编码，β 链（β_2 - 微球蛋白）由 15 号染色体上的基因编码。仅链由胞外区、跨膜区和胞内区组成，胞外区形成三个结构域 α_1、α_2、α_3，每个结构域约含90 个氨基酸残基。跨膜区含疏水性氨基酸，排列成 α 螺旋，跨越细胞膜的脂质双层，约含 25 个氨基酸残基。胞内区有 30 个氨基酸残基，其氨基酸常被磷酸化，有利于细胞外信息向胞内传递。β_2 - 微球蛋白分子量为 12 000，人体中的 β_2 - 微球蛋白以两种形式存在：一种与 HLA - Ⅰ分子重链相结合，另一种游离于血清中。β_2 - 微球蛋白通过非共价键与 α 链

的 α_3 结构域相连。β_2 – 微球蛋白无同种异体特异性，其功能有助于Ⅰ类分子的表达和稳定。

X线衍射晶体分析技术揭示 HLA – Ⅰ类分子在胞外区具有两对结构相似的功能区：$\alpha_1 \sim \alpha_2$ 和 $\alpha_3 \sim \beta_2 m$。其中 α_1、α_2 两个结构域位于Ⅰ类分子的顶部，共同组成肽结合凹槽（pep – tide binding cleft），肽结合凹槽由八个反向排列的 β 片层和两个平行的 α 螺旋所组成，是分子的可变区和抗原性多肽识别的部位。$\alpha_3 \sim \beta_2 m$ 具有 Ig 恒定区样结构，α_3 为 CD8 的识别结合部位。

（二）HLA – Ⅱ类分子

HLA – Ⅱ类分子是膜糖蛋白，是一条 α 多肽链和 β 多肽链通过非共价键连接而成，其中 α 链分子量为 34 000，由 220 个氨基酸残基组成。β 链分子量为 29 000，由 230 个氨基酸残基组成。仪链和 β 链可分为四个区域：细胞外活性区（肽结合区）、免疫球蛋白样区、跨膜区、胞浆区。每一条链从其氨基酸末端的前导链开始合成，在运送至细胞表面后该前导链被去除，因此在成熟的蛋白上并不表现前导链。

HLA – Ⅱ类分子与 HLA – Ⅰ类分子具有类似的空间结构，α_1 和 β_1 结构域共同组成类似于Ⅰ类分子的肽结合槽，β_1 相当于Ⅰ类分子中的 α_2 区。肽结合凹槽是结合抗原性物质的结构基础，凹槽两端开放，可接纳 13~18 个氨基酸残基的抗原肽，凹槽也由八条反向排列的 β 片层和两个平行的 α 螺旋组成，其中 α_1 和 β_1 各有一个 α 螺旋组成肽结合槽的两个侧壁，其余部分折叠成 β 片层形成槽底部分。HLA – Ⅱ类分子多态性残基主要集中在 α_1 和 β_1 片段，这种多态性决定了肽结合部位的生化结构。Ig 样区由 α_2 和 β_2 片段组成，两者均含有链内二硫键，属于免疫球蛋白（Ig）基因超家族，其 β_2 结构域上具有与 CD4 结合的部位，在抗原提呈过程中发挥着重要的作用。跨膜区和胞浆区与Ⅰ类分子的 α 链一样，α 链和 β 链均形成螺旋样结构跨越细胞膜的脂质双层，并伸向细胞质内，有利于细胞外信息向胞内传递。

（三）HLA 分子分布

经典 HLA – Ⅰ类分子表达广泛，以糖蛋白形式几乎在所有有核细胞表面表达，包括血小板和网织红细胞。但是不同细胞上 HLA 分子数量变化很大，HLA – Ⅰa 类分子表达量最高的是淋巴细胞。巨噬细胞、树突状细胞、中性粒细胞也高表达 HLA – Ⅰ类分子，血小板和网织红细胞也表达此类抗原。而成熟的红细胞、神经细胞和母胎表面的滋养层细胞不表达Ⅰ类分子。体内淋巴细胞随着成熟度增加，HLA 抗原浓度递减。人体存在少量的可溶性Ⅰ类分子（sHLA – Ⅰ，sHLA – Ⅰ）见于血清、体液、乳汁、汗液和尿液中。

非经典 HLA – Ⅰ类分子的表达有别于经典 HLA – Ⅰ类分子，HLA – E 是人类组织和细胞系广泛转录的 Ib 基因，以静息的 T 细胞表达最高。HLA – F：胎儿主要是在肝脏表达，而成人则主要在免疫器官表达。HLA – G 主要表达于孕卵着床期植入母体子宫内膜的胎盘组织中，而此处恰恰不表达经典的 HLA – A、HLA – B 及 HLA – DR、HLA – DQ 和 HLA – DP 分子。HLA – G 可能与胎儿的存活有关，涉及胎母免疫反应。

HLA – Ⅱ类分子的分布较窄，主要是抗原递呈细胞，如 B 细胞、单核细胞、巨噬细胞、树突状细胞、激活的 T 细胞等。中性粒细胞、未致敏的 T 细胞、肝、肾、脑及胎儿滋养层细胞等均不表达 HLA – Ⅱ类分子。有些组织在病理情况下可表达Ⅱ类分子，血清和某些体液也可检测到可溶性Ⅱ类分子。

四、HLA 的遗传特点

(一) 单体型遗传

连锁在一条染色体上的 HLA 各位点的基因组合称为 HLA 单体型 (HLA haplotype)。两个同源单体型构成 HLA 基因型 (HLA genotype)。由于 HLA 是一组紧密连锁的基因群,这些连锁在一条染色体上的等位基因很少发生同源染色体之间的交换。根据家系内调查发现,当亲代的遗传信息传给子代时,HLA 单体型作为一个单位遗传给子代。子代可以随机地从亲代双方各获得一个 HIA 单体型,组成子代的基因型。因此子女的 HLA 基因型中,一个单体型与父亲的单体型相同,另一个与母亲相同。同胞之间 HIA 基因型完全相同的概率为25%,完全不相同的概率为 25%,一个单体型相同的概率为 50%。在临床同种器官移植时需选择合适的供受者,因此从家庭内部中寻找器官移植的供体,其供、受者 HLA 抗原相同的概率比随机无血缘关系的供受者高得多,这一遗传特点在器官移植供者的选择和法医学亲子鉴定中得到了应用。此外,在亲代单体型遗传给子代时,两条单体型可以发生交换,这在HIA 分型工作中应引起注意。

(二) 多态性现象

多态性是 HLA 复合物最显著的遗传特点。多态性是指在随机婚配的群体中,同一基因位点可存在两个或两个以上的等位基因。对于一个基因座位,一个个体最多只能有两个等位基因,分别出现在来自父母双方的同源染色体上。然而 HLA 的多态性是一个群体概念,指群体中不同个体在等位基因上存在差别。HLA 复合物是目前已知的人体最复杂的基因复合物,它是多位点的共显性复等位基因系统,具有高度多态性。HLA 的多态性现象由于下列原因所致:①复等位基因:由于各个座位上等位基因是随机组合的,故人群的基因型呈现非常庞大的数据。②共显性遗传:每对等位基因所编码的抗原都表达于细胞膜上,无隐性基因,也无等位基因排斥现象。这就增加了 HLA 抗原系统的复杂性和多态性。因此,除单卵双生外,无关个体间 HLA 型别完全相同的可能性极少。HLA 的高度多态性具有人类遗传背景的多样性,赋予机体具有适应多变内、外环境的巨大的潜力,具有重要的生物学意义;但是在器官移植中,给选择理想的供者造成极大的困难。

(三) 连锁不平衡

连锁不平衡 (linkage disequilibrium) 是指在某一群体中,不同座位上某两个等位基因出现在同一条单体型上的频率与预期值之间有明显的差异。HLA 复合物上各复等位基因在人群中都有一定的基因频率出现。所谓基因频率是指群体中,每个等位基因出现的机会占该群体全部等位基因的比例。在随机婚配的群体中,在无新的突变和自然选择的情况下,基因频率维持不变。如果 HLA 单体型各位点的基因是随机组合,那么某一单体型出现的频率应等于各个基因频率的乘积,但实际上检测结果与理论计算不一致,这意味着连锁的基因不是随机组合,而是某些基因总是在一起出现 (如 HLA－A＊33 和 HLA－B＊58),而另一些又较少地出现在一起。这种单体型基因非随机分布的现象称为连锁不平衡。连锁不平衡的数量值以连锁不平衡参数表示,它等于单体型实测值减去单体型理论值。HLA 系统中经典的Ⅰ类区域座位和Ⅱ类区域座位均存在连锁不平衡。产生连锁不平衡的机制尚不清楚,但可能与以下原因有关:①某些单体型具有选择优势。②群体迁移和混杂。③基因随机漂移。④近亲繁殖。连锁不平衡现象在一定程度上限制了群体中 HLA 单体型的多样性，这给器官移植寻找 HLA 相容性供体提供了机会，但却给 HLA 与疾病关联研究中寻找原发性关联成分增添一定麻烦，因为所发现的某个 HLA 易感基因，很可能仅是与该原发性易感基因处于连锁不平衡中，属于次级关联成分。

五、HLA 专业数据库

随着 HLA 的研究发展，特别是分子诊断技术应用于 HLA 研究后，研究者报道了越来越多的 HLA 相关信息。为了便于 HLA 信息的交流和管理，国际上建立了一些 HLA 专业数据库，以便 HLA 的研究和交流，常见的有 IMGT/HLA 数据库 （ImMunoGeneTics project IMGT/HLA database，http：//www. ebi. ac. uk/imgt/hla/）、6 号染色体数据库 （human chromosome 6database，http：//www. sangei. ac. uk/HGP/Chr6）、IEDB 数据库 （Immune Epitope database，http：//www. iedb. org/）、等位基因频率数据库 （http：//www. allelefrequencies. net/）。IMGT/HLA 数据库最早于 1998 年公布，是一个有关 HLA 信息的专业数据库，为一个免费使用的数据库，一般每 3 个月更新 1 次。IMGT/HLA 数据库包括目前所有的正式命名的 HLA 等位基因序列，它也是提交 HLA 新等位基因的网站。除了提供等位基因的核苷酸序列外，数据库提供了其他的功能，包括序列的比对、序列的来源、等位基因提交者及其相关信息等。

（赵俊暐）

第二节　HLA 在医学中的应用

一、HLA 分子的主要生物学功能

（一）参与对抗原处理、运输及抗原提呈

HLA 分子在多个环节参与对抗原的处理、运输、提呈等。抗原加工处理是指天然蛋白质抗原转变成和 HLA 分子相结合的肽链的过程，这一过程主要在细胞内完成。加工后的抗原肽段被转运到细胞表面与 HLA 分子结合并被 T 细胞识别，称为抗原提呈。细胞对抗原的加工与提呈是激活机体免疫应答的关键步骤。通常外源性蛋白质抗原由提呈细胞加工后与 HLA - Ⅱ类分子结合，呈递给 CD4 辅助细胞；内源性蛋白质抗原由靶细胞处理后与 HLA - Ⅰ类分子结合，呈递给 CD8 细胞毒性细胞。根据抗原处理过程可分为内源性抗原处理和外源性抗原处理过程。

1. 内源性抗原处理过程　内源性抗原是指细胞内产生的非己成分，它可以是感染的病毒基因整合到宿主 DNA 中后，通过转录和翻译在细胞质中形成的病毒蛋白，也可能是细胞内基因发生突变后产生的蛋白质抗原。被加工的内源性抗原肽与 HLA - Ⅰ和Ⅱ类分子都能结合形成复合体，但目前研究比较清楚的为与 HLA - Ⅰ类分子相结合的途径。内源性抗原处理过程需要以下几个步骤：①抗原运送到蛋白酶体。②在蛋白酶体被降解为 8 ~ 10 个氨基酸的免疫性多肽片段。③免疫性多肽片段运送到内质网腔与新合成的 HLA - Ⅰ类分子结合。④免疫性多肽片段 HLA - Ⅰ类分子转运到细胞膜被 T 细胞识别。

大多数内源性抗原在三磷腺苷 （ATP） 依赖的抗原加工转运蛋白体 （TAP） 的协助下，

免疫性多肽片段运送到内质网腔，TAP-多肽复合物与HLA-Ⅰ类接触，TAP移交多肽片段给HLA-Ⅰ类分子，在一系列辅助因子作用下，HLA-Ⅰ类—多肽片段性形成稳定的复合物，再通过高尔基体转运到细胞膜表面，并呈递给CD8细胞毒性细胞。少数为非TAP依赖途径，可有两种情况：①部分外源性蛋白质进入细胞质，经蛋白酶降解后形成多肽与被转运至细胞质中细胞器内的HLA-Ⅰ类分子结合，再转运到细胞表面。②部分内质网腔合成的蛋白质经蛋白酶体原位降解后与腔内新生的HLA-Ⅰ类分子结合而被转运。

2. 外源性抗原处理过程　外源性抗原在专业的抗原提呈细胞（APC）内被降解成免疫原性多肽，并与HLA-Ⅱ类分子结合成稳定的复合物，从而保证多肽不被进一步降解为氨基酸。外源性抗原加工与呈递抗原的过程较复杂，外来蛋白质抗原被机体的抗原提呈细胞提呈后，通过胞饮作用进入胞质中特定的细胞器内体。在体内酸性环境中，抗原被附着于内体膜上的蛋白酶水解成抗原片段。同时内质网中合成HLA-Ⅱ类抗原分子的α和β链，与另一条不显示多态性的γ链（Ii链）一起装配成三链复合物，送到高尔基体转运网，在γ链导向下三链复合物进入内体，同时γ链被内体的蛋白酶降解，它在三链复合物中的位置由酶解的抗原肽段取代，形成抗原肽-HLA-Ⅱ类分子复合物。最后内体膜与细胞膜融合，抗原肽-HLA-Ⅱ类分子复合物即表达于APC表面。研究发现DM和DO分子参与外源性抗原肽转运过程。DM分子是HLA-Ⅱ类分子的伴侣分子，介导外源性抗原肽的运输，帮助Ⅱ类分子与肽结合过程中进行必要的折叠，促进经典的Ⅱ类分子与外源性抗原肽结合。DO分子也参与抗原肽的转运，DO能与DM分子结合，抑制DM的转运功能。

（二）MHC的限制作用

20世纪70年代中期发现细胞毒性T细胞只能杀伤具有同一表型的病毒感染的靶细胞，这意味着T细胞在识别细胞表面抗原决定簇的同时，还需识别细胞上的MHC分子。以后证实在诱发免疫应答过程中，无论是Tc细胞间、Th-B、Th-Tc间的相互作用也受MHC的限制。这一现象，即具有同一HLA表型的免疫细胞才能有效地相互作用，称为MHC的限制作用。

巨噬细胞与Th细胞间的相互作用受HLA-Ⅱ类抗原的约束。Th细胞的TCR联合识别免疫原性多肽性片段的表位以及HLA-Ⅱ分子α_1、α_2功能区的多态性决定簇。Tc细胞表面的CD8分子识别HLA-Ⅰ分子α_3区的非多态性决定簇。

（三）参与对免疫应答的遗传控制

机体对某种抗原物质是否产生应答以及应答的强弱是受遗传控制的。控制免疫应答的基因称为Ir基因，一般认为人的Ir基因位于HLA-Ⅱ类基因区内。由于HLA-Ⅱ类基因编码分子的多肽结合部位构型各异，故与不同抗原多肽结合并刺激Th细胞的能力也不相同，由此实现Ir基因对免疫应答的遗传控制。即具有不同HLA-Ⅱ类等位基因的个体，其对特定的抗原的免疫应答能力各异。

（四）调节NK细胞的活性

自然杀伤细胞（NK）是一种连接天然免疫和获得性免疫的"桥梁"细胞，通过多种方式发挥其细胞毒效应，一个重要的机制是NK细胞表面表达MHC-Ⅰ类分子特异的活化性及抑制性受体，能识别及杀伤MHC-Ⅰ类分子结构改变或下调的靶细胞。研究发现某些病毒如人类免疫缺陷性病毒（HIV）、单纯疱疹病毒（HSV）和巨细胞病毒（CMV）可以选择性下调感染细胞上某些 MHC - Ⅰ类分子，从而逃避 CD8⁺T 淋巴细胞和 NK 细胞的杀伤，这种"双重逃避"是通过杀伤细胞免疫球蛋白样受体（killer cell immnoglobulin like receptor, KIR）家族的活化性和抑制性受体的作用而实现的。Shimizu 等通过转染证实，HLA - Ⅰ类分子的表达调节 NK 细胞的活性。HLA - B 和 HLA - C 等位基因编码的分子通过 NK 细胞的受体抑制 NK 细胞的杀伤活性，激活的受体包括 CD16、CD2、CD28、CD69、CD44 等，抑制的受体有 CD94/NKG2A 等，CD94/NKG2A 可识别 HLA - E 及其递呈的免疫原肽。

（五）参与妊娠免疫调节

妊娠过程中胎儿能够免受母体免疫的攻击，研究表明胎盘组织的滋养层细胞不表达 HLA - A、HLA - B 抗原，而高度表达 HIA - G 抗原。经典的 HLA - Ⅰ和Ⅱ类抗原不表达，使胎盘组织成为生理性屏障，避免 T 细胞活化，防止母体对胎儿产生免疫应答。但是经典 MHC 分子表达数量的改变可能使细胞遭受 NK 的攻击，NK 细胞可杀伤 HLA - Ⅰ类分子缺失的靶细胞，然而 HLA - G 和 HLA - E 的高度表达可以抑制 NK 细胞的这种作用。HLA - G 是一种免疫耐受分子，与母胎耐受及抗感染免疫有关。胎儿细胞表面 HLA - G 分子可能通过与母体 NK 细胞表面 KIR 结合，抑制 NK 细胞杀伤活性，从而导致母体对 HLA 半异源性胎儿产生免疫耐受。HLA - G 分子引导序列的肽片段可与 HLA - E 分子结合而被递呈至细胞表面，通过和 NK 细胞表面 CD94/NKG2 受体结合，产生 NK 细胞抑制信号。HLA - G 分子还可通过与细胞毒性 T 细胞（cytotoxic T lymphocyte，CTL）作用，保护胎儿免受母体 CTL 细胞杀伤。

二、HLA 的临床实际应用

（一）HLA 系统与临床输血

HLA 系统与输血反应密切相关，主要是由于 HLA 同种免疫引起的反应。由于 HLA 抗原具有高度免疫原性，通过妊娠、输血、移植等途径免疫机体可产生 HLA 抗体。HLA 抗体与血小板输注无效（PTR）、发热性非溶血性输血反应（FNHTR）、输血相关性急性肺损伤（TRA - LD）、输血相关性移植物抗宿主病（TA - GVHD）等密切相关：

1. 血小板输注无效　血小板输注无效在临床上比较常见，患者在接受足够剂量的血小板输注后，仍处于无反应状态，即临床出血表现未见改善、血小板计数未见明显增高等，多次输血患者容易发生 HLA 同种免疫，血小板输注无效的可能性为20%～70%。多种因素均有可能导致血小板的输注无效，其原因分为非免疫性原因（脾肿大伴脾功能亢进、感染、发热、药物作用、弥散性血管内凝血等）和免疫性原因。免疫性因素可分为 HLA、血小板特异性抗原、红细胞血型抗原、药物免疫性等。研究发现血小板输注无效的免疫性原因大多为 HLA 抗体引起，约占免疫因素的80%，少数为血小板特异性抗体（HPA 抗体）、ABO 抗体或药物免疫性抗体。血小板表面上有 HLA 抗原，它只存在 HLA - Ⅰ类抗原，没有 HLA - Ⅱ类抗原。血小板上的 HLA - Ⅰ类抗原是血小板膜表面的固有结构成分，另外血小板表面还有血浆中吸附的可溶性 HLA - Ⅰ类抗原。HLA 抗原性较强，输注 HLA 抗原不配合的血小板可以引起血小板同种免疫和血小板输注无效。现常规临床输血一般不做血小板配型，因此容易发生供、受者 HLA 抗原不合，从而产生相应的抗体，再次输入血小板就会因同种免疫而导致血小板破坏和输注无效。对于一些接受化疗、放疗的癌症患者或骨髓移植患者，可以在同胞或随机人群中选择血小板交叉配型相合的供者解决血小板输注无效问题。目前国内已开始建立血小板捐献者基因数据库，以提供相配合的血小板，减少免疫原因引起的血小板输注无效。

2. 发热性非溶血性输血反应 发热性非溶血性输血反应（febrile non – hemolytic transfusion reactions，FNHTR）是输血反应中较为常见的一种反应。HLA 抗体、粒细胞抗体或血小板特异性抗体、血液保存中产生的细胞因子均可能引起发热性非溶血性输血反应。临床上发热性非溶血性输血反应主要是由于白细胞抗原与抗体反应，白细胞被破坏后释放细胞因子等热源性物质（如白介素 –1）所引起。受血者临床表现为有皮肤潮红、心动过速，继而发生寒战、体温升高，发热可持续数小时，血清中常存在 HLA 抗体。发热性非溶血性输血反应可以通过输注少白细胞的血液制品进行预防。

3. 输血相关性急性肺损伤 输血相关性急性肺损伤（transfusion related acute lung injury，TRALD）是临床输血并发的急性呼吸窘迫综合征，是一种严重的输血不良反应，患者可发生急性呼吸困难、低氧血症、非心源性肺水肿、低血压和发热。一般认为 TRALI 的发生机制是供者血浆中存在抗 – HLA 或者粒细胞特异性抗体（抗 – HNA）引起中性粒细胞在受血者肺血管内聚集，激活补体，导致肺毛细血管内皮损伤和肺水肿等临床症状，其死亡率较高。大多数情形下供者体内可检测到 HLA 抗体或者 HNA 抗体，多见于经产妇供者。少数 TRALI 检测不到 HLA 抗体或 HNA 抗体，表明 TRALI 的发生可能存在其他的机制。由于抗 – HLA 可引起 TRALI，因此可选择 HLA 抗体阴性供者降低 TRALI 的发生，临床上可以在输血前做交叉淋巴毒试验选择和输注 HLA 相合的血液。此外，可以选择无输血史的男性和（或）低初产妇作为献血者。

4. 输血相关性移植物抗宿主病 输血相关性移植物抗宿主病（transfusion associated – graft versus host disease，TA – GVHD）是输血的最严重并发症之一，它是受血者输入含有免疫活性的淋巴细胞（主要是 T 淋巴细胞）的血液或血液成分后发生的一种与骨髓移植引起的宿主病类似的临床症状群。TA – GVHD 的发生取决于多种因素：受者免疫抑制的程度、输注制品中淋巴细胞的数量和活性及供、受者 HLA 相配的程度。HLA 系统在 TA – GVHD 中起一定的作用，TA – GVHD 见于某些非免疫功能受损害的患者，此类患者多见于直系亲属之间（父母与子女）的输血，即供血者与患者之间有一个 HLA 单倍型相同。若患者是 HLA 杂合子，而供血者是 HLA 纯合子，并与患者的一个单倍型相同，则患者不能识别供者的 T 淋巴细胞为外来物，也就不能排斥，供者 T 淋巴细胞得以在受者体内存活并增生。此后供者的 T 淋巴细胞将受血者组织视为异物而予以排斥、攻击，造成严重组织、器官损害，产生致命的移植物抗宿主反应。例如父母 HLA 有一条单体型相同，如父亲 HLA 单体型为A1 – B8 – DR12，A3 – B46 – DR11；母亲为 A1 – B8 – DR12，A2 – B60 – DR9；其子女的单体型第 1 个为 A1 – B8 – DR12 纯合，第 2 个为 A1 – B8 – DR12，A2 – B60 – DR9 杂合。如果第 1 个孩子的血液输注给父母或第 2 个孩子，则受者不会将输注的淋巴细胞当成外来的抗原（均含有 A1 – B8 – DR12 单体型）；相反，供者的细胞识别受者为外来抗原，供者细胞被激活、增生、攻击受者。因此直系亲属间直接献血，TA – GVHD 发生的风险明显增加。为了预防 TA – GVHD，有效措施是用 γ 射线照射血细胞的活性淋巴细胞成分。

（二）HLA 检测与器官移植

HLA 抗原与同种器官移植的排斥反应密切相关，故又称为移植抗原。器官移植术后，移植物能否存活很大程度上取决于供者与受者之间 HLA 型别是否相合。HLA 位点对选择合适的供体、降低移植物抗宿主病（GVHD）的发生率、提高移植物的存活率均有重要意义。因此 HLA 配型能显著改善移植物的存活，如供者和受者间组织相容性差别越大，将激活更多的 T 细胞克隆参与对移植物的破坏和排斥。

1. 造血干细胞移植 造血干细胞移植广泛用于治疗白血病、再生障碍性贫血等疾病。造血干细胞移植对于供、受者 HLA 的配合度的要求比任何器官移植都要严格，这是由于造血干细胞移植的移植物中含有大量的免疫细胞，尤其是成熟的 T 细胞。造血干细胞移植中 HLA – A、HLA – B、HLA – C、HLA – DR、HLA – DQ 抗原比较重要。研究表明，供、受者之间 HLA 位点的相合程度与造血干细胞移植的效果呈正相关，HLA – A、HLA – B、HLA – DRB1 位点全相合的存活率显著高于不同者，等位基因高分辨水平上相合比低分辨水平相合的存活率要高。HLA 位点完全相合移植后发生 GVHD 的可能性低，随着不相合位点的增加，GVHD 发生率增高。在造血干细胞移植中，首选 HLA 全相同的家庭供者或非血缘关系的无关供者，也可选用脐带血造血干细胞移植。我国建立了中国造血干细胞捐献者资料库，专门负责国内非血缘关系骨髓志愿供者的管理，于 1992 年在中国红十字会的领导和安排下开始工作，近 5 年取得了长足的进步，目前库内容量登记的捐献者已达到 100 万人次。

2. 肾移植 HLA 配型对提高肾移植的短期存活和长期存活均有重要意义。第 1 次肾移植，供、受体间相合的 HLA 抗原数越多，或已检出的抗原错配数越少，移植肾存活率越高。影响肾移植的最主要的基因座位依次为 HIA – DR、HLA – B、HLA – A。也有报道 HLA – Cw 的错配也在很大程度上会引起移植排斥反应。HLA – Ⅱ 类抗原与移植肾的早期排斥反应有关，且 HLA – Ⅱ 类相配程度越好，移植。肾存活率越高，早期排斥反应发生率越低。HLA – Ⅰ 类抗原主要影响移植肾的长期存活，特别是 HLA – B 抗原，HLA – Ⅱ 类抗原对移植肾的短期和长期存活均有影响，但以对 1~3 年存活率的影响最大。对于再次或多次。肾移植，HLA 对移植肾长期存活率的影响更大。肾移植前输血可诱导受者对免疫反应产生非特异性的抑制作用，从而减轻对移植物的排斥反应，延长存活期。目前 HLA 在器官移植中的应用，已从单纯的配型发展到 HLA 型已知的血液做计划输血，以使患者对移植物产生免疫耐受，而又不降低患者的免疫防御功能。

如患者有针对供者特异的淋巴细胞毒抗体时，移植肾被迅速破坏，引起超急性排斥反应。为选择合适的供者，需要采用交叉配合试验测定患者的 HLA 同种抗体。同种抗体可以用补体依赖的淋巴细胞毒试验、ELISA 和流式细胞仪的方法进行检测，常用群体反应性抗体（panelreactive antibody，PRA）的百分率来指示患者致敏的程度。临床肾移植一般以 PRA 30%~40% 作为可移植的阈值，PRA 高时，肾移植容易产生超急排斥，可对患者进行血浆置换、免疫吸附和诱导免疫耐受等方法降低体液中 HLA 抗体，提高肾移植存活率。

选择 HLA 相同或相容的供者将提高移植的成功率，但是由于 HLA 高度多态性难以找到匹配的供者，在肾移植中可利用交叉反应组（CREG）的方式选择供者。由于 HLA – Ⅰ 类抗原具有多态性，但是这些抗原的结构类似，可以归属于一个交叉反应组。利用交叉反应，可以选择在同一交叉组且交叉配合为阴性的供者进行肾移植。

3. 其他实体器官移植 肝脏移植、胰腺、心脏、肺或心肺联合移植，移植前需进行 ABO 血型相容性试验。是否进行 HLA – A、HLA – B、HLA – DRB 位点的检测目前观点并不一致，但是移植前必须进行交叉配型。心脏移植的结果受 HLA 配型的影响，供、受者 HLA

相配程度与移植物的存活率呈正相关。角膜移植中，HLA - A、HLA - B 配型可以降低排斥反应的发生率。HLA 对肝脏移植的影响虽然不如肾移植，但其重要性仍不可忽视，供、受者间 HLA 配合度的提高仍可显著改善移植物的存活率。

（三）HLA 与肿瘤的关系

HLA 在免疫应答中发挥重要作用，包括抗原提呈、免疫识别和细胞毒作用，其中任何一个环节的改变都可能影响肿瘤的发生与发展。1997 年发现人类肿瘤细胞可丢失：HLA 分子，随着越来越多抗 HLA 单克隆抗体的出现，已检测到脑癌、结肠癌、乳腺癌等多种瘤组织中都存在这种现象。免疫组化方法显示正常细胞多为 HLA - I 类阳性，而 25% ~75% 的肿瘤细胞则存在不同程度的表达缺失。

HLA 表达异常与肿瘤免疫逃避的关系研究较多，目前普遍接受"丢失自我"假说，即肿瘤细胞 HLA - I 类分子表达的普遍下调，是肿瘤细胞针对 HLA 分子具有向 T 细胞递呈免疫原性多肽而选择的逃避机制。现证实许多肿瘤中 HLA - I 类分子有失表达和低表达现象，发生的频率在不同肿瘤中差异较大，主要的机制包括重链及 $\beta_2 m$ 的基因突变、表达调控异常和抗原加工相关转运体（TAP）、低分子质量蛋白（LMP）异常等。HLA - I 类分子和 TAP 的低表达常预示着肿瘤的临床进程加快和预后不良，在体内外研究中能导致肿瘤细胞对 CTL 的敏感性丧失或降低，能明显影响患者进行 T 细胞免疫治疗的效果。因此，在肿瘤的特异性主动免疫治疗中应考虑 HLA 的表达情况。MHC 分子表达数量的改变可能使肿瘤细胞遭受自然杀伤细胞（NK）的攻击，近年来研究发现 NK 细胞表达的 MHC 识别受体可分为抑制性受体（KIR）和活化性受体（KAR）两大类，经典与非经典的 HLA - I 类家族成员都可通过与 KIR 相识别而抑制 NK 细胞的细胞毒性。NK 细胞可杀伤 HLA - I 类分子缺失的靶细胞，肿瘤或病毒感染的细胞由于细胞表面的 HLA - I 类分子表达的下调，不能与相应 NK 细胞抑制性受体结合，从而使其对 NK 细胞介导的细胞毒活性更为敏感。

（四）HLA 与疾病的关联

由于发现小鼠 H - 2 系统存在与 Gross 病毒诱发的白血病的易感基因，因此推测作为 H - 2 对应的 HLA 系统是否也存在与疾病的关联。1967 年 Amiel 首先报道霍奇金病与 HLA - B5、B35 存在弱关联，后来 Brewerton 和 Terasaki 等分别发现强直性脊椎炎与 HLA - B27 抗原有非常强的关联，这些发现大大推动了 HLA 与疾病关联的研究。关联是指与表型的联系，个体携带某种抗原者易患某种疾病，称阳性关联；个体携带某种抗原对某种疾病具有一定的抵抗力，称为阴性关联。HLA 与疾病的关联程度采用相对危险度（relative risk，RR）来表示，RR 值越大，相关程度越大。HLA 系统以功能有区别的多座位基因及各基因的复等位性参与和调节机体免疫应答，决定疾病易感性的差异。表 6 - 1 为部分疾病与 HLA 关联的情况。强直性脊椎炎（AS）与 HLA - B27 呈现明显的关联，已证实不同地区、不同人种的强直性脊椎炎都表现与 HLA - B27 呈现明显的关联，但并非所有的 HLA - B27 等位基因均与强直性脊椎炎关联。AS 患者中 90% ~95% 带有 HLA - B27 抗原，而正常人群 HLA - B27 的基因频率较低，因此对于临床上怀疑为 AS 的患者检查 HIA - B27 抗原具有诊断价值。

（五）HLA 与亲子鉴定、个体识别的关系

应用医学和生物学的理论和技术判断父母与子女之间是否存在亲生的关系称为亲子鉴定，亲子关系的鉴定主要依据遗传特征。HLA 系统具有高度遗传多态性，在亲子鉴定和法

医学中具有一定的作用。HLA 是人类最具遗传多态性的血型系统，其表型数以亿计。除同卵双生子外，两个个体间 HLA 全相合的概率极低，而且终生不变，可以作为遗传性标记。HLA 检测在法医学亲子鉴定和个体识别方面意义主要表现在：由于 HLA 具有单体型遗传的特点，每个子代均从其父母处得到一条单体型，可用于亲子鉴定；如用分子生物学的检测方法，尚可对极少量的血痕进行检测，可用于法医学方面。

表 6 – 1　HLA 与某些疾病的关联

疾病	HLA 位点	相对危险度（RR）
强直性脊柱炎	B27	>100
Reiler 综合征	B27	35.0
急性前葡萄膜炎	B27	14.6
先天性肾上腺皮质增生症	B47	15.4
银屑病	Cw6	13.3
多发性硬化症	DR2，DQ6	12
重症肌无力	DR3	2.5
疱疹样皮肤病	DR3	56.4
乳糜泻	DQ2	30
干燥综合征	DR3	9.7
Graves 病	DR3	4.0
1 型糖尿病	DQ8	14

单独采用 HLA 分型可以有 90% 的排除率，结合红细胞血型和红细胞酶学检测，准确率可以达到 99%，但是判断时应考虑 HLA 的种群分布特点和 DNA 重组的可能性。近年来随着分子生物学的发展，目前已较少通过 HLA 系统做亲子鉴定和法医个体识别，而更多的是采用短串联重复序列检测或线粒体 DNA 的测序分析。

（六）HLA 与人类学研究

由于 HLA 具有连锁不平衡的遗传特点，某些基因或单体型在不同的民族或地区人群的频率分布存在明显的不同，人种和地区不同而出现 HLA 基因频率的变化可能是长期进化的结果，可作为不同种群特征性的基因标志。不同等位基因在人群中的分布不一致，具有一定的应用价值，表现在：首先，在造血干细胞库中，高频率抗原比较容易在无关供者库中找到相同 HLA 基因的供者；其次，不同等位基因产物所选择和提呈的抗原肽不同，结果可能造成不同等位基因个体对同一病原体所启动的免疫应答不同，直接导致个体对疾病抵抗力的差异。此外，分析 HLA 等位基因群体频率变化，有利于了解人种的演化和迁移规律。

（赵俊暕）

第三节　HLA 血清学分型技术

血清学分型方法是用一系列已知的抗 HLA 抗原的标准分型血清来检测未知淋巴细胞表面的 HLA 抗原型别。1956 年，Gorer 等创建补体依赖的淋巴细胞毒试验检测小鼠的同种抗体；1964 年，Terasaki 等将此方法改良，并将这一技术微量化，建立了微量淋巴细胞毒试验应用于人类 HLA 血清学检测。HLA – Ⅰ类和Ⅱ类抗原均可采用血清学方法检测，HLA – Ⅰ

类抗原采用血清学分型相对便捷，而 HLA - Ⅱ类抗原分型困难较大，这是由于 HLA - Ⅱ类抗原在未激活 T 淋巴细胞上不表达，需要分离和纯化 B 淋巴细胞。此外，HLA - DPB1、DQA1 其抗原表达弱而很难采用血清学确定抗原型别。Opelz 等曾将来自 58 个移植中心的 4 000 份冰冻组织标本进行回顾性分析，结果 HLA - DR 血清学方法分型错误率在 25% 以上，而且许多被血清学确定为空白 HLA 的型别实际上均存在特异性等位基因。

血清学方法在 HLA 的研究中起到了重要的作用，它是 HLA 分型的经典技术，需要有活力的 T 和 B 淋巴细胞，以及特异性明确的 HLA 分型标准血清。由于 HLA 抗血清本身的交叉反应、弱反应以及额外反应等特性，造成 HIA 血清学分型错误率高。此外，由于淋巴细胞的保存相对比较困难，以及高质量的单价 HLA 分型血清特别 HLA - DR 分型血清来源有限，这些因素导致血清学方法被逐步淘汰。最常用和经典的 HLA 血清学分型方法是 Terasaki 等建立的微量淋巴细胞毒试验，该方法目前仍在实验室使用，用于指定 HLA 抗原。

一、微量淋巴细胞毒试验

微量淋巴细胞毒试验又称微量补体依赖的细胞毒试验（complement dependent. microlymphocytotoxictechnique）。该技术是 1964 年由美国 UCLA 的 Terasaki 等引入人类 HLA 的分型研究，此后几经改良于 1970 年被美国国立卫生研究院（NIH）指定为国际通用的标准技术。这一技术是研究 HLA 系统的基本试验方法，该方法由于仅用 1μl 抗血清、1μl 淋巴细胞、1μl 补体、1h 孵育时间，故称为快速微量淋巴细胞毒试验方法。

微量淋巴细胞毒试验方法的基本原理是淋巴细胞膜表面具有 HLA 抗原，而分型血清中含有抗特定 HLA 抗原的细胞毒抗体，该抗体与淋巴细胞膜上相应的 HLA 抗原结合后，在补体的参与下损伤细胞膜，经染料（如曙红）染色后，通过观察细胞是否被染色来判断待测细胞是否损伤或死亡，进而可判断抗原、抗体反应的强度。损伤死亡的细胞经染色后，由于曙红进入细胞被染色呈灰黑色，无折光性，细胞肿胀，体积变大，死亡细胞数与抗原、抗体反应强度呈正比。当淋巴细胞不带有相应的抗原，则无此抗原、抗体的作用，染料不进入，细胞基本保持原有的大小，因不被着色而明亮，折光性强。死细胞和活细胞在相差显微镜下可清楚区分。实验应设置阴性和阳性对照，阳性对照死细胞应大于 80%，阴性对照死细胞应小于 2%。计算死细胞占全部细胞的百分比，可以反映出抗原、抗体反应的强度。目前通用的判断方法为 NIH 计分法（表 6 - 2）。

表 6 - 2　微量淋巴细胞毒试验记分

死细胞（%）	记分	意义
	0	未实验或无法读数
0 ~ 10	1	阴性
11 ~ 20	2	可疑阴性反应
21 ~ 40	4	可疑阳性反应
41 ~ 80	6	阳性反应
>80	8	强阴性反应

微量淋巴细胞毒试验仍是目前 HLA 抗原鉴定的标准方法，该技术的准确性在很大程度上取决于抗血清的质量以及淋巴细胞的活性。现在由于淋巴细胞分离技术的完善以及可获取单克隆抗血清，使该方法的准确性有所提高。但是由于 HLA 抗体存在交叉反应性、个体细

胞表面抗原表达强度不一以及反应板中某些抗体的缺陷，在一些情况下采用微量淋巴细胞毒试验指定个体 HIA 座位的抗原存在一定的困难或指定偏差。此外，在人群中部分 HLA 等位基因存在不表达的现象（无效等位基因），即个体拥有该等位基因但在相应的细胞表面并不表达其抗原，这在 HLA 血清学分型过程中会出现某一座位上只能检测到一个抗原的情况，但实际上个体该 HLA 座位上存在两个等位基因。因此，当出现血清学方法和基因分型不一致时，应考虑到存在无效等位基因的可能。

二、抗血清的来源和标准

血清学分型方法需要 HLA 抗体作为分型试剂，HLA 抗体大部分是 IgG，少数为 IgM。机体通过免疫途径可产生 HLA 抗体，常见 HLA 抗体产生的途径包括：①通过妊娠、输血和同种器官移植等免疫作用，产生 HLA 同种抗体。②使用纯化的 HLA 抗原免疫动物，可产生 HLA 异种抗体。③使用杂交瘤技术，可获得单克隆抗体。④曾发现极少数存在天然的抗体。HLA 抗体最简单而有效的来源途径是从孕妇或经产妇的血液中进行筛选，胎母血型不合的妊娠可使母亲产生相应的抗体，HLA 抗体可发生在第 1 胎，最早可在妊娠后 6 个月检测出。HLA 抗体的一个重要特点是与相应抗原反应时，表现出剂量效应和抗体之间的协同效应，这些特点可能造成淋巴细胞毒试验的假阴性和假阳性结果。

关于分型血清质量标准主要包括两个方面：①血清特异性程度，常用对阴性细胞的假阳性反应率（FP）和对阳性细胞的假阴性率（FN）来表示。分型血清应满足 FP≤3% 和 FN≤14%。②血清的强度，采用强度指数 SI 表示。强阳性反应时死细胞大于 80%，一般要求 SI≥70%。

三、血清学分型方法的影响因素

HLA 系统的交叉反应是造成 HLA 血清学错综复杂的主要原因，HLA 抗血清的交叉反应、弱反应以及额外反应等特性以及其他的影响因素，容易引起 HLA 血清学分型出现错误。血清学方法分型的主要影响因素可归纳为以下几个方面。

（一）抗血清

（1）HLA 抗血清中如存在纤维蛋白以及其他杂质等颗粒，则可以影响反应和读数。此种情况可通过高速离心等方法去除。抗血清被细菌污染，可导致抗体效价降低或产生细菌毒素，可产生假阳性或假阴性。

（2）抗血清效价降低，反应结果难以判断。造成抗血清效价降低的原因有：抗血清多次冻融、运输过程中温度过高、冻干过程活力受到损失、冻存时间偏长。

（3）HLA 抗体之间的剂量效应和协同效应，会影响实验的重复性。

（二）淋巴细胞

1. 淋巴细胞活性下降易发生假阳性反应　分离出的淋巴细胞必须具有高活性，造成淋巴细胞活力下降的原因有：保存和运输过程中细胞悬液介质的 pH 值发生变化、外界温度变化以及剧烈摇动、处理标本不及时、人为损伤等。

2. 淋巴细胞悬液污染　常见为红细胞污染，主要见于白血病患者的标本。此类标本分离淋巴细胞时，部分红细胞与淋巴细胞分层不明确而引起红细胞污染，红细胞污染严重时可造成读数和判断上的困难，可用 8.3g/L 氯化铵溶液处理破坏红细胞。

3. 淋巴细胞数量不当　抗原、抗体反应有一定的最适比例，比例不当可引起抗原、抗体反应的改变。淋巴细胞数太少时，易造成假阳性；淋巴细胞数过多时，易造成假阴性。

4. 淋巴细胞上抗原表达异常　部分白血病患者 HLA 抗原可出现减弱甚至缺失，少数患者则可能出现抗原增多现象，这将引起 HLA 分型错误。

（三）孵育的时间和温度

鉴定 HLA 抗血清特异性的实验条件，都是通过选择而确认的。使用 HLA 抗血清分型如孵育的时间不足，将使某些抗体反应不显示，特别是弱抗体，可产生假阴性结果；孵育的时间过长，有可能使某些弱交叉反应产生假阳性结果。孵育的温度以 20℃～25℃ 最为适宜。淋巴细胞和 HLA 抗体的相互作用，25℃比37℃更为敏感，但温度过低会出现细胞毒冷抗体的干扰。

（四）补体活性

补体对细胞毒试验的影响主要表现在三个方面：①补体具有天然细胞毒性，不论是否存在 HLA 抗原和抗体之间的相互作用，淋巴细胞总要被杀死一部分，造成假阳性结果。②补体活性偏低，HLA 抗原和抗体的反应不能被充分显示，易出现弱反应甚至假阴性结果。③试验系统中，补体量的不足或过多均会影响结果。血清学分型试验前应先对补体进行预实验，确认补体量的最适方案。

（五）染色和固定

在初次使用某一批次的曙红时，应先检查该产品能否对死细胞进行有效染色。使用曙红的染色时间一般为 2～10min，不要超过 15min。由于曙红采用蒸馏水配制，长时间染色将使活细胞死亡而着色。使用曙红染色时，必须配合使用甲醛固定反应结果。甲醛能使活细胞有更大的折光性，从而容易与死细胞区别。

四、HLA 抗体检测

通过妊娠、输血或器官移植等同种免疫作用可产生 HLA 抗体，HLA 抗体在临床上有重要的意义，可诱发移植的超急性排斥反应、发热性非溶血性输血反应和血小板输注无效等。在肾移植开始的早期，临床医生就观察到体内预存的循环抗体是诱发超急性排斥反应的主要原因，因而常规采用淋巴细胞毒交叉配合试验作为术前筛选抗体的一种方法。

肾移植中常监测群体反应性抗体（PRA），该抗体是患者 HLA 抗原致敏的结果，常因怀孕、输血或接受器官移植而产生，它与移植物排斥反应及存活率密切相关。PRA 分析是反映移植受者体内抗 HLA 抗体水平的实验方法，借助对患者预致敏状态的分析可识别受者不能接受的 HLA 基因。近年来的一些实验研究结果显示，真正对移植物存活和排斥反应有显著影响的 PRA 抗体为：IgG 抗体，移植中对 PRA 检测技术的灵敏度、特异性等要求相当高。目前用于 HLA 抗体或 PRA 检测的方法有多种，可分为两大类：淋巴细胞毒方法和非淋巴细胞毒方法（流式细胞仪方法、ELISA 或其他方法）。常见的方法为淋巴细胞毒方法、流式细胞仪方法、ELISA 方法，其中流式细胞仪和 EIISA 方法比淋巴细胞毒试验方法敏感，特异性要好，它可用于指定抗体的特异性或抗体的免疫球蛋白型。

（一）补体依赖的淋巴细胞毒方法

补体依赖的淋巴细胞毒方法（complement dependent cytotoxicity，CDC）有多种，常见的有经典的 Amos 方法、抗人球蛋白方法、微量淋巴细胞毒交叉配合试验方法。国内主要采用微量淋巴细胞毒交叉配合试验和 One Lambda 细胞板方法。微量淋巴细胞毒试验可以检测血清中存在的 HLA-Ⅰ类、Ⅱ类抗体，包括 IgG 和 IgM 抗体。其原理是被检血清中的抗体与供体淋巴细胞膜表面相应抗原结合后激活补体，引起细胞膜破损或细胞死亡，细胞膜通透性增加，染料得以进入细胞，使细胞染上颜色，根据着色的死细胞数目，可以估计淋巴细胞毒的强度，依此判定受检者血清中是否存在 HLA 抗体。补体依赖的淋巴细胞毒方法需要活的 T、B 淋巴细胞，为了保证实验结果的长期稳定，使实验标准化，许多实验室采用冰冻保存的细胞，但是冰冻细胞容易溶解和变脆，导致假阳性。本方法灵敏度较低，只能检测补体结合的抗体，对非补体依赖的抗体不能检测；同时本方法不能区分 HLA 特异性抗体和非特异性抗体，常由于自身抗体或免疫复合物而产生假阳性。

（二）ELISA 方法

ELISA 方法（enzyme linked immunoadsorbent assay，ELISA）筛选抗 HLA 抗体已有多个厂家的试剂，ELISA 方法比淋巴细胞毒方法更敏感，特异性好，仅检测 HLA 特异性抗体，能够区分非 HLA 抗体。1995 年美国 Sangstat 公司联合美国、德国、荷兰和巴西等 6 个著名实验室联合研制，推出 ELISA 筛选抗 HLA-Ⅰ类抗体的方法；1998 年美国 One Lambda 公司先后推出微量 ELISA 筛选 HLA-Ⅰ类、Ⅱ类抗体的方法。ELISA 方法检测原理根据试剂的不同，可有下列两种：①将抗 HLA-Ⅰ类（或Ⅱ类）单克隆抗体直接包被在酶联检测板孔并捕获可溶性 HLA 抗原后制成 ELISA 反应板，当标本中存在抗 HLA-IgG 抗体时，发生抗原、抗体特异性结合，加入抗人 IgG 酶联试剂，发生酶显色反应，从而检出是否存在抗 HLA-IgG 抗体。②将纯化的可溶性 HLA 抗原直接包被在 ELISA 板上，加入待测血清，如果待测血清中存在 HLA 抗体，则在相应的孔内将发生抗原、抗体反应，然后加入酶标记的二抗，经显色后测定各孔的吸光度值，根据抗原包被的情况获得相应的抗体结果及其百分比。该技术可测定补体依赖的 HLA 抗体和非补体依赖的 HLA 抗体，而且结果不受 IgM 的干扰和感染等因素的影响，根据包被的抗原不同可鉴定出 HLA-Ⅰ类或Ⅱ类抗体，同时可区分免疫球蛋白型和进行定量分析。

（三）流式细胞术

流式细胞检测技术（flow cytometry）较早开始应用到 HLA 抗体筛选中，与传统的血清学方法相比，其进一步提高了抗体检测的精确度和灵敏度，并且还可区分 IgG 或 IgM 类 HIA 抗体以及检测非补体依赖性抗体。流式细胞术包括普通流式细胞仪分析方法和免疫磁珠流式细胞仪分析方法，可利用淋巴细胞作为靶细胞或者纯化 HLA 抗原包被的微球作为靶细胞。

普通流式细胞仪分析方法于 1983 年开始应用于 HIA 抗体检测，以淋巴细胞作为靶细胞，能同时检测所有的免疫球蛋白型（IgG、IgM、IgA 等），但不能区分 HLA 特异性和非特异性抗原，也不能区分 HIA-Ⅰ和 HLA-Ⅱ抗体，可能产生 5%~10% 的假阳性反应。

免疫磁珠流式细胞仪（Luminex）分析方法以微球磁珠作为靶细胞，利用单克隆抗体从 EB 病毒转染的细胞株中纯化 HLA 抗原，包括所有常见的和稀有的 HLA-Ⅰ、Ⅱ类抗原。抗原分别包被在数十个免疫磁珠上。当加入待测血清于室温下孵育时，包被不同的 HLA 抗原的磁珠即与相应的抗体结合，再加入荧光标记的抗人 IgG 二抗孵育，终止、固定，通过流式细胞仪检测和分析血清标本中 HLA 抗体的强度和特异性。本方法可区分 HLA – Ⅰ 和 HLA – Ⅱ抗体，同时可进行抗体强度的计算。

（四）三种方法的比较

补体依赖的淋巴细胞毒方法是最早的方法，在 20 世纪 80 年代已广泛应用于临床。该方法检测敏感性低，操作费时而且人为误判多，肾移植后易发生超急性排斥反应。ELISA 方法有多种检测试剂，具有快速、简便，并能同时检测 HLA – Ⅰ 和 HLA – Ⅱ抗体，但很难指定抗体的抗原特异性。普通流式细胞术操作繁琐，技术难度大，该技术重复性不稳定，难以检测 HLA – Ⅱ抗体。免疫磁珠流式细胞仪分析方法是目前最新的技术，基于荧光流式细胞仪和免疫标记技术相结合，该技术敏感性高、特异性好，而且能指定 HLA 抗体的抗原特性，但有需要特殊的设备以及价格贵等不足。

（赵俊暕）

第四节　HLA 的分子生物学分型技术

个体 HLA 遗传学差异的本质在于编码其抗原产物的基因上，所以分析个体 HLA 的基因型无疑是对 HLA 型别分析的最准确的方法，其准确性远高于血清学与细胞学分型。自 1996 年第 12 届国际组织相容性研讨会后，以 DNA 为基础的 HLA 基因分型技术日趋成熟，并逐渐取代血清学方法和细胞学分型技术。基因分型方法需要的血样少，标本可长期保存，相应的分型试剂可大量制备，来源不受限制，特别重要的是基因分型精确、可靠，重复性好，其分型错误率远低于血清学方法，基因分型技术已在实际工作中得到了广泛的应用。但需注意，HLA 基因分型检测是检测个体 HIA 座位上的等位基因序列情况，而 HLA 血清学技术和细胞分型技术检测是检测 HLA 座位上的抗原情况。

HLA 基因分型中，一般将检测到 * 后第 2 位称为低分辨分型，或抗原分解物水平分型；检测到 * 后第 4 ~ 8 位，叫高分辨分型或等位基因水平分型。介于高分辨分型与低分辨分型之间的为中间分辨分型。HLA 的基因分型方法目前有多种，基本上可分为两种类型：一类是以鉴别 HLA 基因序列不同为基础的 HLA 分型技术，如 PCR 限制性片段长度多态性（polymerase chain reaction restriction fragment length polymorphism，PCR – RFLP）、序列特异性引物 PCR（polymerase chain reaction sequence specific primer，PCR – SSP）、PCR 序列特异性寡核苷酸探针分型技术（polymerase chain reaction sequence specific oligonucleotide probe，PCR – SSO）、PCR 单核苷酸序列分析（PCR sequence base – typing，PCR – SBT）、基因芯片、流式细胞术（Luminex）等；另一类基于不同 HLA 等位基因在聚丙烯酰胺凝胶电泳中具有不同的构象而设计的，如 PCR 指纹技术、单链构象多态性分析技术（single strand conformation polymorphism，SSCP）、参比链介导的构象分析（HLA typing with reference strand mediated conformation analysis，RSCA）。在实际工作中一般采用 PCR – SSP、PCR – SSO、PCR – SBT、基因芯片、流式细胞术等技术。

一、HLA 的分子生物学检测方法

（一）PCR 指纹技术

1991 年召开的国际组织相容性专题研讨会上，PCR 指纹技术（PCR finger - printing）被正式列为 HLA 基因型别鉴定方法之一。这一技术是基于在特异性扩增 DNA 最后一个循环阶段的退火期，其单链 DNA 除形成同一个体的完全互补的同质双链外，某些单链 DNA 还可以与不同个体的单链 DNA 形成不完全的互补异质双链，不同个体有不同分子构象，在非变性的聚丙烯酰胺凝胶电泳中呈现特异的电泳图谱，这些电泳图谱称为 PCR 指纹。PCR 指纹技术可以像混合淋巴细胞培养方法一样，无需知道供、受体的确切型别或等位基因的特异性，即可通过 PCR 扩增后，在非变性聚丙烯酰胺凝胶电泳中直接判断供、受体相应基因的相容性，且耗时较短，也无需使用探针、限制性核酸内切酶、核素等，具有快速、简便、经济、直接等优点。本方法无法确切指定 HLA 的等位基因型别，仅作为器官移植配型的补充技术，目前在常规检测中一般不使用。

（二）PCR 单链构象多态性

PCR 单链构象多态性（PCR - SSCP）方法是指在不含变性剂的中性聚丙烯酰胺凝胶中电泳时，单链 DNA 形成一定的空间结构，具有一定的构象。单链 DNA 因碱基顺序不同或碱基不同所形成的构象不同，泳动速度也不同，通过 PCR 扩增 HLA 等位基因的碱基的置换部位及两侧 DNA 片段，变性后进行 SSCP 分析，可有效检出 DNA 碱基的差异。PCR - SSCP 法可作为检测是纯合子还是基因缺失的补充实验。该法仅能探知基因变异的存在，而无法确定变异的确切位置及内容。本方法主要用于检测供、受者基因是否相配，常作为 HLA 其他基因分型方法的补充，用于区分纯合基因和空白基因，同时可用于发现和确认新的等位基因和变异体，本方法的缺点为不能确切指定 HLA 的等位基因型别。

（三）参比链介导的构象分析

参比链介导的构象分析（RSCA）是根据不同基因扩增产物与荧光标记参比链（fluorescent labeled reference，FLR）杂交后产生具有不同构象的稳定 DNA 双链，经过非变性聚丙烯酰胺凝胶后，采用激光扫描技术和分析软件来检测和分析 HLA 等位基因。

1. RSCA 的基本流程　①提取人外周血细胞 DNA。②位点特异性引物 PCR 扩增 HLA 各位点。③荧光标记参比链，对于同一位点可用几种不同的染料标记不同的参比链。④荧光标记参比链与待测 PCR 产物杂交。⑤电泳。⑥DNA 参照 Ladder。及 Marker 的建立。⑦激光检测仪扫描电泳结果。⑧软件分析，通常将荧光引物峰值定为 1，将 FLR 同源双链峰值定为 1 000，而 FLR 异源双链峰值定为 2 000。根据不同的等位基因与 FLR 杂交，形成不同杂交双链峰值对等位基因进行分型指定。

2. RSCA 分析系统的优点　①分辨率及准确率高：RSCA 系统对每一位点设计两条或更多条参照链，其中一条参照链与位点中的其他参照链的序列差异较大或同源性较差，杂交时可以产生尽可能多的构象变异体，从而有利于等位基因的分离。同时为了尽可能增加其分辨性能，实验中将位点任意一条等位基因产物作为第 2 条参照链，将两条参照链与扩增产物分别杂交，产生不同构象的参照链 PCR 产物二聚体，从而可将不同组合的 HLA 等位基因分辨开，并可以检测到一个碱基的差异，可发现新的等位基因。②重复性好：RSCA 是一个半自动化的分型系统，根据 FLR 与标本杂交后在电泳中的不同迁移率，经激光检测系统扫描，最后用计算机软件分析结果，这可减少许多人为因素及因电泳条带密度差别等所致结果判断不一致的弊端。同时因电泳时具有不同迁移率的杂交双链，在电泳中移动相同距离所用时间不同，所以在固定的位点用激光探测仪检测不同杂交双链与固定位点之间的距离，这样得出的结果准确率更高、重复性更好。

本方法使用时应注意到等位基因的确认要依赖于参比链确定的标准梯度，选用不同的参比链所得的结果准确性是不一样的；结果中的杂交双链峰值的荧光强度由标本的 PCR 产物决定，如果标本的 PCR 产物较少，则结果难以确定。HLA 基因分型中存在内含子的多态性干扰。研究资料表明，不同人种的同一等位基因的内含子序列存在突变现象，因此，RSCA 方法可将同一等位基因指定为不同基因。该方法在测序技术尚未完全成熟前，曾在多个实验室应用于 HLA 的分型。但是由于 HIA 等位基因的高度多态性以及新的方法的出现，目前实验室一般不使用 RSCA 技术进行常规的 HLA 分型检测。

（四）PCR 限制性片段长度多态性

20 世纪 80 年代末开始利用 PCR 限制性片段长度多态性（PCR - RFLP）进行 HLA - DR、DQ 基因水平上分型。PCR - RFLP 的原理是 HLA 等位基因存在多个核酸内切酶位点，由于不同的 HLA 等位基因之间存在核苷酸的差异，用相同的限制性核酸内切酶去消化特异性等位基因的差异位点，会得到不同长度、不同数目的 DNA 片段。经电泳紫外照射成像后可出现不同的 DNA 条带型，从而鉴定 HLA 基因型别。PCR - RFLP 法准确性好，但选择核酸内切酶来消化和区分所有等位基因是该技术的关键问题。现可通过计算机软件辅助解决该问题，但是如果等位基因 PCR 扩增片段中只有 1～2 个核苷酸差别时，可能找不到能对它们加以区分的特异性的限制性核酸内切酶，需做 PCR - SSO 补充区分，而且 PCR - RFLP 有时由于实验条件等原因，扩增产物有不被内切酶消化的可能。PCR - RFLP 由于其技术复杂与 HLA 本身高度多态性，其限制性片段格局表现异常复杂，使其在 HLA 研究领域内的应用受到一定程度的限制，目前该方法较少使用。

（五）PCR 序列特异性引物

PCR 序列特异性引物（PCR - SSP）是目前大多数临床实验室常用的方法之一。PCR - SSP 的原理是根据 HLA 等位基因各型别核苷酸碱基序列的差异性，设计出一系列特异性引物。因 laq DNA 聚合酶没有 3′→5′核酸内切酶活性，引物 3′端最后一个碱基是否与模板配对起关键性作用，决定着能否扩增出产物。若将引物的 3′端最后一个碱基设计在各特异性之间有差异的碱基序列上，则可直接扩增出有序列差异的各等位基因特异性片段，通过琼脂糖电泳直接判断有无扩增产物来确认基因的多态性。该方法操作比较简单、快速，耗时较短，适合小批量标本，一般在 3h 内可取得分型结果。PCR - SSP 技术的关键是特异性引物的设计和 PCR 反应体系的准确无误，可通过提高退火温度、加入内源性阳性对照等措施确保产物的特异性和反应体系的特异性。

与 PCR - SSO、PCR - RFLP 相比较，PCR - SSP 具有三个特点：①高度特异性：利用 3′端引物的差异进行特异性扩增，提高退火温度可加强这种特异性。②结果判断简便：分型结果的判断相对简单，可实现自动化。③高度分辨率：每对引物仅对特定序列片段进行扩增，产物分辨率高。但是由于 PCR - SST 技术采用多对引物进行扩增，实验成本相对较高，而且由于特异性引物的有限性以及实验条件的影响，如标本 DNA 含量，特别是为了操作的方便将所有反应体系设置在同一扩增条件下进行，这将可能出现假阳性带或漏带现象，同时某些罕见的 HLA 特异性难以用此方法检出。本方法被大多数实验室选择接受，有低分辨和高分辨分型试剂。

（六）PCR 序列特异性寡核苷酸探针

PCR 序列特异性寡核苷酸探针（PCR – SSO）是核酸杂交的代表性技术。该方法是采用特异性引物对目的 DNA 片段进行扩增，将 PCR 扩增产物与已知序列特异性探针（SSO）进行特异性杂交，通过分析杂交结果和分型格局得出标本 HLA 基因型别。该方法灵敏度非常高，1 个碱基的差异都能被检测出来，可分为正向 PCR – SSO 和反向 PCR – SSO。

（1）正向 PCR – SSO PCR 扩增的产物直接点于固相载体上，常为硝酸纤维素膜或尼龙膜，再用一系列标记的序列特异性寡核苷酸作为探针进行杂交，通过显影检测杂交信号，根据杂交结果确定产物基因特异性。该方法操作比较繁琐，但分辨率高，适合大量标本的检测。

（2）反向 PCR – SSO 与正向 PCR – SSO 相反，反向杂交是将一系列的序列特异性寡核苷酸探针直接交联于固相载体（如尼龙膜）上，然后加入标记的 PCR 扩增产物进行杂交，经适当的洗膜和显影检测杂交信号，根据杂交结果确认 HLA 等位基因。

PCR – SSO 其分型灵敏度与特异性均很高，常可分为高分辨方法和低分辨方法。PCR – SSO 技术涉及探针或引物的标记，可分为核素标记和非核素标记。早期采用核素标记探针存在许多缺点：半衰期短、环境污染、对人体有害以及需要自显影设备等，已逐步淘汰。近年来已采用非放射性标记探针，主要有酶类标记、地高辛标记、生物素标记、荧光素或化学发光剂标记等，这些标记在一定程度上克服了放射性标记的缺点，并在临床得到了应用。经典的 PCR – SSO 的高效性与特异性使 HLA 配型更加精细和准确，方法更加简单，是应用较多的基因分型方法之一，但是本方法需要的时间较长。

（七）流式细胞术检测技术

流式细胞术（Luminex）检测技术基于 1997 年美国 Luminex 公司开发出来的 xMAP（flexible multi – analyte profiling）技术。流式细胞术检测 HLA 在技术上有很大的改进和突破，该方法用免疫磁珠作为载体，在同一微孔内进行反应，利用流式细胞仪（Luminex）检测杂交信号和区分探针的种类。本技术使用的免疫磁珠具有一定的特性，磁珠可利用颜色进行标记。当免疫磁珠上两种颜色混合的比例不同时，经流式细胞仪检测后即可区分定义为不同种类的免疫磁珠，目前两种颜色的组合在流式细胞仪上最多可区分成为 100 种不同的免疫磁珠。本方法的基本原理和主要流程如下：①采用特定的免疫磁珠作为载体，将已知序列特异性探针（SSO）固定在免疫磁珠上，每一种特异性探针固定在已知颜色比例的免疫磁珠上。由于免疫磁珠上颜色比例的不同，在流式细胞仪红色激光束下可进行区分，根据事先设计的标记情况，通过流式细胞仪检测后可确认特定颜色比例免疫磁珠上携带的特异性探针的种类，从而达到将探针区分的目的。②利用标记的特异性引物对目的 DNA 进行扩增，将 PCR 扩增产物与免疫磁珠上的序列特异性探针（SSO）在同一孔内进行特异性杂交，再加入荧光显色剂，然后利用流式细胞仪的绿色激光束检测杂交信号，红色激光束区分探针的种类，利用软件分析杂交结果得出标本的 HLA 基因型别。该方法与 PCR – SSO 有相似的地方，但是技术上有重大的突破。本方法灵敏度非常高，在 96 孔微板上可进行大规模的检测，实现了所有探针的杂交于液相条件下在同一个孔内进行，而且采用免疫磁珠作为载体，具有快速、简便、可靠的优点，平均每个孔在流式细胞仪上检测的时间不到 30s。目前已有商品化的试剂供应，同时该技术也广泛应用于其他方面（如传染病指标等）的检测和研究。由于其原理与 PCR-SSO 类似，有时也将其归属于 PCR-SSO 方法，是目前造血干细胞捐献者分型中最常见的方法之一。

（八）PCR-直接测序分型

HLA 分型的直接测序方法（PCR-SBT）是最详尽确认 HLA 基因型的方法。本方法通过扩增目的 DNA 片段，采用引物直接检测 HLA 基因多态性位点的核苷酸序列，再结合软件分析与已知可能的等位基因的序列进行比较，从而指定 HLA 等位基因型别。该方法可保证高度准确的基因分型结果，为高分辨的结果。对于 HLA-Ⅰ类分型获取的序列一般为第 2、第 3 和第 4 外显子，对于 HLA-Ⅱ类基因分型主要为第 2 外显子，现已有商品试剂盒。该方法分型准确，为高分辨能力，但是需要特殊的仪器设备，耗时较长。PCR-SBT 可分为双链扩增技术和单链扩增技术，该方法是直接检测基因的核苷酸序列，因此准确性高，但是由于 HIA 存在高度多态性，PCR-SBT 测序过程中会存在歧义指定的情形，这在实际分型中应引起重视，避免指定错误。

（九）基因芯片技术

基因芯片（gene chip）技术是 20 世纪 90 年代发展起来的一项前沿生物技术，是对传统生物技术如检测、DNA 杂交、分型和测序技术重大的飞跃和创新，具有高通量、程序化、规模化等特点。基因芯片利用核酸杂交原理检测未知分子，它是指将许多特定的寡核苷酸片段或基因片段作为探针，有序地、高密度地（点与点间距一般小于 $500\mu m$）排列在玻璃、硅等载体上，然后与待测的标记过的标本基因进行特异性杂交，通过激光共聚焦荧光检测系统对芯片进行扫描，并配以计算机系统对每一个探针上的荧光信号进行检测，从而得出大量信息进行 HLA 分型的指定。1993 年，Sheldon 用芯片技术检测 HLA 的可变区，现在国内外许多实验室与多家公司都在积极致力于 HLA 基因芯片的开发，已有部分产品，但大多为低分辨结果。基因芯片能够一次进行大量靶基因的杂交探测，具有快速、高效、高通量、性能稳定、重复性好等优点，但是 HLA 的基因芯片分型技术还存在着仪器设备价格昂贵、方法有待标准化以及信号检测不完美等不足。

（十）单核苷酸多态性检测技术

单核苷酸多态性（SNP）是指：DNA 序列中单个核苷酸的差别，存在于编码区内的称为 CSNP（coding SNP）。SNP 被誉为继 STR 之后的第三代遗传标记，开发 HLA 区域的 SNP 有利于免疫相关疾病的准确定位及 HLA 单体型的研究等，目前在 HLA-Ⅰ类区域内已发现 SNP 密度是 1 个 SNP/400bp，远大于基因组内其他区域已发现的 SNP 密度，第 13 届国际组织相容性专题研讨会上的目标是制作 HLA 区域内高密度 SNP 图，用目前存在的方法发展 HIA-SNP 分型试剂盒。

HLA 基因分型准确率高，有关 HLA 的基因分型方法很多，但是在实际分型工作中常见的分型方法主要为 PCR-SSP、PCR-SSO、流式细胞术、PCR-SBT、基因芯片等。不同的实验室可根据实际情况选择分型方法，但是不论何种方法，都需要有一定数量的已知标本或标准品做质量控制，以保证分型结果的准确与可靠。

二、HLA 高分辨分型中歧义结果的原因及区分对策

HLA 具有高度遗传多态性。在 HLA 基因分型方法中，由于分型方法本身的特性，有时会得到歧义的分型结果，不能明确地指定为某一基因型。它们基本上发生在高分辨率分型，即等位基因分型 * 后 4 位分型。在低分辨分型方法中歧义的问题，一般可以通过增加引物或探针来克服。

（一）歧义结果产生的原因

1. PCR - SSP 中的歧义结果　PCR - SSP 分型的引物特性类似于血清学分型的抗体，可有"单价"和"多价"之分。前者只扩增某独一无二的基因，而后者可扩增数个等位基因，因此会产生歧义的分型结果，难以定型，特别是某些引物可干扰结果的判断，最终得不到明确的结果。

2. PCR - SSO 中的歧义结果　HLA 的每个等位基因都具有各自独特的基元序列。PCR - SSO 方法使用一系列序列特异性探针，与相应的等位基因杂交。这些探针有的类似"单价抗体"，只与某一等位基因的基元序列杂交，因此凡与此探针杂交呈阳性反应，即可明确无误地指定相应等位基因。但是其他大多数探针类似"多价抗体"，能够与一种以上的基元序列杂交，产生错综复杂的杂交格局。在相应探针无法区分时，导致产生歧义的分型结果。

3. PCR - SBT 中的歧义结果　PCR - SBT 结果是一个高分辨结果，但是某些时候并不能完全区分等位基因的混合，因此 PCR - SBT 可能引起歧义的结果。PCR - SBT。结果的准确性取决于等位基因以及引物的特异性和位置。歧义的结果主要表现为测序分析获得的序列与多种等位基因的组合序列完全匹配。有三种情况可能引起歧义的结果：①单一等位基因不能区分，主要由于等位基因核苷酸的区别在测序区域外，这可以通过扩增其他区域的序列进行解决，如 A * 0207 和 A * 0215N 在第 2 和 3 外显子序列完全相同，但在第 4 外显子存在差别（第 843 位）。②部分等位基因的序列未被全部测定，如 HLA - B * 270503 缺乏第四外显子序列，当其他等位基因仅在本区域与其有差异时则无法区别，解决方法为不完整的序列进行完全测序。③多种等位基因组合导致相同的杂合序列，如 DRB1 * 040101、0406，DRB1 * 0421、0403 和 DRB1 * 0413、0420 的组合在 2 号外显子表现为相同的杂合序列。

（二）歧义结果区分的策略

分型方法产生歧义结果后不能得到明确的 HLA 分型结果，对于歧义的结果可以通过以下方法进行区分：①采用 PCR - SSP 进行低分辨检测，结合低分辨的结果可加以区分。②采用型特异性引物进行扩增，然后在组内进行分析。③改用其他厂家的试剂，由于每一个厂家探针或引物的组合不同，改用其他厂家后可能能够区分。④增加测序的范围或杂交的探针数。⑤克隆转染后形成单链后检测。⑥多种方法结果进行综合判断。以下介绍三种常见的解决歧义结果的方法。

1. 单链 DNA 抽提技术　利用碱基序列互补的原则，通过设计带有生物素标记的特异性探针，在适当的条件下直接与基因组 DNA 结合，通过变性处理后可形成单一等位基因：DNA - 特异性探针复合物，再利用与生物素标记探针结合的特定磁珠（链亲和素标记磁珠），形成单一等位基因 DNA - 特异性探针复合物 - 磁珠复合物，经过合适条件的洗涤后，

溶液中只含有单一等位基因。DNA - 特异性探针复合物 - 磁珠复合物，从而有效将个体两个等位基因进行分离，可直接获得个体特定基因的某个等位基因，从而解决 HLA 直接测序中歧义的结果，提高组织配型的能力和准确性。

2. 单链扩增技术　类似于 PCR - SSP 技术原理。该技术通过利用 HLA 座位组或型的核苷酸碱基序列差异性，设计出一系列特异性引物，引物只能特异性扩增 HLA 特定座位上的某些等位基因或某组等位基因，通过选择合适的引物对，可有效将个体两个等位基因进行分别扩增而不干扰，从而达到对单一等位基因直接测序分析的目的。

3. 组特异性测序引物技术　利用特异性测序引物进行测序反应，类似于：PCR - SSP。在基因组 DNA 双链扩增后的测序过程中，首先利用 HLA 等位基因的核苷酸碱基序列的差异性，选择和设计特异性的测序引物，该引物在测序反应中只能与某一个等位基因的序列互补，而与另外一个等位基因的序列存在差异，因此测序反应时该引物只与其中一个等位基因的序列互补，测序序列为与引物序列互补的某个特定等位基因的序列，从而实现对单一等位基因的测序分析。

（赵俊暎）

第五节　HLA 细胞学分型技术

1975 年，在第 6 届国际组织相容性研讨会上提出细胞分型技术。细胞学分型技术指的是通过纯合分型细胞（homozygote typing cell，HTC）及预致敏淋巴细胞试验（primed lym-phocytetest，PLT）对 HLA - D 抗原特异性分型。其基本原理均是判断淋巴细胞在识别非己 HLA 抗原决定簇后发生的增生反应。在 HLA 研究发展过程中，曾利用细胞分型技术指定了多个 HLA - D 抗原，但是由于分型细胞来源困难以及操作繁琐，细胞学分型技术指定 HLA - D 抗原现在已逐渐被淘汰。以下介绍纯合分型细胞、预致敏淋巴细胞试验和混合细胞培养方法的基本原理。

一、纯合细胞分型方法

该方法的原理为带有 A/A 纯合抗原的细胞（HTC）作为刺激细胞，带有未知抗原 X/X 的检测细胞作为应答细胞，在两种细胞组成的单向混合淋巴细胞培养反应（MLC）中，如果发生刺激反应，表明受检细胞能够识别 A 抗原当成外来抗原，所以受检细胞不具有 A 抗原。如果不发生刺激反应，表明受检细胞本身具有 A 抗原，因此受检细胞可能是 A 抗原的杂合子或纯合子。在纯合细胞分型方法中，当受检细胞与 HTC 反应是阴性时，才能指定抗原，也称为阴性分型。

二、预致敏淋巴细胞试验

1975 年，Sheley 等建立了预致敏淋巴细胞试验。原理为在应答细胞 A 与刺激细胞 B 的初次混合淋巴细胞培养反应（MLC）中，经过 9 ~ 12 天的培养，应答细胞 A 增生为淋巴细胞后又回到小淋巴细胞，这种处于休止状态的小淋巴细胞即为预致敏淋巴细胞（PL）。当 PL 细胞与初次 MLC 中的刺激细胞进行二次 MLC 时，在 20 ~ 24h 内将产生很高的应答反应，在此过程中，刺激细胞称为预处理作用细胞。根据这一原理，PLT 试验结果取决于预处理作用的细胞和应答细胞两个方面。因此在进行 PLT 分型时，必须使用经过仔细挑选的 PL 细胞配组，同时在鉴定一个 PLT 抗原时要使用一个以上的 PL 细胞。

三、混合淋巴细胞培养

两个无关个体的淋巴细胞，在体外适当的环境下混合培养后可以相互激发，使细胞活化并向母细胞转化，产生分裂增生现象，即为混合淋巴细胞培养方法（MLC）。现 MLC 主要用于实体器官移植前的快速相容性检测，它可以分为双向 MLC 和单向 MLC。

1. 双向 MLC　双向 MLC 是直接将未经任何处理的两个个体的淋巴细胞混合培养，如果它们的抗原相同或相容，则刺激作用很小，细胞无变化；反之，如双方抗原不相容，则刺激作用就大，细胞被活化并产生增生，增生的程度与两个个体的抗原不配合程度呈正比。

2. 单向 MLC　两个个体的淋巴细胞，其中一个个体的细胞先用特定方法（丝裂霉素或 X 线照射等）处理使其失去应答能力，但仍保持刺激能力。由于刺激细胞通过处理不再增生，而没经过处理的应答细胞能识别外来刺激细胞的抗原发生增生，由于细胞增生过程中存在 DNA 合成，通过检测：DNA 合成原料胸腺嘧啶的情况，可以准确反映出细胞增生程度。单向 MLC 能分别测出单一个体淋巴细胞的刺激强度和应答程度，但操作较双向 MLC 复杂。

（赵俊暕）

第六节　HLA 抗体检测

HLA 抗体检测方法多种多样，各有其特点。从临床实用和我国国情出发，本节重点介绍淋巴细胞毒交叉配合试验（Lymphocytotoxicity crossmatching testing，LCT）、酶联免疫 ELISA 方法和免疫磁珠流式细胞仪方法。

一、补体依赖淋巴细胞毒试验

补体依赖淋巴细胞毒试验（complement dependent lymphocytotoxicity testing，CDLCT）。

（一）检验原理

被检血清中的抗体与供体淋巴细胞膜表面相应抗原结合后激活补体，引起细胞膜破损，这种抗体称细胞毒抗体。如将含有此抗体的血清与淋巴细胞和补体共同温育，淋巴细胞将被杀死，细胞膜通透性增加，染料得以渗入，使细胞染上颜色。根据着色的死细胞数目，可以估计淋巴细胞毒的强度。

（二）微量淋巴细胞毒试验方法

1. 器材和试剂

（1）微量反应板（Terasaki 板）。

（2）淋巴细胞分离液：比重 1.077。

（3）抗淋巴细胞血清。

（4）补体：标准补体为 6 只以上健康家兔混合血清（-80℃保存）。

（5）5% 曙红水溶液：用生理盐水配制。

（6）肝素抗凝剂：125U/ml。

2. 操作

（1）淋巴细胞制备：取供者肝素化全血3ml，用PBS或生理盐水作等量稀释，沿管壁滴加预先加有2ml淋巴细胞分离液的10ml试管内，水平式离心机350g/min，离心20min，吸取白膜层之淋巴细胞于6ml洗涤液中，60g/min，离心3min，弃上清液，调整细胞浓度至2 000个/μl。

（2）微量淋巴细胞毒试验方法

1）第一步：微量反应板每孔滴加5μl矿物油，再加入待检受者血清和制备的供者淋巴细胞各1μl，22℃孵育30min。

2）第二步：5μl加入兔补体，22℃孵育60min后加5%曙红水溶液3μl，室温放置2~6min，用8μl 12%中性甲醛固定。

（3）结果观察：使用相差显微镜观察，被染色的死细胞呈黑色，无折光，细胞肿胀，活细胞具有很强的折光能力，呈明亮状，两者很容易区分。

（三）淋巴细胞毒结果解释

当试验所设之阳性对照死亡细胞大于90%，阴性死亡细胞数小于2%时，表明此试验结果可靠。临床将细胞毒低于10%作为阴性，大于10%则为移植禁忌。

二、酶联免疫 ELISA 方法

（一）检验原理

抗HLA-Ⅰ类（或Ⅱ类）单克隆抗体（抗α-3）包被酶联板并捕获可溶性HLA抗原制成ELISA试剂板；当样本中存在抗HLA-IgG抗体时，发生抗原抗体特异性结合；加入抗人IgG酶交联剂及底物，发生酶显色反应，从而检出是否存在抗HLA-IgG抗体。

（二）器材和试剂

1. ELISA板（sHLA抗原包被板） 一个对照条带，用作阳性和阴性参考；一个无抗原条带作为自身血清对照；其他条带每孔含有不同sHLA抗原包被。

2. 阳性对照（PR） 含有HLA-Ⅰ类IgG抗体：1管<（0.2ml）。

3. 阴性对照（NR）不含抗HLA-Ⅰ类抗体的人血清：1管（0.2ml）。

4. 样本/交联稀释液 浓缩洗涤液。

5. 浓缩冻干交联剂 为标记有过氧化物酶的羊抗人IgG二抗。

6. 底物缓冲液。

7. 底物（OPD）。

8. 终止剂1N HCl。

9. ELISA板封片。

10. 酶标洗板机。

11. 酶标仪（波长：490~500nm，600~650nm）。

12. 其他 12头移液器、玻璃试管、去离子水、定时器等。

（三）试剂储存与运输

（1）试剂盒储于2~8℃，不能冻存。

（2）4h后的工作交联液丢弃。

（3）10min 后的底物液丢弃。

（4）24h 后洗涤液丢弃。

（5）1×样本交联稀释液　稀释后可存于 2～8℃3 周。

（6）所有试剂和板条在使用前应在室温（18～23℃）平衡。用完放回 2～8℃。可以常温下运输。

（四）样本采集与储存

无菌技术采集全血，离心分离血清。血清样本可在室温储存 24h，2～8℃可存放 3 天，长期储存必须置 -20℃以下。每次测定需要 70μl 样本，同一份血清避免反复冻融。

（五）检测

1. 仪器和试剂准备

（1）平衡试剂：用前在室温（18～23℃）放置 1h。

（2）1×样本交联稀释液准备：用去离子水 1：4 稀释（3 份水，1 份 4×原液）。

（3）洗涤缓冲液准备：用去离子水溶解浓缩的洗涤剂。

（4）交联储存液准备：在冻干交联剂中精确加入 1.5ml 去离子水，2h 内完全溶解。

（5）交联工作液准备：用 1×样本交联液稀释交联储存液。

（6）备板：用 96 孔酶标板，包括阴阳性对照和无抗原对照。

（7）底物液准备：底物液必须在 15min 内使用完（新鲜配制）。

（8）酶标仪准备：使用吸收波长 492nm（490～500nm），参考波长 620nm（600～650nm）。

2. 检测程序

（1）精确稀释每份样本。用 1×样本交联稀释液将血清作 1：101 倍稀释（70μl 血清加入到 7ml 稀释中），混匀。每份样本要更换 Tip，所有样本和对照品在加入微孔前必须完全稀释好。

（2）用 1ml 1×样本交联液精确加入 10μl 阳性对照，混匀；用 1ml 1×样本交联液精确加入 10μl 阴性对照，混匀。

（3）对照带的 A1，B1，C1，D1，E1 和 F1 孔加入稀释好的阳性对照 100μl；G1 和 H1 加入阴性对照 100μl。

（4）样品加样孔加入稀释好的样本 100μl（用多头移液器加样）。注意：对照条带不能加样本。

（5）微板置室温（18～23℃）孵育 2h±5min（时间从最后一孔加完后算起）。

（6）交联工作液准备：用 1×样本交联液稀释交联储存液。分两步：①精确加 100μl 交联储存液到 0.9ml 样本交联稀释液中，混匀。②取 50μl 上述 1：10 稀释之交联液与 45ml 样本交联液混合。

（7）孵育到时间后，去除封片。

（8）洗板：每孔用 325±25μl 洗涤缓冲液洗 3 次。每次洗涤时，孔要用洗涤缓冲液完全充满；手工洗板时，每次要用洗涤缓冲液充满到孔的顶部，然后吸去或倾倒。

（9）用多头加样器，每孔加入 100μl 上作交联液，封片覆盖。置室温（18～23℃）孵育 60±5min（时间从最后一孔加完后算起）。

（10）底物准备：1包OPD加入30ml底物缓冲液内（4份样本），完全溶解并混匀（大约在第九步孵育结束前5min临时配制，避光保存至使用）。

（11）孵育结束，移去封片。

（12）重复第八步，洗板。

（13）用多头加样器，每孔加100μl底物液。室温（18～23℃）避光15±1min。

（14）用多头加样器，每孔加100μl终止剂。加终止剂的顺序必须和加底物（步骤13）的顺序相同。

（15）终止反应10min内测定。使用吸收波长492nm（490～500nm），对照波长620nm（600～650nm）。

（六）结果解释

1. 有效测定包括

（1）每个阳性对照值必须在0.6和1.6之间。

（2）每个阴性对照值必须<0.6。

（3）阳性对照平均值计算：阳性对照值平均值必须大于或等于0.70。

2. 计算T值 计算每份样本SHLA抗原的T值。T=每孔OD值－同一排无抗原孔的OD值。

3. 计算Cut-off值 Cut-off值=阳性对照平均值×0.35。

4. 测定数据的解释

（1）比较每孔的T值和Cut-off值：如果T>Cut-off值，表明此孔含有sHLA-IgG抗体，为阳性结果；如果T<Cut-off值，表明此孔不含有sHLA-IgG抗体，为阳性结果。

（2）计算群体反应抗体（panel reactive antibody，PRA）百分比：PRA-阳性孔数/46×100。

三、免疫磁珠流式细胞仪法

（一）检验原理

免疫磁珠流式细胞仪法（immuno-magnetic microbeadsflow-cytometric method）：采用单克隆抗体从EB病毒转染的细胞株纯化HLA抗原，包括所有常见的和稀有的HLA-Ⅰ、Ⅱ类抗原。抗原分别包被在数十个微粒免疫磁珠上。当加入待检血清室温孵育时，包被不同的HIA抗原的磁珠即与相应的抗体结合，再加人荧光交联的Fab段的羊抗人IgG二抗孵育，终止、固定，通过流式细胞仪检测和分析血清标本中HLA抗体的强度和特异性。

（二）操作

（1）HLA抗原纯化与免疫微磁珠包被，选市售试剂，如美国莱姆德公司商品化试剂。

（2）采用Ⅰ类磁珠法和Ⅱ类磁珠法筛选HLA抗体：

1）Ⅰ类磁珠或Ⅱ类磁珠5μl，加入待检血清20μl，混合，20～25℃孵育30min，轻微震荡。

2）用流式群体细胞反应抗体洗液洗涤，离心10 000g，2min，重复3次。

3）加入100U异硫氰酸荧光素（FITC）交联的羊抗人IgG（二抗），室温（20～25℃）孵育30min。

4）用流式群体细胞反应抗体洗液洗涤，离心 10 000g，2min，重复 2 次；加入 500μl 固定液。

5）在流式细胞仪上检测，参照检测 FITC 的常规方法，分析 5 000 个 FL−1 荧光。

（3）读数分析结果。

（赵俊晔）

参考文献

［1］丛玉隆．实用检验医学．北京：人民卫生出版社，2009.

［2］侯振江．血液学检验技术．郑州：郑州大学出版社，2013.

［3］赵俊晔，陈乃耀，石峻，王沂，孟爱国，韩晓燕，赵辉．人脐血间充质干细胞移植对创伤性脑损伤大鼠 VEGF 分泌及血管新生的影响．中国神经免疫和神经病学杂志，2013.

［4］鲁家才，黄莹，莫扬．外周血红细胞和中性粒细胞 CD55／CD59 表达在贫血诊断中的意义．细胞与分子免疫学杂志，2014.

［5］赵俊晔，陈乃耀，申娜，赵辉，王大力，石峻，王洋，崔秀凤，闫振宇，薛慧．Transplantation of human umbilical cord blood mesenchymal stem cells to treat a rat model of traumatic brain injury．Neural Regeneration Research，2012.

［6］赵俊晔，石峻，邵坤，王沂，孟爱国，曾小芳，陈乃耀．间充质干细胞移植对脑损伤大鼠神经生化标志物分泌的调节．生物医学工程学杂志，2015.

［7］赵俊晔，邵坤，王洋，陈乃耀，郭佳培，孟爱国，曾小芳，石峻．hUCB−MSCs 对 TBI 大鼠神经炎症的影响．免疫学杂志，2015.

第七章　骨髓细胞学检验

第一节　适应证

一、造血系统疾病

（1）贫血病因学诊断如增生性贫血、增生不良性贫血、铁粒幼细胞性贫血等及骨髓贮存铁评价。

（2）白血病特别是非白血性类型、全髓细胞白血病、混合细胞白血病诊断和治疗监测。

（3）白细胞减少症、粒细胞缺乏症或类白血病反应诊断和鉴别诊断。

（4）骨髓增生异常综合征、骨髓增殖性疾病（骨髓纤维化、真性红细胞增多症）诊断。

（5）淋巴增殖性疾病，恶性淋巴瘤如 Hodgkin 病等诊断。

（6）浆细胞增殖性疾病如多发性骨髓瘤、原发性巨球蛋白血症、浆细胞白血病诊断。

（7）白血病性网状内皮（单核巨噬）增生症如恶性组织细胞病、毛细胞白血病诊断。

（8）与巨核细胞 – 血小板相关的出血 – 血栓性疾病病因学诊断和评价。

二、脂代谢障碍性疾病

Gaucher 病、Niemann – Pick 病诊断。

三、骨髓转移癌

原发于肺、胃、骨、前列腺癌等骨转移诊断。

四、某些感染性疾病

（1）骨髓涂片用于黑热病、疟疾等原虫感染性疾病诊断。

（2）骨髓培养用于发热、系统性感染如伤寒、亚急性细菌性心内膜炎病原学诊断，组织原浆菌病、分枝杆菌感染病因学探讨。

五、其他情况

如不明发热，肝、脾、淋巴结肿大，脾功能亢进症，明显贫血，血象异常而不能明确诊断者。

（赵俊暐）

第二节　骨髓标本的采取和送检

一、穿刺部位选择

（1）髂前上棘、髂后上嵴，较安全，但有时不易操作，儿童也可在腓骨小头穿刺。

（2）胸骨，造血终生活跃，穿刺方便易于成功，胸骨柄、胸骨体均可穿刺。成人胸骨厚度，胸骨体只有 7 ~ 10mm，胸骨柄不过 11 ~ 12mm，而前后骨板厚度胸骨柄各 1.1 ~ 1.2mm，胸骨体各 0.9 ~ 1.1mm。穿刺部位在胸骨柄正中或胸骨体中线第 3、第 4 肋间水平。胸骨后有大血管，操作不当有一定危险性。穿刺针长度为软组织压缩厚度加 4 ~ 5mm，安全挡必须固定牢靠，旋转进针，谨慎操作，不用猛力，可确保安全。

二、吸取骨髓量

（1）细胞学检查 0.2ml，不可多吸，因易致骨髓稀释。

（2）细菌学检查 5ml。

抽吸满意指标：一瞬间疼痛，有骨髓颗粒，镜下有骨髓特有的细胞成分。

三、制片与送检

（1）骨髓极易凝固，应迅速制片，要薄而均匀（推片角度小、速度慢、用力均匀），分出头、体、尾，至少要 5 张，写好姓名、日期。

（2）填好申请单，详细书写患者症状、体征、血液学结果、临床诊断，附血片 2 ~ 3 张送检。

骨髓组织分布不均匀，特别是骨髓局限性疾病如骨髓瘤、骨转移癌、岛屿性造血的再生障碍性贫血，不能仅根据一次检验结果肯定或排除诊断，应在不同部位多次穿刺抽吸或骨髓活组织检验。

四、染色

Wright 染色法、Giemsa 染色法、Wright – Giemsa 复染色法，以后者染色效果最好。

五、低倍镜检查

（1）取材、制片、染色是否满意，不佳的材料影响结果的准确性。

（2）计数全片巨核细胞数。

（3）观察异常细胞如体积巨大、形态和染色性异常的细胞。

（4）根据有核细胞与成熟红细胞的大致比率，判断骨髓增生程度。

六、油浸镜检查

（1）观察骨髓细胞构成、红细胞增生、粒细胞增生、粒细胞/红细胞比值。

（2）观察有核细胞大小、形态、染色性有无异常，核浆发育是否平行；异常细胞形态和结构特征。

（3）对有核细胞进行分类计数，计数各阶段细胞的比例（％），白细胞、有核红细胞各占的比率（％）。

（4）观察成熟红细胞大小、形态、染色性改变。

（5）观察巨核细胞形态、发育阶段、胞质颗粒、有无血小板形成；血小板数量和形态。

（6）观察寻找肿瘤细胞和寄生虫：不能分类细胞或异常细胞的形态学特征，应予详细描述。

（赵俊暕）

第三节　临床意义

根据骨髓增生程度，以何种细胞增生为主，增生细胞的形态学特征；粒细胞与有核红细胞比值，各系统各阶段细胞比率，异常细胞的质和量，结合临床资料、CBC、血细胞形态学、必要的细胞组织化学染色和其他检验检查资料提出诊断意见。

一、分析结果及临床意义

（1）粒细胞与有核红细胞比值（G/E 比值）：正常为 3∶1～5∶1。比值大于 6 见于各类白血病、类白血病反应；比值小于 2 见于增生性贫血、红血病或粒细胞缺乏症。

（2）粒细胞系统：正常占骨髓细胞的多数为 30％～60％，以晚幼粒细胞、杆状核细胞和分叶核细胞为主；分叶核细胞不超过 21％，增多提示骨髓有稀释；原始粒细胞少于 1％，早幼粒细胞少于 3％，二者之和不超过 5％。

1）粒细胞增生为主，G/E 比值增大，形态异常：以原始粒细胞或早幼粒细胞为主（超过 20％～90％），伴形态异常，见于急性粒细胞白细病或慢性粒细胞白血病急性变，后者有核浆发育不平行，嗜碱性粒细胞增多。

以中幼粒细胞为主，伴有核浆发育不平行，见于亚急性粒细胞白细胞。

以中幼粒细胞、晚幼粒细胞、杆状核细胞为主，见于慢性粒细胞白血病（伴有嗜酸性、嗜碱性粒细胞增多）、感染、中毒、晚期肿瘤（可伴有中毒颗粒、核固缩、胞质空泡形成、Dohle 包涵体等退行性变）。嗜酸性粒细胞正常少于 5％，增多见于慢性粒细胞白血病、过敏性疾病或寄生虫疾病。嗜碱性粒细胞正常少于 1％，增多见于慢性粒细胞白血病、嗜碱性粒细胞白血病。

2）粒细胞增生减低，G/E 比值减小，有成熟停滞，形态异常，见于理化因素所致的粒细胞缺乏症。

（3）红细胞系统：正常占有核细胞的 20％～30％，仅次于粒细胞系统。

1）红细胞系统增多，G/E 比值减小：

以原始红细胞及早幼红细胞增多，红细胞系巨幼变，见于红血病；红、粒、巨核三系巨幼变，见于部分巨幼细胞性贫血。

以中幼粒细胞、晚幼粒细胞、早幼红细胞为主，核成熟迟缓，红系细胞巨幼变，同时也有粒细胞、巨核细胞巨幼变，分叶核细胞分叶过多现象，见于巨幼细胞性贫血。

以中幼粒细胞、晚幼红细胞为主，见于溶血性贫血、大失血后、慢性红血病。

以晚幼红细胞为主，见于缺铁性贫血（胞体小、胞质发育延迟）、慢性肾炎。

2）红细胞系统减少：

粒细胞系正常，G/E 比值增大，见于单纯红细胞再障。

粒细胞系减少，骨髓增生减低，G/E 比值正常，见于再生障碍性贫血。

（4）淋巴细胞系统：正常比率一般不超过30%。

原始及幼淋巴细胞增多，血片见有原始淋巴细胞，见于急性淋巴细胞白血病。

以幼淋巴细胞和成熟淋巴细胞为主，见于慢性淋巴细胞白血病、病毒感染（传染性单核细胞增多症、风疹、病毒性肝炎等）。

（5）单核细胞系统：正常不超过5%。原始及幼单核细胞增多，见于急性单核细胞白血病。成熟单核及幼单核细胞增多，见于慢性单核细胞白血病，慢性细菌感染或寄生虫感染。

（6）浆细胞系统：正常不超过1%，超过5%为异常。幼浆细胞增多伴有形态异常，见于浆细胞增殖性疾病，如浆细胞白血病、多发性骨髓瘤等。

成熟浆细胞反应性增多，见于再生障碍性贫血、转移性癌、病毒性感染等。

（7）巨核细胞系统：正常幼巨核细胞 0 ~ 5%、成熟无血小板巨核细胞 10% ~ 27%、有血小板巨核细胞 45% ~ 60%，裸核及变性型细胞 4% ~ 6%。

增多（每片平均超过 20 个）见于：慢性粒细胞白血病、骨髓纤维化、急性失血、特发性血小板减少性紫癜（无血小板形成巨核细胞增多）。

减少见于：各类白血病、急或慢性再生障碍性贫血。

二、诊断意见

（1）血液学可肯定诊断：具有典型、特征性细胞学改变，如各类白血病包括低增生型白血病、再生障碍性贫血、巨幼细胞性贫血、铁粒幼红细胞性贫血、特发性血小板减少性紫癜、多发性骨髓瘤、恶性组织细胞病、Gaucher 病或 Niemann – Pick 病、Hodgkin 淋巴瘤、转移性癌、寄生虫病等。

（2）血液学可支持诊断：具有支持某些疾病的细胞学特征，但不具备鉴别诊断意义的改变，如增生性贫血、反应性浆细胞增多症、类白血病反应、骨髓增生异常综合征等。

（3）血液学可排除诊断：骨髓细胞学特征不支持某些方面的临床诊断；有助于缩小临床鉴别诊断的范围。

（4）血液学不确定诊断：骨髓细胞学不具有特征性改变，不能肯定或否定诊断时，应详细描述骨髓细胞学的形态学、细胞化学和免疫组化学特征，供临床参考。

对原始细胞、白血病细胞、不明细胞的辨认或鉴别有困难时，应借助细胞化学染色、染色体检查、免疫组织化学、电镜检查或必要时外送会诊。提倡建立病理组织学细胞形态学会诊制度，作为学术活动内容之一，有利于提高医疗质量和细胞学诊断水平。

（赵俊暕）

第四节　常用细胞化学染色

一、过氧化酶染色（peroxidase stain，POX）

用于急性白血病类型鉴别：粒细胞质含量丰富，晚期原始粒细胞以后各阶段均呈阳性反应；单核细胞质含量较少，幼单核细胞及其以后阶段单核细胞呈弱阳性反应；淋巴细胞、浆细胞、红细胞系及巨核细胞系不含有，呈阴性反应。

二、特异性酯酶染色（specific esterase stain，SES）

用于急性白血病类型鉴别：为中性粒细胞所特有，分化型原粒细胞呈弱阳性，早幼粒细胞强阳性，随细胞成熟而反应减弱；嗜酸性细胞、淋巴细胞、单核细胞一般呈阴性反应。

三、非特异性酯酶染色（non-specific esterase stain，NSE）

于急性白血病类型鉴别：单核细胞呈强阳性反应，并为 NaF 所抑制；粒细胞为阴性或弱阳性反应，不为 NaF 抑制；淋巴细胞呈阴性反应。

四、过碘酸希夫染色，糖原染色（periodic acid schiff stain，PAS）

用于白血病类型和淋巴系增生良恶性鉴别：粒细胞系原始粒细胞多为阴性，早幼粒细胞以后各阶段细胞均呈阳性，并随成熟而增强；单核细胞系幼稚单核细胞为阳性；成熟巨核细胞和血小板呈阳性反应；淋巴细胞系约 20% 呈阳性，恶性增生时如恶性淋巴瘤、霍奇金病、急或慢性淋巴细胞白血病，淋巴细胞的积分值升高；病毒性感染淋巴细胞积分值在正常范围；缺铁性贫血、贫血型地中海贫血，幼红细胞呈强阳性反应；无贫血地中海贫血（地中海特性或性状）、溶血性贫血，幼红细胞呈弱阳性反应。

五、中性粒细胞碱性磷酸酶染色（neutrophli alkaphatase stain，NAP）

每一中性粒细胞按反应强弱确定为 0、1+、2+、3+、4+，计数阳性细胞的百分数为阳性率，"+"号总数为积分。健康成人阳性率有很大差异，一般阳性率在 40% 以下，积分在 80% 以下。正常人除成熟中性粒细胞外，其他细胞均为阴性反应。用于：

病毒感染与细菌感染，特别是化脓性感染的鉴别；前者反应减低或无变化，后者反应增强；慢性粒细胞白血病与类白血病反应的鉴别，前者反应减低，后者反应增强；阵发性睡眠性血红蛋白尿与再生障碍性贫血的鉴别，前者反应减低，后者反应增强；各种应激状态、肾上腺皮质激素或雌激素使用，反应均可明显增强。

六、骨髓铁染色（bone marrow iron stain，BMIS）

利用普鲁士蓝反应对骨髓涂片染色，分细胞外铁和细胞内铁（铁粒细胞），用以评估骨铁贮存量，缺铁性与非缺铁性贫血的鉴别和铁利用障碍性贫血的诊断。缺铁性贫血细胞外铁消失，细胞内铁减少；非缺铁性贫血时增多；铁利用障碍时明显增多，而且可见环核铁粒幼红细胞。

（赵俊暕）

参考文献

［1］丛玉隆. 实用检验医学. 北京：人民卫生出版社，2009.

［2］张之南，沈悌. 血液病诊断及治疗标准. 北京：科学出版社，2008

［3］侯振江. 血液学检验技术. 郑州：郑州大学出版社，2013.

［4］赵俊暕，邵坤，王洋，陈乃耀，郭佳培，孟爱国，曾小芳，石峻. hUCB - MSCs 对 TBI 大鼠神经炎症的影响. 免疫学杂志，2015.

［5］赵俊暕，陈乃耀，申娜，赵辉，王大力，石峻，王洋，崔秀凤，闫振宇，薛慧. Transplantation of human umbilical cord blood mesenchymal stem cells to treat a rat model of traumatic brain injury. Neural Regeneration Research，2012.

［6］鲁家才，黄莹，莫扬. 外周血红细胞和中性粒细胞 CD55/CD59 表达在贫血诊断中的意义. 细胞与分子免疫学杂志，2014.

［7］赵俊暕，邵坤，王洋，陈乃耀，郭佳培，孟爱国，曾小芳，石峻. hUCB - MSCs 对 TBI 大鼠神经炎症的影响. 免疫学杂志，2015.

第八章 慢性骨髓增生性疾病检验

第一节 慢性粒细胞白血病

慢性粒细胞白血病（chronic myelogenous leukaemia，CML），又称慢粒白血病，慢性髓系白血病。CML 是起源于造血多能干细胞的克隆性疾病，以贫血、外周血粒细胞增多和出现各阶段幼稚粒细胞、嗜碱性粒细胞增多、常有血小板增多和脾肿大为特点。病程中 90% 以上患者始终伴有 Ph 染色体和（或）BCR/ABL 融合基因，这些异常融合基因见于所有髓系细胞以及部分淋巴细胞。临床分 3 期：早期为髓性的慢性期（CML – CP），随后转化为侵袭性的加速期（CML – AP）和急变期（CML – BP）。

一、流行病学

CML 是最常见的 MPD，占成人白血病的 15% ~ 20%。全世界年发病率 1 ~ 1.5/10 万。各年龄组均可发病，高峰发病年龄为 50 ~ 60 岁。男女之比为 1.4 ∶ 1。

二、病因学

1. 电离辐射　一次大剂量和多次小剂量照射可使 CML 发生率增高。日本广岛和长崎原子弹爆炸后幸存者、接受脊椎放疗的强直性脊柱炎患者和接受放疗的宫颈癌患者中 CML 发生率与其他人群相比明显增高，表明发病与电离辐射有关。

2. 化学因素　长期接触苯和接受化疗的各种肿瘤患者可导致 CML 发生，提示某些化学物质亦与 CML 发病相关。

3. 其他　CML 患者人类白细胞相容性抗原（HLA）CW3 和 CW4 频率增高，表明其可能是 CML 的易感基因。

尽管有家族性 CML 的报道，但 CML 家族性聚集非常罕见，此外单合子双胞胎的其他成员家族性发病无增高趋势，CML 患者的父母及子女均无 CMI。特征性 Ph 染色体，说明 CML 是一种获得性疾病，与遗传因素无关。

三、发病机制

（一）起源于造血干细胞

CML 是一种起源于造血干细胞的获得性克隆性疾病，主要证据有：①CML – CP 可有红细胞、中性粒细胞、嗜酸/嗜碱性粒细胞、单核细胞和血小板增多。②CML 患者的红系细胞、中性粒细胞、嗜酸/嗜碱性粒细胞、巨噬细胞和巨核细胞均有 Ph 染色体。③在 G – 6PD 杂合子女性 CML 患者中，红细胞、中性粒细胞、嗜酸/嗜碱性粒细胞、单核细胞和血小板表达同一种 G – 6PD 同工酶，而纤维母细胞或其他体细胞则可检测到两种 G – 6PD 同工酶。

④每个被分析的细胞其 9 或 22 号染色体结构异常都一致。⑤分子生物学研究表明 22 号染色体断裂点变异仅存在于不同 CML 患者；而在同一个患者的不同细胞中其断裂点是一致的。⑥应用 X – 连锁基因位点多态性及灭活式样分析亦证实了 CML 为单克隆造血。

（二）祖细胞功能异常

相对成熟的髓系祖细胞存在有明显的细胞动力学异常；分裂指数低、处于 DNA 合成期的细胞少，细胞周期延长、核浆发育不平衡，成熟粒细胞半衰期比正常粒细胞延长。采用 3H 自杀实验证实仅有 20% 的 CML 集落处于 DNA 合成期，而正常人为 40%，CML 原粒、早幼粒细胞标记指数比正常人低，而中、晚幼粒细胞标记指数与正常对照相比无明显差别。造血祖细胞集落培养发现 CML 骨髓祖细胞与外周血祖细胞增殖能力不同，骨髓 CFU – GM 和 BFU – E 数与正常对照相比通常增高，但也可正常或减低，而外周血可升高至正常对照的 100 倍。Ph 阳性 CML 患者骨髓细胞长期培养发现，经几周培养后在培养基中可检测到 Ph 阴性的祖细胞，现已证实这主要为 CML 造血祖细胞黏附功能异常所致。

（三）分子病理学

1. ABL 基因　原癌基因 C – ab1 是位于 9q34，在物种发育过程中高度保守，编码在所有哺乳动物组织和各种类型细胞中均普遍表达的一个蛋白质，C – ab1 长约 230kb，含有 11 个外显子，走向为 5' 端至着丝粒。该基因第一个外显子有两种形式，外显子 1a 和 1b，因而有两种不同的 c – ab1 mRNA，第一种称为 1a – 11，长 6kb，包括外显子 1a – 11；另一种称为 1b，自外显子 1b 开始、跨越外显子 1a 和第一个内含子，同外显子 2 – 11 相接，长为 6kb，这两种 ABL 的 RNA 转录编码两种不同的分子量均为 145 000 的 ABL 蛋白。其 N 末端有 3 个 SRC 同源结构域（SH）：SH1 为酪氨酸激酶区，可使酪氨酸激酶残基磷酸化；SH2、SH3 是 ABL 蛋白与其他蛋白相互作用的结构基础。ABL 是细胞生长的负性调节因子。正常的 p145ABL 穿梭于细胞核和胞浆之间，主要定位于细胞核，具有较低的酪氨酸激酶活性。p145ABL 的活性和细胞内定位受连接细胞骨架与细胞外间质的整合素调控，ABL 可能通过将整合素信号传递至细胞核从而充当黏附和细胞周期信号之间的桥梁，参与细胞生长和分化控制。

2. BCR 基因　定位于 22q11，长 130kb，有 21 个外显子，起始方向 5′端至中心粒。有 4.5kb 和 6.7kb 两种不同的 BCR mRNA 转录方式，编码一分子量为 160 000 的蛋白 p160BCR，该蛋白有激酶活性，其 N 末端有二聚体区、SH2 结合区、丝氨酸 – 苏氨酸激酶激活区，C 端有 GTP 酶活性蛋白同源区（GAP），结构中心的 Ph（pleckstrin – homology）结构域为 Rho 鸟苷酸交换因子（Rho – GEF）同源区，可促使 Ras – GTP 交换，提高 Ras 活性，激活转录因子如 NF – kB 等。BCR 蛋白能使许多蛋白质中的酪氨酸激醇残基磷酸化，其上的第 177 位酪氨酸与 Grb – 2 有关。

3. BCR – ABL 基因　在病理状态下，9 号和 22 号染色体发生断裂，平行交互移位形成 Ph 染色体 t（9；22）（q34；q11），继而产生 BCR – ABL 融合基因，编码 210kD 蛋白（p210BCR – ABL），该蛋白具有很强的酪氨酸激酶活性，可激活下游一系列信号持续磷酸化，导致造血干细胞增殖失控、凋亡受阻，因此认为，BCR – ABL 是 CML 的分子发病基础。这种活性异常升高的肿瘤性酪氨酸激酶（TK）是所有 CML 发病的共同机制，即使在 BCR – ABL 阴性的 CML 中，也有其他酪氨酸激酶的异常活化，如纤维母细胞生长因子受体、血小板源性生长因子受体。

4. BCR – ABL 蛋白的结构

（1）结合配体的结构域：酪氨酸激酶（TK）与相应配体结合，继而 TK 单体发生二聚体化，两个单体的基因相互催化，使酪氨酸激酶残基发生自身磷酸化反应，生成 SH2 结构域结合位点，TK 被激活。需要强调的是，热休克蛋白（HSP90）对于正常蛋白、肿瘤蛋白的稳定存在具有重要作用。

（2）SH2 结合位点：位于酪氨酸激酶结合结构域中，能识别细胞浆衔接蛋白的 SH2 结构域，使衔接蛋白与 TK 结合。

（3）ATP 结合位点：蛋白激酶水解结合在该位点的 ATP，为靶蛋白磷酸化提供所需的磷酸根。

（4）靶蛋白结合区域：催化靶蛋白磷酸化反应。

5. BCR – ABL 蛋白激酶的作用底物分 3 类

（1）衔接蛋白：如 Crkl、p62DOK。

（2）与细胞骨架、细胞膜有关的蛋白：如 paxillin、talin。

（3）有催化功能的蛋白：如非受体酪氨酸激酶 Fes、磷酸酶 Syp。

6. BCR – ABL 导致细胞恶性转化的主要机制

（1）CML 祖细胞与基质、基质细胞黏附减弱，从而减弱了黏附对细胞生长的抑制作用。

（2）激活促有丝分裂信号传导通路。此通路的各个环节如下。

1）衔接蛋白：衔接蛋白是连接 TK 与 Ras 信号传导通路蛋白的桥梁。如衔接蛋白 Grb – 2 的作用如下：BCR – ABL 中的第 177 位酪氨酸自身磷酸化后可与衔接蛋白 Grb – 2 的 SH2 结构域结合，Grb – 2 被活化；Grb – 2 的 SH3 结合位点与 SOS 蛋白结合，SOS 激活。SOS 是鸟苷酸交换因子（GEF），促使 Ras – GDP 转化为 Ras – GTP，从而激活 Ras 蛋白。Ras 蛋白还可由另外两种衔接蛋白 Shc、crkl 激活。

2）Ras 信号传导途径：该途径在 BCR – ABL 介导 CML 发生方面有重要作用，大部分 CML 有 Ras 途径的异常活化。H – Ras，K – Ras，N – Ras 基因编码产生小分子鸟嘌呤核苷酸连接蛋白（G – protein，p21ras），可与 GTP 结合而活化。Ras 蛋白的作用就像一个分子开关，在失活状态和活化状态间转变。在失活状态，Ras 的结合位点被鸟嘌呤二磷酸（GDP）占据，若 GTP 代替 GDP 的位置，Ras 即被激活。活化状态下的 Ras 与多种信号分子相互作用，触发一系列激酶蛋白激活，从而对细胞周期、凋亡、分化等多个过程产生影响。Ras 蛋白本身有内源性 GTP 酶活性，可催化 GTP 水解为 GDP，使 Ras 失活。肿瘤性 Ras 丧失了其在生理状态下的具有保护性的自我失活机制。肿瘤性 Ras 的改变为：Ras 发生突变，失去内源性 GTP 酶活性；Ras 处于持续活化状态。

3）Ras 的法尼基化：法尼基转移酶催化一段含有 15 个碳的法尼基共价连接到 Ras 的 C 末端，发生法尼基化使 Ras 与细胞膜的胞质面结合。Ras 在细胞内的定位对其功能有重要影响。正常细胞由类异戊二烯将 Ras 分子锚定在细胞膜的胞质面，而肿瘤源性的 Ras 依赖戊二烯锚定在细胞膜的胞质面；细胞信号通路的关键部分是分裂素活化的蛋白激酶（MAPK）级联反应；Ras 间接激活 Raf – 1（丝氨酸 – 苏氨酸激酶），Raf – 1 直接催化 MEK – 1/2 磷酸化反应。MEK – 1/2 是具有双重活性的特异性激酶，可以激活 ERK – 1/2 ＜细胞外信号调节激酶，而 ERK – 1/2 是细胞信号级联反应的终端 MAPK。MAPK 激酶通路激活的最终结果是使核蛋白磷酸化，激活转录。

（3）抑制细胞凋亡：①JAK – STAT 途径活化，Janus 家族激酶（JAK）是受体和信号传递蛋白，JAK 激活后 STAT 磷酸化，转录活化。BCR – ABL 可激活 STAT 分子。STAT5 的激活抑制细胞凋亡，激活 Bcl – XL（抗凋亡）转录因子。②PI$_3$ 激酶途径活化，BCR – ABL 与磷脂酰肌醇 3（PI）、激酶 cbl、衔接蛋白 Crk、Crkl 组成复合体，活化 PI$_3$ 激酶。PI$_3$ 激酶的底物是丝氨酸 – 苏氨酸激酶 Akt。Akt 与抗凋亡信号传导通路有关。③上调抑制凋亡分子表达，通过 Ras 或 PI$_3$ 激酶途径上调 bcl – 2 表达；BCR – ABL 阳性细胞通过 STAT 活化 Bcl – xL 转录因子表达。④促进凋亡因子失活/下调促凋亡分子表达，BCR – ABL 使促凋亡蛋白 Bad 磷酸化、失活，从而抑制细胞凋亡；BCR – ABL 下调 ICSBP（干扰素共同序列结合蛋白），抑制凋亡。⑤BCR – ABL 抑制线粒体释放细胞色素 C，抑制 caspases 活化。

（4）急性变发生机制：对 CML – AP 和 CML – BP 患者进行遗传学检查，发现大多数患者可检测到继发性染色体异常。CML 急粒变的患者中约 80% 有非随机染色体异常，多表现为超 2 倍体，最常见为 +8，且 +8 常与其他染色体异常如 i（17）、+ Ph、+ 19 等同时出现，其次为 + Ph、i（17）和 – Y。30% CML 急淋变的患者有染色体丢失，表现为亚二倍体或结构异常，常见异常为 + Ph 和 – Y。– 17、14q$^+$ 与急淋变特异相关。此外 20% ~ 30% 的急粒变的患者存在有 p53 基因结构和表达异常，CMLp53 基因改变特征为：①主要改变是基因重排和突变。②主要见于急粒变。③常见于有 17p$^-$ 异常患者。④p53 突变能导致 CML 的急粒变。

四、临床表现

1. CML – CP　各年龄组均可发病，以壮年男性最多。通常起病隐袭，起病形式多种多样，20% ~ 40% 的患者在初诊时几乎无症状，只是在常规体检提示白细胞增多或脾大，部分患者左上腹饱满不适，或出现乏力、盗汗、体重减轻。查体：90% 的患者有脾肿大、往往就医时已达脐或脐以下，肿大脾脏质地坚实，平滑，无压痛。如果出现脾梗死，则脾区压痛明显，并有摩擦音。当治疗缓解时，脾往往缩小。肝肿大较少见。部分患者有胸骨中下段压痛。约 15% 的患者由于高白细胞数（白细胞计数超过 300×10^9/L）出现"白细胞瘀滞症"，表现为肺、中枢神经系统、某些特殊感觉器官和阴茎等循环血管内血流受阻，出现相应的症状和体征，如呼吸急促、呼吸困难、发绀、头晕、言语不清、谵妄、昏迷、视物模糊、复视、耳鸣、听力减退或阴茎异常勃起。CML – CP 一般持续 1 ~ 4 年。

2. CML – AP　患者有发烧、虚弱、进行性体重下降、骨骼疼痛，逐渐出现贫血和出血。脾持续或进行性肿大。对原来治疗有效的药物无效。CML – AP 可维持几个月到数年；也有患者临床表现不明显，无骨痛、发烧、盗汗，仅有贫血加重，白细胞增高或减低，血小板减少，脾脏进行性肿大，甚至脾梗死。

3. CML – BP　为 CML 的终末期，临床表现与急性白血病相似。多数为急性变，少数为急淋变和急单变，偶有红白血病变等。急性变预后差，往往数月内死亡。CML 的患者出现以下情况提示急性变可能：①持续发烧，体温 38.5℃ 以上。②进行性贫血、出血类似急性白血病。③脾脏进行性增大。④外周血原 + 早幼稚细胞 >20%，骨髓中原 + 早幼稚细胞 > 50%。⑤中性粒细胞碱性磷酸酶积分升高。⑥原按 CML – CP 治疗有效现在无效。

部位：CML – CP 的白血病细胞侵袭性不强，限于造血组织内增生，主要包括血液、骨髓、脾和肝。CML – BP 除上述部位外，很多髓外组织也受累，包括淋巴结、皮肤、软组织和中枢神经系统的原始细胞浸润。

五、实验室检查

1. 慢性期（CML – CP）

（1）血象：外周血以白细胞计数增多为主，大多超过 $50 \times 10^9/L$，甚至高达（400 ~ 500）$\times 10^9$。血涂片可见到各阶段的粒细胞，以中晚幼稚以下各阶段及成熟粒细胞为主，原始粒细胞 <2%，原始细胞 + 早幼细胞 <10%，嗜酸嗜碱粒细胞增多，无明显的粒细胞发育异常，血小板正常或增多，可 >1 000 $\times 10^9/L$，慢性期血小板减少非常少见。多数患者呈轻度贫血。

（2）骨髓象：骨髓增生明显活跃或极度活跃，粒系增生，中性晚幼粒细胞或中幼粒及杆状粒细胞明显增多，嗜酸嗜碱粒细胞增多，红系减少，巨核系增生，易见到小巨核细胞。骨髓原始细胞计数通常 <5%，如 ≥10% 表明已转化为 CML – AP。巨核细胞小于正常且分叶少是其特征，数量可正常或稍减少，但 40% ~ 50% 的患者巨核细胞中度或重度增生。前体红系细胞数量不等。

（3）外周血中性粒细胞碱性磷酸酶阳性率及积分减低。

（4）细胞遗传学：发现阳性的 Ph 染色体即可确诊。若 Ph 染色体阴性，而临床及实验室检查符合 CML，发现有 BCR/ABL 融合基因阳性也可诊断此病。

（5）其他：①血尿酸升高，常为正常人的 2 ~ 3 倍。②血清维生素 B_{12} 水平约为正常人的 10 倍，维生素 B_{12} 结合蛋白常增高。③常有血清乳酸脱氢酶升高。④可有电解质紊乱，如高钙血症和低钾血症。

2. 加速期（CML – AP）

（1）有人提出外周血三联征：①白细胞 >50 $\times 10^9/L$。②红细胞压积 <0.25（25%）。③血小板 <100 $\times 10^9/L$，治疗无效，可考虑进入 AP。

（2）Cohen 等认为有下列一项即为 AP：①外周血（PB）和骨髓（BM）中原始细胞 <15% ~ 30%。②PB 或 BM 原粒 + 早幼粒细胞 ≥30%（原粒 <30%）。③PB 嗜碱性粒细胞 ≥20%。④血小板 <100 $\times 10^9/L$。

（3）ODwyer 等认为符合下列为 AP：①PB 或 BM 原始细胞 ≥10% 但 <30%。②PB 或 BM 原粒 + 早幼粒细胞 ≥20%。③PB 或 BM 嗜碱性粒细胞 ≥20%。④进行性脾肿大，4 周内增至左肋下 ≥10cm 或较前增大 50%。⑤与治疗无关血小板 <100 $\times 10^9/L$。⑥除 Ph 染色体外其他染色体畸变。

（4）WHO 规定符合下列一项或一项以上的表现即可诊断 CML – AP：①原始粒细胞占外周血白细胞或骨髓有核细胞的 10% ~ 19%。②外周血嗜碱性粒细胞 ≥20%。③与治疗无关的血小板持续性减少 <100 $\times 10^9/L$。④尽管经过充分治疗，血小板仍持续性增多 >1 000 $\times 10^9/L$。⑤白细胞进行性增多和脾进行性肿大对治疗无效。⑥有克隆性演变的证据。此外，粒系显著发育异常或胞体小、发育异常的巨核细胞呈大的簇状或片面状分布伴网状纤维或胶原纤维增生提示 CML – AP，但后述这些改变作为界定加速期的独立意义尚未经大系列的临床研究明确验证过，需与上述要点同存。

3. 急变期（CML – BP）

（1）血象：①大多数患者有贫血，甚至出现严重贫血，网织红细胞减少。②多数患者血小板减少，少数正常或轻度增高。③白细胞计数多增高，部分患者正常，少数患者白细胞减少；血涂片可见幼稚细胞，原始+早幼细胞>30%。

（2）骨髓象：①骨髓中原粒细胞或原淋+幼淋巴细胞或原单+幼单核细胞>20%。②骨髓中原粒+早幼粒细胞≥50%。③出现髓外细胞浸润。

六、诊断和鉴别诊断

（一）国内诊断及分期标准

1. CML - CP

（1）Phl 染色体阳性和/BCR - ABL 融合基因阳性，并有以下任何一项者可诊断：①外周血白细胞增高，以中性粒细胞为主，不成熟粒细胞>10%，原始细胞（Ⅰ型+Ⅱ型）<5%~10%。②骨髓粒系高度增生，以中性中幼、晚幼粒细胞、杆状粒细胞增多为主，原始细胞（Ⅰ型+Ⅱ型）10%。

（2）Phl 染色体阴性和 BCR - ABL 融合基因阴性者，须有以下①~④中的三项加第⑤项即可诊断：①脾大。②外周血：白细胞持续升高>30×10⁹/L，以中性粒细胞为主，不成熟粒细胞>10%，嗜碱性粒细胞增多，原始细胞（Ⅰ型+Ⅱ型）<5%~10%。③骨髓象；增生明显活跃，以中性中幼粒细胞、晚幼粒细胞、杆状粒细胞增多为主，原始细胞（Ⅰ型+Ⅱ型）<10%。④中性粒细胞磷酸酶（NAP）积分降低。⑤能排除类白血病反应、CMML 或其他类型的骨髓增生异常综合征（MDS）、其他类型的骨髓增殖性疾病。

2. 分期标准（第二届全国白血病治疗讨论会，1989年）

（1）慢性期：①临床表现：无症状或有低热、乏力、多汗、体重减轻等症状。②血象：白细胞计数升高，主要为中性中幼、晚幼和杆状粒细胞，原始细胞（Ⅰ型+Ⅱ型）<5%~10%。嗜酸性粒细胞和嗜碱性粒细胞增多，可有少量有核红细胞。③增生明显至极度活跃，以粒系增生为主，中、晚幼和杆状粒细胞增多，原始细胞（Ⅰ型+Ⅱ型）<10%。④染色体：有 Phl 染色体。⑤CFU - GM 培养：集落或集簇较正常明显增加。

（2）加速期：具有下列之二者，考虑为本期。①不明原因的发烧、贫血、出血加重，和（或）骨骼疼痛。②脾脏进行性增大。③非药物引起的血小板进行性降低或增高。④原始细胞（Ⅰ型+Ⅱ型）在血和（或）骨髓中>10%。⑤外周血嗜碱性粒细胞>20%。⑥骨髓中有显著的胶原纤维增生。⑦出现 Ph 染色体以外的其他染色体异常。⑧对传统的抗"慢粒"药物治疗无效。⑨CFU - GM 增生和分化缺陷，集簇增多，集簇与集落的比值增高。

（3）急变期：具有下列之一者可诊断为本期。①原始细胞（Ⅰ型+Ⅱ型）或原淋巴细胞+幼淋巴细胞，原单+幼单在外周血或骨髓中>20%。②外周血中原始粒细胞+早幼粒细胞>30%。③骨髓中原始粒细胞+早幼粒细胞>30%。④有髓外原始细胞浸润。⑤此期临床症状、体征比加速期更恶化，CFU - GM 培养呈小簇或不生长。

（二）国外诊断及分期标准

1. CML - CP

（1）Cohen 等诊断 CP 的 5 项标准为：①外周血与骨髓的原始细胞<0.15（15%）。②外周血与骨髓的原始+幼稚细胞<0.30（30%）。③外周血嗜碱性粒细胞<0.2（20%）。④血小板≥100×10⁹/L。⑤除肝脾肿大外无其他髓外组织受累。

（2）Silver 等的诊断标准：①Ph1 染色体阳性。②白细胞在 24～96h 之间两次计数均 > $40 \times 10^9/L$，且无类白血病反应的原因。③外周血粒细胞系 >80%。④骨髓或外周血原始粒细胞 + 早幼粒细胞不同时间两次分类 <30%。⑤骨髓涂片或活检示增生明显活跃。⑥中性粒细胞碱性磷酸酶积分 <25%。

具备上述 6 条者，诊断成立。如只有②～⑤条者，则要有脾大（应排除肝脏病所致），血清维生素 B_{12} >148pmol/L，方可作出诊断。

2. 分期标准

（1）国际骨髓移植登记组的分期标准：

1）慢性期：①无明显的临床症状（治疗后）。②无加速期与急变期的特征［注：骨髓可有粒系增生活跃、Ph1 染色体和（或）其他染色体异常］。

2）加速期：①用常规剂量的药物（羟基脲或马利兰）难以使外周血增高的白细胞计数降低，或治疗疗程间隔不断缩短。②白细胞的倍增时间缩短（<5 天）。③外周血或骨髓中原始细胞计数 >10%。④外周血或骨髓中原始细胞加早幼粒细胞计数 >20%。⑤外周血中嗜酸性加嗜碱性粒细胞计数 >20%。⑥发生非马利兰或羟基脲引起的贫血或血小板减少。⑦持续性血小板升高。⑧附加染色体异常（出现新的克隆性染色体异常）。⑨脾增大。⑩出现绿色瘤或骨髓纤维化。

3）急变期：外周血或骨髓中原始细胞加早幼粒细胞 >30%。

（2）意大利慢粒白血病研究协作组的急变期标准：①血或骨髓中原始细胞 >20%。②血原始细胞加早幼粒细胞计数 >30% 或骨髓中原始细胞加早幼粒细胞计数 >50%。③髓外原始细胞浸润或白血病瘤块形成。

诊断为本病者，具上述任意一项或一项以上，可诊断急变期。

（三）WHO 诊断及分期标准

（1）慢性期：WHO 对 CML-CP 未提出诊断标准。

（2）急变期：WHO 规定符合下列条件一项或一项以上即可诊断 CML-BP（表 8-1）

表 8-1 慢性粒细胞白血病急变期

有如下一项或一项以上可诊断急变期：
外周血或骨髓原始细胞 ≥20%
髓外原始细胞增殖
骨髓活检有大的原始细胞灶（foci）或集簇（dusters）

大约 70% 为急性髓系变，包括中性、嗜酸性、嗜碱性、单核细胞性、红系或巨核细胞或任意几种的混合急性变。20%～30% 为急性淋系变。罕见粒系和淋系同时急性变。原始细胞的形态可以是典型的，但原始细胞常常是很早期的或异质性的，所以，建议做免疫表型分析。

髓外原始细胞增殖最常见于皮肤、淋巴结、脾、骨或中枢神经系统等部位，可以是髓系也可是淋系。如果骨髓原始细胞聚集呈明显的灶性，即使骨髓活检其他区域仍为慢性期改变，也应诊断 CML-BP。但是，CML-BP 的原始细胞灶必须与慢性期小梁旁和血管周围的早幼粒细胞和中幼粒细胞灶相区别。

（四）鉴别诊断

1. 与反应性白细胞增多、类白血病反应或外周血幼红幼粒细胞反应相鉴别　①常有炎症、骨髓转移癌、或实体瘤的副肿瘤综合征等原发病史。②外周血白细胞计数增高，可达 $50 \times 10^9/L$，中性粒细胞胞浆中常有中毒颗粒和空泡，嗜酸嗜碱性粒细胞不增多，血小板和血红蛋白大多正常。③中性粒细胞碱性磷酸酶积分增高。④Ph 染色体和 BCR – ABL 融合基因阴性。⑤骨髓转移癌时骨髓涂片或活检标本有异常细胞团簇，正常造血细胞减少或骨髓坏死等。⑥原发病控制后，反应性白细胞增多、类白血病反应等亦随之消失。

2. 与 Ph$^+$ 或 BCR – ABL 融合基因阳性急性白血病（AL）鉴别　3% ~ 5% 儿童急淋白血病（ALL），20% 成人 ALL（40 岁以上可高达 40%）及 2% 急性髓系白血病（AML）可有 Ph 染色体或 BCR 重排，主要是成人 ALL。少数 Ph$^+$ CML 其慢性期不明显而以急变就诊，造成与 Ph$^+$ – AL 鉴别困难。Ph$^+$ – AL 与 CML – BP 的鉴别点：①无 CML 特征如巨脾、嗜碱性粒细胞增多或血小板增多。②无 CML – BP 常见的染色体异常如 Ph、i（17q）、+8、22q$^-$ 等。③BCR 断裂区在 m 区，编码 p190 蛋白。④于缓解后 Ph 染色体常消失。⑤多数 Ph$^+$ – AL 为杂合，正常核型与异常核型，髓系表型与淋系表型杂合。

3. 与 Pb$^+$ 或 BCR 重排血小板增多症相鉴别　Ph$^+$ 或 BCR$^+$ 血小板增多症与经典 Ph 或 BCR – 原发性血小板增多症的临床表现无明显差异，均可无症状，偶因查体发现血小板增高，可有反复头晕、头痛、肢体末梢烧灼、麻木感，皮肤黏膜出血、血栓栓塞等，但有以下特点：①几乎均为女性。②多无脾肿大，少数脾轻度肿大。③血红蛋白正常，白细胞计数正常或轻度升高，一般 $< 20 \times 10^9/L$，分类常正常，可出现幼稚细胞，但明显少于 CML 所见，嗜碱性粒细胞多不增多，血小板多 $> 600 \times 10^9/L$ 而 $< 2\ 000 \times 10^9/L$，形态无明显异常。④中性粒细胞碱性磷酸酶积分多正常，亦可增高、减低或缺乏。⑤骨髓多纯巨核系增生，亦可巨核系/粒系双系增生，增生的巨核细胞形态可正常，多有小巨核或大而畸形巨核细胞，个别有网硬蛋白纤维化。⑥细胞培养显示 CFU – GM 和 BFU – E 与 CML 相似。⑦细胞遗传学无经典原发性血小板增多症常见的 20q –，而有 Ph 染色体或累及 X 染色体的 Ph 复合易位 t（x；9；22）（q11；q34；q11）。⑧分子水平有与 CML 一样的 M – BCR 重排，极少数为 m – BCR 重排。⑨可向 AL 转化。

4. 与特发性骨髓纤维化相鉴别　①白细胞计数较 CML 偏低，很少 $> 50 \times 10^9/L$，有幼红幼粒血象，泪滴状红细胞明显增多，而 CML 幼粒细胞较多，很少有有核红细胞。②嗜酸、嗜碱性细胞不增多。③特发性骨髓纤维化 NAP 多正常或增高，而 CML 者 NAP 多减低或缺乏。④多次骨穿提示有"干抽"。⑤骨髓活检可见纤维组织增生。⑥无 Ph 染色体或 BCR 重排。

5. 与慢性中性粒细胞白血病（CNL）鉴别　CNL 曾作为 CML 亚型，WHO 将其列为 CMPD 实体。其特点：①中度非进行性中性粒细胞增高。②外周血中幼稚细胞少，无中幼粒细胞峰，无明显嗜酸、嗜碱性细胞增多。③骨髓成熟粒细胞增多。④NAP 积分正常或增多；⑤无或轻度脾肿大。⑥无引起类白血病反应的病因。⑦有 Ph 染色体，BCR 断裂点在 u 区。

据上述与 CML 鉴别。WHO 认为，此种 Ph$^+$，BCRu 区重排的 CNL 应诊为 CML，不应诊为 CNL。

七、治疗

CML 一旦急性变，治疗将很难奏效，因此应着重于慢性期的治疗。CML 的疗效判断包括血液学缓解、细胞遗传学缓解（即 Ph^+ 细胞消失率）和分子生物学缓解（即 BCR – ABL 融合基因转阴率），能否达到后两者缓解与患者的长期生存乃至治愈密切相关，因此应力争获得后两者的缓解。

（一）常规治疗

水化、碱化尿液：①减少尿酸形成：别嘌呤醇 100mg，3 次/d，当白细胞明显下降、脾明显缩小、无明显高尿酸血症时停药。②大量补液，使尿量维持在 150ml/h。③5% 碳酸氢钠 100～200ml/d。

（二）化学治疗

1. 羟基脲（Hydroxycarbarnide，HU）　为细胞周期特异性抑制 DNA 合成的药物，起效快，但持续时间短。用药后二三天白细胞即迅速下降，停药后又很快回升。约 80% 患者可选血液学缓解，25% 可有细胞遗传学反应。目前已取代白消安成为治疗 CML – CP 的首选口服药物。常用剂量为 3g/d，分三次服用，待白细胞减至 $20 \times 10^9/L$ 左右时，剂量减半。减至 $10 \times 10^9/L$ 左右时，改为小剂量（0.5～1.0g/d）维持治疗。用药期间需经常检查血象，以便调整药物剂量。不良反应少，耐受性好，与烷化剂无交叉耐药性。对患者以后接受造血干细胞移植也无不良影响。

2. 白消安（Busrrlfan，BUS，马利兰）　为烷化剂，作用于早期祖细胞。起效较慢，但持续时间长。一般用药后 2～3 周外周血白细胞才开始减少，停药后白细胞减少可持续 2～4 周，因此，要正确掌握剂量。初始剂量为 4～6mg/d，分次口服。当白细胞降至 $20 \times 10^9/L$ 左右时，应停药，待稳定后改为小剂量（2mg/1～3 天），使白细胞维持在（7～10）$\times 10^9/L$。用药过量甚至常规剂量也可造成严重的骨髓抑制，且恢复较慢，应予注意。长期用药可出现皮肤色素沉着、精液缺乏及停经、肺纤维化等。

3. 靛玉红及其衍生物甲异靛　靛玉红和甲异靛是中国医学科学院研究所经过 20 多年研究首创用于治疗 CML 的新药。与 HU 和 BUS 相比，其缩脾效果明显好于前二者。有报道甲异靛长期疗效与 HU 相似，甲异靛联合 HU 可明显延长患者慢性期，降低患者 5 年急变率。部分患者可有 Ph 染色体阳性率减低。单用靛玉红剂量为 100～300mg/d，分 3～4 次口服。单用甲异靛 75～150mg/d，分 3 次口服。主要的不良反应有不同程度的骨关节疼痛、恶心、纳差、腹痛、腹泻等消化道反应，极少在治疗期间出现骨髓抑制。

4. 其他药物　小剂量 Ara – C、高三尖杉酯碱、二溴卫茅醇、马法兰、瘤可宁等也有效，但仅在上述药物无效时才考虑应用。最近有长疗程高三尖杉酯碱 2.5mg/（$m^2 \cdot d$）静滴，第 1～14 天，使 6% CML 患者获得完全细胞遗传学缓解的报道。

（三）α – 干扰素（IFN – α）

1. IFN – α 作用　①直接抑制 DNA 多聚酶活性和干扰素调节因子（IRF）的基因表达，从而影响自杀因子（Fas）介导的凋亡。②增加 Ph 阳性细胞 HLA 分子的表达量，有利于抗原递呈细胞和 T 细胞更有效地识别。

由于该药起效较慢，因此对白细胞增多显著者，宜在第 1～2 周并用 HU 或小剂量 Ara – C。IFN – α 能使 50%～70% 的患者获血液学完全缓解（HCR，指血象、骨髓象恢复正常）；10%～26% 的患者可获显著的细胞遗传学缓解（MCR，指骨髓 Ph 阳性细胞 < 35%），但 BCR – ABL 融合基因 mRNA 仍然阳性；获 MCR 者生存期延长。

IFN－α剂量为300万~900万U/d，皮下或肌肉注射，每周3~7次。常见不良反应为畏寒、发烧、疲劳、厌食、恶心、头疼、肌肉和骨骼疼痛。用对乙酰氨基酚、苯海拉明等可减轻不良反应，大约25%患者因不良反应无法耐受而停药。

2. 迄今为止，关于IFN治疗CML取得了一些共识　①天然IFN与重组人IFN治疗CML疗效相似。②持续用药比间歇用药好，大剂量比小剂量疗效好，初治病例的血液学完全缓解明显比复治者高，加速期的疗效比慢性期差。③肌肉注射或皮下注射比静脉注射好。

3. 关于IFN治疗CML尚待解决的问题　①IFN是否可以延长CML患者的生存期，各家报道不一致。②IFN的最适剂量和用药时间，至今仍无统一意见，但多数认为起始剂量应为300万~500万U/（$m^2 \cdot d$），2~3周后剂量增至900万~1 200万U/（$m^2 \cdot d$）或达到获显著血液学疗效［即白细胞计数（2~4）×10^9/L，血小板计数接近50×10^9/L］的最大耐受量及患者出现毒性症状需要减少剂量。可望获得细胞遗传学缓解的最短时间为6个月，一般用至病情进展或出现不耐受的药物毒性。③IFN种类与疗效的关系：不同种类的α－干扰素临床疗效无差别，γ－干扰素疗效不清，α－干扰素和γ－干扰素联合应用不能提高疗效。④IFN联合其他化疗药物如HU、小剂量Ara－C20mg/（$m^2 \cdot d$）×10d已有Ⅱ期临床观察，表明疗效优于单用IFN。

（四）靶向治疗

1. 甲磺酸伊马替尼（Imatinlb mesylate，STI571，Gleevec）　为苯胺类衍生物，能特异性阻断ATP在ABL酪氨酸激酶上的结合位置，使酪氨酸残基不能磷酸化，从而抑制BCR－ABL阳性细胞的增殖。伊马替尼也能抑制另外两种酪氨酸激酶c－kit和血小板衍化生长因子受体（PDGF－R）的活性。

（1）伊马替尼推荐剂量

1）慢性期：400mg/d。用药3个月后评估血液学疗效；用药6个月后评估遗传学疗效。如Ph染色体未达到细胞遗传学缓解（Ph阳性染色体≤35%），应加大剂量。

2）加速期及急变期：600~800mg/d。如并发全血细胞减少，应在支持治疗下继续用药，应用一年以上。

（2）伊马替尼的疗效

1）CML－CP：对于初治患者，HCR、MCR和完全细胞遗传学缓解（CCR）分别为98%、83%和68%。

2）对于IFN－α治疗失败或不能耐受的CML，其HCR，MCR，CCR分别为95%、60%和41%。伊马替尼可使7%的CML慢性期患者BCR－ABL融合基因转阴（RT－PCR法）。

（3）伊马替尼的主要不良反应有：骨髓抑制、恶心、肌肉痉挛、骨骼疼痛、关节痛、皮疹、腹泻、水肿、体液潴留和肝功能受损等。

（4）另外已发现有对伊马替尼耐药的病例：目前认为应用伊马替尼治疗6个月无细胞遗传学反应或失去前期的疗效为耐药。

1）耐药机制可能与下列有关：①BCR－ABL基因扩增和表达增加或其酪氨酸激酶活性再激活。②BCR－ABL激酶区点突变，不能与药物结合。③CML－CP对外周血和骨髓都能检出细胞周期G_0静止期的$CD_{34}^+ Ph^+$白血病干细胞，对伊马替尼高度耐药，而且耐药细胞内γ－谷氨酰半胱氨酸合成酶和谷胱甘肽增高。

2）发生耐药时可采取：①伊马替尼增量。②停用或加化疗。③加IFN－α或亚砷酸

（三氧化二砷，ATO）以下调 BCR – ABL 加强伊马替尼作用。④加维生素 C（1g/d）可降低谷胱甘肽逆转耐药，且可增加 ATO 的疗效。⑤热休克蛋白 90（Hsp90）能稳定 BCR – ABL 融合基因，加 Hsp90 抑制剂 Geldanamycin（GA）或 17 – allylaminogeldanamycin（17 – AAG），可介导 BCR – ABL 蛋白降解。

（5）用伊马替尼时需要注意以下情况：①伊马替尼不能透过血脑屏障，要防治中枢神经系统白血病时仍需鞘注甲氨蝶呤、阿糖胞苷等药物。②伊马替尼配伍禁忌有：地塞米松、利福平、苯巴比妥可降低该药血浓度，而钙拮抗剂、双氢吡啶、对乙酰氨基酚、辛伐他汀、红霉素、环孢素、酮康唑、伊曲康唑等增加伊马替尼血浓度。因此伊马替尼与上述药物配伍时要注意增减剂量。③伊马替尼除 CML 应用外，对 Ph^+ AL、MF、ET 等也可应用，对血小板源生长因子受体（PDGFR，c – kit，CD117）也有作用，故可用于治疗 $CD117^+$ – AML 和肥大细胞增生症。c – kit 酶位突变者，伊马替尼无效，调节型突变者有效。④与 IFN – α、柔红霉素、阿糖胞苷、依托泊苷、ATO 合用有协同作用。⑤有效者停药后仍可复发，需维持治疗。⑥有 t（9；21）（q34；p1）引起 $ETV – 6 – ABL^-$ 融合基因，其信号传导途径与 P210BCR – ABLAML 相同，伊马替尼治疗也有效。可用于 t（9；21）（q34；p1）– AML。

2. Dasatinib（BMS – 354825）吡咯嘧啶类物质 一种新型的 ABL 和 Src 家族酪氨酸激酶抑制剂。同伊马替尼一样，Dasatinib 也是与 ABL 激酶 ATP 位点竞争性结合，不同的是该霉与激活、非激活构象的 ABL 均能结合，亲和力更强。已有研究显示 Dasatinib 抑制 ABL 激酶的作用是伊马替尼的 100 倍；对绝大多数 BCR – ABL 激酶结构域突变（15 种突变中有 14 种）有作用，仅对 T315I 突变无效。此外，对 c – kit 和 PDGFRβ 有明显抑制作用，推测该药能治疗骨髓增殖性疾病，包括系统性肥大细胞对伊马替尼的耐药。

Ⅰ期临床试验检测 Dasatinib 的安全性，结果显示每天 15～180mg 每周给药 5～7 天，耐受性良好。2003 年首次用于临床。39 例慢性期患者接受该药治疗，其中 31 例为伊马替尼耐药，多数有 BCR – ABL 结构域突变，用药后 HCR 为 84%，主要和完全遗传学缓解分别为 35% 和 52%；另 8 例为伊马替尼不耐受，用药后 100% 达 HCR，主要和完全遗传学缓解分别为 50% 和 63%；未观察到剂量限制性毒性反应。10 例平均病期 6 年的加速期患者用药后，HCR 为 50%，40% 有主要遗传学缓解。34 例平均病期 3 年的 CML 急变期患者/ALL 用药后，HCR 为 28%。多数患者出现 3～4 级血液学毒性。与体外实验一致，T351I 突变者，Dasatinib 治疗无效。

3. AMN107 苯胺嘧啶衍生物 为伊马替尼类的第二代 ABL 抑制剂。该药也与非激活构象的 ABL 激酶结构域结合，竞争性抑制 ATP。对野生型 BCR – ABL 蛋白和发生点突变的耐伊马替尼类蛋白均有作用，主要通过凋亡使细胞生长受抑。体外实验中，该药对细胞自身磷酸化和增殖的抑制强度是伊马替尼的 10～25 倍。该药对多种伊马替尼耐药突变有作用，如 M351T、F317L、E255V 突变，但对 T315I 和 G250E 突变无效。此外该药可抑制 PDGFR 和 c – kit 但对 Src 家族激酶无作用。人组 AMN107 Ⅰ/Ⅱ期临床实验的患者为耐伊马替尼的加速、急变期 CML 或 Ph^+ ALL，AMN107 治疗后，加速、急粒变、急淋变和 PhALL 的血液学缓解分别为 51%、17%、11% 和 10%，主要遗传学缓解达 38%～22%。15 例 CML 慢性期、对伊马替尼耐药患者用药后，血液学缓解达 80%，主要和完全缓解分别为 40% 和 13%。初步结论：AMN107 在体内和体外对 BCR – ABL 的抑制作用强于伊马替尼；对多种激酶结构域突变致伊马替尼耐药有效，但即使在高剂量时仍对 Y253H、E225V、T315I 突变无效；在药物的安全性、耐受性、全身毒性方面需进一步观察。

4. ON012380　ON012380 封闭 ABL 激酶底物结合位点，对 ATP 结合位点无影响。由于作用位点不同，耐伊马替尼点突变不会导致 ON012380 耐药。体外研究证实，ON012380 对野生型及所有耐伊马替尼的突变激酶甚至对 T315I 均有抑制作用。ON012380 对 PDG－FR 激酶及 Src 激酶家族成员 Lyn 也有抑制作用，但对 c－kit 抑制作用较弱。ON012380、伊马替尼协同抑制野生型 BCR－ABL 激酶。ON012380 抑制野生型 BCR－ABL 的作用是伊马替尼的 10倍。细胞及动物实验已经证明，ON012380 对 17 种伊马替尼耐药突变（包括 T315D 均有抑制作用）。目前该药尚未进入临床实验阶段。

5. Src 酪氨酸激酶抑制剂　Src 激酶家族在 BCR－ABL 介导 ALL 中有重要作用，但在CML 中无重要影响。吡咯嘧啶 PD166326 是 FGFI、EGF、PDGF 和 Src 抑制剂。体外实验证明，PD166326 还具有抑制 ABL 的作用，该药抑制 BCR－ABL 的作用比伊马替尼强 100 倍，抑制 c－kit 介导的增殖作用比伊马替尼强 6.8 倍，对 Lyn 也有很强的抑制作用，但对 T315I突变无抑制作用。动物实验表明，虽然该药对野生型、突变型 BCR－ABL 均有抑制作用，但不能清除 BCR－ABL 阳性细胞。PPI、CGP76030 在 ABL 的结合位点即伊马替尼的结合位点，两药均能抑制 ABL 激酶活性，还可通过抑制 Src 激酶导致细胞生长停滞、凋亡。目前该药仍在实验室阶段，尚未进入临床试验。

6. ABL 蛋白抑制剂　ABL 蛋白在细胞浆、细胞质之间转运。细胞核－细胞质之间的通路需要 3 种细胞核定位信号分子（NLS）及一种细胞核输出信号分子（NES）参与，这些信号分子位于 ABL 蛋白 C 末端。来普霉素 B 是 NES 受体抑制剂，能阻断 ABL 蛋白在细胞核、细胞质间的转运。体外实验表明、先用伊马替尼，然后洗脱该药，再用来普霉素 B，可引起小鼠造血干细胞、TonB210、K562 细胞凋亡。联合使用伊马替尼、来普霉素净化骨髓中CML，可提高 CML 患者自体移植疗效。

（五）造血干细胞移植

造血干细胞移植是用大剂量的放疗化疗作为预处理，彻底地清除体内残存的白血病细胞，再输入 HLA 相配的骨髓或其他造血干细胞使患者造血功能重建。异基因造血干细胞移植（allo－HSCT）是采用 HLA 相匹配的同胞兄弟姐妹（亲缘）或无关供者（非亲缘）的骨髓或外周血或脐血等其他造血干细胞为患者进行移植，此方法可消除 Ph^+ 克隆而得以根治，是目前被普遍认可的根治性标准治疗。

移植患者的年龄国内多为 50 岁以下。allo－HSCT 的移植相关病是导致死亡的主要原因，且随年龄增大而增多。年龄＜30 岁，慢性期早期，诊断一年内，未用过白消安及 IFN－α 治疗，配型完全相吻合的同胞供者，男供者给女受者是 allo－HSCT 疗效好的因素。因此，对有条件接受移植者，应争取在诊断后一年内移植。为了提高移植效果，给初诊 CML 实施更精细合理的治疗，现多强调移植前风险评估。欧洲血液和骨髓移植组（EBMTG）根据 5 个移植前变量提出了风险评估积分（0～7）系统，以提示移植相关的死亡风险和治愈可能。对≤2 分者，因移植相关的病死率≤31%，allo－HSCT 可作为一线治疗。对≥3 分者，可先行伊马替尼治疗，进行 BCR－ABL 和染色体动态观察，治疗无效再进行 allo－HSCT；也可考虑非清髓造血干细胞移植（NST）。NST 为降低预处理强度的 allo－HSCT，由于其移植相关病死率低，对部分患者、尤其对年龄较大、不适合常规移植者已取得初步较好的效果。自体移植能使少数患者获取短暂的细胞学缓解，移植相关病死率低，且移植者的存活期长于常规化疗者。采用适当方法进行选择性 BCR – ABL 阴性细胞自体移植，值得探讨。

HLA 相合同胞间移植后复发率为 20% ~ 25%，而无关供者移植较同胞间移植复发率低。移植后的主要治疗方法有：①立即停用免疫抑制剂。②DLI，缓解率为 65% ~ 75%，并发症为 GVHD 和骨髓移植。③NST 或二次移植。④药物治疗。

（六）白细胞单采

白细胞单采适合于高白细胞综合征，可快速降低白细胞，减轻白细胞瘀滞症状。妊娠 CML 患者早期进行单采可避免化疗对胎儿的不良作用。单采虽然可快速降低白细胞，但维持时间短暂，需尽快化疗。

（七）脾放射治疗

一般适用于化疗难治，脾脏特别巨大，脾区出现剧痛，有脾脏破裂可能影响胃肠道功能者。患者此时多处于 AF 或 BP，脾放疗为姑息治疗，疗程短。也可作为造血干细胞移植前预处理。

（八）脾脏切除

脾脏切除不能延长患者生存期，不能阻止其向加速期发展，也不能增加对化疗敏感，但对症状性血小板减少，脾急剧增大，可选择性切除。切脾后可发生血栓栓塞综合征，病死率较高，尤其对血小板增多者应谨慎切脾。

（九）血小板增多症的治疗

血小板多随治疗 CML 白细胞下降而下降，但有时白细胞数降至正常而血小板仍持续增高。治疗上可采用：

1. 血小板单采 可快速降低血小板数，但不能降低骨髓中巨核细胞，维持时间短暂。

2. 氯米喹酮 选择性降低血小板，也不能降低骨髓中巨核细胞生成，仅抑制其成熟和血小板形成，对其他血细胞无影响。一般 2mg/d，用药 1 天可使血小板减低 50%，当血小板降至 $<450×10^9/L$，改用 0.5 ~ 1mg/d 维持。不良反应有药物扩血管作用引起头痛、心动过速、腹痛、腹泻、水肿及偶可贫血等。停药后血小板在短期内快速回升。

3. 塞替派 $75mg/m^2$ 静注 每 2 ~ 3 周一次，当血小板降至 $<450×10^9/L$，以 $25mg/m^2$ 静注，每周一次维持。

4. 瘤可宁 $6mg/（m^2·d）$ 用 2 ~ 6 周可维持血小板数正常。

（十）CML 晚期的治疗

1. 加速期治疗

（1）AlloSCT：HLA 相合同胞间移植和非亲缘间移植的 DFS 分别为 30% ~ 40% 和 15% ~ 35%。

（2）伊马替尼：剂量同上。HCR，MCR，CCR 分别为 34%、24% 和 17%。

（3）其他：干扰素联合化疗或使用联合化疗方案等。

2. 急变期的治疗

（1）化疗：髓系急变者可采用 ANLL 方案化疗，急淋变可按 ALL 方案化疗。

（2）伊马替尼：剂量如上述。HCR MCR CCR 较加速期低分别为 8%、16% 和 17%，且疗效维持短暂。

（3）AlloSCT：疗效差，复发率高达60%，长期DFS仅15%~20%；对于重回慢性期后做移植者，其疗效同加速期。

八、预后及预测因素

CML的自然病程是从CML-CP向CML-AP和（或）CML-BP发展。通过近年来治疗手段的提高，中位存活时间已经延长，为39~47个月。5年生存率为25%~35%，8年生存率8%~17%，个别可生存10~20年。影响CML的主要预后因素有：①初诊时预后风险积分。②治疗方式。③病程演变。

Sokal积分适用于接受化疗者见表8-2。低危（RR<0.8）、中危（RR0.8~1.2）、高危（RR>1.2）者，中位生存期分别为5、3.5和2.5年。

欧洲Hasford新的预后积分适用于接受干扰素治疗者，见表8-2。低危（RR≤780）、中危（RR781~1 480）、高危（RR>1 480）者，中位生存期分别为96、65和42个月，5年生存率分别为75%、56%和28%。近年来，HSCT和伊马替尼治疗CML已经并继续在改变着CML的预后和生存。通过细胞和分子遗传学、定性和定量PCR技术，分别检测Ph染色体和BCR/ABL融合基因mRNA来进行微小残留病灶的动态检测，并实施相应的治疗，以进一步追求Ph染色体和BCR/ABL融合基因持续阴性和疾病的根除。

表8-2　慢性粒细胞白血病的预后风险积分系统

项目	Sokal（1984）	欧洲（Hasford，1998）
年龄	0.011 6×（年龄-43.4）	0.666 6（年龄≥50岁时，否则取0）
脾大小*（cm）	0.034 5×（脾-7.51）	0.042×脾
血小板（×10^9/L）	0.188×（血小板/700^2-0.563）	1.095 6（血小板≥1 500时，否则取0）
原粒△（%）	0.088 7×（原粒细胞-2.10）	0.058 4×原粒细胞
嗜碱性粒细胞△（%）	-	0.041 3×嗜酸性粒细胞
嗜酸性粒细胞△（%）≥3	-	0.203 9
RR=	和	和×1 000

注："*"左肋缘下垂直距离；"△"慢性外周血中的百分数；"RR"预后风险。

（毛有彦）

第二节　中性粒细胞白血病

慢性中性粒细胞白血病（chronic neutrophilic leukaemia，CNL）是一种罕见的MPD，其特征为：①外周血中性粒细胞持续增多。②骨髓有核细胞增生明显甚至极度活跃，以中性粒细胞为主。③肝脾肿大。④无Ph染色体或BCR/ABL融合基因。⑤诊断时应排除所有引起中性粒细胞增多的原因，除外其他所有骨髓增殖性疾病。

一、流行病学

确切发病率不清。迄今，国外发病文献报道不足100例，国内自1977年至2001年25年间报道CNL 76例。常累及老年人，中位发病年龄为62.5岁（15~86岁），男女发病无明显差异。

二、病因学

CNL 的病因不详。报道高达 20% 的患者中性粒细胞增多伴有潜在的肿瘤，通常多数为多发性骨髓瘤。至今没有 1 例伴骨髓瘤的 CNL 有克隆性染色体异常，或用分子生物学技术证实中性粒细胞中有克隆性的证据。很可能大多数伴骨髓瘤的"CNL"的中性粒细胞不是自主增殖，而是继发于肿瘤性浆细胞或由浆细胞调节的其他细胞释放的异常细胞因子所致。

三、发病机制

目前发病机制仍不清楚。

四、形态学

外周血涂片中性粒细胞增多≥25×10^9/L，中性粒细胞通常为分叶核，但杆状核也可明显增多。几乎所有的病例未成熟粒细胞（早幼粒细胞、中幼粒细胞、晚幼粒细胞）计数 < 5%，但偶尔可达 10%，外周血几乎不见原始粒细胞。中性粒细胞可见异常粗大中毒颗粒，但形态也可正常。无粒细胞发育不良。红细胞和血小板形态通常正常。

骨髓活检示增生极度活跃，中性粒细胞增多，粒红比例高达 20：1 或以上。初诊时原始粒细胞和早幼粒细胞不增多，但中幼粒细胞和成熟粒细胞增多。可能还有红系和巨核系增生。各系增生无明显发育不良，如有则须考虑其他诊断如不典型慢性粒细胞白血病。网状纤维增多不常见。

鉴于文献报道 CNL 常与多发性骨髓瘤相关，应检查有无骨髓浆细胞疾病的证据。如有浆细胞异常，应结合细胞遗传学或分子遗传学技术确定中性粒细胞克隆性增殖才能诊断 CNL。中性粒细胞浸润导致脾、肝肿大，脾主要浸润红骨，肝主要浸润肝窦和肝门区，或两者都有浸润。

五、细胞化学/免疫表型

中性粒细胞碱性磷酸酶积分增高，但无其他细胞化学或免疫表型异常。

六、遗传学

几乎 90% 的患者染色体是正常的，其余的克隆性核型异常有 +8，+9，del（20q）和 del（11q），无 Ph 染色体或 BCR/ABL 融合基因，曾有报道一种 Ph$^+$BC R/ABL$^+$ 的 CML 变型，其外周血中性粒细胞与 CNL 相似。这些病例，可查到一种变异蛋白——P230。有这种 BCR/ABL 融合基因分子变异的病例应考虑 CML，而不是 CNL。

七、细胞起源

CNL 的细胞起源不清楚，很可能是系列分化潜能有限的骨髓造血干细胞。

八、临床表现

1. 症状　可无症状，也可有乏力、消瘦、全身瘙痒等，脾肿大可伴有左上腹胀满不适、疼痛等，查体有脾大、肝肿大，25%～30%患者皮肤、黏膜或胃肠道出血，可有痛风样发作。

2. 部位　常累及外周血和骨髓，脾和肝通常呈现白血病浸润。任何组织都可有中性粒细胞浸润。

九、诊断和鉴别诊断

（一）诊断标准

1. Ito诊断标准　①外周血中性粒细胞持续增多。②骨髓粒系增生，无病态造血现象；③中性粒细胞碱性磷酸酶积分增高。④血维生素 B_{12}、尿酸增高。⑤无感染、肿瘤、或其他引起类白血病反应等疾病。⑥Ph染色体和BCR－ABL阴性。

2. 慢性中性粒细胞白血病WHO诊断标准

（1）外周血白细胞增多≥25×10^9/L，中性分叶核和杆状核细胞>80%，幼稚粒细胞（早幼粒细胞、中幼粒细胞、晚幼粒细胞）<10%，原始粒细胞<1%。

（2）骨髓活检增生极度活跃，中性粒细胞比例和数量增多，骨髓原始粒细胞<5%，中性粒细胞成熟正常。

（3）肝、脾肿大。

（4）无生理性中性粒细胞增多的原因，无感染或炎症，无明确的肿瘤，如有的话，用细胞或分子遗传学证实是克隆性髓系细胞。

（5）无Ph染色体或BCR/ABL融合基因。

（6）无其他骨髓增殖性疾病的证据，无真性红细胞增多症的证据，即红细胞容量正常，无慢性特发性骨髓纤维化的证据，即无异常巨核细胞增殖，无网状纤维或胶原纤维增生，红细胞无显著异型，无原发性血小板增多症的证据，即血小板<600×10^9/L，无成熟的大巨核细胞增生。

（7）无骨髓增生异常综合征或骨髓增生异常/骨髓增殖性疾病的证据，无粒细胞发育异常，无其他髓系细胞发育异常，单核细胞<1×10^9/L。

（二）鉴别诊断

应与CML，aCML，CMML及其他CMPD鉴别。此外，有的浆细胞病如意义不明的单克隆免疫蛋白病和多发性骨髓瘤有中性粒细胞明显增高，患者体内G－CSF水平高可能与瘤细胞分泌G－CSF有关，致中性粒细胞反应性增高。综上所述，CNL为排除性诊断，除外引起反应性中性粒细胞增多的一切病因及其他CMPD，具有中性粒细胞反应性增高，单核细胞不增多，无病态造血现象，无Ph染色体和BCR－ABL融合基因才是真正的CNL。

十、治疗

尚无理想的治疗，凡治疗CML的方案均可应用。

十一、预后

虽然一般认为 CNL 是进展缓慢的疾病，但 CNL 的生存期不定，为 6 个月至 20 年以上。通常中性粒细胞增多呈进展性，随后出现贫血和血小板减少。出现骨髓增生异常表现可能是向急性白血病转化的信号已有部分病例报道。还不清楚此类转化的病例是否与曾进行过细胞毒治疗有关。

（毛有彦）

第三节　慢性嗜酸性粒细胞白血病/高嗜酸性

一、粒细胞综合征

慢性嗜酸性粒细胞白血病/高嗜酸性粒细胞综合征（chronic eosinophilic leukaemia andhypereosinophilic syndrome，CEL/HES）。又称慢性嗜酸性粒细胞增多综合征。嗜酸性粒细胞 > 0.45×10^9/L 为嗜酸性粒细胞增多。临床上按外周血嗜酸性粒细胞增多的程度分为轻、中、重 3 级。

轻度：嗜酸性粒细胞 <0.15（15%），直接计数在 1.5×10^9/L 以下。

中度：嗜酸性粒细胞 0.15~0.49（15%~49%），直接计数在 （1.5~4.9）$\times 10^9$/L。

重度：嗜酸性粒细胞 0.5~0.9（50%~90%），直接计数在 5.0×10^9/L 以上。

慢性嗜酸性粒细胞白血病是一种嗜酸性前体细胞自主性、克隆性增殖，导致外周血、骨髓及周围组织嗜酸性粒细胞持续增多的骨髓增殖性疾病。白血病细胞浸润或嗜酸性粒细胞释放细胞因子、酶或其他蛋白导致器官损害。如不能证实其克隆性，原始细胞又不增多，又无其他引起嗜酸性粒细胞增多的病因，则为特发性嗜酸性粒细胞综合征。两者均为多系统疾病。

正常嗜酸性粒细胞生成后离开骨髓，在血循环中短暂停留即进入血管外环境，主要见于黏膜下、皮肤松弛结缔组织、胃肠道、生殖道和肺。血嗜酸性粒细胞在早晨最低，夜间最高，反映了血循环中肾上腺皮质激素的昼夜节律变化。嗜酸性粒细胞受刺激后脱颗粒释放已合成的新产生的细胞因子和蛋白，前者主要有碱性蛋白（MBP）、嗜酸性阳离子蛋白（ECP）、嗜酸性粒细胞源性神经毒素（EDN）、过氧化物酶、Charcot – Leyden 结晶蛋白、P 物质、和血管抑制蛋白（VIP）等，后者有氧化产物、血小板活化因子（PAF）、白三烯 C4、TGF – α、TGF – β1、IL – 1a、IL – 3、IL – 5、IL – 6、IL – 8、GM – CSF、MIP – 1a、TNF – α 等可引起炎症反应和脏器损伤。IL – 3、IL – 5、GM – CSF 为嗜酸性粒细生长因子，抑制其凋亡延长生存。正常外周血中嗜酸性粒细胞数 （0.035~0.35）$\times 10^9$/L，正常骨髓和外周血嗜酸性粒细胞比值可达 3∶1~5∶1，在外周血中半衰期可达 18h。

CEL 与 HFS 临床表现极为相似，鉴别困难，故一并讨论。

二、流行病学

此类疾病尽管很少见，但由于难于区别 CEL 与 HES，其真实发病率不详。男性较女性常见（9∶1），发病高峰在 40 岁，各年龄段均可见，CEL 以男性为主。

三、病因及发病机制

CEL 与 HES 的病因不详，重要的是应排除所有反应性嗜酸性粒细胞增多，如寄生虫病、变态反应、Loeffler 综合征样的肺部疾病，也要排除胶原性血管病，如血管淋巴增生样的皮肤病和 Kimura 病。另外，大量肿瘤性疾病如 T 细胞淋巴瘤、霍奇金淋巴瘤、系统性肥大细胞增生症、急性淋巴细胞白血病以及可能与 IL－2、IL－3、IL－5 或 CM－CSF 异常释放有关的其他骨髓增殖性疾病，以及类似 CEL 或 HES 的继发性嗜酸性粒细胞增多。以前曾考虑为 HES 的某些病例已证明是由于免疫表型异常、克隆性或非克隆性 T 细胞释放了异常细胞因子，如有免疫表型异常的 T 细胞群存在，此种病例不再分类为特发性 HES。

四、临床表现

1. 心血管系统　50%～60%患者有心脏受累，常为死亡主要原因之一。最初为心内膜炎，内膜损伤处有附壁血栓形成，最终心内膜纤维化，发生限制性心肌病及心脏二尖瓣和（或）三尖瓣关闭不全。患者有气短、胸痛、心衰、查体可有心脏扩大，听诊在二尖瓣和（或）三尖瓣可闻及收缩期杂音。80%患者超声心动图示左心室肥厚、二尖瓣增厚，附壁血栓。心电图示 T 波倒置。

产生心脏损伤的原因与嗜酸性粒细胞分泌的物质有关：EDN 可导致纤维细胞增生；MBP 可增强成纤维细胞对 IL－1、TGF－β 等反应性炎症性细胞因子 IL－6、IL－11 氧化产物 H_2O_2 等损伤心内膜和心肌等；ECP 可使成纤维细胞合成蛋白多聚糖。

女性患者有血管性水肿，高丙种球蛋白血症和 IgE 及免疫复合物增加者常无心脏受累。

2. 呼吸系统　约半数患者可有肺受累，表现为慢性持续性干咳，胸膜渗出，小部分患者可有肺部浸润和纤维化。有的肺部炎症与心脏损伤有关，如肺栓塞。

3. 神经系统　约 50%患者出现。左心室内血栓脱落引起脑栓塞或一过性脑缺血发作，常多发或复发，甚至发生在抗凝治疗过程中。患者表现为对称性或不对称感觉性多神经病，或感觉和运动性缺陷。主要由嗜酸性粒细胞神经毒素（EDN）和嗜酸性阳离子蛋白（ECP）鞘注所致兔神经毒和麻痹综合征，称为 Gorden 现象，提示这些嗜酸性粒细胞因子与神经系统损伤有关。

此外，少数患者表现为癫痫、痴呆和嗜酸性脑膜炎，形成局部肿物压迫神经等。

4. 皮肤表现　半数以上患者可见皮损。表现为荨麻疹、红斑、丘疹和皮下小结、血管性水肿。也可黏膜溃疡，溃疡部位常见有口腔、鼻、咽、消化道、肛门或阴茎部，对激素无效，但对 TNF－α 反应好。皮损可能与嗜酸性粒细胞产生的因子有关：ECP 可使嗜碱性粒细胞和肥大细胞释放血管活性胺；也可产生白三烯 C4、PAF 介导血管渗透性增加、IL－5 等均可使血管性水肿和荨麻疹发生。皮损活检显示血管周围嗜酸性粒细胞浸润，其他可有混合性细胞浸润，绝无血管炎征象。

5. 其他　23%有胃肠道表现，可有腹泻、胃炎、结肠炎、胰腺炎、胆管炎、甚至可有腹水、Budd－Chiari 综合征。可有肝脾肿大。关节表现可有关节痛、关节渗出、多关节炎、指趾坏死。眼部可因微血栓致视力障碍。可有淋巴结肿大、骨质破坏。

五、形态学

CEL 和 HES 外周血最显著的特点是嗜酸性粒细胞增多，通常主要为成熟嗜酸性粒细胞，仅有少量嗜酸性中幼粒细胞或早幼粒细胞。可有不同程度的嗜酸性粒细胞形态异常，如胞质颗粒稀少、透明、胞质空洞、胞核分叶过多或过少及增大。这些变化既见于反应性的也见于肿瘤性的嗜酸性粒细胞增多，因此在确定是否为 CEL 或 HES 方面没有多大帮助。常伴有中性粒细胞增多，有的可见单核细胞增多以及轻度嗜碱性粒细胞增多。原始细胞一般不增多，如 >2% 就应考虑 CEL。

骨髓增生极度活跃，以嗜酸性粒细胞增生为主。多数病例嗜酸性粒细胞分化成熟正常，原始细胞的比例正常。常见 Charcot－Leyden 结晶，红系与巨核系细胞增生正常，原始粒细胞增多（5%～19%）和其他系细胞以及嗜酸性粒细胞发育不良表现支持肿瘤性的变化，但并不一定就诊断 CEL，除非嗜酸性粒细胞占主要成分并证实是肿瘤性克隆的一部分。有些病例可见骨髓纤维化。细心检查骨髓有可能发现引起继发性嗜酸性粒细胞增多的一些变化，如血管炎、淋巴瘤、急性淋巴细胞白血病或肉芽肿性疾病。

任何组织都可出现嗜酸性粒细胞浸润，常见 Charot－Leyden 结晶，纤维化也是常见的表现，它是由具有释放嗜酸性粒细胞碱性蛋白和嗜酸性粒细胞阳离子蛋白的嗜酸性粒细胞脱颗粒引起的。

六、细胞化学/免疫表型

嗜酸性粒细胞有抗生素氰化物髓过氧化物酶活性，CEL 与 HES 的嗜酸性粒细胞髓过氧化物酶含量通常正常。正常嗜酸性粒细胞奈酚 ASD 氯乙酸酯酶阴性，有人认为，如果此酶阳性则考虑是肿瘤性的嗜酸性粒细胞。

但不是所有肿瘤性嗜酸性粒细胞都阳性，并且大多数反应性嗜酸性粒细胞增多、CEL 或 HES 还未充分研究。CEL 或 HES 的嗜酸性粒细胞没有特异性免疫表型。

七、遗传学

CEL 还未发现单一或特异的细胞遗传学或分子遗传学异常。即使在以嗜酸性粒细胞增多为主要特征的病例中检测到 Ph 染色体或 BCR/ABL 融合基因，也只能说明是 CML 而不是 CEL。即使在嗜酸性粒细胞增多与通常髓系相关的染色体异常同时发生时，也不能确定嗜酸性粒细胞是否为克隆性增殖的一部分。然而，如果发现一种通常见于髓系疾病的重现性核型异常，如 +8 和 I（17q），则支持 CEL 的诊断而不是 HES。

伴 t（5；12）（q33；p13）的血液系统肿瘤常伴有嗜酸性粒细胞增多，并可能是一种独立疾病。通常伴有嗜酸性粒细胞增多的慢性粒－单核细胞白血病（CMML）的表现。可能与 CEL 相关的另一细胞遗传学/分子遗传学异常为 t（8；13）（p11；q12）和另外的 8p11 易位，如 t（8；9）（p11；q32～34）和 t（6；8）（q27；p11）。8p11 综合征的白血病发病机制与 FGFRJ 基因有关，FGFRI 基因与不同的伙伴（partner）基因融合形成变异移位。

8p11 综合征来自淋巴/髓系多能干细胞的突变，虽然很多患者表现为嗜酸性粒细胞白血病，但该综合征包括 AML、前驱 T 急性淋巴细胞白血病/淋巴母细胞性淋巴瘤，偶尔为前驱

B 急性淋巴细胞白血病。

八、细胞起源

推测起源于骨髓干细胞，但受影响细胞系的分化潜能不定，可能是一种多潜能干细胞，可伴 t（8；13）染色体异常多能干细胞或者可能是定向的嗜酸性粒细胞的前体细胞。

九、诊断和鉴别诊断

（一）诊断标准

慢性嗜酸性粒细胞白血病和高嗜酸性粒细胞综合征的诊断。

必要条件：外周血嗜酸性粒细胞持续性增多≥1.5×10^9/L，骨髓嗜酸性粒细胞增多，外周血或骨髓原始粒细胞 <20%

（1）排除所有下述原因引起的反应性嗜酸性粒细胞增多过敏症：如寄生虫病，感染，肺部疾病（过敏性肺炎、Loefflor 等病），胶原性血管病。

（2）排除所有继发于肿瘤性疾病的反应性嗜酸性粒细胞 T 细胞淋巴瘤：包括蕈样霉菌病、Sezary 综合征，霍奇金淋巴瘤，急性淋巴细胞白血病/淋巴母细胞性淋巴瘤，肥大细胞增生症。

（3）排除嗜酸性细胞是肿瘤性克隆的其他肿瘤：慢性粒细胞白血病（Ph 染色体或 BCR/ABL 融合基因阳性），急性髓系白血病，包括 AML 伴 inv（16），t（16；16）（p13；p22），其他骨髓增殖性疾病（PV、ET、CIMF），骨髓增生异常综合征。

（4）排除表型异常并产生异常细胞因子的 T 细胞群体。

（5）如无引起嗜酸性粒细胞增多的病因，无异常 T 细胞群体及无克隆性髓系疾病表现，就应诊断高嗜酸性粒细胞综合征。

（6）如果符合 1～4 项，证实髓系细胞有克隆性染色体异常；或用其他方法证实是克隆性的，或外周血原始细胞 >2%，或骨髓原始细胞 >5%，但 <19%，就应诊断慢性嗜酸性粒细胞白血病。

（二）鉴别诊断

排除其他一切引起嗜酸性粒细胞增多的病因。

1. 嗜酸性粒细胞增多的慢性粒 – 单核细胞白血病（CMMLEo）　CEL 或 HES 有时有单核细胞增多，应与 CMMLEo 鉴别。后者为具有骨髓增生异常即病态造血现象的骨髓增殖性疾病，WHO 收纳在 MDS/MPD 类型中，特点有：①外周血持续性单核细胞增多 >1×10^9/L（至少 >3 个月）。②外周血及骨髓原始细胞（原粒、原单 + 幼单细胞）<0.20（20%）。③≥一系髓系细胞有病态造血现象。④外周血嗜酸性粒细胞 >1.5×10^9/L。⑤细胞遗传学异常者有 +8、–7、7q⁻、12p 异常如 t（5；12）（q31；p12）易位，形成 TEL – PDGFβR 融合基因。

2. 与有嗜酸性粒细胞增多的急性白血病鉴别　有的 AML 和 ALL 可有嗜酸性粒细胞增多，但多符合诊断 AML 和 ALL 的条件，即原始细胞≥0.20（20%），为 WHO 标准。

3. 有皮损的嗜酸性粒细胞增多综合征　CEL 或 HES 常有皮损，如血管性水肿、荨麻疹、红斑丘疹等，需与鉴别。这些皮损嗜酸性粒细胞增多综合征有：Kimura 病（血管淋巴样增生、嗜酸性粒细胞增多)、Well 综合征(嗜酸性蜂窝织炎)、嗜酸性筋膜炎、嗜酸性肌痛综合征等,一般无系统性脏器受累,如心脏损伤,此外,组织学病理可资鉴别。

4. Churg - Stranss 综合征(CSS) CSS 为过敏性肉芽肿性血管炎或称变应性肉芽肿性血管炎。临床特点有:①女性多见。②发烧、哮喘、关节痛、关节炎、皮损(紫癜、红斑、丘疹、脓疱)。③肺、肾、心、眼、神经系统损害相应的临床表现。④外周血嗜酸性粒细胞增多 > 0.10(10%),可 > 1.5×10^9/L。⑤一过性或游走性肺部浸润性病变。⑥多有鼻窦病变,过敏性鼻炎、鼻息肉。⑦抗中性粒细胞胞质(ANCA)胞质型和周边型可阳性。⑧活检有肉芽肿性血管炎伴不同程度嗜酸性粒细胞浸润。这些特点足以和 CEL 及 HES 区别。

十、治疗

如白细胞数不很高且无脏器受损,可暂不治疗,认真观察病情;如白细胞数 ≥ 90×10^9/L,即使无心脏受累表现也应给予治疗,以免致心脏损伤而危及生命;有脏器损伤者必须治疗。

1. 皮质激素 为治疗本病首选药物。常用药物:泼尼松 1mg/(kg·d),2 周后如嗜酸性粒细胞快速减少,血管性水肿和荨麻疹发作减少或停止,IgE 降低等提示有效,可改为 1mg/kg,隔日 1 次,3 个月。约 70% 患者有效。有脾大、心功能降低、神经系统受损者应增大激素量或静脉输注甲基强的松龙 500mg/d,×5 天,或地塞米松 20~40mg/d,×4 天,然后口服泼尼松。30% 患者激素治疗反应差,可能与患者嗜酸性粒细胞上皮质激素受体减少或缺如有关。激素对黏膜溃疡疗效不佳。

2. 化疗药物

(1)羟基脲(HU):适用于激素治疗无效及有脏器损害者。HU 1~2g/d,7~14 天后嗜酸性粒细胞可减少。当白细胞降至正常,嗜酸性粒细胞控制在 < 1×10^9/L,改维持量。具体剂量应根据血象调节。

(2)长春新碱(VCR):起效快,可在 1~3 天使嗜酸性粒细胞下降,特别适用于嗜酸性粒细胞 ≥ 50×10^9/L 者。常用剂量 1~2mg,每 1~2 周一次。VCR 骨髓毒不良反应较轻,血小板常不受影响,但神经毒性较明显。长春地辛神经毒性较 VCR 为轻。与谷氨酸(3g/d)合用可减轻 VCR 末梢神经病。

(3)依托泊苷(VP - 16)100~200mg/d,×7~10 天;或 300mg,×2 天。适用于对激素或 HU 治疗无效者。

(4)苯丁酸氮芥:4~10mg/(m² · d),×4 天,每月 1 个疗程,对激素或 HU 治疗无效者可取得长期缓解。

3. 免疫调节剂 对激素或 HU 治疗无效者可用 INF - α - 2b,1.5~8MU/d,对顽固性黏膜溃疡的疗效好,愈合后不易复发。环孢素 A(CsA)可干扰 T 细胞功能,抑制嗜酸性粒细胞生成 IL - 5,剂量为 4mg/(kg · d),可单用也可与激素和细胞毒药物或 INF - α 同用。

4. 细胞单采 适用于白细胞和嗜酸性粒细胞数特别高者,并可一过性去除或减少血循环中嗜酸性粒细胞生成因子 IL - 5。但反弹快,甚至可在 1 天内上升至单采前水平。

5. 抗凝治疗 CEL 和 HES 常有血栓和血栓栓塞并发症,故抗凝治疗可以应用,如肝素(普通或低分子)、华法令及抗血小板药物(如阿司匹林、双嘧达莫、噻氯匹定等)。

6. 手术治疗 有脾功能亢进所致贫血和血小板减少或脾梗死可做脾脏切除,但对 HES 本身无益。

7. 骨髓移植　异基因骨髓移植可用于年轻、病程侵袭、标准治疗（含 INF - α）无效患者。

十一、疗效标准

1. 完全缓解（CR）　临床上脏器损伤体征及实验室指标恢复正常。外周血白细胞数正常，嗜酸性粒细胞计数正常，无幼稚细胞，血红蛋白≥100g/L，血小板≥100×10^9/L；骨髓原始细胞 <0.05（5%），嗜酸性粒细胞和其他血细胞在正常范围。

2. 部分缓解（PR）　临床上仍有脏器损伤依据，较治疗前好转。外周血白细胞和嗜酸性粒细胞数较治疗前下降≥50%，血红蛋白和血小板有所上升；骨髓原始细胞 >0.05（5%），比治疗前下降≥50%，嗜酸性粒细胞比治疗前下降≥50%。

3. 未缓解（NR）　未达到 PR 标准或治疗前后无改变或加重。

十二、预后及预测因素

存活期变化相当大，有的报道包括 HES 以及或许是嗜酸性粒细胞白血病患者 5 年生存率达80%。显著的脾肿大，以及血中有原始细胞或骨髓原始细胞增多，细胞遗传学异常及其他髓系发育异常，被认为是预后不利的征兆。

（刘　瑜）

第四节　真性红细胞增多症

真性红细胞增多症（polycythaemia vera，PV），是一种以红细胞、粒细胞和巨核细胞不受控制的增殖为特征的克隆性造血干细胞疾病，其临床特征为红细胞增多，中性粒细胞增多、血小板增多及脾肿大，至疾病晚期常发展为进行性骨髓纤维化、贫血和不断进展的脾肿大等与特发性骨髓纤维化相似的综合征。临床上将 PV 分为两期：①增殖期（多血期）；伴细胞的容量增大。②"消耗期"（多血后期）；包括贫血在内的血细胞减少（与无效造血有关）、骨髓纤维化、髓外造血和脾功能亢进。PV 最后可转化为白血病，但发病率低。在诊断 PV 前必须排除所有继发性红细胞增多以及可遗传的多血症 。

一、流行病学

1. 不同地域的 PV 发病率不同　年发病率在日本大约 2/100 万，在澳大利亚大约 13/100 万，在欧洲和北美年发病率相似，8～10/100 万。男性略多于女性（男：女为 1：1～2：1），平均确诊年龄 60 岁，<40 岁发病仅5%，<25 岁为1%，<20 岁仅为0.1%。

2. 部位　主要累及外周血和骨髓，也可累及脾和肝，而且是后期髓外造血的主要部位。由于血管内红细胞容量增多，任何器官都可受损。

二、病因学

大多数病因不详，有些家庭具有遗传易感性。电离辐射：接触化学毒物和病毒感染为可能的病因。

三、发病机制

1. 造血干细胞异常　由于 PV 在外周血表现为全血细胞减少，在骨髓组织学上表现为 3 系细胞增生，故 20 世纪 50 年代就有学者推测其为干细胞疾患。1976 年，Adamson 等对两名 PV 的妇女进行了葡萄糖－6－磷酸脱氢酶（G－6－PD）同工酶分析，结果发现其皮肤成纤维细胞、淋巴细胞含有两型 G－6－PD 同工酶（GdA/GdB），而外周血红细胞、粒细胞、血小板均只含有相同的 A 型 G－6－PD（GdA）。这表明它们来源于 A 型同工酶的干细胞，从而证实了 PV 是干细胞疾患的推断。应用 Southern 杂交和 PCR 等分子生物学技术，采用 X 连锁基因多态性和灭活式样分析，进一步肯定了上述结论，发现约 80% 女性 PV 患者其外周血中性粒细胞为单克隆性，而 T 细胞为多克隆性。

2. PV 的细胞和分子水平缺陷　在半固体培养基中，PV 患者骨髓细胞培养能形成自发性的 CFC－E 和 BFU－E 集落，而正常人和继发性红细胞增多症患者均无或很少有自发性集落形成。且与继发性红细胞增多症不同，PV 患者血浆及尿中的促红细胞生成素（EPO）水平不增高，因此人们推测可能与 EPO 信号传导途径异常，也许是 EPO 受体（EPO－R）本身异常有关，但对 PV 患者 EPO－R 结构的研究表明 PV 患者并无 EPO－R 基因结构异常。最近研究发现 PV 系祖细胞对 EPO、胰岛素样生长因子 1（IGF－1）高度敏感，从而导致了红系细胞的不可控制的产生。PV 患者随着病情进展，骨髓中纤维母细胞不断增多是对巨核细胞释放的血小板衍生生长因子（PDGF）反应性增殖的结果，PV 本身并不累积纤维母细胞。

大系列的 PV 细胞遗传学研究表明约 40% 的患者有染色体核型异常，初诊时常见异常有 del（2q）（q11）、+8 和 +9，这些异常可见于 PV 病程的始终，对临床表现和病程影响很小，可能与疾病本身有关。目前认为与 PV 可能相关的染色体异常还有 del（1）（p11）、del（3）（p11；p14）、t（1；6）（q11；p21）和 t（1；9）（q19；q14）。

3. 其他　在欧洲血统犹太人中发现的家族性 PV，表明 PV 可能存在有遗传易感因素。此外有人认为 PV 是受 Friend 病毒变种 "红细胞增生性病毒" 感染所致，将含有这种病毒的小鼠脾滤过液注射给正常的小鼠体内，可引起红细胞容量增多和脾肿大，但在人类还未得到充分证实。

四、临床表现

（1）多见于中老年男性，隐袭性起病，可在若干年后出现症状或偶然验血时发现异常。

（2）早期可表现为头痛、头晕、乏力、耳鸣、眼花、健忘、盗汗等类似神经症症状。

（3）栓塞和出血　因血流缓慢，尤其伴有血小板增多时，可有血栓形成和梗死。严重的栓塞并发症有脑血管意外、心肌梗死、深部静脉血栓（如肝静脉栓塞）以及肺栓塞，约 1/4 的患者有出血和瘀斑，个别患者发生下肢动脉栓塞出现肢端坏疽，甚至需要截肢治疗。

（4）皮肤黏膜约 40% 的患者出现瘙痒，患者皮肤黏膜显著红紫，尤以面颊、唇、舌、耳、鼻尖、颈部和四肢末端（指趾和大小鱼际）为甚。眼结膜显著充血。

（5）消化道 PV 患者嗜碱性粒细胞也增多，嗜碱颗粒富有组胺，大量释放刺激胃腺 B 细胞，导致消化道溃疡；可有肝大，后期可导致肝硬化，称为 Mosse 综合征。多有脾大，可发生脾梗死，引起脾周围炎。

（6）心血管约半数患者有高血压。可有心绞痛、心肌梗死和充血性心力衰竭。

（7）高尿酸血症可产生继发性痛风、肾结石和肾功能衰竭。

五、形态学

PV 患者的骨髓活检形态学虽有特征性，但必须结合临床和实验室检查才能确定诊断。

1. 多血期 PV 的多血期主要是骨髓象呈红细胞性增殖，外周血正细胞正色素性红细胞过度增多的表现。如存在出血性缺铁，红细胞可能是小细胞低色素性的。血涂片示中性粒细胞和嗜碱性粒细胞增多，偶见幼稚粒细胞，但一般不见原始粒细胞，>50% 的病例伴血小板增多。

骨髓增生程度在 35%～100%，中位增生程度为 80%，但骨髓活检增生极度活跃是其特征，并随年龄变化。红系、巨核系和粒系增殖（全髓增殖）导致骨髓增生极度活跃，但最突出的是大量红系前体细胞和巨核细胞增生。红系、粒系增生的细胞形态是正常的。原始粒细胞比例不增多。即使骨髓增生程度正常，巨核细胞也是增生明显的，常呈簇状贴近血窦和骨小梁。呈多形性，常为小到巨大巨核细胞成群聚集分布。核分叶多，无发育异常表现。70% 网状纤维增生正常，其余的网状纤维不同程度增生。20% 可见反应性淋巴细胞结节，95% 的骨髓涂片可染铁缺乏。PV 增殖期，脾、肝主要表现为充血，多血期髓外造血轻微。

2. "消耗期"、多血后期骨髓纤维化与髓样化生（PPMM） 在 PV 晚期，红细胞容量正常，然后减少，脾进一步增大，偶尔出现骨髓增生极度活跃并有微量纤维化。但是最常见的进展期特点是多血后期骨髓纤维化和髓样化生（PPMM），外周血有幼稚粒细胞、红细胞及泪滴样异型红细胞，并有髓外造血所致的脾肿大。此期的显著标志是骨髓网状纤维和胶原纤维增生。在 PPMM 期骨髓增生程度是变化的。常见增生减低，成簇的巨核细胞核染色质丰富，核异型明显。粒、红系细胞数量减少，扩张的血窦内见粒、红系细胞和巨核细胞。也可伴骨髓硬化。在 PPMM 期由于髓外造血引起的脾肿大，脾窦内充有粒系、红系和巨核细胞。此时骨髓和外周血可见幼稚细胞数量增多，但原始细胞 >10% 或有显著的骨髓发育异常并不常见，并且很可能有转化为骨髓增生异常综合征（MDS）或急性白血病的信号。

六、免疫表型

PV 无独特的免疫表型。

七、遗传学

无特征性的遗传学异常，仅 10%～20% 的病例在初诊时有细胞遗传学异常，最常见的遗传学异常有 +8，+9，del（20q），del（13q）和 del（1p）；有时 +8，+9 同时出现。无 Ph 染色体或 BCR/ABL 融合基因。这些染色体异常随疾病进展而增多，在 PPMM 期，染色体异常达 80%～90%。转化为骨髓增生异常综合征（MDS）或急性白血病的患者，细胞遗传学异常几乎为 100% 包括治疗相关的 MDS 和急性髓系白血病（AML）。

八、诊断和鉴别诊断

（一）诊断标准

1. Hoffman 等标准 ①红细胞容量比预期平均值 >25%。②动脉血氧饱和度正常（≥0.92）。

③脾肿大。④血小板增多（$\geq 400 \times 10^9$/L）和白细胞增多（$\geq 12 \times 10^9$/L）。⑤骨髓细胞增生，有成熟巨核簇集，核分叶多，无铁储。⑥血清 EPO 低（< 3.0U/L）。⑦内源性红细胞集落形成。

具备第 1 项和任何其他 3 项，可诊断为 PV。

2. 国际 PV 研究组（PVSG）诊断分 A、B 两类　①A1：红细胞容量增加（^{51}Cr 标记红细胞法，男性≥ 36ml/kg，女性≥ 32ml/kg）；A2：动脉血氧饱和度正常（≥ 0.92）；A3：脾肿大。②B1：血小板增多 $> 400 \times 10^9$/L；B2：白细胞 $> 12 \times 10^9$/L（无出血或感染）。B3：血清维生素 B_{12} 增高（> 666pmol/L、或 > 900pg/ml）或未饱和维生素 B_{12} 结合力增高（$> 1\ 628$pmol/L 或 $> 2\ 200$pg/ml）。

凡具备 A1、A2、A3 或 A1、A2 和 B 类中任何两项即可诊为 PV。

3. 我国现行 PV 诊断标准　分临床和实验室两类。

临床上有多血症表现：①皮肤、黏膜呈绛红色，尤以两颊、口唇、眼结膜、手掌等处显著；②脾肿大。③高血压或病程中有血栓形成。

实验室检查：①多次：男性 Hb ≥ 180g/L，红细胞数 $\geq 6.5 \times 10^{12}$/L，女性分别为 ≥ 170g/L 和 $\geq 6.0 \times 10^{12}$/L。②红细胞容量绝对值增加，^{51}Cr 标记红细胞法或 ^{99m}Tc 标记红细胞法大于本单位正常值 2 个标准差。③Hct 男性 ≥ 0.54，女性 ≥ 0.5。④无感染及其他原因，白细胞数 $> 11 \times 10^9$/L。⑤血小板多 $\geq 300 \times 10^9$/L。⑥NAP 积分增高（> 100）。⑦骨髓增生明显活跃或活跃，粒、红、巨核细胞系均增生，尤以红系为著。

除外继发性红细胞增多症，如缺氧性（高原性、慢性心肺疾患、发绀性心脏病、肺换气不良）、异常血红蛋白病、肿瘤、肾动脉狭窄、家族性。

凡有上述临床中任何两项、实验室检查①及②项并能除外引起红细胞增多的各种原因可诊断为 PV。

凡有临床中前两项，实验室 Hb 男 ≥ 200g/L，女 ≥ 190g/L，除外继发性和相对性原因可诊断为 PV。

（二）鉴别诊断

1. 排除相对性（假性）红细胞增多和其他引起绝对红细胞增多的众多疾病　脱水（呕吐、腹泻、多汗、利尿、限制水摄入）引起血容量减低血液浓缩、高血压、先兆子痫、缺氧、一氧化碳中毒、高氧亲和的血红蛋白病、高原病、慢性肺部疾患等都可引起红细胞增多。从患者病史、家族史、血气分析、检测 EPO 等不难鉴别。

2. 与其他 CMPD 鉴别　NAP 积分增高及 Ph 染色体和 BCR - ABL 融合基因阴性区别于 CML；有 PV 多年可以区别 PV 的 PPMM 期与骨髓纤维化；Hct 明显增高，红细胞容量增高，骨髓中无可染铁等可区别 PV 伴血小板增高和特发性血小板增多症。

九、治疗多血症期

多血症期患者的治疗目的是通过减少血细胞以改善症状，降低栓塞和出血并发症。

1. 静脉放血和红细胞单采　静脉放血，每次 300 ~ 500ml，1 周 2 ~ 3 次，直至 Hct $<$ 0.45，老年人应 250ml/次，1 周 1 次。该法降白细胞和血小板常不明显，多次放血可引起缺铁，放血后可刺激骨髓引起红细胞反弹升高，同时放血后血容量减低，易促发血栓形成，因此该方法适用于年龄小于 50 岁，化疗前处理及外科手术前准备。如有条件做红细胞单采。

2. 化疗 适用于 3 系血细胞增多，尤以血小板增多者，有髓外造血、肝脾明显肿大，有皮肤瘙痒、痛风以及老年患者有心血管病不宜静脉放血者。常用药：

（1）羟基脲：是一种核糖核酸还原酶抑制剂，对 PV 有良好的治疗作用，每日剂量为 $15 \sim 20mg/kg$，白细胞维持在 $(3.5 \sim 5) \times 10^9/L$，可长期间歇应用羟基脲。

（2）白消安：$2 \sim 6mg/d$，缓解后停用 4 周，然后给维持量，每日或隔日 2mg.

（3）美法仑：$6 \sim 10mg/d$，$5 \sim 7$ 天后改为 $2 \sim 4mg/d$，直至缓解。然后给维持治疗。

（4）高三尖杉酯碱：$2 \sim 4mg/d$，静注，直至缓解，改为口服化疗药物维持。

3. INF－α INF－α 可抑制红系及血小板生成，拮抗促纤维化因子 PDGF 的作用，可干扰 PV 自然病程向红细胞增多症后髓样化生（PPMM）进展。INF－α 3MU/d，皮下注射，治疗 $6 \sim 12$ 个月，70% 可不再静脉放血，80% 患者瘙痒减轻，还有脾脏缩小、白细胞和血小板减低，维持治疗以 3MU，每周 $2 \sim 3$ 次，有的可长期缓解。少部分患者不能耐受治疗，如高热、严重无力、双下肢神经性病而停药。

4. 放射性核素磷（^{32}P）治疗 ^{32}P 的 β 射线能抑制细胞核分裂，使细胞数降低。初次口服剂量为 $2 \sim 4mCi$，约 6 周后红细胞数开始下降，$3 \sim 4$ 个月接近正常，症状有所缓解，约 75% ～ 80% 有效。如果 3 个月后病情未缓解，可再给药一次。用药前后 $1 \sim 2$ 周需低磷饮食，以促进药物磷吸收，缓解时间达 $2 \sim 3$ 年，不良反应为骨髓抑制及远期发生治疗相关白血病。

5. 抗血小板药物 PV 患者可有血小板增多和功能异常造成血栓烷 A_2（TXA_2）增多，促使血小板聚集和血管收缩，有利于血栓形成。①小剂量阿司匹林（40mg/d）即可抑制 $TXA_2 > 80\%$，且不增加出血并发症。②氯米喹酮：选择性抑制巨核细胞成熟，减少血小板形成，尤适用于血小板增多有出血或血栓栓塞者。剂量为 2mg/d，血小板于 1 周内下降，$17 \sim 28$ 天可恢复正常。但停药 1 周左右又上升至治疗前水平。妊娠禁用，因可透过胎盘影响胎儿血小板生成。不良反应有：血管扩张性头痛、眩晕、液体潴留、恶心、心动过速甚至心衰。心脏病者慎用。

6. 对症治疗 患者瘙痒难以忍受，可能与组织肥大细胞和血液循环中嗜碱性粒细胞脱颗粒释放组胺有关。抗组胺药物一般无效，前述治疗方法联合应用，80% 左右患者有效。环孢素 A 可抑制肥大细胞和嗜碱性粒细胞释放组胺。也可试用大剂量地塞米松 40mg，连用 4 天。

十、预后及预测因素

如不治疗，PV 的中位生存期仅几个月，随着最新治疗方法的应用，中位生存期常超过 10 年。大多数死于血栓和出血，但 20% 死于 MDS 或 AML。

血栓和出血的预测因素不易界定，未以细胞毒药物治疗的患者发生 MDS 和急性白血病的仅占 2% ～ 3%，化疗后则达 10% 或以上。

（刘　瑜）

第五节　慢性特发性骨髓纤维化

慢性特发性骨髓纤维化（chromic idiopathic myelofidrosis，CIMF）是一种以骨髓巨核细胞和粒系细胞增生为主要特征的克隆性骨髓增殖性疾病，伴有骨髓结缔组织反应性增生和髓外造血（EMH）（或称髓外化生）。髓外造血主要在脾，其次在肝、淋巴结等。脾脏显著增大，幼红 – 幼粒红细胞性贫血，出现泪滴形红细胞，以及不同程度的骨质硬化，骨髓常干抽，骨髓活检证实纤维组织增生是其特点。

同义词有：原因不明性髓样化生；骨髓硬化伴髓样生；慢性粒细胞巨核细胞性骨髓增生；特发性骨髓纤维化；原发性骨髓纤维化。

一、流行病学

CIMF 的实际发病率不清楚，估计年发病率为 0.5 ~ 1.5/10 万。常见于 70 岁人群，男女发病率相近，儿童罕见。

二、病因学

病因不明，有的与接触化学毒物和电离辐射有关。家族性骨髓纤维化的病例偶有报道。

三、发病机制

正常血细胞有的含有 G – 6 – PD 同工酶 A，有的含有同工酶 B。但骨髓纤维化时血细胞只含有一种 G – 6 – PD 同工酶，提示骨髓纤维化时血细胞来自一个干细胞克隆。增生的血细胞引起骨髓功能紊乱时，胶原纤维与巨核细胞及血小板相接触，导致血小板衍化生长因子（PDGF）及转化生长因子 β（TGF – β）释放，后二者均可刺激原纤维细胞的分裂和增殖。现认为肝、脾、淋巴结的髓外化生不是骨髓纤维化的代偿作用，而是骨髓增殖性疾病特有的表现。

四、临床表现

部位：总是累及外周血和骨髓，肝和脾是常见的髓外造血部位，但也可发生于淋巴结、肾、肾上腺、硬脑膜、胃肠道、肺、胸膜、乳腺、皮肤和其他可能的部位。EMH 主要与幼红、幼粒细胞增多及红细胞形态异常有关。

起病缓慢，开始多无症状或症状不典型，常因常规体检发现脾增大或常规血液检查有贫血或血小板减少而发现本病。症状可有；疲倦、体重减轻、低热、盗汗、食欲下降及左上腹疼痛不适等，少数有骨骼疼痛和出血。由于高尿酸血症会出现痛风性关节炎和肾结石。90%的患者有脾肿大多为巨脾，50% ~ 70% 有肝肿大，仅 10% ~ 20% 有淋巴结肿大。

五、形态学

CIMF 经典表现是血涂片有幼红、幼粒细胞和异型红细胞，尤其是泪滴样红细胞，骨髓活检示显著纤维化和导致脾、肝肿大的 CMH。但初诊时形态学变化相当大，取决于患者是处于纤维化前期还是纤维化期。

1. 骨髓纤维化前期（细胞增生期）　就诊时 20% ~ 30% 的患者为此期。此时常有轻度贫血，白细胞和血小板可正常或轻度增多。可见有核红细胞、泪滴样红细胞、异型大血小板和幼稚粒细胞，但通常数量较少。

骨髓活检增生极度活跃，中性粒细胞和异型巨核细胞增多。粒系可能"核左移"，但以晚幼粒、杆状核、分叶核粒细胞为主。不见原始粒细胞簇，原始粒细胞比例亦无明显增多（＜10%）。常见红系细胞数量减少，有的早期红系前体细胞可增多。巨核细胞增生且有异常为骨髓纤维化前期的特征之一，表现为巨核细胞常大小不一，成簇分布于血窦和骨小梁旁，多数巨核细胞胞体大，也可见小巨核细胞。特别是通过免疫组化标记血小板和巨核细胞特异抗原加以识别。巨核细胞核浆比例失调，以异常丰富的染色质、呈云朵样或气球样的分叶核以及常见的裸巨核细胞为典型表现。总体上巨核细胞比其他 CMPD 更加异型。此期网状纤维增生轻微，甚至缺乏。如有的话，多在血管周围，骨髓血管通常是增生的。25%的病例可见淋巴小结。

2. 骨髓纤维化期　70%~80% CIMF 初诊时已为纤维化期，此期因 EMH 而伴有不同程度肝脾肿大、贫血，血涂片中幼红、幼粒细胞及大量泪滴样红细胞为此期典型表现。白细胞数量可正常，可有大、异常血小板，外周血中可见巨核细胞核、小巨核细胞。血片中通常有少量原始粒细胞，如≥10%则是转化为加速期或急性变的信号。

此期骨髓常硬，穿插困难或干抽，活检显示网状纤维增生及胶原纤维增生，常为增生正常或增生减低，斑片状造血组织被疏松结缔组织或脂肪组织分开，虽然骨髓原始粒细胞<10%，但有明显的幼稚细胞灶。骨髓血窦增多及扩张并有窦内造血是其特征。有时骨髓造血细胞几乎缺乏，主要为致密增生的网状纤维或胶原纤维，窦内见小岛状前体造血细胞。可见类骨质或新骨形成发芽样内生性斑块。骨硬化组织可形成宽而不规则的骨小梁，占据50%以上的骨髓腔。

对于已确诊为 CIMF 者，外周血和骨髓中原始细胞占10%~19%提示加速期，如≥20%为急变期。CIMF 急变时可有剧烈顽固性骨骼疼痛。

3. 髓外造血　为 CIMF 特征之一。最常见的部位是脾和肝。显微镜下主要位于脾窦内的红系、粒系和巨核系增生使红髓扩大，巨核细胞常为髓外造血的最显著的细胞成分。红髓髓索纤维化及血小板瘀积。肝窦也有髓外造血和常见肝纤维化和硬化。此外身体其他部位如肺、胃肠道、CNS、泌尿生殖系也可有髓外造血，引起相应系统表现。

六、免疫表型

无异常免疫表型。

七、遗传学

无特异性细胞遗传学异常，约60%有异常，常见为 $13q^-$、$20q^-$、$1q^-$；也可 +8、+9，如用过化疗可有7号与5号染色体异常，如有其他染色体异常出现，要警惕向更为恶性方向转化。无 Ph 染色体或 BCR/ABL 融合基因。

八、细胞起源

推测为多系分化潜能的骨髓干细胞。

九、诊断和鉴别诊断

（一）诊断标准

1. 国内诊断标准

（1）脾明显肿大。

（2）外周血出现幼稚粒细胞和（或）有核红细胞，有数量不一的泪滴状红细胞，病程中可有红细胞、白细胞及血小板的增多或减少。

（3）骨髓穿刺多次干抽或呈增生低下。

（4）脾肝淋巴结病理检查有造血灶。

（5）骨髓活检病理切片显示纤维组织明显增生。

凡具备（5）项加其他任何 2 项，排除继发性和急性 MF 可诊断为 CIMF。

2. PVSG 的诊断条件

（1）脾肿大。

（2）外周血出现幼稚粒、幼稚红细胞。

（3）红细胞数正常，Ph 染色体阴性。

（4）取材良好的骨髓活检病理切片中纤维组织占 1/3。

（5）除外其他全身性疾病。

3. WHO 根据临床和形态学特点，诊断纤维化前期和纤维化期的条件。

（1）纤维化前期：①临床上无或轻度脾和肝肿大，轻度贫血，轻度至中度白细胞增多和轻度至明显血小板增多。②形态学上无或轻度幼粒、幼红细胞血象，无或轻度红细胞形态不一，少许泪滴状红细胞。③骨髓增生，中性粒细胞增生，巨核细胞增生不典型（巨核细胞聚集、核异常分叶核、裸核），无或极微网硬蛋白纤维化。

（2）纤维化期：①临床上中度至明显脾和肝肿大，中度至明显贫血，白细胞计数降低、正常或增高，血小板减少、正常或增多。②形态学上显示幼粒、幼红细胞血象，红细胞明显形态不一和泪滴状红细胞。③骨髓细胞增生低下，网硬蛋白或胶原纤维化，血窦扩张有窦内造血，巨核细胞增生和异常明显（巨核细胞聚集、核异常分叶核、裸核），以及新骨形成（骨硬化）。

（二）鉴别诊断

1. 与 CML 伴 MF 的鉴别　CML 伴 MF 有两种情况：①30% CML－CP 早期可有轻度网硬蛋白 MF。②在 CML 确诊后 CP 晚期（3 年左右）出现 MF 常提示 CML 向 AP 转化。Ph 染色体或 BCR－ABL 融合基因阳性有利于诊断 CML。

2. 与 PV 鉴别　PV 经 10 年左右的多血期（细胞增殖期）转入 PPMM（骨髓衰竭期）。临床上 PPMM 期与 CIMF 极难鉴别，但有明确 PV 病史有助于区别。泪滴状红细胞少见，但有病态造血现象，巨核细胞增生多为小、少分叶型等特点有助于鉴别。

3. 与骨髓增生异常－骨髓纤维化（MD－MF）综合征鉴别　具有 MD 和 MF 特征，有急性和慢性两型。区别点：MD－MF 多无脾肝肿大或很少有肋缘下超过 3cm。

十、治疗

CIMF 是一种不可治愈的疾病，目前多采用综合治疗以改善血象减轻髓外造血和骨髓纤维化（MF）。

1. 雄激素和糖皮质激素

（1）雄激素可使 1/3～1/2 患者的贫血得到改善，常用：①康力龙 2mg，3 次/日。②达那唑 200mg，q6h 或 q8h，口服。

（2）糖皮质激素（泼尼松，40mg/d）可使 1/3 严重贫血或血小板减少的患者得到改善，因此，当有贫血和（或）血小板减少时可上述两种联合，至少 3 个月，如有效，雄激素继续使用，糖皮质激素逐渐减量。

2. 化疗　适用于有白细胞和（或）血小板增多者及明显脾肿大者。常用：①白消安4～6mg/d。②羟基脲1～2g/d，或每周 3 次，可使 70% 患者好转，脾脏缩小，压迫症状减轻，血象改善。③高三尖杉酯碱：1～3mg/d，i.v.，也有一定疗效。

3. INF-α　INF-α 可抑制巨核细胞系增殖，抑制巨核细胞/血小板衍生的纤维形成生长因子如 PDGF 和 TGF-β 的产生和释放，提示 INF-α 可用于 CIMF 的治疗。一般剂量 3～5MU，皮下注射，3 次/周，至少 12 周。可单用也可与其他药物联合应用。

4. 脾切除

（1）适应证：①巨脾引起严重压迫症状。②顽固性脾肿大，对化疗和 INF-α 治疗无效。③脾功能亢进，引起严重贫血和（或）血小板减少，多次输血，血红蛋白不能维持在 60g/L 以上，激素治疗也无明显疗效。④造血因子如 G-CSF、GM-CSF、EPO 疗效不好。⑤有门脉高压、食管胃底静脉曲张破裂出血。⑥反复疼痛性脾梗死，保守治疗无效，甚至脾破裂。但因脾脏是代偿性髓外造血器官，切脾后可能导致下列情况：①肝脏代偿性髓外造血加快，肝迅速增大，可能出现肝功能衰竭。②脾脏切除后，血小板增多，增加血栓栓塞的危险。③切脾后虽然生活质量可改善，但总生存期无变化。④切脾后转化为白血病的可能性加大。

（2）禁忌证：①活动性肝炎。②严重肺和心血管疾病。③血小板计数较高者。

5. 放射治疗　其临床应用指征：①严重的脾区疼痛（脾梗死）。②显著的脾脏大而有切脾禁忌证。③由腹膜髓样化生所致的腹水。④局部严重骨骼疼痛。⑤髓外纤维造血性肿瘤。可取得明显缩脾效果的照射，剂量为 200～300cGy，分 10～15 次照射，局部照射 50～200cGy 后即可使脾区疼痛明显缓解。

6. 异基因造血干细胞移植　40 岁以下 CIMF 可首选异基因造血干细胞移植。干细胞移植前做脾切除有助于移植后重建造血，尤其对于 T 细胞的移植。

7. 沙利度胺（反应停）　研究表明 CIMF 患者骨髓有显著的血管新生亢进，血管新生调控因子血管内皮细胞生长因子（VEGF）表达增高，抗血管新生药物反应停治疗 CIMF 已有小系列临床研究报告，初步结果提示反应停可能是 CIMF 的新的有效治疗药物。

8. 其他　全反式维 A 酸、维生素 D_3、骨化之醇 $[1, 25-(OH)_2]$ 有抗纤维化作用，也可应用，疗效不定。

十一、疗效标准

1. 好转　临床无症状，脾缩小达 1/2 或以上；血细胞数达正常范围，幼稚粒、幼稚红细胞；骨髓增生程度正常。

2. 进步　临床症状有明显改善；脾较治疗前缩小，但未达 1/2；血细胞数至少一项达正常范围，幼稚粒、幼稚红细胞较治疗前减少 1/2 或以上。

3. 未达进步标准者　由于骨髓活检尚不能普及，治疗反应以血象为主：

（1）CR：中性粒细胞绝对值 $>1×10^9/L$，无幼稚细胞，血红蛋白≥100g/L，血小板≥ $100×10^9/L$，至少持续 4 周。

（2）PR：至少有以下 2 项：①血红蛋白增加≥20g/L，或 Hb≥90g/L，不需输血。②血小板增加 100%，至 $\geq 50 \times 10^9/L$，不依赖成分输血。③中性粒细胞绝对值增加 100%，和 $>1 \times 10g/L$；脾肿大缩小 50%。

十二、预后

虽然，CIMF 的生存期可为几个月或几十年，但从确诊起中位生存期大约 3~5 年。主要致死原因为骨髓衰竭（感染、出血）、栓塞、门脉高压、心力衰竭和急性白血病。急性白血病发生率为 5%~30%。虽然有些白血病与过去细胞毒治疗有关，但从未治疗过的也有报道。说明急性白血病可能是 CIMF 自然病程的一部分。任何髓系细胞均可发生急性白血病，混合表型的也有报道。

（崔 杨）

参考文献

［1］张之南，沈悌. 血液病诊断及治疗标准. 北京：科学出版社，2008.

［2］夏薇，岳保红. 临床血液学检验. 武汉：华中科技出版社，2014.

［3］侯振江. 血液学检验技术. 郑州：郑州大学出版社，2013.

［4］赵俊暕，陈乃耀，申娜，赵辉，王大力，石峻，王洋，崔秀凤，闫振宇，薛慧. Transplantation of human umbilical cord blood mesenchymal stem cells to treat a rat model of traumatic brain injury. Neural Regeneration Research，2012.

第九章　输血检验

第一节　基因检测技术

1984 年美国 PE 公司 Mulis 创建了聚合酶链反应（polymerase chain reaction，PCR）技术。1985 年 Saiki 等在《科学》杂志上全面介绍了此项技术。1987 年美国专利局授予 PCR 技术专利。

该项技术是一种在体外模拟自然 DNA 复制过程的核酸扩增技术。它以待扩增的两条 DNA 为模板，由一对人工合成的寡核苷酸引物介导，通过 DNA 聚合酶的酶促反应，快速体外扩增特异 DNA 序列。PCR 技术通过变性、复性和延伸，约 30 个循环可将靶 DNA 扩增数百万倍，具有操作简便、快速、特异性强和灵敏度高的特点。该项技术一经问世，在国际上引起强烈反响，成为分子生物学发展史上的里程碑。

PCR 技术应用广泛，能够快速扩增被检样本中某一段目的基因，不仅用于基因分离、克隆和 DNA 序列分析等，还用于血型方面的鉴定与研究，例如红细胞血型、人类白细胞抗原（HLA）及血小板血型研究等诸多方面。

PCR 技术以样本的 DNA 为检验标本，直接鉴定 ABO 或 Rh 血型基因型，可用于疑难血型鉴定、亲子关系鉴定、新生儿溶血病父母基因型鉴定等。PCR 技术进行疑难血型鉴定，常用于 ABO 亚型、高效价冷凝集素综合征、自身免疫性溶血性贫血等患者。对于这类患者，采用血型血清学的方法常难以确认血型，延误临床输血治疗时机，给患者诊治带来困难。采用基因分型方法，可较快速准确定型，在选择相容血液方面具有重要意义。但应明确，红细胞基因并不能全部代表抗原表达，所以基因检测不能完全取代血型血清学技术。

本节主要介绍红细胞血型系统基因分型相关技术。

一、PCR 的原理与操作

（一）分型基本原理

PCR 是体外酶促反应合成特异性 DNA 的一种方法。它利用人工合成顺序特异性引物介导的 DNA 聚合酶酶促反应，扩增位于两段已知序列之间的 DNA 基因片段，然后用凝胶电泳检测 PCR 产物。根据是否产生 PCR 扩增产物以及扩增产物的长度来指定相应基因。

（二）PCR 基本操作

由于模板 DNA、引物、被扩增片断长短、TaqDNA 聚合酶活力等诸多因素的差异，没有一套在任何条件下都能保证实验成功的条件。但是，根据众多积累的经验，可以设计多数情况下适用的标准 PCR 反应条件。但必须指出的是，PCR 试验全过程要求无菌操作。

1. 试剂盒保存　有两种方法：①直接置于 −20℃ 以下冻存。②PCR 引物混合液预分装

154

到 PCR 板或 PCR 试管中，每个反应分装 7μl，然后加石蜡油覆盖后冻存。

2. 采抗凝血液标本 采静脉血 0.5ml，用乙二胺四乙酸（EDTA）或酸性柠檬酸盐葡萄糖（ACD）抗凝剂抗凝。一般不用肝素抗凝，因为肝素能抑制限制性内切酶活性。

3. 分离有核细胞并提取 DNA 有多种方法。可以采用低渗溶解红细胞后获得白细胞，也可以采用淋巴细胞分离液提取淋巴细胞。

DNA 含量可以采用与已知含量的噬菌体人 DNA 标准品同时电泳，溴乙啶（EB）染色，紫外透射仪下比较判定。也可以采用比色鉴定，将 DNA 溶液稀释后，用蒸馏水作为空白，紫外分光光度计上测定 OD_{260nm}、OD_{280nm} 及 OD_{230nm} 的值，DNA 含量按公式计算（DNA 含量 = $50μl/ml \times OD_{260nm}$ 值 × 稀释倍数）。$OD_{260nm}/OD_{280nm} < 1.7$，比值低说明样品中残存蛋白质较多；$OD_{260nm}/OD_{280nm} > 2.0$，比值高说明样品中残存核苷酸、氨基酸或酚等有机杂质。

4. 扩增 按照试剂说明书进行操作。反复进行"热变性 - 复性 - 延伸"的循环过程，30 个循环后置 72℃ 再延长 5min，降温至 4℃，完成扩增操作。

5. 凝胶电泳 按照试剂说明书操作。一般情况下取 5μl PCR 产物直接点样到凝胶孔中，使用 1 × TBE 缓冲液，以 100V 电泳 25 ~ 30min，然后在紫外灯下拍照记录。

（三）结果分析

以 ABO 血型为例。

红细胞表面 ABO 抗原的特异性和抗原强度，取决于 A 和 B 糖基转移酶的特异性和酶的活性，它们受 ABO 基因控制。基因序列差异，导致产生 A 亚型、B 亚型、B（A）型以及 cis - AB 等变异体，目前已检测出近 200 个等位基因。

每个 PCR 反应都产生 207bp 或 429bp 的内对照产物。根据是否产生特异性产物，以及产物的长度来指定相应的基因型。应注意到同样的表现型，可以对应不同的基因型。

（四）常见问题分析

1. 无 PCR 产物 可能原因有：①DNA 浓度过低、DNA 已降解、DNA 样品中含有抑制 PCR 反应的物质，如肝素等。②Taq 酶活性偏低或用量不足。③PCR 扩增仪温度未校准，显示温度和实际温度有差异。④约有 1% 的 PCR 反应无产物，仔细加样并充分混合反应物，可降低其发生率。

2. 假阳性反应 可能原因有：①DNA 样本浓度过高。在做分型前，必须测定 DNA 浓度，最适浓度为 40 ~ 70ng/ml。如果 DNA 浓度过高，需要稀释后才能使用。②DNA 样品或 PCR 引物混合液被 PCR 产物污染。③使用过量或质量差的 Taq 酶。

二、PCR 的技术特点

随着分子生物学知识的不断发展与积累，人们已经清楚地认识到作为生命的物质基础一基因改变会导致各种表型的改变，由于方法学的发展和深入研发，可以采用各种分子生物学技术直接探查机体或病原体基因的存在和变异，从而对人体的状态和疾病做出诊断。在多种多样的基因诊断技术中，以核酸探针杂交技术和 PCR 技术在临床应用最广，其中尤以 PCR 技术以其巧妙的原理和与众不同的特点，成为基因诊断首选的技术之一。现将 PCR 主要特点概括如下。

（一）特异性强

PCR 技术以检测基因为目标，依赖顺序特异性引物，扩增特定核苷酸序列的目的基因。

即引物与模板结合是否正确，决定了产物的特异性。

（二）灵敏度高

在 PCR 扩增中，模板 DNA 数量以指数级增加，被检标本中极微量的靶序列在数小时内即可以增加上百万倍，因此检测灵敏度高。

PCR 检测灵敏度可达 fg 级，理论上可以检出一个细菌或一个真核细胞的拷贝基因的存在。用 PCR 技术可以发现临床被检标本中微量的病原体或异常细胞，通常情况下，0.1ml 血液提取的 DNA，便可进行 PCR；特殊情况下单一双倍体细胞、一根头发甚至一个精子也可进行 DNA 分析。

（三）简便快速

初期使用的 PCR 方法操作繁琐。随着耐热的 TaqDNA 聚合酶在试验中的应用，操作步骤大为简化。加之 DNA 循环仪的发展和普及，使手工操作改为仪器自动循环，只需将反应管置入仪器内，反应便会按照预定的程序进行。商品化试剂盒的发展和应用，使样品处理更为简单。一些试剂盒将各种反应成分预先混合，制备成工作液并分装成单人份，操作者不需要自己动手配制各种试剂，便于操作标准化。技术人员只需要将样品做简单处理和加样后即可进行扩增。许多 PCR 检查项目在 2h 左右即可出报告。

对于疑难血型鉴定，PCR 方法更具优越性。对于某些患冷凝集素综合征患者，当病情未控制时，用血清学方法很难做出准确的血型判断，甚至耗时数日也难以做出准确定型。

（四）标本易于采集

取材不受部位限制。由于 DNA 没有组织特异性，全身任何部位的组织，都可作为被检标本。另外，由于 PCR 高度的特异性和敏感性，微量 DNA 即可通过扩增试验，获取大量检材。

用于 PCR 扩增的不同标本处理方法有所不同，但标本预处理都不复杂。近几年文献报道，对于血型基因检测，已成功地从孕妇血清或循环血标本即可对胎儿 Rh 血型进行基因定型。

（五）PCR 技术的局限性

由于 Taq 酶缺乏 3′~5′端的外切酶活性，因而不能纠正反应中发生错误的核苷酸掺入，使 PCR 扩增产物有一定程度的错误掺入。估计这种错误是每 9 000 个核苷酸掺入中仅发生一次错误，而合成 41 000 个核苷酸可能导致一次框码移位。但是错误掺入的碱基有终止链延伸作用的倾向，这使得发生的错误不会进一步扩大。

PCR 在临床应用中的另一个不足是：过高敏感性容易导致交叉扩增，在实验室出现污染的情况下可能出现假阳性结果；而在引物对范围过窄或存在抑制剂等影响因素下也可能出现假阴性结果。因此，需要严格设置各种对照以排除干扰。同时，操作技术人员还需不断积累经验，保证检验报告的准确性。目前有些实验室在开展 PCR 方面还受仪器设备条件的限制，还需进一步降低 PCR 试剂成本。总之，PCR 的优、缺点并存，它是现在各种检验方法的一种补充而不是代替。在血型血清学检验可以获得明确结果的情况下，就没有必要滥用 PCR。

（崔　杨）

第二节 血型鉴定

一、ABO 血型鉴定

1900 年，Karl Landsteiner 在研究 22 个人的血清与红细胞时，发现有些人的血清会与某些人的红细胞发生凝集。1927 年 Karl Landsteiner 按照凝集素原将其分别命名为 A、B、O、AB 型。为常规血型鉴定方法的发展奠定了基础。ABO 血型系统是第一个被发现的血型系统，对临床输血有很重要的意义。

（一）标本

静脉抗凝或不抗凝血 1.5 ~ 2.0ml。

（二）原理

ABO 血型鉴定，是根据 IgM 类特异性血型抗体与红细胞膜上特异性抗原结合能出现凝集反应的原理，用已知 IgM 类特异性标准抗 A 和抗 B 血清来测定红细胞上有无相应的 A 抗原或（和）B 抗原，同时用已知标准 A 型红细胞和 B 型红细胞来测定血清中有无相应的天然 IgM 类抗 A 或（和）抗 B。

（三）器材

载玻片、滴管、小试管、台式离心机、微柱凝胶离心机、玻璃棒、蜡笔或记号笔、显微镜等。

（四）试剂

（1）单克隆或多克隆抗 A、抗 B 血清试剂。

（2）0.8%、5% 和 10% A 型、B 型及 O 型试剂红细胞盐水悬液。

（3）受检者血清。

（4）受检者 0.8%、5% 和 10% 红细胞盐水悬液。

（5）10mm × 60mm 透明的玻璃试管或塑料试管。

（6）微柱凝胶检测卡。

（五）操作步骤

1. 试管法

（1）查抗原：取洁净小试管 2 支，分别标明抗 A、抗 B，用滴管加入抗 A 和抗 B 分型试剂各 2 滴于试管底部，再以滴管分别加入受检者 5% 红细胞盐水悬液 1 滴，混匀。

（2）查抗体：取洁净小试管 3 支，分别标明 A 型、B 型和 O 型细胞。用滴管分别加入受检者血清 2 滴于试管底部，再分别以滴管加入 A 型、B 型、O 型 5% 试剂红细胞悬液 1 滴，混匀。

（3）立即以 1 000r/min 离心（离心时间为离心机校准时间）。

（4）轻轻摇动试管，使沉于管底的红细胞浮起，先以肉眼观察有无凝集（或溶血）现象，如肉眼观察不见凝集，应将反应物倒于玻片上，再以低倍镜下观察有无凝集。

（5）凝集强度判断标准。

4 + = 红细胞凝集成一大片或几片，仅有少数单个游离红细胞，血清清晰透明。

3 + = 红细胞凝集成数个大颗粒凝块，有少数单个游离红细胞，血清透明。

2 + = 红细胞凝成数个小颗粒凝块，游离红细胞 < 1/2。

1 + = 红细胞凝成数个小颗粒凝块，游离红细胞 > 1/2。

± = 红细胞凝成数个微小颗粒凝块，周围有很多游离红细胞。

MF = 混合凝集外观（mixed field，MF），镜下可见少数红细胞凝集，而绝大多数红细胞呈分散分布。

－ = 阴性，镜下未见红细胞凝集，红细胞均匀分布。

HP = 部分溶血（part hemolysis，HP），有些残留红细胞。

H = 完全溶血（hemolysis，H），无残留红细胞。

（6）报告受检者红细胞 ABO 血型见（表 9 - 1）。

表 9 - 1 多检查红细胞 ABO 血型

分型血清 + 受检者红细胞		检者血型	受检者血清 + 试剂红细胞		
抗 - A	抗 - B		A 细胞	B 细胞	O 细胞
+	-	A	-	+	-
-	+	B	+	-	-
-	-	O	+	+	-
+	+	AB	-	-	-

注：+ 为凝集；- 为不凝集。

2. 玻片法

（1）查抗原：取清洁玻片 1 张，用记号笔分别标明抗 A、抗 B，用滴管加入抗 A 和抗 B 分型试剂各 1 滴于玻片标记相对应处，再以滴管分别加入受检者 10% 红细胞盐水悬液 1 滴，混匀。

（2）查抗体：取清洁玻片 1 张，用记号笔分别标明 A 型、B 型和 O 型细胞。用滴管分别加入受检者血清 1 滴于玻片标记相对应处，再分别以滴管加入 A 型、B 型、O 型 10% 试剂红细胞悬液 1 滴，混匀。

（3）将玻片不断轻轻转动，使血清与细胞充分混匀，连续约 15s，以肉眼观察有无凝集反应。如肉眼观察不见凝集，应再以低倍镜下观察有无凝集或溶血。

（4）报告受检者红细胞 ABO 血型见表 9 - 1。

3. 微柱凝胶法

（1）标本：同试管法。

（2）原理：①人红细胞抗原与相应抗体发生特异性免疫反应（其本质为血凝反应）。②检测系统是在微柱中（载体）将反应介质凝胶（sephdexG - 100 或 50 葡聚糖胶）或小玻璃珠装入微柱中。③凝胶或小玻璃珠的间隙具有分子筛作用。凝集的红细胞（结合的）被留在微柱上面成带状或凝集颗粒散布凝胶中间。未凝集的红细胞（即未结合、游离的）通过离心后沉入微柱的底部。④微柱凝胶中所含的特异性单克隆抗 - A、抗 - B 试剂检测红细胞上相应的血型抗原，或在含凝胶的微柱上用标准 A 型、B 型红细胞检测血清中相应的血型抗体，从而鉴定红细胞的血型。

（3）查抗原：在微柱凝胶检测卡的 A 和 B 孔中加入受检者 0.8% 的红细胞生理盐水悬

液 1 滴（或 50μl）；即刻使用微柱凝胶离心机，以 1 000r/min 离心 10min，取出观察结果。亦可用全自动血型检测系统直接检测。

（4）查抗体：在微柱凝胶检测卡的 RG_{A1}、RG_B 和质控 Ctrl 孔中加入相应的标准。

0.8% A 型、B 型和 O 型试剂红细胞盐水悬液和被检血清各 1 滴（或 50μl），即刻使用微柱凝胶离心机，以 1 000r/min 离心 10min，取出观察结果。

（5）结果判断：阳性反应，红细胞抗原与抗体结合使红细胞发生凝集，在离心后浮在凝胶表面或胶中；阴性反应，被检红细胞无相应抗原结合，在离心后红细胞沉于微柱的底部。检测结果：①质控管应为阴性反应。②A 孔阳性 B 孔阴性、RG_{A1} 孔阴性 RG_B 孔阳性为 A 型。③A 孔阴性 B 孔阳性、RG_{A1} 孔阳性 RG_B 孔为阴性为 B 型。④A 孔 B 孔阴性、RG_{A1} 孔 RG_B 阳性为 O 型。⑤A 孔 B 孔阳性、RG_{A1} 孔 RG_B 孔阴性为 AB 型。

（六）注意事项

（1）严格按操作规程操作，认真核对标本并做好标记。

（2）所用试管、滴管和玻片必须清洁干净，防止溶血。

（3）一般应先加血清，然后再加红细胞悬液，以便容易核实是否漏加血清。

（4）抗血清每次使用完后，应放回冰箱保存，以免细菌污染。

（5）为了防止冷凝集现象的干扰，一般应在室温下进行试验。

（6）严格控制离心速度和时间，防止假阳性或假阴性结果。

（7）观察时应注意红细胞呈特异性凝集、继发性凝固以及缗钱状排列的区别。

（8）未用的微柱凝胶免疫检测卡应入室温保存，用完后放 4℃ 冰箱保存 1 周。

（9）观察结果时，若出现溶血现象，表明存在抗原抗体反应并有补体激活，应视为凝集。

（10）判断结果后应仔细核对，记录，避免笔误。

（11）分型试剂 + 受检者红细胞与受检者血清 + 试剂红细胞结果不符时，要看受检者基本情况，如果是婴幼儿、肿瘤患者，理论上应该检测到的抗体没有查到，可以忽略不计，以查到的抗原定型。

（12）分型血清 + 受检者红细胞与受检者血清 + 试剂红细胞结果不符时，受检者基本情况，又不是婴幼儿、肿瘤患者。理论上应该检测到的抗体没有查到，多见老年人，可以用以下方法加以检测抗体：

1）用试管法重做，在做完 1、2 步后，把试管放 4℃ 环境 15min，后取出离心，观察结果。

2）用试管法重做，在做完 1、2 步后，把试管放 37℃ 环境 15min，后取出离心，观察结果。

3）用试管法重做，用聚凝胺方法查抗体：①取洁净小试管 3 支，分别标明 A 型、B 型和 O 型细胞。用滴管分别加入受检者血清 2 滴于试管底部，再分别以滴管加入 A 型、B 型、O 型 5% 试剂红细胞悬液 1 滴，混匀。②于三个试管中分别加入低离子强度液（low ionstrength solution，LISS 液）0.7ml、聚凝胺液（polybrene solution）2 滴，混匀。③以 1 000r/min 离心（离心时间应按离心机校准时间）。④倒掉上清液，管底残液体留约 0.1ml。⑤轻轻摇动试管，目测红细胞有无凝集，如无凝集，则必须重做。⑥加入解聚液（resupension solution）2 滴，轻轻转动试管混合并同时观察结果。如果在 30 秒至 1 分钟内凝集散开，代表是由聚凝胺引起的非特异性聚集；如凝集不散开，则为红细胞抗原抗体结合的特异性反应。如反应可疑，可进一步倒在玻片上用显微镜观察。

（13）受检者血清＋试剂红细胞试验中，O 型细胞凝聚要查自身抗体和不规则抗体。

（七）方法评价

（1）玻片法定型简单，不需要离心设备，适用于大规模血型普查。亚型红细胞抗原与抗体的凝集反应慢、凝集强度弱，有时容易被忽略而导致定型有误。该法仅靠抗体的力量凝集红细胞而无离心力加速反应，故反应时间较长，且不适用于交叉配血。

（2）试管法定型反应快、时间短，特别是紧急输血时可在抗原抗体反应 1 分钟后离心观察结果；通过离心增强凝集，可发现亚型和较弱的抗原抗体反应，结果准确可靠。

（3）微柱凝胶法定型使用安全，操作简单，结果稳定可靠，灵敏度高，重复性好，但费用昂贵，需要特殊的仪器设备。

（八）临床意义

（1）血型鉴定是实施输血治疗的首要步骤。进行交叉配血前必须准确检测受血者和供血者的血型。

（2）进行组织器官移植时，供、受器官者的 ABO 系统血型必须相同。

（3）母、子 ABO 系统血型不合可以造成 ABO 系统新生儿溶血病。

（4）查抗体的目的在于复检血型抗原结果的准确性，纠正漏检、误报。

（5）查抗原时，对一些具有弱抗原的亚型，如 A_2B 型，因其 A 型抗原较弱而被忽略，误定为 B 型。通过查抗体可发现此类患者血清中既无抗 A，也无抗 B 凝集素，提示检查的抗原可能有误，应进一步核实鉴定结果。

（6）查抗体可以纠正某些肿瘤患者因红细胞抗原性减弱造成的抗原检测错误，同时还可以克服和排除获得性类 B 抗原和全凝集现象对红细胞定型的干扰。

（7）查抗体还可以发现血清中存在的一些不规则抗体，如抗 M、抗 N、抗 P_1、抗 Lewis 等。

二、ABO 亚型鉴定

人类红细胞 A 抗原主要有两种亚血型，即 A_1 和 A_2（构成全部 A 型血液的99.99%）亚型。二者的红细胞与抗 A 试剂血清反应结果很强。其血清学区别由 B 型人血清或双花扁豆（dolichos biflous）种子提取液制备的抗 A_1 与红细胞的反应确定。A 型红细胞除 A_1 和 A_2 外，时而可见一些与抗 A 呈弱反应、甚至不反应的"弱 A"变异体，一般也称为 A 亚型，国内报道的有 A_3、A_x、A_m 亚型，受控于一些罕见的等位基因，其频率在几千分之一到几万分之一之间。A_3、A_x 和 A_m 亚型的鉴定，主要根据各自的特点相互比较，尚无特定的抗血清加以区别。本试验主要鉴定 A_1 和 A_2 亚型。

（一）标本

静脉抗凝或不抗凝血 1.5～2.0ml。配成 5% 红细胞盐水悬液备用。

（二）原理

根据 ABO 血型血清学特点，A 型和 AB 型可分为 A_1、A_2、A_1B 和 A_2B 四种亚型。抗 A 血清中含有抗 A 和抗 A_1 两种抗体，抗 A 抗体可以凝集所有 A 型和 AB 型红细胞，而抗 A 抗体只能与一部分 A 型和 AB 型红细胞反应。据此凡与抗 A_1 血清反应者被指定为 A_1 或 A_1B 亚型；不与抗 A_1 血清反应者指定为 A_2 或 A_2B 亚型。

（三）器材

吸管、小试管、记号笔、台式离心机、显微镜等。

（四）试剂

（1）单克隆或多克隆抗 A_1 试剂。

（2）生理盐水。

（3）A_1 和 A_2 亚型 5% 红细胞盐水悬液。

（五）操作步骤

（1）取两支小试管，一支测定受检者红细胞用，另一支供对照用并标明 A_1 和 A_2。

（2）将单克隆或多克隆抗 A 试剂分别在受检者小试管中和对照小试管的 A_1 和 A_2 中各加 1 滴。

（3）将受检者 5% 红细胞悬液加 1 滴于受检者小试管中。

（4）将对照用 5% A_1 和 A_2 红细胞悬液相应各加 1 滴于小试管的 A_1 和 A_2 中。

（5）摇匀，立即以 1 000r/min 离心 1 分钟。

（6）轻轻摇动，在低倍镜下观察结果。

（六）结果判断

如 A 对照红细胞凝集，而 A_2 对照红细胞不凝集，说明该试验结果可靠。此时如果受检者红细胞凝集者为 A 型，不凝集者为 A_2 型。

（七）注意事项

（1）对其他亚型的鉴定还须做吸收与放散试验来确定，如出现鉴定困难，可采用分子生物学的方法鉴定。

（2）用 A_2 红细胞吸收过的 B 型人血清和双花扁豆种子提取液测定结果，可推测 A_1 和 A_2 细胞是抗原量的变化，而从 A_2 或 A_2B 的人所产生的抗 A 观察，A_1 和 A_2 红细胞 A 抗原是质的不同。因此，检查时必须掌握好反应时间。

（3）如 A_1 和 A_2 对照红细胞都凝集或都不凝集，表示抗 A_1 血清不纯或有其他质量问题。

（4）新生儿红细胞 ABO 血型抗原较弱，不宜作 A_1 和 A_2 亚型鉴定。

（八）临床意义

（1）若 A_1 和 A_2 基因共同遗传时，人体的表型为 A_1 亚型，此时 A_2 基因被 A_1 基因所隐蔽。当 A_2 基因与 B 和 O 基因配对时，则人体的表型将为 A_2B 或 A_2 亚型。

（2）在常规输血试验中，除非 A_2 或 A_2B 亚型人的血清含有抗 A 抗体，患者与供者间的 A_1 或 A_2 亚型不需加以区别。

（3）只有在 37℃ 有反应的抗 A_1 亚型，才考虑具有临床意义，因其能造成红细胞与血清试验间的 ABO 定型不符，且亦可引起交叉配血试验不相合。

三、Rh 血型鉴定

Rh 血型系统通过输血或妊娠可产生免疫性抗体，当遇到相应抗原，可致溶血反应或新生儿溶血病。若误诊误治，可导致患者残废或死亡。临床输血时，一般需作 Rh 血型鉴定（Rh blood typing）。

（一）检测原理

Rh 抗原主要有 5 种：C、c、D、E、e。Rh 血型形成的天然抗体极少，主要是免疫抗体。抗 – D 抗体是 Rh 血型系统中最常见的抗体。Rh 抗体有完全抗体和不完全抗体两种，完全抗体在机体受抗原刺激初期出现，一般属 IgM 型。机体再次受抗原刺激，则产生不完全抗体，属 IgG 型。Rh 抗体主要是不完全抗体，如用 5 种不完全抗体的血清（抗 – D、抗 – E、抗 – C、抗 – c、抗 – e）作鉴定，可将 Rh 血型系统分为 18 个型别。在临床上，因 D 抗原的抗原性最强，抗体出现频率高，临床意义又较大，故一般只作 D 抗原的血型鉴定。如仅用抗 D 血清进行鉴定，则凡带有 D 抗原者称为 Rh 阳性，不带 D 抗原者称为 Rh 阴性。

（二）试剂

（1）Rh 抗血清：5 种不完全 Rh 抗血清（IgG）；单克隆 Rh 抗血清（IgM/IgG）。

（2）5% 受检者红细胞盐水悬液。

（3）0.067mol/L 磷酸盐缓冲液（pH 5.5）由 0.067mol/L Na_2HPO_4 5ml 加 0.067mol/L KH_2PO_4 95ml 混合而成。

（4）1% 菠萝蛋白酶（或木瓜酶）溶液，称取菠萝蛋白酶 1.0g，溶解于 0.067mol/L 磷酸盐缓冲液（pH 5.5）100ml 内。

（5）5% Rh 阳性红细胞和 5% Rh 阴性红细胞悬液各 1 份。

（三）操作

1. 酶法　取小试管（10mm × 60mm）5 支，用蜡笔标记，分别加上述 5 种抗血清各 1 滴，再加 5% 受检者红细胞盐水悬液及 1% 菠萝蛋白酶试剂各 1 滴，混匀，置 37℃ 水浴中 30min，以肉眼观察凝集反应。

2. 盐水法　取小试管（10mm × 60mm）5 支，蜡笔标记，分别加 5 种单克隆 Rh 抗血清（IgM）各 1 滴，再加入 5% 受检者红细胞各 1 滴，混匀，1 000g，离心 15s 观察结果。

3. 对照管　用蜡笔标记阳性和阴性分别加入抗 D 血清（IgG）1 滴，阳性对照管加 Rh 阳性红细胞 1 滴，阴性对照管加 Rh 阴性红细胞 1 滴，再各加 1% 菠萝蛋白酶溶液 1 滴，置 37℃ 水浴中 30min，肉眼观察反应结果。

4. 结果判定　如阳性对照管凝集，阴性对照管不凝集，受检管凝集，即表示受检者红细胞上有相应抗原；受检管不凝集，即表示受检红细胞上没有相应抗原。用 5 种抗 Rh 血清的检查结果可能有 18 种表型（表 9 – 2）。

表 9 – 2　5 种抗 Rh 血清检查结果判定

与各抗血清的反应					受检者 Rh 表型	Rh 阳性或阴性	
抗 C	抗 c	抗 D	抗 E	抗 e		临床上通称	血清学区分
+	+	+	+	+	CcDEe	Rh 阳性	Rh 阳性
+	–	+	–	+	CCDee	Rh 阳性	Rh 阳性
+	+	+	–	+	CcDee	Rh 阳性	Rh 阳性
+	+	+	+	–	CCDEE	Rh 阳性	Rh 阳性

续　表

与各抗血清的反应					受检者 Rh 表型	Rh 阳性或阴性	
抗 C	抗 c	抗 D	抗 E	抗 e		临床上通称	血清学区分
−	+	+	+	−	ccDEE	Rh 阳性	Rh 阳性
−	+	+	−	+	ccDee	Rh 阳性	Rh 阳性
−	+	+	+	+	ccDEe	Rh 阳性	Rh 阳性
+	−	+	+	+	CCDEe	Rh 阳性	Rh 阳性
+	+	+	+	+	CcDEE	Rh 阳性	Rh 阳性
+	+	−	−	+	CCdee	Rh 阴性	Rh 阳性
−	+	−	+	−	ccdEE	Rh 阴性	Rh 阳性
+	+	−	−	+	CcdEe	Rh 阴性	Rh 阳性
+	−	−	−	+	Ccdee	Rh 阴性	Rh 阳性
−	+	−	+	+	ccdEe	Rh 阴性	Rh 阳性
+	−	−	+	−	CCdEE	Rh 阴性	Rh 阳性
+	−	−	+	+	CCdEe	Rh 阴性	Rh 阳性
+	+	−	+	−	CcdEE	Rh 阴性	Rh 阳性
−	+	−	−	+	ccdee	Rh 阴性	Rh 阴性

（四）注意事项

（1）单克隆 IgM：Rh 抗血清有商品试剂供应，可用盐水介质做凝集试验。抗血清（IgM）1 滴，加 5% 受检者红细胞悬液 1 滴，混合，1 000g 离心 15s，观察凝集反应。

（2）如临床上只要求检查是否为 Rh（D）阳性还是阴性，只需用抗－D 血清进行鉴别。如结果为阴性，则应进一步检查排除弱 D。

（3）在我国汉族人群中，Rh 阳性占 99.66%，Rh 阴性占 0.34%。

（4）阳性对照可取 3 人 O 型红细胞混合配成。阴性对照不易得到。

（5）一般设计方法为正带 AB 型血清 1 滴，加 5%D 阳性红细胞悬液 1 滴和菠萝蛋白酶试剂 1 滴混匀，与受检管一同置 37℃ 水浴 30min。

（6）Rh 血型鉴定应严格控制温度与时间，因 Rh 抗原、抗体凝集反应时，凝块比较脆弱，观察反应结果时，应轻轻摇动试管，不可用力振摇。

（7）如鉴定结果只与抗－D 血清起反应，而与抗－C，抗－c，抗－E 和抗 e 都不凝集，则受检者为 Rh 缺失型，以－D 表示。

（五）假阳性反应原因分析

（1）试剂中存在具有其他特异性的抗体（指不完全抗－D 抗体），因此，对疑难抗原定型时，建议用不同来源的抗血清同时做两份试验。因为使用两份特异性相同的抗血清得到不一致的结果时，就会使检测人员意识到有进一步试验的必要。

（2）多凝集红细胞与任何成人血清都会发生凝集。

（3）当用未经洗涤的细胞做试验时，试样中的自身凝集和异常蛋白质可能引起假阳性结果。

（4）试剂瓶可能被细菌、外来物质或其他抗血清所污染。

（六）假阴性反应原因分析

（1）搞错抗血清每次试验时应细心核对抗血清瓶子上的标签。

（2）试管中漏加抗血清在加入细胞悬液之前，必须检查试管中有无抗血清。

（3）某种特定的抗血清不能和其相应抗原的变异型起反应。例如，抗 D 血清与弱 D 抗原，红细胞不起凝集；抗 – E 血清可能与 E″红细胞反应微弱，甚至完全无反应。

（4）如某种抗血清含有主要对抗 Rh 复合抗原的抗体，则可能与独立的基因产物的个别抗原不发生反应。这在抗 C 血清最为常见，因为很多抗 – C 血清含有反应性更强的抗 – Ce 成分。如受检者为 CDE/cde，其反应可能明显减弱，或完全不反应。

（5）未遵照抗血清使用说明书做试验，如抗血清和细胞间的比例以及温育的温度和时间不正确。

（6）抗血清保存不妥，试剂中的免疫球蛋白变质。

（崔　杨）

第三节　交叉配血实验

交叉配血主要是检查受血者血清中有无破坏供血者红细胞的抗体，故受血者血清加供血者红细胞相配的一管称为"主侧"；供血者血清加受血者红细胞相配的一管称为"次侧"，两者合称交叉配血。

交叉配血试验又称不配合性试验，是确保患者安全输血必不可少的试验，完整的操作规程应包括：①查阅受血者以前的血型检查记录，如与这次检查结果有所不同，应及时分析原因。②对收到的受血者血样应作 ABO 正反定型，必要时作 Rh 血型和其他血型检查以及血型抗体检测和鉴定。③选择预先进行血型检查的合格供血者作交叉配血试验。

一、交叉配血方法

（一）盐水介质交叉配血试验

盐水介质（saline medium）交叉配血试验是用生理盐水作为红细胞抗原和血清抗体之间的反应介质，通过离心来观察抗原抗体反应情况。盐水介质配血试验是最古老的一种配血试验，临床上多与其他能检出不规则抗体的配血试验（如抗球蛋白试验等）联合使用。

本法是目前最常用的配血方法，可以发现临床上最重要的 ABO 不配合性。当受血者和供血者细胞经混合并离心后，如有 ABO 不配合问题，就会很快显示出来，所以常称为"立即离心"（immediate spin）配血试验。本方法简单、快速，不需要特殊条件。ABO 血型交叉配血最常用方法，适用于无输血史或妊娠史患者。但仅用于检查 IgM 血型抗体是否相配，不能检出不相配的 IgG 血型抗体。

1. 标本　受血者不抗凝静脉血 2.0ml，供血者交叉管血 2.0ml。

2. 原理　人类 ABO 血型抗体是以天然 IgM 类血型抗体为主（包括 MN、P 等血型抗体），这种血型抗体在室温盐水介质中与对应的红细胞抗原相遇，出现红细胞凝集反应，或激活补体，导致红细胞膜损伤，出现溶血。进行交叉配血试验时，观察受血者血清与供血者红细胞以及受血者红细胞与供血者血清之间有无凝集和溶血现象，判断供、受者之间有无 ABO 血型不相合的情况。

3. 器材　试管架、小试管、塑料吸管、离心机、显微镜、载玻片、记号笔等。

4. 试剂

（1）0.9% 生理盐水。

（2）5% 红细胞生理盐水悬液取洗涤后压积红细胞 1 滴，加入生理盐水 8 滴，此时是约为 10% 的红细胞悬液。取此悬液 1 滴，加入生理盐水 5 滴，即为 5% 红细胞生理盐水悬液。

5. 操作步骤

（1）取受血者和供血者的血液标本，以 3 000r/min 离心 3min，分离上层受、供者血清，并将压积红细胞制成 5% 受、供者红细胞生理盐水悬液。

（2）受血者血清标记为 Ps（patient serum），供血者血清标记为 Ds（donor serum）。

（3）受血者 5% 红细胞生理盐水悬液标记为 Pc（patient cell），供血者 5% 红细胞生理盐水悬液标记为 Dc（donor cell）。

（4）取 2 支小试管，分别标明主、次，即主侧配血管和次侧配血管。主侧配血——受者血清 + 供者红细胞（ps 2 滴 + Dc 1 滴），次侧配血——受者红细胞 + 供者血清（Pc1 滴 + Ds 2 滴）

（5）混匀，以 1 000r/min 离心 1min。

（6）小心取出试管后，肉眼观察上清液有无溶血现象，再轻轻摇动试管，直至红细胞成为均匀的混悬液。

（7）取载玻片一张，用两根吸管分别从主侧管和次侧管内吸取红细胞悬液 1 滴于载玻片两侧，用显微镜观察结果。

6. 结果判断　ABO 同型配血，主侧和次侧均无溶血及凝集反应表示配血相合，可以输用。任何一侧凝集、溶血或两侧均凝集、溶血为配血不合，禁忌输血。

7. 注意事项

（1）配血前严格查对患者姓名、性别、年龄、科别、床号及血型，确保标本准确无误，同时，要复检受血者和供血者的 ABO 血型是否相符。

（2）配血试管中发生溶血现象是配血不合，表明有抗原抗体反应，同时还有补体参与，必须高度重视。

（3）试验中，每次滴加不同人血清或红细胞时，都应当更换吸管，或将吸管放置在生理盐水中反复洗涤 3 次，防止血清中抗体拖带，影响试验结果。

（4）红细胞加入血清以后，立即离心并观察结果，不宜在室温下放置，以免影响试验结果。

（5）观察结果时，如果存在纤维蛋白时，可以去除纤维蛋白块，主要观察混合液中有无凝集。

（6）室温控制在（22±2）℃，防止冷抗体引起凝集反应，影响配血结果的判断。

（7）患者一次接受大量输血（10 个以上献血者），则献血者之间亦应进行交叉配血试验。

（8）盐水介质配血试验操作简单，是最常用的配血方法，可以发现最重要的 ABO 血型不合。但只能检出不相合的 IgM 类完全抗体，而不能检出 IgG 类免疫性的不完全抗体。对有输血史（特别是有过输血反应的患者）、妊娠、免疫性疾病史和器官移植史等患者，必须增加另外一种可以检测 IgG 类抗体的方法，保证输血安全。

（二）酶介质交叉配血试验

酶介质（enzymes medium）交叉配血试验既能检出不相合的完全抗体，又能检出不相合的不完全抗体。从而使 ABO 系统抗体以外其他血型系统的绝大多数 IgG 类抗体得以检出，提高了输血的安全性。本法敏感性高，对 Rh 血型抗体的检出尤为显著，操作简便，试剂也容易购到，故一般实验室均应建立。

1. 标本　受血者不抗凝静脉血 2.0ml，供血者交叉管血 2.0ml。

2. 原理　蛋白水解酶（木瓜酶或菠萝蛋白酶等）可以破坏红细胞表面带负电荷的唾液酸，使红细胞失去产生相互排斥的负电荷，导致红细胞表面的 Zeta 电势减小、排斥力减弱、距离缩短。同时酶还可以改变红细胞表面的部分结构，使某些隐蔽的抗原暴露出来。这样，IgG 类抗体可与经过酶处理的红细胞在盐水介质中发生凝集。

3. 器材　试管架、小试管、吸管、离心机、显微镜、载玻片、37℃水浴箱、记号笔等。

4. 试剂

（1）生理盐水。

（2）1% 木瓜酶或 0.5% 菠萝蛋白酶。

（3）5% 不完全抗 D 致敏的 Rh 阳性红细胞悬液。

（4）5% O 型红细胞生理盐水悬液。

（5）抗球蛋白血清试剂。

5. 操作步骤

（1）取受血者和供血者的血液标本，以 3 000r/min 离心 3min，分离上层受、供者血清，并将压积红细胞制成 5% 受、供者红细胞生理盐水悬液。

（2）取 6 支小试管，分别标明主侧管、次侧管、阳性对照管、阴性对照管、盐水对照 1 管和 2 管。

（3）主侧管加受血者血清和供血者 5% 红细胞盐水悬液各 1 滴；次侧管加供血者血清和受血者 5% 红细胞盐水悬液各 1 滴，主、次侧管各加 1% 木瓜酶或 0.5% 菠萝蛋白酶 1 滴。

（4）阳性对照管加 5% 不完全抗 D 致敏的 Rh 阳性红细胞悬液 1 滴和抗球蛋白血清 1 滴；阴性对照管加 5% O 型红细胞盐水悬液 1 滴和抗球蛋白血清 1 滴；盐水对照 1 管加供血者 5% 红细胞盐水悬液 1 滴和等渗盐水 1 滴；盐水对照 2 管加受血者 5% 红细胞盐水悬液 1 滴和等渗盐水 1 滴。

（5）混匀，置 37℃ 水浴中孵育 15min。

（6）以 1 000r/min 离心 1min，先用肉眼观察，再用显微镜确证，并记录结果。

6. 结果判断　轻轻转动试管观察结果，如阳性对照管凝集，阴性对照管和盐水对照管不凝集，主、次侧管均不凝集，表明配血相合，可以输用。

7. 注意事项

（1）1% 木瓜酶或 0.5% 菠萝蛋白酶应用液 4℃ 可保存一周，用完后立即放回冰箱。

（2）红细胞经蛋白酶修饰后可以改变红细胞悬液的物理性质，在交叉配血试验中可以出现非特异性自身凝集，因此必须做阳性对照、阴性对照和自身盐水对照。

（3）样本和试剂加完后，也可置 37℃ 水浴中孵育 30min，不必离心，直接观察结果。

（4）酶介质交叉配血试验敏感性高，对 Rh 血型抗体的检出尤为显著。但由于木瓜酶或菠萝蛋白酶不能检出 MNS 和 Duffy 血型系统中的某些抗体，存在输血安全隐患，而且酶会产生非特异性凝集，可得到假阳性或假阴性结果，因此目前临床上很少使用此试验。

（三）抗球蛋白介质交叉配血试验

抗球蛋白介质（antiglobulin medium）交叉配血试验主要检测 IgG 类性质的不完全抗体，避免因 ABO 以外的血型抗体引起的输血反应。本法是检查不完全抗体最可靠的方法，操作步骤较繁琐，时间长。适用于特殊需要的情况。

1. 标本　受血者不抗凝静脉血 2.0ml，供血者交叉管血 2.0ml。

2. 原理　IgG 类抗体相邻两个结合抗原的 Fab 片段最大距离是 14nm，而在盐水介质中的红细胞间的距离约为 25nm，所以 IgG 抗体不能在盐水介质里与相应的红细胞发生凝集，仅使红细胞处于致敏状态。由于抗人球蛋白试剂是马或兔抗人球蛋白抗体，可与致敏在红细胞膜上的 IgG 型血型抗体结合反应，经抗球蛋白抗体的"搭桥"作用，使二者结合，出现红细胞凝集现象。因此，为了检出 IgG 类性质的不完全抗体，需要使用抗球蛋白交叉配血试验。

3. 器材　试管架、小试管、记号笔、塑料吸管、载玻片、离心机、37℃ 水浴箱、显微镜等。

4. 试剂

（1）生理盐水。

（2）多特异性抗球蛋白血清（IgG，C_{3d}）。

（3）人源性 IgG 型抗 D 血清。

（4）AB 型血清。

（5）O 型 RhD 阳性红细胞。

5. 操作步骤

（1）取受血者和供血者的血液标本，以 3 000r/min 离心 3min，分离上层受、供者血清，并将压积红细胞制成 5% 受、供者红细胞生理盐水悬液。

（2）取 2 支小试管，分别标明主侧和次侧，主侧管加受血者血清 2 滴和供血者 5% 红细胞盐水悬液 1 滴，次侧管加供血者血清 2 滴和受血者 5% 红细胞盐水悬液 1 滴。

（3）阳性对照管加 5% 人源性 IgG 型抗 D 致敏的 RhD 阳性红细胞悬液 1 滴。

（4）阴性对照管加正常人 AB 型血清作为稀释剂的 5% RhD 阳性红细胞悬液 1 滴。

（5）盐水对照 1 管加供血者 5% 红细胞盐水悬液 1 滴和生理盐水 1 滴；盐水对照 2 管加受血者 5% 红细胞盐水悬液 1 滴和生理盐水 1 滴。

（6）各试管轻轻混匀，置 37℃ 水浴箱中致敏 1 小时后，取出用生理盐水离心洗涤 3 次，倾去上清液（阳性对照管不必洗涤）。

（7）加多特异性抗球蛋白血清 1 滴，混匀，1 000r/min 离心 1min，取出后轻轻转动试管，先用肉眼观察结果，再用显微镜确证。

6. 结果判断　阳性对照管红细胞凝集，阴性对照管红细胞不凝集；受血者、供血者盐水对照管不凝集；主、次侧管红细胞均不凝集，表明配血相合，可以输用。阳性对照管红细胞凝集，阴性对照管红细胞不凝集；受血者、供血者盐水对照管不凝集；主、次侧管红细胞一管或两管凝集，表明配血不相合，禁忌输血。

7. 注意事项

（1）抗球蛋白介质交叉配血试验是检查不完全抗体最可靠的方法，该方法还可以克服因血浆蛋白或纤维蛋白原增高对正常配血的干扰。但操作烦琐，耗时较多，仅用于特殊需要的检查。

（2）如果阳性对照管红细胞凝集，阴性对照管红细胞不凝集，但盐水对照管凝集，表明反应系统有问题，试验结果不可信，应当分析原因，重新试验。

（3）为了除去红细胞悬液中混杂的血清蛋白，以防止假阴性结果，受、供者的红细胞一定要用生理盐水洗涤 3 次。

（4）如果试验结果阴性，要对该试验进行核实。可以在试验结束后，在主侧和次侧管中各加入 1 滴 IgG 型抗 D 致敏的 O 型红细胞，离心后应当出现红细胞凝集现象，表示试管内的抗球蛋白试剂未被消耗，阴性结果可靠；如果没有出现红细胞凝集则表示交叉配血结果无效，必须重新试验。

（5）抗球蛋白试剂应按说明书最适稀释度使用，否则，可产生前带或后带现象而误认为阴性结果。

（6）红细胞上吸附抗体太少或 Coomb's 试验阴性的自身免疫性溶血性贫血患者，直接抗球蛋白试验可呈假阴性反应。

（7）全凝集或冷凝集血液标本及脐血标本中含有 Wharton 胶且洗涤不充分、血液标本中有很多网织红细胞且抗球蛋白试剂中含有抗转铁蛋白时，均可使红细胞发生凝集。

（8）如需了解体内致敏红细胞的免疫球蛋白类型，则可分别以抗 IgG、抗 IgM 或抗 C_3 单价抗球蛋白试剂进行试验。

（四）聚凝胺介质交叉配血试验

本法快速、高度灵敏，结果可靠，能检测 IgM、IgG 等引起溶血性输血反应的几乎所用的规则和不规则抗体，适合各类患者的交叉配血，也可应用于血型检查、抗体测定、抗体鉴定，应用广泛。但该法操作要求较高，漏检 Kell 系统的抗体。

1. 标本　受血者静脉血 2.0ml，供血者交叉管血 2.0ml。

2. 原理　聚凝胺是带有高价阳离子的多聚季铵盐（$C_{13}H_{30}Br_2N_2$）x，溶解后能产生很多正电荷，可以大量中和红细胞表面的负电荷，减弱红细胞之间的排斥力，使红细胞彼此间的距离缩小，出现正常红细胞可逆性的非特异性凝集；低离子强度溶液降低了红细胞的 Zeta, 电位，进一步增加抗原抗体间的引力，增强了血型抗体凝集红细胞的能力。当血清中存在 IgM 或 IgG 类血型抗体时，在上述条件下，与红细胞紧密结合，出现特异性的凝集，此时加入枸橼酸盐解聚液以消除聚凝胺的正电荷，由 IgM 或 IgG 类血型抗体与红细胞产生的凝集不会散开，如血清中不存在 IgM 或 IgG 类血型抗体，加入解聚液可使非特异凝集解散。

3. 器材　试管架、小试管、塑料吸管、载玻片、记号笔、离心机、显微镜等。

4. 试剂

（1）低离子强度液（low ion strength solution，LISS 液）。

（2）聚凝胺液（polybrene solution）。

（3）解聚液（resupension solution）。

5. 操作步骤

（1）取受血者和供血者的血液标本，以 3 000r/min 离心 3min，分离上层受、供者血清或血浆，并将压积红细胞制成 5% 受、供者红细胞生理盐水悬液。

（2）取 2 支小试管，标明主、次侧，主侧管加患者血清（血浆）2 滴，加供血者 5% 红细胞悬液（洗涤或不洗涤均可）1 滴，次侧管反之。

（3）每管各加 LISS 液 0.7ml，混合均匀，室温孵育 1min。

（4）每管各加聚凝胺液 2 滴，混合均匀后静置 15s。

（5）以 3 400r/min 离心 15s，然后把上清液倒掉，不要沥干，让管底残留约 0.1ml 液体。

（6）轻轻摇动试管，目测红细胞有无凝集，如无凝集，必须重做；如有凝集，则进行下一步。

（7）加入解聚液 2 滴，轻轻转动试管混合并同时观察结果。如果在 30 秒内凝集解开，表示聚凝胺引起的非特异性聚集，配血结果相合；如凝集不散开，则为红细胞抗原抗体结合的特异性反应，配血结果不合。

（8）当上述结果反应可疑时，可取载玻片一张，用吸管取红细胞悬液 1 滴于载玻片上，用显微镜观察结果。

6. 结果判断　如主侧管和次侧管内红细胞凝集散开，则为聚凝胺引起的非特异性反应，表示配血相合，可以输用。如主侧管和次侧管或单独一侧管内红细胞凝集不散开，则为抗原抗体结合的特异性反应，表示配血不相合，禁忌输血。

7. 注意事项

（1）若受血者用血量大，需要 10 个献血员以上时，献血员间也要进行交叉配血。

（2）溶血标本不能用于交叉配血，因为配血试管中发生溶血现象，表明有抗原抗体反应，同时还有补体参与，是配血不合的严重情况。

（3）血清中存在冷凝集素时，可影响配血结果的判断。此时可在最后滴加解聚液时，将试管立即放入 37℃ 水浴中，轻轻转动试管，并在 30s 内观察结果。

（4）聚凝胺介质交叉配血试验中，可以用 EDTA 的血浆标本代替血清使用。

（5）当解聚液加入以后，应尽快观察结果，以免反应减弱或消失。

（6）聚凝胺是一种抗肝素试剂，若患者血液标本中含有肝素，如血液透析患者，须多加几滴聚凝胺液以中和肝素。

（五）微柱凝胶介质交叉配血试验

微柱凝胶介质（micro column agglutination medium）交叉配血是基于游离的红细胞和凝集红细胞是否能通过特殊结构的凝胶介质，从而使不同状态的细胞得以分离这一原理进行的。该技术实质上是一种在微柱管中利用凝胶介质经过改良的血凝反应。

1. 标本　受血者静脉血 2.0ml，供血者交叉管血 2.0ml。

2. 原理　将适量献血者红细胞和受血者血清、受血者红细胞和献血者血清加入微柱凝胶孔内，放 37℃ 孵育器中孵育后，如果血清中存在针对红细胞抗原的血型抗体（无论是 IgM 型或 IgG 型红细胞血型抗体）时，离心后，发生红细胞凝集，形成红细胞凝集团块，凝胶柱中的凝胶具有分子筛作用，阻止凝集的红细胞下沉，留在凝胶的表面或胶中。如果血清中不存在针对红细胞抗原的血型抗体，经过孵育、离心后，红细胞仍然以单个分散形式存在，沉于微柱凝胶的底部。

3. 器材　试管架、小试管、吸管、台式离心机、加样器（0~50μl）、微柱凝胶离心机、37℃微柱凝胶孵育器等。

4. 试剂

（1）微柱凝胶检测卡（每管除含凝胶外，已加抗球蛋白抗体）。

（2）生理盐水。

5. 操作步骤

（1）取受血者和供血者的血液标本，以3 000r/min离心3min，分离上层受、供者血清或血浆，并制成0.8%受、供者红细胞生理盐水悬液。

（2）取出微柱凝胶卡，除去铝箔，分别标明主孔和次孔。

（3）主孔中（主侧）加入50μl 10.8%供血者红细胞，25μl受血者血浆或血清。

（4）次孔中（次侧）加入50μl 10.8%受血者红细胞，25μl供血者血浆或血清。

（5）加样后的微柱凝胶卡，置37℃微柱凝胶孵育器中15min。

（6）将卡放入微柱凝胶离心机中，以1 000r/min，离心10min，取出卡肉眼观察结果。

6. 结果判断　配血不符：主侧和次侧孔内红细胞与相应血浆或血清发生凝集，在离心后抗原抗体复合物悬浮在凝胶表面或胶中。

配血相符：主侧和次侧孔红细胞与相应血浆或血清没有凝集，在离心后红细胞沉于微柱的底部。

7. 注意事项

（1）微柱凝胶卡必须保存在室温下，实验前，要将微柱凝胶卡空卡放入微柱凝胶离心机中，以1 000r/min，离心1min，避免卡中的凝胶在运输途中产生胶质不均匀、胶面不整齐或气泡等。

（2）微柱凝胶介质交叉配血试验，可一次性检出IgM型和IgG型红细胞血型抗体，因此在临床输血实际使用时，可以省去盐水介质交叉配血试验。

（3）不要将微柱凝胶试剂卡长期保存4℃，在此温度下，试剂卡中液体蒸发凝集于封口铝箔下，胶易干涸，应将试剂卡保存在18~22℃。

（4）封口已损坏，管中液体干涸或有气泡的微柱凝胶试剂卡不能使用。

（5）配血标本要新鲜（3d以内），不能被细菌污染，否则会出现假阳性反应。

（6）血清标本必须充分去纤维蛋白，否则标本中纤维蛋白在微柱凝胶中析出，阻碍阴性红细胞沉淀，呈假阳性反应。

（7）如果使用的标本是血浆，一定要用标准的含抗凝剂的标本管采集，否则血浆中纤维蛋白在微柱离心时析出，阻挡分散的红细胞下降，出现假阳性。

（8）微柱凝胶卡中出现溶血现象，强烈提示为红细胞抗原抗体阳性反应，也不排除其他因素所致溶血，故对标本一定要认真分析。

（9）微柱凝胶介质交叉配血试验操作简单、结果稳定、灵敏度高、重复性好、可标准化、可自动化、使用安全。

8. 微柱凝胶全自动配血系统操作步骤

（1）接通电源，打开全自动配血系统WADiana的开关。

（2）双击操作系统图标（即小黑人图标），进入自动系统。

（3）初始化1min后，单击黑色箭头，出现对话框（提示请清空废卡盒），单击确定。

（4）出现 test 菜单栏，在当前界面 test 的右边点击下拉键，选择实验名称：crossmatch（交叉配血）。

（5）对话框提示：请将前一个患者的献血员试管与下一个患者试管之间空一个试管位，单击确定。

（6）样品栏（samples）出现样品及试剂反应盘。

（7）样品盘图示的相应位置（从 1 号到 48 号）双击，出现对话框。

（8）按照提示输入患者 ID 号，选择试管直径，单击绿色箭头（即 OK 键）。再次输入，确定。

（9）按照步骤6～8输入所有的样本号（输入样本时前一个患者的献血员试管与下一个患者试管之间空一个试管位）。

（10）所有样本输入完毕，单击当前界面的黑色小人（自动配置实验）。

（11）单击凝胶卡（cards）栏按照提示放卡（diana gel coombs 卡），单击 reagents（试剂）栏按照提示放好试剂（D_{112}），试剂量要达到要求（放置实验用品前单击开门图标）。

（12）试剂放好后，关门，再次检查所有用品是否放好，单击当前界面的绿色箭头（运行实验）。

（13）当凝胶卡被拿去离心时，再次出现操作图标，可以按照3～12步骤操作，进行新的实验。

（14）所有实验结束后，双击判读图标，单击眼睛图标，选择批次，进行结果判读。

（15）双击打印图标，选择打印模式，打印报告存档。

二、临床意义

交叉配血试验是输血前必做的红细胞系统的配合性试验，是保证输血安全的关键措施和根本性保证。

1. 验证血型　进一步验证受血者与供血者血型鉴定是否正确，以避免血型鉴定错误而导致的输血后严重溶血反应。

2. 发现 ABO 血型系统抗体　含有抗 A_1 和抗 A_2 型的血清，与 A_1 型红细胞配血时，可出现凝集。

3. 发现 ABO 血型以外的不规则抗体　虽然 ABO 血型相同，但 Rh 或其他血型不同，同样可引起严重溶血性输血反应。特别是不进行 Rh 和其他稀有血型的鉴定，可通过交叉配血发现血型不同和免疫性抗体存在。

三、质量控制

1. 配血前质量控制
（1）严格查对制度：仔细核对标本上的标签和申请单的有关内容，防止配血错误。
（2）试剂：试剂质量性能应符合商品合格试剂的要求，有效期内使用，严防细菌污染。试验结束后应放冰箱保存，注意保存温度。
（3）器材的要求：①各种器材要清洁、干燥，防止溶血。为防止交叉污染，试管、滴管均应一次性使用。②微柱凝胶血型卡法产品质量符合要求，注意保存温度，有效期内使用，使用微柱凝胶血型卡专用水平离心机。

（4）标本：①标本新鲜，符合要求，防止污染，不能溶血。②红细胞浓度按要求配对，血浆成分可能影响鉴定结果，要用盐水洗涤 3 次红细胞，防止血浆中血型物质中和抗体。③新近或反复多次输血或妊娠可以引起意外抗体出现，若对患者输血史或妊娠史不明，标本应在 48h 内抽取。

（5）检验人员：检验人员应认真、负责、仔细工作。

2. 配血过程质量控制　按要求建立 SOP 文件，严格按操作程序操作。

（1）标记：标记准确清楚。

（2）加标本、试剂：标本和试剂比例要适当，加量准确，注意加入顺序；血型试剂从冰箱取出应待其平衡至室温后再使用。用后应尽快放回冰箱保存。

（3）时间和温度：严格控制反应时间和温度。

（4）离心：离心时间、速度按要求，严格控制。微柱凝胶配血卡法，最好使用微柱凝胶配血卡专用水平离心机。

（5）观察结果：观察结果认真仔细，应注意红细胞呈特异性凝集、继发性凝固的区别，弱凝集要用显微镜证实。

3. 配血后质量控制

（1）配血试管中发生溶血现象是配血不合，必须高度重视，如主侧试管凝集，应禁止输血，必须查找原因。

（2）登记结果和填发报告要仔细正规，查对无误后，才能发报告。

（3）配血后，应将患者和献血者的全部标本置冰箱内保存，保存至血液输完后至少 7d，以备复查。

（4）盐水配血阴性，应加用酶法、抗球蛋白配血等方法进行交叉配血。

（5）为确保输血安全应输同型血，交叉配血时血型相合可以输血。在患者输血过程中要主动与医师、护士取得联系，了解有无输血反应。如发生输血反应，应立即停止输血，查找原因。

（崔　杨）

第四节　梅毒螺旋体抗体检测

梅毒是梅毒螺旋体（treponema pallidum，TP）引起的慢性传染病，属于性病的一种，主要通过性接触和血液传播，也可通过胎盘传给下一代。实验室中检测梅毒除直接于暗视野显微镜下检查梅毒螺旋体外，还采用了多种血清学方法进行筛选和确认实验。本章重点介绍ELISA 和明胶颗粒凝集试验。

一、酶联免疫吸附试验

（一）标本

静脉取血 2ml，常规分离血清或血浆。

（二）原理

当人体感染梅毒螺旋体后，机体可产生抗密螺旋体特异性抗体。本实验采用 ELISA 双抗原夹心法检测血清或血浆中梅毒螺旋体抗体（treponema pallidum antibody，TP－Ab）。在微孔条上预包被基因表达梅毒抗原（分子量 17 000、47 000），用酶标记基因重组梅毒抗原，与血清中抗梅毒螺旋体抗体反应，然后用底物作用显色。呈色强弱与标本中的 TP－Ab 含量成正相关。

（三）器材

加样器（50μl、100μl）、37℃水浴箱、酶标比色仪、振荡器、吸水纸、洗板机等。

（四）试剂

（1）包被梅毒抗原的 8 孔×12 反应板。

（2）TP 酶标记抗原。

（3）底物 A 液（3，3'，5，5'－四甲基联苯胺，TMB）；底物 B 液（0.1mol/L 枸橼酸－0.2mol/L 磷酸氢二钠缓冲液）。

（4）洗涤液 pH 7.4 的 Tris－HCl－Tween20。或运用试剂盒中浓缩液，使用前用蒸馏水 25 倍稀释。

（5）质控品：阴性、阳性对照血清。

（6）终止液：2mol/L H_2SO_4。

（五）操作步骤

（1）将微孔条固定于支架，按序编号。

（2）分别用加样器在对照孔中加入待测样品及阴阳性对照血清各 50μl 于相应孔中。

（3）分别在每孔中加入酶标记抗体 100μl，振荡混匀。

（4）置 37℃温育 60min，室温平衡 5min。

（5）用洗涤液充分洗涤 5 次，洗涤完后在吸水纸上扣干（每次应保持 30～60s 浸泡时间），亦可用洗板机自动洗涤。

（6）每孔加底物 A、B 各 50μl，振荡混匀，置 37℃避光 20min。

（7）每孔加终止液 50μl，混匀。

（8）用酶标仪单波长 450nm 或双波长 450/630nm 测定各孔 OD 值（用单波长测定时需设空白对照孔，30min 完成测定，并记录结果）。

（六）结果判断

1. 目测　阳性孔呈橘黄色，阴性孔为无色。

2. 比色

（1）阴性对照：正常情况下，阴性对照孔 OD 值≤0.1，阴性对照 OD 小于 0.05 时以 0.05 计算。

（2）阳性对照：正常情况下，阳性对照 OD 值≥0.5。如果所有阳性对照孔 OD 值都超出正常范围，应重新测试。

（3）临界值（CO）计算：临界值＝阴性对照孔 OD 均值 N×2.1。

（4）结果判定：标本 OD 值为 S，如果 S/CO≥1 者为 TP－Ab 阳性；S/CO＜1 者为 TP－Ab 阴性。

（七）注意事项

（1）从冰箱中取所需数量微孔条固定于支架，按顺序编号，置室温平衡 10min。

（2）使用前应将试剂摇匀，同时弃去前 1~2 滴再使用。

（3）设空白对照时，不加样品及酶标记抗体，其余各步与标本检测相同。

（4）洗涤时各孔均须加满洗涤液，防止孔口有游离酶未能洗净。

（5）加酶标记抗原时，注意勿使加样器接触血清，避免血清间交叉污染。

（八）临床意义

ELISA 法检测梅毒螺旋体 IgG/IgM 抗体具有较高的敏感性和特异性，本方法适合于大样本的筛查和确诊，因其也存在假阳性结果，故阳性标本还应继续做确证试验，如梅毒螺旋体血凝试验（treponema pallidum hemagglutination assay，TPHA）、梅毒螺旋体颗粒凝集试验（treponema pallidum passive particle agglutination assay，TPPA）和荧光螺旋体抗体吸收试验（FTA－ABS）等。因为本实验同时检测 IgM 型和 IgG 型抗体，而 IgG－型抗体在抗原消失后很长时间，仍可通过记忆细胞的作用继续产生，甚至终身携带，因此其结果不能作为疗效观察和判断复发的指标。

二、明胶颗粒凝集试验

（一）标本

静脉血 2ml，常规分离血清。

（二）原理

将梅毒螺旋体的精制菌体成分包被在人工载体明胶粒子上，这种致敏粒子和标本中的梅毒螺旋体抗体进行反应发生凝集，由此可以检测出血清和血浆中的梅毒螺旋体抗体。本实验可作为梅毒确认试验。

（三）器材

微量振荡器、微量反应板、加样器（0~100μl）等。

（四）试剂

（1）标本稀释液。

（2）致敏粒子液。

（3）未致敏粒子液。

（4）阳性对照效价 1：320。

（五）操作步骤

（1）从冰箱中取出试剂及微量反应板，编号 2 排 4 孔，置室温平衡 10min。

（2）在 2 排微量反应板的第 1 孔加入标本稀释液 100μl，从第 2 孔至第 4 孔每孔加 25μl。

（3）用微量加样器取标本 25μl 至第一排第 1 孔中，稀释后取 25μl 至第 2 孔中，依次稀释到第 4 孔。

（4）用微量加样器取阳性对照血清 25μl 至第二排第 1 孔中，稀释后取 25μl 至第 2 孔中，依次稀释到第 4 孔。

（5）在第 3 孔中加 25μl 未致敏粒子，在第 4 孔中加 25μl 致敏粒子。

（6）用微量振荡器混合 30 秒，加盖后于室温（15~30℃）下水平静置。2 小时后观察结果。放置至次日可能也不影响结果判定。

（六）结果判定

（1）阴性粒子成纽扣状聚集，呈现出外周边缘均匀且平滑的圆形。

（2）弱阳性粒子形成小环状，呈现出外周边缘均匀且平滑的圆形。

（3）阳性粒子环明显变大，其外周边缘不均匀且杂乱地凝集在周围。

（七）临床意义

常用的梅毒确认试验 TPHA，其试剂是用梅毒螺旋体为抗原致敏醛化的禽类红细胞制成，由于红细胞具有生物活性易产生非特异性凝集，且保存时间较短，故近年来推出 TPPA 试验。TPPA 以纯化的梅毒螺旋体抗原致敏惰性的人工明胶颗粒替代 TPHA 试验中的致敏红细胞，使结果更为稳定，敏感性和特异性更高。TPPA 检测的是梅毒螺旋体特异性抗体，其中包括 IgM 型和 IgG 型，本实验可作为梅毒的确证试验，但不适合用作治疗效果的监测。

（崔 杨）

第五节 血小板血型抗原

血小板表面的血型抗原，在自身免疫、同种免疫和药物诱导的血小板免疫反应中起重要作用。血小板血型抗原主要有两大类，即：血小板相关抗原和血小板特异性抗原。血小板表面存在的与其他细胞或组织共有的抗原，称为血小板相关抗原（plateletassociated antigen），又称血小板非特异性抗原或血小板共有抗原，包括组织相容性抗原（HLA）和红细胞血型系统相关抗原，如 ABO、Lewis、I、P 等血型抗原。通常将血小板表面由血小板特有的抗原决定簇组成，表现出血小板独特的遗传多态性，并且不存在于其他细胞和组织上的抗原称为血小板特异性抗原，即人类血小板抗原（human platelet antigen，HPA）。血小板特异性抗原是构成血小板膜结构的一部分，是位于血小板膜糖蛋白（glycopmtein，GP）上的抗原表位。

一、血小板相关抗原

（一）红细胞血型抗原

血小板上的 ABH 抗原物质，包括机体所产生的以及由血浆中黏附在血小板表面的两类抗原构成。这些抗原物质在不同的机体血小板表面的含量有极大的差异。部分非 O 型个体血小板膜上有着极高水平的 A 或 B 物质，其血清中的糖基转移酶有较高水平表达。在 ABO 血型非配合输注时，O 型受者的高滴度 IgG 抗－A、抗－B 可以与 A 或 B 型血小板表面的抗原物质作用，导致血小板输注无效。在 A 或 B 血型抗原高表达的血小板，比较容易导致 O 型受血者的血小板输注无效。在 ABO 次侧不相容的血小板输注（如 O 型血小板输注至 A 型受者），由于抗－A 可能和受者血清中的可溶性 A 物质结合形成抗原－抗体复合物，后者可以通过 Fc 受体结合至血小板表面，加速血小板的破坏。因此，目前普遍推荐血小板应该 ABO 血型同型输注。尽管其他红细胞血型抗原物质（Lea、Leb、I、i、P、Pk）也可以在血小板表面表达，没有证据显示这些物质可以导致血小板输注后在体内的寿命缩短。

（二）HLA 系统血型抗原

血小板表面存在 HLA－A、HLA－B 和 HLA－C 位点等 HLA－I 类抗原，迄今未发现血小板表面存在 HLA－DR、HLA－DP 和 HLA－DQ 等Ⅱ类抗原。血小板上的大部分 HLA 抗原是内源生成的完整膜蛋白，较少量可从血浆中吸附。多种因素可以影响多次血液输注后 HLA 抗体产生的可能性，这些因素对于多次接受血小板输注的患者来说有重要的临床意义。人们发现，在广泛使用去白细胞措施以前，第一次接触血小板制品后 10 天或第二次（先前接受过输血或妊娠）接触后的 4 天，就可以产生 HLA 同种免疫性抗体，其产生率在 18%～50%。输注相关的 HLA 同种免疫抗体的产生，与基础疾病、免疫抑制剂的使用以及制品中是否含有足量的白细胞等因素有关。供体的白细胞含有 HLA－Ⅰ、Ⅱ类抗原，对于制品输注后的 HLA 的初期同种免疫起着重要作用。HIA 抗体可以导致输入血小板的破坏。

二、血小板特异性抗原

血小板特异性抗原是构成血小板膜结构的一部分，是位于血小板膜糖蛋白（glycoprotein，GP）上的抗原表位。至少 5 种糖蛋白［GPIa、Ib（α 和 β）、Ⅱb、Ⅲa，and CD109］具有多态性并与同种免疫有关。3%～5% 的亚洲人和黑种人缺乏第 6 种血小板糖蛋白（GPⅣ，CD36），在输血或妊娠后可以导致对该种糖蛋白的致敏。迄今，已经有 23 种血小板抗原被报道，包括在血小板糖蛋白结构上的位置、血小板表面的抗原密度、编码抗原的 DNA 多态性均已阐明。最新的研究发现，血小板特异性抗原并非为血小板特有，一些特异性抗原也分布于其他细胞上，如 HPA－1 和 HPA－4 也存在于内皮细胞、成纤维细胞、平滑肌细胞上，HPA－5 存在于长效活化的 T 淋巴细胞和内皮细胞上等。

血小板特异性抗原系统按发现时间顺序排列如下：Duzo、Pl^A（Zw）、Pl^E、Ko（Sib）、Bak（Lek）、Yuk（Pen）、Br（Hc、zav）、PL^T、Nak、Gov、Sr 等。1990 年国际血液学标准化委员会/国际输血协会（ICSH/ISBT）血小板血清学研讨会统一了血小板特异性抗原系统国际命名方法：①血小板特异性同种抗原系统一律命名为人类血小板抗原系统（HPA）。②不同的抗原系统按发现顺序用数字编号。③对偶抗原按其在人群中的频率由高到低，用字母命名，高的为 a，低的为 b。④今后发现新的 HPA 系统，须经该工作会议（workshop）批准，方能取得正式国际命名。

1990 年被国际输血协会确认的血小板特异性抗原有 5 个系统共 10 种抗原，正式命名为 HPA－1～HPA－5。2003 年国际输血协会（ISBT）和国际血栓与止血协会（ISTH）在 1990 年命名的基础上，对血小板抗原系统的命名进一步完善。至今被 ISBT 确认的血小板特异性抗原已有 22 个，其中 12 个抗原归入 6 个。HPA 系统（HPA－1、HPA－2、HPA－3、HPA－4、HPA－5、HPA－15），各包括 2 个对偶抗原；其余 10 个抗原仅通过同种抗体鉴定到相应的抗原，未发现其对偶抗原。在已知其分子机制的 22 个血小板抗原中，其基因多态性大多是由于相应血小板膜糖蛋白结构基因中的单核苷酸多态性（SNP）引起，而致相应位置的单个氨基酸变异所致，唯一的例外是 HPA－14bw（由 3 个核苷酸缺失导致 1 个氨基酸残基缺失）。

（一）HPA－1 血型系统（Pl^A、Zw 系统）

HPA－1 是最早被人们认识且具临床意义的血小板同种特异性抗原，定位于 GPⅢa 分子上。GPⅢa 多肽链上第 33 位氨基酸的变化（Leu33Pro）决定了 HPA－1a/HPA－1b 的特异性，这一特异性是由 HPA cDNA 链上 T176C 多态性决定的。HPA－1a 与 HPA－1b 的基因频率，在白种人中分别为 89% 和 11%，在中国汉族人中分别为 99.6% 和 0.4%，中国汉族人 HPA－1a 的基因频率明显高于白种人。HPA－1 特异性抗体与输血后紫癜综合征以及大多数新生儿同种免疫性血小板减少性紫癜有关。

（二）HPA-2 血型系统（Ko、Sib 系统）

血小板特异性抗原 Ko 是由 van der Weer dt 等（1962 年）发现的。Saji（1989 年）发现的在日本人中引起血小板输注无效的 Sib^a 抗原，现已证实与 Ko^a 特异性相同。Ko 抗原定位于 GP I α 链上，抗-Ko 多为 IgM 型抗体，可直接使血小板凝集。KC^a 为低频等位基因，基因频率为 7%~9%（白种人）；而 Ko^b 为高频等位基因，基因频率为 91%~93%（白种人），中国汉族人与白种人的 HPA-2 基因频率相差不大。HPA cDNA C482T 核苷酸的突变导致 GP I bα 多肽链 Thr145Met 转变，产生 HPA-2a 和 HPA-2b 抗原。

（三）HPA-3 血型系统（Bak、Lek 系统）

HPA-3 的抗原决定簇位于 GP IIb，是由于单核苷酸 T2621G 变异引起多肽链 Ile843Ser 的转变，产生 HPA-3a 和 HPA-3b 抗原。Bak 是由 von dem Borne（1980 年）在荷兰人中发现的，发现的第一例抗-Bak^a 引起了新生儿血小板减少症。MeGrath 等（1989 年）报道抗-Bakb 也与新生儿血小板减少有关，家系调查证实 Bak^a 和 Bak^b 呈等位基因分布。Boizard 等（1984 年）报道的血小板抗原 Lek^a 与 Bak^b 特异性相同。

（四）HPA-4 血型系统（Pen、Yuk 系统）

HPA-4 的抗原决定簇位于血小板膜糖蛋白 GP IIIa，单核苷酸 G506A 变异引起多肽链 Arg143Gln 的转变，产生 HPA-4a 和 HPA-4b 抗原。抗原 Pen 是由 Friedman 等（1985 年）报道的，相应的同种抗体发现于患新生儿血小板减少症孩子的母体血清中。Shibata 等（1986 年）报道，Yuk^a 引起 2 例新生儿血小板减少症，同年又报道 Yuk^a/Yuk^b 为一个新的血小板血型抗原系统，后来证实 Yuk^b 与 Pen^a 的特异性相同。

（五）HPA-5 血型系统（Br、He、Zav 系统）

HPA-5 抗原定位于 GP I a，HPA-5 系统抗原的特异性在于 eDNA G1600A 多态性引起 Glu505Lys 替换。Br^a 抗原是由 Kiefel 等（1988 年）报道的，后来证实 Br^a 与 Woods 等（1989 年）报道的 Hc^a 和 Smith 等（1989 年）报道的 Zav^a 抗原特异性相同，在淋巴细胞上也有表达，并统一命名为 HPA-5 系统。

（六）HPA-15 血型系统（Gov 系统）

HPA-15 系统抗原的特异性在于 cDNA C2108T 多态性引起 Ser703Tyr 替换，进一步的实验显示相应的抗原位于 CD109 糖蛋白上。Gov^a 及其对偶抗原 Gov^b 是由 Kehon 等（1990 年）报道的，在一个多次输血的肾移植患者血清中发现了抗-Gov^a，导致血小板输注无效；在另一例子宫出血异常多次输血的患者血清中发现了抗-Gov^b，也导致血小板输注无效。

（七）其他 HPA 血型抗原

1. HPA-6w 血型（Tu、Ca）　KeKomöki 等（1993 年）在 GP IIIa 上发现一个低频抗原，命名为 Tu^b（HPA-6bw），它与 McFarland 等（1993 年）发现的 Ca^a 抗原特异性相同。HPA-6w 系统的多态性位于 GP IIIa 的 Arg489Gln 上，是由其 cDNA 的 G1544A 突变引起。

2. HPA-7w 血型（Mo）　位于 GP IIIa 上，其多态性的产生在于 cDNA 的 C1297G 突变，导致氨基酸 Pro407Ala 的替换。

3. HPA - 8w 血型（sr） Srᵃ（HPA - 8bw）位于 GPⅢa 上，多态性的产生在于 CDNA 的 C1984T 突变，导致氨基酸 Arg636Cys 的替换。

4. HPA - 9w 血型（Max） HPA - 9w 抗原位于 GPⅡb 上，Maxᵃ 是低频抗原，多态性的产生在于 cDNA 的 G2602A 突变，导致氨基酸 Val837Met 的替换。

5. HPA - 10w 血型（La） HPA - 10w 抗原位于 GPⅢa 上，多态性的产生在于 cDNA 的 G263A 突变，导致氨基酸 Arg62Gln 的替换。

6. HPA - 11w 血型（Gro） HPA - 11w 抗原也位于 GPⅢa 上，多态性的产生在于 cDNA 的 G1976A 突变，导致氨基酸 Arg633His 的替换。

7. HPA - 12w 血型（Iy） HPA - 12w 抗原位于 GPⅠbβ/Ⅸ上，Iy 是低频抗原，多态性的产生在于 cDNA 的 G119A 突变，导致氨基酸 Gly15Glu 的替换。

8. HPA - 13w 血型（Sit） HPA - 13w 抗原位于 GPⅠa 上，多态性的产生在于 cDNA 的 C2483T 突变，导致氨基酸 Thr799Met 的替换。

9. HPA - 14w 血型（Oe） HPA - 14w 抗原位于 GPⅢa 上，多态性的产生在于 cDNA 的 1909 ~ 1911 缺失 AAG，导致氨基酸 611Lys 缺失。

10. HPA - 16w 血型（Duv） HPA - 16w 抗原位于 GPⅢa 上，多态性的产生在于 cDNA 的 C497T 突变，导致氨基酸 Thr140Ile 的替换。另外，曾经报道的血小板抗原尚有 Mouᵃ 尚未被定位，其等位基因结构多态性和蛋白结构多态性也尚不了解，故暂时未被归入 HPA 命名法。

（安　静）

第六节　血小板血型的临床应用

一、血小板输注无效

多次接受输注的血小板减少症患者有可能出现输注后血小板上升低于预期值，血液系统恶性肿瘤的患者比较容易出现这种情况。判定血小板输注的效果可以通过校正的血小板上升数（corretted count increment，CCI）或血小板输注后的回收率来衡量。一般认为，当两次连续的血小板输注后，1hCCI 低于 5 000m²/μl，可以视为血小板输注无效。

CCI = 体表面积（m²）×血小板上升数×10¹¹输入的血小板数

（一）血小板输注无效的种类

血小板输注无效通常由免疫性和非免疫性因素所导致。

1. 免疫因素导致血小板输注无效　反复输注血小板，可以导致受者体内产生针对 HLA 和 HPA 的血小板同种抗体。HLA 致敏是最常见的血小板输注无效的免疫因素，HLA 的抗原性较强，输血 10 次以上抗体的阳性率可达 30% ~ 85%；通过在接受输注患者体内测得显著升高的抗 HLA - Ⅰ类抗体的含量，可以明确诊断。用群体反应抗体（panel reactive antibody，PRA）可以反映受者对输入的血小板产生细胞毒抗体，后者可以导致血小板被破坏。一般认为，对于随机血小板 PRA 达到 20%，即可认为血小板输注无效由同种免疫所导致。血小板抗体与输入的血小板反应，导致血小板减少，患者可以出现畏寒、发热等症状。

2. 非免疫因素导致血小板输注无效 非免疫因素如弥散性血管内凝血（disseminated intravascular coagulation，DIC）、脓毒血症、严重出血、脾脏肿大、异基因移植、输注前血小板储存不佳、静脉使用两性霉素 B、血栓性血小板减少性紫癜等均可导致血小板输注无效。在接受造血干细胞移植的患者，病情的不同（进展与否、肝功能好坏）及处理方式（辐照剂量）的不同均可以造成血小板输注疗效的差异。

（二）同种免疫性血小板输注无效的处理

HLA 抗体出现时，可以选择 HLA－Ⅰ类抗原与患者相合的供者单采血小板；供者 HLA－Ⅰ类抗原分型可以采用如微量淋巴细胞毒试验等血清学方法或分子生物学方法。需要注意的是，对 HLA 抗体选用相配的 HLA 表型的供者并不意味着供、受体的 HLA－Ⅰ类抗原完全相同。表 9－3 显示了 HLA 供、受者之间的配合程度。在时间和血小板供者有限的情况下，应该尽量选择位点最匹配的供者的单采血小板。在同种免疫性血小板减少患者，HLA 匹配等级由高至低依次为 A、B1U、B1X、B2UX、C、D 和 R。在 A、B1U 或 B2UX 的情况下，血小板输注后将会获得较佳的 CCI；而一些在血小板上表达较少的抗原的错配（B44、B45），也会获得较好的效果。D 与随机供者无差别。

表 9－3 供、受者 HLA 匹配的程度（供者的表型为 A1，3；B8，27）

等级	描 述	受者表型
A	4 个抗原完全匹配	A1，3；B8，27
B1U	1 个抗原未知或空缺	A1，－；B8，27
B1X	1 个交叉反应组	A1，3；B8，7
B2UX	1 个抗原空缺和 1 个交叉反应组	A1，－；B8，7
C	1 个抗原错配	A1，3；B8，35
D	2 个或更多的抗原错配	A1，32；B8，35
R	随机抗原	A2，28；B7，35

由于供、受者之间 HLA－Ⅰ类抗原相匹配，导致受者无法发起对供者淋巴细胞的攻击；为避免输血相关性移植物抗宿主病（transfusion associated graft versus host disease，TA－GVHD），HLA 匹配的血小板应该给予核素辐照。另一个被称为抗体特异性预测（antibody specificity prediction，ASP）的血小板输注法是通过检测受者 HLA 抗体的特异性，避免供者血小板含有受者抗体所对应的抗原决定簇。有报道证实，AST 选择可以获得与 HLA 匹配及交叉试验相同的输注效果，比随机选择血小板的输注有着更好的效果。而用 ASP 方法可以比传统的 HLA 匹配标准获得更多的血小板供者。

对于同种免疫性血小板输注无效者，输注前的血小板交叉配合试验可以使血小板输注的效果大大提高。该法还可以用来预测及避免可能的血小板输注无效。每个将给患者输注的血小板均需提前与患者血清进行交叉配合性测试。简易致敏红细胞血小板血清学试验（simplifled sensitized erythroeyte platelel serology assay，SEPSA）或固相红细胞黏附法（solid－phasered cell adherenee，SPRCA）是最常用的方法学。实践证明测试结果和输注后的血小板计数之间有良好的关系。SEPSA 和 SPRCA 不仅可以避免排除 HLA 不匹配但却是相容的供者，而且可以检测出直接针对血小板特异性抗原的抗体。然而，当患者被高度同种免疫，如 PRA 超过 50%，血小板交叉配合试验就往往难以成功。这种情况下，比较难以获得足够的相容性血小板。后者可以通过选择 HLA 匹配的血小板来解决。尽管由于血小板特异性抗体所导致的血小板输注无效比较少见，但若发现患者存在血小板特异性抗体，在寻找相应抗原缺乏的供血者的同时，也应该积极检测患者家庭成员的血小板表型，以便及时发现合适的供者。

（三）血小板同种免疫的预防

一旦发生血小板同种免疫，给临床处理带来很大困难。为预防这种情况的发生，可以选择：①紫外线照射血小板制品。②白细胞滤器减少血小板制品中的白细胞含量。上述方法可以有效地减少 HLA 抗体的产生，由此可以使血小板输注无效率的发生大大减少。

二、输血后紫癜

输血后紫癜（post transfusion purpura，PTP）多发生在女性，有输血和妊娠史。起病往往在输注红细胞、血浆或血小板后约 5～10 天，大部分患者有血小板减少性紫癜，血小板减少的特点是突然发生、显著性减少及自限性，主要表现为皮肤瘀点、瘀斑和黏膜出血，严重者有内脏甚至发生颅内出血而危及生命。与出血同时发生的是血小板特异性同种抗体的出现，与 PTP 有关的抗体通常是抗 HPA－1a，其他涉及的是 HPA－1b、HPA－2b、HPA－3a、HPA－3b、HPA－4a 等在 GPⅡb/Ⅲa 上的抗原所针对的抗体。中国人 HPA－1a 的抗原频率 >99.99%，至今尚未发现该抗原阴性者。因此，HPA－1a 的抗原对中国人意义不大。与红细胞抗体不同，PTP 自身的抗原（通常 HPA－1a）阴性的血小板，与输入的抗原阳性的血小板一起也被破坏。这种导致自身血小板破坏的机制目前仍未完全阐明。诊断时可检测血清中的血小板相关抗体结合血小板抗原定型，患者的血小板基因分型可以在急性期提供本病的诊断依据。该病恢复期为 6～100 天（平均 24 天），超过 40 天者往往较严重，可用血浆交换法配合静注免疫球蛋白治疗，急性期可以选择抗原阴性的血小板输注，但需注意的是后者在体内的存活时间也是明显缩短的。

三、新生儿同种免疫性血小板减少性紫癜

新生儿同种免疫性血小板减少性紫癜（neonatal alloimmune thrombocytopenia，NAITP）与新生儿溶血病（HDN）的发病机制相似，妊娠期间由于母婴间血小板血型不同，胎儿的血小板抗原刺激母体产生血小板相关抗体，后者通过胎盘导致胎儿和新生儿血小板减少。NAITP 是最常见的胎儿或新生儿血小板减少的原因，最严重的并发症是颅内出血。该病在白种人中的发生率约为 1/（1 000～2 000），80% 左右的 NAITP 是由 HPA－1a 抗体引起的；但是在黄种人中，由于 HPA－1a 抗原频率极高，推测 HPA－3a 和 HPA－4a 抗体可能是引起 NAITP 的主要原因。对母体和胎儿进行 HPA DNA 分型可为 NAITP 的产前诊断提供依据，其实验诊断原理基本同 HDN（表 9－4）：①母亲血清血小板特异性抗体测定以鉴别是否血小板减少是由血小板特异性抗体的反应引起。②母亲和父亲血小板抗原的基因分型以证实前者体内的抗体产生机制。本病的治疗主要是静脉注射免疫球蛋白配合血小板输注。一旦 NAITP 的诊断确立，母亲再次妊娠时有同样的患病风险。此时给予静脉注射免疫球蛋白或类固醇激素的治疗可以达到比较好的效果。

表 9 - 4　HDN 和 NAITP 的实验诊断

指　标	HDN	NAITP
母亲细胞表面缺乏常见抗原	细胞抗原鉴定	血小板抗原鉴定
抗体特异性	红细胞抗体筛选	血小板抗体筛选
婴儿血细胞包被有 IgG	直接抗人球蛋白试验	血小板相关 Ig 检测
低频率抗原抗体	母亲血清 + 父亲红细胞	母亲血清 + 父亲血小板

四、特发性血小板减少性紫癜

特发性血小板减少性紫癜（idiopathicth romboeytopenic purprua ITP）是由于自身免疫系统失调，机体产生针对自身血小板相关抗原的抗体，从而引起免疫性血小板减少。慢性 ITP 在临床上最为常见，往往在明确诊断前已经有数月至数年的隐匿性血小板减少，女性患者较为多见。疾病罕有自发缓解，治疗上可以采用类同醇激素或静脉注射免疫球蛋白，有效的免疫抑制剂和脾脏切除术可以作为二线治疗措施。急性 ITP 主要是在儿童出现的病毒感染后的突发性血小板减少，患者在发病 2～6 个月后多数会自行缓解。静脉注射免疫球蛋白或抗 - D 抗体在提升血小板数量上往往有效。对患者血清和洗涤血小板的研究，发现患者的 IgG、IgM 和 IgA 同种抗体与一种或多种血小板膜表面的糖蛋白（Ⅱb/Ⅲa、Ⅰa/Ⅱa、Ⅰb/Ⅸ、Ⅳ和Ⅴ）作用。迄今为止，尚未发现血小板抗体特性与疾病的严重性和预后的相关性。尽管许多实验在检测总的及血小板细胞表面血小板相关免疫球蛋白方面比较敏感，但这些检测在诊断和治疗方面的特异性还有待提高，血小板抗体检测对本病的诊断还是有一定的价值。多数较新颖的实验主要用于检测结合到血小板糖蛋白（GPⅡb/Ⅲa，GPⅠa/Ⅱa，GPⅠb/Ⅸ）特异表位上的免疫球蛋白。这些糖蛋白特异性检测提高了与非特异性免疫导致血小板减少的鉴别能力，但其敏感性却有下降。在血小板数量非常低时，由于难以得到足够的血小板，方法学的应用也受到限制。患者的血小板洗脱液与固相的系列血小板糖蛋白 - 单克隆抗体复合物作用，用酶联抗人免疫球蛋白可以检测结合在该复合物上的血小板抗体。患者血浆中的抗体可以用相同的方法检测，但后者的检测阳性频率要低于洗脱液中抗体的检测。

由于巨核细胞表面存在与血小板相同的抗原成分，所以血小板自身抗体不仅可与自身或同种血小板结合，还能与巨核细胞结合而可能引起血小板的生成障碍。

体内的同种抗体是血小板减少的主要原因。因此，在 ITP 的治疗上血小板的输注仅在血小板计数低至可能引起导致生命危险的出血时（$20 \times 10^9/L$）考虑应用。

（安　静）

参考文献

[1] 刘成玉. 临床检验基础. 第 2 版. 北京：中国医药科技出版社，2010.
[2] 夏琳. 临床输血与输血技术学实验指导. 北京：人民卫生出版社，2004.

［3］胡丽华．临床输血学检验．北京：人民卫生出版社，2012.

［4］刘景汉，汪德清．临床输血学．北京：人民军医出版社，2011.

［5］张之南，沈悌．血液病诊断及治疗标准．北京：科学出版社，2008.

第二篇

体液检验

第十章　尿液检验

第一节　尿液标本

一、尿液标本种类

根据临床检查要求，应正确留取尿液标本。临床上常见以下几种尿液标本：

1. 晨尿　即清晨起床后的第一次尿标本，为较浓缩和酸化的标本，尿液中血细胞、上皮细胞及管型等有形成分相对集中且保存较好。适用于可疑或已知泌尿系统疾病的动态观察及早期妊娠实验等。但由于晨尿在膀胱内停留时间过长易发生变化，现多建议留取第二次晨尿。

2. 随机尿　即留取任何时间的尿液，适用于门诊、急诊患者。本法留取尿液方便，但易受饮食、运动、用药等影响。

3. 餐后2h尿　通常于午餐后2h收集患者尿液，此标本对病理性糖尿和蛋白尿的检出更为敏感，因餐后增加了负载，使已降低阈值的肾不能承受。此外由于餐后肝分泌旺盛，促进尿胆原的肠肝循环，餐后机体出现的碱潮状态也有利于尿胆原的排出。因此，餐后尿适用于尿糖、尿蛋白、尿胆原等检查。

4. 定时尿　计时开始时，嘱患者排空膀胱，收集以后的一定时间的尿液。常用的有3h，12h，24h尿。分别用于尿细胞排泄率、尿沉渣定量和尿化学成分定量测定。气温高时，需加防腐剂。

5. 其他　包括中段尿、导尿、耻骨上膀胱穿刺尿等。后两种方法尽量不用，以免发生继发性感染。尿标本收集的类型、分析项目、应用理由及注意事项见表10-1。

表10-1　尿标本收集的类型、应用理由及注意事项

标本类型	应用理由及注意事项
晨尿	有形成分保存好，易于检出，但在膀胱停留时间长，硝酸盐及葡萄糖易分解
随机尿	方便患者，但受饮食、运动、药物量等多种因素影响

续　表

标本类型	应用理由及注意事项
12h 尿	沉淀物中有形成分计数
24h 尿	可克服因不同时间排出量不同的影响
餐后 2h 尿	有助于不典型糖尿病的疗效观察
清洁中段尿	要求无菌，需冲洗外阴后留取标本，以避免外生殖器的细菌污染

二、尿液标本保存

尿液排出体外后会发生物理和化学变化，其中尿胆原、胆红素等物质见光后易氧化变质；细胞在高渗、低渗的环境中易变形破坏；尿中细菌的繁殖消耗葡萄糖易造成假阴性；非致病菌还原硝酸盐使亚硝酸盐定性假阳性，并分解尿素产生氨，导致 pH 值升高，还会破坏细胞、管型及其他有形成分。标本长期存放还会使酮体、挥发性酸在尿中含量降低，菌体蛋白还会干扰蛋白质检验。因此，标本留取后应立即检查，若不能检查应妥善保存。

（一）4℃冷藏或冰冻

1. 4℃冷藏　4℃冷藏可防止一般细菌生长，维持较恒定的弱酸性及某些成分的生物活性。但有些标本冷藏后，由于磷酸盐与尿酸盐的析出与沉淀，妨碍对有形成分的观察。4℃冷藏不超过 6h。

2. 冰冻　冰冻可较好地保存尿中的酶类、激素等，需先将新鲜标本离心除去有形成分，保存上清液。

（二）化学防腐

大多数防腐剂的作用是抑制细菌生长、维持酸性并保持某些成分的生物活性。常用的化学防腐剂有以下几种：

1. 甲醛（福尔马林 400g/L）　每升尿中加入 5mL 甲醛，用于尿液管型、细胞防腐。注意甲醛过量时可与尿素产生沉淀物，干扰显微镜检查。

2. 甲苯　是一种有机溶剂，能在尿液标本表面形成一薄层，阻止标本与空气接触，起到防腐的作用。每升尿中加入 5mL 甲苯，用于尿糖、尿蛋白等定量检查。

3. 麝香草酚　每升尿中加入小于 1g 麝香草酚既能抑制细菌生长，又能较好地保存尿中有形成分，可用于化学成分检查及防腐，但过量可使尿蛋白定性实验（加热乙酸法）出现假阳性，还会干扰尿胆色素的检查。

4. 浓盐酸　一些物质在酸性环境中较稳定，加酸降低 pH 值是最好的保存办法。每升尿中加入 10mL 浓盐酸用于尿 17-酮、17-羟类固醇、儿茶酚胺等定量测定。

5. 碳酸钠　是卟啉类化合物的特殊保护剂，用量为 10g/L 尿。将标本储存于棕色瓶中。

三、尿液标本检测后处理

实验后应按照《临床实验室废物处理原则》（WS/T/249-2005）处理残余标本和所用器械，以免污染环境和造成室内感染。如残余标本用 10g/L 过氧乙酸或 30~50g/L 漂白粉液处理后排人下水道；所用实验器材须经 75% 乙醇浸泡或 30～50g/L 漂白粉液处理，也可用 10g/L 次氯酸钠浸泡 2h，或 5g/L 过氧乙酸浸泡 30～60min，再用清水冲洗干净，干燥后留待下次使用；一次性尿杯或其他耗材可集中焚烧。

四、临床意义

尿液（urine）由肾脏生成，通过输尿管、膀胱及尿道排出体外。肾脏通过泌尿活动排泄废物，调节体液及酸碱平衡。此外肾脏还兼有内分泌功能，在新陈代谢中发挥着极其重要的作用。

肾单位是肾脏泌尿活动的基本功能单位。人的两肾约有 200 多万个肾单位，每个肾单位包括肾小体与肾小管两部分，肾单位与集合管共同完成泌尿功能。尿液在生成过程中，主要经历了肾小球滤过膜过滤作用、肾小管的重吸收和排泌作用。当血液流经肾小球毛细血管时，除了血细胞和大部分血浆蛋白外，其余成分都被滤入肾小囊腔形成原尿，这是一种超滤过程。正常人肾小球滤过率为 120mL/min，滤过的原尿中含有除大分子蛋白质以外的各种血浆成分。正常成年人每天形成原尿约 180L，但正常人每日尿量为 1～2L，这是由于肾小管和集合管具有选择性重吸收和强大的浓缩功能，可减少营养物质丢失、排出代谢终产物。肾小管不同部位对各种物质的重吸收各不相同，有主动吸收和被动吸收两种方式。近曲小管是重吸收的主要部位，其中葡萄糖、氨基酸、乳酸、肌酸等被全部重吸收；HCO_3^-、K^+、Na^+ 和水被大部分重吸收；硫酸盐、磷酸盐、尿素、尿酸被部分重吸收；肌酐不被重吸收。同时由于髓袢的降支对水的重吸收大于对溶质的重吸收，可使肾小管内液的渗透压逐渐升高，形成渗透梯度进一步促进集合管对水的重吸收，达到尿液的稀释与浓缩。肾小管能分泌 H^+，K^+ 等，同时重吸收 Na^+，故称为 K^+-Na^+ 交换，起排 K^+ 保 Na^+ 作用。肾小管不断产生 NH_3，与分泌的 H^+ 结合，生成 NH_4^+，分泌入管腔以换回 Na^+，这是肾排 H^+ 保 Na^+ 的另一种方式。

尿液中的成分受饮食、机体代谢、人体内环境及肾处理各种物质的能力等因素的影响。尿中含水约 96%～97%，成人每日排出总固体约 60g，其中有机物（尿素、尿酸、葡萄糖、蛋白、激素和酶等）约 35g，无机物（钠、钾、钙、镁、硫酸盐和磷酸盐等）约 25g。

临床检验中的尿液分析又称为尿液检查，是根据临床需要，通过实验室手段对尿液中的某些成分进行的检查，是临床实验室最常用的检测项目之一。通过尿液检查，可指导临床医生解决以下问题：

1. 泌尿系统疾病的诊断与疗效观察　泌尿系统的炎症、结石、肿瘤、血管病变及肾移植术后发生排异反应时，各种病变产物直接出现在尿中，引起尿液成分变化。因此尿液分析是泌尿系统疾病诊断与疗效观察的首选项目。

2. 其他系统疾病的诊断　尿液来自血液，其成分又与机体代谢有密切关系，故任何系统疾病的病变影响血液成分改变时，均能引起尿液成分的变化。因此通过尿液分析可协助临床诊断，如糖尿病时进行尿糖检查、急性胰腺炎时的尿淀粉酶检查、急性黄疸型病毒性肝炎时做尿液胆色素检查等，均有助于上述疾病的诊断。

3. 安全用药的监护　某些药物如庆大霉素、卡那霉素、多黏菌素 B 与磺胺类药物等常可引起肾损害，故用药前及用药过程中须观察尿液变化，确保用药安全。

4. 职业病的辅助诊断　铅、镉、铋、汞等重金属均可引起肾损害，尿中此类重金属排出量增多，并出现有关的异常成分，故尿液检查对劳动保护与职业病的诊断及预防有一定价值。

5. 对人体健康状态的评估　预防普查中对人群进行尿液分析，可筛查有无肾、肝、胆疾病和糖尿病等，达到早期诊断及预防疾病的目的。

五、尿液检查的注意点

为保证尿液检查结果的准确性，必须正确留取标本，在收集和处理标本时应注意以下几点。

1. 收集容器要求清洁、干燥、一次性使用。容器有较大开口便于收集。

2. 避免污染，如阴道分泌物、月经血、粪便等。

3. 无干扰化学物质（如表面活性剂、消毒剂）混入。

4. 有明显标记，如被检者姓名、病历号、收集日期等，必须粘贴在容器上。

5. 能收集足够尿液量，最好超过 50mL，至少 12mL，如收集定时尿，容器应足够大，并加盖，必要时加防腐剂。

6. 如需细菌培养应在无菌条件下，用无菌容器收集中段尿液。尿标本收集后应及时送检及检测，以免发生细菌繁殖、蛋白质变性、细胞溶解等。尿标本应避免强光照射，以免尿胆原等物质因光照分解或氧化而减少。

7. 尿液中可能含细菌、病毒等感染物，因此必须加入过氧乙酸或漂白粉消毒处理后排人下水道。

8. 所用容器及试管须经 75% 乙醇液浸泡或 30~50g/L 漂白粉液处理，也可以用 10g/L 次氯酸钠液浸泡 2h 或用 5g/L 过氧乙酸浸泡 30~60min，再用清水冲洗干净。

（任　燕）

第二节　尿液理学检查

尿液理学检查包括气味、尿量、外观（颜色、清晰度）、尿比重、尿液渗透浓度等项目。

一、气味

正常尿液略带酸味，是由尿液中的酯类和挥发酸共同产生的。尿液气味也可受到食物和某些药物的影响，如进食葱、蒜、韭菜、咖喱，过多饮酒，以及服用某些药物后尿液可出现各自相应的特殊气味。除此之外：

1. 尿液搁置过久，细菌污染繁殖，尿素分解，可出现氨臭味。若新鲜的尿液带有刺鼻的氨味，提示有慢性膀胱炎或尿潴留。

2. 糖尿酮症酸中毒时，尿中可闻到类似烂苹果的气味。

3. 苯丙酮尿患者的尿液中有特殊的"老鼠尿"样的臭味。

二、尿量

尿量（urine volume）主要取决于肾小球的滤过率、肾小管的重吸收和浓缩与稀释功能。此外，尿量变化还与外界因素如每日饮水量、食物种类、周围环境（气温、湿度）、排汗量、年龄、精神因素、活动量等相关。一般健康成人尿量为 1 ~ 2L/24h；昼夜尿量之比为（2 ~ 4） : 1；儿童的尿量个体差异较大，按体质量计算较成人多 3 ~ 4 倍。

1. 多尿（polyuria） 24h 尿量大于 2.5L 称为多尿。在正常情况下多尿可见于饮水过多或多饮浓茶、咖啡、精神紧张、失眠等情况，也可见于使用利尿剂或静脉输液过多时。

病理性多尿常因肾小管重吸收障碍和浓缩功能减退，可见于：①内分泌病，如尿崩症、糖尿病等；②肾性疾病，如慢性肾炎、肾功能不全、慢性肾盂肾炎、多囊肾、肾髓质纤维化或萎缩；③精神因素，如癔症大量饮水后；④药物，如噻嗪类、甘露醇、山梨醇等药物治疗后。

2. 少尿（oliguria） 24h 尿量少于 0.4L 或每小时尿量持续少于 17mL 称为少尿。生理性少尿见于机体缺水或出汗过多时，在尚未出现脱水的临床症状和体征之前可首先出现尿量的减少。病理性少尿可见于：①肾前性少尿，各种原因引起的脱水如严重腹泻、呕吐、大面积烧伤引起的血液浓缩，大量失血、休克、心功能不全等导致的血压下降、肾血流量减少，重症肝病、低蛋白血症引起的全身水肿、有效血容量减低。②肾性少尿，如急性肾小球肾炎时，滤过膜受损，肾内小动脉收缩，毛细血管腔变窄、阻塞、滤过率降低引起少尿。③肾后性少尿，如单侧或双侧上尿路梗阻性疾病，尿液积聚在肾盂不能排出，可见于尿路结石、损伤、肿瘤及尿路先天畸形和机械性下尿路梗阻致膀胱功能障碍、前列腺肥大症等。

3. 无尿（anuria） 24h 尿量小于 0.1L，或在 12h 内完全无尿者称为无尿。进一步排不出尿液，称为尿闭，发生原因与少尿相同。

三、外观

尿液外观包括颜色和透明度。尿的颜色可随机体生理和病理的代谢情况而变化。正常新鲜的尿液呈淡黄至深黄色、透明。影响尿液颜色的主要物质为尿色素（urochrome）、尿胆原（urobilinogen）、尿胆素（urobilin）和卟啉（porphyrin）等。此外尿色还受酸碱度，摄入食物或药物的影响。

透明度也可以用混浊度（turbidity）表示，分为清晰、雾状、云雾状混浊、明显混浊几个等级。混浊的程度根据尿中混悬物质的种类及量而定。正常尿混浊的主要原因是含有结晶（pH 值改变或温度改变后形成或析出）。病理性混浊可因尿中含有白细胞、红细胞及细菌等导致，尿中含有蛋白可随 pH 值变化析出产生混浊。淋巴管破裂产生的乳糜尿也可引起混浊。常见的尿外观改变的有以下几种。

1. 血尿（hematuria） 尿内含有一定量的红细胞时称为血尿。由于出血量的不同可呈淡红色云雾状、洗肉水样或鲜血样，甚至混有凝血块。每升尿内含血量超过 1mL 即可出现淡红色，即为肉眼血尿。凡每高倍镜视野见 3 个以上红细胞时可确定为镜下血尿。血尿多见于：①泌尿生殖系统疾病，如肾结核、肾肿瘤、肾或泌尿系类结石及外伤、肿瘤。②血液病，如血友病、过敏性紫癜及血小板减少性紫癜。③其他，如系统性红斑狼疮、流行性出血热，某些健康人运动后可出现一过性血尿。

2. 血红蛋白尿（hemoglobinuria） 当发生血管内溶血时，血红蛋白超过珠蛋白的结合能力，游离的血红蛋白就从肾小球滤出，形成不同程度的血红蛋白尿。在酸性尿中血红蛋白可氧化成为正铁血红蛋白（methemoglobin）而呈棕色，如含量多则呈棕黑色酱油样。血红蛋白尿与血尿不同，离心沉淀后前者上清液仍为红色，隐血实验强阳性，镜检时不见红细胞或偶见溶解红细胞的碎屑；后者离心后上清液透明，隐血实验阴性，镜检时可见完整红细胞。血红蛋白尿还需与卟啉尿鉴别，后者见于卟啉症患者，尿液呈红葡萄酒色。此外碱性尿液中如存在酚红、番泻叶、芦荟等物质，酸性尿液中如存在氨基比林、磺胺等药物均可有不同程度的红色。

3. 胆红素尿（bilirubinuria） 尿中含有大量的结合胆红素可致尿液外观呈深黄色，振荡后泡沫亦呈黄色。若在空气中久置可因胆红素被氧化为胆绿素而使尿液外观呈棕绿色。胆红素尿见于阻塞性黄疸和肝细胞性黄疸。服用核黄素、呋喃唑酮后尿液亦可呈黄色，但胆红素定性实验阴性。服用较大剂量的熊胆粉、牛磺类药物时尿液颜色亦可呈黄色。

4. 乳糜尿（chyluria） 因淋巴循环受阻，从肠道吸收的乳糜液未能经淋巴管引流入血而逆流进入肾，使肾盂、输尿管处的淋巴管破裂，淋巴液进入尿液中致尿液外观呈不同程度的乳白色，有时含有多少不等的血液。乳糜尿多见于丝虫病，少数可由结核、肿瘤、腹部创伤或者手术引起。乳糜尿液离心沉淀后外观不变，沉渣中可见少量红细胞和淋巴细胞，丝虫病沉渣中可查出微丝蚴。乳糜尿需与脓尿或结晶尿等混浊尿相鉴别，后二者经离心后上清液转为澄清，镜检可见多数的白细胞或盐类结晶，结晶尿加热加酸后混浊消失。确定乳糜尿还可于尿中加少量乙醚震荡提取，因尿中脂性成分溶于乙醚使水层混浊，混浊程度比原尿减轻。

5. 脓尿（pyuria） 尿液中含大量白细胞可使外观呈不同程度的黄白色混浊或含脓丝状悬浮物，见于泌尿系统感染及前列腺炎、精囊炎。脓尿蛋白定性实验常为阳性，镜检可见大量脓细胞。

6. 盐类结晶尿（crystalluria） 排出的新鲜尿外观呈白色或淡粉红色颗粒状混浊，尤其在气温低时常很快析出沉淀物。这类混浊尿可通过加热加酸鉴别，尿酸盐加热后混浊消失，磷酸盐、碳酸盐则混浊增加，但加乙酸后二者均变清，碳酸盐尿同时产生气泡。

四、尿比重

尿比重（specific gravity，SG）是指在 4℃ 时尿液与同体积纯水重量之比。因尿中含有 3% N5070 的固体物质，故尿比重常大于纯水。尿比重高低随尿中水分、盐类及有机物含量而异。在病理情况下还受蛋白质、糖及细胞成分等影响，如无水代谢失调，尿比重测定可粗略反映肾小管的浓缩稀释功能。

（一）方法学评价

1. 尿比重法 即浮标法，此法最普及，但标本用量多，实验影响因素多，准确性差。因而 NCCLS 建议不再使用比重法。

2. 折射仪法 用折射仪测定，目前已广泛应用，所用的尿量少，但受温度影响，在测定蛋白尿和糖尿病患者尿液时必须校正。折射仪法可用去离子水和已知浓度溶液，如 0.513mol/L（30g/L）氯化钠溶液、0.85mol/L 氯化钠溶液、0.263mol/L 蔗糖溶液进行校准。

3. 试带法 简单、快速，近年来已用尿液全自动分析仪的测定，但测定范围较窄，实验影响因素多，精密度差。仅适用于测定健康人群的普查，不适用于测定过高或过低比重的尿液。

（二）参考值

晨尿或通常饮食条件下：1.015～1.025；随机尿：1.003～1.030；婴幼儿尿比重偏低。

（三）临床意义

1. 高比重尿 可见于高热、脱水、心功能不全、周围循环衰竭等尿少时，也可见于尿中含葡萄糖和碘造影剂时。

2. 低比重尿 尿比重降低对临床诊断更有价值。比重近于 1.010（与肾小球滤液比重接近）的尿称为等渗尿，主要见于慢性肾小球肾炎、肾盂肾炎等导致远端肾单位浓缩功能严重障碍的疾病。

五、尿渗量

尿渗量（osmolality，Osm），指尿中具有渗透活性的全部溶质微粒的总数量，与颗粒大小及所带电荷无关，反映溶质和水的相对排出速度，蛋白质和葡萄糖等大分子物质对其影响较小，是评价肾脏浓缩功能的指标。

（一）检测原理

溶液中有效粒子数量可以采用该溶液的冰点下降（液态到固态）或沸点上升的温度（$\triangle T$）来表示。检测方法有冰点减低法（常用浓度计法，又名晶体渗透浓度计法）、蒸汽压减低法和沸点增高法。冰点指溶液呈固相和液相处于平衡状态时的温度。1 个 Osm 浓度可使 lkg 水的冰点下降 1.858℃，因此摩尔渗透量：

$$Osm/（kg \cdot H_2O）=观察取得冰点下降度数/1.858$$

（二）方法学评价

尿比重和尿渗量都能反映尿中溶质的含量。尿比重测定比尿渗量测定操作简便且成本低，但测定结果易受溶质性质的影响，如葡萄糖、蛋白质等大分子物质及细胞等增多，尿比重也增高。尿渗量主要与溶质的颗粒数量有关，受葡萄糖、蛋白质等大分子物质的影响较小。在评价肾脏浓缩和稀释功能方面，尿渗量较尿比重优越。冰点渗透压计测定的准确性高，不受温度的影响。

（三）质量保证

包括仪器的标化、标本的正确处理和操作条件的控制。

（四）参考值

尿渗量：$600 \sim 1\,000 mOsm/（kg \cdot H_2O \cdot 24h 尿）$相当于 SG $1.015 \sim 1.025$，最大范围 $40 \sim 1\,400 mOsm/（kg \cdot H_2O \cdot 24h 尿）$。尿渗量与血浆渗量之比为 $(3.0 \sim 4.7)：1$。

（五）临床意义

1. 评价肾脏浓缩稀释功能 健康人禁水 12h 后，尿渗量与血浆渗量之比应大于 3，尿渗量大于 $800 mOsm/（kg. H_2O）$。若低于此值时，说明肾脏浓缩功能不全。等渗尿和低渗尿可见于慢性肾小球肾炎、慢性肾盂肾炎、多囊肾、阻塞性肾病等慢性间质性病变。

2. 鉴别肾性少尿和肾前性少尿 肾小管坏死致肾性少尿时，尿渗量降低，常小于 $350 mOsm/（kg \cdot H_2O）$。肾前性少尿时肾小管浓缩功能仍好，故尿渗量较高，常大于 $450 mOsm/（kg \cdot H_2O）$。

六、尿液浓缩稀释实验

正常情况下远端肾小管升支上皮细胞能选择性地吸收原尿中的 Na^+ 和 CL^-，而不吸收水，使得尿中电解质浓度逐渐降低，这就是肾小管的稀释功能。集合管上皮细胞仅选择性地允许水和尿素通过，造成集合管内与近髓肾间质之间的渗透压力差，促进集合管对水的重吸收，此即肾小管的浓缩功能。浓缩实验是检查患者禁水时，肾小管是否能加大对水的重吸收而排出浓缩尿液；稀释实验是观察患者 30min 内饮水 1 500mL 时，肾脏能否通过尿液稀释而排出多余的水分。通过测定尿比重的变化反映远端肾小管对水和溶质再吸收的能力，判断肾脏浓缩稀释功能。

（一）测定方法及评价

本检查无须特殊仪器，临床医生可进行病床边检查。

1. Fishberg（费氏）浓缩稀释实验　分为浓缩实验与稀释实验。浓缩实验又称禁水实验。可反映早期肾损害情况，但结果受吸烟及精神因素影响，心衰伴水肿患者的结果不可靠。实验时不但要求患者禁水，且须同时控制药物及饮食。稀释实验须患者在 30min 内饮水 1 500mL，对肾功能评价不敏感。两者都不适合于尿毒症患者，故临床上基本不用。

2. 昼夜尿比重实验（又称莫氏浓缩稀释实验）　实验时患者正常饮食，每餐饮水量不超过 500～600mL。上午 8：00 排空膀胱，于 10：00、12：00、14：00、16：00、18：00 及 20：00 各收集一次尿液，此后至次晨 8：00 的夜尿收集在一个容器内，分别测定 7 份标本的尿量和尿比重。本法简便，安全可靠，易被患者接受，临床上应用较多。

3. 3h 尿比重实验（又称改良莫氏实验）　即在保持日常饮食和活动情况下，晨 8：00 排空膀胱后每 3h 收集一次尿液，至次晨 8：00 共 8 份尿标本，准确测定每次尿量和尿比重。

以上方法都受尿中蛋白质、葡萄糖的影响，只能粗略地估计肾功能受损的程度，且水肿患者因钠、水潴留，影响实验结果，不宜做该实验。因此在条件允许的实验室，最好测定尿渗量，或进行尿酶、$β_2$ - 微球蛋白等测定：以早期发现肾小管功能损害。

（二）参考区间

昼夜尿比重实验：24h 尿量为 1 000～2 000mL，昼夜尿量之比为（3：1）～（4：1），12h 夜尿量少于 750mL；尿液最高比重应大于 1.020；最高比重与最低比重之差大于 0.009。

3h 尿比重实验：白天的尿量占 24h 尿量的 2/3～3/4，其中必有一次尿比重大于 1.025，一次小于 1.003。

（三）质量控制

1. 最好采用折射仪法测定尿比重。

2. 每次留尿必须排空，准确测量尿量及比重并记录。

3. 夏季夜间留尿需注意防腐，解释实验结果时还应考虑气温的影响。

4. 水肿患者因钠、水潴留，影响实验结果，不宜做该实验。

（四）临床意义

肾脏浓缩功能降低见于：

1. 肾小管功能受损早期　如慢性肾炎晚期、慢性肾盂肾炎，高血压、糖尿病、肾动脉硬化晚期，常表现为多尿、夜尿增多、低比重尿。当进入尿毒症期时，尿比重恒定在 1.010 左右，称为等渗尿。

2. 肾外疾病　如尿崩症，妊娠高血压，严重肝病及低蛋白水肿等。尿液化学成分检查

（任　燕）

第三节　尿液化学成分检查

一、酸碱度

尿液酸碱度简称为尿酸度，分为可滴定酸度（titrable acidity）和真酸度（genulne acidity）。前者可用酸碱滴定法进行滴定，相当于尿液酸度总量，后者指尿中所有能解离的氢离子浓度，通常用氢离子浓度的负对数表示。

1. 试带法　采用双指示剂法。模块中含溴麝香草酚蓝（pH 6.0～7.6）和甲基红（pH4.6～6.2），变色范围为黄色（pH5.0）、绿色（pH7.0）、蓝色（pH9.0），多由仪器判读，也可由肉眼目测与标准色板比较判断。

2. pH 试纸法　pH 广泛试纸是浸渍有多种指示剂混合液的试纸条，色泽范围为棕红至深黑色，肉眼观察与标准色板比较，可判断尿液 pH 近似值。

3. 指示剂（indicator）法　酸碱指示剂原理。常用 0.4g/L 溴麝香草酚蓝溶液为指示剂。当指示剂滴于尿液后，显黄色为酸性尿，显蓝色为碱性尿，显绿色为中性尿。

4. 滴定法（titration）　酸碱中和反应原理。通常用 0.1mol/L 标准氢氧化钠溶液将定量尿液滴定至 pH7.4，由氢氧化钠消耗量求得尿可滴定酸度。

5. pH 计法　又称电极法，银－氯化银指示电极通过盐桥与对 pH 灵敏的玻璃膜和参比电极（甘汞电极，$Hg-Hg_2Cl_2$）相连。当指示电极浸入尿液后，H^+ 通过玻璃膜，指示电极和参比电极之间产生电位差，经电压计测得后转为 pH 读数。

（一）方法学评价

表 10-2　尿酸度测定方法学评价

方法	评价
试带法	配套应用于尿液分析仪，是目前满足临床对尿 pH 检查需要且应用最广泛的一种筛检方法。
pH 试纸法	操作简便，采用 pH 精密试纸可提高检测的灵敏度，但试纸易吸潮失效。
指示剂法	溴麝香草酚蓝变色范围为 pH6.0～7.6，当尿 pH 值偏离此范围时，检测结果不准确；黄疸尿、血尿将直接影响结果判读。
滴定法	可测定尿酸度总量。临床上用于尿酸度动态监测，但操作复杂，故少用。
pH 计法	结果精确可靠，需特殊仪器，操作繁琐，故少用。可用于肾小管性酸中毒定位诊断、分型、鉴别诊断时尿 pH 值精确测定。

（二）质量保证

1. 检测前应确保标本新鲜、容器未被污染。陈旧标本可因尿中 CO_2 挥发或细菌生长使 pH 值增高；细菌和酵母菌可使尿葡萄糖降解为乙酸和乙醇，pH 值降低。

2. 检测中

（1）试纸法或试带法：应充分考虑试带检测的范围能否满足临床对病理性尿液 pH 变化范围的需要；应定期用弱酸和弱碱检查试带灵敏度；应确保试纸或试带未被酸碱污染，未吸潮变质，并在有效期内使用。

（2）指示剂法：因一般指示剂不易溶于水，故在配制指示剂溶液时，应先用少许碱液（如 NaOH 稀溶液）助溶，再加蒸馏水稀释到适当浓度，以满足指示剂颜色变化范围，防止指示剂解离质点状态与未解离质点状态呈现的颜色不相同。

（3）pH 计法：应经常校准 pH 计，确保处于正常状态。本法对测定温度有严格要求，当温度升高时 pH 值下降，故首先应调整仪器测定所需的标本温度。新型 pH 计可自动对温度进行补偿。

3. 检测后 生理条件下，多见尿液为弱酸性或弱碱性。尿液 pH 值大于 8.0 可见于：①标本防腐或保存不当，细菌大量繁殖并分解尿素产生氨。②患者服用大量碱性制剂。

建立完善的尿液检测报告审核制度，通过申请单获取临床信息，通过电话、实验室信息系统（laboratory information system，LIS）、走访病房等形式与临床沟通，探讨异常结果可能的影响因素，对达到尿 pH 检测实用的临床价值很有必要。

（三）参考值

正常饮食条件下：①晨尿，多偏弱酸性，pH5.5~6.5，平均 pH6.0。②随机尿，pH 4.6~8.0。尿可滴定酸度：20~40mmol/24h 尿。

（四）临床意义

尿酸碱度检测主要用于了解机体酸碱平衡和电解质平衡情况，是临床上诊断呼吸性或代谢性酸/碱中毒的重要指标。同时，可经了解尿 pH 值的变化调节结石患者的饮食摄入，通过酸碱制剂的干预帮助机体解毒或排泄药物。

1. 生理性变化 尿液 pH 值受食物摄取、机体进餐后碱潮状态、生理活动和药物的影响。进餐后，因胃黏膜分泌盐酸以助消化、通过神经体液调节使肾小管的泌 H^+ 作用减低和 Cl^- 重吸收作用增高，尿 pH 值呈一过性增高，即为碱潮。

2. 病理变化 病理状态下尿液 pH 值变化见表 10-3。

3. 药物干预 ①用氯化铵酸化尿液，可促进碱性药物从尿排泄，对使用四环素类、呋喃妥因治疗泌尿系统感染非常有利。②用碳酸氢钠碱化尿液，可促进酸性药物从尿排泄，常用于氨基糖苷类、头孢菌素类、大环内酯类、氯霉素等抗生素治疗泌尿系统感染。③发生溶血反应时，口服 $NaHCO_3$ 碱化尿液，可促进溶解及排泄血红蛋白。

表 10 –3 影响尿液 pH 值的病理因素

病理因素	尿酸性	尿碱性
肾功能	肾小球滤过增加而肾小管保碱能力正常	肾小球滤过功能正常而肾小管保碱能力丧失
疾病	①酸中毒、发热、慢性肾小球肾炎；②代谢性疾病：如糖尿病、痛风、低血钾性碱中毒（肾小管分泌 H^+ 增强，尿酸度增高）；③其他：如白血病、呼吸性酸中毒（因 CO_2 潴留）；④尿酸盐或胱氨酸尿结石	①碱中毒：如呼吸性碱中毒，丢失 CO_2 过多；②严重呕吐（胃酸丢失过多）；③尿路感染：如膀胱炎、肾盂肾炎、变形杆菌性尿路感染（细菌分解尿素产生氨）；④肾小管性酸中毒：肾小球虽滤过正常，但远曲小管形成氨和 H^+ 的交换功能受损，肾小管泌 H^+、排 H^+ 及 $H^+ - Na^+$ 交换能力降低，机体明显酸中毒，尿 pH 值呈相对偏碱性；⑤草酸盐或磷酸盐或碳酸盐尿路结石

二、尿蛋白质定性检查

尿蛋白为尿液化学成分检查中最重要的项目之一。正常人的肾小球滤液中存在小分子量的蛋白质，在肾小管中绝大部分又被重吸收，因此终尿中的蛋白质含量很少，仅为 30 ~ 130mg/24h。随机一次检查尿中蛋白质为 0.80mg/L，尿蛋白定性实验呈实性。当尿液中蛋白质超过 150mg/24h 或尿中蛋白质浓度大于 100mg/L 时，常规化学定性实验呈阳性，称为蛋白尿（proteinuria）。正常时分子量在 7 万以上的蛋白质不能通过肾小球滤过膜，分子量在 1 万 ~3 万的低分子蛋白质虽大多可通过滤过膜，但又被近曲小管重吸收。肾小管细胞分泌的蛋白如 TammHorsfall 蛋白（T – H 蛋白）及下尿路分泌的黏液蛋白可进入尿中。尿蛋白质 2/3 来自血浆蛋白，其中清蛋白（也称白蛋白）约占 40%，其余为小分子量的酶（溶菌酶等）、肽类、激素类，如将正常人尿液浓缩后再经免疫电泳，可按蛋白质的分子量大小分成以下 3 组。①高分子量蛋白质：分子量大于 9 万，含量极微，包括由肾髓袢升支及远曲小管上皮细胞分泌的 T – H 蛋白及分泌型 IgA 等。②中分子量蛋白质：分子量 4 万 ~9 万，是以清蛋白为主的血浆蛋白，可占尿蛋白总数的 1/2 ~ 2/3。③低分子量蛋白质：分子量小于 4 万，绝大多数已在肾小管重吸收，因此尿中含量极少，如免疫球蛋白 Fc 片段，游离轻链、α_1 - 微球蛋白、β_2 - 微球蛋白等。

（一）加热乙酸法

1. 原理 加热可使蛋白质变性凝固，加酸可使蛋白质接近等电点，促使蛋白质沉淀。此外，加酸还可以溶解碱性盐类结晶。

2. 试剂 5%（V/V）冰乙酸溶液：取冰乙酸 5mL，加蒸馏水至 100mL。

3. 器材 酒精灯、13mm × 100mm 试管、试管夹、滴管。

4. 操作

（1）取尿：取试管 1 支，加清澈尿液至试管的 2/3 处。

（2）加热：用试管夹夹持试管下端，斜置试管使尿液的上 1/3 于酒精灯火焰上加热，沸腾即止。

（3）加酸：滴加 5% 冰乙酸 2 ~3 滴。

（4）加热：再继续加热至沸腾。

（5）观察立即观察结果。

（6）判断见表 10 - 4。

表 10 - 4　加热乙酸法尿蛋白定性实验结果判断

反应现象	报告方式
清晰透明无改变	-
黑色背影下呈轻微浑浊	±
反应现象	报告方式
白色浑浊无颗粒	+
浑浊，有明显颗粒状物	+ +
有絮状物	+ + +
立即出现凝块和大量絮状物	+ + + +

（7）注意：①坚持加热 - 加酸 - 再加热。②加入醋酸要适量。③加热部位要控制。④观察结果要仔细。

（二）磺基水杨酸法

1. 原理　在酸性条件下，磺基水杨酸的磺酸根阴离子与蛋白质氨基酸阳离子结合，形成不溶性蛋白质盐沉淀。

2. 试剂　200g/L 磺基水杨酸溶液：磺基水杨酸 200g 溶于 1L 蒸馏水中。

3. 器材　小试管、滴管。

4. 操作　（试管法）

（1）取尿：试管 2 支，各加入清澈尿液 1mL（约 20 滴）。

（2）加液：于一支试管内加入磺基水杨酸 2 滴，轻轻混匀，另一支试管不加试剂作空白对照。

（3）混匀

（4）观察：1min 内在黑色背景下观察结果。

（5）判断见表 10 - 5。

表 10 - 5　磺基水杨酸法尿蛋白定性实验结果判断

反应现象	报告方式
清晰透明无改变	-
仅在黑色背景下，可见轻度混浊	极微量
不需黑色背景，可见轻微浑浊	±
明显白色浑浊，但无颗粒出现	+
明显浑浊并出现颗粒	+ +
更明显浑浊，并有絮状沉淀	+ + +
严重浑浊，并有大凝块	+ + + +

5. 注意

（1）本法敏感，能检出极微量蛋白质，无临床意义。

（2）判断结果应严格控制在 1min 内，否则随时间延长可导致反应强度升级。

（3）混浊尿应离心后取上清液做实验，强碱性尿应使用稀乙酸酸化尿液至 pH5.0 后再做实验。

（4）假阳性，见于受检者使用有机碘造影剂、大剂量青霉素等。尿中含尿酸或尿酸盐过多时，也可导致假阳性，但加热后消失。

（三）干化学试纸法

1. 原理　根据指示剂蛋白误差原理（protein error），即在 pH3.2 时指示剂溴酚蓝产生阴离子，与带阳离子的蛋白质如清蛋白结合，发生颜色反应，蛋白质浓度越高变色程度越大。

2. 试剂　试带条。

3. 器材　尿分析仪或目测。

4. 操作　按说明书要求进行，一般要求将试带浸于尿液中，1~2s 后取出，15s 后与标准比色板比较，观察结果，也可在尿分析仪上比色，仪器自动打印出结果。

（四）方法学评价

尿蛋白定性为过筛性实验，目前常用加热乙酸法、磺基水杨酸法和干化学试带法。

（1）加热乙酸法：为古老传统的经典方法，加热煮沸尿液使蛋白变性、凝固，然后加酸使尿 pH 值接近蛋白质等电点（pH4.7），有利于已变性蛋白下沉，同时可消除尿中某些磷酸盐因加热析出所致的混浊。本法能使所有蛋白质发生沉淀反应，结果准确，灵敏度为 0.15g/L，影响因素少，但如加酸过少、过多，致尿 pH 值远离蛋白质等电点，也可使阳性程度减弱。如尿中盐浓度过低，也可致假阴性。因操作繁琐，不适于筛检。

（2）磺基水杨酸法：在略低于蛋白质等电点的 pH 值条件下，蛋白质带有正电荷的氨基与带负电荷的磺基水杨酸根相结合，形成不溶性蛋白质盐而沉淀。该法操作简便敏感，清蛋白、球蛋白、本周蛋白均可发生反应。但在用某些药物如青霉素钾盐及有机碘造影剂（胆影葡胺、泛影葡胺、碘酸），或在高浓度尿酸、草酸盐、黏蛋白等作用下均可呈假阳性反应，加热煮沸后沉淀可消失，有别于尿蛋白。现常被用作尿蛋白定性实验过筛方法，本法检测蛋白尿的敏感度为 0.05~0.1g/L。

（3）干化学试带法：本法是利用指示剂的蛋白质误差原理（指示剂离子因与清蛋白携带电荷相反而结合，使反应显示的 pH 颜色变为较高 pH 颜色，这种 pH 颜色改变的幅度与清蛋白含量成正比）而建立的。该法有简便、快速等优点，适用于人群普查，还可以同时用肉眼观察和尿液分析仪检测，以减少误差。不同厂家、不同批号的试带显色有差异。缺点是指示剂只与清蛋白反应，与球蛋白反应很弱。

（五）参考值

定性实验：阴性。

（六）临床意义

1. 生理性蛋白尿　生理性蛋白尿或无症状性蛋白尿是指由于各种内外环境因素对机体的影响导致的尿蛋白含量增多，可分为功能性蛋白尿及体位性（直立性）蛋白尿。

（1）功能性蛋白尿（functional proteinuria）：指剧烈运动、发热、低温刺激、精神紧张、交感神经兴奋等时引起的暂时性、轻度性的蛋白尿。其形成机制可能是上述原因造成肾血管痉挛或充血使肾小球毛细血管壁的通透性增加。当诱发因素消失时，尿蛋白也迅速消失。功

195

能性蛋白尿定性一般不超过（＋），定量小于 0.5g/24h，多见于青少年期。

（2）体位性蛋白尿（postural proteinuna）：指由于直立体位或腰部前突时引起的蛋白尿，又称直立性蛋白尿（orthostatic proteinuria）。其特点为卧床时尿蛋白定性为阴性，起床活动若干时间后即可出现蛋白尿，尿蛋白定性可达（＋＋），甚至（＋＋＋），平卧后又转成阴性，常见于青少年，可随年龄增长而消失。此种蛋白尿生成机制可能与直立时前突的脊柱压迫肾静脉，或直立位时肾的位置向下移动，使肾静脉扭曲致肾脏处于瘀血状态，淋巴、血流受阻有关。

（3）摄食性蛋白尿：摄入蛋白质过多，也会出现暂时性蛋白尿。

2. 病理性蛋白尿　病理性蛋白尿，根据其发生机制可分为以下 6 类：

（1）肾小球性蛋白尿（glomerular proteinuria）：因受到炎症、毒素等损害，肾小球毛细血管壁通透性增加，滤出较多的血浆蛋白，超过了肾小管重吸收能力所形成的蛋白尿，称为肾小球性蛋白尿。形成蛋白尿的机制除肾小球滤过膜的物理性空间构型改变导致"孔径"增大外，还与肾小球滤过膜的各层，特别是唾液酸减少或消失致静电屏障作用减弱有关。蛋白电泳检查出的蛋白质中清蛋白约占 70% ~ 80%，β_2 - 微球蛋白可轻度增多。此型蛋白尿中尿蛋白含量常大于 2g/24h，主要见于肾小球疾病如急性肾小球肾炎，某些继发性肾脏病变如糖尿病性肾病，免疫复合物病如红斑狼疮性肾病等。

（2）肾小管性蛋白尿（tubular proteinuria）：由于炎症或中毒引起的近曲小管对低分子量蛋白质的重吸收功能减退，出现以低分子量蛋白质为主的蛋白尿，称为肾小管性蛋白尿。通过尿蛋白电泳及免疫化学方法检查，发现尿中以 β_2 - 微球蛋白、溶菌酶等增多为主，清蛋白正常或轻度增多。单纯性肾小管性蛋白尿，尿蛋白含量较低，一般低于 1g/24h。此型蛋白尿常见于肾盂肾炎、间质性肾炎、肾小管性酸中毒、重金属中毒及肾移植术后等。尿中 β_2 - 微球蛋白与清蛋白的比值，有助于区别肾小球与肾小管性蛋白尿。

（3）混合性蛋白尿（mixed proteinuna）：肾脏病变如果同时累及肾小球和肾小管，产生的蛋白尿称混合性蛋白尿。在尿蛋白电泳的图谱中显示低分子量的 β_2 - 微球蛋白及中分子量的清蛋白同时增多，而大分子量的蛋白质较少。

（4）溢出性蛋白尿（overflow proteinuna）：主要指血液循环中出现大量低分子量（分子量小于 4.5 万）的蛋白质，如本周蛋白、血浆肌红蛋白（分子量为 1.4 万），超过肾小管重吸收的极限，在尿中大量出现时称为溢出性蛋白尿。如当肌红蛋白增多超过肾小管重吸收的极限，在尿中大量出现时称为肌红蛋白尿，可见于骨骼肌严重创伤及大面积心肌梗死等。

（5）组织性蛋白尿（histic proteinuria）：由肾小管代谢生成的和肾组织破坏分解的蛋白质，以及由于炎症或药物刺激泌尿系统分泌的蛋白质（黏蛋白、T - H 蛋白、分泌型 IgA）形成的蛋白尿，称为组织性蛋白尿。组织性蛋白尿常见于尿路感染。

（6）假性蛋白尿（accidental proteinuria）：假性蛋白尿也称为偶然性蛋白尿，当尿中混有大量血、脓、黏液等成分导致蛋白定性实验阳性时称为偶然性蛋白尿。主要见于泌尿道炎症、出血及在尿中混入阴道分泌物、男性精液等，一般并不伴有肾脏本身的损害。

三、尿糖定性检查

正常人尿液中可有微量葡萄糖，尿内排出量小于 2.8mmol/24h，用普通定性方法检查为阴性。糖定性实验呈阳性的尿液称为糖尿，一般是指葡萄糖尿（glucosuria），偶见乳糖尿、戊糖尿、半乳糖尿等。尿糖形成的原因和机制为：当血中葡萄糖浓度大于 8.8mmol/L 时，肾小球滤过的葡萄糖量超过肾小管重吸收能力即可出现糖尿。

尿中是否出现葡萄糖取决于 3 个因素：①血中的葡萄糖浓度；②每秒流经肾小球的血浆量；③近端肾小管上皮细胞重吸收葡萄糖的能力即肾糖阈。肾糖阈可随肾小球滤过率和肾小管葡萄糖重吸收率的变化而改变，当肾小球滤过率低时可导致肾糖阈提高，肾小管重吸收减少时可引起肾糖阈降低。葡萄糖尿除可因血糖浓度过高引起外，也可因肾小管重吸收能力降低引起，后者血糖可正常。

（一）班氏法

1. 原理　葡萄糖还原性醛基在热碱性条件下，将蓝色硫酸铜还原为氢氧化亚铜，进而生成棕红色的氧化亚铜沉淀。

2. 试剂

甲液：枸橼酸钠 85g，无水碳酸钠 76.4g，蒸馏水 700mL，加热助溶。

乙液：硫酸铜 13.4g，蒸馏水 100mL，加热助溶。

冷却后，将乙液缓慢加入甲液中，不断混匀，冷却至室温后补充蒸馏水至 1 000mL 即为班氏试剂。如溶液不透明则需要过滤，煮沸后出现沉淀或变色则不能使用。

其中硫酸铜提供铜离子；枸橼酸钠可与铜离子形成可溶性络合物，防止生成氢氧化铜沉淀；碳酸钠提供碱性环境。

3. 器材　酒精灯、13mm × 100mm 试管、试管夹、滴管。

4. 方法

（1）取液：试管中加 1mL 班氏试剂。

（2）煮沸：边加热边摇动试管，检查班氏试剂是否变质，如变色则试剂变质不能使用。

（3）加尿：0.1mL 尿（2 滴）。

（4）再煮沸：1 ~ 2min。

（5）观察：冷却后观察沉淀颜色。

（6）判断见表 10 - 6。

表 10 - 6　班氏尿糖定性实验结果判断表

反应现象	结果报告
蓝色不变	-
蓝色中略显绿色，但无沉淀	±
绿色，伴少量黄绿色沉淀	+
较多黄绿色沉淀（黄色为主）	+ +
土黄色浑浊，有大量沉淀	+ + +
大量棕红色或砖红色沉淀	+ + + +

（7）注意：①标本必须新鲜，久置细菌能分解葡萄糖使结果偏低。②试剂与尿液比例为 10 ：1。③尿中含有大量尿酸盐时，煮沸后可混浊并略带绿色，但冷却后沉淀物显灰蓝色不显黄色。④煮沸时应不断摇动试管，试管口不能对人。⑤非糖还原性物质也可呈阳性。⑥使用青霉素、维生素 C 等药物时，可出现假阳性反应。

（二）葡萄糖氧化酶试带法

1. 原理　尿液中的葡萄糖在试带中葡萄糖氧化酶的催化下，生成葡萄糖酸内酯和过氧化氢，在过氧化氢酶的作用下，使色原（邻甲苯胺等）脱氢，分子结构发生改变，色原显色。根据颜色深浅，可大致判断葡萄糖含量。

2. 试剂　试带条。

3. 器材　尿分析仪或目测。

4. 操作　按说明书要求进行，一般要求将试带浸于尿液中，$1～2s$ 后取出，$15s$ 后与标准比色板比较，观察结果，也可在尿分析仪上比色，仪器自动打印出结果。

（三）方法学评价

1. 班氏尿糖定性实验　此法稳定，敏感度为 $5.5mmol/L$，是测定葡萄糖的非特异实验。凡尿中存在其他糖（如果糖、乳糖、戊糖等）及其他还原物质（如肌酐、尿酸、维生素 C 等）均可呈阳性反应，现多已不用。

2. 葡萄糖氧化酶试带法　此法特异性高、灵敏性高、简便、快速，并可用于尿化学分析仪，可进行半定量分析，假阳性极少，但有假阴性。酶制品保存要适当。

3. 薄层层析法　此法是鉴别、确保尿糖种类的特异敏感的实验方法，但操作复杂，不适合临床使用，仅在必要时应用。

（四）参考值

定性实验：阴性。

（五）临床意义

1. 血糖增高性糖尿

（1）饮食性糖尿：可因短时间摄入大量糖类引起。因此为确诊有无糖尿，必须检查清晨空腹的尿液以排除饮食的影响。

（2）一过性糖尿：也称应激性糖尿。见于颅脑外伤、脑血管意外、情绪激动等情况下，血糖中枢受到刺激，导致肾上腺素、胰高血糖素大量释放，出现暂时性高血糖和糖尿。

（3）持续性糖尿：清晨空腹尿中尿糖呈持续阳性，最常见于因胰岛素绝对或相对不足所致糖尿病。此时空腹血糖水平已超过肾糖阈，$24h$ 尿中排糖近于 $100g$ 或更多，每日尿糖总量与病情轻重相平行，因而尿糖测定也是判断糖尿病治疗效果的重要指标之一。如并发肾小球动脉硬化症，则肾小球滤过率减少，肾糖阈升高，此时血糖虽已超过一般的肾糖阈值，但查尿糖仍可呈阴性。一些轻型糖尿病患者的空腹血糖含量正常，尿糖亦呈阴性，但进食后 $2h$ 由于负载增加可见血糖升高，尿糖呈阳性。对于此型糖尿病患者，不仅需要同时进行空腹血糖及尿糖定量、进食后 $2h$ 尿糖检查，还需进一步进行糖耐量实验，以明确糖尿病的诊断。

（4）其他血糖增高性糖尿：①甲状腺功能亢进：由于肠壁的血流加速和糖的吸收增快，因而在饭后血糖高出现糖尿。②肢端肥大症：可因生长激素分泌旺盛致血糖升高，出现糖尿。③嗜铬细胞瘤：可因肾上腺素及去甲肾上腺素大量分泌，致使磷酸化酶活性增加，促使肝糖原降解为葡萄糖，引起血糖升高出现糖尿。④库欣综合征：因皮质醇分泌增多，使糖原异生旺盛，抑制己糖磷酸激酶和对抗胰岛素作用，出现糖尿。

2. 血糖正常性糖尿　肾性糖尿属血糖正常性糖尿，因肾小管对葡萄糖的重吸收功能低下所致，见于范可尼综合征，患者出现糖尿但空腹血糖和糖耐量实验均正常。新生儿糖尿乃因肾小管功能还不完善。后天获得性肾性糖尿可见于慢性肾炎、肾病综合征。以上均需与真性糖尿鉴别，要点是肾性糖尿时空腹血糖及糖耐量实验结果均为正常。妊娠后期及哺乳期妇女，出现糖尿可能与肾小球滤过率增加有关。

3. 其他　尿中除葡萄糖外还可出现乳糖、半乳糖、果糖、戊糖等，除受进食影响外，也可能与遗传代谢紊乱有关。

（1）乳糖尿（lactosuria）：妊娠或哺乳期妇女尿中可能同时出现乳糖与葡萄糖，是因为缺乏乳糖酶。如摄入过多乳糖或牛奶也可诱发本病。

（2）半乳糖尿（galactosuria）：先天性半乳糖血症是一种常染色体隐性遗传性疾病，由于缺乏半乳糖 – 1 – 磷酸尿苷转化酶或半乳糖激酶，不能将食物内半乳糖转化为葡萄糖所致。患儿可出现肝大，肝功损害，生长发育停滞，智力减退、哺乳后不安、拒食、呕吐、腹泻、肾小管功能障碍蛋白尿等。

（3）果糖尿（fructosuria）：遗传代谢缺陷性患者可伴蛋白尿与氨基酸尿，偶见于大量进食蜂蜜或果糖者。糖尿病患者尿中有时也可查出果糖。

四、尿酮体定性检查

酮体为乙酰乙酸、β – 羟丁酸及丙酮的总称，为人体利用脂肪氧化产生的中间代谢产物。正常人产生的酮体很快被利用，在血中含量极微，约为 $2.0 \sim 4.0mg/L$。其中乙酰乙酸、β – 羟丁酸、丙酮约占 20%、78%、2%。尿中酮体（以丙酮计）约为 $50mg/24h$，定性测试为阴性。但在饥饿、各种原因引起的糖代谢障碍、脂肪分解增加及糖尿病酸中毒时，因产生酮体速度大于组织利用速度，可出现酮血症，继而发生酮尿（ketonuria，KET）。

（一）粉剂法

1. 原理　丙酮或乙酰乙酸在碱性溶液中与硝普钠和硫酸铵作用，生成异硝基或异硝基铵，后者与 Fe（CN）53 – 生成紫红色复合物。

2. 试剂　硝普钠 0.5g，无水碳酸钠 10g，硫酸铵 10g。配制前分别将各种试剂烘干、称量并研磨混匀。密闭存于棕色瓶中，防止受潮。

3. 器材玻片、塑料勺、滴管。

4. 方法

（1）取粉：取 1 小勺（约 1g）粉剂摊在玻片上。

（2）加尿：以浸润粉剂为准。

（3）观察：有无紫红色出现，见表 10 – 7。

表 10 – 7　尿酮体定性实验结果判断

反应现象	结果判断
5min 以上不出现紫色	*
逐渐呈现淡紫色	+
立即呈现淡紫色而后转为深紫色	+ +
立即呈现深紫色	+ + + ~ + + + +

（5）注意　尿酸盐可致橙色反应，肌酐可致假阳性。粉剂一定要研细否则出现颜色不

均。本反应需在试剂与水接触产热时使氨放出。

（二）环状法

1. 取尿　2mL。
2. 加酸　0.2 mL（3～4 滴），避免肌酐引起假阳性。
3. 加液　饱和硝普钠 0.2mL。
4. 混匀
5. 加氨　沿管壁。
6. 观察　环色，见表 10 - 8。

表 10 - 8　尿酮体定性实验结果判断

反应现象	结果判断
10min 后不显色	-
10min 内显淡紫红色环	+
两液接触后渐显紫红色环	+ +
两液接触后即见深紫红色环	+ + +

7. 注意　黄色环不能判断为阳性，是尿酸盐所致。

（三）方法学评价

以往采用硝普钠试管或粉剂检查法，现多被简易快速的干化学试带法取代。此法主要对丙酮及乙酰乙酸起反应，也可用酶法定量或进一步用气相色谱法分析。

（四）参考值

定性实验：阴性。

（五）临床意义

1. 糖尿病酮症酸中毒　由于糖利用减少，分解脂肪产生酮体，使酮体增加引起酮症。应与其他疾病（低血糖、心脑疾病乳酸中毒或高血糖高渗透性糖尿病昏迷）相区别。酮症酸中毒时尿酮体均呈阳性，而其他疾病时尿酮体一般不增高，但应注意糖尿病酮症者肾功能严重损伤而肾阈值增高时，尿酮体亦可减少，甚至完全消失。

2. 非糖尿病性酮症　感染性疾病如肺炎、伤寒、败血症、结核等发热期，严重腹泻、呕吐、饥饿、禁食过久、全身麻酸后等均可出现酮尿，此种情况相当常见。妊娠期妇女常因妊娠反应、呕吐、进食少，易发生酮症致酮尿。

3. 中毒　如氯仿、乙醚麻醉后、磷中毒等。

4. 服用双胍类降糖药　苯乙双胍等药物有抑制细胞呼吸的作用，可出现血糖下降，但酮尿阳性的现象。

五、尿胆色素定性检查

尿中胆色素包括胆红素（bilirubin）、尿胆原（urobilinogen）及尿胆素（urobilin），俗称尿三胆。由于送检的多为新鲜尿，尿胆原尚未氧化成尿胆素，临床上多查前两者，俗称尿二胆。

（一）尿胆红素定性检查（哈氏浓缩法）

1. 原理　用 $BaSO_4$ 吸附尿液中的胆红素并浓缩，胆红素与 $FeCl_3$ 反应，被氧化为胆绿素而显绿色。

2. 试剂

（1）0.41mol/L 氯化钡溶液：氯化钡（$BaCl_2 \cdot 2H_2O$）10.0g，溶于 100mL 蒸馏水中。

（2）Fouchet 试剂：100g/L 的 $FeCl_3$ 溶液 10mL，250g/L 三氯乙酸溶液 90mL，混合后备用。

3. 方法

（1）取尿：5mL 于中试管。

（2）加液：$BaCl_2$ 溶液 2.5mL（尿量的一半）。

（3）混匀

（4）离心：在 3 000r/min 下离心 3～5min。

（5）弃液：弃上清液留下管底沉淀。

（6）氧化：在沉淀上滴加福氏试剂 2～3 滴。

（7）观察：沉淀是否变色。

（8）判断见表 10－9。

表 10－9　胆红素定性实验结果判断

反应现象	结果判断	报告方式
长时间不显颜色	阴性	－
逐渐出现淡绿色	弱阳性	＋
逐渐出现绿色	阳性	＋＋
立即出现蓝绿色	强阳性	＋＋＋

（9）注意：①尿与 $BaCl_2$ 的比例。②尿中 SO_4^{2-}，PO_4^{3-} 不足，沉淀可减少。③氧化剂用量应适当，过多可使胆红素被氧化为胆绿素，再进一步氧化为胆黄素。④受检者使用阿司匹林等药物可出现假阳性。⑤标本需新鲜，否则胆红素易分解。

（二）尿胆原定性检查（改良欧立法）

1. 原理　尿胆原在酸性条件下与对二甲氨基苯甲醛反应，生成樱红色化合物。

2. 试剂　Ehrlich 试剂：对二甲氨基苯甲醛 2.0g，溶于 80mL 蒸馏水，再缓慢加入浓盐酸 20 mL，混匀后储存于棕色瓶中备用。

3. 方法

（1）处理：去除尿中的胆红素。

（2）取尿：取 1mL 去除胆红素的尿液。

（3）加液：欧氏试剂 0.1mL。

（4）混匀

（5）静置 10min。

（6）观察在白色背景下，从管口向管底观察结果。

（7）判断：见表 10－10。

表 10 – 10　尿胆原定性实验结果判断

反应现象	结果判断	报告方式
不变色	阴性	−
放置 10min 后呈微红色	弱阳性	+
放置 10min 后呈樱红色	阳性	+ +
立即出现深红色	强阳性	+ + +

（8）注意：①新鲜尿：否则尿胆原氧化为尿胆素，出现假阴性，只有两者均阴性方可否定。②干扰物呈红色不溶于氯仿，可鉴别。

（三）尿胆红素定性检查

胆红素是红细胞破坏后的代谢产物，可分为未经肝处理的未结合胆红素和经肝与葡萄糖醛酸结合形成的结合胆红素。未结合胆红素不溶于水，在血中与蛋白质结合不能通过肾小球滤膜。结合胆红素分子量小，溶解度高，可通过肾小球滤膜，由尿排出。由于正常人血中结合胆红素含量很低，滤过量极少，因此尿中检不出胆红素，如血中结合胆红素增加，可通过肾小球滤膜使尿中结合胆红素量增加，尿胆红素实验呈阳性反应。

1. 方法学评价　尿内胆红素检查方法有氧化法与重氮法两种。氧化法是用氧化剂将胆红素氧化为胆绿素，呈绿色为阳性。Smith 碘法操作最简单，但敏感性低，Harrison 法操作稍繁，但敏感性高。以 2，4 – 二氯苯胺重氮盐偶联反应的干化学试剂带法操作简单，且可用于尿自动化分析仪，灵敏度为 $7 \sim 14 \mu mol/L$，目前多用其做定性筛选实验。如果反应颜色不典型，应进一步分析鉴别。在尿液 pH 值较低时，某些物质或其代谢产生（如吡啶和依托度酸）可引起假阳性反应，或不典型颜色。1.42mmol/L 维生素 C 可引起假阴性反应。

2. 参考值定性实验：阴性

（四）尿胆原及尿胆素定性检查

尿胆原经空气氧化及光线照射后转变成黄色的尿胆素（粪胆素）。

1. 方法学评价　尿胆原检测已成尿试带的组成之一，用于疾病的尿筛选检查。尿胆原的测定采用 Ehrlich 醛反应，即尿胆原与对 – 二甲氨基苯甲醛反应后呈樱红色，既可用于定性检查也可用于定量检查。尿胆素的测定采用 Schleisinger 法，即将尿液中尿胆原氧化后加饱和的乙酸锌溶液，可观察到绿色荧光。在尿胆原为阴性时应用尿胆素检查进一步证实。检查尿胆原或尿胆素时均应除去胆红素，以免胆红素的色泽干扰。

2. 参考值

尿胆原定性实验：阴性或弱阳性（1 ：20 稀释后阴性）

尿胆素定性实验：阴性

3. 临床意义　利用尿胆红素、尿胆原和血胆红素等检查可协助鉴别黄疸病因（见表 10 – 11）。

表 10 – 11　不同类型黄疸的鉴别诊断

标本	指标	正常人	溶血性黄疸	肝细胞性黄疸	梗阻性黄疸
血清	总胆红素	正常	增高	增高	增高
	未结合胆红素	正常	增高	增高	正常/增高

标本	指标	正常人	溶血性黄疸	肝细胞性黄疸	梗阻性黄疸
尿液	结合胆红素	正常	增高/正常	增高	增高
	颜色	浅黄	深黄	深黄	深黄
	尿胆原	1：20阴性	强阳性	阳性	阴性
	尿胆素	阴性	阳性	阳性	阴性
	尿胆红素	阴性	阴性	阳性	阳性
粪便	颜色	黄褐	深色	黄褐或变浅	变浅或白陶土色
	粪胆素	正常	增高	减低/正常	减低/消失

（1）溶血性黄疸：当体内有大量红细胞破坏时未结合胆红素增加，使血中胆红素含量增高，由于未结合胆红素不能通过肾脏滤过，故尿胆红素实验呈阴性。1 当其排入肠道后转变为粪胆原，因而肠道吸收粪胆原及由尿中排出尿胆原的量均亦相应增加，尿胆原实验呈明显阳性。溶血性黄疸可见于各种溶血性疾病、大面积烧伤等。

（2）肝细胞性黄疸：肝细胞损伤时其对胆红素的摄取、结合、排除功能均可能受损。由于肝细胞摄取血浆中未结合胆红素能力下降，使其在血中的浓度升高，生成的结合胆红素又可能由于肝细胞肿胀、毛细胆管受压，在肿胀与坏死的肝细胞间弥散，经血窦进入血循环，导致血中结合胆红素升高。因其可溶于水并经肾排出，使尿胆红素实验呈阳性。此外，经肠道吸收的粪胆原也因肝细胞受损不能转变为胆红素，而以尿胆原形式由尿中排出，故肝细胞黄疸时尿胆红素与尿胆原测试明显呈阳性。在急性病毒性肝炎时，尿胆红素阳性可早于临床黄疸。其他原因引起的肝细胞黄疸，如药物、毒物引起的中毒性肝炎也可出现类似的结果。

（3）梗阻性黄疸：胆汁淤积使肝胆管内压增高，导致毛细胆管破裂，结合胆红素不能排入肠道而逆流入血由尿中排出，尿胆红素测试呈阳性。由于胆汁排入肠道受阻，尿胆原亦减少。可见于各种原因引起的肝内、外完全或不完全梗阻，如胆石症、胆管癌、胰头癌等。

六、乳糜尿定性检查

经肠道吸收的脂肪皂化后成乳糜液，由于种种原因致淋巴引流不畅而未能进入血循环，逆流至泌尿系统淋巴管中，可致淋巴管内压升高、曲张、破裂，乳糜液流入尿中，使尿液呈不同程度的乳白色，严重者似乳状称乳糜尿。如在乳糜尿中混有血液时称为血性乳糜尿。尿中乳糜的程度与患者摄入脂肪量、淋巴管破裂程度及运动强度有关。乳糜尿中主要含卵磷脂、胆固醇、脂酸盐及少量纤维蛋白原、清蛋白等。如合并泌尿道感染，可出现乳糜脓尿。

1. 原理　乳糜尿含有大量脂肪颗粒，形成乳糜状混浊尿。脂肪可溶于乙醚中，脂肪小滴可通过染色识别。

2. 试剂

（1）乙醚（AR）。

（2）苏丹Ⅲ乙酸乙醇染色液：5%乙醇10mL，冰乙酸90mL，苏丹Ⅲ粉末1药匙。先将乙醇与冰乙酸混合，再倾入苏丹Ⅲ粉末，使之充分溶解。

（3）猩红染色液：先配70%乙醇和丙酮1：1溶液，后将猩红加入至饱和为止。

3. **样本** 新鲜尿液。

4. **方法**

（1）溶解脂肪：取尿液5～10mL，加入乙醚2～3mL，用力振摇，使脂肪溶于乙醚。

（2）静置离心：静置数分钟后，2 000 r/min 离心5min。

（3）涂片染色：吸取乙醚与尿液界面层涂片，加苏丹Ⅲ乙酸乙醇染色液1滴。

（4）结果观察低倍镜下观察是否有红色脂肪小滴（必要时可高倍镜观察）。

（5）稀释：如为阳性，按1：20稀释后再同上操作。

5. **注意**

（1）乳糜含量和患者摄入脂肪量、运动的强度和淋巴管破裂程度等因素有关。乳糜尿的浊度和颜色取决于乳糜量，乳糜尿可呈乳白色、乳酪样或色泽较浑浊。

（2）乳糜尿须与脓尿、大量盐类的混浊尿和脂肪尿相区别。

（3）在丝虫病时，常可在尿沉渣中找到微丝蚴。

6. **方法学评价** 乳糜尿由脂肪微粒组成，外观呈白色。尿液中加入乙醚充分振荡后，与原尿相比，如乳浊程度明显减轻则可确诊、因所含脂肪性成分被乙醚溶解。乳糜尿与脓尿或严重的结晶尿的鉴别要点为：后二者离心沉淀后上清液呈澄清状，沉渣显微镜检查可见多数白细胞或无定形磷酸盐结晶（加热、加酸后溶解），而乳糜尿离心沉淀后外观不变。丝虫病引起乳糜尿者，偶在尿液沉渣中查到微丝蚴，在乳糜尿中加入苏丹Ⅲ染液置显微镜下观察，见大小不等的橘红色球形小体则为阳性。

7. **临床意义**

（1）淋巴管阻塞，常见于丝虫病。丝虫在淋巴系统中引起炎症反复发作，大量纤维组织增生，使腹部淋巴管或胸导管广泛阻塞。由于肾的淋巴管最脆弱，故易于肾盂及输尿管处破裂，出现乳糜尿。如为丝虫病引起的，可在尿沉渣中于显微镜下见到微丝蚴。先天淋巴管畸形、腹骨结核、肿瘤压迫等也可以出现乳糜尿。

（2）胸腹创伤、手术伤及腹腔淋巴管或胸导管炎症也可出现乳糜尿，但少见。

（3）过度疲劳、妊娠及分娩后、糖尿病脂血症、肾盂肾炎、包虫病、疟疾等也偶见乳糜尿。

七、尿液 HCG 检查

人绒毛膜促性腺激素（human chorionic gonadotropin，HCG）是妇女受精卵移动到子宫腔内着床后形成胚胎，由胎盘滋养层细胞分泌产生，具有促性腺发育功能的一种糖蛋白激素。HCG 的主要功能就是刺激黄体，使雌激素和黄体酮持续分泌，以促进子宫蜕膜的形成，使胎盘生长成熟。HCG 由一条 α 多肽链，一条 β 多肽链组成。HCG 的 α 链与其他激素，如黄体生成素（LH）、促卵泡生成素（FSH）及促甲状腺素（TSH）的 α 链相似，而卢多肽链基本是 HCG 所特有的，故用 β – HCG 的抗体来测定 HCG 有较高的特异性。HCG 主要存在于孕妇的血液、尿液、羊水、初乳和胎儿体内。当妊娠1～2.5周时，孕妇血清和尿中的 HCG 水平即可迅速升高，孕第8周达到高峰，至孕期第4个月始降至中等水平，并一直维持到妊娠末期。尿液 HCG 检查主要用于早期妊娠的诊断和滋养层细胞肿瘤的诊断和疗效观察。

（一）胶乳凝集抑制实验

1. **原理** 将尿液与抗 HCG 血清混合，经过一段时间反应后，加入被 HCG 致敏的胶乳悬液。当尿中有 HCG 时，HCG 先与抗血清结合，不引起胶乳的凝集反应，仍呈均匀的乳状。反之，当尿中无 HCG 时，抗血清中的抗体与胶乳抗原发生反应，出现凝集。

2. 试剂　抗 HCG 血清，HCG 胶乳抗原。

3. 方法

（1）加尿：在玻片上滴加尿液 1 滴。

（2）加抗血清：滴加抗血清 1 滴。

（3）混匀：与尿液充分混匀。

（4）静置：1min。

（5）加胶乳抗原：滴加 1 滴充分混匀的胶乳抗原。

（6）混匀：摇动 3min。

（7）观察：在强光下观察有无肉眼可见的颗粒状凝集。

（8）对照：阴性对照、阳性对照。

（9）判断：阴性对照：凝集。阳性对照：不凝集。标本凝集为阴性，不凝集为阳性。

（10）注意：①标本新鲜、透明，浑浊尿应离心后取上清尿液检查。②抗原、抗体应是同一批号。③加液顺序不能错。④加液量一致。⑤试剂于 2 ~ 8℃保存，不能冷冻。

（二）胶体金实验

1. 原理

免疫胶体金法是将羊抗人 HCG 抗血清（多抗）、羊抗鼠 IgG 分别固定在特制的纤维素试带上并呈两条线上下排列，羊抗鼠 IgG 线在试带的上方为阴性对照，羊抗人 HCG 多抗在下方为测定。试带条中含均匀分布的胶体金标记鼠抗人 β – HCG 单克隆抗体和无关的金标记鼠 IgG。检测时将试带浸入被检尿液中（液面低于固定的两条抗体线）后迅速取出。尿液沿试带上行，尿中的 β – HCG 在上行过程中与胶体金标记单克隆抗体结合，待行至羊抗人 HCG 抗体检测线时，形成金标记的 β – HCG 单抗 – 尿 HCG – 羊抗人 HCG 抗体的双抗体夹心式复合物，而在试带上呈红色区带，为 HCG 阳性反应，试带上无关的金标记鼠 IgG 随尿液继续上行至羊抗鼠 IgG 处时与之形成紫红色的金标记的抗原抗体复合物为阴性对照。判断结果时，含 HCG 的尿液试带可显示上、下两条紫红色线条，阴性标本则只显出上边一条紫红色线（见图 10 – 1）。

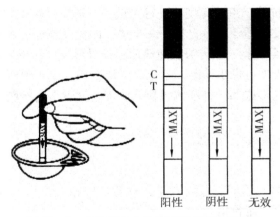

图 10 – 1　免疫胶体金法测定尿 HCG 示意图

205

2. 方法（或按说明书）

（1）浸尿：将试纸浸入尿液 5s。

（2）取出：取出后平放。

（3）观察：5min 内观察结果。

3. 结果判断

上下两条红线——阳性

仅上面一条红线——阴性

仅下面一条红线——失效

上下均无红线——失效

（三）测定方法及评价

1. 胶乳凝集抑制实验（latex agglutination inhibition test，LAIT）和血凝抑制实验（hemag - glutination inhibition test，HAIT）　1960 年 Wide 及 Gemzell 开始采用胶乳凝集抑制实验技术测定尿中的 HCG，即将尿液与抗 HCG 血清混合后，加入已吸附抗原的胶乳，如尿液中含。HCG 较多，则胶乳先与抗 HCG 血清结合，当不再有多余的抗 HCG 血清与胶乳产生凝集而呈均匀的乳胶状时，为阳性。相反，不含 HCG 的尿液，不与抗血清作用，当加入吸附抗原的胶乳后，抗血清可与胶乳抗原反应，出现明显的特异性凝集颗粒，即为阴性。也可利用血细胞的血凝抑制实验检查 HCG，其原理与胶乳法一致，只是载体由胶乳改成羊红细胞。这两种实验方便简单，灵敏度为 100 ~ 500mU/mL，适合大批标本检查，但因特异性差，不能定量，已逐渐被单克隆抗体法取代。

2. 放射免疫实验（RIA）　利用放射标记的 HCG 与被检测尿中的 HCG 竞争性地结合抗 HCG 抗体，当被检尿中 HCG 增加时，结合物的放射性减低，与不同含量标准品对比可测尿中 HCG 的含量。RIA 使定量检测成为可能。由于 RIA 需一定设备，实验手续繁琐，且有核素污染问题，不适用于临床常规应用。

3. 酶联免疫吸附实验（ELISA）　该方法已广泛应用于临床，基本原理是运用夹心免疫酶分析技术，即采用 HCG 单克隆抗体包被于固相表面，样品中的 HCG 都将与支持物表面的抗体相结合。结合物与样品一起孵育后，冲洗，然后加入特异性酶标抗 β - HCG 亚基的单克隆抗体，最后加入酶作用的基质，即产生颜色。该法可目测，灵敏度为 20 ~ 50μU/mL，采用抗 β - HCG 单克隆抗体二点酶免疫法进行定量，灵敏度可达 2 ~ 10μU/mL。目前，免疫酶法进一步发展为更简便、适于患者自检的一步法，即免疫酶渗透实验。

4. 单克隆抗体胶体金实验　该方法快速简便、特异性强、灵敏度高（10 ~ 25IU/L），可半定量，在受精 7 ~ 10 天即可做出诊断。临床已广泛应用。试带中所用试剂为胶体金。胶体金是氯化金与还原剂反应形成的一种胶体颗粒。试带呈红色是由于胶体金颗粒大小呈红色到紫红色变化。

（四）参考值定性实验：阴性

（五）临床意义

HCG 的检查对早期妊娠诊断有重要意义，对与妊娠相关疾病、滋养细胞肿瘤等疾病的诊断、鉴别和病程观察有一定价值。

1. 诊断早期妊娠　孕后 35 ~ 50 天，HCG 可升至大于 2 500IU/L。孕后 60 ~ 70 天，可达

8 000 ~ 320 000IU/L。

2. 异常妊娠与胎盘功能的判断　①异位妊娠：如宫外孕时，本实验只有60%的阳性检出率，在子宫出血3天后，HCG仍可为阳性，故HCG检查可作为异位妊娠与其他急腹症的鉴别。HCG常为312~625 IU/L。②流产诊断与治疗：不完全流产如子宫内尚有胎盘组织残存，HCG检查仍可呈阳性；完全流产或死胎时HCG由阳性转阴性，因此可作为保胎或吸宫治疗的参考依据。③先兆流产：如尿中HCG仍维持高水平多不会发生流产。如HCG在2 500IU/L以下，并逐渐下降；则有流产或死胎的可能，当降至600IU/L则难免流产。在保胎治疗中，如HCG仍继续下降说明保胎无效，如HCG不断上升，说明保胎成功。

3. 滋养细胞肿瘤诊断与治疗监测

（1）葡萄胎、恶性葡萄胎、绒毛膜上皮癌及睾丸畸胎瘤等患者尿液中HCG显著升高，可达10万到数百万单位，可用稀释实验诊断。如妊娠12周以前1∶500稀释尿液呈阳性，妊娠12周以后1∶200稀释尿液呈阳性，对葡萄胎诊断有价值。1∶500稀释尿液呈阳性对绒毛膜癌也有诊断价值，如男性尿中HCG升高，要考虑睾丸肿瘤如精原细胞癌、畸形及异位HCG瘤等。

（2）滋养层细胞肿瘤患者术后3周，尿液中HCG应小于50IU/L，术后8~12周应呈阴性，如HCG不下降或不转阴性，提示可能有残留病变。

八、尿的其他检验

（一）血红蛋白尿检查

正常人血浆中含有50mg/L游离Hb，尿中无游离Hb。当有血管内溶血，血中游离Hb急剧上升，超过触珠蛋白的结合能力（正常情况下最大结合力为1.5g/L血浆）即可排入尿中，可通过尿游离Hb的实验（尿隐血实验）检出。

1. 方法学评价　血红蛋白尿检测采用的是与粪便隐血检查相同的化学法，如邻甲苯胺法、氨基比林法等，这两种方法除与Hb反应外，也与完整的红细胞反应（敏感度为红细胞达5~10μL），故要注意尿沉渣中红细胞对结果的影响，现已被试带法取代。此外，尿路感染时某些细菌产生过氧化物酶可致假阳性，大剂量的维生素C或其他还原物质可导致假阴性。目前新发展起来的Hb单克隆抗体免疫检测法能克服以上缺点。

2. 参考值　定性实验：阴性。

3. 临床意义

（1）隐血阳性可见于各种引起血管内溶血的疾病，如6-磷酸葡萄糖脱氢酶缺乏患者在食蚕豆或用药物伯氨喹、磺胺、非那西丁时引起的溶血。

（2）血型不合引起急性溶血、阵发性冷性或睡眠性血红蛋白尿症。

（3）重度烧伤、毒蕈中毒、毒蛇咬伤。

（4）自身免疫性溶血性贫血、系统性红斑狼疮等。

（二）肌红蛋白尿检查

肌红蛋白（Mb）是横纹肌、心肌细胞内的一种含亚铁血红素的蛋白质，其结构及特性与血红蛋白相似，但仅有一条肽链，分子量为1.6万~1.7万。当有肌肉损伤时，肌红蛋白释放进入血循环，因分子量较小，易通过肾小球滤过，排入尿中。

1. 方法学评价

（1）化学法：因 Mb 分子中含血红素基团，也具有类似过氧化物酶样活性，故以往经常采用与血红蛋白相同的化学法检查。临床上已有多种隐血检查试剂及干化学试带，因此检查起来方便，灵敏度也较高。临床上常用来作为过筛实验。

（2）分光光度法：Mb 的氧化物在 578nm 处有吸收光谱；而 Hb 在 568nm 处有吸收光谱，借此可将二者区别，但不够敏感。

（3）单克隆抗体免疫法：最为敏感、特异的方法，既可作为确证实验又可进行尿液中 Mb 定量分析。尤其对急性心肌梗死的肌红蛋白尿液检查具有重要的临床价值。

2. 参考值　定性实验：阴性。

3. 临床意义　肌红蛋白尿多发生于有肌肉损伤时，例如：①阵发性肌红蛋白尿：肌肉痛性痉挛发作后72h，尿中出现 Mb；②创伤：挤压综合征、子弹伤、烧伤、电击伤、手术创伤等；③组织局部缺血，如心肌梗死早期、动脉阻塞缺血；④砷化氢、一氧化碳中毒、巴比妥中毒、肌糖原积累等；⑤原发性（遗传性）肌疾病，如皮肤肌炎。

（三）本周蛋白尿检查

本周蛋白尿（Bence-Jones proteinuria，BJP）实质为免疫球蛋白轻链或其聚合体从尿中排出，特性为将尿液在 pH4.5~5.5，56℃条件下加热出现白色混浊及凝固，100℃煮沸后混浊消失或明显减退，再冷却时又可重新凝固，又称凝溶蛋白。免疫球蛋白的轻链单体分子量为2.3万，二聚体分子量为4.6万。蛋白电泳时可在 α_2 至 γ-球蛋白区带间的某个部位出现 M 区带，大多位于 γ 区带及 β-γ 区带之间。用已知抗 κ 和抗 λ 抗血清可进一步将其分型。BJP 可通过肾小球滤过膜滤出，若量超过近曲小管所能吸收的极限，则从尿中排出，在尿中排出率多于清蛋白。肾小管对 BJP 具有重吸收及异化作用，当 BJP 通过肾排泄时，可抑制肾小管对其他蛋白成分的重吸收，并可损害近曲、远曲小管，导致肾功能障碍及形成蛋白尿，同时有清蛋白及其他蛋白成分排出。

1. 方法学评价　加热凝固法一般需尿中 BJP 大于 0.3g/L，有时甚至高达 2g/L，且必须在合适的 pH 值下才能检出。如尿中存在其他蛋白如清蛋白、球蛋白时，加酸后可出现沉淀，煮沸时沉淀不再溶解，影响判断结果。当 BJP 浓度过高时加热至沸腾，沉淀也可不再溶解。目前多用对甲苯磺酸法过筛，灵敏度高。如尿中存在清蛋白不沉淀，球蛋白大于 5g/L 可出现假阳性。乙酸纤维膜或聚丙烯酰胺凝胶电泳对 BJP 的阳性检出率可达 97%，但如尿中含量较低，则需预先浓缩。

2. 临床意义　约 35%~65% 多发性骨髓瘤的病例尿液中可出现 BJP，且多为入型。早期 BJP 可呈间歇性排出，半数病例每日大于 4g，最多达 90g。在血性腹水或其他体液中也可查出。约 15% 的巨球蛋白血症患者也可出现 BJP 尿。重链病中 μ 链病也可有 BJP 尿。此外，淀粉样变性恶性淋巴瘤、慢淋白血病、转移癌、慢性肾炎、肾盂肾炎、肾癌等患者尿中也偶见 BJP，其机制还不清楚，可能与尿中存在免疫球蛋白碎片有关。动态观察 BJP 有助于了解是否伴有肾功能不全。BJP 产生水平常可反映产生 BJP 的单克隆细胞数，因此测定 BJP 对观察骨髓瘤病程和判断化疗效果等都有一定意义。

（四）尿液 β_2-微球蛋白检查

血清 β_2-微球蛋白（β_2M）平均浓度为 1.8mg/L，β_2M 可自由通过肾小球滤过膜，在肾小管被重吸收，故尿中仅含滤量的 1%。可采用酶免疫或放射免疫法测定。

1. 参考值　血：β_2M < 3mg7L，尿：β_2M < 0.2mg/L

2. 临床意义

（1）血或尿液中的 β_2M 可用于肾小球与肾小管损伤的鉴别。当肾小管损伤时，如急性肾小管炎症、坏死、药物及毒物（如庆大霉素、汞、镉、铬、金制剂等）引起肾小管损害，使得肾小管重吸收不良，尿中排出 β_2M 增高。肾小球病变早期，虽然肾小球通透性增加，β_2M 大量滤过，但因肾小管重吸收功能尚好，故血或尿中 β_2M 均不增高。肾小球病变晚期，滤过功能降低，血中 β_2M 可明显增加。

（2）单纯性膀胱炎时尿中的 β_2M 正常。

（3）肾移植后如有排异反应，影响肾小管功能，尿中 β_2M 含量增加。

（4）自身免疫病如红斑狼疮活动期，造血系统恶性肿瘤如慢性淋巴细胞性白血病时，因 β_2M 合成加快，血清 β_2M 增加，尿中 β_2M 含量也可增高。

（五）尿含铁血黄素定性检查

人体内约有 25% 的储存铁，以铁蛋白和含铁血黄素两种形式存在。尿含铁血黄素（urine hemosiderin）是一种暗黄色不稳定的铁蛋白质聚合物，呈颗粒状。当发生血管内溶血时，大部分血红蛋白随尿排出产生血红蛋白尿，其中一小部分游离血红蛋白被肾小管上皮细胞吸收并分解为含铁血黄素，当细胞脱落时随尿排出。

1. 测定方法及评价　当尿中有含铁血黄素时，其中的高铁离子（Fe^{3+}）与亚铁氰化钾作用，在酸性环境中，生成蓝色的亚铁氰化铁沉淀称 Prussian 蓝反应；而含铁血黄素的低铁离子（Fe^{2+}）在酸性环境中被高铁氰化钾氧化成 Fe^{3+} 参加反应。本法阳性是诊断血管内溶血的有用指标，但尿含铁血黄素定性检查阴性也不能完全排除血管内溶血，因为只有含铁血黄素颗粒直径在 $1\mu m$ 以上时，才能在显微镜下观察出来。

2. 质量控制

（1）留清晨第一次尿，将全部尿液自然沉淀，再取沉淀物离心，提高阳性检出率。

（2）所用盛尿容器，检验用试管、玻片、试剂均应防止铁剂污染，否则会出现假阳性。

（3）每次实验应做阴性对照。如亚铁氰化钾与盐酸混合即显深蓝色，表示试剂已被污染。

（4）要保持盐酸的浓度，实验时盐酸过少，易出现假阴性。

3. 参考值　定性实验：阴性。

4. 临床意义　急、慢性血管内溶血、阵发性睡眠性血红蛋白尿症可引起含铁血黄素尿。在溶血初期，由于血红蛋白尚未被肾小管上皮细胞吸收，未形成含铁血黄素排出，虽然有血红蛋白尿，但该实验可呈阴性，而隐血实验可呈阳性。但有时血红蛋白含量少，隐血实验呈阴性，但本实验呈阳性。

（六）尿液亚硝酸盐定性检查

当尿中有病原微生物增殖，并且尿液在膀胱中存留足够长时间的情况下，某些含有硝酸盐还原酶的感染病原菌可将尿中的硝酸盐（nitrate）还原为亚硝酸盐（nitrite，NIT）。最常见的细菌有：大肠杆菌属、克雷白杆菌属、变形杆菌、假单胞菌属等。此外，产气杆菌、铜绿假单胞菌、某些厌氧菌以及真菌也富含硝酸盐还原酶。因此，亚硝酸盐定性实验可作为泌尿系统感染的筛选指标之一。

1. 测定方法及评价　NIT 测定基本上都是利用 Griss 原理，即 NIT 先与对氨基苯磺酸或氨基苯磺酰胺反应形成重氮盐，再与 α－萘胺结合形成红色偶氮化合物。

（1）湿化学法：即将混合药物的干粉直接与尿液作用，观察颜色的变化。此法使用方便，检测快速。

（2）干化学法：目前临床广泛使用的多联干化学试带是根据 Griss 原理设计开发的，主要用于检测尿路因大肠杆菌感染产生的亚硝酸盐。使用含白细胞测定模块的多联干化学试带对泌尿系统感染的诊断筛查更有意义。NIT 反应敏感度为 0.3～0.6mg/L。此法也可用于仪器检测。

由于 GriSS 反应取决于以下 3 个条件：感染的病原微生物的种类，尿液滞留时间，硝酸盐的存在。因此，NIT 测定对泌尿系统感染的阳性检出率并非 100%。

2. 参考值　定性实验：阴性。

3. 质量控制

（1）防止假阳性干扰：当标本被非感染性细菌污染时会呈假阳性。因此应用新鲜标本测定。

（2）控制假阴性：①最好使用晨尿，以便尿液在膀胱内有足够的存留时间使细菌完成还原作用。②患者服用利尿剂后，由于排尿次数增多会使结果呈假阴性。大剂量维生素 C 可抑制 Griss 反应而呈假阴性。③硝基呋喃可降低实验的敏感度，使用抗生素后可抑制细菌活动使反应转为阴性。④其他：高比重尿使反应的敏感度降低，当 NIT 含量小于 1mg/L 时结果会呈阴性。另外若饮食中摄入蔬菜、水果过少，也会呈阴性。

（3）结果分析本实验只针对具有硝酸盐还原酶的病原体，因此在分析结果时应结合镜检报告。仅有 NIT 阴性不能排除泌尿系统感染，反之 NIT 阳性也未必一定有泌尿系统感染，应进一步进行细菌学检查。

4. 临床意义　该指标可作为泌尿系统感染的过筛实验，但 NIT 阴性不能排除感染。

（七）尿卟啉定性检查

卟啉是构成血红蛋白、肌红蛋白及细胞色素等的重要成分，是血红素合成的中间体。正常人血和尿中含有很少量的卟啉类化合物。卟啉病患者卟啉代谢紊乱，其产物大量由尿和粪便排出。尿液中排出过多的卟啉即卟啉尿（porphyrinuria）。可用乙酸乙酯提取尿中卟啉，再转入盐酸溶液，盐酸溶液中卟啉在紫外线照射下显红色荧光。本法最低检出量为 200μg/L 尿。也可用溶剂抽提后，用分光光度法、薄层层析法、高效液相层析法等做定量测定。正常人阴性，阳性见于卟啉病。卟啉病是由于人体内一些酶缺陷，在血红蛋白合成过程中产生过多的卟啉或其前体的疾病。本病常为遗传性，后天性多因肝炎、肝硬化、化学药物和铅中毒引起。

（八）尿苯丙酮酸定性检查

苯丙酮酸是苯丙氨酸的代谢产物。苯丙酮酸尿（phenylketonuria，PKU）是氨基酸尿的一种，为常染色体隐性遗传疾病。发病机理是由于肝脏中缺乏 L－苯丙氨酸羟化酶，苯丙氨酸不能转化为酪氨酸，只能转变为苯丙酮酸，大量苯丙酮酸不能被肾小管重吸收而排入尿中。尿苯丙酮酸定性检查（三氯化铁实验）是尿液中的苯丙酮酸与三价铁离子作用产生蓝绿色反应。该法较敏感，操作简单，试剂便宜容易获得，缺点是尿中的干扰物质较多，与三氯化铁有显色反应，应注意观察。干扰显色而导致假阴性的是磷酸盐，可先用沉淀剂将磷酸盐转变成磷酸铵镁沉淀除去，如对羟基苯酮酸、胆红素、尿黑酸、丙酮酸、乙酰乙酸、对氨基水杨酸、氨基比林等。正常人阴性，苯丙酮酸尿患儿，出生后 5~15 天即可出现阳性，当排出量大于 0.5g/24h 时才能查出。

（任　燕）

第四节　尿液沉渣检查

一、尿液沉渣显微镜检查

（一）制片

1. 取尿　取刻度离心管，倒入混合后的新鲜尿液 10mL。
2. 离心　1 500r/min 离心 5min。
3. 弃液　吸去上清液，留下 0.2mL 尿沉渣。
4. 混匀
5. 涂片　用滴管吸取混匀尿沉渣 1 滴，滴在载玻片上，用盖玻片覆盖；或滴入专用的尿沉渣计数板中。

（二）镜检

先用低倍镜（10×）观察管型、上皮细胞及结晶，再转到高倍镜（40×）观察红细胞、白细胞，分别观察 20 个低倍镜视野和 10 个高倍镜视野，以观察到的最低值和最高值报告或平均值报告。

（三）注意

1. 鉴别管型　应注意管型与假管型（如结晶团、细胞团、类圆柱体、黏液丝）的鉴别。
2. 注意鉴别　RBC 与酵母菌等。

尿液显微镜检查是用显微镜对尿液中的有形成分进行鉴别观察，识别尿液中细胞、管型、结晶、细菌、寄生虫等各种病理成分，辅助诊断泌尿系统疾病定位、鉴别诊断及预后判断的重要常规实验项目。在一般性状检查或化学实验中不能发现的变化，常可通过尿液显微镜检查发现。如尿蛋白检查为阴性者，镜检却可见少量红细胞，这说明在判断尿沉渣结果时，必须与物理、化学检查结果相互参照，并结合临床资料等进行综合分析判断。

二、细胞

（一）红细胞

正常人尿中排出红细胞较少，如每个视野见到 1~2 个红细胞时应考虑为异常，若每个高倍视野均可见到 3 个以上红细胞，则诊断为镜下血尿。新鲜尿中红细胞形态对鉴别肾小球源性和非肾小球源性血尿有重要价值，因此除注意尿中红细胞数量外还要注意其形态。

1. 形态　用相差显微镜观察，可将血尿分成 3 种。

（1）均一红细胞血尿：红细胞外形大小正常，在少数情况下也可见到因丢失血红蛋白

211

使细胞外形轻微改变而形成棘细胞。总之，均一红细胞血尿中红细胞形态较一致，整个尿标本中不超过两种以上的红细胞形态类型。

（2）变形红细胞血尿：红细胞大小不等，呈两种以上的多形性变化，常见以下形态：胞质从胞膜向外突出呈相对致密小泡，胞膜破裂，部分胞质丢失；胞质呈颗粒状，沿细胞膜内侧间断沉着；有皱缩的红细胞及大型红细胞，胞质沿边缘沉着；细胞的一侧向外展，类似葫芦状或发芽状；胞质内有散在的相对致密物，成细颗粒状；胞质向四周集中形似炸面包圈样，以及破碎的红细胞等。

（3）混合性血尿：为上述两种血尿的混合，依据其中哪一类红细胞超过50%又可分为以变形红细胞为主和以均一红细胞为主两种。肾小球源性血尿多为变形红细胞血尿，或以其为主的混合性血尿，可通过相差显微镜诊断，与肾活检的诊断符合率达96.7%。非肾小球疾病的血尿，则多为均一性血尿，与肾活检诊断符合率达92.6%。如果进一步用扫描电镜观察血尿标本，可观察到红细胞表面的细微变化，如红细胞有帽状、碗状、荷叶状、花环状等，即使红细胞有轻微的形态变化也可查出。

注意：不要把酵母菌误认为红细胞。

2. 临床意义　正常人特别是青少年在剧烈运动、急行军、冷水浴、久站或重体力劳动后可出现暂时性镜下血尿，这种一过性血尿属正常生理性变化范围。女性患者还应注意月经污染问题，应通过动态观察加以区别。引起血尿的疾病很多，可以归纳为3类原因。

（1）泌尿系统自身的疾病：泌尿系统各部位的炎症、肿瘤、结核、结石、创伤、肾移植排异、先天性畸形等均可引起不同程度的血尿，如急、慢性肾小球肾炎、肾盂肾炎、泌尿系统感染、肾结石、肾结核等，都是引起血尿的常见原因。

（2）全身其他系统的疾病：主要见于各种原因引起的出血性疾病，如特发性血小板减少性紫癜、血友病、DIC、再生障碍性贫血和白血病合并有血小板减少时，某些免疫性疾病如系统性红斑狼疮等也可发生血尿。

（3）泌尿系统附近器官的疾病：如前列腺炎、精囊炎、盆腔炎等患者尿中也偶尔见到红细胞。

（二）白细胞

除在肾移植术后发生排异及淋巴细胞白血病时可在尿中见到淋巴细胞外，尿中白细胞一般主要是中性分叶核粒细胞。尿中的白细胞来自血液，健康成人尿中排出的白细胞和上皮细胞不超过200万/24h。因此在正常尿中可偶然见到1~2个白细胞/HPF，如果每个高倍视野见到5个以上白细胞为增多。

1. 形态　白细胞体积比红细胞大，呈圆球形，在中性、弱酸性或碱性尿中均见不到细胞核，通过染色可清楚地看到核结构。炎症时白细胞发生变异或已被破坏外形变得不规则，结构不清，称为脓细胞。急性肾盂肾炎时，在低渗条件下有时可见到中性粒细胞内颗粒呈布朗分子运动，由于光折射，在油镜下可见灰蓝色发光现象，因其运动似星状闪光，故称为闪光细胞（glitter cell）。

2. 临床意义

（1）泌尿系统有炎症时均可见到尿中白细胞增多，尤其在细菌感染时，如急、慢性肾盂肾炎、膀胱炎、尿道炎、前列腺炎、肾结核等。

（2）女性阴道炎或宫颈炎、附件炎时可因分泌物进入尿中，而见白细胞增多，常伴有大量扁平的上皮细胞。

（3）肾移植后如发生排异反应，尿中可出现大量淋巴及单核细胞，肾盂肾炎时也偶见到。

（4）尿液白细胞中单核细胞增多，可见于药物性急性间质性肾炎及新月形肾小球肾炎。急性肾小管坏死时单核细胞减少或消失。

（5）尿中出现大量嗜酸性粒细胞时称为嗜酸性粒细胞尿，可见于某些急性间质性肾炎患者。药物导致的变态反应，或在尿道炎等泌尿系统其他部位的非特异性炎症时，也可出现嗜酸性粒细胞尿。

（三）上皮细胞

尿中所见上皮细胞由肾小管、肾盂、输尿管、膀胱、尿道等处脱落掉入尿液。肾小管上皮细胞为立方上皮细胞，在肾实质损伤时可出现于尿液中。肾盂、输尿管、膀胱等处均覆盖移行上皮细胞。尿道为假复层柱状上皮细胞，近尿道外为复层扁平鳞状上皮细胞。在这些部位有病变时，尿中相应的上皮细胞会增多。男性尿中偶尔见到前列腺细胞。

1. 鳞状上皮细胞（squamous epithelium）　正常尿中可见少量鳞状上皮细胞，这种细胞大而扁平，胞质宽阔呈多角形，含有小而明显的圆形或椭圆形的核。女性尿中可成片出现，无临床意义，如同时伴有大量白细胞应怀疑有泌尿生殖系统炎症，如膀胱炎、尿道炎等。在肾盂肾炎时也增多，肾盂、输尿管结石时也可见到。

2. 移行上皮细胞（transitional epithelium）　正常时少见，有多种形态，如呈尾状称尾状上皮细胞，含有一个圆形或椭圆的核，胞质多而核小。在肾盂、输尿管或膀胱颈部炎症时可成片脱落，但形态随脱落部位而稍有区别。

3. 肾小管上皮细胞（renal tubular epithelium）　来自肾小管，是中性粒细胞的略约1.5倍，含一个较大的圆形胞核，核膜很厚，因此细胞核突出易见，在尿中易变形呈不规则的钝角状。胞质中有小空泡，颗粒或脂肪小滴，这种细胞在正常人尿中极为少见，在急性肾小管肾炎时可见到。急性肾小管坏死的多尿期可大量出现。肾移植后如出现排异反应亦可见成片脱落的肾小管上皮细胞。在慢性肾炎、肾梗死、充血性梗阻及血红蛋白沉着时，肾小管上皮细胞质中如出现脂肪颗粒或含铁血黄素颗粒，甚至将胞核覆盖者称为复粒细胞。

（四）吞噬细胞

吞噬细胞比白细胞大2~3倍，为含吞噬物的中性粒细胞，可见于泌尿道急性炎症，如急性肾盂肾炎、膀胱炎、尿道炎等，且常伴有白细胞增多。

（五）肿瘤细胞

泌尿系统的肿瘤细胞脱落可随尿排出，用瑞-吉或巴氏染色进行识别辨认。

三、管型

管型（casts）为尿沉渣中有重要意义的成分，它的出现往往提示有肾实质性损害。它是尿液中的蛋白质和细胞颗粒成分在肾小管、集合管内凝固形成的圆柱状结构物。管型的形成必须有蛋白尿，形成基质物为 Tamm - Horsfa II 糖蛋白。在病理情况下，由于肾小球基底膜的通透性增加，大量蛋白质由肾小球进入肾小管，在肾远曲小管和集合管内浓缩（水分吸收）酸化（酸性物增加），在肾小管腔内凝集、沉淀，形成管型。

管型形成的必要条件是：①原尿中含有一定量的蛋白质（原尿中的清蛋白和肾小管分泌的 T－H 蛋白）；②肾小管有使尿液浓缩酸化的能力，同时尿流缓慢及局部性尿液积滞，肾单位中形成的管型在重新排尿时随尿排出；③具有可供交替使用的肾单位。尿液通过炎症损伤部位时，有白细胞、红细胞、上皮细胞等脱落，这些细胞黏附在处于凝结过程的蛋白质上形成细胞管型。如附着的细胞退化变性，崩解成细胞碎屑，则形成粗或细颗粒管型。在急性血管内溶血时大量游离血红蛋白从肾小球滤过，在肾小管内形成血红蛋白管型。如肾小管上皮细胞出现脂肪变性，可形成脂肪管型，进一步变性可形成蜡样管型。

根据管型内含物的不同可分为透明、颗粒、细胞（红细胞、白细胞、上皮细胞）、血红蛋白、脂肪、蜡样等管型。还应注意细菌、真菌、结晶体及血小板等特殊管型。

（一）透明管型

透明管型（hyaline casts）主要由 T－H 蛋白构成。这种管型呈规则的圆柱体状，无色、半透明、两端钝圆、质地薄，但也有少许的颗粒及少量的细胞黏附在管型外或包含于其中。透明管型一般较狭窄而短，但也有形态较大者，多呈直形或稍弯曲状。观察透明管型应将显微镜视野调暗，否则易漏检。在剧烈运动、发热、麻醉、心功能不全时，肾受到刺激后尿中可出现透明管型。大量出现见于急、慢性肾小球肾炎、肾病、肾盂肾炎、肾淤血、恶性高血压、肾动脉硬化等疾病。急性肾炎时透明管型常与其他管型并存于尿中，慢性间质性肾炎患者尿中可持续大量出现。

（二）细胞管型

细胞管型（cellular casts）为含有细胞成分的管型，其中细胞成分超过管型的 1/3 体积。按细胞类别可分为红细胞管型、白细胞管型和上皮细胞管型。

1. 红细胞管型 指管型中以红细胞为主超过 1/3 体积，通常管型内的红细胞已被破坏。尿中见到红细胞管型，提示肾单位内有出血，可见于肾小球或肾小管出血。常见于溶血性输血反应、急性肾小管坏死、肾出血、肾移植术后产生排异反应。在系统性红斑狼疮、肾梗死、肾静脉血栓形成等情况时红细胞管型也可能是唯一的表现。

2. 白细胞管型 指管型内以白细胞为主超过 1/3 体积，管型中白细胞多为退化变性坏死的白细胞。此种管型出现表示有化脓性炎症，常见于急性肾盂肾炎、间质性肾炎等，亦可见于红斑狼疮肾炎、肾病综合征及肾小球肾炎等。

3. 肾小管上皮细胞管型 指管型内以肾小管上皮细胞为主超过 1/3 体积。所含细胞比白细胞略大，常见叠瓦状排列，根据细胞核的形状可与白细胞进行区别。此管型出现提示肾小管受累，肾小管上皮细胞剥离变性。常见于急性肾小管坏死、急性肾炎、肾淀粉样变性、间质性肾炎及重金属、药物中毒等。

4. 复合管型 指两种以上细胞同时存在的混合管型，如果识别困难，可统称为细胞管型。主要见于活动性肾小球肾炎、缺血性肾小球坏死及肾梗阻等。

有时管型中的细胞成分难以区别，可笼统称为细胞管型，必要时可借助化学染色来区别。在 DIC 时，尿液中可出现血小板管型，可用相差显微镜或经抗血小板膜糖蛋白的 McAb 加以区别。

（三）颗粒管型

颗粒管型（granular casts）内含大小不同的颗粒物，其量超过 1/3 体积时称为颗粒管型。颗粒来自崩解变性的细胞残渣，也可由血浆蛋白及其他物质直接聚集于 T－H 蛋白基质中形成。其外形常较透明管型短且宽，呈淡黄褐色或棕黑色，还可根据颗粒的大小分成粗、细颗粒管型。可见于肾实质性病变，提示肾单位内淤滞，如急、慢性肾小球肾炎、肾病、肾动脉硬化等。药物中毒损伤肾小管及肾移植术发生排异反应时亦可见到。

（四）宽幅管型

宽幅管型（broad casts）又称肾功能不全管型（renal failure casts），宽度可为一般管型的 2～6 倍，也有较长者。宽幅管型形似蜡样管型但较薄，可由损坏的肾小管上皮细胞碎屑在内径宽大的集合管内凝聚而成，或因尿液长期淤积使肾小管扩张，形成粗大管型，可见于肾功能不全患者尿中。急性肾功能不全者在多尿早期可大量出现这种类型的管型，随着肾功能的改善逐渐减少消失。宽幅管型出现于慢性肾炎晚期尿毒症时，常表示预后不良。

（五）脂肪管型

脂肪管型（fatty casts）内可见大小不等，折光性很强的脂肪滴，亦可见含有脂肪滴的肾小管上皮细胞，可用脂肪染色鉴别。脂肪管型为肾小管损伤后上皮细胞脂肪变性所致，可见于慢性肾炎，尤其多见于肾病综合征。

（六）蜡样管型

蜡样管型（waxy casts）为浅灰色或淡黄色、折光性强、质地厚、有切迹的管型，一般略有弯曲或断裂成平齐状。在肾单位慢性损害，长期少尿或无尿的情况下，由颗粒管型或细胞管型等长期滞留肾小管中演变而来，是细胞崩解的最后产物，也可由发生淀粉样变性的上皮细胞溶解后逐渐形成。它的出现提示肾小管的严重病变，预后差。可见于慢性肾小球肾炎晚期、肾功能不全及肾淀粉样变性时，亦可在肾小管炎症和变性、肾移植慢性排异反应时见到。

（七）其他管型

1. 细菌管型　指管型中含有大量细菌。在普通光学显微镜下呈颗粒管型，可借助相差及干涉显微镜仔细识别，常见于肾脓毒性疾病。

2. 真菌管型　指管型中含有大量真菌。可见于真菌感染时，但辨认困难，常需用细菌学及特殊染色等手段识别。发现此类管型，可早期诊断原发性及播散性真菌感染，对抗真菌药物的监测有一定作用。

3. 结晶管型　指管型透明基质中含尿酸盐或草酸盐等结晶。临床意义类似相应的结晶尿。如管型中含小圆形草酸钙结晶时易被误认为是红细胞管型，应注意仔细观察，也可用细胞化学染色来区别。

4. 血小板管型　在弥散性血管内凝血患者尿中可见血小板管型。

5. 胆红素管型　管型中充满金黄色的非晶性的胆红素颗粒称为胆红素管型。

6. 空泡变性管型　肾病综合征并发重症糖尿病的患者尿中，可见到泡沫状的空泡变性管型。

（八）类管型、黏液丝及与管型相似的物质

1. 类管型　类圆柱体形态，与管型相似，但一端尖细扭曲或弯曲呈螺旋状。常与透明管型并存，可在急性肾炎患者尿液中见到，与肾血循环障碍或肾受刺激时有关。

2. 黏液丝　为长线条形，边缘不清，末端尖细卷曲，可见于正常尿中，如大量存在常表示尿道受刺激或有炎症反应。

3. 其他　包括非晶形尿酸盐或磷酸盐团、细胞团，其他异物如棉、毛、麻的纤维、毛发及玻片上的纹痕等，均应与管型鉴别。

四、结晶

尿液中出现结晶（crystal）称晶体尿（crystalluria），除包括草酸钙、磷酸钙、磷酸镁铵、尿酸及尿酸盐等结晶外，还包括磺胺及其他药物析出的结晶。尿液中是否析出结晶，取决于这些物质在尿液中的溶解度、pH、温度及胶体状况等因素。当各种促进与抑制结晶析出的因子和使尿液状态维持稳定动态平衡的因素失衡时，可见结晶析出。尿结晶可分成代谢性、病理性两大类。代谢性结晶多来自饮食，一般无重要临床意义。

（一）尿内常见的结晶

1. 磷酸盐类结晶（phosphatic crystal）　包括无定形磷酸盐、磷酸镁铵、磷酸钙等。常在碱性或近中性尿液中见到，可在尿液表面形成薄膜。三联磷酸盐结晶无色透明闪亮，呈屋顶形或棱柱形，有时呈羊齿草叶形，加乙酸可溶解，一般在正常代谢中产生。如果长期在尿液中见到大量的磷酸钙结晶，应与临床资料结合考虑是否患有甲状旁腺功能亢进、肾小管性酸中毒，或因长期卧床骨质脱钙等。感染引起结石时，尿中常出现磷酸镁铵的结晶。

2. 草酸钙结晶（calcium oxalate crystal）　为八面体，无色方形闪烁发光，有两条对角线互相交叉，有时呈菱形。不常见的形态为哑铃形或饼形，应与红细胞区别。结晶溶于盐酸但不溶于乙酸，属正常代谢成分，但又是尿路结石主要成分之一。如草酸盐排出增多，患者临床表现尿路刺激症状（尿痛、尿频、尿急）或有肾绞痛合并血尿，应注意有患尿路结石症的可能，患者尿中偶尔可见到排出的结晶团。

3. 尿酸结晶（uric acid crystal）　肉眼可见类似红细砂粒，常沉积在尿液容器底层。在显微镜下可见呈黄色或暗棕红色的菱形、三棱形、长方形、斜方形的结晶体，可溶于氢氧化钠溶液。尿酸为机体核蛋白中嘌呤代谢的终产物，常以尿酸或尿酸铵、尿酸钙、尿酸钠的盐类形式随尿排出体外，正常情况下如多食含高嘌呤的动物内脏可使尿中尿酸增加，但在急性痛风症、小儿急性发热、慢性间质性肾炎、白血病时，因细胞核大量分解，可排出大量尿酸盐。在肾小管对尿酸的重吸收发生障碍时也可见到高尿酸盐尿。

4. 尿酸铵结晶（ammonium urate crystal）　黄褐色不透明，常呈刺球形或树根状，为尿酸与游离铵结合的产物。尿酸铵结晶可在酸性、中性、碱性尿中见到，正常人尤其是小儿（新生儿、乳儿）尿中易见。尿液放置时间过长后见到此结晶多无意义，如果出现在新鲜尿中应考虑可能存在膀胱的细菌感染。

（二）其他病理性结晶

1. 胱氨酸结晶　为无色、六边形、边缘清晰、折光性强的薄片状结晶，由蛋白分解形成，在尿沉淀物中少见。其特点是不溶于乙酸而溶于盐酸，能迅速溶解于氨水中，再加乙酸后结晶可重新出现。胱氨酸结晶可于先天性胱氨酸代谢异常时大量出现。

2. 亮氨酸与酪氨酸结晶　尿液中出现的亮氨酸与酪氨酸结晶，为蛋白质分解产生。亮氨酸结晶为淡黄色小球形油滴状，折光性强，并有辐射及同心纹，特性为不溶于盐酸而溶于乙酸。酪氨酸结晶为略带黑色的细针状结晶，常成束成团，可溶于氢氧化钠而不溶于乙酸。这两种结晶不见于正常尿中，可见于有大量的组织坏死的疾病如急性肝坏死、急性磷中毒患者尿中，在糖尿病性昏迷、白血病或伤寒等患者尿液中也可能出现。

3. 胆固醇结晶　在尿沉淀物中很少见胆固醇结晶，如有则多在尿液表面成薄片状。胆固醇结晶形态为缺角的长方形或方形，无色透明，可溶于氯仿、乙醚。胆固醇结晶常在乳糜尿中看到，偶见于脓尿中。

4. 胆红素结晶　镜下观察外形为黄红色成束针状或小块状结晶，由于氧化有时可呈非结晶体色素颗粒，加硝酸后因被氧化成胆绿素而成绿色，可溶解于氢氧化钠或氯仿中。可见于黄疸、急性肝坏死、肝癌及磷中毒等患者的尿中。

（三）药物结晶

随着化学治疗的发展，尿中可见药物结晶（drugs crystal）日益增多。

1. 放射造影剂　使用放射造影剂（如碘造影剂、尿路造影剂等）时患者如合并静脉损伤，可在尿中发现束状、球状、多形性结晶。尿比重可明显升高。结晶溶于氢氧化钠溶液，但不溶于乙醚、氯仿等有机溶剂。

2. 磺胺类药物结晶　某些磺胺类药物在体内乙酰化率较高，易在酸性尿中析出结晶引起血尿、肾损伤，甚至尿闭。磺胺嘧啶结晶为棕黄色不对称的麦秆束状或球状。磺胺甲基异恶唑结晶为无色透明、长方形（或正方形）的六面体，似厚玻璃块，厚度大，边缘有折光阴影，散在或集束成"＋""×"形等排列。

3. 解热镇痛药　退热药如阿司匹林、磺基水杨酸也可在尿中出现双折射性斜方形或放射性结晶，应加以注意。

此外由于新药日益增多，也有一些可能在尿中出现结晶，但尚未被人识别。因此对尿中出现异常结晶应多加研究，以识别其性质及来源。

五、其他成分

（一）脂肪球

肾上皮细胞、白细胞发生脂肪变性，尿中可见发亮的大小不等的小滴（不足以形成乳糜尿），可被苏丹Ⅲ染色，多见于肾病综合征。

（二）细菌

正常人的尿液自形成到储存在膀胱中，这一阶段是没有细菌的，实验中检出的少量细菌，主要来自外生殖器。尿液是一种很好的培养基，放置后有利于细菌的生长繁殖，在夏季更为明显。因此尿液的细菌检查如不用无菌手段采取新鲜尿液，并立即进行检查是没有临床意义的。

（三）真菌

糖尿病患者、女性尿及碱性尿中有时可见酵母样真菌。一般无色，大小为 $2.5\sim5\mu m$ 的椭圆或圆柱形，有时有芽生孢子而群集。念珠真菌还可见到假菌丝。

（四）寄生虫

阴道毛滴虫多见于女性尿中，也可偶见于男性尿中，一般为感染所致。无色、大小为

10~30μm，呈纺锤状，有鞭毛，在夏季新鲜尿中可见运动活泼，如失去活力且形体较小者，应与白细胞进行鉴别。

（五）精子

多见于男性遗精后及前列腺炎患者的尿中，也见于性交后的两性尿中。

（任　燕）

第五节　尿沉渣其他检查方法

一、尿沉渣定量计数

（一）1小时尿沉渣计数

健康人尿液中，含有极少量有形成分如红细胞、白细胞及透明管型。泌尿系统疾病患者尿液中有形成分的数量有不同程度的增加，增加的程度与病理性损害密切相关。1小时尿沉渣计数也称1小时有形成分排泄率，是指计数一定时间内尿液中细胞和管型排出的数量。

1. 测定方法及评价　准确留取上午3h全部尿液（如上午6：30嘱患者排空膀胱内尿液弃去，然后收集至上午9：30的全部尿液），取混匀尿液10mL，以1 500r/min离心10min，弃上清液留管底沉淀物1mL备用。取混匀沉淀物1滴充入细胞计数池内，分别计数细胞、管型，再换算成1小时的排出数。

该法标本收集时间短，不加防腐剂，且不受饮食限制（但不能大量饮水），对有形成分影响小，造成技术误差的因素较少。该法优于Addis计数，适用于门诊及住院患者的连续检查。

2. 质量控制　要防止盐类结晶的影响，如酸性尿液中因尿酸盐结晶析出而混浊，可适当加温（37℃）使其溶解；尿液呈碱性可加适量醋酸溶解磷酸盐，保存细胞和管型。

3. 参考值

男性：红细胞<3万/h；白细胞<7万/h

女性：红细胞<4万/h；白细胞<14万/h

管型<3 400个/h。

4. 临床意义　肾盂肾炎患者白细胞排出增多，可多达40万/h。急性肾炎患者红细胞排出增多，可见管型。

（二）Addis计数

本法由Addis于1948年建立，用于测定12小时尿液中管型、红细胞和白细胞的排出量，以了解泌尿系统疾病的发展和转归的情况。

1. 测定方法及评价　准确收集12小时尿量（晚上8时排尿弃去，收集至次晨8时的全部尿液），显微镜计数沉淀物中的有形成分，计数方法同1小时尿沉渣计数。

该法操作繁琐，受饮食限制，收集尿液时间长，随着尿液排出体外的时间延长，细胞和管型会逐渐破坏、溶解，因此重复性较差，现用1小时细胞排泄率替代。

2. 质量控制　同1小时尿沉渣计数。

3. 参考值

红细胞 <50 万/12h 夜尿

白细胞 <100 万/12h 夜尿

管型 <0.5 万/12h 夜尿。

4. 临床意义　同 1 小时尿沉渣计数。

（三）定量尿沉渣分析板法

尿沉渣专用定量分析板为特制的一次性使用的硬质塑料计数板，每块板上有 10 个计数池，每个计数池刻有 10 个大方格，每个大方格分为 9 个小方格，计数池的高度为 0.1mm。每个方格的面积为 1mm²，故每个大方格容积为 0.1μL，10 个大方格的总容积为 1μL。每个标本用 1 个计数池。（见图 10 - 2）

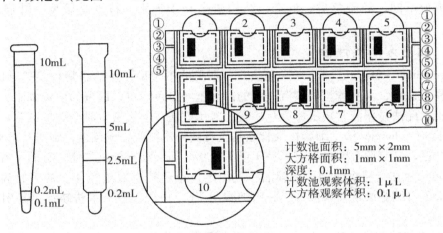

计数池面积：5mm×2mm
大方格面积：1mm×1mm
深度：0.1mm
计数池观察体积：1μL
大方格观察体积：0.1μL

图 10 - 2　尿沉渣定量分析板

1. 测定方法及评价　将离心沉淀的混匀尿沉渣充入专用分析板中，置显微镜下鉴定、计数，计算出每微升尿内的细胞及管型数。尿沉渣定量分析板的应用改变了过去尿沉渣不能定量测定的历史，是目前推荐的尿沉渣定量检查方法。

2. 参考值见表 10 - 12。

表 10 - 12　尿沉渣参考值

检查法	RBC	WBC	管型	上皮细胞	结晶
未离心尿	0~1/HPF	0~5/HPF	0~偶见/LPF	少	少
（平均高倍镜视野）	（0.4~1.0 个）	（0.6~2.1 个）			
定量尿沉渣分析板	男 0~12/μL	男 0~12/μL	0~1/μL		
	女 0~24/μL	女 0~26/μL			

（四）倒置显微镜检查法

尿液标本经离心后取沉渣检测，虽然阳性检出率较高，但操作费时。倒置显微镜检查法是将未经离心的混匀尿液定量放入酶标板小孔中，静置一定时间后，有形成分自然下沉至孔底，在倒置显微镜下用高倍镜计数 10 个视野或规定区域中的细胞和管型数。

1. 测定方法及评价　该法操作简单，且能定量，按每微升尿液中的细胞和管型报告。尿液未离心不但节省时间，还可减少因离心造成有形物的损伤，沉渣浓集又不会变形，阳性检出率和精确度与定量尿沉渣分析板法相关性较好，但有形物的沉淀易受尿比重的影响，适合基层单位使用。

2. 质量控制　倒置显微镜与酶标板必须配套。酶标板的光洁度、深度、底面积等均有严格规定。操作过程中应严格执行操作规程。

二、尿沉渣染色检查法

为了防止在镜检时遗漏和误认某些病理成分，可用染色法进行镜检，确定某些特殊异常成分（如肿瘤细胞）、判断异形细胞及制备永久性标本等。尿沉渣中的各种有形成分，由于所含化学成分不同，经染色后，形态、结构清晰易于识别，特别是管型、肿瘤细胞更易识别。

（一）测定方法及评价

1. Sternheimer – Malbin（S – M 染色法）　尿沉渣中管型，经结晶紫和沙黄对比染色后，形态清晰易于识别，不同管型类型沉渣中的白细胞经染色后可以区分为浓染细胞、淡染细胞和闪光细胞。此法是尿液常规沉渣染色检查的常用方法。但染液有时会破坏细胞。

2. 改良 Sternheimer 法　细胞核及管型基质可被阿尔新蓝染成蓝色，胞质及 RNA 可被派洛宁染成红色，红与蓝有明显反差，易于镜下观察。但红细胞染色欠佳，有的不着色。

3. 固定染色法　将沉渣制成薄膜后，先固定再染色检查效果较佳。常用的瑞氏、吉氏及瑞 – 吉染色对细胞染色效果极佳，肿瘤细胞用 HE、巴氏染色。本法缺点是易引起管型的变形和破碎。

4. 尿沉渣的特殊染色法　此法是根据尿中所含成分的不同选择染色剂，脂肪球染色用苏丹Ⅲ，植物性淀粉及动物性糖原染色用碘，各种细胞鉴别用过氧化酶染色等。此法可提高尿沉渣检查的阳性检出率，对泌尿系统疾病的诊断有重要意义。

（二）质量控制

（1）尿液　必须新鲜。

（2）要注意不同染色液的 pH 值变化　各种尿液的 pH 值不同，实验时要进行调节。

（3）固定染色及特殊染色的质量控制　与血液和骨髓染色相同。

三、尿沉渣检查标准化的建议

尿沉渣检查是尿液分析的重要组成部分，对临床诊断、治疗监测及群体普查具有重要意义。针对目前国内临床检验的现状，参考相关文献，中华医学检验分会第五届血液与体液专家会议（2002 年）通过了尿沉渣标准化建议。

（一）材料与器械

1. 收集标本的容器

（1）收集和运送尿液的容器应由不与尿液成分发生反应的惰性材料制成；洁净、防漏、防渗，一次性使用；容积应大于 50mL，圆形开口的直径大于 4cm，具有较宽的底部，尽可能使用安全、易于开启的密封装置，以保证标本运送安全。

（2）用于离心尿液的离心管，应具备以下条件：清洁、透明、带刻度，刻度应至少标明 10mL、1mL、0.2mL，容积应大于 12mL，试管底部呈锥形或缩窄形。试管口应尽可能具有密封装置，最好使用不易破碎的一次性塑料或玻璃离心管。

（3）用于尿沉渣分析的容器、离心管、玻片必须能进行标记，便于识别标本，且应保持洁净。

2. 尿沉渣计数板　尿沉渣的量和压（涂）片厚度是标准化的重要环节。在普通玻片上随意滴加沉渣液或加盖玻片（甚至不加盖玻片），均不能提供标准化的结果。建议使用标准化的尿沉渣（专用）计数板。

3. 离心机　采用水平式离心机，离心时应盖上盖，以保证安全。离心时，机内温度应尽可能保持低于 25℃，离心机相对离心力应在 400×g 左右。

离心机转速与相对离心力的换算公式为：

g = 11.18 ×（rpm/1 000）2 × R 或 rpm = 1 000 ×（500/11.18 × R）1/2，式中，rpm：每分钟转数；R：半径，指从离心机轴中央到离心管底部的距离；g：相对离心力。

例如：水平式离心机半径为 20cm 时，采用 1 338r/min（或 1 350r/min）。

水平式离心机半径为 16cm 时，采用 1 495r/min（或 1 500r/min）。

水平式离心机半径为 10cm 时，采用 1 892r/min（或 1 900r/min）。

4. 显微镜　尿沉渣检查尽可能使用具有内置光源的显微镜，光线强度可调，应具备 40 倍、10 倍的物镜和 10 倍的目镜。同一实验室如有多台显微镜，各显微镜的物镜及目镜的放大倍数应一致。

5. 自动化设备　有条件的实验室可使用各类自动、半自动的尿沉渣分析仪进行尿沉渣分析，或用作过筛，但此类仪器必须经权威机构认证。

6. 计算机数据处理系统　在有条件的单位，可使用带计算机成像系统的显微镜、标准化的沉渣检测系统和相关辅助软件来自动处理结果，但检查方法和尿沉渣结果报告方式必须标准化。

（二）标本的收集与运送

1. 标本的收集　实验室工作人员、医生、护士必须对患者留尿进行指导，务必使尿道口保持清洁。随机尿液标本的留取无特殊时间规定，但患者必须有足够的尿量（30～50mL）。晨尿指患者起床后第一次尿。收集"时段尿"时，应告知患者时间段的起点和终点，起始时先排空膀胱。三杯实验留尿时间要分段明确，做好标记。送检单上应注明留尿时间、送检时间。

2. 标本的运送　按上述要求留取尿液应在 2 小时内完成检验，如果标本收集后 2 小时内无法完成分析，可置 2～8℃冰箱冷藏，并于 6 小时内完成检验；如仅做尿沉渣检查，可在尿标本中加适量防腐剂。

3. 标本的标记　标本容器必须有标记，包括：患者姓名、特定编号（或住院患者的病区、床号）、标本收集时间。标签应贴在容器上，不可贴在盖上。

4. 标本的接收　实验室应建立严格的标本接收制度。工作人员在接收标本时，必须检查标本容器是否符合要求；标记内容与医生所填化验单是否一致；从留尿到接收标本的时间是否过长；标本是否被污染。尿标本量不少于 30mL，在特殊病例不可能达到此要求时（如小儿、烧伤、肾衰无尿期等），应在检验报告单上注明收到尿量及检查方法（离心或未离心）。

（三）尿沉渣检验的操作步骤

1. 离心　离心管中倒入充分混匀的尿液至10mL刻度处，RCF400×g，离心5min。离心后倾倒或吸去上清液，离心管底部残留尿液的量应在0.2mL处，使之浓缩50倍。

2. 镜检　沉渣液混匀后，取1滴（约15~20μL）充液到专用标准尿沉渣计数板里（按说明书操作），先用低倍镜观察，后用高倍镜观察。计数细胞数或管型，按"××/μL"报告。尿结晶、细菌、真菌、寄生虫等以＋、＋＋、＋＋＋、＋＋＋＋或1＋、2＋、3＋、4＋形式报告。

（1）尿结晶、盐类的报告方法

尿结晶	盐类
－：0	－：无
1＋：1~4个/高倍视野	1＋：少量
2＋：5~9个/高倍视野	2＋：中等量
3＋：10个以上/高倍视野	3＋：多量

（2）原虫、寄生虫及寄生虫卵的报告方法

－：0

1＋：1~4个/高倍视野

2＋：5~9个/高倍视野

3＋：10个以上/高倍视野

（3）细菌、真菌的报告方法

－：0

±：数个视野散在可见,

1＋：各个视野均可见

2＋：数量多或呈团块状集聚

3＋：无数多

3. 尿沉渣的检查内容

（1）细胞：红细胞、白细胞、吞噬细胞、上皮细胞（包括肾小管上皮细胞、移行上皮细胞、鳞状上皮细胞）、异型细胞等。

（2）管型：透明、细胞、颗粒、蜡样、脂肪、混合及宽幅管型等。

（3）结晶：磷酸盐、草酸钙、尿酸结晶和药物结晶等。

（4）细菌、寄生虫（或虫卵）、真菌、精子、黏液等。

（5）临床医生特殊要求的其他成分。

4. 有条件的实验室应开展各种尿液有形成分的染色检查，配置多种类型显微镜（如相差显微镜，偏振光显微镜等），以便有形成分的进一步鉴别。

尿液沉渣检查仅为尿液分析的一部分，应结合尿液理学、化学检查及临床资料综合分析，再发出报告。尿沉渣检查应建立质量保证体系，同时应进行尿沉渣检查的专业培训，技术未达到要求者，不得上岗。

四、尿沉渣分析仪的使用

尿沉渣分析仪是用显微镜或专用设备对尿液有形成分检查的仪器。尿沉渣分析仪可做到尿沉渣分析的标准化、自动化。目前报道的尿沉渣分析仪，主要有流式细胞术法分析仪和图像识别法分析仪，以及近来出现的一种简便的尿沉渣分析工作站。

（一）测定方法及评价

1. 流式细胞术法尿沉渣分析仪　该仪器运用流式细胞术及特殊荧光染色的原理对尿沉渣进行分析。尿液标本经染色后，进入鞘液流动池时，尿液中的每个有形成分单个纵列通过流动池中心轴线，每个粒子均被氩激光光束照射，并各自发出不同的荧光强度（信号）。尿沉渣细胞信号可表达为 3 类，即前向散射光、荧光和电阻抗。前向散射光信号又可分为前向散射光强度（Fsc），反映细胞大小；前向散射光脉冲宽度（Fscw），反映细胞长度。荧光信号也分为荧光强度（Fl），反映细胞染色质的强度，以及荧光脉冲宽度（Flw），反映细胞染色质的长度。电阻抗反映细胞体积。仪器将这些信号转变为电信号，综合分析后得出细胞大小、长度、染色的强度和染色部分长度及细胞的体积资料，并给出每类细胞的散射图和直方图，计算出每微升尿中各种细胞的数量。该仪器自动化程度较高、精密度好，以散射图或直方图的方法报告结果，可对尿沉渣中的红细胞、白细胞、管型、细菌进行计数，做出定量报告，但对病理性管型、异常细胞、结晶等不能做分类检出。该仪器不能完全取代显微镜下形态学检查，仍属过筛实验。近年来，大型医院引进该仪器日益增多。

2. 图像识别尿沉渣分析仪　该仪器采用流式细胞术、高速频闪光源和电视摄像的光学系统，利用计算机对图像进行分析。原理是利用液压将混匀的尿液注入仪器的标本口，仪器自动加染色液，尿液经染色后导入鞘流液内，在平板式流动池中做层流动，使管道中间的定量液体通过显微镜下的专用尿分析定量板。当尿液中的有形成分通过显微镜视野时，以每秒 60 次的高频闪光作光源，经摄像得到连续的静止图像。仪器可显示尿液中常见的 12 种颗粒，计算机将图像中的形态与已存在的管型、上皮细胞、红细胞和白细胞的形态资料进行对比、识别和分类，计算出各自的浓度。由于尿中有形成分形态复杂，不能识别的有形成分占比例较大，仍需人工逐一识别分类，该仪器造价昂贵，因此未能正式投入临床应用。

3. 尿沉渣定量分析工作站　尿标本经离心、沉淀、浓缩、染色后，由微电脑控制，利用动力管道产生吸引力的原理，蠕动泵自动把已染色的尿沉渣吸入，并悬浮在一个透明、清晰、带有标准刻度的光学流动计数池内。通过显微镜摄像装置，操作者可在显示器屏幕上获得清晰的彩色尿沉渣图像，在规定范围内识别、计数，通过电脑计算出每微升尿沉渣中有形成分的数量。尿沉渣定量分析工作站是在密闭的管道内进行分析，因此标本不污染工作环境，安全性好，且使用光学流动计数池，体积准确恒定，视野清晰，人工识别容易。该法仍需人工离心沉淀，但全程自动、快捷高效、安全洁净，有利于尿沉渣定量分析标准化和规范化，目前国内已推广应用。

另一种尿沉渣定量分析系统附有专利样品管，集离心和观察区于一体，还备有计算机控制专用离心机。载有尿标本的专利样品管置于专用离心机中自动离心 47s，最后 2s 自动震荡混匀，取出专利样品管置于显微镜下观察、鉴别和计数，符合国际化标准要求。

（二）质量控制

1. 标本一定要新鲜，留尿后标本应在 2h 内检查完毕。

2. 由于不同厂家和不同类型仪器有不同的要求，操作人员必须熟悉仪器性能，严格按说明书操作，做好质控和仪器保养。

尿沉渣分析自动化的研究由来已久，难度较大，近年已取得重大进展。这类仪器对少数特殊细胞，如管型、结晶和细胞分类、肿瘤细胞的鉴别等仍有困难，因此目前它仍是一种筛查仪器，还不能完全取代人工镜检。实验室必须建立和执行复检标准。

（任　燕）

第六节　尿液沉渣中的脱落细胞

一、标本的采集与制片

（一）标本采集的要求

1. 尿液标本要新鲜　泌尿系统脱落的上皮细胞在尿液中易退化变性或自溶。因此，尿液排出后应在 1h 内完成制片、固定。若不能及时制片，可按标本的 1/10 量加入甲醛或等量的 95% 乙醇。

2. 避免污染　除要求盛尿容器清洁以外，女性患者在自然排尿时，尿液中常混有大量阴道上皮细胞和白细胞而影响诊断。故可采取导尿的方法，或清洁外阴后留取中段尿。

3. 标本的量要充足　一般不少于 50mL。

（二）采集标本的方法

1. 自然排尿　一般留取晨尿，也可留取日间新鲜尿，通常连续留取 3 天。

2. 导尿管导尿　此法细胞成分较多，可见输尿管和肾盂的脱落细胞。

3. 膀胱冲洗　用 50～100mL 生理盐水由尿道做膀胱冲洗，注入和抽取数次，获得膀胱冲洗液。

4. 细胞刷片　在内镜的直视镜下，对膀胱、输尿管及肾盂等可疑部位，刷取细胞成分，直接涂片。

（三）制片方法

1. 离心沉淀法　尿液中的细胞成分较少时，采用二次离心浓集法处理效果较好。

（1）先将全部尿液标本摇匀后，倒入 4～6 只离心管内，以 2 000 r/min 离心 10min。

（2）取出上述试管，倾出上清液，将各个试管底部沉淀物摇匀后集中在一支试管内，以同样的条件再离心 5～10min。

（3）倾去上清液后将沉淀物混匀。如细胞成分多，可制成薄片，如细胞成分少则取沉淀 2～3 滴，制成厚片，厚度以略能流动为度。每份标本一般制 4 张涂片。待干后，立即浸入固定液固定。

由于正常尿液中不含蛋白质成分，所以细胞不易黏附在玻片上。为了防止脱落，可在沉淀物内滴加 1 滴血清，或在玻片上涂抹少量的甘油蛋清，然后再涂片。

若尿中含有大量盐类结晶或胶胨样物质，会引起背景污浊，影响诊断。可用 0.5mol/L NaOH 或 0.5mol/L HCl 调节尿液 pH 值为 6.0，使盐类结晶溶解。离心沉淀后，在沉淀物内加入 5～10mL 95% 乙醇，静置 5min 固定细胞，然后逐渐加入蒸馏水轻轻振动试管使胶胨样物溶解，再做第二次离心，留沉淀物涂片。

2. 自然沉淀法　用毛细吸管吸取尿液底部的沉淀物放入沉降筒中，尿中的细胞成分自然下沉，尿中水分被滤纸不断吸干，沉降时间一般为 30min，待干后固定染色。此法获得的细胞形态较好，但由于取用的尿标本少，肿瘤的阳性检出率不高。

二、固定

固定的主要目的是防止细胞自溶和细菌所致的腐败，保持细胞的自然形态。固定能沉淀和凝固细胞内的蛋白质，并能破坏细胞内的溶酶体，使细胞结构清晰并易于着色，所以制片后应尽快固定。固定越快，细胞越新鲜，染色效果越好。

1. 常用固定液

（1）乙醚乙醇固定液：由95%乙醇和乙醚等量混合而成。此液渗透性强，固定效果好，适用于H－E染色和巴氏染色。

（2）95%乙醇固定液：制备简单，但渗透能力较差。适用于大规模防癌普查。

2. 固定方法

（1）带湿固定：即涂片尚未干燥即行固定。可用浸入法，也可用滴加法。此法固定细胞结构清晰，染色鲜艳。适用于痰液、宫颈刮片及食管刷片等较黏稠的标本。

（2）干燥固定：即涂片自然干燥后，再行固定。适用于较稀薄的标本，如尿液、浆膜腔积液等。

3. 固定时间　一般为15~30min。含黏液较多的标本如痰液、宫颈刷片等，固定的时间要适当延长；不含黏液的标本，如尿液、胸腹水等，固定时间可酌情缩短。

三、染色

染色是利用细胞中各种结构的生化组成不同，对染料的亲和力不同，而显示不同的颜色，使细胞的形态和结构易于辨认。常用的染色方法有H－E、巴氏及瑞－吉染色，其特点如下：

1. H－E染色　此法染色效果较好，只是胞质染料仅有伊红，染后色彩不丰富，不能用于观察阴道涂片中对雌激素水平测定。优点是操作简易，试剂易配制。

2. 巴氏染色　此法染色特点是细胞具有多色性。染细胞质的染料有4种，故色彩丰富鲜艳，胞内结构清晰，染色效果好，是细胞病理学检查常用的方法，尤其适于观察女性雌激素水平对阴道上皮细胞的影响。此法的缺点是操作程序复杂，试剂成本较大。

3. 瑞－吉染色　此法适用于血片、淋巴穿刺液和胸腹水涂片。尤其是淋巴瘤细胞，瑞－吉染色优于其他染色方法。

四、涂片观察及报告方式

1. 涂片观察方法

（1）涂片观察前要认真核对涂片编号，了解送检申请单上填写的全部资料。

（2）由于涂片范围较大，癌细胞又分散，故显微镜检查主要在低倍镜下观察，当发现有异常细胞时，再换用高倍镜辨认，必要时用油镜观察。

（3）将玻片按自左到右、自上到下的顺序移动，全面、仔细地观察整个涂片的每一部分，不能有遗漏。如发现异常细胞，应做标记，以利复查。

2. 报告方式　细胞病理学检查癌细胞的报告方式分为直接法和分级法。

（1）直接法：根据细胞形态，对有特异性细胞学特征的、较容易确诊的疾病可直接做出诊断，如脂肪瘤等。

（2）分级法：分级法是常用的报告方式，能客观地反映细胞学的变化。目前有三级、四级和五级 3 种分类方法。

1）三级分类法

Ⅰ级　阴性。涂片中均为正常细胞或一般炎症变性细胞。

Ⅱ级　可疑。涂片发现核异质细胞。

Ⅲ级　阳性。涂片中找到典型的癌细胞。可根据癌细胞形态，进一步分类。

2）四级分类法

Ⅰ级　阴性。

Ⅱ级　核异质。涂片中发现少量轻度核异质细胞，多由炎症变性所致。

Ⅲ级　可疑。涂片中有重度核异质细胞，形态基本符合癌细胞标准。但由于数量过少，或形态不典型，不能排除癌前病变的可能性。

Ⅳ级　阳性。涂片中可见典型的癌细胞。

3）五级分类法（papanicolaou 分级）

Ⅰ级　涂片中均为正常细胞和一般炎症变性细胞。

Ⅱ级　有少量轻度核异质细胞，但无恶性迹象。

Ⅲ级　有较多重度核异质细胞，但不能肯定为恶性。

Ⅳ级　有大量重度核异质细胞，强烈提示为恶性肿瘤，但仍缺乏特异性癌细胞。

Ⅴ级　可见典型癌细胞，并能根据细胞学特点，做出初步分类。

五、小结

脱落细胞学（exfoliative cytology）和细针吸取细胞学（fine needle aspiration cytology）属于细胞病理学（cytopathology）的一个分支，是采集人体各部位的上皮细胞，经染色后用显微镜观察形态，协助临床诊断疾病的一门学科。随着细胞病理学的标本取材方法的不断改进和创新，从自然脱落细胞的收集（如阴道后穹隆分泌物、痰、尿）到黏膜上皮细胞的人工刮刷（如子宫颈刮片，各种内镜直视下黏膜刷片），直至近几年越来越广泛开展的细针吸取细胞的应用，克服了过去深部组织取材困难的缺点，大大提高了阳性检出率。

脱落细胞及细针吸取细胞学最突出的特点是简单易行、安全性强；对患者造成的痛苦少，可反复取材检查；对设备要求不高、费用低；诊断迅速，癌细胞检出率较高，特别适合大规模防癌普查和高危人群的随访观察。不足之处是有一定的误诊率，这是由于细胞病理学检查的局限性，只能看到少数细胞，不能全面观察病变组织结构；由于是单个细胞脱落，细胞之间无组织结构，故往往不能确定肿瘤的具体部位；单片根据脱落细胞形态不易对癌细胞做出明确的分型。

（任　燕）

第七节　尿液沉渣中的细胞形态

一、正常上皮细胞形态

脱落细胞涂片中的细胞分为两类：一是上皮细胞，二是非上皮细胞。上皮细胞的种类很多，常见的有复层鳞状上皮细胞和柱状上皮细胞。

（一）复层鳞状上皮细胞

鳞状上皮（squamous epithelium）是一种复层的上皮组织，由于表面的细胞为扁平鳞形，所以又称复层扁平上皮。主要分布于体表及与外界直接相通的腔道等部位，如皮肤、口腔、咽、食管、阴道及子宫颈外口。复层鳞状上皮从底部至表面可分为基底层、中层和表层（见图10-3、图10-4）。

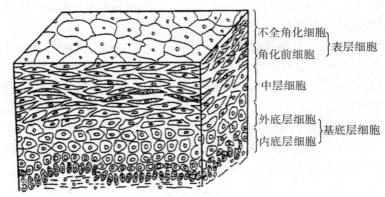

图10-3 复层扁平上皮

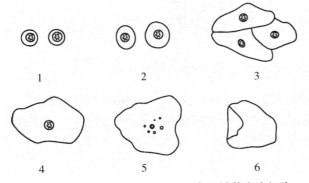

图10-4 各层鳞状上皮细胞

1. 内底层细胞
2. 外底层细胞
3. 中层细胞
4. 角化前细胞
5. 不完全角化细胞
6. 完全角化细胞

1. 基底层细胞 分为内底层和外底层。

（1）内底层细胞：为一层低柱状或立方形细胞，位于上皮的最底层，紧贴基底膜，具有很强的繁殖能力，是唯一具有有丝分裂能力的细胞，亦称生发层。脱落后细胞呈圆形，直径12~15μm。核相对较大，呈圆形或椭圆形，多居中，染色质均匀细颗粒状，染紫蓝色。胞质较少，由于含丰富的游离核糖体，染暗红色。核与胞质比（即核的直径与细胞质幅缘之比，简称核胞质比）为1：（0.5~1）（见图10-5）。正常情况下罕见。

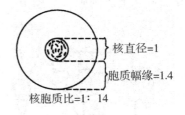

图10-5 核胞质比示意图

核直径=1
胞质幅缘=1.4
核胞质比=1：14

（2）外底层细胞：在内底层细胞之上，由2~3层细胞构成，体积较内底层细胞大，直径15~30μm。核胞质比为1：（1~2）。细胞核与内底层细胞相似，胞质略多，仍呈暗红色。底层细胞在正常涂片中不易见到，在黏膜炎症、溃疡或糜烂时可见。

2. 中层细胞　位于鳞状上皮的中部，细胞层次较多。脱落后细胞呈圆形、椭圆形、菱形、多角形，形态多样，直径 30～40μm。核胞质比为 1：（2～3），核相对较小，胞质量增多，染浅红色。

3. 表层细胞　位于鳞状上皮的最表面，细胞扁平，呈不规则多边形，细胞体积增大，直径 40～60μm。根据细胞成熟程度，又分为角化前、不完全角化和完全角化细胞，胞质呈浅红色。

（1）角化前细胞：核胞质比为 1：（3～5）。细胞核直径 6～8μm，染色较深，但染色质仍均匀细致呈颗粒状，胞质量显著增多。

（2）不完全角化细胞：核胞质比为 1：5 或以上，细胞核明显缩小，直径为 4μm，固缩、深染，核周可见白晕，有时近核处可见几个棕色小点。胞质透明，细胞可卷角。

（3）完全角化细胞：细胞核消失，胞质极薄，有皱褶、卷角，胞质内可见细菌。此种细胞为衰老死亡的细胞。

当上皮高度角化时，表层细胞成团环绕成洋葱状，形成上皮细胞角化珠，是上皮增生的标志（见图 10－6）。角化珠内细胞核小，固缩深染，大小均匀，形态及核胞质比正常，应与癌珠相鉴别。

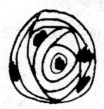

图 10－6　上皮细胞角化珠

复层鳞状上皮从底层到表层细胞形态的变化规律为：①细胞体积由小到大。②胞核由大到小，最后消失。③核染色质由细致、疏松、均匀到粗糙、紧密、固缩。④核胞质比由大到小。⑤胞质量由少到多，胞质染色由暗红色到浅红色（H－E 染色），由深蓝到红色（巴氏染色）。

（二）柱状上皮细胞

柱状上皮（columnar epithelium）主要分布于鼻腔、鼻咽、气管、肺、胃、肠、子宫颈、子宫内膜及输卵管等部位。其脱落后在涂片中根据形态和功能不同分为纤毛柱状上皮细胞、黏液柱状上皮细胞（见图 10－7）和储备细胞。

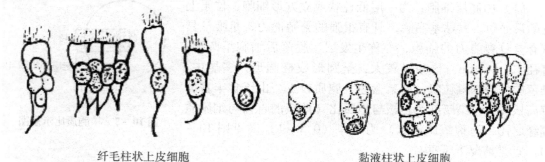

纤毛柱状上皮细胞　　　　　　　　　黏液柱状上皮细胞

图 10－7　柱状上皮细胞

1. 纤毛柱状上皮细胞 似胡萝卜状，细胞呈锥形，顶端宽平，表面有密集的纤毛，染淡红色，细胞底部尖细。核位于细胞中下部，呈卵圆形，顺细胞长轴排列，染色质细致、均匀，染色较淡，有时可见 1～2 个核仁，核边清晰，常与细胞边界重合。

2. 黏液柱状上皮细胞 呈圆柱形或卵圆形，有时呈锥形，细胞较肥大。胞质丰富，含大量黏液，呈空泡状，故着色淡而透明，有时含巨大空泡，将核挤到一侧，呈月牙形或戒指形。核呈卵圆形，位于基底部，其大小、染色与纤毛柱状上皮细胞相似。

3. 储备细胞 位于基底部，是具有增殖能力的幼稚细胞。胞体较小，呈多角形、圆形或卵圆形。染色质细致均匀，常见核仁。胞质量少，染暗红色。正常涂片中少见。

（三）成团脱落的上皮细胞

成团脱落的上皮细胞，因排列紧密，甚至细胞核有重叠，需与癌细胞团相鉴别（见图 10－8）。

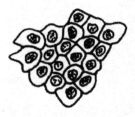 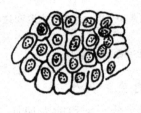 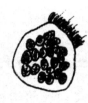

基底层细胞　　　　　　柱状上皮细胞　　　　　　纤毛柱状上皮细胞

图 10－8　成团脱落的上皮细胞

1. 成团脱落的基底层细胞 细胞呈多边形，细胞大小一致，核居中，核间距相等，排列似蜂窝状。

2. 成团脱落的柱状上皮细胞 细胞呈蜂窝状结构，胞质丰富，含较多黏液，胞质透明。染色淡，核间距不等，有时在细胞团边缘可见栅栏状结构。

3. 成团脱落的纤毛柱状上皮细胞 常聚集成堆，细胞间界限不清，胞核互相堆叠，形成核团，核团周围是胞质融合而成的胞质带。细胞团边缘有时可见部分纤毛。

二、上皮细胞的退化变性

细胞自然衰老时，就会出现退化变性的现象。当局部组织病理性损伤、炎症及恶性病变时，会加快上皮细胞的退化变性。细胞退化变性分为肿胀性退变和固缩性退变（见图 10－9）。

1. 肿胀性退变 细胞核和细胞浆内水分增多，胞体比正常细胞大 2～3 倍。胞质内出现空泡，着色淡，核亦肿大，染色质结构不清，呈云雾状。有时细胞膜破裂，形成裸核。急性炎症时多见肿胀性退变。

2. 固缩性退变 细胞核和细胞浆内水分减少，细胞脱水，胞体变小，胞质染红色。胞核固缩变小，着色深，呈深蓝色，最后可崩解消失。核与胞质之间可出现空隙，称核周晕。多见于慢性炎症。

表层鳞状上皮细胞常表现为固缩性退变；中、底层细胞常表现为肿胀性退变。柱状上皮细胞较鳞状上皮细胞更易发生退变，多见于肿胀性退变。

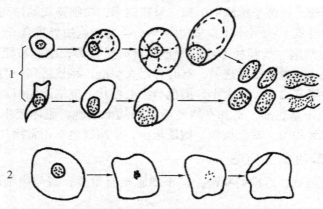

1.肿胀性退变过程；2.固缩性退变过

图 10 - 9　上皮细胞退变过程

三、良性病变的上皮细胞形态

（一）上皮细胞的增生、再生和化生

1. 增生（hyperplasia）　指细胞分裂增殖能力加强，数目增多，常伴有细胞体积增大。多由慢性炎症或其他理化因素刺激所致。增生的细胞形态特点有：胞核增大，可见核仁；胞质量相对较少，嗜碱性，核胞质比略大；少数染色质形成小结，但仍呈细颗粒状；核分裂活跃，可出现双核或多核。

2. 再生（regeneration）　当组织损伤后，由邻近组织的同类细胞增殖补充的过程叫再生。细胞形态与增生的细胞相似，常伴有数量不等的白细胞。

3. 化生（metaplasia）　一种成熟的组织在某些因素的作用下，被另一类型的成熟组织所替代的过程称为化生。胃黏膜上皮在一些因素刺激下形成肠上皮，称肠上皮化生。如子宫颈柱状上皮细胞在慢性炎症时转变为鳞状上皮细胞，这种过程叫鳞状上皮化生，简称鳞化。若鳞化的细胞核增大，形态、大小异常，染色质增粗、深染，表明在化生的同时发生了核异质，称为异型化生或不典型化生。

（二）上皮细胞的炎症变性

按病程可将炎症分为急性、亚急性和慢性3种类型，具体表现如下：

1. 急性炎症　以变性、坏死为主，上皮细胞常有明显的退变，以肿胀性退变为主。涂片中有较多坏死细胞碎屑及红染无结构的呈网状或团块状纤维素，伴有大量的中性粒细胞和巨噬细胞。

2. 亚急性炎症　除有退变的上皮细胞和坏死的细胞碎片外，还有增生的上皮细胞，涂片中的各种白细胞常并存。

3. 慢性炎症　以增生、再生和化生病理性改变为主，涂片中可见较多成团的增生上皮细胞。炎症细胞以淋巴细胞和浆细胞为主。

炎症时上皮细胞的改变主要是核的改变（见图 10 - 10），如核增（肥）大、核固缩、核深染、核畸形（轻度）等表现。

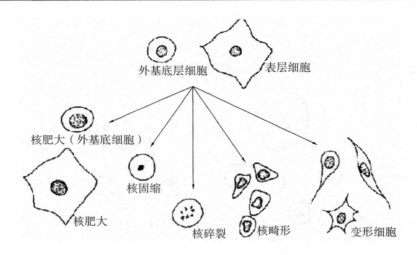

外基底层细胞   表层细胞

核肥大（外基底细胞）

核固缩

核肥大

核碎裂   核畸形   变形细胞

图 10 – 10　炎症病变的鳞状上皮细胞

（三）核异质

核异质（dyskaryosis）细胞是介于良性和恶性之间的过渡型细胞，相当于组织病理学的不典型增生或间变，是指上皮细胞的核异常，主要表现为核增大、形态异常、染色质增多、分布不均、核膜增厚、核染色较深，胞质尚正常，特征是在核增大的基础上有一定程度的畸形和深染。

根据核异质细胞形态改变程度，可分为轻度核异质和重度核异质。

1. 轻度核异质　多由慢性炎症细胞刺激引起，又称炎症核异质。多见于鳞状上皮中、表层细胞。细胞核轻度增大，较正常细胞大 0.5 倍左右，并有轻度至中度畸形，染色质轻度增多，染色稍加深，核胞质比尚在正常范围内。

2. 重度核异质　因部分可发展为癌，故又称癌前核异质。细胞核体积比正常大 1 ~ 2 倍，染色质增多，呈粗网状，分布不均，偶见染色质结节，核边增厚，核有中度以上畸形，核胞质比轻度增大。应结合临床进行动态观察。部分重度核异质来源于癌旁细胞。

炎症增生与核异质细胞的区别见图 10 – 11。

（四）异常角化

异常角化（dyskeratosis）又称不成熟角化或角化不良，是指鳞状上皮细胞胞质的成熟程度超过胞核的成熟程度。巴氏染色表现为上皮细胞核尚幼稚，而胞质已出现角蛋白，并染成红色或橘黄色。若出现在中、底层细胞称为早熟角化；若出现在表层角化前细胞，称为假角化。有人认为这可能是一种癌前表现应给予重视，定期复查。

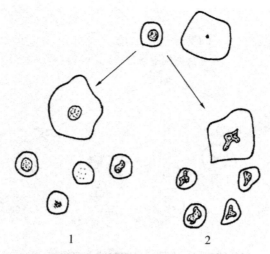

1.炎症增生：核增大则无畸形深染；核畸形深染则无增大
2.核异质细胞：核增大同时伴一定程度的畸形和深染

图 10 – 11　炎症增生与核异质细胞

四、肿瘤细胞形态

恶性肿瘤具有超正常的增生能力，并具有浸润性和转移性。从正常组织演变到恶性肿瘤是一个连续的过程，观察细胞的异型性应综合判断。来源于上皮组织的恶性肿瘤称为癌，约占所有恶性肿瘤的 90% 以上。来源于中胚层组织的恶性肿瘤称肉瘤。癌细胞的种类繁多，形态也各不相同，但仍具有一些共同的形态特征。一般来说，确定癌细胞主要是根据细胞核的改变，而区分肿瘤类型则考虑细胞质的改变和细胞的群象变化。根据细胞学类型可将癌分为 3 种类型：鳞状细胞癌、腺癌和未分化癌。

（一）恶性肿瘤细胞的一般形态特征

1. 细胞核的改变

（1）核增大：通常与已知细胞的细胞核比较，癌细胞核染色质增生旺盛，形成多倍体及非整倍体，所以胞核显著增大，为同类正常细胞的 1 ~ 4 倍，有时可达 10 倍以上。小细胞未分化癌（如肺燕麦细胞癌）胞核较小，核胞质比明显增大。

（2）核畸形：癌细胞核除圆形、卵圆形以外，还出现各种畸形，如梭形、结节状、分叶状、长形、三角形、不规则形，可有凹陷、折叠。某些腺癌细胞畸形不明显。

（3）核深染：由于癌细胞 DNA 大量增加，染色质明显增多、增粗，与染核染料结合多染色加深，呈蓝紫色似墨滴状。腺癌深染程度不及鳞癌明显。

（4）核胞质比失调：由于胞核显著增大，胞浆的量多正常，故引起核胞质比增大。癌细胞分化越差，核胞质比失调越明显。

（5）染色质分布不均、核膜增厚：增多的染色质分布不均，甚至呈块状，多见围绕核膜排列，核膜明显呈不规则增厚。

（6）核仁异常：核仁增大、增多，癌细胞核仁直径可达 5μm 以上，且外形不规则、数量增多，有的可达 3 个以上。癌细胞分化程度越低，核仁异常越明显。核仁异常是主要形态学特征之一。若见到巨大核仁（直径 5～7μm）就可诊断为恶性。有时可见多个核仁（75个），尤其见于分化差的肿瘤。

（7）异常核分裂：癌细胞的主要特征是具有无限增殖性，使有丝分裂细胞增多，且常见异常分裂象，如不对称分裂、多极分裂、环状分裂。

（8）多核：癌细胞常出现双核或多核，各个核的大小、形态很不一致。

（9）裸核：由于癌细胞增生过快，营养供给不足，细胞容易退化，胞质溶解消失而呈裸核。腺癌和未分化癌多见。早期的裸核尚具有核的恶性特征，可供诊断参考，退化后期的裸核，呈云雾状结构，失去诊断价值。

以上是恶性肿瘤细胞核的改变，其中以核增大、核畸形、核深染、核胞质比失调及染色质分布不均为主要特征。

在癌细胞特别是乳腺癌、宫颈阴道癌细胞中，可见 X 染色体异常。正常女性性染色质小体（Barr 小体）呈致密的半圆形结构，靠近核膜，实质是失活的女性 X 染色体。出现 2 个或 2 个以上 Barr 小体称为 X 染色体异常。

2. 细胞质的改变

（1）胞质量异常：胞质与核相比相对减少，分化程度越低，胞质量越少。

（2）染色加深：癌细胞胞质内含蛋白质较多，H－E 染色呈红色，且着色不均。

（3）细胞形态畸形：癌细胞呈不同程度的畸形变化，如纤维形、蝌蚪形、蜘蛛形及其他异型。细胞分化程度越高，畸形越明显。

（4）空泡变异：胞质内常有变性的空泡及包涵体等。腺癌细胞较为突出，常可融为一个大空泡，将核挤向一侧，形成戒指样细胞。

（5）吞噬异物：癌细胞胞质内常见吞噬的异物，如血细胞、细胞碎片等。偶见胞质内封入另一个癌细胞，称为封入细胞或鸟眼细胞。

3. 细胞群的改变　癌细胞有成团脱落的倾向。成团脱落的癌细胞形态不一、大小不等、排列紊乱、失去极性。鳞癌细胞常分层排列；腺癌细胞常呈巢状，有腺样倾向。

癌细胞与核异质细胞的鉴别见表 10－13。

表 10－13　癌细胞与核异质细胞的鉴别要点

鉴别要点	癌细胞	核异质细胞
核增大	显著增大（1～5 倍）	轻度增大（1 倍左右）
核大小不一	大小不一显著	大小近似
核畸形	显著畸形	轻度至中度畸形
染色质结构	染色质显著增多、增粗，分布不均匀，核深染似煤块	染色质轻度增多，可形成染色质结，除固缩时核小深染处，大多呈细颗粒状，分布均匀
核胞质比	显著增大，明显比例失调	无明显变化，或轻度增大
核仁	易见，增多、增大并有异形	1～2 个，轻度增大
核分裂	有异常分裂	无异常分裂

（二）常见癌细胞的形态特征

1. 鳞癌　由鳞状上皮细胞癌变形成的癌称为鳞状上皮细胞癌（squamous carclnoma），简称鳞癌。鳞癌细胞的核增大、核畸形、核深染、核胞质比失调、核大小不一等恶性肿瘤细胞的特点显著，细胞散在或成堆。根据细胞分化程度不同，可分为高分化鳞癌和低分化鳞癌（见图 10 – 12）。

（1）高分化鳞癌：以表层细胞癌变为主，癌细胞分化程度较高。胞体较大，常单个散在，或数个成团。细胞形态呈多形性，如蜘蛛形、蝌蚪状、纤维状，多数胞质有角化，染红色，有时可见癌珠（纤维状癌细胞团环绕而成）（见图 10 – 13）。核畸形显著，核染色质增粗、染色深，核仁增多不明显。癌细胞的多形性和癌珠是高分化鳞癌的标志。

（2）低分化鳞癌：以中、底层细胞癌变为主。癌细胞分化程度较低，胞体多为小圆细胞，可见不规则形。无角化，胞质较少，细胞大小不等，常成团脱落成堆叠状，分化越差，细胞越小。核增大，畸形，可见巨大核仁。

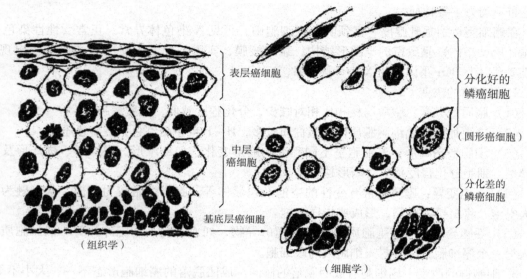

图 10 – 12　鳞癌组织与细胞

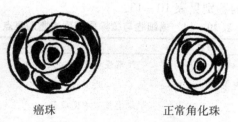

图 10 – 13　癌珠与正常角化珠示意图

2. 腺癌　由柱状上皮细胞恶变而来的癌称为腺癌（adenocarcinoma）。腺癌细胞的核增大、核畸形、核深染、核胞质比增大等现象都不及鳞癌细胞显著，而核仁增大、增多、核分裂象增多比鳞癌明显。胞质内会有多少不等的由黏液形成的大小不等的空泡。根据分化程度分为高分化腺癌和低分化腺癌（见图 10 – 14）。

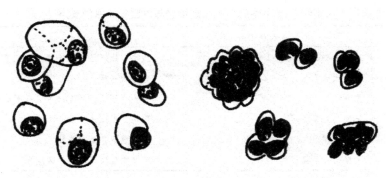

高分化腺癌细胞　　　　　　　低分化腺癌细胞

图 10 - 14　腺癌细胞示意图

（1）高分化腺癌：细胞大小悬殊，胞质丰富，含有黏液空泡，有时大空泡将核挤于一侧，形成戒指样癌细胞。胞体较大，呈圆形或卵圆形，形态异形不明显，可单个脱落也可成排成团脱落，成团脱落时呈腺腔样结构。核大、畸形和深染都不及鳞癌明显。核仁增大、增多显著。

（2）低分化腺癌：胞体较小，多成团互相重叠，极性紊乱，易融合成团，呈花边样或桑葚样。胞质少，嗜碱性，可见少数小黏液空泡或无空泡。细胞核畸形和深染较高分化腺癌明显。

3. 未分化癌　从形态上难以确定组织来源，分化程度最低，恶性程度最高的癌，称为未分化癌（undif - ferentiated carcinoma）。细胞较小，胞浆量也很少。根据癌细胞形态分为大细胞未分化癌和小细胞未分化癌（见图 10 - 15）。

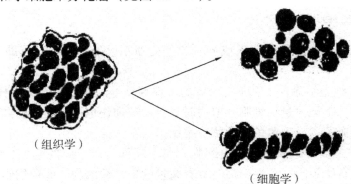

（组织学）

（细胞学）

图 10 - 15　小细胞未分化癌组织与细胞

（1）大细胞未分化癌：癌细胞常单个散在，大小较一致。胞体约为外底层细胞大小，呈不规则圆形、卵圆形，胞质量中等，嗜碱性。核大且大小不一，畸形明显，染色深。

（2）小细胞未分化癌：胞体小，核呈不规则圆形、梭形、瓜子形或燕麦形，又称燕麦细胞癌。染色质增粗，不均匀。胞质更少，核胞质比显著增大，似裸核样，常成束出现，排列紧密。因淋巴细胞退化变性时，核可增大并伴有畸形，故小细胞未分化癌要与淋巴细胞相鉴别（见表 10 - 14）。

表 10 –14　小细胞未分化癌细胞与淋巴细胞鉴别要点

	小细胞未分化癌细胞	淋巴细胞
核大小	比淋巴细胞大 0.5～1 倍	核小，比淋巴细胞略大
核大小不一	明显大小不一	大小较一致
核畸形	显著	一般为圆形，退变时可见轻度畸形
核染色	很深，且深浅不一	深染，但深浅一致
核排列	有镶嵌现象	核可重叠，无镶嵌状
胞质	量极少，呈裸核样	可有少量淡蓝或淡红色胞质，少数呈裸核样

4. 鳞癌、腺癌、未分化癌的鉴别

表 10 –15　鳞癌、腺癌、未分化癌的鉴别要点

	鳞癌	腺癌	未分化癌
细胞形态	畸形明显，具有多形性	圆形、卵圆形	圆形或卵圆形
胞质	较多、厚实、有角化倾向	较薄、透明、常含空泡，呈淡蓝色	极少
核形态	畸形明显	圆形或卵圆形	圆形、卵圆形、带角的不规则形
核染色质	明显增多、深染、呈煤块状	增多不明显，呈粗粒状，分布不均	分布不均
核仁	少见，低分化可见	增大而明显	有时可见
细胞排列	多单个散在，也可成群但不紧密，可有癌珠	多成群，呈不规则腺腔状	多成群，排列紧密紊乱呈镶嵌样结构

五、非上皮细胞成分

涂片中非上皮细胞成分又称背景成分。非上皮细胞成分的形态，有助于细胞病理学的诊断。

1. 红细胞　在细胞学涂片上，常见红细胞。保存良好的红细胞常提示样本为新鲜出血。在恶性肿瘤涂片中，常见大量红细胞。取材时如有局部损伤也可见新鲜的红细胞。陈旧性出血可见棕色的含铁血黄素或染黄色的丝状纤维蛋白。

2. 白细胞　在大多数标本中都有白细胞。在不同部位，不同的生理、病理情况下，白细胞的种类和数量有所不同。急性炎症时常有大量的中性粒细胞，此种细胞易退化变性。寄生虫感染和变态反应时多见嗜酸性粒细胞。慢性炎症时较多出现淋巴细胞，多为小淋巴细胞，胞质少，呈裸核样，要与未分化癌细胞相鉴别。因淋巴细胞大小较恒定，可作为涂片中的"标尺"。浆细胞常见于慢性炎症。

3. 单核 - 巨噬细胞系统的细胞

（1）组织细胞：又称小吞噬细胞，涂片中吞噬现象不明显。胞体略大于中性粒细胞，呈卵圆形或不规则形。核大而偏位，染色质细致，胞质呈泡沫感。正常涂片中较少，炎症时与大量白细胞同时出现。

（2）巨噬细胞：胞体较大，胞质丰富，常含有空泡和各种异物，核明显偏位，偶见双核。在痰涂片中吞噬有黑色灰尘颗粒时称尘细胞或炭末细胞；有棕黄色含铁血黄素时称心衰细胞。

236

（3）多核巨噬细胞：源自单核巨噬细胞的融合，体积巨大，相当于表层鳞状上皮细胞大小或更大。可含十多个核，核大小、形态较一致，排列无规则，染色质细致均匀。在结核病患者的痰涂片中可见。

（4）其他物质：涂片中还可见到黏液、苏木素沉淀渣、细菌等物质。

因恶性肿瘤易出血坏死，故涂片中常见较多的红细胞及坏死组织碎屑，整个涂片较为脏乱。在这种背景下易找到癌细胞，故把这种背景称为"阳性背景"。若继发感染，白细胞、黏液也可增多。

六、细胞病理学检查的基本技术

（一）标本采集

取材的好坏，直接关系到诊断的阳性检出率，因此标本的采集是细胞病理学诊断的关键步骤之一。标本多在病变部位直接采集，操作应尽量简单，手法轻柔，减少患者痛苦，避免引起严重并发症，防止癌细胞进一步扩散；尽量避免血液、黏液等成分混入标本；标本采集后，应尽快制片、固定，以免细胞自溶或退化变性。常用的标本采集方法如下：

1. 直视采集法　即在肉眼观察下直接采集，采用刮取、吸取或刷取等方式采集标本，如阴道、宫颈、口腔、鼻咽等部位。对食管、胃、肠道、气管、支气管可借助内镜在病灶处直接刷取标本。

2. 液体标本的采集　如尿液、痰液、乳头溢液等可直接留取。

3. 穿刺吸取法　浆膜腔积液可用穿刺吸取标本；浅表及深部组织器官，如淋巴结、乳腺、甲状腺、肝等则用细针穿刺吸取。

4. 摩擦法　用特制的器具与病变部位接触摩擦来采集标本，如食管、胃部、鼻咽部等。

5. 灌洗法　向空腔器官或腹腔、盆腔（剖腹探查时）灌注一定量生理盐水冲洗，使其细胞成分脱落于液体中，收集灌洗液离心制片，做细胞学检查。

（二）涂片制作

1. 推片法　适用于较稀薄的液体标本，如尿液、浆膜腔积液。通常将标本低速离心或自然沉淀后，取沉淀物推片。方法同血液制片。

2. 涂抹法　适用于较黏稠的标本，如食管和宫颈黏液及痰液。用竹签将标本顺向涂抹，不宜反复涂抹。或将 1 滴标本加在载玻片上，另一张载玻片盖在上面并施加压力，将两张载玻片水平分开。

3. 喷射法　用配有细针头的注射器将标本均匀地喷射在玻片上。此法适用于各种细针吸取的液体标本，如淋巴结穿刺液、乳腺穿刺液。

4. 印片法　将小块病变组织轻轻在玻片上印按一下后拿开。此法为活体组织检查的辅助方法。

在标本制作时，对黏性小的标本如尿液，可在载玻片上先涂黏附剂（如蛋清甘油或多聚赖氨酸）后再涂片。涂片操作要轻柔，尽量减少对细胞的机械性损伤。涂片要均匀，厚薄要适宜。

七、尿液脱落细胞学检查

尿液脱落细胞学检查主要用于泌尿系统恶性肿瘤检查。泌尿系统的恶性肿瘤以膀胱癌多见，其次为肾肿瘤。

（一）尿液正常细胞形态

1. 移行上皮细胞　主要覆盖于肾盂、肾盏、输尿管、膀胱和部分尿道。在组织学上移行上皮细胞可分为3层，即表层、中层和基底层细胞（见图10-16）。

表层细胞体积较大，呈圆形、卵圆形或多边形，直径约 $20 \sim 30\mu m$，核居中，直径为 $6 \sim 8\mu m$，可有双核或多核。细胞越近底部，体积越小，基底层细胞直径为 $8 \sim 10\mu m$，而核的大小都与表层细胞相似，直径约 $6\mu m$。中层细胞大小介于两者之间。不管表层、中层或底层细胞，胞核的染色质均细致而分布均匀。

2. 复层柱状上皮细胞　主要分布于尿道中段，因此尿液中极少见，只是在尿道炎症时可见。

3. 鳞状上皮细胞　女性尿液常混入阴道分泌物，故常可见，形态同阴道涂片中的鳞状上皮细胞。男性尿液标本中，只有在尿道慢性炎症时才见较多的鳞状上皮细胞。

4. 非上皮细胞　可见白细胞、淋巴细胞、组织细胞、红细胞等。

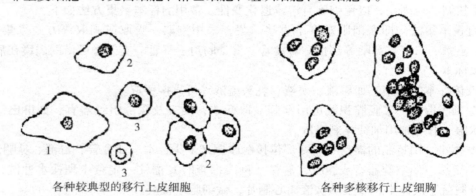

各种较典型的移行上皮细胞　　　　　各种多核移行上皮细胞

1.表层细胞；2.中层细胞；3.基底层细胞

图10-16　正常尿中各种移行上皮细胞

（二）泌尿道炎症病变细胞形态

在正常尿液中，上皮细胞数量少且形态正常，炎症时细胞数量增多且形态改变。泌尿道常见的炎症疾病有慢性肾盂肾炎、慢性膀胱炎、尿道炎结核等。泌尿道的肿瘤也往往合并感染。炎症感染时涂片中可见红细胞、中性粒细胞、淋巴细胞、浆细胞、组织细胞和各种上皮细胞。各种细胞的数量因病情不同而异。

（三）泌尿道恶性肿瘤细胞形态

泌尿道恶性肿瘤中最常见的是膀胱癌，其次发生的部位是肾盂、尿道及输尿管，其中移行细胞癌占90%，鳞癌占6% ~7%，腺癌占1% ~2%。

1. 移行细胞癌（transitional - cell carcinoma）　移行细胞癌依细胞分化程度分为Ⅰ~Ⅲ级。Ⅰ级属于早期，分化程度高，仅部分细胞核出现轻度至中度异形。细胞的大小、形状和排列与正常的移行上皮细胞很相似。Ⅱ级属中度分化异形细胞癌，部分癌细胞呈较典型癌细胞特征，细胞形态多样化，大小不一，核边不规则，呈锯齿或芽突状。Ⅲ级属低分化移行细胞癌，有较多的典型癌细胞，恶性特征明显，胞核明显增大，核边不规则，呈锯齿状，大小不一，高度畸形、深染，胞质量多少不等。染色呈红色，有空泡出现，核胞质比明显增大（见图10-17）。癌细胞单个散在或成团脱落，细胞大小形态各异，排列紊乱。

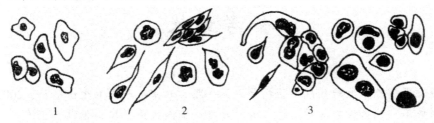

1. Ⅰ级；2. Ⅱ级；3. Ⅲ级

图 10-17 尿中移行细胞癌

2. 鳞状细胞癌　较少见，以高分化鳞癌多见，形态与阴道鳞癌细胞相同。

3. 腺癌　少见，多来自肾小管。细胞形态基本与一般腺癌细胞相同。

（四）巩固拓展

细胞病理学检查的质量控制

为提高细胞病理学诊断的准确性，降低假阴性、减少可疑性、杜绝假阳性，必须对细胞学检查的每一个环节建立严格的质量控制制度。

1. 标本采集　只有合格的标本，做出的诊断才具有可靠性。因此标本采集是细胞学质量控制的先决条件。如宫颈刮片应采集宫颈口的柱状上皮细胞和鳞状上皮细胞交界处；痰涂片必须见到一定数量的肺泡吞噬细胞（尘细胞），才是来、自肺深部的痰液；胸腹水涂片应该有明确的间皮细胞。

2. 涂片制作　包括涂片、固定和染色的各个环节。质量良好的涂片是细胞学诊断的基础。良好的涂片应具备以下几点：①涂片厚薄适当，细胞分布均匀；②涂片中细胞结构清晰；③没有人为因素引起的细胞形态变化，湿片一定要在干燥前固定，以保持细胞离体前原有的形态；④红细胞过多的涂片，应溶解红细胞，使涂片更为清晰。

3. 阅片和诊断　一般制备2~4张涂片，每一张涂片都应该认真、细致地观察全部视野，绝不能因疏漏放过一处可疑的地方，因为癌细胞往往只局限于涂片的某一区域。发现异常细胞，要在高倍镜下反复观察，与同种细胞进行对比，方可做出诊断。

4. 复查　一般是请上级医生检查，如在无上级医生的情况下，多请几位同事一同观察涂片，必要时请专家会诊。

5. 随访　对细胞学诊断阳性或发现异常细胞的病例，应进行定期随访观察，在实践中总结经验，提高自己的判断能力。

（鲁家才）

参考文献

［1］吴晓蔓. 临床检验基础实验指导. 第3版. 北京：人民卫生出版社，2007.

［2］刘成玉. 临床检验基础. 第2版. 北京：中国医药科技出版社，2010.

［3］钱士匀. 临床生物化学检验实验指导. 北京：人民卫生出版社，2011.

第十一章　粪便检验

第一节　一般性状检查

一、颜色

可根据观察所见报告，如黄色、褐色、灰白色、绿色、红色、柏油样等。

正常粪便因粪胆素而呈棕黄色，但可因饮食、药物或病理原因影响而改变粪便颜色。灰白色见于钡餐后、服硅酸铝、阻塞性黄疸、胆汁减少或缺乏。绿色见于食用含叶绿素的蔬菜后及含胆绿素时。红色见于下消化道出血、食用西红柿、西瓜等。柏油样便见于上消化道出血等。酱色常见于阿米巴痢疾，食用大量咖啡、巧克力等。米泔水样见于霍乱、副霍乱等。

二、性状

可报告为软、硬、糊状、泡沫样、稀汁样、血水样、血样、黏液血样、黏液脓样、有不消化食物等。

正常时为有形软便。

1. 球形硬便　便秘时可见。
2. 黏液稀便　见于肠壁受刺激或发炎时，如肠炎、痢疾和急性血吸虫病等。
3. 黏液脓性血便　多见于细菌性痢疾。
4. 酱色黏液便（可带脓）　多见于阿米巴痢疾。
5. 稀汁样便　可见于急性肠胃炎，大量时见于伪膜性肠炎及隐孢子虫感染等。
6. 米泔样便并有大量肠黏膜脱落　见于霍乱、副霍乱等。
7. 扁平带状便　可能因直肠或肛门狭窄所致。

三、寄生虫虫体

蛔虫、蛲虫、绦虫节片等较大虫体，肉眼即可分辨。钩虫虫体常需将粪便冲洗过筛后方可看到。服驱虫剂后排便时应检查有无虫体。驱绦虫后应仔细寻找有无虫头。

（王晓艳）

第二节　粪便显微镜检查

一、直接涂片镜检

（1）洁净玻片上加等渗盐水 1～2 滴，选择粪便的不正常部分，或挑取不同部位的粪便做直接涂片检查。

（2）制成涂片后，应覆以盖片。涂片的厚度以透过玻片隐约可辨认本书上的字迹为宜。

（3）在涂片中如发现疑似包囊，则在该涂片上于盖玻片边缘近处加 1 滴碘液或其他染色液，在高倍下仔细鉴别，如仍不能确定时，可另取粪便做浓缩法检查。

（4）虫卵的报告方式：未找到者注明"未找到虫卵"，找到一种报告一种，找到几种报告几种，并在该虫卵后面注明数量若干，以低倍视野或高倍视野计算，建议逐步实施定量化报告。

（5）应注意将植物纤维及其细胞与寄生虫、人体细胞相鉴别，并应注意有无肌纤维、结缔组织、弹力纤维、淀粉颗粒、脂肪小滴球等。若大量出现，则提示消化不良或胰腺外分泌功能不全。

（6）细胞中应该注意红细胞、白细胞、嗜酸性粒细胞（直接涂片干后用瑞氏染色）、上皮细胞、巨噬细胞等。

（7）脂肪：粪便脂肪由结合脂肪酸、游离脂肪酸和中性脂肪组成。经苏丹Ⅲ染液（将 1～2g 苏丹Ⅲ溶于 100ml 70% 乙醇溶液）直接染色后镜检，脂肪呈较大的橘红色或红色球状颗粒，或呈小的橘红色颗粒。若显微镜下脂肪球个数 >60/HP 表明为脂肪泻。

（8）夏科 - 雷登（Charcot - Leyden）结晶：为无色或浅黄色两端尖而透明具有折光性的菱形结晶，大小不一。常见于肠道溃疡，尤以阿米巴感染粪便中最易检出。过敏性腹泻及钩虫病患者粪便亦常可见到。

（9）细菌约占粪便净重的 1/3，正常菌群主要是大肠杆菌、厌氧菌和肠球菌，约占 80%；而过路菌（如产气杆菌、变形杆菌、绿脓杆菌等）不超过 10%；芽孢菌（如梭状菌）和酵母样菌为常住菌，但总量不超过 10%。

正常菌群消失或比例失调可因大量应用抗生素所致，除涂片染色找细菌外，应采用不同培养基培养鉴定。

二、直接涂片镜检细胞的临床意义

1. 白细胞　正常粪便中不见或偶见。小肠炎症时，白细胞数量较少（<15 个/HP），均匀混合于粪便中，且细胞已被部分消化难以辨认。结肠炎症如细菌性痢疾时，白细胞大量出现，可见白细胞呈灰白色，细胞质中充满细小颗粒，核不清楚，呈分叶状，细胞肿大，边缘已不完整或已破碎，出现成堆的脓细胞。若滴加冰乙酸，细胞质和核清晰可见。过敏性肠炎、肠道寄生虫病（阿米巴痢疾或钩虫病）时还可见较多的嗜酸性粒细胞，同时常伴有夏科 - 雷登结晶。

2. 红细胞　正常粪便中无红细胞。上消化道出血时，红细胞多因胃液及肠液而破坏，可通过隐血试验予以证实。下消化道炎症（如细菌性痢疾、阿米巴痢疾、溃疡性结肠炎）、外伤、肿瘤及其他出血性疾病时，可见到多少不等的红细胞。在阿米巴痢疾的粪便中以红细胞为主，成堆存在，并有破碎现象。在细菌性痢疾时红细胞少于白细胞，常分散存在，形态多正常。

3. 巨噬细胞　细胞较中性粒细胞大，核形态多不规则，细胞质常有伪足状突起，内常吞噬有颗粒或细胞碎屑等异物。粪便中出现提示为急性细菌性痢疾，也可见于急性出血性肠炎或偶见于溃疡性结肠炎。

4. 肠黏膜上皮细胞 整个小肠和大肠黏膜的上皮细胞均为柱状上皮细胞。在生理情况下，少量脱落的上皮细胞大多被破坏，故正常粪便中不易发现。当肠道发生炎症，如霍乱、副霍乱、坏死性肠炎等时，上皮细胞增多。假膜性肠炎时，粪便的黏膜块中可见到数量较多的肠黏膜柱状上皮细胞，多与白细胞共同存在。

5. 肿瘤细胞 乙状结肠癌、直肠癌患者的血性粪便涂片染色，可见到成堆的癌细胞，但形态多不典型，不足以为证。

三、虫卵及原虫直接检查法

粪便检查是诊断寄生虫病常用的病原学检测方法。要取得准确的结果，粪便必须新鲜，送检时间一般不宜超过24h。如检查肠内原虫滋养体，最好立即检查，或暂时保存在35℃ ~ 37℃条件下待查。盛粪便的容器须洁净、干燥，并防止污染；粪便不可混入尿液及其他体液等，以免影响检查结果。

（一）直接涂片法

适用于检查蠕虫卵、原虫的包囊和滋养体。方法简便，对临床可疑患者可连续数天采样检查，提高检出率，但结果阴性并不排除有寄生虫感染。

1. 试剂

（1）生理盐水：称取氯化钠8.5g，溶于1 000ml蒸馏水中。

（2）碘液：有多种配方，较实用的介绍下列两种。

1）Lugol碘液：碘化钾10g，碘5g，蒸馏水100ml。先用约25 ~ 50ml水溶解碘化钾，再加入碘，待溶解后，加水稀释至100ml，此时，再加入碘少许即难溶解，有助于溶液长期稳定，棕色瓶贮存，置于暗处可稳定6个月以上。工作液为贮存液按1：5水稀释，贮存于棕色滴瓶，供日常应用，每1 ~ 2周更新1次。

2）D'Autoni碘液：碘化钾1.0g，碘1.5g，蒸馏水100ml。配制操作同Lugol碘液。

2. 操作

（1）用蜡笔或其他记号笔，在玻片的左缘写下标本号。

（2）置1滴等渗盐水于玻片左半侧的中央，置1滴碘液于玻片右半侧的中央。

（3）用木棍或火柴挑起粪便约2mg，火柴头大小，加入等渗盐水滴中，并加入相似量粪便到碘液滴中。混合粪便与液滴以形成悬液。

（4）用盖玻片盖住液滴。操作时应首先持好盖玻片，使之与玻片成一角度，然后接触液滴边缘，并轻轻放下盖玻片到玻片上，以避免气泡产生。

（5）用低倍镜检查，如需要鉴定，在高倍镜下，以上下或横向移动方式检查。使全部盖玻片范围都能被检查到。当见到生物体或可疑物时，调至高倍镜以观察其更细微的形态。

3. 附注

（1）用2mg粪便制备的理想涂片应是均一的，既不要过厚以致粪渣遮住虫体，也不要过薄而存在空白区域。

（2）涂片的厚度以透过玻片隐约可辨认本书上的字迹为宜。

（3）应注意虫卵与粪便中的异物鉴别。虫卵都具有一定形状和大小；卵壳表面光滑整齐，具固定的色泽；卵内含卵细胞或幼虫。对可疑虫卵或罕见虫卵应请上级技师复核，或送参考实验室确认。

（4）气温越接近体温，滋养体的活动越明显。秋冬季检查原虫滋养体，为保持原虫的活力，应先将载玻片及生理盐水略加温，必要时可用保温台保持温度。应尽可能在 15min 内检查完毕。

（5）近年已有不少资料表明，人芽囊原虫（blastocystis hominis，曾称为人体酵母样菌，人体球囊菌）为人类肠道的致病性或机会致病性寄生原虫，如有查见应予报告，且注明镜下数量，以供临床积累资料，进一步评估其致病性。

（二）厚涂片透明法——加藤法（WHO 推荐法）

适用于各种蠕虫卵的检查。

1. 器材

（1）不锈钢、塑料或纸平板：不同国家生产的平板的规格不同。厚 1mm，孔径 9mm 的平板可通过 50mg 粪便；厚 1.5mm，孔径 6mm 的平板可通过 41.7mg 粪便；厚 0.5mm，孔径为 6.5mm 的平板可通过 20mg 粪便。在实验室内，平板的大小、厚度及孔径大小都应标准化，应坚持使用同一规格的平板以保证操作的可重复性及有关流行与感染强度方面资料的可比性。

（2）亲水性玻璃纸条：厚 40~50μm，大小 25mm×30mm 或 25mm×35mm。

2. 试剂

（1）甘油-孔雀绿溶液：3% 孔雀绿水溶液 1ml，甘油 100ml 和蒸馏水 100ml，彻底混匀。

（2）甘油-亚甲蓝溶液：3% 亚甲蓝水溶液 1ml，甘油 100ml 和蒸馏水 100ml，彻底混匀。

3. 操作

（1）置少量粪便标本在报纸或小纸片上，用滤网在粪便标本上加压，使部分粪便标本通过滤网积聚于网上。

（2）以刮片横刮滤网以收集筛过的粪便标本。

（3）在载玻片中央部位放置带孔平板，用刮片使孔内填满粪便标本，并用刮片边缘横刮板面以去除孔边过多的粪便（刮片和滤网用后可弃去，如经仔细清洗，也可再使用）。

（4）小心取下平板，使粪便标本成矮小圆柱状留在玻片上。

（5）以在甘油-孔雀绿或甘油-亚甲蓝溶液中浸过的玻璃纸条覆盖粪便。粪便标本较干时，玻璃纸条必须很湿；如为软便，则玻璃纸条水分可略少（如玻璃纸条表面有过多的甘油，可用卫生纸擦去）。在干燥的气候条件下，过多的甘油只能延缓而不能防止粪便标本的干燥。

（6）翻转玻片，在另一张玻片或在表面平滑、坚硬的物体上，朝向玻璃纸条挤压粪便标本，以使标本在玻片与玻璃纸条间均匀散开。澄清后，应能透过涂片读出本书上的字迹。

（7）轻轻从侧面滑动并移下上层玻片，避免与玻璃纸条分离或使之掀起。将玻片置于实验台上，玻璃纸条面朝上。此时，甘油使粪便标本清晰，水分随之蒸发。

（8）除检查钩虫卵外，标本玻片应置室温一至数小时，使标本清晰。为加速清晰及检查过程，也可将标本玻片置于 40℃ 温箱置于或直射阳光下数分钟。

（9）本法制片中的蛔虫及鞭虫卵可在相当长时间内保存，钩虫卵在制片后 30~60min 就不能看到，血吸虫卵可保存数月。

（10）应以上下或横向移动方式检查涂片，并报告所发现的每种虫卵的计数。然后乘以适宜的数值得出每克粪便中虫卵的数目。如使用 50mg 平板，乘以 20；使用 41.7mg 平板，乘以 24；使用 20mg 平板，乘以 50。

4. 附注

（1）玻璃纸条准备：将玻璃纸浸于甘油－孔雀绿溶液或甘油－亚甲蓝溶液中至少 24h。

（2）使用此法需掌握粪膜的合适厚度和透明的时间，如粪膜厚透明时间短，虫卵难以发现；如透明时间过长则虫卵变形，也不易辨认。如检查钩虫卵时，透明时间宜在 30min 以内。

四、虫卵及包囊浓聚法

（一）沉淀法

原虫包囊和蠕虫卵的比密大，可沉积于水底，有助于提高检出率。但比密小的钩虫卵和某些原虫包囊则效果较差。

1. 重力沉淀法（自然沉淀法）

（1）操作

1）取粪便 20～30g，置小搪瓷杯中，加适量水调成混悬液。

2）通过 40～60 目/英寸铜丝筛或 2 层纱布滤入 500ml 的锥形量杯中，再加清水冲洗筛网上的残渣，尽量使黏附在粪渣上的虫卵能被冲入量杯。

3）再加满水，静置 25～30min（如收集原虫包囊则需静置 6～8h）。

4）缓慢倾去上清液，重新加满水，以后每隔 15～20min 换水 1 次（查原虫包囊换水间隔为 6h 换 1 次），如此反复数次，至上清液清澈为止。

5）最后倾去上清液，取沉渣用显微镜检查。

（2）附注

1）本法主要用于蠕虫卵检查，蠕虫卵比密大于水，可沉于水底，使虫卵浓集。加之，经水洗后，视野清晰，易于检查。有些虫卵如钩虫卵，比密较轻，应用此法效果不佳。

2）本法缺点为费时，操作繁琐。

2. 离心沉淀法　本法省时，省力，适用于临床检验。

操作

（1）取粪便 0.5～1.0g，放入小杯内加清水调匀。

（2）用双层纱布或铜丝筛滤去粗渣。

（3）将粪液置离心管中，以 1 500～2 000r/min，离心 2min，倾去上液，再加水调匀后离心沉淀，如此反复沉淀 2～3 次，直至上液澄清为止。

（4）最后倾去上清液，取沉渣用显微镜检查。

3. 甲醛－乙酸乙酯沉淀法（WHO 推荐方法）

（1）试剂

1）10% 甲醛。

2）生理盐水。

3）Lugol 碘液。

4）乙酸乙酯试剂。

（2）操作

1）用小木棍将 1.0~1.5g 粪便加到含 10ml 甲醛液的离心管内，并搅动形成悬液。

2）将悬液通过铜丝筛或 2 层湿纱布直接过滤到另一离心管或小烧杯中，然后弃掉纱布。

3）补足 10% 甲醛到 10ml。

4）加入 3.0ml 乙酸乙酯，塞上橡皮塞，混匀后，剧烈振荡 10s。

5）除去橡皮塞，将离心管放入离心机，以 1 500r/min 离心 2~3min。

6）取出离心管，内容物分为 4 层：最顶层是乙酸乙酯，黏附于管壁的脂性碎片层，甲醛层和沉淀物层。

7）以木棍做螺旋运动，轻轻地搅动脂性碎片层后，将上面 3 层液体 1 次吸出，再将试管倒置至少 5s 使管内液体流出。

8）用一次性玻璃吸管混匀沉淀物（有时需加 1 滴生理盐水），取 1 滴悬液制片检查，也可作碘液制片。

9）先以低倍镜检查。如需鉴别，用高倍镜作检查，观察整个盖玻片范围。

（3）附注

1）本法不仅浓集效果好，而且不损伤包囊和虫卵的形态，易于观察和鉴定。

2）对于含脂肪较多的粪便，本法效果优于硫酸锌浮聚法。但对布氏嗜碘阿米巴包囊、蓝氏贾第鞭毛虫包囊及微小膜壳绦虫卵等的检查效果较差。

（二）浮聚法

利用比密较大的液体，使原虫包囊或蠕虫卵上浮，集中于液体表面。

1. 饱和盐水浮聚法　此法用以检查钩虫卵效果最好，也可用于检查其他线虫卵和微小膜壳绦虫卵。但不适于检查吸虫卵和原虫包囊。

（1）试剂

饱和盐水配制：将食盐 400g 徐徐加入盛有 1 000ml 沸水的容器内，不断搅动，直至食盐不再溶解为止，冷却后，取上清液使用。

（2）操作

1）取拇指（蚕豆）大小粪便 1 块，放于大号青霉素瓶或小烧杯内，先加入少量饱和盐水，用玻棒将粪便充分混合。

2）加入饱和盐水至液面略高于瓶口，以不溢出为止。用洁净载玻片覆盖瓶口，静置 15min 后，平执载玻片向上提拿，翻转后镜检。

2. 硫酸锌离心浮聚法　此法适用于检查原虫包囊、球虫卵囊、线虫卵和微小膜壳绦虫卵。

（1）试剂：33% 硫酸锌溶液：称硫酸锌 330g，加水 670ml，混匀，溶解。

（2）操作

1）取粪便约 1g，加 10~15 倍的水，充分搅碎，按离心沉淀法过滤，反复离心 3~4 次（500g 离心 10min），至上液澄清为止。

2）最后倒去上清液，在沉渣中加入硫酸锌溶液，调匀后再加硫酸锌溶液至距管口约 1cm 处，以 1 500r/min 离心 2min。

3）用金属环取表面的粪液置于载玻片上，加碘液 1 滴（查包囊），镜检。取标本时，用金属环轻轻接触液面即可，切勿搅动。离心后应立即取标本镜检，如放置时间超过1h以上，会因包囊或虫卵变形而影响观察效果。

常见蠕虫卵和原虫包囊的比密见表11-1。

表11-1　蠕虫卵和原虫包囊的比密

未受精蛔虫卵	1.210~1.230
肝片形吸虫卵	1.200
日本血吸虫卵	1.200
姜片吸虫卵	1.190
迈氏唇鞭毛虫包囊	1.180
华支睾吸虫卵	1.170~1.190
鞭虫卵	1.150
带绦虫卵	1.140
毛圆线虫卵	1.115~1.130
受精蛔虫卵	1.110~1.130
蛲虫卵	1.105~1.115
结肠内阿米巴包囊	1.070
微小内蜒阿米巴包囊	1.065~1.070
溶组织内阿米巴包囊	1.060~1.070
钩虫卵	1.055~1.080
微小膜壳绦虫卵	1.050
蓝氏贾第鞭毛虫包囊	1.040~1.060

五、寄生虫幼虫孵育法

本法适用于血吸虫病的病原检查。

(一) 常规孵化法

1. 操作

(1) 取新鲜标本约30g，放入广口容器内，加入少量清水，用长柄搅拌器将粪调匀成糊状。

(2) 通过铜丝筛或2层纱布滤去粪渣，将滤液放入500ml锥形量杯或三角烧瓶内。

(3) 加清水至容器口，静置20~30min，倾去上清液，将沉渣移入三角烧瓶内，加清水至接近瓶口，静置15min。

(4) 如此操作共3次，待上层液体澄清即可，勿超过2h。

(5) 也可用自动换水装置小心地洗至上液澄清，不冲去沉淀。

(6) 放入25~30℃温箱或温室中，孵化2~6h，观察有无作一定方向运动的毛蚴。

(7) 次晨复查，出具报告。

(8) 孵化阴性应吸取沉渣涂片，注意有无寄生虫卵。

报告方式："毛蚴沉孵阳性"或"毛蚴沉孵阴性"。

2. 附注

（1）自来水中如含氯或氨浓度较高者应将水预先煮沸，或用大缸预先将水储存以去氯。也可在水中加硫代硫酸钠（120kg 水中加 50g/L 硫代硫酸钠 6ml）以除去水中的氯或氨。

（2）农村如使用河水者，应防止水中杂虫混入，对所换的水应先煮沸，冷却后使用。

（3）如水质混浊，可先用明矾澄清（100kg 水约用明矾 3g）。

（4）毛蚴孵出时间与温度有密切关系，＞30℃仅需 1～3h，25～30℃需 4～6h，而＜25℃应过夜观察。如室温过高，为防止毛蚴逸出过早，可用 10g/L 盐水换洗，但最后换水孵化时，必须用淡水，不可含盐。

（二）尼龙袋集卵孵化法

1. 操作

（1）先将 120 目/英寸（孔径略大于血吸虫卵）的尼龙袋套于 260 目/英寸（孔径略小于血吸虫卵）的尼龙袋内（两袋的底部均不黏合，分别用金属夹夹住）。

（2）取粪便 30g，放入搪瓷杯内加水捣碎调匀，经 60 目/英寸铜丝筛滤入内层尼龙袋。

（3）然后将两个尼龙袋一起在清水桶内缓慢上下提动洗滤袋内粪液，或在自来水下缓慢冲洗，至袋内流出清水为止。

（4）将 120 目/英寸尼龙袋提出，弃去袋内粪渣，取下 260 目/英寸尼龙袋下端金属夹，将袋内粪渣全部洗入三角量杯内，静置 15min。

（5）倒去上清液，吸沉渣镜检。

（6）将沉渣倒入三角烧瓶内作血吸虫毛蚴孵化。

2. 附注 本法有费时短、虫卵丢失少，并可避免在自然沉淀过程中孵出的毛蚴被倒掉等优点，但需专用尼龙袋。

六、隐孢子虫卵囊染色检查法

目前，隐孢子虫卵囊染色检查最佳的方法为金胺－酚改良抗酸染色法，其次为金胺酚染色法和改良抗酸染色法。对于新鲜粪便或经 10% 福尔马林固定保存（4℃ 1 个月内）的含卵囊粪便都可用下列方法染色，不经染色难以识别。

（一）金胺－酚染色法

1. 试剂 金胺－酚染色液：①第一液 1g/L 金胺－酚染色液，金胺 0.1g，酚 5.0g，蒸馏水 100ml；②第二液 3% 盐酸乙醇，盐酸 3ml，95% 乙醇 100ml；③第三液 5g/L 高锰酸钾溶液，高锰酸钾 0.5g，蒸馏水 100ml。

2. 操作

（1）制备粪便标本薄涂片，空气中干燥后，在甲醇中固定 2～3min。

（2）滴加第一液于晾干的粪膜上，10～15min 后水洗。

（3）滴加第二液，1min 后水洗。

（4）滴加第三液，1min 后水洗，待干。

（5）置荧光显微镜检查。

（6）低倍荧光镜下，可见卵囊为一圆形小亮点，发出乳白色荧光。高倍镜下卵囊呈乳白色或略带绿色，卵囊壁为一薄层，多数卵囊周围深染，中央淡染，呈环状，核深染结构偏位，有些卵囊全部为深染。但有些标本可出现非特异的荧光颗粒，应注意鉴别。

（二）改良抗酸染色法

1. 试剂

改良抗酸染色液：第一液酚复红染色液：碱性复红4g，95%乙醇20ml，酚8ml，蒸馏水100ml；第二液10%硫酸溶液：纯硫酸10ml，蒸馏水90ml（边搅拌边将硫酸徐徐倾入水中）。第二液可用5%硫酸或3%盐酸乙醇；第三液2g/L孔雀绿溶液：取20g/L孔雀绿原液1ml，与蒸馏水9ml混匀。

2. 操作

（1）制备粪便标本薄涂片，空气中干燥后，在甲醇中固定2~3min。

（2）滴加第一液于晾干的粪膜上，1.5~10.0min后水洗。

（3）滴加第二液，1~10min后水洗。

（4）滴加第三液，1min后水洗，待干。

（5）置显微镜下观察。

（6）经染色后，卵囊呈玫瑰红色，圆形或椭圆形，背景为绿色。

3. 附注

（1）如染色（1.5min）和脱色（2min）时间短，卵囊内子孢子边界不明显；如染色时间长（5~10min）脱色时间需相应延长，子孢子边界明显。卵囊内子孢子均染为玫瑰红色，子孢子呈月牙形，共4个。其他非特异颗粒则染成蓝黑色，容易与卵囊区分。

（2）不具备荧光镜的实验室，亦可用本方法先染色，然后在光镜低、高倍下过筛检查。如发现小红点再用油镜观察，可提高检出速度和准确性。

（王晓艳）

第三节　粪便隐血试验

上消化道有少量出血时，红细胞被消化而分解破坏，由于显微镜下不能发现，故称为隐血。

一、免疫学检测法

（一）原理

粪便隐血的免疫检测法是一个高灵敏度的免疫测定法，已有胶乳凝集试验、EIA法、胶体金法、免疫层析法、免疫-化学并用法等，此外还有半自动、全自动的仪器。该法采用抗人血红蛋白的单克隆抗体和多克隆抗体，特异地针对粪便样品中的人血红蛋白。因此，本试验不受动物血红蛋白的干扰，试验前不需禁食肉类。

（二）操作

根据不同试剂盒的说明书操作。

（三）附注

1. 敏感性和特异性

（1）敏感性：样品中血红蛋白浓度超过0.2μg/ml，就可得到阳性结果。

（2）特异性：粪便隐血免疫一步检验法对人血红蛋白特异性很强，样品中鸡、牛、马、猪、羊等动物血液血红蛋白含量在 500μg/ml 以下时，不出现假阳性结果。

2. 试验局限性

（1）本法可以帮助医生早期发现胃肠道因病变的出血，然而，由于家族性息肉或直肠癌可能不出血，或出血在粪便中分布不均匀，或粪便处理不当（高温、潮湿、放置过久等）都可造成阴性结果。

（2）本法对正常人检验有时也会得到阳性结果，这是由于某种刺激胃肠道的药物造成粪便隐血所致。

（3）本检验法只能作为筛查或辅助诊断用，不能替代胃镜、直肠镜、内窥镜和 X 线检查。

（4）上消化道出血者本法阳性率低于化学法。

（四）临床意义

（1）消化道出血时，如溃疡病、恶性肿瘤、肠结核、伤寒、钩虫病等，本试验可为阳性。一般而言，上消化道出血时化学法比免疫法阳性率高；下消化道出血时免疫法比化学法灵敏度高。

（2）消化道恶性肿瘤时，一般粪便隐血可持续阳性，溃疡病时呈间断性阳性。本法对消化道恶性肿瘤的早期检出率约 30%～40%，进行期约为 60%～70%，如果连续检查 2 天，阳性率可提高 10%～15%。

（3）作为大批量肠癌筛查仍以匹拉米东为主。愈创木脂化学法更符合价廉、方便。

二、试带法

国内外生产以匹拉米东、四甲基联苯胺为显色基质的隐血试验试带，使用方便，患者也可自留标本检测。

三、邻联甲苯胺法

（一）原理

血红蛋白中的亚铁血红素有类似过氧化物酶的活性，能催化 H_2O_2 作为电子受体使邻联甲苯胺氧化成邻甲偶氮苯而显蓝色。

（二）试剂

1. 10g/L 邻联甲苯胺（o－tolidine）溶液 取邻联甲苯胺 1g，溶于冰乙酸及无水乙醇各50ml 的混合液中，置棕色瓶中，保存于 4℃冰箱中，可用 8～12 周，若变为深褐色，应重新配制。

2. 3% 过氧化氢液。

（三）操作

（1）用竹签挑取少量粪便，涂在消毒棉签上或白瓷板上。

（2）滴加 10g/L 邻联甲苯胺冰乙酸溶液 2～3 滴于粪便上。

（3）滴加 3% 过氧化氢 2～3 滴。

（4）立即观察结果，在2min内显蓝色为阳性。

（四）结果判断

阴性：加入试剂2min后仍不显色。

阳性(+)：加入试剂10s后，由浅蓝色渐变蓝色。

（2 +)：加入试剂后初显浅蓝褐色，逐渐呈明显蓝褐色。

（3 +)：加入试剂后立即呈现蓝褐色。

（4 +)：加入试剂后立即呈现蓝黑褐色。

（五）附注

（1）o – tolidine［3，3' – Dimethyl – （1，1' – biphenyl）4，4' – Diamine，$C_{14}H_{16}N_2$，MW212.3］，中文名称邻联甲苯胺，亦称邻甲联苯胺。另有，o – toluidine（2 – Aminotoluene，C_7H_9N，MW107.2），中文名称邻甲苯胺，可用于血糖测定，两者应予区别。

（2）粪便标本必须及时检查，以免灵敏度降低。

（3）3%过氧化氢易变质失效，应进行阳性对照试验，将过氧化氢滴在血片上可产生大量泡沫。

（4）强调实验前三天内禁食动物血、肉、肝脏及富含叶绿素食物、铁剂、中药，以免假阳性反应。齿龈出血、鼻出血、月经血等均可导致阳性反应。

（5）用具应加热处理，如试管、玻片、滴管等，以破坏污染的过氧化物酶。

（6）也可选用中等敏感的愈创木脂（gum guaiacum）法，但必需选购质量优良的愈创木脂，配制成20g/L愈创木脂乙醇溶液，或用匹拉米酮溶液代替10g/L邻联甲苯胺乙醇溶液，操作同上。

（王晓艳）

参考文献

［1］吴晓蔓. 临床检验基础实验指导. 第3版. 北京：人民卫生出版社，2007.

［2］刘成玉. 临床检验基础. 第2版. 北京：中国医药科技出版社，2010.

［3］钱士匀. 临床生物化学检验实验指导. 北京：人民卫生出版社，2011.

第十二章　体液及排泄物检查

第一节　脑脊液检查

一、标本处理

（1）标本收集后应立即送检，一般不能超过 1h。将 CSF 分别收集于三个无菌试管（或小瓶）中，每管 1~2ml：第一管做细菌培养，必须留于无菌小试管中；第二管做化学或免疫学检查；第三管做一般性状检查和显微镜检查。

（2）收到标本后应立即检验，久置可致细胞破坏，影响细胞计数及分类检查；葡萄糖含量降低；病原菌破坏或溶解。

（3）细胞计数管应避免标本凝固，遇高蛋白标本时，可用 EDTA 盐抗凝。

二、一般性状检查

主要观察颜色与透明度，可记录为水样透明（白细胞 200/μl 或红细胞 400/μl 可致轻微混浊）、白雾状混浊、微黄混浊、绿黄混浊、灰白混浊等。脓性标本应立即直接涂片进行革兰染色检查细菌，并应及时接种相应培养基。

1. 红色　如标本为血性，为区别蛛网膜下隙出血或穿刺性损伤，应注意以下情况。

（1）将血性脑脊液试管离心沉淀（1 500r/min），如上层液体呈黄色，隐血试验阳性，多为蛛网膜下隙出血，且出血的时间已超过 4h，约 90% 患者为 12h 内发生出血。如上层液体澄清无色，红细胞均沉管底，多为穿刺损伤或因病变所致的新鲜出血。

（2）红细胞皱缩，不仅见于陈旧性出血，在穿刺外伤引起出血时也可见到。因脑脊液渗透压较血浆高所致。

2. 黄色　除陈旧性出血外，在脑脊髓肿瘤所致脑脊液滞留时，也可呈黄色。黄疸患者（血清胆红素 171~257μmol/L）的脑脊液也可呈黄色。但前者呈黄色透明的胶冻状。脑脊液蛋白≥1.50g/L，红细胞 >100×10^9 个/L 也可呈黄色。橘黄色见于血液降解及进食大量胡萝卜素。

3. 米汤样　由于白（脓）细胞增多，可见于各种化脓性细菌引起的脑膜炎。

4. 绿色　可见于绿脓假单胞菌、肺炎链球菌、甲型链球菌引起的脑膜炎、高胆红素血症和脓性脑脊液。

5. 褐或黑色　见于侵犯脑膜的中枢神经系统黑色素瘤。

三、蛋白定性试验

1. 原理　脑脊液中球蛋白与苯酚结合，可形成不溶性蛋白盐而下沉，产生白色浑浊或沉淀，即潘氏（Pandy）试验。

252

2. 试剂 5% 酚溶液：取纯酚 25ml，加蒸馏水至 500ml，用力振摇，置 37℃ 温箱内 1~2 天，待完全溶解后，置棕色瓶内室温保存。

3. 操作 取试剂 2~3ml，置于小试管内，用毛细滴管滴入脑脊液 1~2 滴，衬以黑背景，立即观察结果。

4. 结果判断

阴性：清晰透明，不显雾状。

极弱阳性（±）：微呈白雾状，在黑色背景下，才能看到。

阳性（+）：灰白色云雾状。

（2+）：白色浑浊。

（3+）：白色浓絮状沉淀。

（4+）：白色凝块。

5. 临床意义 正常时多为阴性或极弱阳性。有脑组织和脑脊髓膜疾患时常呈阳性反应，如化脓性脑脊髓膜炎、结核性脑脊髓膜炎、梅毒性中枢神经系统疾病、脊髓灰质炎、流行性脑炎等。脑出血时多呈强阳性反应，如外伤性血液混入脑脊液中，亦可呈阳性反应。

四、有形成分检查

（一）细胞总数

1. 器材及试剂

（1）细胞计数板。

（2）红细胞稀释液（与血液红细胞计数稀释液相同）。

2. 操作

（1）对澄清的脑脊液可混匀后用滴管直接滴入计数池，计数 10 个大方格内红、白细胞数，其总和即为每微升的细胞数。再换算成每升脑脊液中的细胞数。如细胞较多，可计数一大格内的细胞 ×10，即得每微升脑脊液中细胞总数。如用"升"表示，则再乘以 10^6。

（2）混浊或带血的脑脊液可用血红蛋白吸管吸取混匀的脑脊液 20μl，加入含红细胞稀释液 0.38ml 的小试管内，混匀后滴入计数池内，用低倍镜计数 4 个大方格中的细胞总数，乘以 50，即为每微升脑脊液的细胞总数。

（二）白细胞计数

1. 非血性标本 小试管内放入冰乙酸 1~2 滴，转动试管，使内壁沾有冰乙酸后倾去之，然后滴加混匀的脑脊液 3~4 滴，数分钟后，混匀充入计数池，按细胞总数操作中的红、白细胞计数法计数。

2. 血性标本 将混匀的脑脊液用 1% 乙酸溶液稀释后进行计数。为剔除因出血而来的白细胞数，用下式进行校正。

脑脊液白细胞校正数 = 脑脊液白细胞测定值 − 出血增加的白细胞数

出血增加的白细胞数 = 外周血白细胞数 × 脑脊液红细胞数/外周血红细胞数

3. 参考区间 正常人脑脊液中无红细胞，仅有少量白细胞。白细胞计数：成人（0~8）× 10^6/L；儿童（0~15）× 10^6/L；新生儿：（0~30）× 10^6/L。以淋巴细胞及大单核细胞为主，两者之比约为 7：3，偶见内皮细胞。

4. 附注

（1）计数应及时进行，以免脑脊液凝固，使结果不准确。

（2）细胞计数时，应注意新型隐球菌与白细胞的区别。前者不溶于乙酸，加优质墨汁后可见不着色的荚膜。

（3）计数池用后，应用 75% 乙醇消毒 60min。忌用酚消毒，因会损伤计数池的刻度。

（三）细胞分类

1. 直接分类法　白细胞计数后，将低倍镜换为高倍镜，直接在高倍镜下根据细胞核的形态分别计数单个核细胞（包括淋巴细胞及单核细胞）和多核细胞，应数 100 个白细胞，并以百分率表示。若白细胞少于 100 个应直接写出单核、多核细胞的具体数字。

2. 染色分类法　如直接分类不易区分细胞时，可将脑脊液离心沉淀，取沉淀物 2 滴，加正常血清 1 滴，推片制成均匀薄膜，置室温或 37℃ 温箱内待干，进行瑞氏染色后用油镜分类。如见有不能分类的细胞，应请示上级主管，并另行描述报告，如脑膜白血病或肿瘤细胞等。

3. 参考区间　脑脊液白细胞分类计数中，淋巴细胞成人 40%～80%，新生儿 5%～35%；单核细胞成人 15%～45%，新生儿 50%～90%；中性粒细胞成人 0～6%，新生儿 0～8%。

4. 临床意义

（1）中枢神经系统病变的脑脊液，细胞数可增多，其增多的程度及细胞的种类与病变的性质有关。

（2）中枢神经系统病毒感染、结核性或霉菌性脑脊髓膜炎时，细胞数可中度增加，常以淋巴细胞为主。

（3）细菌感染时（化脓性脑脊髓膜炎），细胞数显著增加，以中性粒细胞为主。

（4）脑寄生虫病时，可见较多的嗜酸性粒细胞。

（5）脑室或蛛网膜下隙出血时，脑脊液内可见多数红细胞。

五、细菌直接涂片检查

（一）革兰染色

临床怀疑流行性脑脊髓膜炎或化脓性脑脊髓膜炎时，应作细菌学涂片检查，未治疗细菌性脑脊髓膜炎患者革兰染色阳性率可达 60%～80%。操作如下。

（1）将脑脊液立即以 2 000r/min 离心 15min，取沉淀物涂片 2 张。

（2）涂片应在室温中，或置 37℃ 温箱中干燥，切勿以火焰烤干。

（3）已干燥涂片经火焰固定后，一张涂片用 0.5%～1% 亚甲蓝染色 30s，另一张作革兰染色。

（4）注意细胞内外的细菌形态，报告时应予以描述。

（二）抗酸染色

临床怀疑为结核性脑脊髓膜炎时，应作抗酸染色。单张涂片抗酸染色阳性率较低，但如将检查涂片增至 4 张，阳性率可达 80% 以上。

（三）湿片浓缩检查

可查见原虫，蠕虫感染等。

六、真菌检查——新型隐球菌检查

（1）取脑脊液，以 2 000r/min 离心 15min，以沉淀物作涂片，加优质经过滤的细墨汁 1 滴，混合，加盖玻片检查。

（2）先用低倍镜检查，如发现在黑色背景中有圆形透光小点，中间有一细胞大小的圆形物质，即转用高倍镜仔细观察结构，新型隐球菌直径 5～20μm，可见明显的厚荚膜，并有出芽的球形孢子。

（3）每次镜检应用空白墨水滴作为对照，以防墨汁污染。

（4）新型隐球菌患者约有 50% 阳性率。

报告方式：墨汁涂片找到"隐球菌属"。

七、脑脊液分光分析法检查

1. 原理 当红细胞混入脑脊液后，经过一定时间，红细胞破坏，可释放出血红蛋白，以氧合血红蛋白、高铁血红蛋白（MetHb）或胆红素等色素形式存在。它们的最大吸收峰值有差异，可用分光光度法鉴别。

2. 器材 可用波长能自动扫描的各类型分光光度计或国产 721 型分光光度计等。

3. 操作

（1）取得脑脊液后，立即以 3 000r/min 离心 5min。

（2）上清液在分光光度计上自动描记，波长选择 220～700nm。用蒸馏水调空白，然后按吸收曲线形态和吸光度数值加以分析，如病理标本致脑脊液色泽过深者，可用生理盐水稀释 3～5 倍后再扫描。

（3）如没有连续自动描记的分光光度计时，则可分别在 415nm、460nm、540nm、575nm、630nm 波长读取吸光度。

4. 结果判断

（1）正常脑脊液，仅可见 280nm 处的蛋白吸收峰，而无其他吸收峰出现。

（2）如在 415nm、460nm、540nm、575nm、630nm 有色素吸收峰为阳性。

（3）HbO_2 为主时，最大吸收峰在 415nm；出现少量 MetHb 后，最大吸收峰向 406nm 移动，同时 630nm 处出现 MetHb 另一特异吸收峰；若脑脊液中以 MetHb 为主时，最大吸收峰移至 406nm。

5. 附注

（1）临床上采取脑脊液标本时，应按先后两管收集法立即送检。这样将先后两管脑脊液的分光分析结果进行比较，将有助于损伤血性与病理血性脑脊液的鉴别。

（2）穿刺损伤的血性脑脊液标本如未及时检验，则可因红细胞在试管内破坏后释出血红蛋白，造成假阳性。

6. 临床意义

（1）新鲜出血时，氧合血红蛋白出现最早，经 2～3 天达最高值，以后逐渐减低。而胆红素则在 2～3 天后开始出现，并逐渐增高。如在蛛网膜下隙出血的脑脊液中，发病 2h 内即可发现氧合血红蛋白，3～4 天后出现胆红素吸收峰，其量逐渐增加，而氧合血红蛋白则有减少的倾向，至第 3 周，逐渐吸收消失。

（2）脑脊液中氧合血红蛋白的出现，可作为新鲜出血或再出血的指标；高铁血红蛋白的出现，为出血量增多或出血时间延长的标志；胆红素的出现可说明为陈旧性出血。

（鲁家才）

第二节　精液检查

一、标本收集

（1）在3个月内检查2次至数次，二次之间间隔应 >7天，但不超过3周。

（2）采样前至少禁欲3天，但不超过7天。

（3）采样后1h内送到检验科。

（4）用清洁干燥广口塑料或玻璃小瓶收集精液，不宜采用避孕套内的精液。某些塑料容器具有杀精子作用，但是否合适应事先做试验。

（5）应将射精精液全部送验。

（6）传送时温度应在 20～40℃。

（7）容器必须注明患者姓名和（或）识别号（标本号或条码），标本采集日期和时间。

（8）和所有体液一样，精液也必须按照潜在生物危害物质处理，因为精液内可能含有肝炎病毒、人类免疫缺陷（病毒）和疱疹病毒等。

二、一般性状检查

一般性状检查包括记录精液量、颜色、透明度、黏稠度和是否液化。

1. 外观　正常精液呈灰白色或乳白色，不透明。棕色或红色提示出血。黄色可能服用某种药物。精子浓度低时精液略显透明。

正常精液是一种均匀黏稠的液体，射精后立即凝固，30min 后开始液化。若液化时间超过 60min 考虑为异常，应记录这种情况。正常精液可含有不液化的胶冻状颗粒。

2. 量　用刻度量筒或移液管测定。正常一次全部射精精液量约 2～5ml。精液量过多或过少是不育的原因之一。

3. 黏稠度　在精液全部液化后，用 Pasteur 滴管吸入精液，然后让精液依靠重力滴落，并观察拉丝长度。正常精液呈水样，形成不连续小滴。黏稠度异常时，形成丝状或线状液滴（长度大于2cm）。也可使用玻璃棒或注射器测定黏稠度。

4. 酸碱度　用精密试带检查。正常人 pH 为 7.2～8.0，平均7.8。

三、精子存活率

精子存活率（motility）用活精子比例来反映。

1. 伊红染色法

（1）试剂：5g/L 伊红 Y 染色液，伊红 Y 0.5g，加生理盐水至100ml。

（2）操作

1）在载玻片上加新鲜精液和伊红溶液各1滴，混匀后，加上盖玻片，30s 后在高倍镜下观察，活精子不着色，死精子染成红色。

2）计数 200 个精子，计算未着色（活精子）的百分率。

2. 伊红 - 苯胺黑染色法

（1）试剂

1）10g/L 伊红 Y 染色液：伊红 1g，加蒸馏水至 100ml。

2）100g/L 苯胺黑染色液：苯胺黑 10g，加蒸馏水至 100ml。

（2）操作

1）取小试管，加新鲜精液和伊红溶液各 1 滴，混匀。

2）30s 后，加苯胺黑溶液 3 滴，混匀。

3）30s 后，在载玻片上，加精液 - 伊红 - 苯胺黑混合液 1 滴，制成涂片，待干。

4）油镜下观察，活精子为白色，死精子染成红色，背景呈黑色，计数 200 个精子，计算未着色活精子的百分率。

3. 精子低渗膨胀试验（HOS）

（1）试剂

膨胀液：枸橼酸钠 0.735g，果糖 1.351g，加蒸馏水至 100ml。分装，-20℃冷冻保存，使用前解冻，并充分混匀。

（2）操作

1）取小试管，加 1ml 膨胀液，37℃预温 5min。

2）加 0.1ml 液化精液，轻轻搅匀，在 37℃孵育至少 30min。

3）在相差显微镜下观察精子，膨胀精子为尾部形状发生变化的精子，即活精子（图 12 - 1）。计数 200 个精子，计算膨胀精子的百分率。

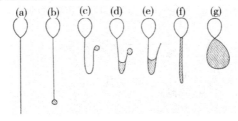

图 12 - 1　低渗情况人类精子典型变化图

（a）无变化；（b~g）尾部变化的不同类型，画线部分代表尾部膨胀区

（3）参考区间：在排精 30～60min 内，约有 70% 以上精子应为活动精子。精子低渗膨胀试验应有 60% 以上精子出现尾部膨胀。

（4）附注

1）如室温低于 10℃ 时，应将标本先放入 37℃ 温育 5～10min 后镜检。

2）某些标本试验前就有尾部卷曲的精子，在 HOS 试验前，计算未处理标本中尾部卷曲精子的百分数，实际 HOS 试验结果百分率就等于测定值减去未处理标本中尾部卷曲精子百分率。

3）HOS 也是精子尾部膜功能试验。

四、精子活力

WHO 推荐一种无需复杂设备而能进行简单精子活力（activity）分级的方法。

1. 操作 取 10μl 标本涂片，连续观察至少 5 个视野，对 200 个精子进行分级，首先计数 a 级和 b 级精子，随后在同一视野内计数 c 级和 d 级精子。

2. 结果判断 根据下述标准把精子活力分为 a、b、c、d 四级。

a 级：快速前向运动：37℃时速度 ≥25μm/s，或 20℃速度 ≥20μm/s（25μm 大约相当于精子 5 个头部的长度，或半个尾部的长度）。

b 级：慢速或呆滞的前向运动。

c 级：非前向运动（<5μm/s）。

d 级：不动。

3. 参考区间 正常精液采集后 60min 内，a 级 + b 级精子达 50% 以上。

五、精子计数

1. 试剂 精子稀释液：碳酸氢钠 5g，40% 甲醛溶液 1ml，蒸馏水 100ml，待完全溶解过滤后使用。

2. 操作

（1）于小试管内加精子稀释液 0.38ml，吸液化精液 20μl，加入稀释液内摇匀。

（2）充分摇匀后，滴入改良 Neubauer 血细胞计数池内，静置 1~2min，待精子下沉后，以精子头部作为基准进行计数。

（3）如每个中央中方格内精子少于 10 个，应计数所有 25 个中方格内的精子数。

（4）如每个中央中方格内精子在 10~40 个，应计数 10 个中方格内的精子数。

（5）如每个中央中方格内精子多于 40 个，应计数 5 个中方格内的精子数。

3. 结果判断

$$精子数 = \frac{计数结果}{计数中方格数} \times 25 \times \frac{1}{计数池高度} \times 20 \times 10^3/ml$$

$$= \frac{计数结果}{计数中方格数} \times \frac{1}{计数池高度} \times 5 \times 10^5/ml$$

4. 参考区间 正常男性 ≥20×10^6/ml。

5. 附注

（1）收集精液前避免性生活 3~7 天。收集精液标本后应在 1h 内检验，冬季应注意保温。

（2）出现一次异常结果，应隔 1 周后复查，反复查 2~3 次方能得出比较正确的结果。

（3）如低倍镜、高倍镜检查均无精子，应将精液离心沉淀后再涂片检查，如两次均无精子，报告"无精子"。

六、精子形态观察

1. 试剂 改良巴氏染色液、Shorr 染色液、Diff-Quik 快速染色液：商品化染色液一般质量均佳，但实验室也可自行配制。

2. 操作

（1）在载玻片上滴 1 滴精液，约 5~20μl，采用压拉涂片法或推片法制片。

（2）待干后，巴氏染色法用等量 95% 乙醇和乙醚混合液固定 5~15min；Shorr 染色法用 75% 乙醇固定 1min；Diff-Quik 快速染色法用甲醇固定 15s。

（3）作改良巴氏、Shorr 或 Diff – Quik 染色，然后在油镜下观察。

（4）精子头部顶体染成淡蓝色，顶体后区域染成深蓝色，中段染成淡红色，尾部染成蓝色或淡红色，细胞质小滴位于头部后面或中段周围，巴氏染色染成绿色。

3. 结果判断　评估精子正常形态时应采用严格标准，只有头、颈、中段和尾部都正常的精子才正常。精子头的形状必须是椭圆形，巴氏染色精子头部长 4.0 ~ 5.0 μm，宽 2.5 ~ 3.5 μm，长宽之比应在 1.50 ~ 1.75，顶体的界限清晰，约占头部的 40% ~ 70%。中段细，宽度 < 1 μm，约为头部长度的 1.5 倍，且在轴线上紧贴头部，细胞质小滴应小于正常头部大小的一半。尾部应是直的、均一的，比中段细，非卷曲，其长约为 45 μm。

所有形态学处于临界状态的精子均列为异常。异常精子可有：①头部缺陷：大头、小头、锥形头、梨形头、圆头、无定形头、有空泡头、顶体过小头、双头等；②颈段和中段缺陷：颈部弯曲、中段非对称地接在头部、粗的或不规则中段、异常细的中段等；③尾部缺陷：短尾、多尾、发卡形尾、尾部断裂、尾部弯曲、尾部宽度不规则、尾部卷曲等。

4. 参考区间　正常人精液中正常形态者 ≥ 30%（异常精子应少于 20%，如超过 20% 为不正常）。WHO 参考范围见表 12 – 1。

七、精子凝集

精子凝集是活动精子以各种方式，如头对头，尾对尾或头对尾等彼此粘在一起。以分级方式报告，从 "–"（没有凝集）~ "3 +"（所有可动的精子凝集到一起）。凝集的存在，提示可能为免疫因素引起不育。

八、非精子细胞

精液含有的非精子细胞成分，称为"圆细胞"，这些细胞包括泌尿生殖道上皮细胞、前列腺细胞、生精细胞和白细胞。正常人精液中：圆细胞 $< 5 \times 10^6/ml$。

正常精液中白细胞，主要是中性粒细胞，数量不应超过 $1 \times 10^6/ml$。过多提示感染，为白细胞精子症。

九、其他成分

精液中可以有结晶体、卵磷脂小体、淀粉样体、脂滴、脱落上皮细胞等。

十、参考区间

见表 12 – 1。

表 12 – 1　WHO 精液检查参考区间

检查项目	1987 年	1992 年	1999 年
射精量（ml）	≥2	≥2	≥2
pH	7.2 ~ 8.0	7.2 ~ 8.0	≥7.2
精子计数（$10^6/ml$）	≥20	≥20	≥20
总精子数/射精（10^6/次）	≥40	≥40	≥40

续　表

检查项目	1987 年	1992 年	1999 年
精子形态（％正常）	≥50	≥30	≥15 *（严格正常标准）
精子存活率（％）精子活力	≥75	≥75	≥50
（a、b、c、d 级）a 级（％）	≥25	≥25	≥25
a 级＋b 级（％）	≥50	≥50	≥50

注：表中列举了 WHO 1987—1999 年的精液检查参考区间，其中主要差别为精子正常形态百分率，严格正常标准精子是 Kruger 等研究的成果，形态正常百分率仅为 WHO 1992 年版标准的 1/2，但是，应用此参考区间涉及专业培训和实践，目前，与我国情况不一定相适应，各实验室应根据实际情况建立自身的参考区间。如果正常形态的精子数低于 15％ 时，体外受精率降低。

十一、临床意义

（1）正常精液呈灰白色，久未排精者可呈淡黄色；离体 30min 后，完全液化。根据精液检查结果，临床上常用于诊断男子不育症及观察输精管结扎术后的效果。

（2）正常精子活力一般在 a 级≥25％。如活力 a 级＜25％；a 级＋b 级＜50％可成为男性不育的原因。

（3）精索静脉曲张症患者精液中常出现形态不正常的精子。

（4）血液中有毒性代谢产物、接触铅等污染物、应用大剂量放射线及细胞毒药物等可使精子形态异常。

（鲁家才）

第三节　前列腺液检查

一、标本收集

临床医师作前列腺按摩术后，采集标本于清洁玻片上，立即送检。

二、检查内容

记录液体颜色、是否混有血液、有无脓块等。湿片镜检，高倍镜下观察白细胞、红细胞、卵磷脂小体，其次为上皮细胞、精子、淀粉样体等。革兰染色后检查细菌。

三、报告方式

1. 卵磷脂小体　报告在高倍视野中分布数量。
2. 白细胞、红细胞　报告方式与尿液相同。
3. 精子、上皮细胞　如找到应报告。

四、参考区间

正常人卵磷脂小体为多量或满视野；白细胞＜10 个/HP；红细胞＜5 个/HP。

五、临床意义

前列腺炎时，白细胞增多，可找到细菌，卵磷脂小体常减少。前列腺癌时，可有血性液体，镜检见多量红细胞，细胞学检查可见癌细胞。前列腺患滴虫感染者亦可找到滴虫。

（鲁家才）

第四节　阴道分泌物检查

阴道分泌物是女性生殖系统分泌的液体，其中主要是由阴道分泌的液体。

一、清洁度

取阴道分泌物，用生理盐水涂片，高倍镜检查，根据所含白细胞（或脓细胞）、上皮细胞、杆菌、球菌的多少，分成Ⅰ～Ⅳ度，判定结果见表12-2。

表12-2　阴道涂片清洁度判定表

清洁度	杆菌	球菌	上皮细胞	脓细胞或白细胞个数
Ⅰ	多	-	满视野	0～5个/高倍视野
Ⅱ	中	少	1/2视野	5～15个/高倍视野
Ⅲ	少	多	少	15～30个/高倍视野
Ⅳ	-	大量	-	>30个/高倍视野

临床意义

清洁度在Ⅰ～Ⅱ度内视为正常，Ⅲ、Ⅳ度为异常，多数为阴道炎，可发现阴道霉菌、阴道滴虫等病原体。

单纯不清洁度增高而不见滴虫、霉菌者，可见于细菌性阴道炎。

二、滴虫检查

阴道滴虫呈梨形，比白细胞大2倍，顶端有鞭毛4根，在25～42℃温度下可活动。因此，在寒冷天，标本要采取保温措施。滴虫活动的最适pH为5.5～6.0。

三、霉菌检查

在湿片高倍镜下见卵圆形孢子，革兰染色油镜下可见革兰阳性孢子或假菌丝与出芽细胞相连接，成链状及分枝状。找到阴道霉菌是霉菌性阴道炎的诊断项目。

四、线索细胞及胺试验

是加德纳菌、动弯杆菌属（mobiluncus）等阴道病的实验室诊断依据。

1. 线索细胞（clue cell）　为阴道鳞状上皮细胞黏附大量加德纳菌及其他短小杆菌后形成。生理盐水涂片高倍镜下可见该细胞边缘呈锯齿状，细胞已有溶解，核模糊不清，其上覆盖有大量加德纳菌及厌氧菌，使其表面毛糙，出现斑点和大量的细小颗粒。涂片革兰染色后，显示黏附于脱落上皮细胞内的细菌为革兰阴性或染色不定的球杆菌，其中，柯氏动弯杆菌（M. curtisii）是一短小的（平均约 1.5μm）革兰染色不定菌，羞怯动弯杆菌（M. mulieris）是一长的（平均约 3.0μm）革兰染色阴性菌，阴道加德纳菌（Gardnerella vaginalis）是一种微需氧的、多形性的革兰染色不定杆菌。线索细胞是诊断细菌性阴道病的重要指标。

2. pH 值　pH 试纸法检查。细菌性阴道病 pH >4.5。

3. 胺试验　阴道分泌物加 2.5mol/L KOH 溶液时出现鱼腥样气味。细菌性阴道病呈阳性。

（鲁家才）

第五节　痰液检查

痰液是肺泡、支气管和气管的分泌物。痰液检查对某些呼吸系统疾病如肺结核、肺吸虫、肺肿瘤、支气管哮喘、支气管扩张及慢性支气管炎等的诊断、疗效观察和预后判断有一定价值。

一、标本收集

痰液标本收集法因检验目的不同而异，但所用容器须加盖，痰液勿污染容器外（用不吸水容器盛留）。

（1）痰液的一般检查应收集新鲜痰，患者起床后刷牙，漱口（用 3% H_2O_2 及清水漱 3 次），用力咳出气管深处真正呼吸道分泌物，而勿混入唾液及鼻咽分泌物。

（2）细胞学检查用上午 9：00～10：00 点深咳的痰液及时送检（清晨第一口痰在呼吸道停留时久，细胞变性结构不清），应尽量送含血的病理性痰液。

（3）浓缩法找抗酸杆菌应留 24h 痰（量不少于 5ml），细菌检验应避免口腔、鼻咽分泌物污染。

（4）幼儿痰液收集困难时，可用消毒棉拭子刺激喉部引起咳嗽反射，用棉拭子采取标本。

（5）观察每日痰排出量和分层时，须将痰放入广口瓶内。

（6）检验完毕后的标本及容器应煮沸 30～40min 消毒，痰纸盒可烧毁，不能煮沸的容器可用 5% 苯酚或 2% 来苏儿溶液消毒后才能用水冲洗。

二、检查方法

（一）一般性状检查

1. 痰量　正常人无痰或仅有少量泡沫痰。在呼吸系统疾病时，痰量可增多，超过 50～100ml。大量增加见于支气管扩张、肺结核、肺内有慢性炎症、肺空洞性病变。肺脓肿或脓胸的支气管溃破时，痰液呈脓性改变。

2. 颜色　有白色、黄色、铁锈色、绿色、黑色等。

3. 性状　黏液性、黏液脓性、脓性、浆液性、血性痰、泡沫痰等。

4. 血液　记录血丝、血块、血痰混合（注意颜色鲜红或暗红）。

5. 有无异常物质　将痰置于培养皿内，衬以黑色背景，用两只竹签挑动，使其展开成薄层后，观察有无支气管管型、库什曼（Curschmann）螺旋体、栓子、肺结石、肺组织坏死的碎片或干酪块等。

6. 临床意义　通常呈无色或灰白色。化脓感染时，可呈黄绿色；明显绿色见于绿脓杆菌感染；大叶性肺炎时可呈铁锈色；阿米巴肺脓肿时呈咖啡色；呼吸系统有病变时痰可呈黏液性、浆液性、脓性、黏液脓性、浆液脓性、血性等。

（二）显微镜检查

选择脓样、干酪样或带脓样血液部分，取 1 小块置玻片上，直接与生理盐水混合，涂成薄片，加盖片后轻压之，用低倍镜及高倍镜检查。注意有无红细胞、白细胞、上皮细胞、弹力纤维、库什曼螺旋体、夏科 – 雷登结晶、胆红素结晶、硫黄样颗粒（放线菌块）、真菌孢子、心力衰竭细胞、载炭细胞、癌细胞等。

（三）寄生虫检查

痰中可能查见肺吸虫卵、溶组织内阿米巴滋养体、棘球蚴的原头蚴、粪类圆线虫幼虫、蛔蚴、钩蚴、尘螨等；卡氏肺孢子虫的包囊也可出现于痰中，但检出率很低。

1. 肺吸虫卵检查　可先用直接涂片法检查，如为阴性，改为浓集法集卵，以提高检出率。

直接涂片法：在洁净载玻片上先加 1 ~ 2 滴生理盐水，挑取痰液少许。最好选带铁锈色的痰，涂成痰膜，加盖片镜检。如未发现肺吸虫卵，但见有夏科 – 雷登结晶，提示可能是肺吸虫患者，多次涂片检查为阴性者，可改用浓集法。

浓集法：收集 24h 痰液，置于玻璃杯中，加入等量 10% NaOH 溶液，用玻棒搅匀后，放入 37℃ 温箱内，数小时后痰液消化成稀液状。分装于数个离心管内，以 1 500r/min 离心 5 ~ 10min，弃去上清液，取沉渣数滴涂片检查。

2. 溶组织内阿米巴大滋养体检查　取新鲜痰液作涂片。天冷时应注意镜台上载玻片保温。高倍镜观察，如为阿米巴滋养体，可见其伸出伪足并作定向运动。

3. 其他　蠕虫幼虫及螨类等宜用浓集法检查。

（四）嗜酸性粒细胞检查

取痰液做直接涂片，干燥后用瑞氏或伊红 – 亚甲蓝染色液染色，油镜下计数 100 个白细胞，报告嗜酸性粒细胞百分数。

（五）细菌检查

取痰液涂成薄片，干燥后行革兰染色，查找肺炎链球菌、螺旋体、梭形杆菌、霉菌等；用抗酸染色找抗酸杆菌。

（六）其他检查

分泌型 IgA、乳酸脱氢酶、唾液酸等。正常人痰中分泌型 IgA 为（2.03 ± 0.21）g/L，在慢性支气管炎急性发作时可降低，治疗后可回升。

慢性支气管炎患者痰中乳酸脱氢酶、唾液酸比正常人高 1.5 倍或更多，治疗后明显减少，因此可反映临床疗效。

（鲁家才）

参考文献

［1］吴晓蔓. 临床检验基础实验指导. 第3版. 北京：人民卫生出版社，2007.

［2］刘成玉. 临床检验基础. 第2版. 北京：中国医药科技出版社，2010.

［3］钱士匀. 临床生物化学检验实验指导. 北京：人民卫生出版社，2011.

第三篇

生化与分子检验

第十三章　酶学检验

第一节　酶的代谢

一、酶的释放

血清酶来源于组织细胞的代谢过程，细胞内酶溶于胞质或与细胞结构结合，虽然酶浓度细胞内比细胞外高 1 000～10 000 倍，但在健康人体，只能检测到很低的酶催化活性。病理情况下，由于细胞膜的直接损伤或缺氧和组织局部缺血导致细胞内酶释放到血液或组织液中。血清中酶升高的程度和过程取决于细胞内、外酶的浓度梯度、细胞内酶的分布和形式、器官损害的性质和原因、组织内缺氧的程度和持续的时间及器官灌注情况和当前的代谢活动等。

二、酶合成增加

1. 组织细胞内酶的数量以及（或）生化活性增加　如青春期血清 ALP 活力的增加是由于成骨细胞的数量和活性增加引起的。
2. 酶诱导作用　组织细胞酶的合成增加，如肝细胞在乙醇、巴比妥酸、苯妥英的化学刺激下 γ-GGT 合成增高。

三、血清酶的清除

肾是血清中低分子量酶的重要排泄途径，如 α-淀粉酶，而大部分的酶首先在血浆中灭活，然后通过受体介导的细胞内摄作用吸收入网状内皮细胞系统内，再被分解为可重新利用的多肽和氨基酸。大部分酶的半衰期在 24～48h。

（苗晓辉）

第二节　生物学因素和干扰因素对酶活性的影响

酶活性的升高或降低可能是生物因素或检测中的其他干扰因素所致。

一、生物学因素

1. 标本采集　血清酶水平高于参考范围时，患者采血时的姿势和止血带的应用都可影响血清酶的浓度，如果采集样本时患者取坐位，以坐姿 15min 后抽血，那么酶活性估计要升高 5% ~ 10%。使用止血带超过 6min 可致 ALP、ALT、CK、GGT、和 LD 升高 8% ~ 10%。

2. 个体差　异酶的水平在不同的个体之间是有一定差异的。

3. 个体内变异　有报道称在 6 个月内测定以下酶的水平，在同一个体内有一定的变异系数，如 CK 22.8%，ALT 30%，AST 12.2%，LD 10.3%，GGT 12.9%，ALP 7.4%。

4. 年龄　某些酶随年龄而变化，如老年人的 ALP 比中年人高，尤其是妇女。

5. 运动　运动可导致 CK、AST 和 LD 升高。

6. 饮食　长期禁食和高蛋白饮食都可导致氨基酸转移酶的升高。高脂肪的膳食后 LD 可升高，低脂肪膳食后 LD 下降。

7. 乙醇　乙醇可致 GGT、ALT、AST 和 GLD 升高。

8. 药物　许多药物可导致酶水平升高，可能是诱导和病理作用所致。如女性服用了炔雌醇后，酶的诱导作用使 ALP 和 GGT 升高。

二、干扰因素

药物、溶血、高胆红素和样本中的代谢产物等是导致体内酶活性改变的重要干扰因素。样本储存期酶的稳定性：将血清从全血中分离后，ALP、α-淀粉酶、ALT、AST、CK、ChE、GGT 和 LD 在 4℃ ~ 8℃ 至少可稳定 4d。ALP、α-淀粉酶、ALT、AST、ChE 在室温下可稳定 3d。

三、标本的采集、处理与储存

在实验室测定酶之前，标本要经过采集、运输、血清分离和储存等一系列处理过程。而血液离体后，酶活性还会有一定变化，处于一个动态变化过程。因此其中任何一个阶段处理不当，都有可能引起测定值变化。

除非测定与凝血或纤溶有关的酶，一般都采用血清作为测定标本。大多数抗凝剂都在一定程度上影响酶活性。

（苗晓辉）

第三节　血清常用酶的测定

本部分只介绍临床常用酶的特性、测定方法和参考区间，具体的临床意义将在各器官功能中描述，在此不再赘述。

一、碱性磷酸酶及其同工酶的测定

碱性磷酸酶（alkaline phosphatase，ALP）（EC3.1.3.1）是一组底物特异性较低，在碱性条件下能水解磷酸单酯化合物的酶。广泛分布于机体各器官组织，在肝、肾、胎盘、小肠、骨骼等组织含量较高。成年人血清中的 ALP 主要来源于肝，小部分来源于骨骼。

人体各组织的 ALP 由 3 种不同基因所编码，相应产生 3 类 ALP 同工酶：肠型、胎盘型和非特异组织型。非特异组织型是在酶蛋白合成后，经过不同形式的修饰和加工形成的肝型、胆型、肾型、骨骼型等酶的多种形式。

1. 测定方法

（1）总 ALP 的测定

1）IFCC 方法测定原理：在氨基醇［X–OH，如 2–氨基–2–甲基–1–丙醇（AMP），或二乙醇胺（DEA）］存在的情况下，ALP 能将 4–硝基苯磷酸盐（4–NPP 或 PNPP）上的一个磷酸基转移到氨基醇上，从而加速底物的去磷酸化，生成游离的对硝基苯酚（4–NP），后者在碱性溶液中呈现黄色。测定 405nm 处的吸光度增高速率来计算 ALP 催化活力。

$$4-NPP+AMP \xrightarrow{ALP} 4-NP+X-OPO_3H_2$$

2）DGKC 方法测定原理：根据 IFCC 方法，但使用 N–甲基–D–葡萄糖胺（MEG）作为缓冲液。将底物加入到反应混合物中即可引发酶促反应。

$$4-NPP+MEG \xrightarrow{ALP} 4-NP+MEG-Pi$$

（2）ALP 同工酶测定

1）电泳分离法：在碱性 pH 条件下，各型同工酶在支持介质乙酸纤维素条带或聚丙烯酰胺凝胶上向阳极迁移而被分离。乙酸纤维素条带上的迁移率：胆管 ALP > 肝 ALP > 骨 ALP > 肠 ALP > 胎盘 ALP。聚丙烯酰胺凝胶上的迁移率：胎盘 ALP = 肝 ALP > 骨 ALP > 肠 ALP > 胆汁 ALP。聚丙烯酰胺凝胶电泳更适于测定骨 ALP。乙酸纤维素电泳适用于测定胆管 ALP。

由于电泳条带之间有重叠，故该法仅能定性评价骨和肝 ALP 的升高。

2）热灭活和化学抑制：在反应混合物中加入化学试剂或者预先对血清进行热处理，如 L–苯丙氨酸可明显抑制胎盘 ALP 活性，肠 ALP 的化学抑制反应与胎盘 ALP 相似。胎盘 ALP 在 65℃时能耐受 10min，可以将胎盘 ALP 与肝–骨–肾组的 ALP 区分开来。

3）植物凝集素层析法：麦芽凝集素与骨特异性 ALP 的 N–乙酰葡萄糖胺结合后沉淀，分离的骨 ALP 进行定量分析。该方法操作简便、特异性和灵敏度较好。

传统的热灭活法检测结果准确度差，易受干扰；电泳法虽能区分肠、胎盘来源的同工酶，但骨和肝同工酶的电泳条带重叠，不易准确定量。

2. 参考区间 ALP 活性与年龄有关，儿童由于骨骼的发育而比成年人高。

（1）IFCC 方法（37℃）：4~15 岁，54~369U/L。①男性 20~50 岁，53~128U/L；≥60 岁，56~119U/L。②女性 20~50 岁，42~98U/L；≥60 岁，53~141U/L。

（2）DGKC 方法（37℃）：男性 37~145U/L；女性 44~155U/L。

二、α–淀粉酶

人 α–淀粉酶（α–amylase，AMY）即（1，4–α–D–葡聚糖葡聚糖水解酶，

EC3.2.1.1）作用于 $\alpha-1,4$ 糖苷键，是一种钙依赖性金属蛋白酶，卤素和其他阴离子有激活作用，特别是氯化物是强有力的激活剂。其主要存在于胰腺和唾液腺中，因此有 2 种同工酶，即唾液型（S-AMY）和胰腺型（P-AMY），其分子量小，可以从肾小球滤过出现在尿液中。有时淀粉酶与抗淀粉酶自身抗体可形成高分子的巨型淀粉酶。

1. 检测方法　淀粉酶测定方法很多，最早的方法多以天然淀粉为底物，通过测定经 AMY 水解后淀粉的消耗量来测定 AMY 的活性；另一类是以活性染料淀粉结合物为底物的。由于以上方法的准确性差，步骤繁杂，不能自动化而逐渐少用。目前主要是以人工合成的麦芽单糖苷为底物的方法。主要的麦芽单糖苷有麦芽四糖、麦芽五糖和麦芽七糖，这里主要介绍以 4，6-亚乙基-4-硝基酚-α-D-麦芽七糖苷（E-G7-4-PNP）作底物，辅助酶是多功能 α-葡萄糖苷酶，简称 EPS 法的测定方法。

$$5E-G_7-4-NP+5H_2O \xrightarrow{AMS} E-G_3+G_4-4-NP+2E-G_4+2G_3-4-NP+2E-G_5+2G_2-4-NP$$

$$G_4-PNP+2G_3-PNP+2G_2-PNP+14H_2O \xrightarrow{\alpha-葡萄糠苷酶} 14G+5 \ (4-NP)$$

2. 参考区间　血清淀粉酶（37℃），28~100U/L；尿液淀粉酶（37℃），≤120U/L。

三、丙氨酸氨基转移酶和天冬氨酸氨基转移酶

氨基转移酶是一组催化 α-酮酸与 α-氨基酸之间氨基移换的酶。与临床诊断最有关联的氨基转移酶是丙氨酸氨基转移酶（alanine aminotransferase，ALT）（EC2.6.1.2）和天冬氨酸氨基转移酶（aspartate aminotransferase，AST）（EC2.6.1.1）、磷酸吡哆醛（P5P）是转氨酶的辅基，它与酶蛋白结合后 ALT（或 AST）才具有催化活性。转氨酶广泛存在于肝、心肌、骨骼肌、肾、脑、胰腺、肺、白细胞和红细胞中。

1. 测定方法

（1）AST 测定原理：在 AST 催化下，从天冬氨酸转移 2 个氨基到 α-酮戊二酸上，生成产物 L-谷氨酸和草酸乙酸盐。后者通过苹果酸脱氢酶（malate dehydrogenase，MD）催化下转变成苹果酸，在 340nm 处检测 NADH 下降的速率，它与 AST 活性成比例。

$$L-门冬氨酸+2-氧代戊二酸 \xleftrightarrow{AST} L-谷氨酸+L-草酰乙酸$$

$$L-草酰乙酸+NADH+H^+ \xrightarrow{MD} L-苹果酸+NAD^+$$

（2）ALT 测定原理：在 ALT 催化下，从丙氨酸转移 2 个氨基酸到 α-酮戊二酸上，生成产物谷氨酸和丙酮酸。后者通过乳酸脱氢酶催化下转变成乳酸，在分光光度计下检测 NADH 下降的速率，它与 ALT 活性成比例。

$$L-丙氨酸+2-氧代戊二酸 \xrightarrow{ALT} L-谷氨酸+L-丙酮酸$$

$$L-丙酮酸+NADH+H^+ \xrightarrow{LD} L-乳酸+NAD^+$$

2. 参考区间　IFCC 和 DGKC 方法（37℃）：男性 ALT≤40U/L，AST≤35U/L；女性 ALT≤34U/L，AST≤31U/L。

四、胆碱酯酶

胆碱酯酶（cholinesterase，CHE）根据对底物特异性的差异分为 2 类。1 类为乙酰胆碱

乙酰水解酶（EC3.1.1.7），旧称特异性胆碱酯酶、真胆碱酯酶（AChE）或胆碱酯酶Ⅰ，水解乙酰胆碱。它存在于红细胞、中枢神经系统灰质、肺和脾内，支配肌细胞的交感神经节的运动神经终板，不存在于血浆内。另1类为乙酰胆碱酰基水解酶（EC3.1.1.8），旧称非特异性胆碱酯酶、拟胆碱酯酶（PChE）、苯甲酰胆碱酯酶、胆碱酯酶Ⅱ，水解芳基或烷基胆碱酯，见于血浆、肝、肠黏膜、胰、脾和中枢神经系统的白质内。本文仅围绕乙酰胆碱酰基水解酶讨论。

1. 检测方法　PChE 的检测方法很多，目前主要以连续监测法和比色法应用最广泛。

（1）连续监测法测定原理：PChE 催化丁酰 - 乙酰或丙酰硫代胆碱水解，产生丁酸或丙酸与硫代胆碱；后者与无色的 5，5′ - 二硫代双（2 - 硝基苯甲酸）反应，形成黄色的 5 - 巯基 -2 - 硝基苯甲酸（5 - MNBA）。在 410nm 处测定吸光度的速率，从而计算处 PChE 的活性。

乙酰硫代胆碱 $\xrightarrow{PChE}$ 丁酸 + 硫代胆碱

硫代胆碱 + 二巯代硝基苯甲酸→5 - MNBA + 2 - 硝基苯腙 - 5 - 巯基硫代胆碱

（2）苯甲酰胆碱比色法原理：苯甲酰胆碱可被 PChE 水解，生成反应产物苯甲酸和胆碱。可在 240nm 处测定苯甲酰胆碱吸光度的下降。

2. 参考区间

（1）丁酰硫代胆碱（37℃）：男性 4.62 ~ 11.5kU/L，女性 3.93 ~ 10.8kU/L。

（2）苯甲酰胆碱（37℃）：0.66 ~ 1.62kU/L。

五、肌酸激酶及其同工酶测定

人类肌酸激酶（creatine kinase，CK）（EC2.7.3.2）是由不同的基因表达的亚基组成的多聚酶，各自的基因产物包括 CK - M（肌组织）、CK - B（脑）、CK - Mi（线粒体）。CK 主要以骨骼肌、心肌含量最多，其次是脑组织和平滑肌。在正常人群中，所测到的总 CK 活性主要是 CK - MM，其他 CK 同工酶和变异体仅微量或不易测出。若总 CK 活性增加，尤其是某一型同工酶活性增加，可提供有关器官受损的信息。

1. 检测方法　CK 的测定方法有比色法、酶偶联法、荧光法和生物发光法等。可以测定正向反应产物，也可以测定逆向反应的产物。由于逆向反应的速度是正向反应的 2 ~ 6 倍，敏感性高，是目前主要的测定方法。

（1）总 CK 检测原理：在 CK 催化作用下将磷酸基从肌酸磷酸盐可逆性地转移到 ADP 上，产生的 ATP 再以己糖激酶（Hexokinase，HK）作辅酶，葡萄糖 - 6 - 磷酸脱氢酶（G - 6 - P dehydrogenase，G6PD）作指示酶进行酶偶联反应。根据 340nm 处 NADPH 吸光度速率的变化，计算总 CK 活性。

磷酸肌酸 + ADP $\xrightarrow{CK}$ 肌酸 + ATP

ATP + 葡萄糖 $\xrightarrow{HK}$ ADP + 6 - 磷酸 - 葡萄糖

6 - 磷酸 - 葡萄糖 + NADP$^+$ $\xrightarrow{G_6PD}$ 6 - 磷酸葡萄糖内酯 + NADPH + H$^+$

（2）CK 同工酶测定

1）免疫抑制法原理：免疫抑制法临床应用的理论依据是假定仅 CK - MM 和 CK - MB 在

肌损伤后被释放入血流。抗 CK-M 抗体能抑制所有 CK-M 的活性，剩下的是 CK-B 活性。样本中得到的 CK-MB 活性应该乘 2。巨 CK 不含有 CK-M 亚单位，不发生免疫抑制。在典型的巨肌酸激酶血症的病例中，测定后活性乘以 2 会出现 CK-MB 活性超过样本中总 CK 活性。

2）同工酶电泳原理：CK 在醋酸纤维纸条或琼脂凝胶上被分离，各活性条带用总 CK 试剂染色。根据反应中形成的 NADPH 的荧光强度（360nm）可以做定量分析，检测线性 2～10U/L。若样本用抗 CK-M 抗体作预先处理后再进行电泳分析，巨 CK I 型就能很明显区别于 CK-MB 和 CK-MM，巨 CK II 型与 CK-MM 也能被一起识别。除了自动化操作，电泳的程序比较费力、复杂、昂贵。因此仅适用于特殊实例。

3）CK-MB 浓度的免疫测定法：CK-MB 检测使用特异性的 CK-M 或 CK-B 单克隆抗体结合酶、荧光化学发光或电化学发光的免疫测定技术测定 CK-MB 的质量，检测的灵敏度和精确度都很高，检测下限≤1μg/L，上限 5μg/L。可在 15～30min 内获得结果。

2. 参考区间　CK 活性受年龄、性别、种族、体重指数、活动状态、基因变异等因素的影响。

（1）总 CK：男性 46～171U/L，女性 34～145U/L。

（2）CK-MB：①免疫抑制法。CK-MB<25U/L，CK-MB/总 CK 在 6%～25%。②电泳法。CK-BB 0，CK-MB 0～3%，CK-MM 97%～100%，CK-MB 的阳性决定水平为 5%。

六、γ-谷氨酰氨基转移酶

γ-谷氨酰氨基转移酶（L-γ-glutamyltransferase，GGT）（E 2.3.2.2）也称 γ-谷氨酰转肽酶，其催化 γ-谷氨酰基转移反应。主要分布在肾、胰、肝、肠和前列腺中，血清中 GGT 主要来源于肝、胆，以多种形式存在，在红细胞中含量甚低。

1. 测定方法　在 GGT 的催化下，谷氨酰残基从 L-γ-谷氨酰-3-羧基-对硝基苯胺（3-carboxy-GGPNA）转移到双苷氨肽上，同时生成 2-硝基-5-氨基苯甲酸，在 405nm 波长处检测这种复合物浓度增加时的吸光度变化，它与反应混合物中酶活性的浓度成正比：

$$3-carboxy-GCPNA + 双甘肽 \xrightarrow{GGT} 2-硝基-5-氨基苯甲酸 + L-γ-谷氨酰-甘氨酰甘氨酸。$$

2. 参考区间　男性≤55U/L，女性≤38U/L。

七、乳酸脱氢酶

乳酸脱氢酶（lactate dehydrogenase，LD）（EC1.1.1.27）是一种糖酵解酶，广泛存在于机体的各种组织中，其中以心肌、骨骼肌和肾含量最丰富，其次为肝、脾、胰腺、肺和肿瘤组织，红细胞中 LD 含量也十分丰富，是正常血清的 100 倍。由于其分布原因，LD 对诊断具有较高的灵敏度，但特异性较差。

LD 是由 H 亚基和 M 亚基组成的四聚体，其亚基的不同组合形成 5 种同工酶：LD_1（H_4）、LD_2（H_3M）、LD_3（H_2M_2）、LD_4（HM_3）和 LD_5（M_4）。其中 LD_1 和 LD_2 主要来源于心肌，LD_3 来源于肺、脾组织，LD_4 和 LD_5 主要来源于肝和骨骼肌。由于 LD 同工酶的组

织分布特点，其检测具有病变组织定位作用。

1. 检测方法

（1）总 LD 测定原理：根据测定其催化的正反应或逆反应分为 L-P 反应和 P-L 反应。

1）L-P 反应：L-乳酸 + NAD$^+$ $\xrightarrow{LD}$ 丙酮酸 + NADH + H$^+$。

2）P-L 反应：丙酮酸 + NADH + H$^+$ $\xrightarrow{LD}$ L-乳酸 + NAD$^+$。

L-P 反应的 pH 为 8.8~9.8，而 P-L 反应的 pH 为 7.4~7.8。

在动力学分析中通过测定 NADH 吸光度的变化来反映酶的活性。对于正反应，在 340nm 处测得的 NADH 的吸光度增加，对于逆反应，由于 NADH 氧化为 NADH$^+$，测得的吸光度值则下降。

（2）LD 同工酶的检测

1）化学法抑制含 M 亚基的 LD$_1$ 同工酶测定：将 1，6-己二醇或高氯酸钠加入到含样本反应液中，选择性地抑制含 M 亚基的 LD 同工酶，由于 LD$_1$ 由 4 个 H 亚基组成，因此只有它才能被测定。同工酶 LD$_1$ 催化基质 2-酮丁酸为羟丁酸的速度比其他同工酶要高，因此也可以单独用 2-酮丁酸脱氢酶测定 LD$_1$ 的活性。

2）电泳法 LD 同工酶的测定：在碱性 pH 下，LD 同工酶可以在琼脂凝胶或醋酸纤维薄膜上电泳分离。电泳向正极迁移速度取决于同工酶的亚基组成。含 H 亚基的同工酶移动速度最快，含 M 亚基移动的速度最慢，因此 LD$_1$ 有最快的迁移率，LD$_5$ 最慢。在琼脂凝胶上 LD$_5$ 几乎停留在原点（负极）。在醋酸纤维薄膜电泳，没反应生成的丙酮酸与四唑盐结合形成肉眼可见的同工酶片段。在琼脂凝胶电泳，凝胶 37℃ 孵育在凝胶上覆盖乳酸和 NAD$^+$，产生 NADH 的荧光，用 365nm 波长激发后于 410nm 处测定。

2. 参考区间

（1）L-P：成人女性 135~215U/L，男性 135~225U/L，儿童 180~360U/L。

（2）P-L：95~200UlL。

（3）LD 同工酶琼脂糖电泳法：LD$_1$ 14%~26%；LD$_2$ 29%~39%；LD$_3$ 20%~26%；LD$_4$ 8%~16%；LD$_5$ 6%~16%。

八、脂肪酶

脂肪酶（lipase，LPS）（EC 3.1.1.3）是一组特异性较低的脂肪水解酶，主要来源于胰腺、胃及小肠，但胰腺组织是其他组织的 5 000 倍，血清的 20 000 倍。脂肪酶作用于酯和水界面的脂肪，只有当底物呈乳剂状态时，LPS 才具有水解作用。由于早期的测定方法缺乏准确性和重复性，限制了其在临床上的广泛应用。目前由于测定方法的改进，其准确性和重复性均有较大提高，对急性胰腺炎的诊断特异性和灵敏度均高于淀粉酶。

1. 检测方法 脂肪酶测定的方法很多，如比浊测定法、pH-stat 滴定法、比色法（可分为酶耦联显色比色法、干化学法、紫外分光光度法）等，目前临床使用最普遍的是比浊法。

（1）比浊法原理：三酰甘油与水制成的乳胶液，因其胶束对入射光的吸收及散射而具有乳浊状态。胶束中的三酰甘油在脂肪酶的作用下水解，使胶束分裂，浊度或光散射因而减低，减低的速率与脂肪酶的活性有关。

（2）酶耦联显色比色法：

$$1，2 - 二酰甘油 + H_2O \xrightarrow{胰脂肪酶} 2 - 单酸甘油酯 \rightarrow 脂肪酸$$

$$2 - 单酸甘油酯 + H_2O \xrightarrow{单酸甘油脂肪酶} 甘油 + 脂肪酸$$

$$甘油 + ATP \xrightarrow{甘油激酶} 3 - 磷酸甘油 + ADP$$

$$3 - 磷酸甘油 + O_2 \xrightarrow{磷酸甘油氧化酶} 磷酸二羟丙酮 + H_2O_2$$

$$2H_2O_2 + 4 - AAP + TOOS \xrightarrow{过氧化物酶} 醌亚胺染料 + 4H_2O$$

TOOS：N - 乙基 N - （ - 2 - 羟基 3 - 磺丙基 - m - 甲苯胺）

（3）新色原比色法：1，2 - 二月桂基 - rac - 丙三氧基 - 3 - 戊二酸试灵酯由 2 个甘油酯和 1 个酯组成，LPS 在碱性条件下水解底物生成不稳定的戊二酸 - 6′ - 甲基试卤灵，在碱性条件下自发的水解为戊二酸和甲基试卤灵，后者是蓝紫色的发光基团，在 577nm 有最大吸收峰，其吸光度的变化与 LPS 活性相关。

$$1，2 - 二月桂基 - rac - 丙三氧基 - 3 - 戊二酸试灵酯 \xrightarrow{脂肪酶} 1，2 - 二月桂基甘油 + 戊二酸 - 6′ - 甲基试卤灵$$

$$戊二酸 - 6′ - 甲基试卤灵 \xrightarrow{OH^-} 戊二酸 + 甲基试卤灵$$

2. 参考区间　比浊法，≤7.9U/L；酶耦联比色法：≤45U/L；新色原比色法，≤38U/L。

九、酸性磷酸酶

酸性磷酸酶（acid phosphatase，ACP）（CE3.1.3.2）是指反应体系 pH 7.0 以下，酶活性最大的所有磷酸酶，它的主要来源是血小板、红细胞、骨、网状内皮系统的细胞和前列腺。衍生于前列腺的同工酶，在诊断前列腺癌时起重要作用，前列腺 ACP 可作为肿瘤标记物。来自于前列腺和血小板的 ACP 可以被酒石酸盐抑制，剩余的活性即称为前列腺 ACP。

1. 检测方法　ACP 反应以 α - 萘基磷酸盐或者对一硝基苯磷酸盐为底物，在 pH4.5 ~ 6.0 的条件下释放无机磷酸盐。如反应的产物是硝基酚，由于在酸性条件下，其摩尔吸光系数小，故应在反应的终点加入碱性液以提高反应的摩尔吸光系数。如反应的产物是 α - 萘酚，则耦联有色的偶氮试剂如固红 TR 盐，通过在 405nm 处监测偶氮化合物生成的速率来测定 ACP 的活性。

2. 参考区间　底物对 - 硝基苯磷酸盐（37℃），4.8 ~ 13.5U/L；酒石酸盐抑制 ACP ≤ 3.7U/L；底物 α - 萘基磷酸盐（37℃），男性≤4.7U/L，酒石酸盐抑制 ACP≤1.6U/L；女性≤3.7U/L。

十、谷氨酸脱氢酶

谷氨酸脱氢酶（glutamate dehydrogenase，GLD）（EC 1.4.1.3）作为一个线粒体酶，存在于所有组织中，其中肝、心肌和肾含量最高。然而，仅在细胞坏死时，此酶在血清中浓度才升高。

1. 测定方法　GLD 在 NADH 存在催化下，转移铵到 2 - 氧化谷氨酸上。形成谷氨酸和

NAD。在 340nm 处监测 NADH 的吸光度下降速率，即与反应体系中 GLD 的活性成正比。

$$2-氧化谷氨酸 + NADH + NH_4^+ \xrightarrow{GLD} L-谷氨酸 + NAD^+ + H_2O$$

2. 参考区间　成年人，男性≤8.0U/L，女性≤6.0U/L。

（苗晓辉）

参考文献

［1］吕建新，樊绮诗．临床分子生物学检验．第三版．人民卫生出版社，2012.

［2］王鸿利，丛玉隆，仲人前，吕建新，周新等．实用检验医学．北京：人民卫生出版社，2013.

［3］刘成玉．临床检验基础．第2版．北京：中国医药科技出版社，2010.

第十四章　血脂检验

第一节　血清总胆固醇检验

TC 测定方法据其准确度与精密度不同分为 3 级：①决定性方法。放射性核素稀释 – 气相色谱 – 质谱法（ID – GC – MS），此法最准确，测定结果符合"真值"，但需特殊仪器与试剂，技术要求高、费用贵。用于发展和评价参考方法及鉴定纯胆固醇标准。②参考方法。目前国际上公认的是 Abell、Levy、Brodie 及 Kendall 等（1952）设计的方法，称为 AL – BK 法，是目前化学分析法中最准确的方法。③常规方法。化学方法大都用有机溶剂提取血清中的胆固醇，然后用特殊试剂显色，比色测定。显色剂主要有 2 类，即醋酸 – 醋酸酐 – 硫酸反应（简称 L – B 反应）和高铁硫酸反应，这些反应须用腐蚀性的强酸试剂，特异性差，干扰因素多，准确性差，应予淘汰。现在已广泛应用酶法，这类方法特异性高、精密、灵敏，用单一试剂直接测定，既便于手工操作，也适用于自动分析仪测大批标本，既可作终点法，也可作速率法。

一、酶法测定胆固醇

1. 原理　血清中的胆固醇酯（CE）被胆固醇酯水解酶（CEH）水解成游离胆固醇（Chol），后者被胆固醇氧化酶（CHOD）氧化成 $\triangle^4$ – 胆甾烯酮并产生过氧化氢，过氧化氢再经过氧化物酶（POD）催化 4 – 氨基安替比林与酚（三者合称 PAP），生成红色醌亚胺色素（Trinder 反应）。醌亚胺的最大吸收光波长值在 500nm 左右，吸光度与标本中 TC 含量成正比。反应式如下：

$$胆固醇酯 + H_2O \xrightarrow{CEH} 胆固醇 + 脂肪$$

$$胆固醇 + O_2 \xrightarrow{CHOD} \triangle^4 – 胆甾烯酮 + H_2O_2$$

$$2H_2O_2 + 4 – 氨基安替比林 + 酚 \xrightarrow{POD} 醌亚胺 + 4H_2O$$

2. 参考区间　人群血脂水平主要决定于生活因素，特别是饮食营养，所以各地区调查所得参考区间高低不一，以致各地区有各自的高 TC 划分标准。现在国际上以显著增加冠心病危险的 TC 水平作为划分界限，在方法学标准化的基础上，采用共同的划分标准，有助于避免混乱。

（1）我国《血脂异常防治建议》提出的标准（1997，6）为：TC 水平理想范围 < 5.2mmol/L（< 200mg/dl）；边缘升高：5.23 ~ 5.69mmol/L（201 ~ 219mg/dl）；升高：≥5.72mmol/L（≥220mg/dl）。

（2）美国胆固醇教育计划（NCEP），成年人治疗组（Adult Treatment Panel）1994 年提出的医学决定水平：TC 水平理想范围 < 5.1mmol/L（< 200mg/dl），边缘升高 5.2 ~

6.2mmol/L（200～239mg/dl），升高≥6.21mmol/L（≥240mg/dl）。

3. 临床意义

（1）影响 TC 水平的因素：①年龄与性别：TC 水平往往随年龄上升；②长期的高胆固醇、高饱和脂肪和高热量饮食可使 TC 增高；③遗传因素；④其他：如缺少运动、脑力劳动、精神紧张等可能使 TC 升高。

（2）高 TC 血症是冠心病的主要危险因素之一，病理状态下高 TC 有原发性的与继发性的 2 类。

原发性的如家族性高胆固醇血症（低密度脂蛋白受体缺陷）、家族性 apoB 缺陷症、多源性高 TC、混合性高脂蛋白血症。继发的见于肾病综合征、甲状腺功能减退症、糖尿病、妊娠等。

（3）低 TC 血症也有原发性的与继发性的，前者如家族性的无或低 β - 脂蛋白血症；后者如甲状腺功能亢进症、营养不良、慢性消耗性疾病等。

二、正己烷抽提 L - B 反应显色法测定胆固醇

此法原为 Abell 等（1952）设计，由美国疾病控制中心（CDC）的脂类标准化实验室协同有关学术组织作了评价和实验条件的最适化，称为 AL - BK 法，已被公认为参考方法。

1. 原理　本法用氢氧化钾乙醇溶液使血清蛋白变性，并水解血清中的胆固醇酯，加水后用正己烷分溶抽提，可以从碱性乙醇液中定量地提取胆固醇（达99.7%），分溶抽提达到抽提与纯化的双重目的。提取的胆固醇溶液中除少量其他甾醇（人血清中约占总胆固醇的1%）以外，基本上不含干扰物，故测定结果与放射性核素 - 稀释 - 气相色谱 - 质谱法（决定性方法）接近。

抽提液挥发干后，以 Lieberman - Bur - Chard（L - B）试剂与胆固醇显色，试剂中醋酸与醋酸酐作为胆固醇的溶剂与脱水剂，浓硫酸既是脱水剂又是氧化剂，所生成的绿色产物主要是五烯胆甾醇正离子，最大吸收光波长值为 620nm，但随后可变成黄色产物，故应该严格控制显色条件。

本法是目前化学分析法中最准确的方法，已被公认为参考方法。

2. 临床意义　同酶法。

（陈永梅）

第二节　血清三酰甘油检验

血清三酰甘油（TG）测定的决定性方法为放射性核素 - 稀释 - 质谱法，参考方法为二氯甲烷抽提、变色酸显色法。常规方法为酶法（GPO - PAP 法），作为临床测定，国内外均推荐 GPO - PAP 法。

一、酶法测定三酰甘油

1. 原理　用高效的微生物脂蛋白脂肪酶（LPL）使血清中 TG 水解成甘油与脂肪酸，将生成的甘油用甘油激酶（GK）及三磷腺苷（ATP）磷酸化，以磷酸甘油氧化酶（GPO）氧化 3 - 磷酸甘油（G - 3 - P），然后以过氧化物酶（POD）、4 - 氨基比林（4 - AAP）与 4 -

氯酚（三者合称 PAP）显色，测定所生成的 H_2O_2，故本法简称 GPO – PAP 法，反应如下：

$$TG + 3H_2O \xrightarrow{LPL} 甘油 + 3 - 脂肪酸$$

$$甘油 + ATP \xrightarrow{GK, Mg^{2+}} 3 - 磷酸甘油 + ADP$$

$$3 - 磷酸甘油 + O_2 + 2H_2O \xrightarrow{GPO} 磷酸二羟丙酮 + 2H_2O_2。$$

$$H_2O_2 + 4 - 氨基安替比林 + 4 - 氯酚 \xrightarrow{POD} 苯醌亚胺 + 2H_2O + HCl$$

分光光度波长 500nm，测定吸光度（A），对照标准可计算出 TG 含量。

2. 参考区间 正常人 TG 水平高低受生活环境的影响，中国人低于欧美人，成年以后随年龄上升。TG 水平的个体内与个体间差异都比 TC 大，人群调查的数据比较分散，呈明显正偏态分布。营养良好的中、青年 TG 水平的平均值去除游离甘油（free glycerol，FG）为 0.90 ~ 1.00mmol/L（80 ~ 90mg/dl），老年前期与老年人平均超过 1.13mmol/L（100mg/dl），95% 中青年约 1.69mmol/L（150mg/dl），老年约为 2.26mmol/L（200mg/dl）。

美国国家胆固醇教育计划对空腹 TG 水平划分界限的修订意见（1993）是：TG 正常 < 2.3mmol/L（<200mg/dl），TG 增高的边缘为 2.3 ~ 4.5mmol/L（200 ~ 400mg/dl），高 TG 血症 >4.5mmol/L（>400mg/dl），胰腺炎高危 >11.3mmol/L（>100mg/dl）。

3. 临床意义 高 TG 血症也有原发性的与继发性的 2 类，其中包括家族性高 TG 血症与家族性混合型高脂（蛋白）血症等。继发的见于糖尿病、糖原累积病、甲状腺功能减退症、肾病综合征、妊娠、口服避孕药、酗酒等，但不易分辨原发或继发。高血压、脑血管病、冠心病、糖尿病、肥胖与高脂蛋白血症等往往有家族性集聚现象，其间可能有因果关系，但也可能仅仅是伴发现象；例如糖尿病患者胰岛素与糖代谢异常可继发 TG（或同时有 TC）升高，但也可能同时有糖尿病与高 TG 2 种遗传因素。冠心病患者 TG 偏高的比一般人群多见，但这种患者 LDL – C 偏高与 HDL – C 偏低也多见。一般认为单独有高 TG 不是冠心病的独立危险因素，只有伴以高 TC、高 LDL – C、低 HDL – C 等情况时才有病理意义。

通常将高脂蛋白血症分为 Ⅰ、Ⅱa、Ⅱb、Ⅲ、Ⅳ、Ⅴ 等 6 型，除 Ⅱa 型以外都有高 TG。

（1）Ⅰ型是极为罕见的高 CM 血症，原因有二，一为家族性 LPL 缺乏症，一为遗传性的 apoCⅡ 缺乏症。

（2）最常见的是Ⅳ型，其次是Ⅱb 型，后者同时有 TC 与 TG 增高，即混合型高脂蛋白血症；Ⅳ型只有 TG 增高，反映 VLDL 增高，但是 VLDL 很高时也会有 TC 轻度升高，所以Ⅳ型与Ⅱb 型有时难于区分，主要根据 LDL – C 水平做出判断。家族性高 TG 血症属于Ⅳ型。

（3）Ⅲ型又称为异常 β – 脂蛋白血症，TC 与 TG 都高，其比例近于 1 : 1（以 mg/dl 计），但无乳糜微粒血症。诊断还有赖于脂蛋白电泳显示宽 β 带；血清在密度 1.006g/ml 下超速离心后，其顶部（VLDL）做电泳分析证明有漂浮的 β – 脂蛋白或电泳迁移在 β 位的 VLDL 存在，化学分析示 VLDL – C/血清（或浆）TG > 0.3 或 VLDL – C/VLDL – TG > 0.35；apoE 分型多为 E_2/E_2 纯合子。

（4）Ⅴ型为乳糜微粒和 VLDL 都增多，TG 有高达 10g/L 以上的，这种情况可以发生在原有的家族性高 TG 血症的基础上，继发因素有糖尿病、妊娠、肾病综合征、巨球蛋白血症等，易引发胰腺炎。

二、变色酸显色法测定三酰甘油

原理　变色酸显色法，为 CDC 参考方法。其原理是用二氯甲烷抽提血清 TG，同时加入硅酸去除磷脂、游离甘油、一酰甘油、部分二酰甘油及蛋白。TG 经氢氧化钾皂化生成甘油，酯化后以过碘酸氧化甘油产生甲醛，用亚砷酸还原过剩的过碘酸后，甲醛与变色酸在硫酸溶液中加热产生反应，产生紫红色物质，然后比色测定。

本法根据 Van Handel 等（1957）及 Carlson 法（1963）改进而来。

（陈永梅）

第三节　血清高密度脂蛋白胆固醇检验

高密度脂蛋白（HDL）是血清中颗粒数最多而且很不均一的一组脂蛋白，按其密度高低主要分为 HDL_2 与 HDL_3 2 个亚组分，临床一般只测定总 HDL，也可以分别测定其亚类。因为 HDL 组成中含蛋白质与脂质各半，脂质中主要是胆固醇与磷脂，磷脂测定比较麻烦，通常以测定胆固醇含量（HDL－C）代表 HDL 水平。HDL－C 测定参考方法为用超速离心分离 HDL，然后用化学法（ALBK 法）或酶法测定其胆固醇含量。20 世纪 70 年代出现不少多聚阴离子沉淀法，称直接测定法，有肝素－Mn 法、磷钨酸（PTA）－镁离子法、硫酸葡聚糖（DS）－镁离子法和聚乙二醇（PEG）6000 法等。此类方法操作相对简便，被临床实验室用作常规测定。其中硫酸葡聚糖（DS）－镁离子法和聚乙二醇（PEG）6000 法应用最为广泛。但此类方法的缺点是标本需预处理，不能直接上机测定，且高 TG 的标本由于 VLDL 沉淀不完全，会影响测定结果，新近中华医学检验学会血脂专题委员会推荐匀相测定法作为临床实验室测定 HDL－C 的常规方法。匀相法免去了标本预处理步骤，可直接上机测定，在自动分析仪普及的基础上，很快被临床实验室接受。

一、磷钨酸－镁沉淀法

1. 原理　血清 HDL 不含 apoB，临床检验中大都用大分子多聚阴离子化合物与两价阳离子沉淀含 apoB 的脂蛋白［包括 LDL、VLDL、Lp（a）］，本法中用磷钨酸与镁离子作沉淀剂，其上清液中只含 HDL，其胆固醇含量用酶法测定（同酶法测 TC）。

2. 临床意义

（1）流行病学与临床研究证明，HDL－C 与冠心病发病成负相关，HDL－C 低于 0.9mmol/L 是冠心病危险因素，HDL－C 增高（＞1.55mmol/L，即 60mg/dl）被认为是冠心病的"负"危险因素。HDL－C 下降也多见于脑血管病、糖尿病、肝炎、肝硬化等。肥胖者 HDL－C 也多偏低。吸烟可使 HDL－C 下降，饮酒及长期体力活动会使 HDL－C 升高。

（2）在生理与病理情况下，HDL－C 水平的变动往往由于 HDL_2－C 的变化，而 HDL_3－C 的变化较小。多数报道认为冠心病患者 HDL_2－C 下降比 HDL_3－C 明显，但也有不同的报道。肝病患者 HDL－C 下降主要是 HDL_3－C 部分下降。

二、硫酸葡聚糖－Mg 沉淀法

原理　硫酸葡聚糖－Mg 沉淀法，为 CDC 指定的比较方法。其原理是，以硫酸葡聚糖

DS50（MW50 000 ± 5 000）与 Mg^{2+} 沉淀血清中含 apoB 的脂蛋白［LDL、VLDL、LP（a）］，测定上清液中的 HDL - C。

HDL 主要包括 HDL_2、HDL_3 亚组分（HDL，很少），适量增加 DS50 和 Mg^{2+} 浓度，可使血清中的 HDL_2 含 apoB 的脂蛋白同时沉淀，离心后上清液中只含 HDL_3，故可测出 HDL_3 - C。总 HDL - C 与 HDL_3 - C 之差即为 HDL_2 - C。

三、匀相测定法

1. 原理基本原理有以下几类。

（1）PEG 修饰酶法（PEG 法）：①CM、VLDL、LDL + α - 环状葡聚糖硫酸盐 + Mg^{2+}→CM、VLDL、LDL 和 α - 环状葡聚糖硫酸盐的可溶性聚合物；②HDL - C + PEG 修饰的 CEH 和 COD→胆甾烯酮 + H_2O_2；③H_2O_2 + 酚衍生物 + 4 - AAP + POD→苯醌亚胺色素。

（2）选择性抑制法（SPD 法）：①CM、VLDL 和 LDL + 多聚体阴离子 + 多聚体→CM、VLDL、LDL 和多聚阴离子生成聚合物并被多聚体掩蔽；②HDL - C + 表面活性剂 + CEH 和 COD→胆甾烯酮 + H_2O_2；③同（1）③。

（3）抗体法（AB 法）：①CM、VLDL 和 LDL + 抗 apoB 抗体→CM、VLDL、LDL 和抗 apoB 抗体聚合物；②HDL - C + CEH 和 COD→胆甾烯酮 + H_2O_2；③同（1）③。

（4）过氧化氢酶法（CAT 法）：①CM、VLDL、LDL + 选择性试剂 + CEH 和 COD→胆甾烯酮 + H_2O_2；②H_2O_2 + 过氧化氢酶→$2H_2O + O_2$；③HDL - C + CEH 和 COD + 过氧化酶抑制剂→胆甾烯酮 + H_2O_2；④同 1（3）。

2. 参考区间

（1）男性：1.16 ~ 1.42mmol/L（45 ~ 55mg/dl）。

（2）女性：1.29 ~ 1.55mmol/L（50 ~ 60mg/dl）。

（3）正常人 HDL - C 占 TC 的 25% ~ 30%。

我国《血脂异常防治建议》提出的判断标准：理想范围 > 1.04mmol/L（ > 40mg/dl），降低 < 0.91mmol/L（35mg/dl）。NCEP，ATP Ⅲ 提出的医学决定水平：① < 1.03mmol/L（40mg/dl）为降低，CHD 危险增高；②≥1.55mmol/L（60mg/dl）为负危险因素。

ATPIII 将 HDL - C 从原来的 < 35mg/L（0.9mmol/L）提高到 < 40mg/L（1.03mmol/L）是为了让更多的人得到预防性治疗（男性将从原来的 15% 提高到约 40%，女性从原来的 5% 提高到 15% 的人群被划归高危人群）。

3. 临床意义　同磷钨酸 - 镁沉淀法。

（陈永梅）

第四节　血清低密度脂蛋白胆固醇检验

直接测定血清（或血浆）LDL - C 的经典方法是超速离心分离 LDL，或超速离心（去除 VLDL）结合沉淀法，均非一般实验室所能采用。电泳分离 LDL 的方法也不够简单。10 多年来发展起来的简单方法有 2 类：一类是用化学法分离 VLDL，然后测定 HDL 和 LDL 部分的胆固醇，减去 HDL - C 得 LDL - C；另一类是选择沉淀 LDL 法。该法在 LDL 沉淀后，可测出上清液的 HDL + VLDL 部分的胆固醇然后计算出 LDL - C，或直接取沉淀物测定 LDL - C，这类方法有 3 种沉淀剂：肝素 – 枸橼酸；聚乙烯硫酸（PVS）；多环表面活化阴离子。目前多用 PVS 沉淀法，美国 LRC 各实验室也统一采用此法（Boehringer 试剂盒）。但国内还很少用 LDL – C 直接测定，而是用 Friedewald 公式用 TC、TG、HDL – C 3 项测定计算 LDL – C，不如直接测定法可靠。新近，中华医学会检验学会已推荐匀相法作为临床实验室测定 LDL – C 的常规方法。

一、聚乙烯硫酸沉淀法

1. 原理 用聚乙烯硫酸（PVS）选择沉淀血清中 LDL，测出上清液中的胆固醇代表 HDL – C 与 VLDL – C 之和，所以 TC 减去上清液胆固醇即得 LDL – C 值。试剂中含 EDTA 用以除去两价阳离子，避免 VLDL 共同沉淀。适量的中性多聚物（聚乙二醇独甲醚 PEGME）用以加速沉淀。胆固醇测定同 TC 测定。

2. 操作 用早晨空腹血清，如在 4℃存放不得超过 4d，深低温保存只能冻 1 次，融化后即须测定。在小离心管中加入血清 200μl，沉淀剂 100μl，混合，室温放置 15min，离心（3 000r/min，15min）。

混合后，放置 37℃水浴 5min，用分光光度计测吸光度（A），波长 500nm。

3. 计算

（1）TC（mmol/L）＝TC 测定管 A/标准管 A×校准管浓度（mmol/L）。

（2）非 LDL – C（mmol/L）＝（非 LDL – C 测定管 A）/标准管 A×校准管浓度（mmol/L）。

（3）LDL – C（mmol/L）＝TC（mmol/L）－非 LDL – C（mmol/L）。

4. 临床意义 LDL 增高是动脉粥样硬化发生发展的主要脂类危险因素。过去只测 TC 估计 LDL – C 水平，但 TC 水平也受 HDL – C 水平的影响。故最好采用 LDL – C 代替 TC 作为动脉粥样硬化性疾病的危险因素指标。美国国家胆固醇教育计划成年人治疗专业组规定以 LDL – C 水平作高脂蛋白血症的治疗决策及其需要达到的治疗目标（病理改变参阅 TC 测定的临床意义）。

二、匀相测定法

1. 原理 基本原理有如下几类。

（1）增溶法（Sol 法）：①VLDL、CM 和 HDL 由表面活性剂和糖化合物封闭；②LDL – C 表面活性剂 + CEH 和 COD→胆甾烯酮 + H_2O_2；③H_2O_2 + 4 – AAP + POD + HSDA – 苯醌胺色素。

（2）表面活性剂法（SUR 法）

1）VLDL、CM 和 HDL + 表面活性剂 I + CEH 和 COD→胆甾烯酮 + H_2O_2。H_2O_2 + POD→清除 H_2O_2，无色。

2）LDL – C + 表面活性剂 II + CEH 和 COD→胆甾烯酮 + H_2O_2。

3）H_2O_2 + 4 – AAP + POD + HSDA→苯醌亚胺色素。

（3）保护法（PRO）

1）LDL + 保护剂，保护 LDL 不被酶反应。

非 LDL – C + CEH 和 COD→H_2O_2 + 过氧化氢酶→H_2O_2。

2）LDL – C + 去保护剂 CEH 和 COD→胆甾烯酮 + H_2O_2。

3）$H_2O_2 + 4 - AAP + POD + HDAOS \rightarrow$ 显色。

（4）过氧化氢酶法（CAT法）

1）非 LDL - C + 非离子表面活性剂 + CEH 和 COD → 胆甾烯酮 + H_2O_2。

$H_2O_2 +$ 过氧化物酶 → H_2O。

2）LDL - C + 离子型表面活性剂 + CEH 和 COD → 胆甾烯酮 + H_2O_2 过氧化氢酶 + NaN_3 → 抑制。

3）$H_2O_2 + 4 - AAP + POD + HSDA \rightarrow$ 苯醌亚胺色素。

（5）紫外法（CAL法）

1）LDL + Calixarene → 可溶聚合物。

非 LDL - C + CE 和 CO + 肼 → 胆甾烯酮腙。

2）LDL - C + 去氧胆酸 + $\beta - NAD^+$ CEH 和 CH → 胆甾烯酮腙 + $\beta - NADH$。

2. 参考区间　LDL - C 水平随年龄上升，中、老年人平均 2.7 ~ 3.1mmol/L（105 ~ 120mg/dl）。

（1）我国《血脂异常防治建议》提出的判断标准：理想范围 < 3.12mmol/L（120mg/dl），边缘升高 3.15 ~ 3.61mmol/L（121 ~ 139mg/dl），升高 > 3.64mmol/L（> 140mg/dl）。

（2）NCEP，ATPⅢ提出的医学决定水平：理想水平 < 2.58mmol/L（100mg/dl），接近理想 2.58 ~ 3.33mmol/L（100 ~ 129mg/dl），边缘增高 3.64 ~ 4.11mmol/L（130 ~ 159mg/dl），增高 4.13 ~ 4.88mmol/L（160 ~ 189mg/dl），很高 ≥ 4.91mmol/L（≥ 190mg/dl）。

三、Friedewald 公式计算法

Friedewald 原公式按旧单位（mg/dl）计算，假设血清中 VLDL - C 为血清 TG 量的 1/5（以重量计），则 LDL - C = TC - HDL - C - TG/5。

按法定计量单位（mmol/L）计，则应为：LDL - C = TC - HDL - C - TG/2.2

（陈永梅）

第五节　血清载脂蛋白检验

血清载脂蛋白（Apo）测定采用免疫化学法，目前常用方法有电免疫分析（火箭电泳法）、放射免疫分析（RIA）、酶联免疫分析（EIA）及免疫浊度法等，后者又分为免疫透射比浊（ITA）及免疫散射比浊（INA）法。免疫浊度法是目前最常用的方法，具有简单快速，可以自动化批量分析等优点。INA 法需要光散射测定仪（例如激光浊度计），ITA 法只需要比较精密的光度计或生化自动分析仪，精密度高于其他各法，适合临床实验室应用。目前国内外生产的试剂盒大都采用此法。Lp（a）目前多用 EIA 法与 ITA 法。这些免疫测定方法必须有合适的抗血清，对抗血清的主要要求：特异性好，与其他血清蛋白及其他 Apo 无交叉反应；高亲和力高效价。在免疫比浊法中（包括 INA 与 ITA）尤其是用自动化仪器做速率法测定，要求抗原 - 抗体反应迅速，对抗血清的质量要求高。

1. 方法　采用免疫透射比浊法测定 ApoA Ⅰ 和 ApoB。

2. 原理　血清 ApoA Ⅰ 和 ApoB 分别与试剂中特异性抗人 ApoA Ⅰ 和 ApoB 抗体相结合，形成不溶性免疫复合物，使反应产生浑浊，以光度计在波长 340nm 测出吸光度，浊度高低

与血清中 ApoA I 和 ApoB 含量成正比。

3. 参考区间

（1）ApoA I 平均值为 1. 40 ~ 1. 45g/L，女性略高于男性，年龄变化不明显。

（2）ApoB 值不论男女均随增龄而上升，70 岁以后不再上升或开始下降。中、青年人平均 ApoB 值为 0. 80 ~ 0. 90g/L，老年人平均 ApoB 值为 0. 95 ~ 1. 05g/L。

4. 临床意义

（1）HDL 组成中蛋白质占 50%，蛋白质中 ApoA I 占 65% ~ 70%，而其他脂蛋白中 ApoA I 极少，所以血清 ApoA I 可以代表 HDL 水平，与 HDL - C 呈明显正相关。但是 HDL 是一系列颗粒大小与组成不均一的脂蛋白，病理状态下 HDL 脂类与组成往往发生变化，则 ApoA I 的升降不一定与 HDL - C 成比例，同时测定 ApoA I 与 HDL - C 对病理生理状态的分析可能更有意义。

（2）正常情况下，每一个 LDL、IDL、VLDL 与 Lp（a）颗粒中均含有 1 分子 ApoB100，因 LDL 颗粒居多，大约有 90% 的 ApoB100 分布在 LDL 中，故血清 ApoB 主要代表 LDL 水平，它与 LDL - C 呈显著正相关，但当高 TG 血症时（VLDL 极高），ApoB 也会相应增高，在流行病学与临床研究中已确认，高 ApoB 是冠心病危险因素，但还很少有前瞻性研究表明 ApoB 对冠心病风险的估计价值。

（3）ApoB/ApoAI 比值可以代替 LDL - C/HDL - C 比值作为动脉粥样硬化指数。

（陈永梅）

第六节　脂蛋白（a）检验与血清脂蛋白电泳

一、脂蛋白（a）［Lp（a）］检验

［Lp（a）］的结构与 LDL 相似，可以携带大量的 CHO 结合于血管壁上，有促进动脉粥样硬化的作用。同时，Lp（a）与纤溶酶原有同源性，可以与纤溶酶原竞争结合纤维蛋白位点，从而抑制纤维蛋白水解作用，促进血栓形成。因此 Lp（a）是动脉粥样硬化和血栓形成的重要独立危险因子。

Lp（a）测定有 2 类方法，一是免疫化学法测定其所含特殊的蛋白 Apo（a），另一类方法是测定其所含的胆固醇，结果以 Lp（a）- C 表示。目前大都用免疫学方法测定 Apo（a），现在常用的免疫测定是 McAb 酶标记法（ELISA）及免疫比浊法（透射或散射法），后者受基质效应的干扰大，且灵敏度低，ELISA 法的优点是基质效应不明显，可以选择对 Apo（a）分子大小不敏感的 McAb，也可以用 ApoB McAb 代替 Apo（a）McAb 作为酶标记（第 2）抗体，避免 Apo（a）分子大小对结果的影响。下面以免疫透射比浊法来介绍脂蛋白（a）的测定。

1. 原理　血清 Lp（a）与试剂中的特异性抗人 Lp（a）抗体相结合，能形成不溶性免疫复合物，使反应液产生浊度，在波长 340nm 测出吸光度，浊度高低反映血清标本中 Lp（a）的含量高低。

2. 参考区间　正常人 Lp（a）数据呈明显偏态分布。80% 的正常人 Lp（a）浓度 < 200mg/L，个别人可高达 1 000mg/L 以上。通常以 300mg/L 为分界线，高于此水平者表明冠

心病危险性明显增高。

3. 临床意义

（1）Lp（a）水平主要决定于遗传因素，家族性高 Lp（a）与冠心病发病倾向相关。男、女之间与不同年龄组间无明显差异，环境、饮食与药物对 Lp（a）水平的影响也不明显。

（2）现在将高 Lp（a）水平看作动脉粥样硬化性疾病（心、脑血管病，周围动脉硬化）的独立危险因素，因为它与高血压、吸烟、高 VLDL－C（高 TC）、低 HDL－C 等因素无明显相关。但 LDL－C 较高时，高 LP（a）的危险性就更高。在动脉粥样硬化病变形成中，Lp（a）与 ApoB 起协同作用。

二、脂蛋白电泳

脂蛋白颗粒表面的载脂蛋白也与其他血清蛋白一样具有兼性离子，暴露在表面的极性基团在 pH8.6 时因带负电荷而能向阳极移动，由于各种蛋白的等电点不同，所带电荷也不同，故能在支持介质上分离。脂蛋白的泳动速度也在一定程度上受颗粒大小的影响。

人血清脂蛋白成分比例的检测分析，是高脂蛋白血症诊断（分型）重要依据。

（陈永梅）

第七节　血浆脂代谢相关蛋白与酶的测定

一、血清（浆）LPL 测定

测定过程一定要与结构和功能类似的 HTGL 区别。HTGL 是结合在细胞表面作为肝素受体的蛋白多糖，可注射肝素竞争性地结合到细胞表面的蛋白质多糖分子后，酶被置换下来进入血浆。现在可采用 LPL 单克隆抗体的酶免疫方法进行检测，标本为血清或肝素抗凝血浆。参考区间：血清（浆）136～321mg/L。

二、血浆 LCAT 测定

现在可采用微脂粒底物法，即微脂粒被血清中 HDL 吸附后，成为 LCAT 底物，在 37℃ 条件下，经一定时间反应，LCAT 活性值可依据游离胆固醇的减少量进行定量。目前尚无统一参考检测方法。参考区间：血浆 382～512U/L。

三、血浆 CETP 测定

利用 CETP 单克隆抗体进行酶联免疫测定，标本必须是肝素抗凝血浆。以函数制作标准曲线再计算。检测方法为免疫透射比浊法，目前尚无公认的检测方法和参考区间。

（陈永梅）

参考文献

［1］吕建新，樊绮诗．临床分子生物学检验．第三版．人民卫生出版社，2012.

［2］夏薇，岳保红．临床血液学检验．武汉：华中科技出版社，2014.

［3］钱士匀．临床生物化学检验实验指导．北京：人民卫生出版社，2011.

第十五章 糖代谢紊乱的检验与诊断

第一节 体液葡萄糖的检测

本节叙述葡萄糖测定的标本问题以及测定葡萄糖的方法和性能特点。

一、标本及其稳定性

需测定葡萄糖（glucose，Glu）的临床标本有血液、尿液、胸腔积液、腹腔积液和脑脊液等。

1. 血液 离体后血液中的细胞、细菌在一定时间内仍可利用其中的葡萄糖；室温下血细胞中糖酵解使血中葡萄糖减少 5% ~7%/h，当有白细胞增多或细菌污染时，葡萄糖利用速率会增加。测定血糖标本多采用血清或血浆，应尽快分离制备。分离血浆比血清快捷，但采用已加促凝剂的一次性真空采血管，亦能在 30min 内离心分离得到血清。使用血浆需将血液抗凝，氟化钠除通过抑制烯醇化酶而防止糖酵解外，还具有弱抗凝作用，建议使用氟化物——草酸盐混合物抗凝，使用量为每毫升血液加 2mg 草酸钾和 2mg 氟化钠。血浆葡萄糖在 25℃稳定 8h，4℃稳定，72h。快速血糖仪则采用全血标本，由于红细胞中葡萄糖浓度较低，空腹全血葡萄糖的浓度比血浆低 12% ~15%（在血细胞比容正常时）。一些品牌的快速血糖仪将仪器测定的全血葡萄糖浓度校正为血浆葡萄糖浓度，以便与血浆葡萄糖测定的结果比较。

2. 尿液 尿糖通常做定性检测，可留置随机尿；口服葡萄糖耐量试验中常需多次定时留尿检测。尿葡萄糖定量需留置 24h 尿液，收集前或第 1 次留尿后应加入防腐剂，可采用 5 ~10ml 甲苯，或 5g 苯甲酸钠，或采用双氯苯双胍乙烷 +0.1% 叠氮钠 +0.01% 氯化苯甲乙氧胺；若不加防腐剂需留置过程中将尿液 4℃储存。

3. 胸腔积液、腹腔积液 可能会含细菌或其他细胞，最好立即进行测定，或将标本离心分离出上清液用于测定，未及时测定需冷藏于 4℃环境中。

4. 脑脊液 可能含细菌或其他细胞，与胸腔积液、腹腔积液同样处理。

二、葡萄糖测定方法

目前 Glu 定量常规多采用酶法。早期的氧化还原法基于 Glu 的还原性，因血液中存在多种还原性物质的正性干扰，特异性差已被淘汰。第 2 代方法为芳香胺缩合法，如邻甲苯胺法，需 100℃煮沸，更无法自动，已被酶法取代。

1. 己糖激酶法

（1）原理：葡萄糖 + ATP $\xrightarrow{\text{HK}}$ G－6－P + ADP；G－6－P + NADP$^+$ $\xrightarrow{\text{G6PD}}$ 6－PGA + NAD-

$PH + H^+$。

反应中 NADPH 生成量与标本葡萄糖含量成正比，可在 340nm 波长监测其吸光度增加值来定量 Glu。式中 HK 为己糖激酶（hexokinase，HK），G6PD 为葡萄糖-6-磷酸脱氢酶。来源于酵母和人血细胞的 G6PD 只能以 $NADP^+$ 为辅酶，而来源于明串珠菌属的 G6PD 以 $NADP^+$ 或 NAD^+ 为辅酶均可，NADH 的生成量也在 340nm 测定。HK 最适 pH 为 $6.0 \sim 9.0$，Mg^{2+} 为激活剂，EDTA 为抑制剂。G6PD 以 $NADP^+$ 为辅酶的最适 pH > 8.5，以 NAD^+ 为辅酶的最适 pH 为 7.8。

（2）方法性能：该法准确度高，回收率达 99.4% ~ 101.6%；批内 CV0.6% ~ 1.0%，日间 CV 约 1.3%；线性范围可达 33.3mmol/L。特异性高于葡萄糖氧化酶-过氧化物酶法，轻度溶血、脂血、黄疸、氟化钠、肝素、EDTA 和草酸盐等不干扰测定；严重溶血标本（血红蛋白 >2.0/L）因红细胞内有机磷酸酯及一些酶类释放，消耗 $NADP^+$，可导致 Glu 测定值偏小。该法适合于所有标本的 Glu 测定。严格控制检测条件及采用手工操作时，HK 法为 Glu 测定的参考方法。

2. 葡萄糖氧化酶-过氧化物酶法

（1）原理：葡萄糖 $+ O_2 + 2H_2O \xrightarrow{GOD}$ 葡萄糖酸 $+ 2H_2O$；$2H_2O_2 + 4-AAP +$ 酚 $\xrightarrow{POD}$ 醌亚胺 $+ 4H_2O$。

式中 GOD 为葡萄糖氧化酶（glucose oxidase，GOD），POD 为过氧化物酶（peroxydase，POD）。以上第 2 步称为 Trinder 反应（Trinder reaction），采用此反应原理来测定的代谢物较多，如胆固醇包括 HDL-C 和 LDL-C、三酰甘油、尿酸、肌酐等，均可通过 POD 催化底物反应并生成 H_2O_2，再用 Trinder 反应呈色。

（2）方法性能：GOD 高特异性催化 β-葡萄糖；但 Trinder 反应易受干扰，因为尿酸、维生素 C、胆红素、谷胱甘肽和某些药物等还原性物质可消耗 H_2O_2，而减弱呈色反应，使测定结果偏低。采用 Trinder 反应作为呈色原理的胆固醇、HDL-C、LDL-C、三酰甘油、尿酸、肌酐测定等，同样受以上还原性物质的负干扰。这种负干扰引起操作者注意的程度，常常与血清中待测物的生理和病理浓度有关。比如，正常人血清肌酐、尿酸浓度很低，每升仅几十或几百微摩尔，因此，在测定常见的高胆红素血清时，可发觉其尿酸和肌酐浓度明显偏低。HDL-C、LDL-C、三酰甘油、胆固醇、葡萄糖等通常在血清中浓度依次增高，所以发现测定结果偏低的情况也依次减少至无法发现。在应用 Trinder 反应作为呈色原理的质量较好的试剂盒，其试剂中常加入维生素 C 氧化酶和胆红素氧化酶等破坏维生素 C 和胆红素，以消除或减少它们对被测物的干扰。由于尿液中尿酸等还原性物质浓度很高，可对本法测定 Glu 造成明显干扰，所以尿糖定量不宜采用。但本法可用于测定脑脊液 Glu 浓度。GOD-POD 法线性范围至少可达 19.0mmol/L，回收率 94% ~ 105%，批内 CV0.7% ~ 2.0%，批间 2% 左右，日间 2% ~ 3%。准确度和精密度都能达到临床要求，操作简便，适用于常规检验。

（陈永梅）

第二节　糖尿病急性并发症检验指标的检测

糖尿病急性并发症主要包括糖尿病酮症酸中毒、糖尿病性非酮症高渗性昏迷和乳酸酸中毒等，诊断、监测这些并发症除需测定血液和尿液 Glu 外，还需检测酮体、渗透压、乳酸和丙酮酸、血液酸碱平衡指标以及血浆电解质等，本节叙述酮体、乳酸和丙酮酸的检测方法。

一、酮体的检测

酮体（ketone bodies）包括乙酰乙酸、β－羟丁酸及丙酮。定性检测主要针对乙酰乙酸，其次是丙酮，β－羟丁酸一般无反应。血、尿标本均可做定性，且血酮体的半定量检测比尿酮体更为准确，因为尿酮体排泄量受尿液浓缩稀释和膀胱储尿时间的影响。实际检测中主要采用尿标本，原因是多数检测方法标本需要量大，其次是尿液留取方便。乙酰乙酸在菌尿中会被细菌降解，应使用新鲜尿标本并尽快检测；如保存应密闭冷藏或冷冻，检测时先将标本恢复至室温后再操作。酮体定量检测可针对乙酰乙酸或 β－羟丁酸。

1. 血清乙酰乙酸测定　血液采集后 20min 内分离血清或血浆，然后将其密封存放于 4℃环境下，至测定前取出；需在 5d 内测定。

（1）原理：采用酶法测定，利用 β－羟丁酸脱氢酶催化下列反应：

$$乙酸乙酰 + NADH + H^+ \xrightarrow{\text{β－羟丁酸脱氢酶，pH7.0}} β－羟丁酸 + NAD^+$$

通过在 340nm 监测 NADH 的消耗量，来检测乙酰乙酸浓度。

（2）方法性能：该法精密度较高；特异性好，无非特异性反应，且严重溶血、严重脂浊和严重黄疸，以及 β－羟丁酸高达 10.0mmol/L 时，均不影响结果。但线性范围较小，为 0.02～1.50mmol/L。用此方法测定健康人血清乙酰乙酸含量 <0.3mmol/L。

2. 血清 β－羟丁酸测定　可采用血清或血浆，取样后 24h 内分离标本即可，保存在 4℃环境下不能超过 1 周。

（1）原理：利用酶法测定乙酰乙酸的逆反应见下。

$$β－羟丁酸 + NAD^+ \xrightarrow{\text{β－羟丁酸脱氢酶，pH9.5}} 乙酸乙酰 + NADH + H^+$$

检测 NADH 在 340nm 的吸光度升高，其程度与 β－羟丁酸浓度成正比。

（2）方法性能：本法试剂非常稳定，批内、批间 CV<3％，线性范围 0.1～6.5mmol/L，严重溶血或黄疸标本可使结果偏低。健康人 β－羟丁酸与乙酰乙酸以等克分子存在，但在酮症时 β－羟丁酸的比例增高。若试验仅检测乙酰乙酸，将导致测定结果与病情不相符的情况，即当患者最初有酮症酸中毒时，酮体定性或乙酰乙酸测定可能仅有弱阳性或轻度增高；而治疗后，β－羟丁酸可转变为乙酰乙酸，此时临床表现为假性的酮症加重。所以 β－羟丁酸的测定更重要。

二、血液乳酸测定

测定乳酸（lactic acid）以酶法的应用最为普遍，有乳酸脱氢酶法和乳酸氧化酶法。血细胞会使葡萄糖代谢生成乳酸，标本若不马上处理，会导致乳酸含量增高。因此血液标本的采集和处理要求严格，由此使血液乳酸测定受到一定的限制。

1. 血液的采集和处理

（1）采血：应在空腹及休息状态下抽血。最好不用止血带、不用力握拳，以尽量减少血液淤滞时间。如非用止血带不可，应在采血针头刺入静脉后立即放松，然后等待数分钟再抽血。

（2）全血标本处理：采用全血的优点是能立即加入蛋白沉淀剂，制备无蛋白血滤液用于乳酸测定，从而避免乳酸含量的变化。

方法是将试管编号并称重（W1）加 50g/L 偏磷酸溶液 6ml 后再称重（W2），放入冰浴中备用。以肝素化注射器抽血 2ml，立即将血样注入上述冰浴试管内，并颠倒混合 3 次，动作轻稳，切忌产生气泡。待试管温度升至室温后再称重（W3），静止 15min，离心沉淀 15min（4 000r/min），取上清液待测。4℃ 环境中保存，24h 内乳酸水平无变化。计算稀释因素 $D = (\frac{W3-W1}{W3-W2})$，最后测定结果乘以此稀释系数即可换算为全血中的乳酸浓度。偏磷酸在水溶液中易形成多聚体 $[(HPO_3)X]$，该多聚体又极易水化成正磷酸（H_3PO_4），以致不能沉淀蛋白质，因此偏磷酸即使在 4℃ 环境下，也只能保存 1 周效力。

（3）血浆标本的制备：用肝素 - 氟化钠（1mg 肝素、6mg 氟化钠）抗凝，标本必须置于冰上送检，并尽快（至少在采集后 1h 内）分离出血浆，置冰箱保存待测。不能用草酸盐抗凝，因为它会抑制乳酸脱氢酶活性。

2. 乳酸氧化酶法测定

（1）原理：乳酸在乳酸氧化酶（lactic acid oxidase，LOD）催化下生成过氧化氢和丙酮酸，再用 Trinder 反应测定过氧化氢生成量，以反映乳酸浓度。

（2）方法性能：pH7.0 时 LOD 活性最大，工作酶试剂中，LOD 在 200U/L 以上为好。本法显色稳定，120min 内吸光度基本不变。线性上限 11.0mmol/L，平均回收率 99.8%。

3. 乳酸脱氢酶法测定

（1）原理：在碱性条件下，乳酸脱氢酶（lactatedehydrogenase，LD）催化 L - 乳酸脱氢生成丙酮酸，同时 NAD^+ 被还原成 NADH。340nm 波长 NADH 吸光度的增加反映血液乳酸含量。加入硫酸苯肼可使反应向有利于丙酮酸生成的方向移动。

（2）方法性能：本法线性上限为 5.0mmol/L，精密度较好。

三、丙酮酸测定

1. 血液的采集和处理

（1）采血：应在空腹及休息状态下抽血。采血时可以使用止血带，因为血液淤滞 2min，其中丙酮酸（pyruvate）浓度不会产生任何变化。如同时检测乳酸，则应符合乳酸检测的样本采集要求。

（2）全血标本处理：血液标本采集后 1min 丙酮酸就会减少，要尽快制备无蛋白血滤液。三氯醋酸、高氯酸和偏磷酸均可作蛋白沉淀剂，但使用偏磷酸时试剂中 NADH 较稳定。上清液在室温稳定 6d，40C 冰箱稳定 8d，冰冻稳定 42d。

（3）血浆标本的制备：血标本采集同上法，采血后立即加入到碘乙酸钠（终浓度为 0.5g/L）管中，尽快分离血浆进行测定。

2. 乳酸脱氢酶法测定

（1）原理：丙酮酸在 pH7.5 环境和 NADH 存在下，被乳酸脱氢酶还原为乳酸，NADH 转变成 NAD^+。这一反应为乳酸测定的逆反应，在 pH7.5 的条件下，平衡有利于逆反应。

（2）方法性能：本法操作简单，准确性好，线性范围 0～1mmol/L。高浓度乳酸（40mmol/L）、胆红素（200μmol/L）、严重溶血（Hb2g/L）、严重脂血标本均不影响测定结果。正常人丙酮酸浓度为 0.045~0.145mmol/L。

（陈永梅）

第三节　血液糖化蛋白和尿清蛋白的检测

血液糖化蛋白作为糖尿病病情观察和疗效监测指标，目前在临床上已广泛开展，尤其以糖化血红蛋白更常用。尿清蛋白则可作为糖尿病肾病的早期诊断指标。

一、糖化血红蛋白测定

糖化血红蛋白（glycated hemoglobin，GHb）即为 HbA_1，包括 HbA_{1a}、HbA_{1b} 和 HbA_{1c}，而真正葡萄糖化的血红蛋白是 HbA_{1c}。根据方法不同可测定 HbA_1 或 HbA_{1c}，最好测定 HbA_{1c}。不管什么方法，结果都表示为 GHb 或 HbA_{1c} 占总 Hb 的百分比。目前较多用的方法是高效液相层析离子交换法、亲和层析和免疫测定法。

1. 标本　标本需用全血，以 EDTA、草酸盐和氟化物抗凝，病人无需空腹及无采血时间要求。全血标本4℃环境中可储存1周以上。高于4℃，HbA_{1a} 和 HbA_{1b} 会随时间和温度上升，而 HbA_{1c} 仅轻微变化。–70℃可保持18周以上，一般不推荐 –20℃ 保存。肝素抗凝标本需在2d内完成测定，且不适于某些方法，故不推荐使用。

2. 高效液相层析离子交换法

（1）原理：采用弱酸性阳离子交换树脂，由于 Hb 中各组分蛋白在一定的离子浓度和 pH 条件下所带电荷的不同而被分离，按流出时间快慢分别为 HbA_{1a1}、HbA_{1a2}、HbA_{1b}、HbA_{1c} 和 HbA。

（2）方法性能：该法通常在专门制作的糖化血红蛋白分析仪上检测，而且能设置自动进样装置，检测速度快，精密度和准确度均较好，线性范围可达到14%以上。是目前检测 HbA_{1c} 的最佳方法。

3. 亲和层析法　其原理是采用交联了间氨基硼酸的琼脂糖珠作为亲和层析凝胶柱，由于间氨基硼酸可与 GHb 分子上葡萄糖等的顺位二醇基发生可逆性结合，故可选择性吸附 GHb，使之分离测定。该法检测 GHb 总量，灵敏度和准确性较高；现已有专门的糖化血红蛋白分析仪。

4. 其他 GHb 测定方法评价

（1）免疫化学法：应用抗 Hbβ 链糖基末端起始端4个氨基酸残基序列的抗体，与抗原 HbA_{1c} 发生反应而产生浊度。免疫法可采用透射比浊，能在自动生化分析仪中测定，且常利用胶乳来增强反应。但该法可发生交叉免疫反应，特异性不高，精密度也不好，临床应用不佳。

（2）电泳法：等电聚焦电泳法也可较好的检测 HbA_{1c}，且检测成本较低，但电泳检测的精密度不好，而且分析速度慢，通常需成批检测，无法进行实时测定。

二、糖化血清蛋白测定

糖化血清蛋白（glycated serum protein，GSP）是葡萄糖通过非酶促糖基化反应与血浆中蛋白质结合的产物，与 GHb 一样，具有酮胺结构。过去测定 GSP 基于其蛋白酮胺结构的还

288

原性反应，与果糖胺（fructosamine）具有同样反应，故采用果糖胺作为标准品，也曾因此将果糖胺作为糖化血清蛋白的普通命名。现测定 GSP 也可采用较特异的酮胺氧化酶法。

1. 果糖胺法

（1）原理：在碱性溶液中，糖化蛋白的酮胺结构能将硝基四氮唑蓝（nitro tetrazole blue，NBT）还原成紫红色甲䐶。在碳酸盐缓冲液中，果糖胺重排成为 enearninol 形式，具有同样的还原作用，因而将果糖胺作为标准品。在 530nm 进行比色测定其吸光度反映甲䐶生成量。该反应的机制尚未明确，可能与某种超氧自由基有关。

（2）方法性能：该法便宜、快速，能用于自动化分析。线性可达 1 000μmol/L，批间精密度较好。因该法为还原性反应，受干扰因素较多，自 1982 年建立本法以来，在试剂方面做过多次改进，三酰甘油、尿酸和维生素 C 的干扰已被减低，但中度溶血（>1g/L）、胆红素（>68.4μmol/L）和较高维生素 C（>50mg/L）等仍会干扰测定。非糖尿病人群参考范围为 205～285rumol/L。

2. 酮胺氧化酶法

（1）原理：蛋白酶将 GSP 分解为非糖化部分和糖化蛋白片段，酮胺氧化酶再特异性作用于葡萄糖与氨基酸残基间的酮胺键，使二者裂解，同时有 H_2O_2 生成，H_2O_2 与显色底物在过氧化物酶作用下显色，此产物与 GSP 浓度成正比。

（2）方法性能：本法有较好的分析灵敏度和线性范围；精密度良好，批内 CV、批间 CV 分别 <1.0% 和 <2.0%；溶血（<29/L）、胆红素（<500μmol/L）、维生素 C（<80mg/L）、尿酸（<2.0mmol/L）和三酰甘油（<8.5mmol/L）均无干扰。参考范围为122～236μmol/L〔美国金酶诊断公司（Genzyme Diagnostics），格雷普（GlyPro）试剂〕。

三、尿清蛋白测定

尿清蛋白（urinary aloumin）增高是 DN 的主要表现，微量清蛋白尿（20～200）μg/min 或 30～300mg/24h 则是早期 DN 的惟一临床表现，同时也是动脉粥样硬化性疾病和高血压疾病引起肾病的预示因子。一些生理性因素如运动、姿势和使用利尿药等可使尿清蛋白增加，尿路感染、急性疾病、手术后和急性的液体负荷后，测定结果可受影响。

1. 尿标本的收集　随机尿的清蛋白浓度受尿量影响，定量检测的留尿方法有：晨尿，同时测定清蛋白和肌酐；24h 尿；8h 或 12h 夜尿；1h 或 2h 尿。清蛋白/肌酐比值最方便于患者，但 24h 尿最为敏感。由于个体内变异（CV30%～50%）和日内变异（CV50%～100%）很大，所以通常至少要留 3 次尿液检测才能确定。留尿期间尿标本应当保存在 4℃环境中储存，检测时要使尿标本温度恢复到 10℃以上；或者每升尿液加入 2ml 50g/L 的叠氮钠，但不提倡这种方法。

2. 试纸条检测尿清蛋白　属定性试验，是可选择的过筛试验。因尿清蛋白量变异很大，定性正常不能排除肾疾病，定性阳性则需进行定量测定。有多种供尿清蛋白定性的商品试剂，如利用胶乳凝集抑制法的 Albu Screen 和 Albu Sure、利用溴酚蓝和碱性条件检测清蛋白的 Micro－Bumintest，以及采用结合乳糖苷酶的单克隆抗清蛋白 IgG 方法的 Micral test strip。值得提出的是临床上尿常规检验中的尿蛋白定性试验，其原理是根据清蛋白与溴酚蓝的反应来检测的，因此，严格来说同样是针对尿清蛋白而非针对尿总蛋白，清蛋白外的尿蛋白反应性很低，难以被检测出来。

3. 尿清蛋白定量　所有敏感和特异的尿清蛋白定量测定都采用人清蛋白抗体的免疫化学法，每种方法都有其优点和缺点，应根据实验室条件选择。

（1）免疫扩散法：可靠和廉价，但因为孵育时间长、技术要求高和不能自动化，所以应用不广。

（2）放射免疫法：灵敏、精密度高及价廉，但试剂有放射性和半衰期限制。

（3）酶联免疫吸附法：灵敏度较低和变异较大，可采用半自动化检测。

（4）免疫比浊法：比放免法简单方便，可进行大量标本的快速分析，具有更好的线性范围。

（陈永梅）

第四节　血糖调节激素的检测

一、胰岛素测定

放射免疫分析法（radioimmunoassay，RIA）是一种可选择的方法，化学发光免疫分析法（chemilu‑minescence Immunoassay，CLIA）是近年来应用较为广泛的方法，包括化学发光、酶化学发光和电化学发光免疫分析（electrochemilumlne‑scence Immunoassay，ECLIA）均可用。

1. 放射免疫分析法

（1）原理：待测标本中的胰岛素（insulin）和 ^{125} I 标记的胰岛素竞争性结合胰岛素抗体，当反应达到动态平衡后，加入分离机，进行结合部分和游离部分的分离，测定结合部分放射性活度，通过标准曲线求出待测标本中胰岛素的含量。

（2）方法性能：RIA 灵敏度高，最小可检出值为 1mU/L，检测成本较低。但 RIA 法存在许多缺点①检测线性较窄，测定步骤烦琐，为半自动化操作，需时长，试剂寿命较短，并有放射性污染等。②血液中胰岛素原也能和试剂中抗胰岛素抗体反应，对测定胰岛素有干扰，故称 RIA 法测定的胰岛素为"免疫反应性胰岛素"。在胰岛素瘤和某些糖尿病患者，可能存在高浓度的胰岛素原，因此导致胰岛素测定值偏高。③用外源性胰岛素治疗的患者会产生抗胰岛素抗体，可与试剂中抗体竞争结合胰岛素，使结果假性升高。可采用下列方法去除干扰，一是用聚乙二醇沉淀标本中内源性抗体与胰岛素结合的复合物，测定上清液可得游离胰岛素值；二是用盐酸洗脱抗体结合的胰岛素，聚乙二醇沉淀抗体，测定洗脱的胰岛素量，两部分相加可得到总胰岛素浓度值。

2. 电化学发光免疫分析法

（1）原理：采用生物素化的抗胰岛素单克隆抗体和钌（Ru）标记的抗胰岛素单克隆抗体，与血清中胰岛素形成夹心复合物；加入链霉亲和素包被的微粒，让上述复合物通过生物素与链霉亲和素间的反应结合到微粒上。反应混和液吸到测量池中，微粒通过磁铁吸附到电极上，未结合的物质被清洗液洗去，电极加电压后产生化学发光，通过光电倍增管进行测定。

（2）方法性能：灵敏度高，精密度好，特异性较佳，线性范围宽。测定步骤简单，可全自动化，测定时间短，全过程 30min 内可完成，使用的试剂安全无放射性。不受黄疸、脂血和少量生物素（＜60ng/ml）的干扰，溶血会产生干扰；接受高剂量生物素（＞5mg/d）治疗的病人，至少要等最后 1 次摄入生物素 8h 后才能采血。患者体内的抗胰岛素抗体含量较高时，对该法测定胰岛素结果也有干扰。

二、C 肽测定

1. 放射免疫分析法

（1）原理：待测标本中的 C 肽（connecting – peptide，CP）和^{125}I 标记的 C 肽竞争性结合 C 肽抗体，当反应达到动态平衡后，加入分离机，进行结合部分和游离部分的分离，测定结合部分放射性活度，通过标准曲线求出待测标本中 C 肽的含量。

（2）方法性能：具有 RIA 的一般特性和缺点。目前常用的抗体是以抗原免疫动物而诱发产生的多克隆抗体，该抗血清可识别多个不同的表位，故交叉反应较大。此外，因标记的是抗原，标记 C 肽与待测 C 肽的抗原性存在一定的差异，从而对 C 肽测定的准确度有一定的影响。

2. 电化学发光免疫分析法

（1）原理：采用生物素化的抗 C 肽单克隆抗体和钌（Ru）标记的 C 肽单克隆抗体，与血清中 C 肽形成夹心复合物；加入链霉亲和素包被的微粒，让上述复合物通过生物素与链霉亲和素间的反应结合到微粒上。待测反应混和液被电极激发后产生化学发光并被检测。

（2）方法性能：该法稳定性好，检测灵敏度高，因其使用的抗体为单克隆抗体，且有 2 种不同的单克隆抗体同时识别待测抗原的 2 个不同的表位，所以特异性高。ECLIA 标记的是抗体，C 肽完全保留自然的抗原性，因此准确度较好。

三、胰岛素原测定

需采用免疫化学法测定胰岛素原（proinsulin）。准确测定胰岛素原的困难在于血浆中胰岛素原浓度低，难获得纯品，故抗体制备困难；多数抗体与胰岛素和 C 肽交叉反应（2 者浓度都较高）。现已开始生产基因重组的胰岛素原，并由此制备单克隆抗体，可提供可靠的胰岛素原标准品和检测方法。

酶联免疫吸附试验：选择 2 种单克隆抗体并引入生物素与亲和素放大系统来建立酶联免疫分析方法，1 种抗 C 肽单克隆抗体结合到酶反应板上作为固相抗体，另 1 种生物素标记的抗胰岛素抗体作为液相抗体。

四、胰高血糖素测定

胰高血糖素（glucagons）需用免疫化学法测定。RIA 法的原测定理是：标本中胰高血糖素与^{125}I 标记的胰高血糖素，在适宜的条件下竞争与限量的抗胰高血糖素抗体结合，当反应达到动态平衡后，加入二抗和聚乙二醇混合的分离剂，进行结合型和游离型的分离，测定结合型的放射性计数，通过标准曲线求出待测标本中的胰高血糖素含量。

五、胰岛组织自身抗体检测

这类抗体有 ICA、IAA、GADA、IA – 2 抗体和 IA – 2β 抗体等，测定方法可采用间接免疫荧光法、酶联免疫吸附法或放射免疫分析法。酶联免疫吸附法有较多商品试剂可选，其中某些产品检测结果比较满意。放射免疫法可以进行较好的定量测定，其检测精密度比酶联免疫吸附法好。GADA 也可用放射配体检测法，目前限于科研，但有较好的实用前景。几乎所有使用动物胰岛素治疗的糖尿病患者都可产生胰岛素抗体（insulin antibody，IA），这些抗体可干扰对胰岛素自身抗体（IAA）的免疫学检测。改善动物来源胰岛素的纯度和使用重组人胰岛素可减少 IA 的产生，但并不能完全消除。

（陈永梅）

第五节　代谢综合征及糖尿病的代谢紊乱

当机体出现 IR，即胰岛素作用下降时，常引起代偿性高胰岛素血症，并可导致糖代谢、脂代谢、凝血和纤溶功能异常等，加上这些个体原有的超重或肥胖，总称为胰岛素抵抗综合征（insulin resistancesyndrome，IRS），IR 是这些异常表现的基础。现更多地命名为代谢综合征（metabolism syndrome，MS）。但不是每个代谢综合征患者都同时具有以上表现。随着 IR 的加重，以及胰岛素分泌的耗竭，将导致 2 型糖尿病发生。

一、代谢综合征的确定标准及其发生机制

1. 代谢综合征的确定标准　1999 年 WHO 正式提出了代谢综合征的名称和定义。MS 指糖耐量或空腹血糖异常（IGT 或 IFG）或糖尿病，和（或）胰岛素抵抗，并伴有以下 2 项或 2 项以上表现：一是高血压，≥140/90mmHg；二是高 TG，≥1.70mmol/L 和（或）低 HDL-C，男性<0.9mmol/L 女性<1.0mmol/L；三是中心性肥胖，即男性腰/臀比>0.90，女性>0.85，和（或）BMI>30；四是微量清蛋白尿，即尿清蛋白排泄率≥30mg/24h。

在美国胆固醇教育计划成年人治疗指南Ⅲ（NCEP-ATPⅢ）中，已将 MS 作为单独的章节来讨论，其确定标准为：空腹血糖≥6.1mmol/L；血压≥130/85mmHg；TG≥1.7mmol/L；HDL-C≤1.04mmol/L（男性）或 1.30mmol/L（女性）；腹围>102cm（男性）或 88cm（女性）。5 项中有 3 项达到该标准即可诊断。

2. 代谢综合征的发生机制

（1）高血糖：是 IR 加重、机体无法分泌更多的胰岛素来完全缓解胰岛素作用下降的必然结果。

（2）血脂异常

1）血浆 VLDL 和 TG 升高：由于胰岛素作用下降、脂肪组织脂肪动员增加，肝将脂肪酸转化为 TG，并合成 VLDL 运输到血液，再被肝外组织利用。而 IR 及激发的高胰岛素血症可使脂蛋白脂肪酶（lipoprotein lipase，LPL）活性降低，使 VLDL 和 TG 的清除减少，进一步升高了它们的浓度。

2）低 HDL 血症：IR 及继发性高胰岛素血症与 HDL-C 呈负相关，其具体机制还不十分清楚，可能原因有：VLDL 脂解作用异常，妨碍载脂蛋白和磷脂由富含 TG 的脂蛋白向 HDL 转化，以致 HDL 减少；HDL 中的胆固醇和 VLDL 中的 TG 发生交换，使 HDL-C 下降；肝脂肪酶活性增加，使 HDL 清除增加等。

3）sdLDL 增加：梯度凝胶电泳方法可将 LDL 分为 A 和 B 2 种亚型，A 型粒子主要为大颗粒且密度低，直径一般>25.5nm；B 型粒子主要为小颗粒且较为致密，称为小颗粒致密

292

的 LDL（small denseLDL，sdLDL），其直径 < 25.5nm。sdLDL 增多可能与 2 个机制有关：LDL 中的胆固醇酯和 VLDL 中的 TG 间的交换使 LDL 中 TG 增加，然后脂解作用破坏 TG，剩下的就是 sdLDL 颗粒；VLDL 代谢改变，其中 VLDL 颗粒的异质性导致 LDL 颗粒的异质性，改变了的 VLDL 的代谢使机体生成小颗粒的、致密的、胆固醇较少的 LDL。另外，升高的 TG 和降低的 HDL - C 水平与 sdLDL 增加之间存在阈值效应，当血浆 TG > 1.13 ~ 1.36mmol/L（100 ~ 120mg/dl），或 HDL - C < 0.9 ~ 1.03mmol/L（35 ~ 40mg/dl）时，sdLDL 的数目迅速增加。

4）载脂蛋白 ApoA Ⅰ Ⅱ/ApoB100 比值降低：ApoA Ⅰ 是 HDL 中的主要载脂蛋白，ApoB100 是 LDL 中惟一的载脂蛋白，也是 VLDL 重要的载脂蛋白。IR 时 ApoB100 明显增加，ApoA Ⅰ 降低，故 ApoA Ⅰ/Apo100 的比值较小；ApoA Ⅱ 也是 HDL 中的主要成分，其浓度也有所下降。

5）餐后脂血症：研究发现，个体空腹 TG 的浓度越高，其餐后脂血症的程度越严重。血脂正常的个体可根据口服脂负荷后机体 TG 的反应程度，进一步划分为正常反应者和高反应者。与正常反应者个体相比，高反应者的空腹胰岛素水平较高，也常伴有 MS 的多种表现。IR、代偿性高胰岛素血症时 LPL 缺陷可解释这个问题。IR 个体的餐后脂血症也可增加其冠心病的危险性。

（3）高血压：高胰岛素血症可引起高血压，其证据包括 IR 在高血压早期即存在，临界高血压者空腹胰岛素水平高于对照，甚至高血压双亲其子女血压尚正常时已有高胰岛素血症。发生高血压的机制是高胰岛素可促进：①肾重吸收钠水增加；②交感神经系统兴奋性增加；③血脂异常造成动脉粥样硬化；④跨膜离子转运发生改变，包括平滑肌细胞内钙离子浓度增加引起血管收缩压增高，以及 $Na^+ - H^+$ 交换增加，使 H^+ 出细胞增加，因而平滑肌细胞内液碱化，对生长因子敏感性增加而致血管平滑肌细胞增生和管壁肥厚。

（4）肥胖：肥胖常在患者 MS 发生前就已存在，肥胖尤其是中心性肥胖者容易发生 IR；且其血液中游离脂肪酸增多，可降低周围组织对胰岛素的敏感性。

（5）微量清蛋白尿：糖尿病肾病（diabetic nephropathy，DN）是糖尿病的常见并发症，但在糖尿病出现之前，由于糖代谢异常、高血压和血脂异常等已存在，也可引起 DN 的早期病理变化并出现微量白蛋白尿。

（6）凝血和纤溶功能异常：表现为凝血活性亢进和纤溶活性降低。高胰岛素血症可能会引起凝血因子Ⅶc 和纤溶酶原激活抑制剂 - 1 增加。血胰岛素是纤溶酶原激活抑制剂 - 1 最重要的调节物质，高胰岛素程度与其呈正相关；调整饮食和减轻体重后因周围组织对胰岛素的敏感性增加，可使纤溶酶原激活抑制剂 - 1 和凝血因子Ⅶc 下降。

二、糖尿病的代谢紊乱

DM 时由于胰岛素的绝对或相对缺乏，首先造成糖代谢紊乱，严重时脂肪和蛋白质分解增强，甚至出现酮症酸中毒等急性并发症，并可发生多种慢性并发症。

1. 糖尿病的一般代谢紊乱

（1）糖代谢：由于胰岛素作用下降，葡萄糖无法被有效利用和转变，而糖异生作用加强，因此出现血糖升高。当血糖升高到超出肾糖阈时，便出现尿糖。

（2）脂代谢

1）1型DM脂代谢异常的特征：LPL是CM和VLDL中TG水解的限速酶，其活性有赖于胰岛素的作用。在血糖未受控制的1型DM患者中，由于LPL活性明显下降，导致CM和VLDL等富含TG的脂蛋白清除降低；另一方面，胰岛素缺乏导致葡萄糖利用降低，脂肪动员增加，大量的游离脂肪酸进入肝，造成肝合成VLDL增加；2方面的因素均促使血浆中富含TG的脂蛋白水平增高。胰岛素缺乏还影响LDL的清除而使未经治疗的1型DM患者LDL水平升高。当胰岛素极度缺乏、出现酮症时，VLDL分泌并不增加，可能由于此时脂肪酸更倾向于氧化和产生酮体（乙酰乙酸、β-羟丁酸和丙酮），肝合成TG并不增加。但由于LPL活性严重受损，使TG水解下降，血中TG仍可升高。

经胰岛素治疗血糖得到满意控制的1型DM患者，其中LPL活性接近正常，CM和VLDL等富含TG的脂蛋白代谢趋于正常、HDL浓度正常，因此，其血脂谱与年龄和体重匹配的正常对照人群接近。

2）2型DM脂代谢异常的特征：与胰岛素抵抗和中心性肥胖等代谢综合征因素相关。由于胰岛素抵抗和胰岛B细胞功能衰竭，无论血浆胰岛素水平增高、正常或降低，体内针对糖、脂代谢的胰岛素作用均不足。2型DM特征性的血脂谱包括：血浆富含TG的脂蛋白增加，尤其是VLDL增加；HDL-C降低；多数情况下LDL浓度变化不大，但sdLDL增多。长期以来2型DM的脂代谢异常被认为是继发性改变，而新近的研究显示，脂代谢异常可以是2型DM发病机制的始发环节，可在临床发现DM前已经存在，提出了2型DM就是糖脂病的新概念。2型DM血脂谱的另一特征是餐后持续脂血和过多的残体脂蛋白堆积。

（3）蛋白质代谢：严重胰岛素缺乏时，导致氨基酸进入细胞减少、蛋白质合成减少和分解增加的现象，而增加的游离氨基酸成为糖异生原料。组织蛋白分解可致机体消瘦，免疫系统蛋白质如抗体等合成减少则使机体容易发生感染。

2. 糖尿病急性并发症时的代谢紊乱　严重DM患者可出现急性并发症，主要有糖尿病酮症酸中毒、糖尿病性高渗性非酮症昏迷和糖尿病乳酸酸中毒。此外，还易发生感染如疖、痈等皮肤化脓性感染和尿路感染等，并可反复发作。

（1）糖尿病酮症酸中毒（diabetic ketoacidosis）昏迷：1型DM患者有自发酮症酸中毒倾向，在胰岛素应用不足或失败时易发生，2型DM患者当存在感染、应激和胃肠紊乱相关的脱水等诱因时也可发生。当脂肪代谢紊乱时可发生酮症，由于乙酰乙酸和β-羟丁酸均为较强的有机酸，大量消耗体内储备碱而发生代谢性酸中毒，称为糖尿病酮症酸中毒，病情严重时可致昏迷，称为糖尿病酮症酸中毒昏迷。生化指标的变化包括尿糖、尿酮体强阳性，血酮体常：>4.8mmol/L，血 HCO_3^- 下降、PCO_2 降低、pH<7.35、AG增大，血糖多数为16.7～33.3mmol/L、偶可达55.5mmol/L以上，血钾正常或偏低、血钠和血氯降低，血尿素和肌酐常升高。其他检验的变化还有血浆渗透压轻度升高，白细胞数升高，即使无合并感染，也可达 10×10^9/L。

（2）糖尿病性高渗性非酮症昏迷（hyperos-molar nonketotic diabetic coma）：多见于60岁以上老年（2型）轻症DM及少数幼年（1型）病者。发病诱因有：最常见感染尤其是肺部感染，不知有糖尿病史而用高渗液、进甜食，因心肌梗死、脑血栓等加重糖尿病，血液或腹膜透析、使用利尿药、糖皮质激素等。本症发病机制复杂，未完全阐明。由于极度高血糖，引起渗透性利尿而导致严重失水和血液浓缩，再导致继发性醛固酮分泌增多加重高血钠，使血浆渗透压增高，细胞内脱水；由于脑细胞脱水，使神志恍惚不清、嗜睡或烦躁不安，严重者出现昏迷。本综合征一般不出现酮症，原因尚无满意解释，推测患者体内尚有一定量的胰岛素抑制脂肪分解，此外，高血糖和高渗透压本身也可能抑制酮体生成。生化检验突出的表现为血糖常高达 33.3mmol/L 以上，血钠升高可达 150mmol/L，血浆渗透压显著增高达 330 ~ 460mmol/L（计算法）。

（3）糖尿病乳酸酸中毒（lactic acidosis diabeticcoma）：该症不如糖尿病酮症酸中毒和糖尿病性非酮症高渗性昏迷常见，一旦发生病情很严重，病死率可达 50% ~ 60%。诱因有肺部感染、哮喘、慢性支气管炎、败血症、休克、一氧化碳中毒、酗酒等。大量服用双胍类降糖药尤其是苯乙双胍者，因增强无氧酵解等，易发生乳酸酸中毒。乳酸由丙酮酸还原而成，是糖代谢中间产物。患 DM 后，机体组织不能彻底利用血糖，即丙酮酸不能进一步转变为乙酰辅酶 A 而大量还原为乳酸，导致乳酸堆积增多。正常血乳酸为 0.56 ~ 1.67mmol/L，乳酸产物增加会促进肝对乳酸的清除，但当乳酸浓度 >2mmol/L 时，肝对其清除就会达到饱和而发生乳酸血症。乳酸酸中毒没有可接受的浓度标准，但一般认为乳酸超过 5mmol/L 以及 pH <7.25 时提示有明显的乳酸酸中毒。该症患者血糖多数升高，但常在 13.9mmol/L 以下，血酮体和尿酮体正常，偶有升高，AG 增大（>18mmol/L）。

3. 糖尿病慢性并发症时的代谢紊乱　2 型 Dm 患者在出现 DM 之前多数已有 IR，IR 个体常存在肥胖、高血压、血脂异常等；而长期高血糖则可导致半衰期较长的蛋白质发生非酶促糖基化反应生成各种糖化蛋白，以及山梨醇代谢亢进等。这些因素使得 DM 患者易发生微血管病变和大血管病变，出现 DM 慢性并发症，如 DM 肾病、DM 视网膜病变和白内障、DM 神经病变、缺血性心脏病、脑血管病变和末梢动脉病变等，动脉粥样硬化性心血管病是 DM 患者最常见的并发症和死亡原因。

（1）高血糖：慢性高葡萄糖血症是引起 DM 慢性并发症的重要基础原因。依据是：①由微血管病变或神经病变引起并发症的严重程度取决于高血糖的程度和时间；②血色病、胰腺炎、胰腺全切除术后等引起的继发性 DM 可引起视网膜损害；③动物实验性 DM（胰腺全切或链脲霉素引起，是较单纯的高血糖症）可导致在某些方面与人类 DM 相似的视网膜和肾损害等。

（2）山梨醇代谢亢进：机体部分组织对葡萄糖的摄入不依赖胰岛素，如动脉、视网膜、肾、晶状体、末梢神经等，这些组织的细胞中有大量葡萄糖摄入，但由于缺乏胰岛素使葡萄糖无法利用。在醛糖还原酶作用下，葡萄糖还原为山梨醇，并可再转化为果糖，后二者在细胞内堆积，造成细胞高渗状态，细胞发生肿胀，组织功能下降。

（3）蛋白质糖基化：指糖类物质通过非酶促作用加到蛋白质的氨基酸基团上，通常是在赖氨酸或缬氨酸上，成为糖化蛋白（glycated protein）。蛋白质糖基化易发生在胶原蛋白、晶体蛋白、髓鞘蛋白和弹性硬蛋白等，从而引起血管基底膜增厚、晶体浑浊变性和神经病变等。血液中的多种蛋白质包括血红蛋白、血浆蛋白、低密度脂蛋白（LDL）、纤维蛋白原（Fg），甚至血小板，均可发生糖化并使这些蛋白质正常功能下降。如糖化 Hb 的氧合能力下降，可致组织缺氧及功能下降；糖化 LDL 的分解代谢降低，使血浆 LDL 水平升高；Fg 糖化后可造成纤溶能力下降，纤维蛋白堆积致血管管腔狭小；因糖化而异常的血小板出现凝集功能亢进。

糖化血红蛋白。成年人血红蛋白通常由 HbA（>90%）、HbA_1（6.5%）、HbA_2

（2.5%）和 HbF（0.5%）组成。HbA 包括 2 条 α 链和 2 条 β 链，HbA_1 是由 HbA 与糖类物质经非酶促反应结合而成。HbA 的 β 链末端缬氨酸残基与糖类物质缩合，先形成一种不稳定的希夫碱（前 HbA_1），再经 Amadori 分子重排形成具有酮胺结构的 HbA_1。所以将 HbA_1 称为糖化血红蛋白（glycated hemoglobin，GHb），包括 HbA_{1a}、HbA_{1b} 和 HbA_{1c}；其中 HbA_{1a} 又由 HbA_{1a1} 和 HbA_{1a2} 组成，二者分别是血红蛋白 β 链与 1，6 - 二磷酸果糖和 6 - 磷酸葡萄糖缩合而成；HbA_{1b} 由丙酮酸与 β 链结合而成；HbA_{1c} 是真正葡萄糖化的 HbA，约占 HbA_1 的 80%、总 Hb 的 5.4%。目前已将 HbA_{1c} 作为 GHb 的同义词。DM 患者 HbA_{1c} 含量增多，且 HbA_{1c} 的形成不可逆，只随红细胞的分解而降解。在血糖浓度增高的起初 2 个月，HbA_{1c} 升高速度很快，3 个月之后（红细胞寿命平均为 120d）则进入生成和降解的动态稳定状态。HbA_{1c} 水平与机体组织、器官中蛋白质糖基化的水平密切相关，即 HbA_{1c} 可直接和（或）间接反映 DM 各种慢性并发症的发生和发展状况。

（4）血脂异常：糖尿病患者常出现的所谓脂质三联症，即高 TG 血症、低 HDL - 血症和 sdLDL 增多，是很强的致动脉粥样硬化性血脂谱，及造成 DM 性大血管病变的原因之一。

（5）糖尿病肾病（diabetic nephropathy，DN）：是指与 DM 有直接关系的肾小球硬化症，为较多见的 DM 并发症。其发病机制尚未明确，有许多因素参与，高血糖和蛋白质糖基化是其发病基础，高血压和血脂异常促进 DN 进展。高血糖造成肾组织细胞内山梨醇代谢亢进、细胞水肿、微血管抵抗力减弱和血流增加，加上高血压等导致肾小球毛细血管通透性增加。肾小球基底膜和系膜等多种蛋白质发生糖基化，产生许多糖基化终末产物（advanced glycosylated end product，AGE）。AGE 与血浆蛋白（IgG、IgM、LDL、清蛋白等）发生交联连结在肾小球基底膜上，AGE 促进细胞中转化生长因子 $β_1$ 合成增加，后者可促进细胞外基质成分的合成和分泌，进而血管壁肥厚、管腔狭窄，最后肾小球滤过率（glomerular filtration rate，GFR）下降。

DN 的发展可分为 5 期：Ⅰ 期为肾肥大和肾小球高滤过期；Ⅱ 期是"静息期"，肾组织学改变开始出现，尿清蛋白排泄率（urinary albumln excretionrate，UAER）正常，运动后可出现增高；Ⅲ 期为早期 DN 期，主要特点是持续性微量清蛋白尿，即尿清蛋白为 30 ~ 300mg/24h，本期后期 GFR 开始下降；Ⅳ 期是临床 DN 期，特点是 UAER > 300mg/24h，也称为常量蛋白尿，约 1/3 病人出现典型的 DN "三联征"，即大量蛋白尿、肾性水肿和高血压；Ⅴ 期是肾衰竭期。

（陈永梅）

第六节　糖尿病的检验诊断

DM 必须依赖血糖浓度来确定诊断，临床检验还对糖尿病的分型、病情判断、疗效观察、并发症诊断和监测，及胰岛 B 细胞功能判断等，都具有重要作用。

一、尿病诊断标准

1. DM 和 GDM 的诊断　主要依赖血糖浓度，其诊断标准见表 15 - 1 和表 15 - 2。表 15 - 1 中 3 种方法都可以单独诊断 DM，任何 1 种出现阳性结果，必须再用其他 1 种复查才能确诊。诊断 GDM 采用 100g 和 75g 葡萄糖负荷实验均可，目前尚无统一标准，多数采用 100g

试验；至少要满足表 15-2 中 2 项及 2 项以上指标才能诊断。

表 15-1　糖尿病的诊断标准

1. 症状 + 随机血糖≥11.1mmol/L（200mg/dl）随机是指 1d 内任何时间，不管上次用餐时间

2. 空腹血糖（FPG）≥7.0mmol/L（126mg/dl）

3. OGTT 中 2h 血糖（2hPG）≥11.1mmol/L（200mg/dl）

表 15-2　妊娠糖尿病的诊断标准

	100g 葡萄糖负荷	75g 葡萄糖负荷
FPG	5.3mmol/L	5.3mmol/L
1hPG	10.0mmol/L	10.0mmol/L
2hPG	8.6mmol/L	8.6mmol/L
3hPG	7.8mmol/L	

2. 空腹血糖损害和糖耐量减退的诊断标准　空腹血糖损害（impaired fastlng glucose，IFG）和糖耐量损害（impaired glucose tolerance，IGT）反映了机体糖调节的受损，诊断标准见表 15-3。

表 15-3　空腹血糖损害和糖耐量损害的诊断标准

空腹血糖损害（同时满足以下 2 项）	
FPG	6.1~7.0mmol/L（110~126mg/dl）
OGTT-2hPG	<7.8mmol/L（140mg/dl）
糖耐量损害（同时满足以下 2 项）	
FPG	<7.0mmol/L（126mg/dl）
OGTT-2hPG	7.8~11.1mmol/L（140~200mg/dl）

IFG 是血糖在基础状态的轻度障碍，反映 B 细胞在基础状态下的分泌水平。IGT 反映糖负荷下糖的利用障碍，为 2 型 DM 的前期阶段，约 50% 成年人 IGT 者将在 10 年内进展为 2 型 DM。IGT 是慢性心脏疾病的独立危险因子和标志，许多 IGT 者已存在慢性心脏疾病。IGT 和 IFG 二者均为正常糖代谢与 DM 之间的中间状态，二者可共存也可分离存在。

二、血糖

1. 空腹血糖　空腹血糖（fasting plasma glucose，FPG）指至少 8h 内不摄入含热量食物后，测定的血浆葡萄糖浓度。FPG 为 DM 最常用检测项目，其临床价值如下。

（1）诊断为 DM：FPG≥7.0mmol/L 是 DM 的诊断界值，但考虑到测定血糖方法的精密度问题，必须在另一天再次证实，尤其是对无症状而血糖仅稍高于参考值上限者。在急性感染、外伤等应激情况时，高血糖可能是短暂的，不能作为诊断 DM 的依据。

（2）监测 DM 病情和治疗效果的最常用指标。

（3）用于筛查 DM 和 DM 前的血糖异常。

2. 糖耐量试验　在口服或静脉注射一定量葡萄糖后，做系列血浆葡萄糖浓度测定，可

反映葡萄糖刺激引起的胰岛素分泌及其作用能力。糖耐量试验诊断 DM 比空腹血糖更灵敏。

（1）口服葡萄糖耐量试验（oral glucose toler - ance test，OGTT）：WHO 推荐的 OGTT 是在口服一定量葡萄糖后，分别测定 0.5h、1h、1.5h 和 2h 血浆葡萄糖浓度。也可根据情况增加 3h 血糖，或仅测定 1h 和 2h 血糖。对非妊娠成年人，推荐葡萄糖负荷量为 75g，对于儿童，按 1.7sg/kg（体重）计算，总量不超过 75g，用 300ml 水溶解后在 5min 内口服。正常 OGTT 在 0.5 ~ 1h 达到高峰，峰值 < 11.1mmol/L，2h < 7.8mmol/L。OGTT 的应用如下。

1）诊断 DM 和 GDM：见表 15 - 1 和表 15 - 2。但 OGTT 对 DM 诊断并非必需，大多数 DM 患者会出现 FPG 水平升高。

2）结合 FPG 协助诊断 IFG 和 IGT，见表 15 - 3。

3）无法解释的肾病、神经病变或视网膜病变，而 FPG 正常，随机血糖 < 7.8mmol/L 时协助诊断 DM。

（2）静脉葡萄糖耐量试验（intravenous glucosetolerance test，IGTT）：只适合用于胃切除后、胃空肠吻合术后、吸收不良综合征，或作为评价葡萄糖利用的临床研究手段。

3. 餐后血糖　最常用的是早餐（100g 淀粉或 150g 馒头）后 2hPG，< 7.8mmol/L 为正常，≥ 11.1mmol/L 可诊断 DM。诊断 DM 时，常先采用早餐后 2hPG，有疑问的结果再做 OGTT；对 DM 随访和疗效观察者，每次门诊时宜测定 FPG 和早餐后 2hPG；住院病人应同样每 3 天测定 1 次，必要时测 1 日 4 次血糖，即 FPG 和 3 餐后 2hPG。

对于重症抢救及病情变化大的 DM 患者，应随时测定血糖，比如每 1 ~ 2h 1 次。密切的血糖监测应采用床边血糖仪。

三、尿糖

尿糖（glucosuria）主要用于 DM 病情监测和疗效观察。亦用于 DM 辅助诊断。

1. 尿糖定性　是比较粗略的方法，可在做尿常规同时检测尿糖，或专用尿糖试纸条检测，快捷、方便、价廉，适合于筛查和家庭自我监护。但尿糖结果的判断较难，据报道，尿糖阳性者血糖多数在 12mmol/L 以上，但有 34.5% 的患者在 12mmol/L 以下，可能与患者肾功能受损有关；该实验报道了 6 例患者，发现有 4 例的肾糖阈分别约为 8.5mmol/L、9.4mmol/L、4.6mmol/L 和 4.0mmol/L。因尿糖定性常采用随机尿，故临床应用时要结合进餐时间判断，采用餐前排尿，餐后 2h 收集尿液检测尿糖的方法，可以抓住血糖高峰；这时尿糖是餐后 2h 尿糖的平均水平。餐后尿糖阴性，说明血糖可能在 12mmol/L 以下，有较大意义，可以大致判断为控制合格。尿糖"+"至"++++"的半定量价值有限，因受尿液采集时段以及尿液的浓缩稀释影响，"+"多少不能截然反映血糖高低。

2. 尿糖定量　理论上正常人尿液中无葡萄糖排出，所以尿糖定量应为极低值甚至零。随机尿糖定量的意义与尿糖定性类似，只是测定的可靠性好，不像试纸法那样粗略。也可测定 24h 尿糖排出量，正常人为 0.1 ~ 0.8mmol/24h。但因留尿不方便，临床很少应用，且采用血糖更方便和有效。24h 尿糖与 DM 关系的临床资料也很少。

四、糖尿病急性并发症的检验指标

1. 酮体　酮体是判断 DM 患者是否出现酮血症甚至酮症酸中毒的指标。血酮体 > 2.0mmol/L 为酮血症，> 4.8mmol/L 常可出现酮症酸中毒，此时尿酮体可呈强阳性。健康人

β－羟丁酸与乙酰乙酸等摩尔存在，二者基本构成血浆中所有酮体，丙酮含量少。DM 时 β－羟丁酸/乙酰乙酸的比例增高，严重时可增至 6：1。

2. 乳酸和丙酮酸　糖尿病乳酸酸中毒时，血乳酸（lactic acid）增高（>5mmol/L）、乳酸与丙酮酸（pyruvate）比值增高（正常时 10：1）。乳酸酸中毒出现在下列 2 类临床情况：A 型（缺氧型）常见，在组织严重缺氧如休克、低血容量和左心室衰竭等情况下发生，因缺氧可导致三羧酸循环中丙酮酸需氧氧化障碍，丙酮酸还原成乳酸的酵解作用增强。B 型见于某些疾病如 DM、肝病、肿瘤等。DM 时丙酮酸转变为乙酰辅酶 A 障碍而大量还原为乳酸，使用双胍类降糖药尤其是苯乙双胍时，因能增强无氧酵解也使血乳酸增高。正常时产生的乳酸约 65% 由肝利用，肝病时乳酸代谢速度下降可使血乳酸增高。

五、糖化蛋白

血液中的糖化蛋白与血糖浓度有关，便于检测，常用的有 GHb 和糖化血清蛋白（glycated serum protein，GSP）。

1. 糖化血红蛋白

（1）HbA_{1c} 是监测 DM 患者血糖控制情况的金标准：已在临床上广泛应用，可作为一段时间血糖控制的指标，反映过去 6~8 周的平均血糖浓度。血糖测定只反映患者取样时刻的血糖水平，容易受多种因素影响而出现暂时波动。而 HbA_{1c} 不受血糖暂时性波动的影响，不受运动或短时间内饮食控制不佳的影响。HbA_{1c} 是调整治疗措施最重要和客观的依据，<7% 为血糖控制达标的指标（美国糖尿病协会），7%~8% 为可以接受，8%~9% 则控制不好，>9% 控制很差，是慢性并发症发生发展的危险因素。每降低 1% 的 HbA_{1c} 可减少 14% 的心肌梗死发生率以及减少 21% 与 DM 相关的病死率。

由于 HbA_{1c} 的形成与红细胞的寿命有关，在溶血性疾病或其他原因引起红细胞寿命缩短时，HbA_{1c} 明显减少。若近期有大量失血，新生红细胞大量产生，也使 HbA_{1c} 结果偏低。

（2）HbA_{1c} 可作为 DM 的辅助诊断指标：如以 HbA_{1c}≥6.1% 作为诊断界值，其诊断率灵敏度约为 62%，而以 FPG≥7.0% 作为诊断界值，其诊断灵敏度仅为 45%。HbA_{1c} 似乎明显比 FPG 灵敏，但 HbA_{1c} 测定方法还有待规范化和标准化，以及其诊断界值未确定，目前尚不推荐用作诊断。

2. 糖化血清蛋白　GSP 是葡萄糖通过非酶促糖基化反应与血浆中蛋白质结合的产物。由于清蛋白是血浆蛋白中最丰富的成分，故认为测定 GSP 主要是测定糖化清蛋白。因为清蛋白半衰期仅约 20d，所以 GSP 的浓度可反映近 2~3 周的平均血糖浓度，可监测血糖水平的短期变化，尤其适合 GDM 或治疗方法改变后的患者监测。在有效治疗 1 周左右就能检测到 GSP 降低。

GSP 不受 Hb 变异如 HbS 或 HbC 或其他可促进红细胞更新因素影响。但当清蛋白浓度和半衰期发生明显变化时，会对 GSP 产生很大影响，故对肾病综合征、肝硬化、异常蛋白血症或急性时相反应之后的患者，GSP 结果不可靠。

六、尿清蛋白排泄率

尿清蛋白排泄率（UAER）增加提示清蛋白经毛细血管漏出增加，是微血管病变的标志。DM 患者 UAER 持续 >30mg/24h 提示发展为 DN 的危险增加，对预报 1 型 DM 患者发生

DM 肾病、终末期肾病和增生性眼病都有价值，在 2 型 DM 患者，可预报渐进性肾疾病、动脉粥样硬化和心血管病病死率。2 型 DM 被诊断时 UAER 增加，提示 DM 已经存在一段时间。

七、血糖调节激素

1. 胰岛素　血浆胰岛素（insulin）浓度可反映胰岛 B 细胞的功能，常与 OGTT 同时进行，称为口服葡萄糖耐量——胰岛素释放试验（oral glucose tolerance – insulin releasing test, OGT – IRT），是在做 OGTT 的同时，测定各份血清中胰岛素浓度。血浆胰岛素参考值与所采用的测定方法及试剂有关，多数报道放射免疫法测定非超重正常成年人空腹为 5 ~ 15mU/L（30 ~ 90pmol/L），服糖后 30min 或 60min 峰值为 40 ~ 80mU/L，极少数人 < 30mU/L 或 > 100mU/L，3h 后又降至基础水平。测定胰岛素的临床意义如下。

（1）DM 分型：典型 1 型 DM 的胰岛素释放曲线低平，空腹胰岛素 < 15mU/L；2 型 DM 者空腹胰岛素水平较低、正常或偏高，胰岛素分泌高峰后延。

（2）胰岛 B 细胞功能评估：预测 2 型 DM 的发展并可用于评估患者状况，通常情况是①肥胖者和 IGT 者 IRT 增高；②2 型 DM 早期或伴肥胖者，IRT 可能增高；③2 型 DM 晚期或非肥胖者及消瘦者，IRT 一般均较正常人低。在 1 型 DM 患者，血浆胰岛素水平已被用于评价剩余内源性胰岛素的分泌以反映 B 细胞功能。但在使用胰岛素治疗后无法采用胰岛素浓度评估，需用空腹和刺激后 C 肽测定代替。

（3）确认 DM 患者是否需胰岛素治疗：1 型 DM 和晚期 2 型 DM 低胰岛素水平者需胰岛素治疗，例如：在口服葡萄糖75g 后血浆胰岛素水平超过 60mU/L 时能够靠饮食控制，而如果胰岛素峰值 < 40mU/L 时，则需要胰岛素治疗而且很可能发生微血管病变。

（4）判断是否存在胰岛素抵抗：胰岛素水平显著升高，而血糖正常或升高，说明可能存在胰岛素抵抗。

（5）诊断胰岛 B 细胞瘤：对空腹低血糖患者，若其血清胰岛素浓度很高，说明很可能是胰岛 B 细胞瘤所致。

2. C 肽　测定 C 肽比胰岛素有更多优点，一是 C 肽血浓度高于胰岛素约 5 倍（空腹）或 10 倍（餐后2h）；二是 C 肽不受使用外源性胰岛素干扰，能更好地反映 B 细胞功能。一种激素在血中的浓度决定于该激素的分泌（入血）率与其（从血中的）清除率之间的平衡。B 细胞等分子分泌胰岛素和 C 肽，经过肝时，胰岛素被摄取并降解约 50%，仅 50% 入周围血，而 C 肽在肝中只被摄取 10% ~ 15%。胰岛素在周围组织中的清除率较快 [16ml/（min · kg）]，其半衰期仅 5min，而 C 肽清除率较慢 [4.6ml/（min · kg）]，半衰期较长约 11.1min。所以 C 肽在血循环中有更高的可测浓度。放免法测定健康人空腹血清 C 肽为 0.25 ~ 0.6nmol/L（0.78 ~ 1.89μg/L），葡萄糖或胰高血糖素刺激后可达 0.9 ~ 1.87nmol/L（2.73 ~ 5.64μg/L）。尿 C 肽约为（0.23 ± 0.08）nmol/L（74 ± 26μg/L）。测定 C 肽的临床意义如下。

（1）DM 分型：评价患者胰岛 B 细胞分泌能力从而判断其 DM 类型，常与胰岛素释放试验同时测定。

（2）胰岛 B 细胞功能评估：可用于胰岛素治疗后评估胰岛 B 细胞功能。

（3）监测胰腺手术效果：在全胰腺切除术后，检测不到血清 C 肽；而在成功的胰腺或胰岛细胞移植后 C 肽浓度应该增加。当需要连续评估 B 细胞功能或不能频繁采血时，可测定尿中 C 肽。分段收集尿（如每 1h 收集 1 次）测定 C 肽，其餐后 C 肽与血清 C 肽浓度相关性很好。但尿 C 肽个体差异大，限制了其价值。

（4）诊断胰岛 B 细胞瘤：某些 B 细胞瘤病人，特别是有间歇性胰岛素分泌过多时，检测胰岛素可正常但 C 肽浓度都升高。

3. 胰岛素原　进入血循环的胰岛素原仅为胰岛素的 3%，但肝摄取胰岛素原仅 10% ~ 15%，且胰岛素原在周围组织中清除率较慢，半衰期（18 ~ 20min）长于 C 肽，因此胰岛素原的空腹血浆浓度禁食后可达胰岛素的 10% ~ 15%。胰岛素原浓度增加可用于判断以下情况。

（1）胰岛 B 细胞瘤：大多数 B 细胞瘤病人都有胰岛素、C 肽和胰岛素原浓度增加，但因肿瘤使胰岛素原不能转变为胰岛素，部分患者只有胰岛素原升高。尽管胰岛素原生物学活性很低，高浓度胰岛素原仍可能导致低血糖。

（2）家族性高胰岛素原血症：罕见，其原因是发生在裂解位点的基因突变，使胰岛素原转化为胰岛素的能力减弱。

（3）确定胰岛素测定中的交叉反应：高胰岛素原血症可排除由于试剂中胰岛素抗体与胰岛素原存在交叉免疫反应，使胰岛素测定结果偏高的现象。

（4）作为在 2 型 DM 患者的预示因子：IGT 和 2 型 DM 个体，其胰岛素原/胰岛素的比例增加，并且与心血管病危险因素关联。

4. 胰高血糖素　胰腺 A 细胞瘤或胰高血糖素瘤病人胰高血糖素（glucagon）水平显著升高，多有体重减轻、高血糖症等。在最终诊断时一般大部分患者已有转移。胰高血糖素浓度降低常与慢性胰腺炎和长期使用磺酰脲类药物治疗有关。空腹血浆胰高血糖素参考值为20 ~ 52pmol/L（70 ~ 180ng/L）。如果测得值达到 500 倍参考值上限时，可能是自主性分泌的胰腺 A 细胞瘤患者。

八、胰岛组织自身抗体

免疫介导的 1 型 DM 的发病，与 B 细胞自身免疫性反应有关，患者血清中可存在针对胰岛组织的自身抗体，并在高血糖症出现的数年前就可检出，有 85% ~ 90% 病例在发现高血糖时，有 1 种或几种自身抗体呈阳性，随病期延长这些自身抗体的检出率下降。

1. 胰岛细胞胞质抗体（islet cell cytoplasmicantibodies，ICA）　70% ~ 80% 新诊断的 1 型 DM 患者中可检出 ICA，在发病后 6 个月至 3 年，其滴定度逐渐降低或消失；新诊断为 2 型 DM 患者中，ICA 阳性率仅 1.5% ~ 8.3%，这些抗体阳性患者 50% 以上逐渐发展为依赖胰岛素治疗者，实际上可能也是 1 型 DM。正常人仅 0.5% 可出现 ICA 阳性。

2. 胰岛素自身抗体（insulin autoantibodies，IAA）　40% ~ 50% 新诊断的 1 型 DM 患者中可检出 IAA，正常人检出率为 0.5%。在 ICA 阳性的患者中，IAA 的阳性率也高；同时存在 IAA 和 ICA 的个体，发展为 1 型 DM 的风险比单独存在任何一种的个体显著增高。IAA 阳性不能区分是否为注射胰岛素后产生的胰岛素抗体；它还可出现于胰岛素自身免疫综合征和自身免疫性甲状腺疾病的患者中。

3. 谷氨酸脱羧酶抗体（glutamate acid decarboxylase autoantibodies，GADA）　在新诊断的 1 型 DM 患者中 GADA 可检出率约 60%，某些病例在发病前 10 年即可检出。谷氨酸脱羧酶（glutamate acid decarboxylase，GAD）催化谷氨酸脱羧基成为 γ - 氨基丁酸，在大脑、胰腺、肾、肝、垂体、甲状腺、睾丸和卵巢等组织均存在，但只有从大脑和胰腺提取的 GAD 才能与 1 型 DM 患者的血清起反应，提示其免疫学特性不同于其他组织。胰岛细胞中的 GAD 是 1 种小分子蛋白（MW65kD，故又称 GAD_{65}），主要在胰岛 B 细胞表达，是 1 型 DM 中自身免疫反应主要攻击的自身抗原。

4. 胰岛瘤相关抗原 - 2（insulinoma associated antigens - 2，IA - 2）和胰岛瘤相关抗原 - 2β（IA - 2β）抗体 IA - 2 和 IA - 2β 均是 I 型跨膜糖蛋白，其胞内结构域中具有与蛋白质酪氨酸磷酸酶催化功能域高度同源的保守区域。在新诊断的 1 型 DM 患者中，IA - 2 抗体出现率 60% ~ 80%，IA - 213 抗体为 45% ~ 60%，二者水平显著相关。

九、糖尿病检验指标的应用

1. DM 的早期筛查

（1）血糖浓度：测定 FPG、OGTT 和餐后 2h PG 可早期诊断 1 型和 2 型 DM。

（2）血清胰岛素浓度：包括空腹胰岛素浓度和葡萄糖刺激后浓度，有利于 2 型 DM 的预测和早期发现。

（3）免疫学标志物：包括 ICA、IAA、GADA、IA - 2 抗体和 IA - 2β 抗体，有利于早期发现 1 型 DM。

（4）基因标志物：主要是 HLA 的某些基因型，有利于对 1 型 DM 的预测，对两项或多项基因标志物的联合检测可明显提高其预测率。目前对 1 型 DM 发病风险的预测主要限于 DM 一级亲属高危人群。

2. DM 的诊断 主要依赖血糖浓度，包括 FPG、OGTT 和餐后 2hPG。尿糖定性、HbA_{1c} 和 GSP 通常不用于诊断。

3. DM 分型的检验指标 包括胰岛素、C 肽浓度和胰岛组织自身抗体。

4. DM 病情判断和疗效观察的检验指标 主要根据 FPG、餐后 2hPG、HbA_{1c} 和 GSP，尿糖定性也可辅助判断。这些指标的水平与病情程度相一致，当治疗有效时即相应下降。

（陈永梅）

第七节 低血糖症

低血糖症（hypoglycemia）是指血糖浓度低于正常的临床综合征，病因多种，发病机制复杂。成年人血糖浓度低于 2.8mmol/L 可认为血糖过低，但是否出现症状，个体差异很大。低血糖症状包括交感神经兴奋和脑功能障碍症状，交感神经兴奋可导致多汗、颤抖、心悸、饥饿、焦虑、紧张、软弱无力、面色苍白等；脑组织低糖引起的脑功能障碍表现为精神不集中、头晕、迟钝、视物不清、步态不稳等。低血糖症常呈发作性，发作时间及频度随病因不同而异。

低血糖症的诊断可依据 Whipple 三联征，即有低血糖的临床症状和体征、血浆葡萄糖 < 2.8mmol/L 和服糖后症状很快减轻或消失。由于低血糖呈发作性，应多次测定空腹、发作时、甚至 5h 糖耐量试验以确定低血糖存在。

低血糖症按病因分类可分为新生儿及婴儿低血糖症、成年人空腹低血糖症和餐后低血糖症。

一、新生儿及婴儿低血糖症

新生儿的血糖于出生后快速下降，其浓度远远低于成年人，通常在 2.8~3.3mmol/L。新生儿低血糖症还没有明确的诊断标准，多数采用以下界值确定：出生 3d 内，足月儿 < 1.7mmol/L（30mg/dl），早产儿 < 1.1mmol/L（20mg/dl）；3d 后为 < 2.2mmol/L（40mg/dl）。新生儿期低血糖较常见的原因包括早产、母体疾病、GDM 和妊娠中毒症等，但低血糖往往是短暂的。

在婴儿早期发作的低血糖很少是短暂的，多数是先天性糖代谢酶缺陷所致，包括糖原累积病、半乳糖血症、遗传性果糖不耐受症及糖异生酶的先天性缺陷等。糖原累积病是由于糖原代谢酶系统先天性缺陷所引起的一组疾病，表现为糖原在肝、肌肉或肾等组织细胞中大量堆积。常见的是Ⅰ型糖原累积病，患者由于葡萄糖-6-磷酸酶缺陷，使糖原分解产生的葡萄糖-6-磷酸不能转变为葡萄糖，从而表现为肝大、发育受阻和空腹低血糖等。半乳糖来源于乳类及乳制品，是婴儿的主要能量来源，如果半乳糖激酶或1-磷酸半乳糖尿苷转移酶先天性缺陷，则半乳糖不能转化利用，患儿可出现呕吐、腹泻、生长停滞、白内障、低血糖等表现。果糖是食物糖中的一部分，若先天性缺乏果糖激酶、1-磷酸果糖醛缩酶或1,6-磷酸果糖酶，则将在服用果糖后出现果糖代谢异常，后二者缺乏均可出现低血糖表现，1-磷酸果糖醛缩酶缺乏致低血糖的原因是由于过量的1-磷酸果糖抑制了肝磷酸化酶，使糖原分解障碍所致。

二、成人空腹低血糖症

成人低血糖可能是由于葡萄糖的利用增加或肝脏葡萄糖的生成量下降。真性低血糖常提示有潜在疾病并可危及生命。其常见原因有以下几种。

1. 药源性低血糖　是成人空腹低血糖症中最常见的原因，尤其是使用胰岛素等降糖药过量，半衰期长的口服降糖药在药源性低血糖中最常见。普萘洛尔、水杨酸盐和丙吡胺也可导致低血糖。

2. 乙醇性低血糖　乙醇抑制糖异生可导致低血糖；慢性乙醇中毒者可因营养不良（低糖原储积）引起低血糖。

3. 升血糖激素缺乏　如生长激素、糖皮质激素、甲状腺素或胰高血糖素等缺乏可导致低血糖，在儿童更易发生。

4. 肝源性低血糖　肝衰竭病人因糖异生或糖原储积减少，可使葡萄糖生成减少，导致低血糖。

5. 胰岛 B 细胞瘤　低血糖伴高胰岛素血症强烈提示胰岛 B 细胞瘤。只有不到50%的胰岛素瘤患者发生低血糖，所以同时检测血糖和胰岛素浓度可提高诊断准确度，诊断标准为血糖≤2.8mmol/L + 胰岛素 >10mU/L，或胰岛素（mU/L）/血糖（mmol/L）>3；或血糖浓度≤2.8mmol/L，C 肽≥0.3nmol/L；正常时胰岛素原/总胰岛素 <15%，胰岛 B 细胞瘤者此值增高。

6. 胰岛素自身免疫综合征　为自身免疫性疾病，多伴发其他自身免疫疾病。机体产生抗胰岛素抗体，形成胰岛素-胰岛素抗体复合物，一旦胰岛素从复合物中大量解离，便导致低血糖症。本症发作呈与饮食无关的低血糖症，常很严重。临床检验发现未用过胰岛素而血中胰岛素抗体阳性，血清胰岛素、C肽水平极高。

7. 其他　患病30年以上的1型MD患者发生的低血糖，50%以上没有低血糖的交感神经兴奋症状。由于有低血糖而无症状，因此容易发生严重的低血糖。其发生机制可能与肾上腺素对低血糖的反应下降有关。

三、后低血糖症

餐后低血糖包括胃肠术后、先天性疾病（遗传性果糖不耐受症和半乳糖血症）和特发性功能性低血糖症等。特发性、功能性低血糖症最常见，约占低血糖症的70%，为非器质性疾病引起，多见于神经质的中年妇女，多为餐后2~3h发生，持续不足30min可自行缓解。主要因自主神经功能失调，迷走神经兴奋性过高，导致胃排空加速、胰岛素分泌过多，从而使餐后血糖利用过度出现低血糖。

（陈永梅）

第八节　胰岛素释放与C肽释放实验

一、胰岛素释放实验

1. 原理　患者口服葡萄糖或用馒头餐，血糖升高刺激胰岛β-细胞分泌胰岛素（insu-lin），通过测定空腹及餐后1、2、3小时的血浆胰岛素水平，了解胰岛β-细胞的储备功能，有助于糖尿病的早期诊断、分型和指导治疗。

2. 操作步骤　患者禁食12小时，次日晨空腹采静脉血3ml后，口服葡萄糖75g（溶于200~300ml水中，若已诊断为糖尿病者，则进食100g面粉的馒头），于服糖（或进食馒头）后30、60、120、180分钟取静脉血，分别测定胰岛素水平和血糖含量。

3. 结果判断

（1）正常人：空腹胰岛素值为5~15μIU/ml，服糖后1小时上升为空腹的5~10倍，3小时后恢复至空腹水平。

（2）Ⅰ型糖尿病患者胰岛素分泌严重缺乏，餐后胰岛素值分泌也无明显增加。

（3）Ⅱ型糖尿病患者早期空腹胰岛素水平可略高或正常，晚期则往往减低，餐后胰岛素分泌高峰多延迟在2~3小时出现。

4. 评价　单次采血测定胰岛素意义有限，而胰岛素释放试验对病情了解有较大帮助。

（1）许多生理因素会影响胰岛素分泌，试验时应注意体位（应平卧）、活动（应在休息状态下）、焦虑和兴奋、吸烟等，一些药物（如氨茶碱类、受体阻滞剂、糖皮质激素、性激素和口服避孕药等）须停用3天后再作实验。

（2）样本应避免溶血，溶血能使胰岛素的测定值降低。

二、C肽释放实验

1. 原理　以标准餐（75g面粉的馒头餐）、胰高血糖素、硫脲类降糖药等刺激诱导胰岛素分泌。因胰岛素C-肽（C-peptide）与内源性胰岛素的生成量成正比，故可了解胰岛

β-细胞的储备功能，有助于糖尿病的早期诊断、分型和指导治疗。

2. 操作步骤

（1）以馒头餐为刺激物进行实验，于进食馒头前和进食后30、60、120和180分钟各取血测定C-肽和血糖浓度。

（2）若以胰高血糖素为刺激物进行试验，在早晨空腹时静脉注射胰高血糖素1.0ng，在注射前及注射后5、10、20和30分钟分别取血测定C-肽和血糖水平。

3. 结果判断　正常人空腹血C-肽值为（1.0±0.23）μg/L。C-肽释放实验结果的判断同胰岛素释放实验。

4. 评价

（1）因可忽略肝脏的代谢，故与外周血胰岛素浓度相比，C-肽浓度可更好地反映β细胞功能。

（2）C-肽不受外源性胰岛素干扰，且不与胰岛素抗体反应。

5. 注意事项

（1）Ⅰ型糖尿病患者由于存在自身胰岛素抗体，会使循环血中胰岛素原滞留，从而干扰C-肽的测定，可出现假性增高。

（2）C-肽主要通过肾脏排泄，肾病时，血中C-肽浓度会升高。

（袁聪玲）

第九节　糖代谢产物测定

一、乳酸测定

（一）乳酸脱氢酶法测定全血乳酸

1. 原理　乳酸（lactic acid，LA）在乳酸脱氢酶（lactatedehydrogenase，LD）的催化下生成丙酮酸，同时，氧化型 NAD^+ 被还原成NADH。硫酸肼可捕获丙酮酸促进此反应的完成。生成的NADH与乳酸为等摩尔量，于340nm波长测定NADH的吸光度，可计算出血液中乳酸的含量。乳酸 $+ NAD^+ \xrightarrow{LD, pH9.6}$ 丙酮酸 + NADH

2. 主要试剂

（1）偏磷酸（MPA，30g/L）溶液：称取MPA 3.0g溶于少量蒸馏水中，然后再用蒸馏水定容至100ml。本试剂需新鲜配制。

（2）偏磷酸（MPA，50g/L）溶液：称取MPA 5.0g溶于少量蒸馏水中，然后再用蒸馏水定容至100ml。本试剂需新鲜配制。

（3）Tris-硫酸肼缓冲液（pH 9.6）：称取Tris 4.79g、硫酸肼26g、EDTA-Na₂ 0.93g，加至1mol/L氢氧化钠溶液350ml中，并调节pH至9.6，再用蒸馏水定容至500ml，4℃条件下可稳定8天。

（4）NAD⁺溶液（27mmol/L或20mg/ml）：按需要量用蒸馏水配制，4℃条件下可稳定48小时。

（5）LD溶液：取LD原液，用生理盐水稀释成1 500U/ml。

（6）乳酸标准液（1mmol/L 或 9.08mg/dl）：精确称取 L – 乳酸锂 9.6mg（或 DL – 乳酸锂 19.2mg），用少量蒸馏水溶解，加入浓硫酸 25μl，蒸馏水定容至 100ml。此溶液于 4℃可长期保存。

3. 操作步骤

（1）无蛋白上清液的制备见"注意事项（2）"。

（2）按表 15 – 4 操作

表 15 – 4　乳酸脱氢酶法测定全血乳酸操作步骤

加入物（ml）	空白管	标准管	测定管
Tris – 硫酸肼缓冲液	2.0	2.0	2.0
偏磷酸溶液（30g/L）	0.1	–	–
乳酸标准液	–	0.1	–
无蛋白上清液	–	–	0.1
混匀			
LD 溶液	0.03	0.03	0.03
NAD$^+$溶液	0.20	0.20	0.20

混匀，置室温 15 分钟，比色杯光径 1.0cm，340nm 波长，以空白管调零，读取各管吸光度。

4. 计算

乳酸（mmol/L）=（测定管吸光度/标准管吸光度）×1.0×D

注：D 为稀释因子，计算方法见注意事项。

也可根据 NADH 的毫摩尔吸光度值按下述公式计算：

乳酸（mmol/L）=测定管吸光度×（2.33/6.22）×（D/0.1）

注：2.33 为反应液中体积（ml）；6.22 为 NADH 的毫摩尔吸光度；0.1 为上清液体积（ml）。

5. 参考范围　空腹全血乳酸含量为 0.5~1.7mmol/L（50~150mg/L）。血浆中乳酸含量约比全血中高 7%。脑脊液乳酸含量与全血接近。24 小时尿乳酸排出量为 5.5~22mmol。

6. 评价

（1）本法线性范围为 5.6mmol/L（500mg/L），回收率 101%~104%，CV<5%。

（2）严格按程序抽血，正偏差小，但因线性范围的上限较低，样品常需适当稀释（尤其是乳酸浓度呈中度升高的样品），并把稀释倍数用于计算。

7. 注意事项

（1）标本采集时应在空腹及休息状态下抽血。抽血时不用止血带，不用力握拳。若必须用止血带，需在穿刺后除去止血带至少 2 分钟后再抽血，最好用肝素化的注射器抽血，抽取后立即注入预先称量的含冰冷蛋白沉淀剂的试管中。若采用血浆测定，每毫升血用氟化钠 10mg 及草酸钾 2mg 抗凝，立即冷却标本，并在 15 分钟内离心。

（2）抽血前应先将试管编号，称重（Wt）并记录。加入 MPA（50g/L）6ml 后再次称重并记录（Wm），放入冰浴中，每份标本最好作双管分析。

抽血后将血液立即注入上述试管中，每管 2ml，颠倒混匀 3 次，不可产生气泡，待试管温度与室温平衡后，称重（Wb）。静置至少15分钟后，4 000r/min离心沉淀15分钟，上清液必须澄清，计算稀释因子D。

D =（Wb－Wt）/（Wb－Wm）

（3）偏磷酸一般用右偏磷酸（HPO_3）及偏磷酸钠（$NaPO_3$）组成的易变混合物。偏磷酸在水溶液中形成各种多聚体（HPO_3）x，氢离子催化此多聚体水化成正磷酸（$HPO_3 + H_2 \rightarrow H_3PO_4$）。正磷酸不沉淀蛋白质，偏磷酸溶液沉淀蛋白质的能力在4℃时仅能维持大约1周。

（4）本法不使用过氯酸作蛋白沉淀剂。因为过氯酸不能沉淀粘蛋白，并可干扰丙酮酸的酶法测定（当需要同一滤液作丙酮酸测定时），使LD的酶促反应速度减慢。

（5）一般乳酸锂若未标明L-型或DL-型，均为DL-型，L-型乳酸锂价格昂贵。

（二）乳酸脱氢酶法测定血浆乳酸

1. 原理 反应原理同"乳酸脱氢酶法测定全血乳酸"。

2. 主要试剂

（1）NAD溶液：称取β-NAD 66.3mg，3ml蒸馏水溶解。

（2）Tris-EDTA-肼缓冲液：称取Tris 60.5g、EDTA·2Na 4g溶解于800ml蒸馏水中，加水合肼11ml，用HCl或NaOH调节pH至9.8，蒸馏水定容至1L，4℃可保存6个月。

（3）LD溶液：纯化的兔肌LD硫酸铵悬液，比活性约550U/mg。

（4）底物应用液：取Tris-EDTA-肼缓冲液27ml、NAD溶液3ml、LD溶液40μl混匀，4℃可稳定24小时。

（5）乳酸标准液（20mmol/L）：称取L-乳酸锂192mg溶于100ml蒸馏水中，4℃可保存6个月。

（6）乳酸标准应用液（2mmol/L与5mmol/L）：用20mmol/L乳酸标准液稀释而成，4℃可稳定2个月。

3. 操作步骤 按表15-5操作：

表15-5 乳酸脱氢酶法测定血浆乳酸操作步骤

加入物	空白管	对照管	标准管	测定管
血浆	-	10μl	-	10μl
5mmol/L乳酸标准液	-	-	10μl	-
蒸馏水	10μl	500μl	-	-
底物应用液	500μl	-	500μl	500μl
混匀后，37℃准确水浴5分钟				
0.1mol/L HCl	3.0ml	3.0ml	3.0ml	3.0ml

比色杯光径1.0cm，340nm波长，以蒸馏水调零，读取各管吸光度。

4. 计算 乳酸（mmol/L）=（测定管吸光度－对照管吸光度）/（标准管吸光度－空白管吸光度）×5

5. 参考范围 安静状态下健康成年人空腹静脉血浆乳酸浓度为0.6~2.2mmol/L；动脉血浆乳酸浓度为静脉血浆乳酸浓度的1/2~1/3。

6. 评价

（1）本法可用于自动化分析。

（2）可用 NBT 呈色法测定 NADH 的生成量。

二、丙酮酸测定

（一）乳酸脱氢酶法测定全血丙酮酸

1. 原理　在 pH7.5 的条件下，丙酮酸（pyruvate，PY）被 LD 催化还原生成乳酸，NADH 被氧化成 NAD。但在 pH7.5 时本反应是乳酸测定的逆反应。

$$丙酮酸 + NADH \xrightarrow{\text{LD、pH7.5}} 乳酸 + NAD^+$$

2. 主要试剂

（1）Tris 缓冲液（0.75mol/L）：称取 45.4g Tris 溶于蒸馏水中，并稀释至 500ml。

（2）NADH 溶液（13mmol/L）：称取还原型辅酶 I 二钠盐 10mg，溶于 1ml 碳酸氢钠溶液（10g/L）中，冰箱保存，48 小时内使用。

（3）LDH 溶液及偏磷酸溶液（30g/L）：同全血乳酸测定。

（4）丙酮酸标准贮存液（100mmol/L）：精确称取 1.101g 丙酮酸钠，溶于 0.1mol/L 盐酸中并稀释至 100ml，4℃保存。

（5）丙酮酸标准应用液（0.05mmol/L）：临用前将标准贮存液用偏磷酸溶液（30g/L）稀释 2 000 倍，如 50μl 标准贮存液稀释至 100ml，当日新鲜配制。

3. 操作步骤

（1）标本的采集与无蛋白血上清液制备。

（2）按表 15-6 操作

表 15-6　分光光度法测定全血丙酮酸操作步骤

加入物（ml）	空白管	标准管	测定管
无蛋白血上清液	-	-	1.0
丙酮酸标准应用液	-	1.0	-
30g/L 偏磷酸	1.0	-	-
Tris 缓冲液	0.5	0.5	0.5
NADH 溶液	0.03	0.03	0.03
混匀，以蒸馏水调零，在 340nm 波长处测定各管吸光度			
LD 溶液	0.03	0.03	0.03

室温放置 2 分钟后，再读取吸光度，以后每隔 1 分钟读 1 次吸光度，直至读数稳定。

4. 计算　丙酮酸（mmol/L）＝（ΔA 测定管 - ΔA 空白管）／（ΔA 标准管 - ΔA 空白管）×0.05×D

也可根据 NADH 的毫摩尔吸光度计算：

丙酮酸（mmol/L）＝（ΔA 测定管 - ΔA 空白管）×（1.56/6.22）×（D/1.0）

5. 参考范围　空腹休息状态下，静脉血丙酮酸浓度为 0.03~0.1mmol/L。

6. 评价

（1）本法线性范围在 0~0.25mmol/L 之间。

（2）将 0.08~0.10mmol/L 的丙酮酸标准液加入血浆或血清后，再制备无蛋白血上清液，所测得的回收率为 97%~104%。

（3）丙酮酸标准液为 0.08mmol/L 时，CV 为 2.5%。

（4）本法特异性高，β-羟丁酸、草酰乙酸、乙酰乙酸、α-酮丁酸和异柠檬酸等不会干扰实验结果，α-酮丁酸会产生正干扰。

（5）可用于自动化分析。

7. 注意事项

（1）由于丙酮酸会发生聚合，且聚合体的酶促反应速度与非聚合体不同，因此丙酮酸标准应用液必须新鲜配制。

（2）血中丙酮酸极不稳定，血液抽出后 1 分钟就可降低。但在偏磷酸沉淀蛋白的上清液中所含的丙酮酸，于 4℃ 可稳定 8 天。

（3）当计算乳酸与丙酮酸的比值时，应采用全血乳酸值与全血丙酮酸值计算。

（二）乳酸脱氢酶法测定血浆丙酮酸

1. 原理　原理同"乳酸脱氢酶法测定全血丙酮酸"。

2. 主要试剂

（1）KH_2PO_4 溶液（100mmol/L）：称取 KH_2PO_4 1.36g，加 80ml 蒸馏水溶解后定容至 100ml，4℃ 可保存 1 年。

（2）Na_2HPO_4 溶液（100mmol/L）：称取 Na_2HPO_4 1.42g，加 80ml 蒸馏水溶解后定容至 100ml，4℃ 可保存 1 年。

（3）磷酸盐缓冲液（100mmol/L，pH7.4）：取 20ml KH_2PO_4 溶液（100mmol/L）与 80ml Na_2HPO_4 溶液（100mmol/L）混合，HCl 或 NaOH 调节 pH 至 7.4±0.05，4℃ 可稳定 2 个月。

（4）NADH 溶液：称取 20mg NADH 溶于 1ml 蒸馏水中，新鲜配制，1 小时内使用。

（5）LD 溶液：肌 LD 硫酸铵悬液用蒸馏水稀释成 550U/ml（37℃）。

（6）工作试剂：LD 溶液 40μl、NADH 溶液 400μl 混匀，用 100mmol/L 磷酸盐缓冲液稀释至 10ml，4℃ 可稳定 24 小时。

（7）丙酮酸标准液（25mmol/L）：取 2.75g 丙酮酸用 0.1mol/L 盐酸溶解并定容至 1L，4℃ 可保存 3 个月。

（8）丙酮酸标准液（0.5mmol/L）：取 25mmol/L 丙酮酸标准液 1ml，用蒸馏水稀释至 50ml，新鲜配制。

3. 操作步骤　自动化分析仪参数为：温度 37℃，延迟时间 30 秒，监测时间 120 秒，波长 340nm，样品体积 25μl，试剂体积 275μl。

分别测定样品管和标准管吸光度的下降速率。

4. 计算　丙酮酸浓度（mmol/L）=（ΔAu/min ÷ ΔAs/min）×0.5

5. 参考范围　空腹静脉血和动脉血丙酮酸浓度均 <0.1mmol/L。

6. 评价

（1）本法特异性、精密度和回收率较高。

（2）乳酸＜40mmol/L、胆红素＜342μmol/L、Hb＜2g/L及脂血不干扰本。

7. 注意事项　须严格控制反应条件，如pH、底物浓度、NADH用量以及温度，防止影响酶反应速度。

（袁聪玲）

参考文献

［1］吕建新，樊绮诗．临床分子生物学检验．第三版．人民卫生出版社，2012.

［2］鲁家才，杨颖，毛小春．2型糖尿病患者血浆D－二聚体水平检测．临床检验杂志，2012.

［3］钱士匀．临床生物化学检验实验指导．北京：人民卫生出版社，2011.

第十六章 蛋白质与非蛋白含氮化合物检验

第一节 蛋白质检验与血清蛋白电泳

一、蛋白质检验

(一) 总蛋白 (total protein, TP)

1. 测定方法 双缩脲 (biuret) 法。

2. 反应原理 在碱性介质中,蛋白质肽键与铜离子结合形成紫红色络合物,吸收峰550nm,测吸光度。

3. 标本准备 早晨空腹取静脉血 3～5ml 不抗凝,供 TP、白蛋白 (ALB)、血清蛋白电泳 (SPEP) 测定,加塞防止血清蒸发以免造成假性增高,或用红色帽真空管、黄色帽真空管或橘色帽真空管采静脉血。也可用肝素或 EDTA 血浆,急诊用浅绿帽真空管采血。凡用血浆测定 TP 因含纤维蛋白原,比血清高 3～5g/L (0.3～0.5g/dl),检验报告应注明标本种类。血清 4～25℃ 放置可稳定 3 天,长期保存须 -30℃ 冷冻。

4. 参考范围 64～83g/L (6.4～8.3g/dl)。成人日内波动 10～13g/L,清晨最高,睡眠最低。

成人:卧位 (住院) 60～78g/L,立位 (门诊) 64～83g/L。60 岁以上约低 5g/L。

儿童:1 日龄～4 周龄 46～68g/L,2～12 月龄 48～76g/L,12 月龄～12 岁 60～80g/L。

门诊患者取血时虽为坐位,但仅约数分钟,时间较短,机体在短时间内不能完成体液的调整过程,故实际应按立位解释结果。

5. 临床意义 血清或血浆蛋白是不同蛋白质的混合物,当前技术能够测定的蛋白质成分已知有 100 多种。主要为白蛋白、免疫球蛋白、脂蛋白、糖蛋白、补体、凝血因子和纤溶因子、酶和激素等,具有维持胶体渗透压、物质转运、调节代谢、止血、纤维蛋白溶解、机体防御等重要生理功能。血清与血浆的主要不同在于血液凝固时消耗了一部分凝血因子。

血清或血浆总蛋白测定主要用于:①血浆蛋白丢失的各种情况、各种原因的失水、水肿、贫血、骨关节障碍、红细胞沉降速率 (血沉) 增速的评价。②白蛋白/球蛋白比值 (A/G) 和血清蛋白电泳组分绝对值的计算。③肝脏功能和营养状态评价,但敏感性较低,仅在重症患者可见有改变。因为总蛋白正常范围较宽,轻症患者即使有血浆蛋白成分轻微异常,其总蛋白也一般不能反映。对肝病和营养不良的严重度评价有一定意义。

(1) 增高:立位取血较卧位取血的 TP 约增高 5g/L (0.5g/dl)。TP 大于 83g/L (8.3g/dl) 为高蛋白血症;80～83g/L (8.0～8.3g/dl) 为临界值,可能有增高或水不足,因空腹取血禁食也常误为禁水。水不足时血清 Na、血红蛋白 (HGB)、红细胞比容积 (HCT) 均平行增高,A/G 比值在正常范围,见于血液浓缩如各种原因的失水,儿童等于或大于参考范围上限即提示有水不足。如果 Na、HGB、HCT 不增高，A/G 比值减小，提示球蛋白增多，则可判断为高蛋白血症，见于球蛋白增多的各种原因。多发性骨髓瘤、黑热病等因球蛋白显著增多，常可使总蛋白达 100~120g/L（10~12g/dl）以上，参见球蛋白项。

（2）减低：进餐后较空腹 TP 约减低 4g/L（0.4g/dl）。小于 60g/L（6.0g/dl）为低蛋白血症；60~64g/L（6.0~6.4g/dl）为临界值，可疑低蛋白血症。如有血液稀释、白蛋白减低或蛋白质热能营养不良（PEM）等原因疾病和临床表现，或有水肿，则可判断为低蛋白血症；见于血液稀释如静脉输液、妊娠后期及产褥期；白蛋白减少和/或球蛋白减少的各种原因如重度营养不良、吸收障碍、严重肝病、失血、大面积灼伤、肾病综合征、大疱性渗出性皮肤病、失蛋白性胃肠症等。参见白蛋白及球蛋白项。

解释结果须注意采取血标本时的患者体位（住院患者为卧位，门诊患者为立位）和标本种类（血清或血浆），不同体位和不同标本结果有差异。立位高于卧位，血浆高于血清。参见标本准备和参考范围。

多种药物对血浆蛋白水平有影响，如肾上腺素、肾上腺皮质类固醇、蛋白合成激素、甲状腺激素、黄体酮等可使血浆蛋白增高；雌激素、口服避孕药、利福平、吡嗪酰胺、三甲双酮等可使血浆蛋白减低。

白蛋白减少、球蛋白增多的疾病如慢性感染、慢性肝病等，血清总蛋白可以减少、正常或者增多。此时，白蛋白、球蛋白和二者的比值变化较总蛋白有意义。

经典双缩脲法可用于浆膜腔穿刺液蛋白测定；但由于方法学敏感性较低，不适用于脑脊髓液（CSF）蛋白质测定。用于尿蛋白定量测定须先经蛋白沉淀剂（三氯乙酸或磷钨酸乙醇溶液）沉淀浓缩。

Beckman synchron 改良双缩脲试剂可用于脑脊髓液（CSF）蛋白测定。样品与试剂之比例，血清为 1：100，CSF 为 1：12.5，生成黑蓝色铜－三肽螯合物，545nm 测吸光度。CSF 蛋白参考范围为 150~450mg/L（15~45mg/dl）；血清总蛋白参考范围同前。

（二）白蛋白（albumin，ALB，Alb，A）

1. 测定方法　色素结合法、免疫比浊法。方法学原理分别如下。

（1）色素结合法：指示剂溴甲酚绿（BCG）或溴甲酚紫（BCP）在酸性（pH 4.2）条件下呈黄色，而与白蛋白结合的 BCG 呈蓝色，BCP 则呈紫色，几乎不与球蛋白反应，显色深度与白蛋白浓度成正比，故又称为指示剂误差法，测定吸光度。

（2）免疫比浊法：与单克隆抗体发生沉淀反应，混悬于介质中，可用散射比浊法或透射比浊法测定，但成本较高，应仅用于特殊情况如临床营养学监测等。

2. 标本准备　用血清或肝素、EDTA 血浆，密塞防蒸发，或用红帽、黄帽或橘帽真空管采静脉血。2~8℃稳定 6d。指示剂误差法与总蛋白（TP）同时测定；免疫比浊法应与前白蛋白（PAL）、视黄醇结合蛋白（RBP）一起测定。

3. 参考范围

色素结合法：成年 35~53g/L（3.5~5.3g/dl），新生儿 38~42g/L（3.8~4.2g/dl）。

免疫比浊法：成年 35~50g/L（3.5~5.0g/dl）。

4. 临床意义　主要用于肝脏功能、营养状态、肾病和其他原因的低蛋白血症评价。血白蛋白浓度高、更新慢（半衰期 18~20d），反映肝脏蛋白质合成功能不如前白蛋白（半衰期 1.9d）敏感。

（1）增高

1）血液浓缩如各种原因的失水。

2）水分不足：晨间空腹取血禁食如同时也禁水，常有水不足，一般情况可增加4%～5%（1.5～2.5g/L或0.15～0.25g/dl）。

3）先天性免疫球蛋白缺乏症：白蛋白代偿性增多（约可增加70%）。

（2）减低

1）血液稀释：如妊娠、静脉快速输液、心力衰竭。

2）营养不良：如蛋白质食物缺乏、热量摄入不足、长期饥饿、厌食、感染、吸收不良综合征、消化管手术、多种慢性疾病、昏迷或其他摄食障碍性疾病，通常伴有体重减低。

3）合成减少：如慢性肝炎、肝硬化、重症肝炎、慢性乙醇（酒精）中毒或先天性无白蛋白血症。

4）丢失增多：如失血、灼伤、慢性肾炎、肾病综合征、失蛋白性胃肠症如 Crohn 病或溃疡性结肠炎等，浆膜腔大量积液和放水、严重渗出性皮肤病、长期血液或腹膜透析等。

5）消耗增加：慢性消耗性疾病如结核病、恶性肿瘤、白血病、心力衰竭、结缔组织病、长期卧床、持续高热、获得性免疫缺陷综合征（AIDS）等。

6）分解亢进如创伤、急性感染和炎症性疾病、未控制的糖尿病、甲状腺功能亢进症、恶性过高热等。

用于蛋白质热能营养不良（PEM）早期评价的敏感性不如前白蛋白，故应与前白蛋白、视黄醇结合蛋白同时测定。参见特种蛋白营养监测组合。

有研究提示，重症监护患者人血白蛋白快速降低，提示蛋白质热能严重不足或肝脏合成蛋白质功能障碍，预后严重。

（三）球蛋白（globulin，GLO，Glo，G）

1. 测定方法　计算公式：GLO = TP－ALB。

2. 参考范围　22～38g/L（2.2～3.8g/dl）。

国内教科书、参考书引用的球蛋白参考值几乎全为2.0～3.0g/dl，较真实结果偏低。其原因为早期测定白蛋白、球蛋白及其比值通用盐析法，23%硫酸钠沉淀球蛋白不完全，白蛋白偏高而球蛋白偏低。有人提倡使用27%硫酸钠（milne－wolfson）或28%亚硫酸钠（斋藤－吉川）作为球蛋白沉淀剂，以使测定结果与电泳法接近，但国内很少采用。北京朝阳医院生化室在不同季节用双缩脲法测定血清总蛋白，溴甲酚紫色素结合法测定白蛋白（皆为 beckman 试剂），累计978例，计算球蛋白为2.2～3.8g/dl。

3. 临床意义　主要用于慢性感染、慢性肝病、风湿性疾病、自身免疫性疾病、骨髓瘤、巨球蛋白血症、恶性淋巴瘤、免疫不全综合征等的辅助诊断和评价。

（1）增高

1）慢性肝病：如慢性活动性肝炎、肝硬化。

2）慢性感染：如结核病、麻风病、黑热病、梅毒。

3）慢性炎症：如系统性红斑狼疮、结节病（boeck 病）等结缔组织病。

4）浆细胞增殖性疾病：如多发性骨髓瘤、原发性巨球蛋白血症、重链病、未确定意义 M 蛋白血症（MGUS）等。

5）原因未明：老年不明原因的球蛋白增多可能与免疫失调有关。

（2）减低

1）血浆蛋白丢失：如失血、肾病综合征（SLE 肾病除外）、失蛋白性胃肠症、大面积灼伤或渗出性皮肤病等。

2）缺乏合成原料：如严重蛋白质热能营养不良、吸收不良综合征、神经性厌食或呕吐等。

3）获得性合成减少：如某些淋巴瘤和不分泌型骨髓瘤、获得性免疫缺陷综合征（AIDS）、免疫抑制剂治疗等。

4）遗传性合成减少：如先天性无免疫球蛋白血症或低免疫球蛋白血症等。

（四）白蛋白与球蛋白比值（albumin to globulin ratio，A/G）

1. 参考范围　1.3～2.5。盐析法为 1.5～2.5，因球蛋白沉淀不完全，白蛋白偏高而球蛋白偏低，比值偏大，与血清蛋白电泳法比较有较大的差异，参见球蛋白。方法学早已改变，参考范围应作调整。

2. 临床意义　可提高白蛋白减少或球蛋白增多的各种情况评价的敏感性，用于慢性肝病、结缔组织病等免疫球蛋白增多性疾病的辅助诊断。

（1）增大：主要是由于球蛋白减少，而由于白蛋白增多的情况很少见。

（2）减小：见于白蛋白减少和/或球蛋白增多的各种情况，如慢性肝病（肝硬化时 A/G 通常小于或等于1）、慢性感染、慢性炎症、结缔组织病、多发性骨髓瘤、原发性巨球蛋白血症、恶性淋巴瘤、黑热病等。

（五）尿微量总蛋白（urinary total microprotein，uMTP）

1. 测定方法　苯三酚红法、考马斯蓝法。方法学原理如下。

（1）苯三酚红法：微量蛋白与邻苯三酚红（pyrogallol red）和钼酸盐（molybdate）形成紫红色螯合物，600nm 波长测定吸光度。

（2）考马斯蓝法：在酸性介质中微量蛋白与考马斯蓝（coomassie blue）形成复合染料，在 2.5g/L（250mg/dl）浓度以下颜色深度与蛋白浓度成正比，578nm 或 623nm 波长测吸光度，与标准管比较。

2. 标本准备　随时尿，在2h 内测定；定时尿，容器置 2～8℃准确收集 24h 尿，记录尿量，混合后取约 5ml 送检。脑脊髓液（CSF）离心后测定，冷冻可稳定 7～10d。

3. 参考范围

CSF：0.15～0.45g/L（15～45mg/dl）。

随时尿：小于 0.1g/L（10mg/dl）。

定时尿：50～150mg/24h，平均 0.01～0.14g/L（1～14mg/dl）。

4. 临床意义　尿蛋白定量主要用于肾脏疾病治疗评价。脑脊髓液蛋白定量用于中枢神经系统感染性和炎症性疾病诊断或血脑屏障功能评价。参见临床体液和排泄物检验尿蛋白和脑脊髓液蛋白项。

注意尿微量总蛋白（uMTP）与微量白蛋白（mAlb）在概念、意义和测定方法上均不相同，不可混淆。mAlb 定性或半定量可用指示剂法，定量用单克隆抗体法。

二、血清蛋白电泳（serum protein electrophoresis，SPEP）

人类血液中含有 125 种以上蛋白质成分，具有很多的生物学功能，对蛋白质的各个组分

314

进行定量，在临床诊断和治疗上具有重要价值。血清蛋白是一种带电荷的颗粒，在碱性的电场内易被分离，其蛋白质在电场中的迁移率取决于所带的净电荷、等电点和蛋白质的分子量。

血清蛋白电泳主要用于蛋白质紊乱血症的诊断，其图谱是了解血清蛋白质全貌的有价值的方法，在某些疾病时可作为较好的辅助诊断指标。

1. 测定方法　毛细血管电泳法：毛细血管电泳所用的石英毛细管柱，在 pH > 3 的情况下，其内表面带负电，和缓冲液接触，形成双电层。在高压电场的作用下，一侧的缓冲液由于带正电荷而向负极方向移动形成电渗流。同时，在缓冲液中，带电粒子在电场的作用下，以不同的速度向其所带电荷极性相反方向移动，形成电泳，电泳流速度即电泳淌度。带电粒子在毛细管缓冲液中的迁移速度等于电泳淌度和电渗流的矢量和。各种粒子由于所带电荷多少、质量、体积以及形状不同等因素引起迁移速度不同而实现分离。

2. 标本准备　静脉血 3ml，不抗凝或用红帽、黄帽或橘帽真空管采血 3ml 或 5ml，或同血清总蛋白测定共用一份标本。

3. 参考范围　见（表 16 – 1）。Alb 为白蛋白，GLO 为球蛋白。

表 16 – 1　血清蛋白电泳参考范围

蛋白质组分	A1b	α1 – GLO	α2 – GLO	β – GLO	γ – GLO
（1）醋酸纤维素膜丽春红染色					
组成比（%）	58 ~ 70	2 ~ 4	5 ~ 10	7 ~ 12	10 ~ 20
绝对值（g/L）	37.1 ~ 56.0	1.3 ~ 3.2	3.8 ~ 8.0	4.5 ~ 9.6	6.4 ~ 16.0
（2）琼脂糖凝胶膜氨基黑染色					
组成比（%）	55 ~ 66	2 ~ 3	8 ~ 13	9 ~ 15	10 ~ 19
绝对值（%）	35.2 ~ 52.8	1.3 ~ 2.4	5.1 ~ 10.4	5.8 ~ 12.0	6.4 ~ 15.2

4. 临床意义　血浆蛋白异常可表现为水肿、贫血、蛋白尿、骨关节障碍、易感染性、血沉增速等。对营养障碍、肾病综合征、慢性肝病、骨髓瘤、急性和慢性炎症、自身免疫性疾病、结缔组织病、淋巴增殖性疾病的辅助诊断和评价有重要意义。

（1）白蛋白

增高：见于血液浓缩（相对浓度不变）、先天性无免疫球蛋白血症（代偿性增多）。

减低：球蛋白增多时白蛋白相对减少；绝对减少见于蛋白质热能营养不良（供给不足、吸收不良或消耗性疾病）、血浆蛋白丢失的各种情况（失蛋白性胃肠症、大面积灼伤、渗出性皮肤病、肾病综合征等）、重症肝炎、慢性肝病、慢性感染、先天性白蛋白缺乏症等。

（2）α1 球蛋白和 α2 球蛋白

1）增高：见于急性炎症或感染、慢性炎症和胶原病、急性肝炎或肝细胞癌早期、急性组织坏死如急性心肌梗死（AMI）、创伤或手术后等应激情况（急性期反应蛋白增多）、恶性肿瘤。急性感染或炎症不伴 γ 球蛋白增多；而慢性感染或炎症，则伴有 γ 球蛋白增多。α1 球蛋白增多见于妊娠、类风湿性关节炎、Hodgkin 病。

α2 球蛋白增多见于肾病综合征，因 α2 巨球蛋白肾小球滤出相对较少，同时也因低蛋白血症代偿性生成增多。

2）减低：见于重症肝炎、弥漫性肝脏损害、慢性肝病；蛋白质热能营养不良、慢性消耗性疾病；血浆蛋白丢失性疾病（肾病综合征 α_1 球蛋白减少，α_2 球蛋白明显增多）。α 球蛋白成分（α_1 抗胰蛋白酶、α_2 脂蛋白、结合珠蛋白等）先天性减少或缺乏症。

α_1 球蛋白减少：见于年轻发病的慢性阻塞性肺疾病（α_1 抗胰蛋白酶减少）、慢性肝病。

α_2 球蛋白减少：见于出血性疾病（α_2 巨球蛋白减少）、溶血性疾病（结合珠蛋白与游离血红蛋白结合排出增多）、慢性肝病（合成减少）。

（3）β 球蛋白

1）增高：见于妊娠（可伴有 α_1 球蛋白升高）、高脂血症、肾病综合征、动脉粥样硬化症、缺铁性贫血、恶性肿瘤、风湿性疾病（SLE 除外）。

2）减低：见于急性感染或应激（转铁蛋白减少）、肝硬化、蛋白质热能营养不良、甲状腺功能亢进症、急性肾炎或 SLE 活动期（补体减少）、溶血性贫血、蛋白丢失的各种情况以及先天性缺乏症。

（4）γ 球蛋白

1）增高

I. 多克隆性增多：如慢性感染、慢性炎症、结缔组织病、自身免疫性疾病、慢性活动性肝炎和肝硬化、血液寄生虫病。电泳谱带和光密度扫描 β 组分与 γ 组分不能区分，称 β - γ 桥，是肝硬化的特征。

II. 单克隆性增多：①浆细胞增殖性疾病：骨髓瘤、巨球蛋白血症、重链病、淀粉样变性等。②慢性感染：如不明发热（FUO）、结核杆菌（TB）、巨细胞病毒（CMV）、人类免疫缺陷病毒（HIV）感染症等。③自身免疫及风湿性疾病：类风湿性关节炎、系统性红斑狼疮（SLE）、结节病、系统性硬化症（SSc）、原发性胆汁性肝硬化（PBC）等。④免疫缺陷性疾病：如原发性免疫缺陷综合征或继发性免疫缺陷综合征等。⑤血液系和非血液系恶性疾病：急性白血病、骨髓增殖异常综合征（MDS）、骨髓增殖性疾病、恶性淋巴瘤、乳腺癌、肝癌、肺癌、卵巢癌、恶性黑色素细胞瘤等。⑥神经系疾病：末梢神经炎、POEMS 综合征（多发性神经病 - 脏器肿大 - 内分泌病 - M 蛋白血症 - 皮肤病变）等。⑦皮肤疾病：盘状红斑狼疮、多发性黄色瘤。⑧其他：器官移植、胆系疾病、高脂血症、甲状旁腺功能亢进症、肺纤维化症、意义未明 M 蛋白血症（MGUS）等。

2）减低：严重蛋白质热能营养不良（PEM）、肾病综合征（SLE 性肾病增高）、血浆蛋白丢失的各种情况、无分泌型多发性骨髓瘤、免疫缺陷综合征、先天性无或低 γ 球蛋白血症等。

（陈永梅）

第二节　非蛋白氮化物检验

（一）血清尿素氮（urea nitrogen，serum；BUN）

1. 测定方法　酶偶联速率法、酶电导率法，反应原理如下。

（1）酶偶联速率法：尿素 [$CO(NH_2)_2$] 被尿素酶水解生成氨，后者经谷氨酸脱氢酶（GLDH）与 α - 酮戊二酸（α - ketoglutarate，α - KG）缩合成谷氨酸（Glu）。在第二步反应中脱氢辅酶 II 由还原型（NADPH）转变为氧化型（NAPP$^+$），波长 340nm 测定每分钟吸光度减少（- $\triangle$A/min）。

（2）酶电导率法：尿素注入含尿素酶溶液的反应小室，水解生成铵离子、碳酸氢根和氢氧根离子，介质由非极性变为极性，溶液的导电性发生改变，增加的导电率与反应室尿素浓度成正比。

2. 标本准备　血清或肝素、EDTA血浆；或用红帽、黄帽或橘帽真空管，急诊用绿帽或浅绿帽真空管静脉采血。取血后须在2h内分离血清或血浆，15℃～30℃放置应不超过8h，2℃～8℃不超过48h。预计在48h以内不能完成试验时，应在分离血清或血浆后立即－20℃冷冻保存。

3. 参考范围　新生至1岁1.4～5.7mmol/L（4～16mg/dl），1～50岁2.8～7.5mmol/L（8～21mg/dl）。60岁后随年龄增加有效肾单位减少而略有增高，上限可达8.9mmol/L（25mg/dl）。

女性低于男性10%～20%，白天略高于夜晚，高蛋白膳食时BUN增高。

4. 临床意义　尿素为蛋白质代谢终产物，由肾脏清除。血尿素或尿素反映蛋白质摄取及代谢、肝脏合成和肾脏排泄三个环节。主要用于肾功能评价，也用于蛋白质代谢和营养学评价。血尿素氮（BUN）测定，国内外均早已不用全血而采用血清或血浆，故确切应称为血清（浆）尿素氮（SUN），但由于与BUN相差无几（略低），国内外从习惯仍称血尿素氮。

（1）增高

1）蛋白分解亢进：①重症感染、恶性肿瘤、消耗性疾病、外科侵袭、灼伤、横纹肌融解症等。②异型输血、消化道出血、腹膜炎、肠梗阻。③甲状腺功能亢进症、肾上腺皮质功能减退症、低热量膳食、长时间剧烈运动。

2）尿素排泄减少：①肾前性原因：血容量不足，如各种原因失水、利尿剂使用、发热；休克、心力衰竭、糖尿病酮症酸中毒等。②肾性原因：急性或慢性肾功能不全、尿毒症（急性或慢性肾炎，骨髓瘤、淀粉样变性、痛风肾损害等）。③肾后性原因：尿路梗阻。

3）氮质摄入过多：高蛋白膳食、氨基酸输液。

BUN增高反映血液非蛋白氮（NPN）化合物增高，称为氮质血症；按发生原因分为肾性氮质血症（肾功能不全）、肾后性氮质血症（尿路梗阻）和肾前性氮质血症（其他的各种因素）。

（2）减低：见于妊娠、低蛋白膳食、蛋白质营养不良、渗透性利尿、腹水吸收期、尿崩症、重症肝病等。21～25mg/dl（7.5～8.9mmol/L）为临界值。正常儿童双肾共有200万个肾单位，随年龄增加而减少，40岁后减少1/2，约有100万个肾单位，仍可保持正常肾功能。70岁以后又减少1/2，仅约有50万个肾单位，由于肾动脉硬化和有效肾单位的减少，BUN可为临界水平，高蛋白膳食可增高。BUN升高时，首先应寻找影响因素如脱水、发热、贫血、高蛋白膳食或药物等；必要时须复查肝功能、肾功能并结合肌酐和临床资料做出正确评价。

尿素水平受多种病理、生理、生活因素影响。血浓度增高有渗透性利尿作用，经肾小球滤出的尿素部分又被肾小管重吸收；所以用于肾功能评价的敏感性和特异性不如肌酐。计算与肌酐（Cr）的比值（BUN/Cr，单位用mg/dl）可用于蛋白质摄取、分解代谢、脱水的评价。

（二）血清尿素氮与肌酐比值（urea nitrogen to creatinine ratio，BUN/CRE）

1. 计算方法　血清尿素氮与血清肌酐均以rag/dl为单位的比值。

2. 正常范围　6～24。肾性氮质血症常为 10～15，控制蛋白质的膳食疗法通常在 10 左右；透析疗法由于尿素的分子量较肌酐低（60 对 131）容易清除，比值小于 10，尤其在透析后。

3. 临床意义　用于 BUN 增高的肾性因素与肾外性因素的鉴别。近年还用于肾功能不全蛋白质供给量的评价。BUN 和 CRE 两者均正常时，其比值无意义。BUN 受多种肾前因素影响，肾性氮质血症由于尿素的渗透性利尿作用，减少肾小管对尿素的重吸收，因而 BUN 升高的幅度相对较 CRE 低，BUN/CRE 比值常小于 10；肾外性氮质血症，肾小管重吸收尿素增加，而肌酐不增加，其比值常大于 15。

（1）增大：由于尿素产生增多或排出减少，见于消化道出血、高蛋白膳食、消耗性疾病、蛋白质分解亢进、高热、灼伤，某些药物（如四环素、皮质类固醇）大量使用，或休克、失水、输尿管直肠吻合术后等。

（2）减小：由于尿素生成减少或排泄增加或肌酐生成增多，见于低蛋白膳食、蛋白质热能营养不良、妊娠、长期输液、渗透性利尿、横纹肌融解症以及增加肌酐而不增加 BUN 的药物（如西咪替丁）使用等。

控制蛋白饮食时，可根据 BUN/CRE 比值计算食物蛋白质日供给量。

蛋白质供给量（g/d）＝（0.4＋0.035×BUN/CRE）×体重（kg）如 BUN/CRE 为 10 时，蛋白质供给量平均为 0.75g/kg。

（三）尿尿素氮（urea nitrogen，urine；uUN）

1. 测定方法　同 BUN。

2. 标本准备　准确留取 24h 尿，麝香草酚异丙醇、石油醚或二甲苯防腐，记录尿量，混合后取 5～10ml 送检。

3. 参考范围　10～15（7～16）g/24h＊或 357～536（250～571）mmol/d＊＊。

＊折合尿素×2.14，＊＊折合尿素×0.06（g）

4. 临床意义　用于肾功能评价计算尿素清除率，但敏感性不如肌酐；也用于营养学评价。

（1）增多：高蛋白膳食、消化道出血。

（2）减少：肾衰竭、蛋白质营养不良。

（四）血清肌酐（creatinine，serum；CRE，Cre，Cr）

1. 测定方法　苦味酸法、肌酐酶法。反应原理分别如下。

（1）苦味酸法：为古典的 Folin－Wu 变法，不除蛋白。肌酐在碱性介质中形成活性甲基，与苦味酸（picric acid，PA）生成红色化合物。反应 20s 前为与丙酮酸显色反应，20s 后为肌酐显色反应。终点法用 490～510nm 波长测定吸光度；速率法在样品与试剂反应的 25.6s 用 520nm 和 560nm 双波长测定吸光度，根据其差值计算肌酐浓度。为非特异性反应，受非肌酐物质影响，较酶法稍高。

（2）肌酐酶法：肌酐在肌酐酶催化下加水反应生成肌酸（creatine，CRN）；再经肌酸酶催化加水反应生成甲基甘氨酸（CH_3－Gly）即肌氨酸（sarcosine）和尿素（urea）。肌氨酸被肌氨酸氧化酶氧化生成甘氨酸（Gly）、甲醛（HCHO）和过氧化氢（H_2O_2）；后者再经过氧化物酶催化，色原底物 4－氨基安替比林（4－AAP）和三溴羟苯甲酸（TBHB）氧化生成醌亚胺色素（quinone – imine dye，Q – I dye），546nm 波长测定吸光度。

2. 标本准备　用血清或肝素、EDTA 血浆。用红帽、黄帽或橘帽真空管采血，急诊用绿帽或浅绿帽真空管采血。血清 4℃ 或 20～25℃ 放置可稳定 24h。

3. 参考范围

（1）苦味酸法：1～5 岁 27～44μmol/L（0.3～0.5mg/dl）；5～10 岁 35～71μmol/L（0.4～0.8mg/dl）。成年男性 71～115μmol/L（0.8～1.3mg/dl）；成年女性 62～97μmol/L（0.7～1.1mg/dl）。

（2）肌酐酶法：成年男性 53～97μmol/L（0.6～1.1mg/dl）；成年女性 44～80μmol/L（0.5～0.9mg/dl）。

4. 影响因素　受年龄、性别、体重、肌肉量影响，50 岁后由于肾功能生理性衰退增加 0.1～0.2mg/dl（8.84～17.7μmol/L）。日内生理性波动约 10%，15～19 时最高，肾功能评价推荐上午采血。进食肉类食物血浓度改变不大，尿肌酐排泄量增加。溶血对 Jaffe 反应有一定影响，对酶法无影响。苦味酸法较酶法增高 0.1～0.2mg/dl（8.84～17.7μmol/L）。

5. 临床意义　肌酐为肌肉和脑组织磷酸肌酸的能量代谢产物，或肌酸直接脱水生成；由肾脏清除，肾小管几乎不吸收。用于肾功能评价较 BUN 敏感，是临床反应肾小球滤过率（GFR）的较好指标。肌酐产量与肌肉量平行。故又可作为肌肉量的评价指标。

（1）增高

1）GFR 降低或肾血流量减少：如急性肾小球肾炎、慢性肾炎失代偿期、急性肾功能不全（ARF）、慢性肾功能不全（CRF）、充血性心力衰竭（CHF）、休克、灼伤、各种原因的失水。

2）肌肉量增大：如肢端肥大症、巨人症、健美运动员、同化激素使用。

3）干扰测试反应因素：如溶血、糖尿病酮症酸中毒（DKA），化学品和药物如乙酰乙酸盐、丙酮酸盐、甲基多巴、头孢菌素使用等可使苦味酸法结果增高。

（2）减低

1）清除增多：如尿崩症、妊娠。

2）产生减少：如肌肉萎缩、肌营养不良、蛋白质热能营养不良、恶病质、多肌炎和皮肌炎（血肌酐减低，肌酸增高，肌酸排泄增多）、甲状腺功能亢进症、失用性肌萎缩症（如长期卧床、老年人、肌肉活动减少）、肝功能障碍（合成减少）等。

3）干扰测试反应因素：如血清高浓度胆红素可使结果减低。

高蛋白质食物使血和尿的尿素氮增加而肌酐不受影响；肉类食物烹调过程中肌酸转变为肌酐，食后血和尿肌酐浓度均可增高，但对正常人血肌酐水平的影响较小。

影响肌酐清除的主要因素为肾小球有效滤过率、肾血流量和肾小球微血管通透性。充血性心力衰竭、休克、失水等，使肾血流量减低，血肌酐增高。利尿降压剂、交感神经节阻滞剂，虽可降低血压但不改变肾血流量，甚至使肾血流量减低，因而血肌酐水平增高。

正常血肌酐水平相当恒定，不受生理因素影响，任何情况下大于 2 177μmol/L（mg/dl）均属于异常；354μmol/L（4mg/dl）以上提示肌酐清除率在 20% 以下，此时即使限制蛋白质饮食也不会使血肌酐下降；超过 442μmol/L（5mg/dl）如不予以处理，寿限一般不超过 5 个月。

（五）尿肌酐（creatinine，urine；uCr，uCRE）

1. 测定方法　同血肌酐。

2. 标本准备　同尿素氮测定。

3. 参考范围：成年男性 5.30 ~ 16.80mmol/d（0.6 ~ 1.9g/24h），成年女性 4.42 ~ 14.14mmol/d（0.5 ~ 1.6g/24h）。或成年男性 0.16 ~ 0.28mmol/（kg·d）或 18 ~ 32mg/（kg·24h），成年女性 0.09 ~ 0.22mmol/（kg·d）或 10 ~ 25mg/（kg·24h）。

4. 临床意义　个体尿肌酐排泄量比较恒定，主要用于尿化学测定值的矫正。也用于肾功能评价。

（1）增多：肌肉量大者、长时间剧烈运动后、肉食过多，使肾血流量增加的因素如甲状腺功能亢进症、多巴胺使用等。

（2）减少：急性或慢性肾衰竭、肌肉萎缩或肌肉量小者、蛋白质热能营养不良（PEM）、活动减少以及使肾血流量减少的因素如休克、充血性心力衰竭、失水等。

尿肌酐排泄量与肌肉量平行，男性大于女性，成人大于儿童。24h 尿肌酐量除以体重的商数称肌酐体重系数，对个体而言此数值基本恒定（PEM 减小），肥胖者小于肌肉发达者，用于随时尿化学成分定量测定的矫正，结果用其与尿肌酐的比值表示，可免除留 24h 定量尿的繁琐和不便。

（六）肌酐清除率（creatinine clearance rate；CCR，CCr）

1. 测定方法　同期测定血清肌酐及尿肌酐，按以下公式计算矫正的肌酐清除率（CCR）：

$CCr = uCRE \times uV/sCRE$，矫正的 $CCR = CCr \times 1.73$（m²）/受试者体表面积（m²），式中，uCRE 为尿肌酐；uV 为尿量，ml/min；sCRE 为血清肌酐。正常情况下 uCRE 排泄量与肌肉量平行，不同个体肌肉量不同，肌酐排泄量有差异，需要用肌肉量矫正；而肌肉量一般与体重平行，故可用体表面积矫正。1.73m² 为标准体表面积，受试者体表面积可根据身高 h（cm）、体重 ω（kg）从体表面积表查出或用下式计算：

体表面积（m²）$= 0.0061h + 0.0128\omega - 0.1529$

2. 标本准备　禁肉食 3d，试验日晨起禁食，7 时排空膀胱计时，准确留取 4h 尿，记录尿量，取 5 ~ 10ml 测尿肌酐；8 时取静脉血 2ml 测血清肌酐。试验期间避免使用头孢菌素，如有可能应停用一切药物。

3. 参考范围

成年男性 85 ~ 125（平均 105）ml/min。

成年女性 75 ~ 115（平均 95）ml/min。

儿童 70 ~ 140（平均 105）ml/min。

简易判定：男性 170（约为身高 cm 数）减年龄约为正常上限（ml/min）；上下限平均范围约为 20ml/min，或 150 减年龄约为下限。女性约为男性的 0.85 或平均约减 10ml/min。

4. 临床意义　控制外源性肌酐干扰的肌酐清除率，称内生肌酐清除率（endogenous creatinine clearance rate，ECCR）简称肌酐清除率（CCR 或 CCr），与肾小球滤过率（GFR）和肌肉量相关。矫正肌肉量（用体重）的影响后，反映肾小球滤过率。是评价肾小球功能的有用指标。

轻度肾功能不全：CCR 70 ~ 51ml/min（储备功能减低期）。

中度肾功能不全：CCR 50 ~ 31ml/min（代偿期）。

重度肾功能不全：CCR < 20 ~ 30ml/min（代偿不全期）。

终末期肾功衰竭：CCR < 5 ~ 10ml/min（失代偿期或尿毒症）。

测定值与正常均值（参考范围中值）的百分比值称肌酐清除百分率（%），正常为80% ~ 120%。50% ~ 80%提示肾储备功能降低，CRE在正常范围；30% ~ 50%为肾功能不全代偿期，CRE轻度升高，但控制饮食（限制蛋白质）可恢复正常；10% ~ 30%为肾功能不全失代偿期，CRE明显升高（265 ~ 354μmol/L或3 ~ 4mg/dl或以上），控制饮食也不能下降，需要进行透析治疗；小于10%为尿毒症期，CRE和BUN均重度增高，有代谢性酸中毒，为肾衰竭终末期。

临床可根据Cockcroft - Gault公式，儿童根据Counahan公式用sCRE计算CCR的近似值，用以评估肾功能和调整经肾排泄药物的剂量，简便实用。

男性：CCR（ml/min）＝［（140 - 年龄）×体重（kg）］/［72×sCRE（mg/dl）］。

女性：以上式计算结果×0.85（由于女性肌肉量较男性少，肌酐产生较少）。

儿童：0.4×身高（m）/血清CRE（mg/dl）。

（七）肌酸（creatine，CRN）

1. 测定方法

（1）Jaffe法：为经典方法，肌酸加热脱水生成肌酐，与碱性苦味酸反应，同肌酐测定Jaffe法。

（2）Griffith法：与二乙酰 - α - 萘酚及对氯汞苯甲酸反应，比色定量。

（3）偶联酶速率法：肌酸经肌酸激酶（CK）作用，生成磷酸肌酸和二磷酸腺苷（ADP），试剂中的磷酸烯醇式丙酮酸转变为丙酮酸，伴有NADH的消耗，340nm测定每分吸光度减少（ - △A/min）。

（4）液相色谱（LCG）、高效液相色谱（HPLC）分析：微量试料可测定数种胍类化合物。

2. 标本准备 血清或肝素血浆，红帽或绿帽真空管常规采血，避免溶血，红细胞中肌酸约是血清的10倍。3d前起禁肉食，留取24h定量尿标本（4℃存放），混合，记录尿量，取5 ~ 10ml送检。应尽快测定。尿肌酸最好连续测定3天。

3. 参考范围

血清：男性（20岁以上）0.3 ~ 0.8mg/dl（22.8 ~ 61.0μmol/L）。

女性（20岁以上）0.3 ~ 1.2mg/dl（22.8 ~ 91.4μmol/L）（Kuhlback，Jaffe法）。

男性0.17 ~ 0.97mg/dl（13 ~ 74μmol/L）。女性0.17 ~ 1.17mg/dl（13 ~ 89μmol/L）（beyer，酶法）。

男性（15 ~ 85岁）0.05 ~ 1.08mg/dl（3.6 ~ 82.3μmol/L）。

女性（15 ~ 85岁）0.04 ~ 1.27mg/dl（2.9 ~ 96.1/μmol/L）（delanghe，酶法）。

尿液：男性22.9 ~ 91.8mg/d（175 ~ 700μmol/d）。

女性19.6 ~ 157.3mg/d（150 ~ 1 200μmol/d）（Beyer，酶法）。尿肌酸比（%）＝肌酸/（肌酸＋肌酐）×100%，10%以下。

红细胞：男性（389±81）μmol/LRBC。

女性（428 + 85）μmol/LRBC。

概算：血清约 1mg/dl；限制饮食尿约 1mg/（kg·d）。

4. 影响因素　CRN 因年龄、性别而不同；饮食、运动有影响。新生儿期最高，15 岁后渐减至成人水平。女性血清肌酸高于男性。妊娠，特别是妊娠后期增高，产后 1d 最高，然后急剧降低，到 4～5d 恢复正常水平。Jaffe 反应受还原糖、酮体、维生素 C、多巴胺、头孢菌素类影响。酶法因是偶联还原－氧化反应酶系，氧化还原剂、维生素 C、多巴胺干扰测试反应。

5. 临床意义　主要用于肌病和肌酸代谢异常性疾病的诊断。人体肌酸总量约为 1.7g/kg，70kg 成人约有 120g。其中约 95% 在骨骼肌，其余约 5% 存在于心肌、脑、睾丸等组织。骨骼肌中约 2/3 为磷酸肌酸，是肌肉的重要能源；1/3 为游离型。每日约总量的 1.6%（2～3g/d）代谢。代谢量的 1/2 由体内合成，1/2 由食物供给（主要为鱼、肉类食物）。近年发现，经口补充肌酸可改善体力和治疗神经肌肉疾病；因而肉类食物为运动员所不可缺少。

原料有甘氨酸、精氨酸和甲硫氨酸。肾脏利用甘氨酸和精氨酸，由精氨酸甘氨酸脒基转移酶（AGAT）催化合成胍乙酸。胍乙酸与腺苷酰甲硫氨酸在肝脏经胍乙酸甲基转移酶（GAMT）催化合成肌酸。再由肌酸转送体 1（crea－tine transporter－1，CrT1）转送至肌肉和脑细胞进行磷酸化反应，生成磷酸肌酸作为肌肉和脑细胞的能源。肌酸在肌肉中脱水生成肌酐为代谢废物由肾脏排泄。

正常肌酸血浓度为 3～7mg/dl，绝大部分存在于红细胞内，其浓度与红细胞寿命相关。血清肌酸仅为 1mg/dl。正常肾排泄阈值为 0.6mg/dl，肌酸代谢异常时检测尿肌酸更为灵敏。

近年，先天性代谢异常的 GAMT、AGAT 或 CrT1 受到关注。GAMT 和 AGAT 缺陷症为常染色体隐性遗传，CrT1 缺陷为伴性隐性遗传。脑内肌酸/磷酸肌酸减少主要表现为小儿精神运动发育迟缓、癫痫、言语障碍。GAMT 和 AGAT 缺陷症补充肌酸可改善症状。

（1）增高

1）神经肌肉疾病：肌紧张性营养不良、多发性肌炎－皮肌炎、类固醇性肌病、运动神经原疾病、小儿麻痹。作为神经肌肉疾病的诊断指标，现时多选择肌酸激酶（CK）、醛缩酶（ALD）等；但对类固醇性肌病 CK 多在正常范围，而尿肌酸比升高。

2）其他：①急性心肌梗死早期诊断，肌酸分子量 131，心肌坏死时容易逸脱进入血液，发病 3～8h 可见血肌酸水平升高，早于 CK。②甲状腺功能亢进症、Cushing 综合征、皮质类固醇使用期、糖尿病。③睾丸障碍，肌酸在睾丸中有较高浓度；实验研究提示，镉或 2－甲氧基乙醇中毒尿肌酸升高水平反应睾丸损害程度。④饥饿、慢性炎症、发热、恶性肿瘤、放射性照射、绝对安静、妊娠、分娩后。⑤服用肌酸制剂时。

3）肝脏合成亢进：小儿期或蛋白同化激素使用。

4）CrT1 异常症：血、尿肌酸升高。

（2）减低

1）甲状腺功能减退症、肝功能障碍。

2）正常，而胍乙酸减低。

相关检查：评价肾排泄功能，同时测定肌酐。评价肌肉崩解量，与 CK、ALD、肌红蛋白及尿甲基半胱氨酸联合测定。怀疑肌酸代谢异常可同时测定胍乙酸。

（八）血清尿酸（uric acid，serum；UA）

1. 测定方法　偶联酶法、电极法、超紫外线分光吸收法、高效液相色谱法

（HPLC）等。

偶联酶法反应原理为尿酸酶使尿酸氧化生成尿囊素（allantoin）、二氧化碳和过氧化氢，后者被过氧化物酶催化分解，并使色原底物如4-氨基安替比林（4-AAP）及三溴羟苯甲酸（TBHB）或二氯羟苯磺酸（DHBS）氧化生成醌亚胺色素（quinone-imine dye，Q-I dye）546nm比色；或反应的第一步用电极法测定或292nm测定超紫外线吸收。

HPLC法用过氯酸除蛋白，逆相层析分离，284nm超紫外线测尿酸光吸收，精密度极高。

2. 标本准备　通常早晨空腹取血，用血清或肝素、EDTA血浆。或用红帽、黄帽或绿帽真空管静脉采血，急诊用浅绿帽真空管静脉采血。取血后在2h内分离血清或血浆，15～30℃放置不超过8h，2～8℃不超过48h。预计在48h内不能完成试验时应在分离血清或血浆后立即-20℃冷冻。

3. 参考范围　男性：202～416μmol/L（3.4～7.0mg/dl）；女性143～339μmol/L（2.4～5.7mg/dl）或男性：155～428μmol/L（2.6～7.2mg/dl）；女性95～357μmol/L（1.6～6.0mg/dl）。

注：1μmol/L=0.016 81mg/dl，1mg/dl=59.48μmol/L。

推荐男性4.0～7.0mg/dl（238～416μmol/L），女性3.0～6.0mg/dl（178～357μmol/L）；或不分性别切点值为7.0mg/dl（416μmol/L）。超过切点值即为高尿酸血症。

4. 临床意义　主要用于尿酸代谢异常评价、痛风诊断、关节炎鉴别和肾功能评价。尿酸为核酸嘌呤碱代谢终产物，由肾脏排泄。肾小球大体全部滤过，近曲小管几乎100%重吸收，其后近曲小管末端部约分泌50%，然后同部位再次吸收40%～44%。尿酸水溶解度较低，超过416μmol/L（7.0mg/dl），易形成结晶和结石，沉积在关节腔、软骨、软组织（尤其是关节周围软组织）、尿路和肾脏，引起尿酸微结晶性关节炎，软组织痛风结节形成，尿路和肾脏尿酸微结晶沉积或结石，造成肾小管损害和功能障碍，即应诊断为高尿酸血症。

痛风发病与先天性嘌呤核苷代谢酶系异常和长期摄食高热量食物、应激、剧烈肌肉运动等环境因素引起嘌呤核苷分解代谢亢进有关。肾功能不全当BUN还在正常范围时即可见有尿酸增高，作为肾功能评价指标较BUN敏感，但须鉴别的因素较多，一般不单独用于肾功能测定。

（1）增高

1）原发性增高：①生成过多，特发性高尿酸血症、先天性酶系异常，磷酸核糖焦磷酸合成酶（PRPS）活性亢进或次黄嘌呤磷酸核糖基转移酶（HPRT）缺乏，嘌呤核苷合成和分解代谢亢进。②排泄减少，如特发性及家族性青年性痛风性肾病。③混合型生成过多和排泄减少二者兼有。

2）继发性增高

Ⅰ. 产生过多：核酸代谢亢进如白血病、多发性骨髓瘤、真性红细胞增多症等，尤其化疗时；恶性贫血、灼伤、急剧体重减轻等；细胞内能量代谢异常如肌源性高尿酸血症、缺氧应激、无氧运动（肌细胞能量代谢亢进致磷酸果糖激酶缺乏）、果糖摄取（果糖代谢大量消耗ATP，腺苷→肌苷→尿酸产生增多）、饮酒、糖原贮积病Ⅰ型（von gierke病）；长期高热量膳食、过食富含核蛋白食物（如动物内脏）等。

Ⅱ. 排泄减少：肾功能不全如慢性肾炎、糖尿病肾病等；酸中毒如呼吸性酸中毒、糖尿病酮症酸中毒、乳酸性酸中毒、饥饿、糖原贮积病 I 型（合并酮症酸中毒或乳酸性酸中毒）、妊娠毒血症、尿路梗阻等；Bartter 综合征或假性 Bartter 综合征；药物如噻嗪类或髓襻类利尿剂，吡嗪酰胺等使用。

（2）减低

1）生成减少：黄嘌呤尿症（黄嘌呤脱氢酶缺乏症、嘌呤核苷磷酸化酶缺乏症、PRPs 缺乏症）、肝病、别嘌呤醇使用等。

2）排泄增多：特发性和遗传性肾性低尿酸血症（肾小管重吸收障碍）、肾小管性酸中毒、Fanconi 综合征、Wilson 病、半乳糖血症、骨髓瘤性肾病、ADH（抗利尿激素）分泌异常症、酒精中毒、药物促进排泄如苯溴马隆、磺吡酮、乙磺环己脲、雌激素、甘氨酸、造影剂等。

附：尿尿酸（uUA）参考范围：1.49～4.46mmol/d（0.25～0.75g/24h）。

（九）黄嘌呤（xanthine，XAN）

1. 测定方法　HPLC（血清或血浆用过氯酸或超滤过法除蛋白，反相 HPLc）。

2. 标本准备　用肝素血浆，餐前安静状态下常规法或用绿帽真空管静脉采血。立即分离血浆，如不能当日完成测定应 -20℃以下冷冻保存。24h 定量尿标本，冷藏收集，混合记录尿量，取 10ml 送检，-20℃以下冷冻保存。

3. 参考范围　血浆：（0.2±0.1）μmol/L（hansen 等），0.1～1.0μmol/L（sakuma 等）（0.5±0.3）μmol/L（kawachi 等）

血清：男性（1.5～6.1）μmol/L；女性 2.0～3.5μmol/L（kojima 等）。

尿液：（54.5±24.0）μmol/d（kawachi M. 等）。

（68±42）μmol/d（boulieu 等）。

4. 临床意义　用于嘌呤代谢障碍性疾病评价和作为三磷腺苷（ATP）分解亢进的指标。早年由于黄嘌呤测定困难，一般测定氧（羟）嘌呤（OP）。近年可以分别测定次黄嘌呤和黄嘌呤。嘌呤碱是 DNA、RNA 等的构成单位，腺嘌呤也是脱氢辅酶 NAD^+ 和高能化合物 ATP 的组成成分。次黄嘌呤和黄嘌呤（合称氧或羟嘌呤）是嘌呤代谢的中间体，最后生成尿酸从尿和粪便排泄。这一过程需要黄嘌呤氧化酶（XO）。在次黄嘌呤阶段可以回收再利用，需要次黄嘌呤磷酸核糖基转移酶（HPRT）。当嘌呤体产生过多或排泄障碍，或 XO、HPRT 等代谢酶系缺陷，造成黄嘌呤在血液中蓄积。

XO 缺陷时尿酸生成障碍，氧嘌呤在血液和尿中数倍增加，而尿酸减少。大量黄嘌呤蓄积易形成结晶沉积在肌肉和关节造成肌肉痛或关节炎，更容易形成尿路结石。近年有报告提示也易合并胃溃疡。Lesch - Nyhan 综合征表现为高度高尿酸血症和高黄嘌呤血症，尿黄嘌呤排泄增多形成黄嘌呤结石。

对表现为肌原性高尿酸血症的糖原贮积病Ⅲ型、Ⅴ型、Ⅶ型，甲状旁腺功能减退性肌病等，由于体内的氧嘌呤库小于尿酸库，检测黄嘌呤或氧嘌呤较尿酸为敏感。

（十）氧嘌呤（oxypurine，OP）

1. 测定方法　反相高效液相色谱（HPLC）分析，敏感度和精密度均佳。

2. 标本准备　肝素抗凝血，尽快分离血浆 -20℃冷冻，或制备无蛋白滤液冷冻保存。全血室温放置或 4℃冷藏，红细胞次黄嘌呤形成致血浆成分升高。尿标本 -20℃冷冻保存。

3. 参考范围　见（表16-2）。

表16-2　氧嘌呤不同标本的参考范围

标本种类	次黄嘌呤	黄嘌呤	报告者
血浆（μmol/L）	2.4±1.0	1.4±0.7	Boulieu R. 等，1983
	1.6±0.4	0.5±0.3	Kawachi M. 等，1992
尿（μmol/L）	48±26	68±42	Boulieu R. 等，1983
	53±15.6	54.5±24.0	Kawachi M. 等，1992
尿（nmol/mg，以肌酐计）	42.7±4.0	34.7±4.1	Turgan N. 等，1999
清除率（ml/min）	29±7	53±13	Kawachi M. 等，1992
脑脊髓液（μmol/L）	2.8±0.2	2.6±0.1	Slover JF. 等，1997
红细胞（μmol/L）	8.0±6.2	<0.5	Boulieu R. 等，1983

4. 影响因素　剧烈运动骨骼肌 ATP 消耗，血次黄嘌呤和肌苷增加，稍后尿酸排泄增加。大量饮酒，或即使每日少量饮酒，血次黄嘌呤增加，因伴随酒精代谢 ATP 消耗增多。大量摄取果糖时嘌呤分解亢进血氧嘌呤和尿酸增加。高原迁徙因组织缺氧 ATP 形成减少，嘌呤分解代谢亢进。伴有肥胖的高尿酸血症，与尿酸排泄减少和生成亢进相关的血氧嘌呤增多。

5. 临床意义　氧嘌呤或称羟嘌呤为次黄嘌呤（hypoxanthine）和黄嘌呤（xanthine）的总称。次黄嘌呤为嘌呤碱代谢的中间体，一部分在肝、小肠、内皮细胞经黄嘌呤脱氢酶作用合成尿酸，或经再利用途径回收；另一部分移行至血循环经肾脏排泄。氧嘌呤在肾小管内的运转机制与尿酸类似，与尿酸的排泄共同为丙磺舒所增加，而为吡嗪酰胺（pyrazinamide）所抑制。低氧血症组织缺氧或代谢异常致 ATP 缺乏，继发腺嘌呤核苷分解代谢亢进，氧嘌呤产生增多，与尿酸同时血、尿浓度增加。体内的氧嘌呤库比尿酸小，因而浓度变化较尿酸敏感。临床用于原发性高尿酸血症病型分类（尿酸生成亢进型、尿酸排泄减少型）；遗传性黄嘌呤尿症诊断；肌原性高尿酸症诊断；组织缺氧分型；高尿酸或低尿酸血症病因分析。

（1）氧嘌呤合成亢进：在继发性高尿酸血症中，由于嘌呤分解亢进，尿酸及其前体氧嘌呤产生增多，呈高氧嘌呤血症。如休克状态、循环障碍、心脏病等组织缺氧，ATP 形成不足，或糖原贮积病Ⅶ型（肌型磷酸果糖激酶缺陷）、Ⅲ型（磷酸化酶缺陷）、Ⅴ型（脱枝酶缺陷）等由于骨骼肌酶障碍所致 ATP 形成不足的肌原性高尿酸血症。低磷血症、糖原贮积病Ⅰ型（葡萄糖-6-磷酸酶缺陷）、遗传性果糖不耐受症、FDPase 缺陷等，组织无机磷减少，继发嘌呤分解亢进而呈高氧嘌呤血症。

（2）氧嘌呤利用减低：遗传性黄嘌呤尿症（黄嘌呤脱氢酶缺陷）、别嘌呤醇使用的患者，血、尿氧嘌呤水平显著增高。

（3）氧嘌呤排泄异常：原发性尿酸排泄减低，氧嘌呤排泄减低致血浓度增高、尿浓度减低。另一方面，肾尿酸排泄增多呈肾性低尿酸血症；而氧嘌呤排泄减低，血浓度增高呈肾性高氧嘌呤血症。

（4）脑脊髓液氧嘌呤增高：多发性硬化症、肌病、脑卒中、癫痫、病毒性脑膜炎、败血症、3-甲基巴豆酰辅酶 A 羧化酶缺陷症等脑脊髓液氧嘌呤增加，特别是结核性脑膜炎增加明显。

（5）药物：吡嗪酰胺、氯沙坦抑制氧嘌呤排泄；而丙磺舒、布拉地新、非诺贝特等促进排泄。

血浆和尿氧嘌呤异常的原因和情况。

1. 血浆氧嘌呤浓度增高，尿氧嘌呤浓度增高

（1）合成亢进

1）ATP 分解亢进：激烈运动、低磷血症、糖原贮积病 I 型、果糖二磷酸酶（FDPase）缺陷症、遗传性果糖不耐受症、果糖大量摄取、乙醇饮用、肥胖。

2）ATP 形成不足：缺氧，如高原迁徙、急性呼吸功能不全、急性冠脉不全、循环不全、心脏疾病、休克、脑缺血、子痫、新生儿缺氧。

3）骨骼肌障碍 ATP 形成不足：糖原贮积病Ⅷ型、糖原贮积病Ⅲ型、线粒体肌病、甲状腺功能减退症肌病、甲状旁腺功能减退症肌病。

4）缺血后再灌注：肝移植后。

5）核酸转换亢进：溶血性贫血、骨髓增殖性疾病、多发性骨髓瘤、继发性红细胞增多症。

6）药物：肌苷应用。

（2）氧嘌呤利用减低。

1）酶缺陷：遗传性氧嘌呤尿症。

2）药物：别嘌呤醇应用。

2. 血浆氧嘌呤浓度增高，尿氧嘌呤浓度减低，氧嘌呤排泄减低

（1）尿酸排泄减低型原发性高尿酸血症。

（2）合并氧嘌呤排泄减低的肾性低尿酸血症。

（3）去甲基肾上腺素。

（4）药物如吡嗪酰胺、氯沙坦。

3. 血浆氧嘌呤浓度减低，尿氧嘌呤浓度增高，氧嘌呤排泄增多　药物：丙磺舒、布拉地新、非诺贝特。

4. 血浆氧嘌呤浓度减低、尿氧嘌呤浓度减低

（1）氧嘌呤合成减低：嘌呤核苷磷酸化酶缺陷。

（2）氧嘌呤合成及排泄减低：药物呋塞米。

（十一）血氨，氨氮（blood ammonia，ammonia nitrogen；AMM，NH_3）

1. 测定方法　直接比色法、氨扩散法、离子交换法、酶速率法、离子选择电极法、干化学法等。直接比色法用硫酸－钨酸蛋白沉淀剂除蛋白，取上清液进行吲哚酚显色反应。扩散法在微反应室或反应瓶内加碱扩散，用酸吸收，显色；离子交换法用阳离子交换树脂吸附氨，用氢氧化钠溶液洗脱，显色，比色测定。

酶速率法原理为氨（NH_3）在谷氨酸脱氢酶催化下与 α－酮戊二酸（α－keto－glu）缩合生成 L－谷氨酸（glu），脱氢辅酶Ⅱ由还原型（NADPH）转变为氧化型（NADP＋），340nm 测每分钟吸光度的少（－△A/min）。

2. 标本准备　肝素或 EDTA 抗凝静脉血，用带塞试管，管塞必须密闭，血样完全充满试管，颠倒数次与肝素混合达到抗凝的目的。或用绿帽、浅绿帽真空管采血，但管内不得留

有负压。置冰上立即送检。在4℃条件下用1 500g相对离心力（RCF）离心分离血浆。自取血起在30min内完成测定。或血浆密塞立即冰冻（不能冻全血），-70℃可稳定数天。直接比色法可用冷蛋白沉淀剂沉淀蛋白，分离上清冷藏。

3. 参考范围

直接比色法：全血22.3～67.6μmol/L（38～115μg/dl），随仪器品牌和方法而异。

扩散法：全血23.5～82.2μmol/L（40～150μg/dl）。

酶速率法：7.0～38.8μmol/L（12～66μg/dl）。

新生儿：52.9～88.2μmol/L（90～150μg/dl）；小于2周龄46.5～75.8/μmol/L（79～129μg/dl）；

儿童：17.1～41.2μmol/L（29～70μg/dl）。

4. 影响因素　血液放置，红细胞氨游离使血浆氨升高。肌肉活动或进餐后血氨升高，应在安静、空腹状态下取血。如果测定值与预期值不一致，有时是因为肌肉、脑组织血氨升高，而静脉血氨已有相当量被清除，静脉血不反映；此时可测动脉血氨进行比较。高蛋白膳食、消化管出血、便秘、感染等可使血氨升高。

5. 临床意义　用于肝性脑病预测、辅助诊断和治疗效果判断，肝功能衰竭评价、昏迷鉴别诊断，Reye综合征、3H症（为尿素合成酶缺陷所致高鸟氨酸血症、高氨血症和瓜氨酸尿症的3个英文词头，HHH）诊断。血氨来源主要为食物蛋白质等含氮化合物在肠管内经细菌分解，氨基酸脱氨基和肠内细菌尿素酶分解尿素产氨并弥散入血；在肝脏和肾脏谷氨酸经谷氨酸酶作用脱氨基反应生成。血氨代谢主要在肝脏经鸟氨酸循环合成尿素并由肾脏排泄；在肌肉、脑组织和肝脏与α-酮戊二酸缩合成谷氨酸；在肾脏与氢离子结合成铵盐由尿排泄。当肝功能严重障碍、门静脉-体循环分流、肝内分流或鸟氨酸循环酶系缺乏时，氨得以大量进入体循环。实际，肝功能相当低下时仍保持一定解毒功能；肝病时的血氨升高，通常是由于门静脉-体循环分流，或在高度肝功能衰竭的基础上发生。

氨对中枢神经系统具有毒性作用，使神经递质减少，能量代谢减低，造成脑细胞功能障碍，是诱发肝性脑病的因素之一；伴有肝硬化的肝性脑病80%有血氨升高。此外，尿素循环酶系先天性缺陷症的血氨升高可导致意识障碍。血氨检测适用于伴有意识障碍的肝病，原因不明的意识障碍怀疑高氨血症的乳幼儿。

升高见于：门静脉-体循环分流症（肝硬化、特发性门脉高压症）、严重肝功能衰竭（重型肝炎、失代偿期肝硬化）、Reye综合征、3H综合征、尿毒症、休克、新生儿。加重因素为高蛋白膳食、消化管出血、便秘、感染症等。

肝性脑病约有20%的患者血氨在正常范围，并且也不都是由于高蛋白膳食、消化管出血或高尿素血症诱发，而多是由于低血糖、镇静药物诱发。一部分患者脑病发生与血氨升高存在着时间差，脑病发生后血氨已趋于正常。对血氨升高的病例限制蛋白质饮食、乳果糖或抗生素治疗有效，可用于治疗评价。

为确诊门静脉-体循环分流或尿素合成酶缺陷可做氨负荷试验。方法为空腹9～12h，口服氯化铵3.0g（溶于250ml温水），于负荷前、负荷后45min和120min分别取动脉和静脉血测定血氨。负荷后血氨升高为阳性结果。

（十二）游离氨基酸（free amino acids，FAA）

1. 测定方法　除去蛋白质的血浆测定氨基酸总量；用薄层色谱（TLCG）、气相色谱

（GCG）分离氨基酸成分，用光度法或荧光法测定。或用高效液相色谱（HPLC）或全自动氨基酸分析仪测定。近年开发的简便快速酶法测定总支链氨基酸（BCAA）与芳香族氨基酸（AAA）中的酪氨酸（Tyr）比值（BTR）代替 Fischer 比值用于肝病的诊断和治疗观察。

2. 标本准备 用肝素血浆。婴幼儿空腹 4h，儿童及成人 12h，用绿帽或浅绿帽真空管常规静脉取血。在 1h 内分离血浆冷冻，在 1 周内完成测定；可稳定 2~4 周。

3. 影响因素 血浆氨基酸成分受饮食蛋白质成分和运动影响。餐后，特别是持续高蛋白餐后 Met、Phe、Tyr、Ileu、Leu、Val 升高；尿中肉类成分 His、M–His（甲基组氨酸）排量越多。持续饥饿状态 Gly、Thr 升高，Ala、Gln 降低。严重低蛋白状态 Ileu、Leu、Val、Typ 降低，但长时间持续状态，机体为节约蛋白质，代偿性分解抑制。运动负荷 Ala 增多，Orn 减少。女性稍高；儿童或肌肉发达等氨基酸利用增多，血浆值减低，尿排泄量减少，特别是 Tau、Ala、Asn 几乎不排泄。

4. 临床意义 血浆游离氨基酸来源于蛋白质食物和组织蛋白质分解代谢产物，用于组织更新和损伤修复的蛋白质合成原料。在体内能源缺乏或氨基酸过剩时，一部分转变为葡萄糖（生糖氨基酸）或酮体（生酮氨基酸）。成人血浆总氨基酸氮量 4~6mg/dl，约有 40 种，占全身氨基酸总量的 1% 左右。生理状态下维持相对稳定，蛋白库的蛋白分解释放与组织的蛋白合成利用保持动态平衡。在先天性或后天性氨基酸代谢异常性疾病，氨基酸量和组成发生改变。用于氨基酸代谢异常症的诊断，各种营养障碍、肝硬化肝脏储备能力和肾小管重吸收功能评价。先天性氨基酸代谢异常，酮酸特异性分解路径酶系异常，氨基酸分解速度下降，血浆氨基酸水平升高。

肝病时，虽然蛋白质摄取量受限制，氨基酸来源减少，但是肝硬化时蛋白质分解代谢亢进，氨基酸产生增多，氨基酸库总体有增加倾向。肝硬化，特别是失代偿期，氨基酸组成谱有变化，AAA 升高，而 BCAA 减低。AAA 升高是由于肝脏处理能力降低；BCAA 减低是由于谷氨酸生成系处理氨加强，BCAA 被消耗。其结果，Fischer 比 = BCAA/AAA =（Val + Leu + Ileu）/（Tyr + Phe），在严重肝功能障碍时明显减低，肝功能衰竭在 1.8 以下。Pischer 比值可用于反映脑组织氨基酸谱比值和肝性脑病时支链氨基酸制剂使用的指标；但在慢性充血性心力衰竭或慢性阻塞性肺疾病时，Fischer 比值也减低，须注意排除。Fischer 比值 Phe 测定可以省略，即用（Val + Leu + Ileu）/Tyr，二者临床意义相同；但在酒精性肝损害时由于 Tyr 减少，比值增高，需要注意。

尿氨基酸排泄增多的原因，除血浆氨基酸水平增高的肾前性氨基酸尿外，由于近曲小管氨基酸重吸收障碍（肾性氨基酸尿）。特定的肾小管输送氨基酸障碍性疾病，已知的有胱氨酸尿症、甘氨酸尿症，中性氨基酸尿症的 Hartnup 病，泛氨基酸尿症的 Fanconi 综合征。此外还见于汞、铅、镉等重金属中毒、维生素 D 缺乏症等。

糖尿病、肥胖症，反映营养过剩的 Ileu、Leu、Val、Phe、Tyr 等氨基酸血浆浓度升高；但在糖尿病由于糖异生的利用增加，可见 Ala 有减低倾向。

慢性肾功能不全，由于食物蛋白的限制，肌肉蛋白分解；同时由于肾排泄障碍，血浆必需氨基酸水平几乎全部降低；但有时也可见 Cit、Arg、Asp 浓度升高。此外，在营养障碍、内分泌性疾病、神经肌肉疾病以及各种恶性肿瘤等，由于氮代谢障碍也可表现血浆和尿氨基酸异常。

（十三）支链氨基酸/酪氨酸比（branched chain amino acid and tyrosine than，BTR）

1. 测定方法　用酶法转变 BCAA 为 α - 酮酸，再进一步转化为甲䏭（formazane），670nm 波长测吸光度。Tyr 用酶法转变为苯醌色素，555nm 测吸光度。计算 BCAA/Tyr 比值。

2. 标本准备　用肝素血浆。空腹 12h，用绿帽或浅绿帽真空管常规静脉取血。

3. 参考范围　不分性别 7.23 ± 1.4（m ± SD，30 岁以上健康人，n = 210）。男性 7.42 ± 1.29（n = 147），女性 6.81 ± 1.58（n = 63）

4. 临床意义　总支链氨基酸/酪氨酸比值（BTR）在一定程度上可代替 Fischer 比值用于肝病严重度评价、失代偿期肝硬化诊断。FischeI 比值需要分别测定支链氨基酸（BCAA）和芳香族氨基酸（AAA），需要一定的仪器设备；BTR 用酶法测定总 BCAA 和酪氨酸（Tyr），简便快速。AAA 主要在肝脏代谢，苯丙氨酸羟化酶或酪氨酸氨基转移酶是肝脏特异性酶，肝功能障碍时活性减低，以致 Tyr 或苯丙氨酸（Phe）代谢变缓，血清浓度升高，Tyr增加比 Phe 更明显；而 BCAA 用于解氨毒而减低。BCAA 减少，Tyr 增多，BTR 减小。在慢性肝炎或肝硬化代偿期即有氨基酸代谢异常，肝硬化失代偿期变得更明显。一组资料，BTR慢性肝炎平均 5.82 ± 1.37；肝硬化代偿期 3.72 ± 1.37，失代偿期 2.08 ± 0.42。提示 BTR 与 Fischer 比均可作为重症肝病的评价指标，对肝性脑病和生命预后有预测意义；同时可作为慢性肝病营养管理的指标。有研究者推荐慢性肝炎与肝硬化鉴别的 BTR 切点值为 4.73。但酒精性肝硬化或合并肾功能不全可在正常范围，溶血、高胆红素血症或伴有糖尿病的肝硬化，比值增大；解释结果应注意及此。

（十四）同型半胱氨酸（homocysteine）

1. 测定方法　HPLC、酶联免疫吸附测定（ELISA）等。

2. 标本准备　血清或血浆。因属于氨基酸，应立即测定，或 -20℃ 以下保存。

3. 参考范围　总量 7.0μmol/L，游离型 2.5μmol/L。

4. 影响因素　随年龄增加有增加趋势。受食物影响，与叶酸呈强负相关，与维生素 B_{12}、维生素 B_6 水平呈弱负相关。这些营养素缺乏，同型半胱氨酸血浓度增高。

5. 临床意义　高同型半胱氨酸血症是动脉粥样硬化、血栓栓塞和 Alzheimer 病等的独立危险因素；近年有报告提示，也是老年骨质疏松的危险因素。同型半胱氨酸在细胞内生成，逸脱于细胞外，进入血液的同型半胱氨酸大部分与血浆白蛋白结合，游离型不足 30%。血清同型半胱氨酸在 100μmol/L 以上为高度增高、30~100μmol/L 为中度增高、15~30μmol/L 为轻度增高的同型半胱氨酸血症。

以维生素 B_{12} 为辅酶的甲硫氨酸合成酶和甜菜碱 - 同型半胱氨酸甲基转移酶。甜菜碱（甘氨酸三甲基内盐）为甲基的供给体。

先天性增高见于甲硫氨酸合成酶缺陷、胱硫醚合成酶缺陷，或亚甲基四氢叶酸还原酶缺陷症。先天性胱硫醚合成酶缺陷症纯合子型发病频率约为 1/200 000，呈高度同型半胱氨酸血症和同型半胱氨酸尿症；杂合子型，推测为人群的 1%~2%，表现为轻度高同型半胱氨酸血症。

后天性高同型半胱氨酸血症见于动脉粥样硬化症、血栓栓塞症、Alzheimer 病、老年骨质疏松症以及叶酸、维生素 B_{12} 缺乏症或维生素 B_6 缺乏症，或血液透析患者。

（苗晓辉）

参考文献

［1］王鸿利，丛玉隆，仲人前，吕建新，周新，等．实用检验医学．北京：人民卫生出版社，2013.

［2］钱士匀．临床生物化学检验实验指导．北京：人民卫生出版社，2011.

［3］吕建新，樊绮诗．临床分子生物学检验．第三版．人民卫生出版社，2012.

第十七章 心血管疾病检验

第一节 心肌损伤的酶学标志

一、肌酸激酶及其同工酶

（一）肌酸显色法测定肌酸激酶总活性

1. 原理 磷酸肌酸和二磷酸腺苷（ADP）在肌酸激酶（creatine kinase，CK）催化下，生成肌酸和三磷腺苷。肌酸与二乙酰（2，3-丁二酮）及 α-萘酚结合生成红色化合物。在一定范围内，红色深浅与肌酸量成正比，据此求得血清中 CK 活性。Mg^{2+} 为激活剂，半胱氨酸供给巯基，氢氧化钡和硫酸锌沉淀蛋白并中止反应。

2. 主要试剂

（1）混合底物溶液：预先配制 Tris-HCl 缓冲液（pH7.4）、12mmol/L 磷酸肌酸溶液（-25℃保存）、4mmol/L ADP 溶液（-25℃保存）。临用前将三溶液等量混合，然后按每 9ml 混合液中加入盐酸半胱氨酸 31.5mg，调 pH 至 7.4，置 -25℃ 或冰盒中保存，可用 1 周。若空白管吸光度太高，表明有游离肌酸产生，不能再用。

（2）配制沉淀剂：50g/L 硫酸锌溶液和 60g/L 氢氧化钡溶液。

（3）配制显色剂：先配制碱储存液（含 NaOH 60g/L 和 Na_2CO_3 128g/L），临用前再以碱储存液为溶剂配制 40g/L α-萘酚溶液；配制 10g/L 的 2，3-丁二酮溶液作储存液，临用前蒸馏水作 20 倍稀释。

（4）配制 1.7mmol/L 肌酸标准液，在冰箱保存可用数月。

3. 操作步骤（表 17-1）

表 17-1 肌酸显色法测定 CK 操作步骤

	测定管	标准管	空白管
血清（ml）	0.1		
肌酸标准液（ml）		0.1	
蒸馏水（ml）			0.1
混合底物液（ml，需37℃预温）	0.75	0.75	0.75
混匀，37℃水浴30分钟			
氢氧化钡溶液（ml）	0.5	0.5	0.5
硫酸锌溶液（ml）	0.5	0.5	0.5
蒸馏水（ml）	0.5	0.5	0.5
充分振荡混匀后离心（2 000r/min×10min），取上清液继续如下步骤			

	测定管	标准管	空白管
上清液（ml）	0.5	0.5	0.5
α-萘酚溶液（ml）	1.0	1.0	1.0
2，3-丁二酮溶液（ml）	0.5	0.5	0.5
混匀后，37℃水浴15～20分钟			
蒸馏水（ml）	2.5	2.5	2.5
混匀后在540nm波长，空白管调零比色			

单位定义：1ml 血清在37℃与底物作用1小时产生1μmol 肌酸为1个CK活力单位。若将此单位乘以1 000/60（或16.7），即为国际单位（U/L）。

结果计算如下：CK 单位 =（测定管吸光度/标准管吸光度）×标准管中肌酸含量（μmol）×［1/反应时间（h）］×［1/样品量（ml）］=（测定管吸光度/标准管吸光度）×3.4

4. 参考范围　成人血清：8～60U/L。

5. 评价

（1）肌酸与α-萘酚溶液及2，3-丁二酮产生红色化合物的反应并非肌酸所特有，精氨酸、胍乙酸及肌酐均可起反应。在肾衰竭及某些代谢病时，此类物质含量较高，应注意做血清空白对照。实验所用α-萘酚应为白色或略带黄色之结晶，如颜色过深，应在乙醇中重结晶后再用。

（2）本法的线性范围在200U/L，当血清CK活力超过200U/L时，需用已知较低CK活性的血清稀释后再作，经计算得出结果。如用生理盐水稀释，CK活性将随血清稀释倍数的增加而增加，因为血清中存在内源性的抑制剂。

（二）酶耦联法测定总CK

1. 原理　在CK的催化下，磷酸肌酸与ADP反应生成肌酸和ATP；随即在己糖激酶（HK）催化下，生成的ATP使葡萄糖磷酸化为6磷酸葡萄糖（G-6-P）；再在6-磷酸葡萄糖脱氧酶（G_6PDH）催化下，G-6-P与$NADP^+$反应，生成6-磷酸葡萄糖酸和NADPH；在340nm波长下，监测NADPH的生成速率，即代表总CK活性。反应过程如下：

$$磷酸肌酸 + ADP \xrightarrow{\text{肌酸激酶（pH 6.7）}} 肌酸 + ATP$$

$$ATP + 葡萄糖 \xrightarrow{\text{己糖激酶}} 6-磷酸葡萄糖（G-6-P） + ADP$$

$$G-6-P + NADP^+ \xrightarrow{G_6PDH} 6-磷酸葡萄糖酸 + NADPH + H^+$$

2. 主要试剂　由试剂盒提供，各厂家试剂盒可能会略有不同。试剂1主要含咪唑缓冲液（pH 6.7）、D-葡萄糖、醋酸镁、五磷酸二腺苷、N-乙酰半胱氨酸、己糖激酶、G6PDH、ADP、AMP、$NADP^+$等（N-乙酰半胱氨酸供给巯基，保持CK活性中心必需基团不被氧化；Mg^{2+}作激活剂；血清中Ca^{2+}是Mg^{2+}的竞争性抑制剂，EDTA可消除Ca^{2+}的影响，且有利于试剂的稳定；AMP和五磷酸二腺苷可抑制腺苷酸激酶的活性）。试剂2为磷酸肌酸。

3. 操作步骤

（1）以半自动分析仪为例，操作如下：

1）取 2ml 试剂 1 与 100μl 血清置测定管中，混匀，37℃水浴 5 分钟。

2）加入 500μl 已预温的试剂 2，混匀，移入比色杯中，立即放入 37℃恒温比色槽。

3）待延滞时间 150 秒后，在 340nm 波长处，连续监测吸光度变化速率（读数时间 150 秒），以线性反应期吸光度的增加速率，计算血清中 CK 的活性。

（2）如为自动分析仪上机操作，则严格按说明书要求设置参数。

4. 计算

$$CK（U/L）=（\Delta A/min）\times（106/6\ 220）\times 26 =（\Delta A/min）\times 4\ 180$$

式中 6 220 为 NADPH 在 340nm 的摩尔吸光度，26 为反应液总体积与血清用量的比值。$\Delta A/min$ 为平均每分钟吸光度变化值。

5. 参考范围　①成年男性血清参考范围为：38～174U/L；②成年女性血清参考范围为：26～140U/L。

6. 评价

（1）酶耦联法测定血清肌酸激酶活性灵敏、快速，为 IFCC 推荐方法。

（2）最好采用血清标本，勿用柠檬酸盐、EDTA 和氟化物作抗凝剂，否则会影响测定结果。黄疸和脂血可干扰测定。

（3）红细胞中虽不含 CK，轻度溶血对测定无影响，但中度和重度溶血时，红细胞释放的腺苷酸激酶（AK）可催化 $2ADP \rightarrow ATP + AMP$，红细胞中还会释放 ATP 及 6 - 磷酸葡萄糖等干扰测定，影响结果。其余同肌酸显色法评价 2。

（三）免疫抑制法测定肌酸激酶 MB 同工酶

1. 原理　预先加入抗肌酸激酶 M 亚基抗体，完全抑制 CK - MM 和半抑制肌酸激酶 MB 同工酶（creatine kiriase - MB，CK - MB）的活性，在后续反应中，仅肌酸激酶 B 亚基催化磷酸肌酸与 ADP 的反应。其后续反应及测定原理同前述的酶耦联法测定总 CK。但测得的是肌酸激酶 B 亚基的活性，结果乘以 2 即为 CK - MB 的活性。

2. 主要试剂　由试剂盒提供，各厂家试剂盒可能会略有不同。试剂 1 主要含咪唑缓冲液（pH 6.5）、葡萄糖、醋酸镁、五磷酸二腺苷、N - 乙酰半胱氨酸、己糖激酶、G6PDH、ADP、AMP、$NADP^+$、抗肌酸激酶 M 亚基抗体等。试剂 2 主要为磷酸肌酸、咪唑缓冲液（pH 8.5）。

3. 操作步骤　按说明书要求设置参数，上全自动生化分析仪进行测定。

4. 计算　计算公式同前，所得结果为 CKB（U/L）。

$$CK - MB（U/L）= CK - B（U/L）\times 2$$

5. 参考范围　成人血清参考范围为 0～10U/L，或 CK - MB 活力占总 CK 活力的 5% 以内。

6. 评价

（1）本法是假定标本中无 CK - BB 或 CK - BB 活性极低，若某些疾病致 CK - BB 异常升高，则可使 CK - MB 测定结果假性偏高，有的甚至高于 CK。

（2）巨分子 BB（免疫球蛋白复合物）会被当作 B 亚基测定，如 CK - B 的活性超过总 CK 活性的 20%，应怀疑有巨分子 BB 存在。

（3）线性范围为 500U/L，其余评价同酶耦联法评价（2）和（3）。

（四）全血快速定性检测 CK – MB 质量（CK – MB mass）

1. 原理　CK – MB 质量（CK – MB mass）可用固相免疫层析法试条快速测定。

2. 操作步骤　吸取肝素化或 EDTA 抗凝的全血 150μl 加入样本孔，由于膜的作用将血细胞同血浆分离（3 分钟内），定量的血浆随即迁移，标本中的 CK – MB 同染料标记的 CK – MB 抗体结合，形成的复合物被固定在测定线上的抗 CK – MB 抗体捕获而显色。过量的标记抗体继续移动在质控区结合形成沉淀线。阳性检测结果会出现两条沉淀线，阴性结果只有一条质控线。如在规定时间内，没有质控线出现，则视为无效，必须重新测定。

3. 评价

（1）此项试验同其他的 CK 同工酶无交叉反应，胆红素、血红蛋白和三酯酰甘油不影响结果。

（2）目前已经有 ELISA 方法定量检测 CK – MB 的试剂盒，抗干扰和特异性进一步增强，并可较精确定量。

二、乳酸脱氢酶及其同工酶

（一）比色法测定乳酸脱氢酶总活力

1. 原理　乳酸脱氢酶（lactate dehydrogenase，LD）催化 L – 乳酸脱氢，生成丙酮酸。丙酮酸和 2，4 – 二硝苯肼反应，生成丙酮酸二硝基苯腙，在碱性溶液中呈棕红色。其颜色深浅与丙酮酸浓度呈正比，由此计算酶活力单位。

$$乳酸 + NAD^+ \xrightarrow{LD/pH > 9.5} NADH + H^+ + 丙酮酸 \xrightarrow{2，4 二硝基苯肼} 丙酮酸二硝基苯腙$$

2. 主要试剂

（1）底物缓冲液（含 0.3mol/L 乳酸锂，pH 8.8）。

（2）11.3mmol/L NAD 溶液，4℃保存可用 2 周。

（3）1mmol/L 2，4 – 二硝基苯肼溶液。

（4）0.5mmol/L 丙酮酸标准液。

3. 操作步骤

（1）血清 0.01ml（另设立对照管）＋底物缓冲液 0.5ml→37℃水浴 5 分钟→测定管加 NAD 溶液 0.1ml，对照管不加→37℃水浴 15 分钟→2，4 – 二硝基苯肼 0.5ml，以及 NAD 溶液 0.1ml（对照管不加）→氢氧化钠溶液 5.0ml 终止反应→室温放置 5 分钟后，波长 440nm，比色杯光径 1.0cm，用蒸馏水调零，读取各管吸光度。以测定管与对照管吸光度之差值查标准曲线，求得酶活力。

（2）标准曲线按表 17 – 2 制作：

表 17 – 2　标准曲线绘制步骤

加入物	B	1	2	3	4	5
丙酮酸标准液（ml）	0	0.025	0.05	0.10	0.15	0.20
底物缓冲液（ml）	0.5	0.475	0.45	0.40	0.35	0.30
蒸馏水（ml）	0.11	0.11	0.11	0.11	0.11	0.11

加入物	B	1	2	3	4	5
2，4－二硝基苯肼	0.5	0.5	0.5	0.5	0.5	0.5
37℃水浴15分钟						
0.4mmol/L 氢氧化钠溶液（ml）	5.0	5.0	5.0	5.0	5.0	5.0
相当于 LD 活力（金氏）单位	0	125	250	500	750	1 000

室温放置 5 分钟，波长 440nm，比色杯光径 1.0cm，用 B 管调零，读取各管吸光度，并与相应的酶活力单位数绘制标准曲线。

（3）金氏单位定义：以 100ml 血清，37℃作用 15 分钟，产生 1μmol 丙酮酸为一个单位。

4. 参考范围　190～437 金氏单位。

5. 评价

（1）乳酸锂、乳酸钾、乳酸钠都可作为乳酸脱氢酶底物，其中乳酸锂为稳定性较好的固体，容易称量，故常选用。后两种为水溶液，如保存不当易产生酮酸类物质，抑制酶反应，且含量不够准确，所以一般不选用。

（2）除二乙醇胺缓冲液外，也可用 Tris 或焦磷酸缓冲液。金氏法以前用 pH10 的甘氨酸缓冲液，但甘氨酸对 LD 有抑制作用，所以现一般改用二乙醇胺缓冲液，这样 LD 增高时的检出率加大。

（3）血清含有较多的免疫球蛋白时，IgA、IgG、IgM 可与 LD 形成复合物，对 LD 活性产生抑制作用，使测得活性降低。

（4）因红细胞内 LD 浓度为血浆中的 360 倍左右，因此轻微溶血即可引起 LD 浓度增加，为防止 LD 从红细胞中逸出，标本必须在采集后 2 小时内离心；离心不彻底的抗凝血，因血浆中富含血小板，同样可引起 LD 假性升高。由于 LD－4 和 LD－5 对冷敏感，所以常规分析的血清应该储存在室温下，室温下血清可稳定至 7 天。

（二）连续监测法测定 LD 总活力

1. 原理　LD 催化的反应如下。

$$L-乳酸 + NAD^+ \underset{b}{\overset{a}{\rightleftharpoons}} 丙酮酸 + NADH + H^+$$

当 pH 在 8.8～9.8 之间时，正向反应（a）发生，此时在 340nm 处测得的 NADH 的吸光度增加，其增加的速率与标本中 LD 的总活力成正比关系。IFCC 推荐在 30℃时测定正向反应，也可于 37℃测定，测定正向反应是全自动生化分析的主要方法。

当 pH 在 7.4～7.8 之间时，逆向反应（b）发生，在反应过程中，丙酮酸还原成乳酸，同时 NADH 氧化成 NAD$^+$，引起 340nm 处吸光度下降，其下降速率与标本中 LD 活性呈正比关系。

2. 主要试剂

（1）正向反应（a）的主要试剂：pH 范围：8.9±0.1；Tris－HCl 50mmol/L；L－乳酸锂（MW96.01）50mmol/L；NAD（酵母，MW 663.4）6mmol/L。另外以 1ml 乳酸锂 Tris 缓

335

冲液（含 Tris 52.5mmol/L，乳酸锂 52.5mmol/L）加 4.2mgNAD$^+$ 配制底物应用液。

（2）逆向反应（b）的主要试剂：pH 范围：7.5±0.1；Tris－HCl 50mmol/L；NAD（酵母，MW 663.4）0.2mmol/L；EDTA－Na$_2$ 5mmol/L；丙酮酸 1.2mmol/L。

3. 操作步骤

（1）正向反应（a）的主要操作步骤（以半自动分析仪为例）：

1）血清稀释度：血清 50μl，加 37℃预温底物应用液 1.0ml，立即吸入自动分析仪，血清稀释倍数为 21。

2）主要参数：系数：3 376；孵育时间：30 秒；连续监测时间：60 秒；波长：340nm；吸样量：0.5ml；温度：37℃。

3）计算：LD（U/L）= ΔA/min × 3 376

（2）逆向反应（b）的主要操作步骤：

1）在光径 1.0cm 比色杯中，加入血清 50μl 和 NADH－Tris－EDTA 缓冲液 2.0ml，混匀，37℃预温 5 分钟（消除血清标本中内源性 α－酮酸对 NADH 的消耗）。再加入 0.2ml 已预温的丙酮酸溶液，混匀，记录 340nm 波长处吸光度的下降速率（－ΔA/min）。

2）计算：LD（U/L）= AA/min × 7 234

4. 参考范围 ①LD－L 法：109～245U/L；②LD－P 法：200～380U/L。

5. 评价

（1）正向反应以 L－乳酸锂和 NAD 为底物，为乳酸→丙酮酸的反应（简称 LD－L 法）；逆向反应以丙酮酸和 NADH 为底物，为丙酮酸→乳酸的反应（简称 LD－P 法）。作为 IFCC 的推荐方法，LD－L 法的主要优点有：乳酸盐和 NAD 底物液的稳定性比丙酮酸盐和 NADH 底物液的稳定性好，前者冰冻保存可稳定 6 个月以上，后者只能保存数天；LD－L 法的线性范围也较宽，重复性比 LD－P 法好。

（2）由于逆向反应速度比正向反应速度快，且测定方法不同，参考范围也有所不同，LD－P 法的参考值约为 LD－L 法的 2 倍。

（3）LD－P 法中，如有微量金属离子存在，NADH 的稳定性较差，此时可于试剂中加入 EDTA 以螯合金属离子，增加 NADH 的稳定性。

（4）关于内源性 α－酮酸对 NADH 的消耗问题（LD－P 法），有学者认为需要 3～5 分钟预孵育期，但也有学者认为内源性反应不会显著改变 ΔA/min 的值，各实验室最好通过预试验确定。

（5）其余同比色法评价（4）。

（三）选择性测定 LD 同工酶 LD$_1$

1. 原理 LD 是由 H 亚基和 M 亚基组成的四聚体，共有五种 LD 同工酶（LD isoenzyme）。LD$_1$ 的组成为 H$_4$，通过选择性抑制 M 亚基，即可检测 LD$_1$。

（1）化学抑制法：将 1,6－己二醇或高氯酸钠加入到含样本的反应液中，选择性地抑制含 M 亚基的 LD 同工酶，由于 LD$_1$ 由 4 个 H 亚基组成，因此只有 LD$_1$ 不被抑制，可被测定。

（2）免疫抑制法：将抗 M 亚基的抗体加入，与含 M 亚基的同工酶形成免疫复合物，离心移去免疫复合物，上清液中只有唯一不含 M 亚基的 LD$_1$ 被测定。

2. 主要试剂 除化学抑制剂或免疫抑制剂外，其余试剂同比色法或连续监测法。

3. 操作步骤　除先行抑制外，其余步骤同所选方法（比色法或连续监测法）。

4. 参考范围　①化学抑制法：15～65U/L；②免疫抑制法：18～34U/L。

5. 评价　免疫抑制法的特异性较化学抑制法好，且经离心去除沉淀后再行下一步测定，对后续测定影响较小，所以该法较理想，但抗体较贵。其余评价同比色法或连续监测法。

（四）琼脂糖凝胶电泳分离 LD 同工酶

1. 原理　LD 由 M 和 H 亚基组成，H 亚基含较多的酸性氨基酸，在碱性缓冲液中带有较多的负电荷，因此含 H 亚基多的 LD 同工酶在电泳时迁移快，加之各同工酶分子形状不同，它们在琼脂糖凝胶中电泳后可分离成五条区带，从阳极到阴极分别为 LD_1、LD_2、LD_3、LD_4、LD_5。经酶染色后用光密度计扫描，即可计算出各同工酶百分比。

2. 主要试剂

（1）基质－显色液：①乳酸溶液：85% 乳酸 2.0ml 用氢氧化钠调 pH 至 7.0；②1g/L 的吩嗪甲酯硫酸盐溶液；③1g/L NBT 溶液；④10g/L NAD^+ 溶液。临用前分别顺次吸取四种溶液 4.5ml、1.2ml、12ml、4.5ml，混匀即为基质－显色液。

（2）其余试剂：如电泳缓冲液、固定漂洗液等，均按电泳常规试剂配制。

3. 操作步骤　常规制作 5g/L 琼脂糖凝胶板，根据 LD 总活性大小加样 20～40μl。电泳条件为：①电压：75～100V；②电流：8～10mA/板；③电泳时间：30～40 分钟。

将基质－显色液与经沸水融化的 8g/L 琼脂糖凝胶液，按 4：5 的比例混合制成显色凝胶，避光置于 50℃ 水浴中备用。电泳结束后，取下凝胶板置于铝盒中，立即用滴管吸取显色凝胶液约 1.2ml 滴于电泳板上，使其自然铺开，完全覆盖。待显色凝胶液凝固后，置铝盒于 37℃ 水浴中保温 1 小时。显色完毕后，常规固定和漂洗凝胶，置光密度计中于 570nm 处扫描，即可求出各区带的百分比。

4. 参考范围　①LD_1：$(28.4 \pm 5.3)\%$；②LD_2：$(41.0 \pm 5.0)\%$；③LD_3：$(19.0 \pm 4.0)\%$；④LD_4：$(6.6 \pm 3.5)\%$；⑤LD_5：$(4.6 \pm 3.0)\%$。

5. 评价

（1）基质－显色液中的递氢体对光敏感，所以显色液需避光保存和使用，否则显色后凝胶板的背景色深；NBT 被大量用来证实同工酶的活力，但非脱氢酶也可导致非特异染色，在相当于 LD_1 和 LD_3 的位置出现干扰。

（2）LD 同工酶电泳时可观察到电泳谱带变宽的现象，如电泳谱带宽度为 $LD_1 > LD_2 > LD_3 > LD_4 > LD_5$，则为 H 亚基的 H' 变异；如 $LD_1 < LD_2 < LD_3 < LD_4 < LD_5$，则为 M 亚基的 M' 变异。LD 同工酶变异往往可造成对测定结果的错误解释。

（3）其余评价与普通琼脂糖电泳相同。

三、糖原磷酸化酶及其同工酶 BB

（一）比色法测定糖原磷酸化酶

1. 原理　根据糖原分解第一步的逆反应，糖原磷酸化酶（glycogen phosphorylase，GP）催化如下反应：

$$糖原 + 葡萄糖 - 1 - 磷酸 \xrightarrow{糖原磷酸化酶} 糖原（n+1）+ 磷酸$$

通过测定反应液中磷酸的含量来确定酶活性。

2. 主要试剂

（1）混合缓冲液（pH 8.6）：40mmol/L 甘氨酰甘氨酸，30mmol/L 巯基乙醇，8mmol/L EDTA。

（2）3.3% 糖原溶液，83mmol/L 的葡萄糖 – 1 – 磷酸，5mmol/L AMP。

（3）2% 十二烷基磺酸钠，35mmol/L 硫酸溶液，氨基萘磺酚酸。

3. 操作步骤

（1）于试管中依次加入下列溶液：待测血清 250μl，混合缓冲液 250μl，3.3% 糖原溶液 300μl，83mmol/L 葡萄糖 – 1 – 磷酸溶液 200μl，5mmol/L AMP 液 200μl。

（2）37℃ 水浴 4 分钟、64 分钟、124 分钟后，分别取反应混合液 200μl，加入 2% 十二烷基磺酸钠 1.2ml，35mmol/L 硫酸溶液 1.2ml，以及氨基萘磺酚酸后混匀，室温下显色 30 分钟，在 700 ~ 730nm 波长处读取吸光度值。

（3）单位定义：以每毫升血清每分钟生成的磷酸 mmol 数表示其活性（即 mU）。

4. 参考范围　各实验室自己建立。

5. 评价　本法以反应生成的磷酸为目标物来指示糖原磷酸化酶的活性，因此在试剂配制和分析中，应注意含磷酸基团物质的干扰。

（二）ELISA 法测定糖原磷酸化酶同工酶 BB

1. 原理　应用双抗体夹心酶标免疫分析法测定标本中人糖原磷酸化酶同工酶 BB（glycogen phosphorylase – BB，GP – BB）水平。用纯化的抗体包被微孔板，制成固相抗体，往包被抗体的微孔中依次加入人 GP – BB、生物素化的抗人 GP – BB 抗体、HRP 标记的亲和素，经过彻底洗涤后用底物四甲基联苯胺（TMB）显色。TMB 在过氧化物酶的催化下转化成蓝色，并在酸的作用下转化成最终的黄色。颜色的深浅和样品中的 GP – BB 呈正相关。

2. 主要试剂　由试剂盒提供，主要包括酶联板、样品稀释液、检测稀释液、底物溶液、浓洗涤液、终止液等。

3. 操作步骤　各试剂在使用前需平衡至室温。分别设空白孔、标准孔、待测样品孔，严格按试剂盒说明书操作。用酶标仪在 450nm 波长处测量各孔的吸光度值。

以标准物的浓度为横坐标（对数坐标），吸光度值为纵坐标（普通坐标），在半对数坐标纸上绘出标准曲线，根据样品的吸光度值由标准曲线查出相应的浓度，再乘以稀释倍数；或用标准物的浓度与吸光度值计算出标准曲线的直线回归方程式，将样品的吸光度值代入方程式，计算出样品浓度，再乘以稀释倍数即可。

4. 参考范围　为 1.6 ~ 19μg/L。

5. 评价

（1）如标本中待测物质含量过高，应先稀释后再测定，最后乘以稀释倍数。

（2）洗涤过程应充分，否则易造成假阳性。

（毛有彦）

第二节　心肌损伤的蛋白标志

一、肌钙蛋白

（一）胶体金法测定血清肌钙蛋白

1. 原理　采用固相层析－双抗体夹心技术定性检测人血清（浆）心肌肌钙蛋白 I（cardiac troponin I，cTnI）。检测卡的检测线处包被有固化的 cTnI 单克隆抗体，质控线处包被有抗 IgG 抗体。检测时，将血清（浆）滴入加样孔后，如标本中含有一定浓度的 cTnI，则与膜中的胶体金标记的 cTnI 抗体结合形成复合物，该复合物通过毛细管作用向前移动，当移行至检测线处，被检测区内包被的未标记的抗 cTnI 特异抗体所捕捉，形成一条可见的紫红色带。

试剂盒提供配套的检测板、滴管等。

2. 操作步骤

（1）把试剂盒、样品平衡至室温后，取出检测卡，于样品孔内滴加 $100 \sim 150 \mu l$ 血清（浆），15 分钟内观察结果。

（2）结果判断：①阳性：在检测线和质控线处均出现紫红色带。如早于 15 分钟出现，也可判定为阳性。②阴性：质控线处出现紫红色带，检测线处无明显的紫红色带。阴性结果必须等到 15 分钟方可判断。③无效：标本加入 15 分钟后，在质控线处无紫红色带，则无论检测线处是否有紫红色带，均为无效，应重新检测。

3. 评价

（1）本法方便、快捷，适合作床旁检测。但必须注意各试剂厂家的灵敏度不一致，差别较大，一般为 0.3ng/ml，但也有 1.0ng/ml 的，在报告结果应予说明。

（2）待测样品最好用血清，不用抗凝血浆。EDTA 是 Ca^{2+} 螯合剂，可促使 cTnI－TnC 复合物的解离，使游离型 cTnI 增加，游离型 cTnI 易降解；肝素带有负电荷，可与 cTnI 结合形成复合物，影响抗原－抗体反应，进而引起结果错误。

（3）如检测线处包被的是心肌肌钙蛋白 T（cardiac troponin T，cTnT）单克隆抗体，则测定的为 cTnT。目前主张只测定其中一种，以下均以 cTnI 为例。

（二）免疫比浊法测定血清肌钙蛋白 I

1. 原理　将特异抗体结合于胶乳颗粒表面，标本中的 cTnI 与胶乳颗粒表面的抗体在反应缓冲液中结合，相邻的胶乳颗粒彼此交联，浊度增加，引起 $500 \sim 600nm$ 处的吸光度增加，该增加幅度与标本中的 cTnI 含量成正比，以此定量 cTnI。

2. 主要试剂　由试剂盒配备，可能会略有不同。试剂 1 主要为含增敏剂和表面活性剂的缓冲液；试剂 2 为结合有特异抗体的胶乳颗粒。

3. 操作步骤　以半自动分析仪为例，操作步骤如下（如为全自动分析仪，则按说明书要求进行参数设置和测定）：

（1）取 $150 \mu l$ 试剂 1 与 $25 \mu l$ 血清置测定管中，混匀，37℃水浴 3 分钟。

（2）加入 $90 \mu l$ 试剂 2，混匀，移入比色杯中，立即放入 37℃恒温比色槽。

（3）在 500nm 波长处，待延滞时间 100 秒后，开始读数，连续监测吸光度变化速率，读数时间为 120 秒。以线性反应期吸光度的增加速率进行多参数曲线拟合，根据参考工作曲线得出结果。

4. 参考范围　95% 单侧上限为 0.8μg/L。

5. 评价

（1）纤维蛋白或其他颗粒物质可造成假阳性，故标本于使用前需 4 000r/min 离心 10 分钟，以确保去除该类干扰物。TB > 680μmol/L、Hb > 3.9g/L、TG > 17.1mmol/L 可干扰测定，应予避免。

（2）类风湿因子可与抗体结合导致胶乳聚集，出现假阳性。某些人体内存在的异种动物蛋白的抗体，如抗鼠抗体、抗兔抗体等也可与抗体结合，造成假阳性。

（3）目前 cTnI 测定尚未实现标准化，无法溯源至统一标准，因此各方法间无法进行直接的数值比较。其余评价同胶体金法评价（2）和（3）。

（三）ELISA 法测定血清肌钙蛋白 I

1. 原理　双抗体夹心 ELISA 法。

2. 主要试剂　由试剂盒配备，可能会略有不同，主要包括：抗 cTnI 抗体包被板、抗体 – 酶结合物、孵育缓冲液、浓缩洗液、终止液和显色剂、cTnI 标准品等。

3. 操作步骤　严格按照试剂盒说明书操作，主要包括如下步骤：混合→孵育结合→加酶孵育→显色与终止。最后在酶标仪上于 450nm 波长下测定吸光度值，根据标准品绘制标准曲线，然后根据标准曲线计算未知样品中 cTnI 浓度。

4. 参考范围　0 ~ 0.15μg/L。

5. 评价

（1）本试剂盒用于检测血清样品，肉眼可见的溶血、脂浊会影响测定。

（2）应在标本采集 6 小时内进行检测，如不能及时进行，应将血清存于 – 20℃ 或更低温度，可保存 3 个月，但应避免反复冻融。

（3）用孵育缓冲液稀释具有较高浓度 cTnI 的血清，不可用蒸馏水稀释。

二、肌 红 蛋 白

（一）ELISA 法测定血浆（清）肌红蛋白

1. 原理　样品中的肌红蛋白（myoglobin，Mb）和酶标记 Mb 竞争结合 Mb 特异抗体，酶标记 Mb – Mb 抗体复合物中的辣根过氧化物酶作用于底物（OPD – H$_2$O$_2$）产生有色物质，颜色深浅与样品中 Mb 浓度成反比，查半对数坐标曲线即得样品 Mb 的浓度。

2. 主要试剂　由试剂盒提供，可能会略有不同，主要包括：包被液、酶标记 Mb 溶液、底物溶液、稀释液、Mb 标准品。

3. 操作步骤　严格按照试剂盒说明书操作，主要包括如下步骤：抗体包被→加样与酶标抗体→显色终止与测定。最后在酶标仪 E 于 492nm 波长下测定吸光度值，以系列 Mb 标准的吸光度为普通坐标，以浓度为对数坐标绘制半对数标准曲线，然后根据样品吸光度值即可得出样品中 Mb 的浓度。

4. 参考范围　2.5 ~ 22.8ng/L。

5. 评价

（1）该法灵敏度高、特异性强、操作简单，可同时检测多个样本，检测的线性范围也较宽，可达 1 000μg/L。唯一的缺点是耗时稍长。

（2）血清肌红蛋白上午 9 时最高，下午 6~12 时最低。因此，连续监测时应注意定时采集标本，以免受生理节律的影响。

（3）理想的标本应该是新鲜采集的血清，最好无溶血、脂浊。分离后的血清可于 2~8℃保存 1 天。不能及时测定的标本最好分装成小管，于 −20℃冰冻保存，避免反复冻融。理想的血清标本最好不用促凝剂或抗凝剂，样品采集管中的分离胶也会干扰分析，标本采集后待其自然凝固或适度孵育后离心即可。

（二）胶乳增强免疫透射比浊法测定血浆（清）肌红蛋白

1. 原理　将抗人 Mb 抗体包被至大小均匀的聚苯乙烯胶乳颗粒上，当待检血清与胶乳试剂在缓冲液中混合时，标本中的 Mb 与胶乳颗粒表面的抗体结合使反应混合液浊度增加，引起 570nm 处的吸光度值升高。通过绘制 Mb 浓度吸光度标准曲线，即可求出 Mb 的浓度。

2. 主要试剂　由试剂盒提供，可能会略有不同，试剂 1 为甘氨酸缓冲液，试剂 2 为包被有抗人 Mb 抗体的胶乳颗粒。

3. 操作步骤　全自动分析主要测定参数如下：①分析方法：两点终点法；②测光点：20~34；③样品/R1/R3：11/110/80；④主波长/次波长：570nm/800nm。

4. 参考范围　①血清：0~70μg/L；②尿液：0~5μg/L。

5. 评价　本法最低检测限为 20ng/ml，检测范围为 20~750ng/ml。TB 680μmol/L、Hb 5g/L，以及 1.5% 的脂肪乳对本法无干扰。其余评价同 ELISA 法评价（2）和（3）。

（三）放射免疫分析法测定血浆（清）肌红蛋白

1. 原理　同 RIA 分析原理。

2. 主要试剂　由试剂盒提供，可能会略有不同，主要包括：抗血清、$^{125}I-Mb$、Mb 标准溶液、PR 分离剂等。

3. 操作步骤　严格按照试剂盒说明书操作，以 B/B_0% 为纵坐标，相应的标准 Mb 浓度为横坐标绘制标准曲线。根据样品管的 B/B_0%，从标准曲线上查得 Mb 浓度。

4. 参考范围　13~45μg/L。

5. 评价　RIA 法灵敏度高，最低检测范围可为 2μg/L，特异性强，操作简便快速；但有放射性污染的危险。其余评价同 ELISA 法评价（2）和（3）。

三、脂肪酸结合蛋白

（一）ELISA 法测定心脏型脂肪酸结合蛋白

1. 原理　采用非竞争夹心酶联免疫吸附的原理，应用 2 株针对心脏型脂肪酸结合蛋白（heart fatty acid binding protein，FABP-H）不同表位的单克隆抗体，测定 FABP-H 含量。

2. 主要试剂　由试剂盒提供，可能会略有不同，主要包括：FABPH 单克隆抗体、封闭液、洗涤液、底物液。

3. 操作步骤　严格按照试剂盒说明书操作，主要包括如下步骤：包被→封闭→加样→加抗体→显色与终止。最后在酶标仪上于 492nm/620nm 波长下测定吸光度值，绘制标准曲线，然后根据标准曲线得出未知样品中 FABPH 浓度。

4. 参考范围　成人血浆 FABP - H：1.57 ~ 8.97μg/L。

5. 评价

（1）该法线性范围较宽，可达 0 ~ 25ng/ml。特异性好，与肌红蛋白、肌球蛋白无交叉反应。血浆标本的批内 CV 为 7%，批间 CV 为 7.9%；尿液标本的批内 CV 为 5%，批间 CV 为 9.6%。

（2）血液标本用枸橼酸钠抗凝，静脉血 1.8ml 加 109mmol/L 枸橼酸钠溶液 0.2ml，3 000r/min 离心 5 分钟取血浆待测或置 -20℃ 冻存。如为尿液，应新鲜采集。

（二）时间分辨荧光免疫法测定脂肪酸结合蛋白

1. 原理　以 F31 型单克隆抗体作为捕获抗体，用 Eu 标记 F12 型单克隆抗体作为标记抗体，于时间分辨荧光计上测定荧光强度，其强度值与血清中 FABP 含量呈正比。

2. 主要试剂　F31 型单克隆抗体，F12 型单克隆抗体，LANFLA 增强液和洗涤液。

3. 操作步骤　包被（每孔加入 100μl F31 型单克隆抗体标记包被反应板，4℃ 过夜后，洗涤 3 分钟×3 次）→加样（标本 100μl 加入包被后的微孔板中，室温放置 30 分钟，洗涤 3 分钟×3 次）→加抗体（各孔加 F12 型单克隆抗体 100μl，室温放置 30 分钟，洗涤 3 分钟×3 次）→增强与测定（每孔加增强液 100μl，混匀后于时间分辨荧光计上测定荧光强度，并自动计算、打印出结果）。

4. 参考范围　为 0 ~ 2.0μg/L。

5. 评价　本法灵敏度高，最低检测浓度为 1μg/L，测定范围为 1 ~ 300μg/L。

（毛有彦）

第三节　肾素、血管紧张素、醛固酮系统的检验

一、RIA 法测定血浆肾素活性

1. 原理　由于肾素在体内作用于底物 - 血管紧张素原并产生血管紧张素 I（Ang I），因此测定血浆肾素活性（reninactivity，RA）实际上是测 Ang I 的产生速率。即双份血浆，一份直接测定其 Ang I 浓度，为对照管；另一份在 37℃ 温育一定时间后，再测其 Ang I 浓度，为测定管。根据测定管和对照管的 Ang I 浓度，计算出 Ang I 的产生速率，即为 RA。Ang I 含量测定采用放射免疫技术，其原理与普通放射免疫原理一致。

2. 主要试剂　商品化试剂盒一般包括抗 Ang I 抗体、^{125}I 标记 Ang I、Ang I 标准品、缓冲液、分离剂等。有些试剂盒还包括特殊的抗凝剂。

3. 操作步骤　采用均相竞争法直接测定血浆中的 Ang I，严格按照试剂盒说明书操作，注意放射性污染。各管经 γ 计数后，通过绘制标准曲线，求出各管 Ang I 的结果。根据对应测定管和对照管的 Ang I 浓度差值，计算 PRA，一般采用 37℃ 孵育 1 小时所产生的 Ang I 来表示 RA。公式如下：

RA =（测定管 Ang I - 对照管 Ang I）/孵育时间

4. 参考范围　①普通饮食（卧位）：0.05 ~ 0.79ng/（ml·h）；②低钠饮食（卧位）：0.00 ~ 5.86ng/（ml·h）。

5. 评价

（1）肾素活性是以 Ang I 产生速率来表示的。标本采集时采用加酶抑制剂来阻断转换酶的活性，从而达到准确测定的目的。标本采集的抗凝剂和酶抑制剂包括：EDTA、8 - 羟基喹啉和二巯丙醇，详见试剂盒说明书。低温离心分离血浆后，可于 -20℃ 保存 2 个月。

（2）β - 阻断剂、血管扩张剂、利尿剂、甾体激素、甘草等均影响体内肾素水平，测定 PRA 一般要在停药 2 周后；若用利血平等代谢缓慢的药物，则应在停药 2 ~ 3 周后。不宜停药的患者可改服胍乙啶等降压药。

（3）肾素分泌呈周期性变化，有较多的影响因素：高钠饮食时分泌减少，低钠饮食时分泌增多；卧位时分泌下降，立位时分泌升高；同一体位时早晨 2 ~ 8 时为分泌高峰，中午至下午 6 时为分泌低谷；肾素的分泌随年龄的增加而减少；肾素的分泌还随女性的月经周期而变化，卵泡期最少，黄体期最多。

二、RIA 法测定血管紧张素 II

1. 原理　RIA 法测定血管紧张素 II（angiotensin II，Ang II）同放射免疫分析基本原理。

2. 主要试剂　商品化试剂盒一般包括抗 Ang II 抗体、^{125}I 标记 Ang II、Ang II 标准品、缓冲液、分离剂等。有些试剂盒还包括特殊的抗凝剂。

3. 操作　严格按照试剂盒说明书操作，注意放射性污染。

4. 参考范围　21.5 ~ 50.1 pg/ml。

5. 评价　本法直接测定血浆中 Ang II 含量，采用加酶抑制剂来阻断血管紧张素酶的活性，以达到准确测定的目的。其余评价同 RIA 法测定血浆肾素活性的评价。

三、RIA 法测定醛固酮

1. 原理　RIA 法测定醛固酮（aldosterone，Ald）同放射免疫分析基本原理。

2. 主要试剂　商品化试剂盒一般包括抗 Ald 抗体、^{125}I 标记 Ald、Ald 系列标准品、缓冲液、阻断剂、分离剂等。

3. 操作步骤　严格按照试剂盒说明书操作，注意放射性污染。

4. 参考范围　①普通饮食（卧位）：59.5 ~ 173.9 pg/ml；②低钠饮食（卧位）：121.7 ~ 369.6 pg/ml。

5. 评价

（1）采用肝素抗凝血浆测定，每 1ml 标本中加肝素注射液（12 500U）10μl。应避免溶血，严重溶血可使结果升高 2 倍。

（2）实验中采用二抗 - PEG 分离，最好使用圆底试管，沉淀更容易集中。

（3）血浆钾、钠离子水平的变化对于血浆 Ald 水平影响很大，在钾、钠离子相对稳定的状态下测定 Ald 水平才有意义。

（毛有彦）

参考文献

［1］王鸿利，丛玉隆，仲人前，吕建新，周新等．实用检验医学．北京：人民卫生出版社，2013.

［2］夏薇，岳保红．临床血液学检验．武汉：华中科技出版社，2014.

［3］吕建新，樊绮诗．临床分子生物学检验．第三版．人民卫生出版社，2012.

现代临床检验
诊断与新技术应用

（下）

赵俊暕等◎主编

吉林科学技术出版社

第十八章 肝脏功能检验

第一节 血清酶学检验

一、丙氨酸氨基转移酶

（一）连续监测法测定丙氨酸氨基转移酶活性

1. 原理　在丙氨酸氨基转移酶（Alanine transferase，ALT）速率法测定中酶偶联反应式为：

$$L-丙氨酸 + \alpha-酮戊二酸 \xrightleftharpoons{ATL} 丙酮酸 + L-谷氨酸$$

$$丙酮酸 + NADH + H^+ \xrightleftharpoons{LDH} L-乳酸 + NAD^+$$

在上述偶联反应中，NADH 的氧化速率与标本中酶活性呈正比，在 340nm 波长处，NADH 呈现特征性吸收峰，而 NAD 则没有。因此，在 340nm 监测吸光度的下降速率（$-\Delta A/min$），可计算出 ALT 的活性单位。

2. 试剂组成

（1）试剂 I：Tris 缓冲液 100mmol/L，L-丙氨酸 500mmol/L，NADH 0.18mmol/L，LDH 1 200U/L。

（2）试剂 II：pH 7.3 100mmol/L Tris 缓冲液，α-酮戊二酸 15mmol/L。

3. 操作步骤

（1）手工法实验步骤：取试剂 I 1ml，加入血清 100μl，混匀，37℃温育 5 分钟后，加入试剂 II 100μl，混匀。延迟 30 秒后，在 340nm 波长下连续监测吸光度变化 60 秒，根据吸光度下降速率（$-\Delta A/min$），计算出 ALT 活性单位。

（2）自动生化分析仪主要反应参数：①测定模式：速率法（RATE）；②波长：主波长 340nm（副波长 410nm）；③延迟时间：30 秒；④测定时间：>60 秒；⑤样品、试剂用量：按试剂说明书设置或等比例修改。

4. 计算

$$ALT（U/L） = （\Delta A/min \times Tv \times 1\ 000） / （6.22 \times Sv \times P）$$

式中：Tv 为总反应体积（ml），Sv 为样本体积（ml），6.22 为 NADH 在 340nm 处摩尔吸光度，P 为比色杯光径（cm）。

5. 评价

（1）样本收集和贮存：宜用空腹新鲜血清或肝素抗凝血浆并避免溶血。因为红细胞中 ALT 浓度约为血浆中 3～5 倍。分离血清室温保存 ALT 可稳定 3 天，在 2～4℃可稳定 3 周（10%～15% 降低）。避免冰冻，冰冻可导致明显降低。

（2）血清中存在的 α - 酮酸（如丙酮酸）对实验有正向干扰：丙酮酸 $+ NADH + H^+ \xrightleftharpoons{LDH}$ L - 乳酸 $+ NAD^+$，采用双试剂法可去除此干扰。

（3）血清中谷氨酸脱氢酶（GLDH）增高时，在有氨存在的条件下，有如下反应，导致 ALT 升高：α - 酮戊二酸 $+ NADH + H^+ + NH_4^+ \xrightleftharpoons{GLDH} L$ - 谷氨酸 $+ H_2O + NAD^+$。一般来说，血清中氨含量甚微影响不大，但对于个别重型肝炎患者此影响较大。

（二）赖氏比色法测定丙氨酸氨基转移酶活性

1. 原理　本实验基于下述反应：

L - 丙氨酸 $+ \alpha$ - 酮戊二酸 $\xrightleftharpoons{ALT}$ 巴丙氨酸 $+ L$ - 谷氨酸　丙氨酸 $+ 2,4$ - 二硝基苯肼 $\rightarrow$ 丙氨酸 $- 2,4$ - 二硝基苯肼（$2,4$ - 二硝基苯腙）

在碱性条件下 $2,4$ - 二硝基苯腙呈棕色，测定 510nm 处吸光度，与标准曲线对照，计算 ALT 活性。

2. 试剂　0.1mol/L 磷酸盐缓冲液（pH 7.4）；底物缓冲液（DL - 丙氨酸 200mmol/L，α - 酮戊二酸 2mmol/L）；1.0mmol/L 2,4 - 二硝基苯肼溶液；0.4mmol/L 氢氧化钠溶液；2mmol/L 丙酮酸标准液。

3. 操作步骤

（1）标本测定：具体操作步骤如表 18 - 1。

室温放置 5 分钟，在 505nm 波长下比色。

（2）标准曲线绘制：如表 18 - 2 加入各种试剂。

表 18 - 1　赖氏比色法测定丙氨酸氨基转移酶活性操作步骤

加入物	测定管	对照管
血清（ml）	0.1	0.1
底物溶液（ml）	0.5	—
混匀后，37℃水浴 30 分钟		
2,4 - 二硝基苯肼溶液（ml）	0.5	0.5
底物溶液（ml）	—	0.5
混匀后 37℃水浴 20 分钟		
氢氧化钠溶液（ml）	0.4	0.4

表 18 - 2　标准曲线绘制操作步骤

标准管号	0	1	2	3	4
pH7.40，1mol/L 磷酸盐缓冲液	0.1	0.1	0.1	0.1	0.1
2mmol/L 丙酮酸标准液	0	0.05	0.1	0.15	0.2
底物缓冲液	0.5	0.45	0.4	0.35	0.3
酶活力单位（卡门单位）	0	28	57	97	150

各管加入 2,4 - 二硝基苯肼溶液 0.5ml 混匀，37℃水浴 20 分钟后加入氢氧化钠溶液 5ml，放置 5 分钟后以蒸馏水调零，505nm 比色。各管吸光度均减去 0 号管吸光度，所得差

值为纵坐标，相应酶活力单位为横坐标作标准曲线图。

4. 评价

（1）卡门单位是分光光度单位，定义为：血清 1ml，反应液总体积 3ml，反应温度 25℃，波长 340nm，比色杯光径 1.0cm，每分钟吸光度下降 0.001A 为一个单位（约相当于 0.160 8μmol NADH 被氧化）。

（2）血清酶活力超过 150 卡门单位时，应用生理盐水稀释标本后再测定。

（3）加入 2，4 - 二硝基苯肼溶液后应充分混匀，使反应完全。加入氢氧化钠的速度要一致，否则会导致吸光度读数差异。成批测定时尤其重要。

二、天冬氨酸氨基转移酶及其同工酶

（一）连续监测法测定天冬氨酸氨基转移酶活性

1. 原理　本法测定天冬氨酸氨基转移酶（aspartatetransferase，AST）的酶偶联反应式为：

L - 门冬氨酸 + α - 酮戊二酸 $\xrightleftharpoons{AST}$ 草酰乙酸 + L - 谷氨酸

草酰乙酸 + NADH + H$^+$ $\xrightleftharpoons{MDH}$ L - 苹果酸 + NAD$^+$

在 340nm 波长下，监测 NADH 的氧化速率，即吸光度的下降速率，该速率与 AST 的活性成正比。

2. 试剂

（1）试剂 I：pH7.65 80mmol/L 的 Tris 缓冲液，含 L - 门冬氨酸 240mmol/L、NADH 0.18mmol/L、苹果酸脱氢酶 420U/L 和 LDH 600U/L。

（2）试剂 II：α - 酮戊二酸 12mmol/L。

3. 操作步骤

（1）手工法操作步骤：取试剂 I 1ml，加入血清 100μl，混匀，37℃温育 5 分钟后，加入试剂 II 100μl，混匀。延迟 30 秒后，反应进入线性平稳期，在 340nm 波长下连续监测吸光度变化 60 秒，根据吸光度下降速率（-ΔA/min），计算出 AST 活性单位。

（2）自动生化分析仪主要参数：①测定模式：速率法（RATE）；②主波长 340nm，副波长 410nm；③延迟时间 60 秒，测定时间 >60 秒。样品、试剂用量按试剂说明书设置或等比例修改。

4. 计算

AST（U/L）=（ΔA/min × Tv × 1 000）/（6.22 × Sv × P）

式中：Tv 为总反应体积（ml），Sv 为样本体积（ml），6.22 为 NADH 在 340nm 处摩尔吸光度，P 为比色杯光径（cm）。

5. 评价

（1）样本收集和贮存：宜用空腹新鲜血清或肝素抗凝血浆。样品溶血可导致 AST 显著升高。

（2）分离血清在室温保存 AST 可稳定 3 天，在 2~4℃ 可稳定 3 周（降低小于 10%），冰冻保存 1 年（降低 10%~15%）。

（二）赖氏比色法测定天冬氨酸氨基转移酶活性

1. 原理　本实验基于下述反应：

$$L-门冬氨酸 + \alpha-酮戊二酸 \overset{AST}{\rightleftharpoons} 草酰乙酸 + L-谷氨酸$$

经60分钟反应后，加入2，4-二硝基苯肼溶液终止反应，并分别与草酰乙酸和 α-酮戊二酸这两种 α-酮酸生成2，4-二硝基苯腙。在碱性条件下，两种苯腙的吸光度曲线在500~520nm处差异最大，草酰乙酸生成的苯腙吸光度显著大于 α-酮戊二酸生成的苯腙，据此测定 AST 活力。

2. 试剂　0.1mol/L 磷酸盐缓冲液（pH7.4）；底物缓冲液（DL-门冬氨酸 200mmol/L，α-酮戊二酸 2mmol/L）；1.0mmol/L 2，4-二硝基苯肼溶液；0.4mmol/L 氢氧化钠溶液；2mmol/L 丙酮酸标准液。

3. 操作步骤

（1）标本测定与 ALT 比色法相同，只有酶反应时间改为60分钟。

（2）标准曲线绘制与 ALT 比色法也基本相同，只是各管对应酶活性分别为0、24、61、114 和 190 卡门单位。

4. 评价　本方法的缺点为标本 AST 活性高时，草酰乙酸对 AST 显示反馈抑制，使测定结果偏低。但酮血症中草酰乙酸和 β-羟丁酸，因同时设有对照管，不会引起测定结果假性增高。

（三）免疫抑制法测定线粒体天冬氨酸氨基转移酶（m-AST）活性

1. 原理　天冬氨酸氨基转移酶有两种同工酶，即存在于细胞质中的胞质天冬氨酸氨基转移酶和存在于线粒体中的线粒体天冬氨酸氨基转移酶（mitochondrial AST，m-AST）。试剂中的抗胞质天冬氨酸氨基转移酶抗体与胞质天冬氨酸氨基转移酶结合，抑制胞质天冬氨酸氨基转移酶的活性。样本中未被抑制的 m-AST 检测采用改良的 IFCC 推荐 AST 测定方法，反应方程式如下：

$$L-门冬氨酸 + 2-氧代戊二酸 \overset{m-AST}{\rightleftharpoons} 草酰乙酸 + L-谷氨酸$$

$$草酰乙酸 + NADH + H^+ \overset{MDH}{\rightleftharpoons} L-苹果酸 + NAD^+$$

2. 试剂

（1）试剂1：乳酸脱氢酶，抗胞质天冬氨酸氨基转移酶抗体，L-门冬氨酸，苹果酸脱氢酶，Tris 缓冲液（pH7.8），EDTA。

（2）试剂2：2-氧代戊二酸，NADH。

3. 操作步骤

（1）手工法测定步骤（表18-3）。

表18-3　手工法测定步骤

	标本管	质控管
试剂1（μl）	200	200
样本（μl）	15	15
	37℃孵育5分钟	
试剂2（μl）	50	50

混匀孵育 180 秒后，连续监测吸光度 A，计算 $\triangle A / min$。

（2）自动生化分析仪测定主要反应参数：①测定模式：速率法（RATE）；②主波长 340nm，副波长 410nm；③延迟时间 60 秒，测定时间 > 60 秒。样品、试剂用量按试剂说明书设置或等比例修改。

4. 计算

$$m - AST（U/L） = （\triangle A / min × Tv × 1\ 000）/（6.22 × Sv × P）$$

式中：Tv 为总反应体积（ml），Sv 为样本体积（ml），6.22 为 NADH 在 340nm 处摩尔吸光度，P 为比色杯光径（cm）。

5. 评价　试剂中的抗胞质天冬氨酸氨基转移酶抗体的特异性和抗体含量均可影响测定结果，是试剂盒质量的关键。

三、γ-谷氨酰基转移酶

连续监测法测定 γ-谷氨酰基转移酶活性：

1. 原理　本法以溶解性较高的 L-γ-谷氨酰-3-羧基-4-硝基苯胺为底物，测定 γ-谷氨酰基转移酶（γ-glutamyl transferase，GGT）活性。反应式为：

L-γ-谷氨酰-3-羧基-4-硝基苯胺 + 甘氨酰甘氨酸 ←GGT→ L-γ-谷氨酰甘氨酰甘氨酸 + 5-氨基-2-硝基苯甲酸盐

5-氨基-2-硝基苯甲酸盐的生成速率与样本中 GGT 的活性成正比，在 405nm 波长监测吸光度的增加可测得 GGT 活性。

2. 试剂　底物缓冲液：Tris-HCl 缓冲液 110mmol/L（pH 8.1），含 L-γ-谷氨酰-3-羧基-4-硝基苯胺 6mmol/L、甘氨酰甘氨酸 110mmol/L。

3. 操作步骤

（1）手工法操作步骤：血清 0.1ml 和 37℃ 预温的底物缓冲液 1.0ml 充分混匀，在 37℃ 温育，410nm 波长下连续监测 60 秒吸光度变化。

（2）自动生化分析仪主要反应参数：测定模式：速率法（RATE），主波长 410nm，副波长 540nm，延迟时间 30 秒，测定时间 > 60 秒，样品、试剂用量按试剂说明书设置。

4. 计算

$$GGT（U/L） = （\triangle A / min × Tv × 1\ 000）/（9.49 × Sv × P）$$

式中：Tv 为总反应体积（ml），Sv 为样本体积（ml），P 为比色杯光径（cm），9.49 为 5-氨基-2-硝基苯甲酸盐在 405nm 处摩尔吸光度。

5. 评价

（1）样本收集和保存：新鲜血清或 EDTA-2Na 抗凝血浆。肝素抗凝血浆会引起反应液混浊。柠檬酸盐、草酸盐和氟化物抗凝剂会抑制酶活性约 10% ~ 15%。分离血清在 2 ~ 8℃ 保存可以稳定 1 周，冰冻可以稳定数月。进食后 GGT 活性降低，然后逐渐升高，所以推荐早晨空腹采血。

（2）与底物为 L-γ-谷氨酰-4-硝基苯胺的 Szasz 法相比，本法底物 L-γ-谷氨酰-3-羧基-4-硝基苯胺中含亲水羧基，溶解度大，容易配制高底物浓度溶液。并且底物自发水解慢，试剂空白吸光度值低。

四、碱性磷酸酶

(一) 连续监测法

1. 原理　本法测定血清碱性磷酸酶 (alkaline phospha - tase, ALP) 活性, 是以磷酸对硝基苯酚 (4 - NPP) 为底物, 2 - 氨基 - 2 - 甲基 - 1 - 丙醇 (AMP) 或二乙醇胺 (DEA) 为磷酸酰基的受体物。4 - NPP 在碱性溶液中为无色, 在 ALP 催化下, 4 - NPP 分裂出磷酸基团, 生成游离的对硝基苯酚 (4 - NP), 后者在碱性溶液中转变为较深黄色的醌式结构。在波长 405nm 处监测吸光度增高速率, 计算出 ALP 活性。

2. 试剂　底物缓冲液由 pH 10.3 的 2 - 氨基 - 2 - 甲基 - 1 - 丙醇缓冲液 1.8mmol/L、10.5mmol/L 氯化镁液和 31.5mmol/L 磷酸对硝基苯酚液, 按体积 10 : 10 : 1 混合而成。

3. 操作步骤　自动生化分析仪主要反应参数: ①测定模式: 速率法 (RATE); ②波长: 主波长 405nm (副波长 800nm); ③延迟时间 60 秒, 测定时间 > 60 秒; ④样品、试剂用量按试剂说明书设置或等比例改变。

4. 计算

$$ALP \ (U/L) = (\triangle A/min \times Tv \times 1\,000) / (18.5 \times Sv \times P)$$

式中: Tv 为总反应体积 (ml), Sv 为样本体积 (ml), P 为比色杯光径 (cm), 18.5 为 5 - 对硝基苯酚在 405nm 处摩尔吸光度。

5. 评价

(1) 样本收集和保存: 使用新鲜血清或肝素抗凝血浆。EDTA、柠檬酸盐、草酸盐抗凝剂会抑制酶活性。分离血清在室温稳定 8 小时, 2 ~ 8℃稳定 4 ~ 5 天。冰冻血清需复温至室温后再行测定, 否则结果偏低。

(2) 常用于 ALP 测定的缓冲液体系可归类为三种: 惰性型, 如碳酸盐缓冲液和巴比妥缓冲液; 抑制型, 如甘氨酸缓冲液; 激活型, 如 AMP、Tris 和 DEA 等缓冲液。不同缓冲体系所测 ALP 活性由高到低依次为: 激活型 > 抑制型 > 惰性型。

(二) 比色法

1. 原理　碱性磷酸酶催化磷酸苯二钠水解, 生成磷酸和游离酚, 酚在碱性环境中与 4 - 氨基安替比林结合, 被铁氰化钾氧化生成红色的醌衍生物, 通过比色计算碱性磷酸酶的活性。

2. 试剂　0.1mol/L 的碳酸盐缓冲液 (pH10), 2.20mmol/L 磷酸苯二钠溶液, 铁氰化钾溶液, 酚标准贮存液 (1mg/ml), 酚标准应用液 (0.05mg/ml)。

3. 操作步骤

(1) 测定步骤如表 18 - 4

表 18 - 4　比色法测定碱性磷酸酶操作步骤

加入物	测定管	对照管
血清 (ml)	0.1	-
碳酸盐缓冲液 (ml)	1.0	1.0
37℃水浴 5 分钟		
磷酸苯二钠溶液 (ml)	1.0	1.0

续 表

加入物	测定管	对照管
	混匀，37℃水浴15分钟	
铁氰化钾溶液（ml）	3.0	3.0
血清（ml）	－	0.1

立即混匀，在510nm波长下，以蒸馏水调零，读取各管吸光度。测定管吸光度值减去对照管吸光度值，按标准曲线确定酶活力单位。

（2）标准曲线绘制：按表18-5操作。

表18-5 标准曲线绘制操作步骤

加入物	0	1	2	3	4	5
酚标准应用液（ml）	0	0.2	0.4	0.6	0.8	1.0
蒸馏水（ml）	1.1	0.9	0.7	0.5	0.3	0.1
碳酸盐缓冲液（ml）	1.0	1.0	1.0	1.0	1.0	1.0
铁氰化钾溶液（ml）	3.0	3.0	3.0	3.0	3.0	3.0
相当金氏单位	0	10	20	30	40	50

在波长510nm，以0号管调零，读取各管吸光度为纵坐标，相应活力单位为横坐标，绘制标准曲线。

4. 评价

（1）铁氰化钾溶液中加入硼酸有稳定显色作用。

（2）底物中不应含有游离酚，如空白管显红色，说明磷酸苯二钠已开始分解，应弃去不用。

（3）加入铁氰化钾后必须迅速混合，否则显色不充分。

五、乳酸脱氢酶及其同工酶

（一）连续监测法（L-法）

1. 原理　此法测定乳酸脱氢酶（lactate dehydrogenase，LD）的反应式为：

$$L-乳酸 + NAD^+ \xrightleftharpoons{LD} 丙酮酸 + NADH + H^+$$

反应过程中，乳酸被氧化成丙酮酸，同时 NAD 还原成 NADH，在 340nm 波长监测 NADH 吸光度增高速率，计算 LD 活力。

2. 试剂　Tris-HCl 缓冲液 50mmol/L（pH8.9 ± 0.1），L-乳酸锂 50mmol/L，NAD6mmol/L。

3. 操作步骤　主要反应参数：①测定模式：速率法（RATE）；②波长：主波长340nm（副波长800nm）；③延迟时间60秒，测定时间60~120秒；④样品、试剂用量按试剂说明书设置或等比例改变。

在基本参数大体不变的基础上，可根据实验室所用生化分析仪和试剂的不同，确定针对性更强的详细参数。

4. 计算

LD（U/L）＝（ΔA/min×Tv×1 000）／（6.22×Sv×P）

式中：Tv 为总反应体积（ml），Sv 为样本体积（ml），6.22 为 NADH 在 340nm 处摩尔吸光度，P 为比色杯光径（cm）。

5. 评价

（1）样本收集和保存：新鲜血清或肝素抗凝血浆，草酸盐抗凝剂会抑制 LD 活性。分离血清在室温稳定 7 天。由于 LD 同工酶 LD－4 和 LD－5 对冷敏感，故血清应室温下保存。红细胞内 LD 浓度为血浆中的 360 倍，溶血可引起 LD 增高。

（2）关于顺反应、逆反应问题：顺反应即 L 法，反应方向为正方向，测定吸光度上升；逆反应即为 P 法，为负反应，检测 NAD 吸光度下降。逆反应方法比顺反应快，监测时间短；但由于 NADH 是不稳定试剂，易产生 LD 活性抑制的物质，因此两种方法各有利弊。目前国内试剂厂家采用 L 法居多，国外采用 P 法的较多。

（二）连续监测法（P－法）

1. 原理　本法测定 LD 的反应方程式为：

$$丙酮酸 + NADH + H^+ \underset{}{\overset{LD}{\rightleftharpoons}} L-乳酸 + NAD^+。$$

反应过程中，丙酮酸被还原成乳酸，同时 NADH 被氧化成 NAD，在 340nm 波长下监测 NADH 吸光度降低速率，计算 LD 活力。

2. 试剂　Tris 缓冲液 50mmol/L（pH7.4），EDTA－2Na 5mmol/L，丙酮酸 1.2mmol/L，NADH 缓冲液 0.2mmol/L。

3. 操作步骤

（1）手工法操作步骤：取血清 0.05ml 和 2.0ml NADH－Tris－EDTA 缓冲液混匀，37℃水浴 5 分钟（消除血清标本中内源性 α－酮酸对 NADH 的消耗），再加入 0.2ml 丙酮酸溶液混匀，立即测定 340nm 吸光度下降速率。

（2）自动分析仪主要反应参数：①测定模式：速率法（RATE）；②波长：主波长340nm（副波长 800nm）；③延迟时间；20 秒；④测定时间：60～120 秒；⑤样品、试剂用量按试剂说明书设置或等比例改变。

4. 计算

LD（U/L）＝（ΔA/min×Tv×1 000）／（6.22×Sv×P）

式中：Tv 为总反应体积（ml），Sv 为样本体积（ml），6.22 为 NADH 在 340nm 处摩尔吸光度，P 为比色杯光径（cm）。

5. 评价　参见连续监测法（L－法）测定 LD。

（三）比色法

1. 原理　乳酸脱氢酶催化 L－乳酸脱氢，生成丙酮酸。丙酮酸和 2，4－二硝基苯肼反应，生成丙酮酸二硝基苯腙，在碱性溶液中呈棕红色，颜色深浅与丙酮酸浓度呈正比，由此计算酶活力。

2. 试剂　底物 0.3mol/L 乳酸锂（pH 8.8 二乙醇胺缓冲液），11.3mmol/L NAD 溶液，1mmol/L 2，4－二硝基苯肼溶液，0.4mol/L NaOH，0.5mmol/L 丙酮酸标准液。

3. 操作步骤

（1）标本测定：按表 18 - 6 操作。

室温放置 5 分钟后，以蒸馏水调零，在波长 440nm 下读取各管吸光度，测定管减去对照管作为标本吸光度对照标准曲线，获得该标本酶活力浓度。

表 18 - 6　比色法测定乳酸脱氢酶操作步骤

加入物	测定管	对照管
血清（ml）	0.01	0.01
底物缓冲液（ml）	0.5	0.5
	37℃水浴 5 分钟	
NAD 溶液（ml）	0.1	–
	37℃水浴 5 分钟	
2，4 - 二硝基苯肼溶液（ml）	0.5	0.5
NAD 溶液（ml）	–	0.1
	37℃水浴 15 分钟	
氢氧化钠溶液（ml）	5.0	5.0

（2）标准曲线绘制：按表 18 - 7 操作。

室温放置 5 分钟后，以空白管调零，在波长 440nm 下读取各管吸光度，作为纵坐标，相应活力单位作为横坐标，绘制标准曲线。

表 18 - 7　标准曲线绘制操作步骤

加入物	B	1	2	3	4	5
丙酮酸标准液（ml）	0	0.025	0.05	0.1	0.15	0.2
底物缓冲液（ml）	0.5	0.475	0.45	0.4	0.35	0.3
蒸馏水（ml）	0.11	0.11	0.11	0.11	0.11	0.11
2，4 - 二硝基苯肼溶液（ml）	0.5	0.5	0.5	0.5	0.5	0.5
	37℃水浴 5 分钟					
氢氧化钠溶液（ml）	5.0	5.0	5.0	5.0	5.0	5.0
相当金氏单位	0	125	250	500	750	1 000

4. 评价　乳酸锂比乳酸钾和乳酸钠更稳定，容易称量，更适合作为乳酸脱氢酶底物。

六、胆碱酯酶

（一）连续监测法测定胆碱酯酶

1. 原理　拟胆碱酯酶（pseudocholinesterase，PChE）催化丙（丁）酰硫代胆碱水解，产生丙（丁）酸与硫代胆碱；后者与无色的 5，5' - 二硫代双硝基苯甲酸（DTNB）反应，形成黄色的 5 - 巯基 - 2 - 硝基苯甲酸（5 - MNBA）。在 410nm 处测定吸光度增加速率，所测 $\Delta A410nm/min$ 与 PChE 活力成正比。

2. 试剂　磷酸盐缓冲液 6.42mmol/L（pH7.6），碘化丙酰硫代胆碱 10mmol/L，5，5'-二硫代双硝基苯甲酸 0.42mmol/L。

3. 操作步骤

（1）手工法操作步骤：测定前，将碘化丙酰硫代胆碱溶液和 5，5'-二硫代双硝基苯甲酸溶液按 1：3 混合，取 3ml 预温 3 分钟，加入血清 5μl 混匀，延滞 10 秒后，在 410nm 波长下每隔 30 秒监测 3 分钟。

（2）自动分析仪主要反应参数：①测定模式：速率法（RATE）；②主波长：410nm（副波长：800nm）；③温度：37℃；④延迟时间：10 秒；⑤测定时间：60～120 秒；⑥样品、试剂用量按试剂说明书设置或等比例稀释。

4. 计算

PChE U/L =（$\Delta A/min \times Tv \times 1\,000$）/（$13.6 \times Sv \times P$）

式中：Tv 为总反应体积（ml），Sv 为样本体积（ml），13.6 为 5-MNBA 在 410nm 处摩尔吸光度，P 为比色杯光径（cm）。

5. 评价

（1）样本收集和保存：新鲜血清或肝素抗凝血浆。PChE 在血清中非常稳定，室温保存稳定数 10 天，-20℃保存可稳定 3 年。

（2）人和动物的胆碱酯酶（CHE）有两类，一类是真胆碱酯酶（AChE），分布在红细胞及脑灰质等中；一类是拟胆碱酯酶（PChE），分布在肝、脑白质和血清等中。两类胆碱酯酶均可催化酰基胆碱水解，但对各种底物的特异性及亲和力有差异。

（3）血清经稀释后，PChE 易失活，如需稀释必须尽快完成检测。

（二）比色法

1. 原理　血清中胆碱酯酶催化乙酰胆碱水解为胆碱和乙酸。未被水解的乙酰胆碱与碱性羟胺作用，生成乙酰羟胺。乙酰羟胺在酸性溶液中与高铁离子作用，生成棕色复合物，比色测定剩余乙酰胆碱含量，间接推算血清中胆碱酯酶的活力。

2. 试剂

（1）缓冲乙酰胆碱溶液：由 A 液 16ml、B 液 2ml 和 C 液 2ml 混合而成。

1）A 液：称巴比妥钠 10.3g，溶于 300ml 蒸馏水中，慢慢加入 1mol/L 盐酸 60ml，再加入无水碳酸钠 5.3g，加热至结晶消失，加蒸馏水至 500ml。

2）B 液：溴化乙酰胆碱 1.13g 或氯乙酰胆碱 0.91g，加蒸馏水溶解至 10ml。

3）C 液：氯化镁 4.2g，氯化钾 0.2g，加蒸馏水溶解稀释至 100ml。

（2）其他溶液：碱性羟胺溶液，10g/L 三氯化铁溶液，4mol/L 盐酸。

3. 操作步骤　取缓冲乙酰胆碱溶液 0.5ml 和血清 0.05ml，混匀 37℃水浴 60 分钟，加入碱性羟胺溶液 0.5ml 混匀，静待 1 分钟后，加入 4mol/L 盐酸 1.5ml 混匀。另用试管取上述混匀液 0.5ml 和氯化高铁溶液混匀后离心，取上清液 540nm 比色。

单位定义：1ml 血清中 CHE 在 37℃水浴与底物作用 1 小时，每水解 1μmol 的乙酰胆碱为 1 个酶活力单位。

4. 评价　加入碱性羟胺后，须待 1 分钟以上再加酸，以保证与乙酰胆碱充分作用。

（赵俊暕）

第二节　胆红素与胆汁酸检验

一、总胆红素

（一）改良 J-G 法测定总胆红素

1. 原理　血清中胆红素同重氮试剂反应，产生重氮胆红素化合物，在 550nm 波长下，吸光度与胆红素浓度呈正比。其中结合胆红素可直接与重氮试剂反应，产生偶氮胆红素；在同样条件下，游离胆红素须有加速剂（咖啡因-苯甲酸钠）使胆红素氢键破坏后再与重氮试剂反应，测得的才是血清总胆红素（total bilirubin，TBIL）。

2. 试剂　咖啡因-苯甲酸钠试剂含 5.6% 无水乙酸钠、5.6% 苯甲酸钠、0.1% EDTA-2Na 和 3.75% 咖啡因；263g/L 碱性酒石酸钠；重氮试剂 [0.5ml 亚硝酸钠（5g/L）与 20ml 对氨基苯磺酸（5g/L）混合]；5g/L 叠氮钠。

3. 操作步骤

（1）主要反应参数：①测定模式：终点法（END）；②波长：600nm；③温度：37℃；④测定时间：10 分钟；⑤样品、试剂用量按试剂说明书设置。

（2）在基本参数大体不变的基础上，可根据实验室所用生化分析仪和试剂的不同，确定针对性更强的详细参数。

4. 评价

（1）样本收集和保存：新鲜未溶血的血清或血浆。胆红素对光敏感，应避光保存，室温稳定 2 小时，2~8℃稳定 12 小时，-20℃冷冻稳定 3 周。

（2）轻度溶血对本法无影响，但严重溶血可使测定结果偏低。

（二）胆红素氧化酶法测定

1. 原理　在 pH 8.0 条件下，胆红素氧化酶（bilirubinoxidase，BOD）催化结合胆红素和未结合胆红素氧化，反应如下：

胆红素 + $1/2O_2$ $\xrightarrow{BOD}$ 胆绿素 + H_2O，胆绿素 + O_2 → 淡紫色化合物

胆红素的最大吸收峰在 450nm 附近，随着胆红素被氧化成胆绿素，吸光度下降，下降程度与胆红素浓度成正比。

2. 试剂　0.1mol/L Tris-HCl 缓冲液（pH8.2）含 4mmol/L 胆酸钠和 15mmol/L 十二烷基硫酸钠（SDS），BOD 溶液 2 000U/L，胆红素标准液。

3. 操作步骤　按表 18-8 进行。

表 18-8　胆红素氧化酶法测定总胆红素操作步骤

加入物	测定（U）	空白（UB）	标准（S）	标准空白（SB）
血清（ml）	0.05	0.05	-	-
胆红素标准（ml）	-	-	0.05	0.05
Tris-HCl 缓冲液（ml）	1.0	1.0	1.0	1.0
蒸馏水（ml）	0.05	0.05	-	-
BOD 溶液（ml）	-	-	0.05	0.05

加入 BOD 溶液后立即混匀，37℃水浴 5 分钟，以蒸馏水调零，在 450nm 波长处比色。

4. 计算　总胆红素 ＝（AUB － AU）／（ASB － AS）×C 标准

5. 评价

（1）BOD 法特异性高，既适合手工，又适合自动分析仪。

（2）本方法的灵敏度和线性范围均比 J－G 法高，但由于 BOD 来源困难，试剂成本较高。

（三）钒酸盐法测定

1. 原理　血清胆红素在 pH3.0 附近，在有机复合氧化剂和表面活性剂的作用下，被氧化成胆绿素，胆红素特有的黄色消失，测定吸光度的变化，计算样品浓度。

2. 试剂

（1）试剂 1：pH3.0 枸橼酸盐缓冲盐 100mmol/L，表面活性剂。

（2）试剂 2：pH7.5 磷酸盐缓冲液，偏磷酸盐 3.5mmol/L。

3. 操作步骤　按表 18－9 操作：

表 18－9　钒酸盐法测定总胆红素操作步骤

加入物	空白（B）	标准（S）	测定管（T）
试剂 1（ml）	1.4	1.4	1.4
蒸馏水（ml）	0.05	－	－
标准液（ml）	－	0.05	－
血清（ml）	－	－	0.05
混匀，37℃水浴 5 分钟，450nm 处读取各管吸光度 A_i			
试剂 2（ml）	0.35	0.35	0.35
混匀，37℃水浴 5 分钟，450nm 处读取吸光度 A_{s2}，并计算 $\Delta A = A_1 - A_2$			

4. 计算　总胆红素 ＝（ΔA 测定／ΔA 标准）×C 标准

5. 评价　钒酸盐法试剂稳定性比重氮法更好。

二、结合胆红素

（一）改良 J－G 法测定结合胆红素

1. 原理　血清中结合胆红素（conjugated bilirubin）可直接与重氮试剂反应，产生偶氮胆红素化合物，在 550nm 波长下，吸光度变化与胆红素浓度成正比。

2. 试剂组成　碱性酒石酸钠 263g/L，重氮试剂由 0.5ml 亚硝酸钠（5g/L）和 20ml 对氨基苯磺酸（5g/L）混合而成，叠氮钠 5g/L。

3. 操作步骤

（1）主要反应参数：①测定模式：终点法（END）；②波长：600nm；③温度：37℃；④测定时间：1 分钟；⑤样品、试剂用量：按试剂说明书设置。

（2）在基本参数大体不变的基础上，可根据实验室所用生化分析仪和试剂的不同，确定针对性更强的详细参数。

4. 评价　样本收集和保存同 TBIL。

（二）氧化酶法测定结合胆红素

1. 原理　反应原理同总胆红素测定，但在 pH3.7~4.5 条件下，胆红素氧化酶（BOD）只能催化结合胆红素和大部分 δ – 胆红素转化为胆绿素，而不能催化未结合胆红素发生此氧化反应。反应如下：

$$胆红素 + 1/2O_2 \xrightarrow{BOD} 胆绿素 + H_2O，胆绿素 + O_2 \rightarrow 淡紫色化合物$$

胆红素的最大吸收峰在 450nm 附近，随着结合胆红素被氧化成胆绿素，吸光度下降，下降程度与结合胆红素浓度成正比。

2. 试剂　pH4.5 磷酸盐缓冲液 200mmol/L；胆红素氧化酶（BOD）溶液 2 000U/L；结合胆红素标准液（二牛磺酸胆红素，DTB）。

3. 操作步骤　按表 18 – 10 操作：

表 18 – 10　氧化酶法测定结合胆红素操作步骤

加入物	测定（U）	测定空白（UB）	标准（S）	标准空白（SB）
血清（ml）	0.05	0.05	–	–
DTB 溶液（ml）	–	–	0.05	0.05
磷酸盐缓冲液（ml）	1.0	1.0	1.0	1.0
蒸馏水（ml）	0.05	0.05	–	–
BOD 溶液（ml）	0.05	–	0.05	0.05

加入 BOD 溶液后立即混匀，37℃水浴 5 分钟，蒸馏水调零，450nm 比色。

4. 计算　结合胆红素 =（AUB – AU）/（ASB – AS）×C 标准

5. 评价　光对 BOD 法测定结合胆红素有较大的影响，新生儿黄疸患者经过蓝光照射治疗后，会产生光胆红素，易被 BOD 氧化，导致 BOD 法测定结果假性增高。而高效液相色谱法和 J – G 法测定时没有这种假性增高。

（三）钒酸盐法测定结合胆红素

1. 原理　在 pH3.0 溶液中，血清结合胆红素在有机复合氧化剂和表面活性剂的作用下，被氧化成胆绿素，胆红素特有的黄色消失，测定吸光度的变化，计算其浓度。

2. 试剂

（1）试剂 1：pH3.0 枸橼酸盐缓冲盐 100mmol/L，表面活性剂。

（2）试剂 2：pH7.5 磷酸盐缓冲液，偏磷酸盐 3.5mmol/L。

3. 操作步骤

（1）按表 18 – 11 操作：

表 18 – 11　钒酸盐法测定结合胆红素操作步骤

加入物	空白（B）	标准（S）	测定管（T）
试剂 1（ml）	1.4	1.4	1.4
蒸馏水（ml）	0.05	–	–
标准液（ml）	–	0.05	–

加入物	空白（B）	标准（S）	测定管（T）
血清（ml）	－	－	0.05

混匀，37℃水浴 5 分钟，450nm 处读取各管吸光度 A_1

| 试剂 2（ml） | 0.35 | 0.35 | 0.35 |

混匀，37℃水浴 5 分钟，450nm 处读取吸光度 As_2，并计算 $\Delta A = A_1 - A_2$

（2）计算

直接胆红素 =（ΔA 测定/ΔA 标准）× C 标准

4. 评价

（1）钒酸盐法试剂稳定性好，易于保存，临床应用更方便。

（2）钒酸盐法测定结合胆红素结果比重氮法偏高，直接胆红素/总胆红素比值亦因此偏高。

三、胆汁酸

（一）酶比色法测定胆汁酸

1. 原理　在 3α－羟类固醇脱氢酶（3α－HSD）作用下，各种胆汁酸（bile acid）C3 位上的羟基（3α－OH）脱氧形成羰基（3α－O），同时氧化型 NAD 还原为 NADH。随后 NADH 上的氢由黄递酶催化转移给硝基四氮唑蓝（NTB），产生甲腊。用磷酸终止反应，甲腊的产量与胆汁酸成正比。

2. 试剂

（1）0.2mol/L Tris－HCl 的缓冲液（pH7.5）。

（2）测定试剂：3α－羟类固醇脱氢酶（3α－HSD）5U/L；黄递酶 500U/L；NAD^+ 1mmol/L；NTB 0.5g/L。

（3）空白试剂：同测定试剂，但不含 3α－HSD。

（4）200mmol/L 丙酮酸钠溶液。

（5）1.33mol/L 磷酸溶液。

（6）混合血清：取无溶血、无黄疸、肝功试验正常的血清混合。

（7）标准液：50μmol/L 甘氨胆酸钠。

3. 操作步骤

（1）按表 18－12 操作

表 18－12　酶比色法测定胆汁酸操作步骤

加入物	待测血清（U）		试剂（R）		混合血清（P）		标准（S）	
	U	UB	R	RB	P	PB	P	SB
待测血清（ml）	0.2	0.2	－	－	－	－	－	－
蒸馏水（ml）	－	－	0.2	0.2	－	－	－	－
混合血清（ml）	－	－	－	－	0.2	0.2	－	－

续 表

加入物	待测血清（U）		试剂（R）		混合血清（P）		标准（S）	
	U	UB	R	RB	P	PB	P	SB
标准（ml）	–	–	–	–	–	–	0.2	0.2
丙酮酸钠溶液（ml）	0.2	0.2	0.2	0.2	0.2	0.2	0.2	0.2
测定试剂（ml）	0.5	–	0.5	–	0.5	–	0.5	–
空白试剂（ml）	–	0.5	–	0.5	–	0.5	–	0.5
混匀，37℃水浴10分钟								
磷酸溶液（ml）	0.1	0.1	0.1	0.1	0.1	0.1	0.1	0.1

加入磷酸溶液终止反应后，540nm 波长分别以各组对应的试剂空白管调零，测定吸光度。

（2）计算

总胆汁酸（μmol/L）＝［（AU－AR）／（AS－AP）］×50

4. 评价

（1）胆汁酸测定有四类方法：气－液色谱法、高效液相色谱法、放射免疫法和酶法，酶法不需特殊仪器，操作简单，易于推广使用。

（2）样本收集和保存：血清、肝素或 EDTA 抗凝血浆。血清胆汁酸浓度在餐后升高，因此应早晨空腹采血。血清胆汁酸4℃稳定1周，－20℃保存稳定3个月。

（二）循环酶速率法测定胆汁酸

1. 原理　胆汁酸被3α－羟类固醇脱氢酶（3α－HSD）以及β－硫代烟酰胺腺嘌呤二核苷酸氧化型（Thio－NAD$^+$）特异性氧化，生成3α－酮类固醇以及β－硫代烟酰胺腺嘌呤二核苷酸还原型（Thio－NADH）。此外在3α－羟类固醇脱氢酶以及 NADH 的存在下，3α－酮类固醇又被转变为胆汁酸和 NAD$^-$，如此反复循环，Thio－NADH 生成越来越多，405nm 处检测吸光度增加速率，可得标本胆汁酸浓度。反应如下：

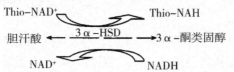

2. 试剂

（1）试剂1：950mg/L Thio－NAD$^+$。

（2）试剂2：NADH 6 000mg/L，3α－HSD 12U/L。

3. 操作步骤

（1）自动生化分析仪主要参数：①测定模式：速率法（RATE）；②温度：37℃；③波长：405nm；④延迟时间：1分钟；⑤测定时间：2分钟；⑥样品、试剂用量按试剂说明书设置。

（2）计算

总胆汁酸（μmol/L）＝（ΔA 样本／min÷ΔA 标准／min）×C 标准

4. 评价　胆汁酸循环酶法测定是胆汁酸酶法测定的第四代产品，之后又有第五代产品推出。相比较前期方法，优点为：终点法改为速率法，提高准确度；产物由蓝色染料变为非染料，对仪器和管道不再有污染；对胆红素、Hb 和 Vc 的抗干扰能力增强；试剂稳定性增加。

（赵俊暕）

第三节　肝脏纤维化检验

目前市场常用的检测方法有单抗原抗体包被和酶标记抗体的三步法、双表位抗体酶免一步法、时间分辨和放射免疫等方法。由于对环境的污染和对检测者的辐射，所以放射免疫方法基本被淘汰；时间分辨的方法需专门的仪器，实验原理与酶免法相同；酶免多步法由于采用单表位抗体包被与标记，敏感性和特异性与双抗原表位抗体的一步法没有优势，并且操作步骤复杂，所以本文只介绍酶免一步法的实验操作。

一、Ⅲ型前胶原氨基端肽

1. 原理　用羊抗人Ⅲ型前胶原（precollagen Ⅲ，PC Ⅲ）纯化多抗包被反应板，待测血清样本和酶结合物同时加到反应板中，血清中 Pc Ⅲ的不同表位同时与包被板中的抗体和酶结合物上的抗体结合，形成酶联复合体，洗板后加显色剂显色，通过与标准品比对显色深浅程度，获得血清中 Pc Ⅲ浓度。

2. 操作步骤

（1）试剂准备：包被板在实验前从冷冻冰箱拿出洗板 2 遍，按测定数量需求取板，剩余冷冻保存。实验板在室温平衡 5 分钟后使用。

（2）标准品：取 100μl 标准品，按照酶标仪定量格式要求自高到低倍比稀释。在酶标板孔中按 A1 ~ A8 或 A1 ~ H1 的次序加入各浓度标准品 100μl。

（3）血清：取 100μl 血清标本加入酶标板孔中。

（4）酶结合物：在标准品和标本孔中依次加入酶结合物 100μl，板式振荡器振荡混匀 10 秒左右，37℃，放置 60 分钟。

（5）洗板：使用酶标仪或手工洗板 3 ~ 4 次，每次甩干孔中残液。

（6）显色：加入底物液和显色液各 50μl，振荡混匀，室温显色 5 ~ 10 分钟。

（7）终止反应：最高浓度标准品的 OD 值达到 2.0 左右时，按显色液的进样次序，依次加入终止液 50μl，混匀。

（8）结果测定：在酶标仪 450nm 测定各孔吸光值，或按酶标仪设定的定量程序进行测定。无酶标仪定量程序可在电脑 EXCEL 中按其吸光值进行定量分析。

3. 参考范围　成年人 <120ng/ml

4. 评价　由于采用双表位抗原的抗体包被与标记酶，本法具有较高的特异性和敏感性，是目前实验室逐渐替代放射免疫的主要方法。酶免两步法或三步法的特异性和敏感性与一步法基本一致。

二、血清Ⅳ型胶原

1. 原理　采用羊抗人Ⅳ型胶原多抗血清包被 ELISA 微孔板。将鼠抗人Ⅳ型胶原通用表位单抗标记 HRP 酶，血清中的Ⅳ型胶原（collagenⅣ，CⅣ）可同时与包被抗体和酶结合抗体结合，洗板后加 TMB 显色液显色。终止反应，测其 450nm 吸光值，根据标准品的吸光值建立的公式计算标本 CⅣ型浓度。

2. 操作步骤

（1）试剂准备：包被板在实验前从冷冻冰箱拿出洗板 2 遍，按测定数量需求取板，剩余冷冻保存。实验板在室温平衡 5 分钟后使用。

（2）标准品：取 100μl 标准品，按照酶标仪定量格式要求自高到低进行倍比稀释。在酶标板孔中按 A1～A8 或 A1～H1 的次序加入各浓度标准品 100μl。

（3）血清：取 100μl 血清或血浆标本加入酶标板孔中。

（4）酶标 CⅣ抗体：在标准品和标本孔中依次加入酶标 CⅣ抗体 10μl，在板式振荡器振荡混匀 10 秒左右，37℃反应 45 分钟。

（5）洗板：使用洗板机或手工洗板 3～4 次，每次甩干孔中残液。

（6）显色：将加入显色液 A 和显色液 B 各 50μl，振荡混匀，在室温显色 5～10 分钟。

（7）终止反应：待最高浓度标准品的 OD 值达 2.0 左右，按显色液的进样循序，依次加入终止液 50μl，混匀。

（8）结果测定：在酶标仪 450nm 测定各孔吸光值，或按酶标仪设定的定量程序进行测定。无酶标仪定量程序可用电脑 EXCEL 按其吸光值进行定量分析。

三、血清层黏蛋白

1. 原理　采用羊抗人血清层粘连蛋白（laminin，LN）多抗包被 ELISA 微孔板，封闭后备用。将鼠抗人血清层黏蛋白通用表位单抗标记 HRP 酶，血清中的 LN 可同时与包被抗体和酶标抗体结合，反应后洗板，加 TMB 显色液显色。终止反应，测定 450nm 吸光值，根据标准品的吸光值建立的公式进行标本 LN 的计算。

2. 操作步骤

（1）试剂准备：包被板在实验前从冷冻冰箱拿出洗板 2 遍，按测定数量需求取板，剩余冷冻保存。实验板在室温平衡 5 分钟后使用。

（2）标准品：取 100μl 标准品，自高到低依次进行 7 次倍比稀释。在酶标板按 A1～A8 或 A1～H1 的次序加入各浓度标准品 100μl。

（3）血清：取 100μl 血清或血浆标本加入酶标板孔中。

（4）酶标抗体：在标准品和标本孔中依次加入酶标 LN 抗体 10μl，在板式振荡器振荡混匀 10 秒左右，37℃反应 60 分钟。

（5）洗板：使用洗板机或手工洗板 3～4 次，每次甩干孔中残液。

（6）显色：各孔加入显色液 A 和显色液 B 各 50μl，振荡混匀，室温显色 5～10 分钟。

（7）终止反应：待最高浓度标准品的 OD 值达 2.0 左右，按显色液的进样循序，依次加入终止液 50μl，混匀。

（8）结果测定：在酶标仪 450nm 测定各孔吸光值，按酶标仪设定的定量程序进行测定。

无酶标仪定量程序可用电脑 EXCEL 按其吸光值进行定量分析。

四、血清透明质酸

1. 原理　采用生物素化的透明质酸（hyaluronic acid，HA）结合蛋白（lrHABP）与患者血清 HA 先预孵育，再将剩余的 b－HABP 结合到固相化的 HA 上，然后与亲和素化碱性磷酸酶反应，测其 405nm 吸光值，根据标准品的吸光值建立的公式进行标本 HA 浓度计算。

2. 操作步骤

（1）试剂准备：按测定数量，提前半小时将试剂盒从冷藏冰箱中取出，平衡至室温后进行实验。

（2）标准品：取 100μl 标准品，自高到低依次进行 7 次倍比稀释。在酶标板按 A1～A8 或 A1～H1 的次序加入各浓度标准品 100μl。

（3）标本进样：取 100μl 血清或血浆标本加入酶标板孔中

（4）b－HABP：在标准品和标本孔中依次加入 b－HABP10μl，在板式振荡器振荡混匀 10 秒左右，37℃反应 60 分钟。

（5）洗板：使用洗板机或手工洗板 3～4 次，每次甩干孔中残液。

（6）显色：各孔加入显色液 A 和显色液 B 各 50μl，振荡混匀，室温显色 5～10 分钟。

（7）终止反应：待最高浓度标准品的 OD 值达 2.0 左右，按显色液的进样循序，依次加入终止液 50μl，混匀。

（8）结果测定：在酶标仪 405nm 测定各孔吸光值，按酶标仪设定的定量程序进行测定。无酶标仪定量程序可用电脑 EXCEL 按其吸光值进行定量分析。

3. 评价　采用 AP 酶标记的竞争法，与其他三项不同。可检测血清、体液（胸、腹水、尿液）及组织匀浆液中的 HA（透明质酸）。

（赵俊暐）

参考文献

［1］中华医学会肝病学分会．中华医学会感染病学分会联合制订．慢性乙型肝炎防治指南．北京：中国疾病预防控制中心，2010.

［2］钱士匀．临床生物化学检验实验指导．北京：人民卫生出版社，2011.

［3］吕建新，樊绮诗．临床分子生物学检验．第三版．人民卫生出版社，2012.

［4］沈岳奋．生物化学检验技术．北京：人民卫生出版社，2008.

［5］郑芳，陈昌杰．临床分子诊断学．武汉：华中科技大学出版社，2014.

［6］赵俊暐，陈乃耀，申娜，赵辉，王大力，石峻，王洋，崔秀凤，闫振宇，薛慧．Transplantation of human umbilical cord blood mesenchymal stem cells to treat a rat model of traumatic brain injury. Neural Regeneration Research，2012.

［7］赵俊暐，陈乃耀，石峻，王沂，孟爱国，韩晓燕，赵辉．人脐血间充质干细胞移

植对创伤性脑损伤大鼠 VEGF 分泌及血管新生的影响 . 中国神经免疫和神经病学杂志, 2013.

[8] 赵俊暕, 石峻, 邵坤, 王沂, 孟爱国, 曾小芳, 陈乃耀 . 间充质干细胞移植对脑损伤大鼠神经生化标志物分泌的调节 . 生物医学工程学杂志, 2015.

第十九章　肾脏功能检验

第一节　肾小球功能检验

一、肌酐

（一）去蛋白终点法测定血清（浆）肌酐

1. 原理　血清（浆）中的肌酐（creatinine，Cr）与碱性苦味酸盐反应，生成橘红色的苦味酸肌酐复合物（Jaffe反应），在510nm波长处比色测定。

2. 主要试剂

（1）40mmol/L苦味酸溶液：苦味酸9.3g，溶于500ml 80℃蒸馏水中，冷却至室温，加蒸馏水定容至1L。以酚酞作指示剂，用0.1mmol/L氢氧化钠滴定至溶液变红（＞pH8.4）时，用蒸馏水稀释至0.04mmol/L，贮存于棕色瓶中。

（2）35mmol/L钨酸溶液

1）100ml蒸馏水中，加入1g聚乙烯醇，加热助溶（勿煮沸），冷却。

2）300ml蒸馏水中，加入11.1g钨酸钠，使完全溶解。

3）300ml蒸馏水中，缓慢加入2.1ml浓硫酸，冷却。

将1）液加入2）液中，再与3）液混匀，蒸馏水定容至1L，室温至少可稳定1年。

（3）肌酐标准应用液：肌酐113mg用0.1mol/L盐酸溶解并定容至100ml，冰箱内保存可稳定1年。以0.1mol/L盐酸稀释1 000倍的肌酐标准应用液，置冰箱内保存。

3. 操作步骤

（1）于一试管中加入血清（或血浆）0.5ml，35mmol/L钨酸溶液4.5ml，充分混匀沉淀蛋白，3 000r/min离心10分钟，取上清液备用。

（2）取试管3支，标明测定、标准和空白，分别加血清无蛋白滤液、肌酐标准应用液、蒸馏水3.0ml。

（3）每管分别加入40mol/L苦味酸溶液1.0ml，混匀。

（4）每管分别加入0.75mol/L氢氧化钠溶液1.0ml，混匀。

（5）室温放置15分钟，以空白管调零，510nm波长分光光度计比色，读取各管吸光度。

4. 计算　血清（浆）肌酐（μmol/L）=（测定管吸光度/标准管吸光度）×标准液浓度

5. 参考范围　①成年男性：44～133μmol/L（0.5～1.5mg/dl）；②成年女性：70～106μmol/L（0.8～1.2mg/dl）；③儿童：35～106μmol/L（0.4～1.2mg/dl）。

6. 评价

（1）血清（浆）标本若当时不测定，可于冰箱保存3天，若要保持较长时间，宜 -20℃保存。轻微溶血标本对测定肌酐无影响。

（2）去蛋白终点法温度升高时，可使碱性苦味酸溶液显色增深，但标准与测定的增深程度不成比例，因此，测定时各管温度均需平衡至室温。

（二）速率法测定血肌酐

1. 原理　标本中肌酐与碱性苦味酸盐反应生成橘红色苦味酸肌酐复合物（Jaffe反应），在500nm比色测定。由于标本中肌酐与苦味酸形成复合物的速度与干扰物假肌酐不同，以及肌酐的反应速度与浓度成正比的原理，选择适宜的速率监测时间，可以提高肌酐测定的特异性，称为速率法或动力学法测定血肌酐。

2. 主要试剂　同内生肌酐清除率试剂。

3. 操作步骤

（1）标准管和测定管分别加入肌酐标准应用液或血清100μl。

（2）各加入碱性苦味酸溶液1.0ml

（3）以空白管调零，510nm波长分光光度计比色，在试剂与样品（或标准液）混合后，25℃（或30℃、37℃）反应20秒，测定吸光度A_1测或A_1标，准确反应至60秒时，读取吸光度A_2测或A_2标。

4. 计算　肌酐（μmol/L）＝（A_2测－A_1测）／（A_2标－A_1标）×标准液浓度

5. 参考范围　①成年男性：62～115μmol/L（0.7～1.3mg/dl）；②成年女性：53～97μmol/L（0.6～1.1mg/dl）。

6. 评价

（1）维生素C、丙酮酸、丙酮、乙酰乙酸、甲基多巴以及高浓度葡萄糖、蛋白质和一些抗生素（如青霉素G、头孢噻吩、头孢西丁、头孢唑啉）等也能与苦味酸反应生成红色，这些不是肌酐的物质称为假肌酐。

（2）干扰Jaffe反应的非肌酐色原性物质有二类：一类为快速反应假肌酐物质，在20秒内即完成反应；另一类为慢反应假肌酐物质，混合后80～100秒才开始反应。利用肌酐与假肌酐反应时间的差异，设置20秒延迟期，并选择速率测定时间在20～60秒，可有效排除这两类假肌酐物质干扰，提高本法的特异性。

（3）胆红素和半胱氨酸等可抑制Jaffe反应，使测定结果偏低。

（4）该法成本低廉，操作简便，可去除假肌酐的影响，不需去蛋白与处理，已成为肌酐测定的常规分析法。

二、内生肌酐清除率

1. 原理　内生肌酐由肌酸代谢产生，其生成量较稳定。受试前让患者无肌酐饮食2～3天，以避免外源性肌酐影响。通常肌酐绝大部分经肾小球滤过，仅5%左右从肾小管排泌，而肾小管对其不吸收。单位时间内肾脏把多少体积血浆中的内生肌酐全部清除，称为内生肌酐清除率（endogenous creatinine clearance，Ccr）。

2. 主要试剂

（1）碱性苦味酸溶液：将40mmol/L苦味酸溶液和0.32mmol/L氢氧化钠溶液等体积混合，加适量表面活性剂（如TritonX-100），放置20分钟后即可使用。

（2）100μmol/L肌酐标准应用液。

3. 操作步骤

（1）受检者试验前无肌酐饮食 2~3 天，避免剧烈运动，受试日饮足量的水，使尿量不可少于 1ml/min。准确收集 24 小时尿液，于收集尿样的同时，采集静脉血 3ml，分别测定尿、血清肌酐含量。

（2）按下式计算 Ccr

Ccr（L/24h）＝［尿肌酐浓度（μmol/L）/血清肌酐浓度（μmol/L）］×24h 尿量（L）

校正的 Ccr（L/24h）＝Ccr×［1.73/受试者体表面积（m^2）］，以正常人 24 小时内生肌酐清除值 128L 为 100%，则 Ccr＝校正的 Ccr×［100/128（或 0.78）］。

目前临床上主张用每分钟清除率报告，计算方法如下：

Ccr（ml/min）＝［尿肌酐浓度（μmol/L）/血清肌酐浓度（μmol/L）］× 每分钟尿量（ml）

4. 参考范围　①成年男性：（105±20）ml/min；②成年女性：（90±20）ml/min。

5. 评价

（1）检查前 3 天禁食肉类，蛋白摄入少于 40g/d，不饮咖啡和茶，停用利尿剂。

（2）体表面积是根据患者的身高（cm）和体重（kg）计算而来，一个标准身高体重人的体表面积为 1.73m^2。

（3）由于肌酐除从肾小球滤过外，尚有少量从近端小管分泌，故 Ccr 常超过实际的肾小球滤过率。

（4）本实验由于一次性采血及留尿标本，不需静脉注射，也没有菊粉引起的发热反应，故被临床广泛应用。

三、尿素

（一）脲酶－波氏比色法测定血清（浆）尿素

1. 原理　首先用尿素酶水解尿素（urea），产生二分子氨和一分子二氧化碳。氨在碱性介质中与苯酚及次氯酸反应，生成蓝色吲哚酚（此过程需用硝普钠催化）。吲哚酚生成量与尿素含量成正比，在 630nm 测定吸光度。

2. 主要试剂

（1）酚显色剂：苯酚 10g，硝普钠（含 2 分子水）0.05g 溶于 1 000ml 去氨蒸馏水中，冰箱中可保存 60 天。

（2）碱性次氯酸钠溶液：氢氧化钠 5g 溶于去氨蒸馏水中，加"安替福民"8ml，再加蒸馏水至 1 000ml，置棕色瓶内，冰箱保存可稳定 2 个月。

（3）尿素酶标准应用液：尿素酶（比活性 3 000~4 000U/g）0.2g 悬浮于 20ml 50%（V/V）甘油中，置冰箱内可保存 6 个月。以 10g/L EDTA－2Na 溶液（pH 6.5）稀释 100 倍可得尿素酶标准应用液。

（4）尿素标准应用液：干燥纯尿素 0.6g 溶解于去氨蒸馏水中并稀释至 100ml，加 0.1g 叠氮钠防腐，置冰箱内可稳定 6 个月。以去氨蒸馏水稀释 20 倍得到 5mmol/L 标准应用液。

3. 操作步骤

（1）取试管 3 支，分别标明测定管、标准管和空白管，各加尿素酶应用液 1.0ml。

（2）每管分别加入血清、尿素标准应用液、蒸馏水 10μl，混匀。

（3）37℃水浴15分钟，向每管迅速加入酚显色剂5ml，混匀。

（4）置37℃水浴20分钟，使呈色反应完全。空白管调零，波长560nm读取各管吸光度。

4. 计算　尿素（mmol/L）＝（测定管吸光度/标准管吸光度）×标准液浓度

5. 参考范围　成年人：2.9～8.2mmol/L。

6. 评价

（1）空气中氨对试剂或玻璃器皿的污染或使用铵盐抗凝剂可使结果偏高。

（2）高浓度氟化物可抑制尿素酶，引起结果假性偏低。

（3）尿素酶水解尿素产生氨的速率，也可用电导的方法进行测定，适用于自动分析仪。

（二）二乙酰一肟显色法测定血尿素

1. 原理　在酸性反应环境中加热，二乙酰一肟产生二乙酰，二乙酰和尿素缩合，生成红色的色素原二嗪（diazine），称为Fearon反应。540nm波长测定吸光度。

2. 主要试剂

（1）酸性试剂：在三角烧瓶中加蒸馏水约100ml，然后加入浓硫酸44ml及85%磷酸66ml，冷至室温；加入硫氨脲50mg及硫酸镉（$CdSO_4 \cdot 8H_2O$）2g，溶解后以蒸馏水定容至1L，置棕色瓶放冰箱保存，可稳定半年。

（2）二乙酰一肟溶液：二乙酰一肟20g加蒸馏水约900ml，溶解后再用蒸馏水定容至1L，置棕色瓶中，冰箱内可保存半年。

（3）尿素标准应用液：同脲酶－波氏比色法测定血清（浆）尿素。

3. 操作步骤

（1）取试管3支，标明测定管、标准管和空白管，分别加血清、尿素标准应用液、蒸馏水20μl。

（2）各管依次加入二乙酰一肟溶液0.5ml、酸性试剂5ml，混匀。

（3）置沸水浴中加热12分钟，取出，置冷水中冷却5分钟，以空白管调零，540nm波长读取标准管及测定管吸光度。

4. 计算　血清尿素（mmol/L）＝（测定管吸光度/标准管吸光度）×标准液浓度

5. 参考范围　成年人：2.9～8.2mmol/L。

6. 评价

（1）本法易受煮沸时间和煮沸时液体蒸发量的影响，因此，测定用试管规格和煮沸时间应与制作标准曲线时完全一致，以减少误差。

（2）二乙酰一肟法试剂中加入硫胺脲和镉离子，目的是增进显色强度和色泽稳定性，但仍有轻度褪色现象（每小时小于5%），故显色冷却后应及时比色。

（3）血清（浆）中尿酸、肌酐、氨基酸（瓜氨酸除外）等诸多含氮物质对本试验无干扰。

（三）酶耦联速率法测定血尿素

1. 原理　尿素在尿素酶催化下，水解生成氨和二氧化碳，氨在α－酮戊二酸和还原型辅酶Ⅰ存在下，经谷氨酸脱氢酶（GLDH）催化生成谷氨酸，同时还原型辅酶Ⅰ被氧化成氧化型辅酶Ⅰ。还原型辅酶Ⅰ在340nm波长处有吸收峰，其吸光度下降速率与待测样品中尿素的含量成正比。

2. 主要试剂　不同试剂盒有差异，但主要为 Tris – 琥珀酸缓冲液，尿素酶，谷氨酸脱氢酶（GLDH），还原型辅酶Ⅰ（NADH），α – 酮戊二酸和 ADP 等。

3. 操作步骤

（1）取试管 3 支，标明测定管、标准管和空白管，分别加血清、尿素标准液、去氨蒸馏水 15μl。

（2）以上各管依次逐管加入已预温的酶试剂 1.5ml，混匀后立即在分光光度计上监测吸光度的变化，自动计算 ΔA/min。

4. 计算　尿素（mmol/L）＝［（测定 ΔA/min － 空白 ΔA/min）/（标准 ΔA/min － 空白 ΔA/min）］×标准液浓度

5. 参考范围　成年人：2.9～8.2mmol/L。

6. 评价

（1）耦联速率法必须具备自动生化分析仪，或有连续监测吸光度变化功能和恒温装置的分光光度计。自动生化分析仪预置下列测定参数：二点法，温度 37℃，波长 340nm，延迟时间 30 秒，读数时间 30 秒。

（2）氨可干扰该法测定，标本严重溶血及血氨升高可产生正干扰。但上机测定因标本被大量稀释，溶血、脂血、黄疸及其他含氮化合物对结果影响不大。

（3）本法是目前自动生化分析仪上常用的测定方法，适用于各种类型的生化分析仪，其测定程序及其参数可参照仪器及所用试剂设置。

四、尿酸

（一）磷钨酸还原法测定血清尿酸

1. 原理　去蛋白血滤液中的尿酸（uric acid，UA）在碱性溶液中被磷钨酸氧化生成尿囊素及二氧化碳，磷钨酸在此反应中则被还原成钨蓝。钨蓝生成量与标本中尿酸含量呈正比，可进行比色测定。

2. 主要试剂

（1）磷钨酸应用液：钨酸钠 50g 溶于约 400ml 蒸馏水中，加浓磷酸 40ml 及玻璃珠数粒，煮沸回流 2 小时，冷却至室温，用蒸馏水定容至 1L，贮存在棕色瓶中。取 10ml 磷钨酸贮存液，以蒸馏水稀释至 100ml 的磷钨酸应用液。

（2）0.3mol/L 钨酸钠溶液：钨酸钠 100g 用蒸馏水溶解后并定容到 1L。

（3）钨酸试剂：在 800ml 蒸馏水中，加入 0.3mol/L 钨酸钠溶液 50ml，0.05ml 浓磷酸和 0.33mol/L 硫酸 50ml，混匀，室温中可稳定数月。

（4）300μmol/L 尿酸标准应用液：60mg 碳酸锂溶解在 40ml 蒸馏水中，加热至 60℃，使其完全溶解。精确称取尿酸 100.9mg，溶解于热碳酸锂溶液中，冷却至室温，定容至 100ml，棕色瓶中贮存。在 100ml 容量瓶中，加尿酸标准贮存液 5ml，乙二醇 33ml，然后以蒸馏水定容到刻度的 300μmol/L 尿酸标准应用液。

3. 操作步骤

（1）取试管 3 支，各加 4.5ml 钨酸试剂，分别加入 0.5ml 血清、0.5ml 标准应用液和 0.5ml 蒸馏水，混匀后静止数分钟，离心沉淀。

（2）另取试管 3 支，标明测定管、标准管和空白管，依次加离心上清液 2.5ml，分别加碳酸钠溶液 0.5ml，混匀后放置 10 分钟。

（3）分别加磷钨酸应用液 0.5ml，混匀，室温放置 20 分钟后，以空白管调零，660nm 波长分光光度计比色。

4. 计算　血清尿酸（μmol/L）=（测定管吸光度/标准管吸光度）×标准液浓度

5. 参考范围　①成年男性：262～452μmol/L（4.4～7.6mg/dl）；②成年女性：137～393μmol/L（2.3～6.6mg/dl）。

6. 评价

（1）血清与尿液标本中的尿酸在室温可稳定 3 天。尿液标本冷藏后，可引起尿酸盐沉淀，此时可调节 pH 至 7.5～8.0，并将标本加热到 50℃，待沉淀溶解后再进行测定。

（2）高浓度维生素 C 的标本，可使测定结果偏低，故不少试剂盒中加入抗坏血酸氧化酶，以防止维生素 C 的干扰。

（3）不能用草酸钾作抗凝剂，因草酸钾与磷钨酸容易形成不溶性的磷钨酸钾，造成显色液混浊。

（4）尿酸在水中溶解度很低，但是易溶于碱性溶液中，故配制标准液时，加碳酸锂并加热助溶。如无碳酸锂，可用碳酸钾或碳酸钠代替。

（5）用钨酸沉淀蛋白时会引起尿酸的部分沉淀，而且随滤液 pH 不同而变化。用 1/2 浓度的沉淀剂，滤液 pH 在 3.0～4.3 之间，回收率为 93%～103%。此外，为防止锌与尿酸形成不溶性的尿酸锌，不能用氢氧化锌作蛋白沉淀剂。

（6）本法不足之处是特异性不高，显色褪色速率变化不定，灵敏度较低。

（二）尿酸氧化酶 – 过氧化物酶耦联法测定血清尿酸

1. 原理　尿酸在尿酸氧化酶催化下，氧化生成尿囊素和过氧化氢；过氧化氢与 4 – 氨基安替比林（4 – AAP）和 3，5 二氯 2 – 羟苯磺酸（DHBS）在过氧化物酶的作用下，生成有色物质（醌亚胺化合物），颜色深浅与样品中尿酸浓度成正比。

2. 主要试剂

（1）酶混合试剂：实验前半小时将干粉试剂尿酸氧化酶（160u/L）、过氧化物酶（1 500U/L）、4 – AAP（0.4mmol/L）和蒸馏水复溶的 DHBS（2mmol/L）。

（2）300μmol/L 尿酸标准应用液。

3. 操作步骤

（1）取试管 3 支，标明测定管、标准管和空白管，然后分别加入血清 0.1ml，尿酸标准液 0.1ml，蒸馏水 0.1ml。

（2）各管分别加入酶试剂 1.5ml，混合。

（3）室温放置 10 分钟，以空白管调零，520nm 波长分光光度计比色，读取各管吸光度。

4. 计算　血清尿酸（μmol/L）=（测定管吸光度/标准管吸光度）×标准液浓度

5. 参考范围　①成年男性：208～428μmol/L；②成年女性：155～357μmol/L。

6. 评价

（1）干粉试剂保存在 2～6℃，复溶后的试剂室温可稳定 6～8 小时，2～6℃可稳定 2 周。

（2）以甲醛为防腐剂的商品尿酸标准液，不能用于尿酸氧化酶法，但可用于磷钨酸还原法。

（3）本法敏感性高，比用酚作色素原高 4 倍。本法特异性亦高。可分为紫外分光光度法和酶耦联法，适用于各种类型生化分析仪。

五、中分子物质

1. 原理 待测血浆经三氯醋酸沉淀法获得无蛋白血滤液，上清液中主要含中分子物质（middle molecular substances，MMS），稀释后于 254nm 波长下测其吸光度，由此得出 MMS 总量。

2. 主要试剂 中分子沉淀剂：主要成分为三氯醋酸。

3. 操作步骤

（1）取血浆 0.1ml、中分子沉淀剂 0.2ml 于小玻璃试管内，立即在旋涡振荡器上混匀，根据室温放置一定时间。

（2）加入重蒸馏水 1.1ml，轻柔混匀后，4 000r/min 离心 10 分钟。

（3）取上清液 1.0ml，加入重蒸馏水 2.0ml，混匀，254nm 波长光电比色。吸光度值乘以 100 即为 MMS 含量。

4. 参考范围 成年尿：（224±27）U/dl。

5. 评价

（1）本法操作较简单，无须特殊仪器，适于临床检查。但特异性不高。

（2）用高效液相层析测定血清中 MMS 总量优于本法，但临床未普及。微型柱高速凝胶过滤技术适用于科学研究，MMS 用 254nm 和 206nm 处吸光度表示。

（毛有彦）

第二节 肾小管功能检验

一、尿 α_1 微球蛋白

（一）放射免疫法检测尿 α_1 - 微球蛋白

1. 原理 ^{125}I 标记 α_1 - 微球蛋白（α_1 - microglobulin，α_1 - MG）与样品或 α_1 - MG 标准品同时竞争特异抗体，孵育一定时间后，加入第二抗体（含 PEG）形成抗原抗体复合物。离心沉淀复合物，用 γ 计数器测量沉淀放射性，其强度与 α_1 - MG 浓度呈反比。

2. 主要试剂

（1）α_1 - MG 标准品：浓度调整为 0、10、25、50、100、200 和 400ng/ml。

（2）抗 α_1 - MG 血清（第二抗体）：用蒸馏水溶解。

（3）^{125}I 标记抗体（每 1ml 标记物所含放射性 <10.0kBq）：用蒸馏水溶解。

（4）沉淀剂（PR）：苯乙二醇（PEG）4.1g、NaF 1.0g，溶解于 100ml 硼酸缓冲液中。

（5）PBS 缓冲液：用生理盐水稀释。

3. 操作步骤 用 PBS 缓冲液将尿液做适当稀释后按表 19-1 操作。

表 19-1 尿 α_1 - MG 测定操作步骤［单位（μl）］

	T 管	非特异性结合管（NSB）	空白管	标准管	测定管
缓冲液		50	50		
标准				50	

	T 管	非特异性结合管（NSB）	空白管	标准管	测定管
样品					50
$^{125}I-\alpha_1-MG$	100	100	100	100	100
NSB		200			
α_1-MG 抗体			200	200	200

混匀，室温放置 15 分钟，以 3 500r/min 离心 20 分钟，弃去上清液后测量沉淀物 γ 射线计数（cpm），结果乘以稀释倍数。

4. 计算

（1）计算每双管 cpm 的平均值（预扣除本底）。

（2）标准和被测样品的 B/B_0% 按下式计算：

$$B/B_0\% = (B-NSB)/(B_0-NSB)$$

式中：B = 每双管 cpm 的平均值，B_0 = 零标准品双管 cpm 的平均值，NSB = 非特异结合双管 cpm 的平均值。

（3）以各标准管 B/B_0 为纵坐标，标准浓度为横坐标，在对数坐标纸上绘制标准曲线。待测样品浓度可从标准曲线上查得，也可经仪器配备的程序自动得出。

5. 参考范围　成年尿：（2.74±1.9）μg/ml。

6. 评价

（1）标本用量少，试剂可制成配套试剂盒，一次能分析大量标本。

（2）本法检测尿 α_1-MG 的灵敏度高，特异性强。

（3）RIA 法由于使用了生物试剂，稳定性受多种因素影响，需要一整套质量控制措施来确保结果的可靠性。此外，存在放射性危害和污染的问题。

（二）酶联免疫法检测尿 α_1- 微球蛋白

1. 原理　将纯化的 α_1-MG 抗体包被在固相酶标板上，加入待测血浆及标准品，抗原抗体结合，再加入酶标抗体，形成 $\alpha_1-MG-\alpha_1-MG$ 抗体 - 酶标抗体复合物，加入底物显色，492nm 测得的吸光度与待测标本 α_1-MG 含量呈正相关。

2. 主要试剂　α_1-MG 抗体包被的酶标反应板、酶标抗体、α_1-MG 标准品、底物、洗涤液、终止液和 H_2O_2。

3. 操作步骤

（1）在 α_1-MG 抗体包被的酶标反应板上，每孔加不同浓度的待测血浆及标准品（加样前用稀释液对标准品进行 7 次倍比稀释得：400、200、100、50、25、12.5、6.25 及 3.2ng/ml 不同浓度标准品各 100μl），37℃孵育 90 分钟。

（2）弃去反应孔内的液体，注满洗涤液，静置 3 秒，甩干，反复 3 次，扣干。

（3）加入酶标抗体 100μl，37℃孵育 60 分钟。

（4）同步骤（2）。

（5）加入应用底物液 100μl，37℃孵育 20 分钟显色后，加入终止液 50μl。

（6）492nm 波长比色，空白管调零，测定各孔吸光度。

（7）绘制标准曲线：以标准品浓度为横坐标，吸光度为纵坐标，绘制标准曲线，从标准曲线上查出 α_1 - MG 的含量。

4. 计算　待测样品的含量（mg/L）=标准曲线上查出值（ng/ml）×稀释倍数÷1 000。

5. 参考范围　成年尿：（3.0±1.8）μg/ml。

6. 评价

（1）冷冻标本复溶后应注意充分混匀。

（2）待测标本 α_1 - MG 的含量很高时，应进行适当稀释。

（3）由于酶的催化效率很强，故本法具有很高的敏感度。

（4）不同批次试剂不能混用，封板膜为一次性用品，不能重复使用。

（三）免疫散射比浊法检测尿 α_1 - 微球蛋白

1. 原理　特种蛋白分析仪一般采用颗粒增强免疫散射比浊法测定尿 α_1 - MG 浓度。测定时尿中的 α_1 - MG 与包被了 α_1 - MG 特异性抗体的乳胶微粒形成免疫复合物，当入射光穿过时，这些复合物颗粒会使光束发生散射，散射光的强度与标本中 α_1 - MG 的浓度成正比，与标准浓度对比即可得到标本中 α_1 - MG 的浓度。

2. 主要试剂　不同的设备和方法试剂略有不同，但都包括抗血清、α_1 - MG 标准品（人源性）和质控品（人源性）、缓冲液、稀释液以及辅助试剂等。

3. 操作步骤

（1）试剂准备：因设备和方法不同，试剂可能需要恢复至室温（15～25℃）。

（2）建立参考曲线

1）有的仪器能自动对标准品做系列稀释，通过对系列标准品浓度的测定建立多点参考曲线。

2）只要质控品在其可信区间内，可一直使用该参考曲线；如果使用另一批号的抗血清，则必须建立新的参考曲线。

（3）标本检测：标本上清可在未稀释的情况下检测，如果测得的浓度超出测量范围，可以利用仪器的稀释功能测定更大倍数的稀释的标本液。

（4）内部质量控制：质控项目与患者标本平行检测和评估，每次建立参考曲线后、某批号抗血清初次使用前或每测定一轮标本后，都要检测相应的质控品。

（5）结果：检测结果由仪器的 logit - log 函数自动计算得出相应标本的 α_1 - MG 浓度值。

4. 参考范围　不同设备和试剂略有不同，参照试剂盒说明书规定的参考范围，建立自己实验室的参考值。

5. 评价

（1）标本尽可能新鲜，一般采用随机或定时采集的尿液。

（2）标本中的浑浊和颗粒可能干扰测定结果，每个尿液标本在测试前必须经过离心沉淀，分离上清。上清尽可能新鲜测定，若在 2～8℃下储存不可超过 8 天。标本不能冷冻。储存的样本可能会发生 α_1 - MG 浓度显著下降的现象。

（3）健康人及肾脏疾病时，尿中 α_1 - MG 在弱酸性尿液标本中的稳定性较好，很少受尿液 pH 及温度变化的影响，其稳定性优于 β_2 - MG 和 RBP，这使 α_1 - MG 浓度测定的准确性和重复性提高，减少了临床应用的实验误差。

二、尿 β_2 - 微球蛋白

（一）酶联免疫法检测尿 β_2 - 微球蛋白

1. 原理　常用双抗体夹心法，原理同酶联免疫法检测尿 α_1 - 微球蛋白，因 β_2 - 微球蛋白（β_2 - microglobulin，β_2 - MG）为免疫球蛋白轻链的组分，故以辣根过氧化物酶标记抗人 IgD/IgE 为第二抗体进行测定。

2. 主要试剂　β_2 - MG 抗体包被的酶标反应板、酶标抗体、β_2 - MG 标准品、底物、洗涤液以及终止液等。

3. 操作步骤　同酶联免疫法检测 α_1 - MG 的操作步骤。

4. 参考范围　随机尿：$16 \sim 518\mu g/L$。

5. 评价

（1）操作简单，无需昂贵的仪器，适合于各级医院开展。

（2）本法受酶活性和温度的影响，避免标本的反复冻融以及复溶后混匀。

（二）免疫散射比浊法检测尿 β_2 - 微球蛋白

1. 原理　同免疫散射比浊法测定尿 α_1 - MG。

2. 主要试剂　与免疫散射比浊法检测 α_1 - MG 的试剂相似。

3. 操作步骤　参见免疫散射比浊法检测尿 α_1 - MG 的操作步骤。全自动特种蛋白分析仪测定，按说明书要求设置参数。

4. 参考范围　不同设备和试剂略有不同，参照试剂盒说明书规定的参考范围，建立自己实验室的参考值。

5. 评价

（1）酸性尿液或标本留置时间过长，对 β_2 - MG 有一定程度的破坏作用，故不宜收集第一次晨尿标本。必要时可于测定前一天给受试者口服碳酸氢钠等碱性药物，使尿液 pH > 6.0。

（2）取得标本后应及时测定或调节 pH 为 $7.0 \sim 9.0$，处理好的尿样在 $2 \sim 8^{\circ}\text{C}$ 下储存不宜超过 8 天，-18°C 下冷冻可保存 2 个月，但最好及时测定。

（3）尿液中的混浊和颗粒可通过离心沉淀分离上清，然后加入 1 滴尿稳定剂并彻底混匀。

三、尿渗量测定

（一）冰点下降法测定尿渗量

1. 原理　冰点下降法测定尿渗量（urine osmolarity，UOsm）的原理是：1Osm 溶质可使 1kg 纯水的冰点下降 1.858°C，以尿冰点与纯水相比下降温度（$^{\circ}\text{C}$），得到尿渗量 $[Osm/(kg \cdot H_2O)]$。

尿渗量 $[Osm/(kg \cdot H_2O)]$ = 尿冰点下降度数（$^{\circ}\text{C}$）$\div 1.858$。

2. 主要试剂　标化液的配制：NaCl 3.094g/L、NaCl 15.93g/L、NaCl 32.12g/L 或 NaCl 44.98g/L。

3. 操作步骤

（1）冷却池应充满不冻液。

（2）接通冰点渗透压计的电源，预热45分钟。

（3）冷却池的温度在 −8 ~ −7℃时进行测定。

（4）标化液冰点下降值与渗量的关系：NaCl 3.094g/L 冰点下降 0.186℃，渗量为 100mOsm/（kg·H_2O）；NaCl 15.93g/L 冰点下降 0.929℃，渗量为 500mOsm/（kg·H_2O）；NaCl 32.12g/L 冰点下降 1.858℃，渗量为 1 000mOsm/（kg·H_2O）；NaCl 44.98g/L 冰点下降 2.601℃，渗量为 1 400mOsm/（kg·H_2O）。

4. 参考范围　600 ~ 1 000mOsm/（kg·H_2O）；24 小时最大变化 40 ~ 1 400mOsm/（kg·H_2O）。

5. 评价

（1）冰点下降法受环境温度等干扰较多。

（2）对仪器的状态进行严格检查，样品加量要准确，特别是冷却池不冻液的水平状态。

（3）测试探针应位于测试样品的中央，避免震动引起的探针搅动幅度太大。

（二）折射法测定尿渗量及比密

1. 原理　用已知比密的系列标准液，在折射计上测出折射率，绘制折射率——比密关系曲线，建立折射率、比密的经验关系式，计算出对应值，刻制在目镜适当位置上。测量时，只需在折射计测量玻板上加一滴尿标本，目镜中观察明暗交界处，即可读出尿比密（urine specific gravity，USG）值。

2. 主要试剂　已知比密的系列标准液。

3. 操作步骤

（1）取蒸馏水 1 ~ 2 滴于棱镜的表面上，调控目镜和分光镜，直到刻度和测定界线清晰地出现在视野中。

（2）用吸水纸将蒸馏水擦干，取离心尿液上清液 1 ~ 2 滴，重复以上操作。

（3）测尿比密时，将刻度线对准 1.000，测渗量时对准 1.333，明暗交界处的刻度数值即为所测值。

（4）尿比密可直接读取数值，尿渗量可查阅折射仪标准刻度表。

4. 参考范围　尿渗量：600 ~ 1 000mOsm/（kg·H_2O）。尿比密：晨尿为 1.020 ~ 1.030；随机尿为 1.003 ~ 1.030；新生儿尿在 1.002 ~ 1.004。正常尿渗量和尿比密关系：尿渗量 [mOsm/（kg·H_2O）] =（尿比密 − 1.000 0）×40 000。

5. 评价

（1）此法操作简单，成本低，重复性好，准确性高，为尿比密测定推荐法。

（2）虽然本法可测定比密值和折射率，并折算出渗量和总固体量。但尿渗量与折射率仅在正常或基本正常尿有较好的相关系数（0.97）；而尿含较多蛋白、糖等大分子时，相关性较差，故不宜用于临床尿渗量测定。

四、自由水清除率

1. 原理　可将尿液视为两部分：等渗尿和纯水。纯水清除率也称自由水清除率（free water clearance，CH_2O），是指在单位时间内所排出的尿量与渗透性溶质清除率之差。由于原尿与血浆的渗透浓度相等，故 CH_2O 代表肾小管中产生或重吸收的水量。

2. 主要试剂　同尿渗量测定试剂。

3. 操作步骤

（1）晚餐后不再进食或饮水，至次日晨排尿弃去。

（2）准确收集 1 小时的尿液并采静脉血 1.0ml，计算出每分钟的尿量 V。

（3）测定尿渗量（UOsm）、血浆渗量（POsm），按下式计算：

$$CH_2O = V - (UOsm \times V/POsm)$$

4. 参考范围　限水 12 小时以上：（−25 ~ −100）ml/h。

5. 评价　急症、重症患者可随时测定，测定前不必限水，但应在输液前进行，根据病情对测定结果做出判断。

（毛有彦）

第三节　早期肾脏损伤检验

一、尿微量清蛋白

（一）透射比浊法测定尿微量清蛋白

1. 原理　尿液中的微量清蛋白（microalbumin，Malb）与抗人清蛋白特异抗体在缓冲液中反应生成抗原抗体复合物，产生的浊度与尿中清蛋白浓度呈正比，用透射比浊法测定吸光度，与同样处理的标准品比较，求得尿液中清蛋白的浓度。

2. 主要试剂

（1）缓冲液（聚乙二醇 60g/L，pH 7.4 Tris/HCl 缓冲液 20mmol/L，NaCl 150mmol/L）。

（2）抗人血清蛋白抗体配制溶液（pH 7.4 Tris/HCl 缓冲液 20mmol/L，NaCl 150mmol/L）。

（3）人血清蛋白标准液（9.9、19.8、49.5、99.0、198mg/L）。

3. 操作步骤

（1）尿液微量清蛋白测定按表 19 − 2 操作。

表 19 − 2　尿液微量清蛋白测定操作步骤

加入物	测定管	标准管
缓冲液（ml）	1.0	1.0
待检尿液（μl）	100	
标准液（μl）		100
充分混匀，波长340nm，比色杯光径1cm，蒸馏水调零，读取起始吸光度 A，后加入：抗人清蛋白抗体（μl）	100	100

充分混匀，盖上塑料膜，37℃温育 20 分钟，再次混匀，同样方法再读取各管最终吸光度为 A_2。

（2）标准曲线的绘制：应用 9.9、19.8、49.5、99.0、198mg/L 的 5 种浓度标准液，分别制作 5 个标准管，同上操作测定吸光度。

ΔA 标准 = A_2 标准 − A_1 标准

ΔA 标准和对应的清蛋白浓度在半对数坐标纸上作图，绘制标准曲线。

4. 计算

ΔA 样本 = A_2 样本 − A_1 样本

以 ΔA 样本查标准曲线，即可求得尿中清蛋白浓度。

5. 参考范围　成人：①24 小时尿：＜30mg/24h；②定时尿：＜20μg/min；③随机尿：＜30μg/mg 肌酐。推荐每个实验室应建立自己的参考值，以反映人群年龄、性别、饮食和地理环境的影响。

6. 评价

（1）本法线性范围为 4～200mg/L。尿液清蛋白浓度超过 500mg/L，受前带现象的影响，结果可呈假性降低，因此分析前应以 0.9% NaCl 稀释使其浓度处于线性范围内。

（2）可用随意尿标本进行测定。留尿前患者应避免锻炼或运动，尿液若混浊，应于分析前离心或过滤。

（3）若不能及时测定，可向尿液中加入 0.02% NaN_3 或乙基汞硫代水杨酸钠，储存于 2～8℃。

（4）高浓度水平的水杨酸盐（5g/L），能引起尿蛋白沉淀，使结果偏低。

（5）抗人清蛋白抗体是用人来源的材料制备的，所有试剂与患者标本均应当作可传播感染性疾病的标本处理，以防止实验室内感染。

（二）酶联免疫吸附法检测尿微量清蛋白

1. 原理　包被抗人清蛋白抗体与待测标本中的清蛋白结合，加入酶标二抗体后形成复合物，后者与底物作用呈现颜色变化。492nm 处测得的吸光度值与待测标本清蛋白含量成正比。

2. 主要试剂　商品试剂盒包括包被反应板、酶标抗体、标准品、底物（临用前每瓶底物用 5ml 蒸馏水溶解，然后加入 35μl H_2O_2 混匀）、稀释液、洗涤液、H_2O_2、终止液。

3. 操作步骤

（1）稀释：标准品用 1.0ml 重蒸馏水复溶，取 250μl 用稀释液作 8 次倍比稀释，得浓度分别为 640、320、160、80、40、20、10、5、2.5mg/ml 的系列标准液。

（2）加样：每孔加不同浓度标准品和待测标本各 100μl，空白对照孔中加入稀释液 100μl，37℃温育 90 分钟。

（3）洗涤：弃去反应孔内液体，用洗涤液注满各孔，静置 3 秒，甩干，反复 3 次后拍干。

（4）加酶标抗体：每孔加酶标抗体 100μl，37℃温育 60 分钟后重复步骤（3）。

（5）显色：每孔加底物液 100μl，37℃温育 20 分钟。

（6）终止：每孔加终止液 50μl。

（7）比色：在酶标仪上 492nm 处，以空白对照管调零，测定各孔吸光度。

（8）数据处理：以 A492 对 Malb 标准品浓度在半对数坐标纸上作标准曲线，待测样品 Malb 可从标准曲线上查出。

4. 参考范围　成人：0.3～26mg/L。

5. 评价

（1）本法具有高度的灵敏度和特异性，标记试剂比较稳定，无放射性危害。

（2）样品留取及报告方式有三种：①定时留尿法：计算出单位时间内的排出率（μg/min）；

②随机留尿法：用肌酐比值报告排出率；③晨尿法：报告单位体积的排出量，结果波动大。

（三）染料结合法检测尿微量清蛋白

1. 原理 将尿标本事先用 Sephadex G－50 凝胶过滤，除去尿中色素及其他干扰成分。将流出物加 BPB 染料，使之与清蛋白结合显色，经与同样显色的清蛋白标准液比较，可求得尿中清蛋白含量。

2. 主要试剂

（1）洗脱液：154mmol/L NaCl 溶液。

（2）Sephadex G－50，50～150μm。

（3）1mol/L 甘氨酸缓冲液（pH 3.0）：甘氨酸 7.507g，Brij－35 1.65g，NaN$_3$ 66mg，加蒸馏水约 90ml 使溶解，以浓盐酸调节至 pH3.0，再加蒸馏水至 100ml，混匀。

（4）1.1mmol/L 溴酚蓝显色液：溴酚蓝 75mg，溶于 2ml 0.1mmol/L NaOH 溶液，溶解后加入 100ml 甘氨酸缓冲液，混匀，置4℃冰箱保存。

（5）60mg/L 清蛋白标准液：取注射用人血清蛋白（电泳纯）、经凯氏定氮以后根据其浓度用生理盐水稀释至 60mg/L。

3. 操作步骤

（1）装柱：层析柱内径 1.2cm，高 15cm，柱床体积约 10.5ml。称取 Sephadex G－50 5g，加 154mmol NaCl 溶液 100ml 左右，置室温浸泡 6 小时，可装 5 支柱。柱床应均匀，无断裂或气泡。

（2）标本准备：将待检尿样先离心沉淀或过滤，再作蛋白定性。阴性者可直接上柱；若蛋白为 ＋，则先用洗脱液稀释 5 倍，2 ＋稀释 10 倍，3 ＋稀释 15 倍，4 ＋稀释 20 倍。

（3）凝胶过滤：将尿液（或稀释尿）3ml 加于柱床上部的凝胶上，待样品完全进入凝胶后，弃去流出物，加入洗脱液洗脱，流速 5ml/min，收集洗脱液 6ml，混匀，供测定用。

（4）测定：取试管 3 支，分别标明空白管、标准管及测定管，按表 19－3 进行。

表 19－3 尿液微量清蛋白测定操作步骤

加入物（ml）	空白管	测定管	标准管
154mmol NaCl	4.0		
尿样洗脱液		4.0	
清蛋白标准液			4.0
显色液	0.4	0.4	0.4

混匀后，以 154mmol NaCl 溶液调节吸光度至零点，30 秒内分光光度计比色，波长 600nm，读取各管吸光度。

4. 计算 尿液清蛋白（mg/L）＝［（测定管吸光度－空白管吸光度）/（标准管吸光度－空白管吸光度）］×标准液浓度（60）×6/3

5. 参考范围 成人：（39.9±20.3）mg/L 尿液；（22.4±9.9）mg/g 尿液肌酐。

6. 评价

（1）本法灵敏度高，检出限为 5mg/L。若检测浓度超过 150mg/L 时，若尿中清蛋白含量超过此值，应将标本稀释后再做凝胶过滤。

（2）清蛋白与溴酚蓝混合后 30 秒显色达顶点，球蛋白显色在 30 秒后逐渐加深，为避免对清蛋白测定的干扰，显色后应在 30 秒内读取吸光度。

（3）混浊尿液上柱前必须离心或过滤，否则可使结果偏高。尿中血红蛋白浓度达 37.2mg/L 时对本法有干扰。

二、尿转铁蛋白

1. 原理　尿转铁蛋白（transferrin，TRF）免疫散射比浊法的检测原理同尿 α_1 - MG 的免疫散射比浊法检测。

2. 主要试剂　主要包括抗血清、TRF 标准品、蛋白质控品、缓冲液、稀释液等。

3. 操作步骤　按说明书要求设置参数，上全自动特种蛋白分析仪测定，具体参见尿 α_1 - MG 检验的操作。

4. 参考范围　小于 2.0mg/L。

5. 评价

（1）尽可能及时测定，尿若在 2～8℃下储存不可超过 8 天。

（2）抗血清每次使用后立即盖紧，并且避免污染，2～8℃保存期间可能会出现混浊或沉淀，不影响活性，可用孔径为 0.45μm 的滤器过滤后再用。

三、尿液 IV 型胶原

1. 原理　尿液中的 IV 型胶原（collagen type IV，IV - C）先后与小珠上包被的单克隆抗体及过氧化物酶标记的第二抗体结合，形成 IV 型胶原抗体 - IV 型胶原 - 酶标抗体复合物，加入酶基质反应显色，测定吸光度，通过标准曲线查出 IV 型胶原的浓度。

2. 主要试剂

（1）酶标抗体液：过氧化物酶标记鼠抗人 IV 型胶原蛋白单克隆抗体。

（2）显色剂：3，3'，5，5'-四甲基联苯胺，以显色剂溶解液与显色剂溶液按 1：100 的比例配制。

（3）底物液：含有 0.015% 过氧化氢 10mmol/L 醋酸缓冲液。

（4）终止液：0.665mol/L（1.33N）硫酸。

（5）IV - C 标准品：人 IV 型胶原蛋白。

3. 操作步骤

（1）准备好标准曲线用的 5 支试管，取各浓度的 IV - C 标准液 50μl（0ng/ml 管则加稀释液），样品管中加入样品 50μl。各管分别加酶标抗体液 300μl。

（2）用小钳子取出抗体包被珠，用滤纸吸去黏附的液体，逐个放入试管立即混匀，10～30℃下准确静置 1 小时，按一定间隔时间加洗液 1.0ml，终止反应。

（3）洗涤：用吸管吸去反应液，加洗液 3.5ml 进行吸除，反复此操作 3 次。

（4）加显色液 300μl，按一定间隔加底物液 100μl，混匀后，在 10～30℃情况下，准确静置 30 分钟。

（5）加终止液 1.0ml 终止酶反应。用水作对照，450nm 波长测定吸光度。

4. 参考范围　成人：（4.31±1.98）mg/L。

5. 评价

（1）标本冷藏 1 周，冷冻保存 6 个月稳定，冻存标本复融时应充分混匀，避免反复冻融。

（2）洗涤液和抗体稀释液应随用随配，用前应充分混匀。

（3）显色剂使用四甲基联苯胺（TMB），灵敏度及显色后的稳定性良好，无致癌性。

四、胱抑素 – C

1. 原理　血清中胱抑素 – C（cystatin，Cys – C）与包被有抗体的乳胶粒子反应，使反应溶液浊度增加。其浊度的增加值与血清中 Cys – C 的浓度呈正比，在 570nm 波长处监测溶液吸光度的增加速率，并与标准品比较，计算出 Cys – C 的浓度。

2. 主要试剂

（1）试剂 I：Tris 缓冲液。

（2）试剂 II：抗人 Cys – C 多克隆抗体乳胶颗粒悬浊液。

（3）Cys – C 标准品。

3. 操作步骤

（1）血清 3μl，加试剂 I 125μl，混匀后孵育 5 分钟，再加试剂 II 125μl，混匀。延时 60 秒，监测时间 90 秒，记录吸光度增加的速率（$\Delta A/min$）。

（2）将标准品稀释成系列浓度，依据以上操作，读取各浓度标准管的 $\Delta A/min$，与相应的 Cys – C 浓度绘制标准曲线。

4. 计算　根据血清样品的 $\Delta A/min$，从标准曲线上查得 Cys – C 的浓度。

5. 参考范围　成人：0.59 ~ 1.03mg/L。建议各实验室建立自己的参考值。

6. 评价

（1）本法检测灵敏度为 0.05mg/L，线性范围可达 8mg/L，若样品浓度超过此范围，需用生理盐水稀释后测定。

（2）本法不仅完全符合评估清除率的标记物特点，而且克服了目前常用标记物的多种缺点，可上机自动化检测。

（3）颗粒增强免疫散射比浊法（PENIA）和颗粒增强免疫透射比浊法（PETIA）适于自动化仪器检测，与单纯免疫扩散法、酶免疫法或放射免疫测定法比较，简单易行，检测周期短。

（4）不同来源的 Cys – C 标准品，参考区间可有一定差异。

五、尿视黄醇结合蛋白

1. 原理　免疫散射比浊法检测尿视黄醇结合蛋白（retinol binding protein，RBP）的原理同尿 α_1 – MG 免疫散射比浊法检测。

2. 主要试剂　主要包括 RBP 抗体包被的乳胶微粒、相应蛋白标准品、蛋白质控品、缓冲液、稀释液等。

3. 操作步骤　按试剂盒说明书要求设置参数，上全自动特种蛋白分析仪测定，具体见尿 α_1 – MG 检验的操作。

4. 参考范围　成人：< 12.0μg/mmol 肌酐。

5. 评价

（1）尿 RBP 在酸性环境中稳定性好，不易被破坏。

（2）尿 RBP 的检测操作方便，适合常规检测。

（3）正常人尿中 RBP 含量极少，主要为 apo-RBP，其排出量取决于肾小管的重吸收功能。

六、循环免疫复合物

（一）聚乙二醇比浊法测定循环免疫复合物

1. 原理　在被检血清中加入低浓度聚乙二醇（PEG），可将血清中循环免疫复合物（circulating immune complex，CIC）沉淀下来，利用透射比浊或散射比浊法可测出 CIC 的存在与含量，用吸光度（A）值表示其相对量。

2. 主要试剂

（1）0.1mol/L pH8.4 硼酸盐缓冲液（BB）：硼砂（$Na_2B_4O_7 \cdot 10H_2O$）4.29g，硼酸 3.40g，蒸馏水加至 1 000ml，完全溶解后用 G3 或 G4 号玻璃滤器过滤。

（2）PEG-NaF 稀释液：PEG 40.0g，NaF 10.0g，BB 加至 1 000ml，溶解后用 G3 或 G4 号玻璃滤器过滤。

3. 操作步骤　取试管两支标明测试管和对照管。分别加 BB、PEG-NaF 稀释液 2.0ml，各管加稀释样品（用 BB 作 1：3 稀释）0.2ml。37℃ 水浴 60 分钟，495nm 波长测定吸光度。以大于正常人浊度值均值加 2 个标准差为 CIC 阳性。

4. 计算　待检血清浊度值 =（测定管吸光度 - 对照管吸光度）×100

5. 参考范围　各家阳性标准不同，以高于正常人均值 ±2s 为阳性，或者 <10U/ml，或者 A 值 >0.12 为阳性，A 值 ≤0.12 为阴性。最好应参照试剂盒的参考值，建立自己实验室的参考范围。

6. 评价

（1）本法简单快速，但易受多种大分子蛋白和温度的干扰，灵敏度较低；乳糜微粒、低密度脂蛋白、高 γ 球蛋白血症以及标本反复冻融均易造成假阳性，特异性不高。

（2）PEG 法特别适用于沉淀获得 CIC，再进行解离分析其中的抗原与抗体。

（二）酶联免疫法测定循环免疫复合物

1. 原理　在已包被 C1q 的聚苯乙烯反应板微孔中加入待测血清，血清中若有 CIC 时，CIC 中的 IgG 以其 Fc 段与 C1q 结合，洗涤后加入酶标抗人 IgG 抗体，反应生成 C1q-CIC-酶标记抗人 IgG 复合物。洗去未反应物，再加酶底物/色原溶液呈色，颜色强度即可反映待测血清中 CIC 的水平。

2. 主要试剂　已包被 C1q 的微孔条板，人 CIC 标准品（2、20、200RU/ml），阳性与阴性对照血清，酶标兔（山羊）抗人 IgG，酶底物/色原（H_2O_2/TMB）溶液等。

3. 操作步骤

（1）将待测血清、CIC 标准品、阳性与阴性对照分别加至相应微孔中，每孔 100μl，室温温育 30 分钟。

（2）甩尽孔内液体，用洗涤液洗孔 3 次，在吸水纸上拍干。

（3）各孔加入工作浓度的酶标抗人 IgG 100μl，室温温育 30 分钟，重复步骤（2）。

（4）各孔加入酶底物/色原溶液 100μl，室温避光反应 15 分钟呈色，每孔加终止液 100μl，终止反应后 30 分钟内于酶标仪 450nm 波长读取吸光度。

4. 参考范围　各实验室可参照试剂盒参考值建立自己的不同性别和年龄的正常参考值。例如，第 90 百分位数参考值为 15RU/ml，第 95 百分位数参考值为 31RU/ml。

5. 评价

（1）试剂应保存于 2~8℃，不可冰冻。复融后的标准和对照血清应分装保存于 -20℃。

（2）待测血清在 2~8℃可保存 3 天，长期保存需置 -20℃，取出时应室温自然融化，且避免反复冻融。

（3）待测血清、试剂、废弃物均应视为"生物危险品"，按规定防护和处理。

（4）酶联免疫法测定 CIC 阳性率在系统性红斑狼疮患者为 75%~80%，类风湿关节炎为 80%~85%，血管炎为 73%~78%。

七、β-N-乙酰氨基葡萄糖苷酶

（一）对硝基酚比色法测定尿液 β-N-乙酰氨基葡萄糖苷酶

1. 原理　β-N-乙酰氨基葡萄糖苷酶（Nacetyl-β-D-glu-cosaminidase，NAG）测定是以对硝基酚 N 乙酰 β-D-氨基葡萄糖为底物，加入一定量尿液，尿中 NAG 作用于底物，产生 N-乙酰 β-D-氨基糖和对硝基酚。再加入一定量碱溶液，终止反应，并使对硝基酚显黄色，400nm 测吸光度。常同时测尿肌酐，以 NAG U/g 尿肌酐表示。

2. 主要试剂

（1）pH4.6 50mmol/L 枸橼酸盐缓冲液：枸橼酸（$C_6H_8O_7 \cdot H_2O$）5.4g，枸橼酸三钠（$Na_3C_6H_5O_7 \cdot 2H_2O$）10g，用蒸馏水溶解并定容到 1L。

（2）10mmol/L 底物溶液：称取对硝基酚-N-乙酰-β-D 氨基葡萄糖苷 342.3mg，用上述缓冲液稀释到 100ml，混匀，于 4℃冰箱可保存 10 天。

（3）pH9.8 50mmol/L 碱性缓冲液（BAS）：硼砂（$Na_2B_4O_7 \cdot H_2O$）4.77g，用适量蒸馏水溶解后，加 0.2mol/L 氢氧化钠 170ml，再用蒸馏水定容到 1L。

（4）3mmol/L 对硝基酚标准液：取合乎要求的对硝基酚 41.7mg，用蒸馏水溶解并定容到 100ml，混匀后置冰箱保存。

3. 操作步骤

（1）取两支试管，标明测定管和对照管，分别加入尿液 0.2ml，标准液 0.2ml，37℃水浴平衡 3 分钟。

（2）测定管再加入 37℃预温的底物溶液 1.0ml，37℃水浴 15 分钟。

（3）各管加入 pH 9.8 缓冲液 4.0ml，底物溶液 1.0ml，混匀。

（4）以蒸馏水调零，405nm 波长读取各管吸光度，用测定管和对照管吸光度之差值（Au-Ac）查标准曲线。

4. 参考范围　尿液：NAG 活性小于 16U/L。

5. 评价

（1）尿液标本中 NAG 于 4℃冰箱可稳定 1 周。

（2）配制试剂应用重蒸馏水，底物中应无游离 4-甲基伞形酮（4-MU），如有可用丙酮提去。BAS 中如有应 50℃加热 2 小时灭活。

（3）以"NAG U/g 肌酐"比值计算酶排出率，既不受尿浓缩或稀释的影响而变动，又可不留 24 小时尿。

（4）本法的反应底物溶解度小，配制底物溶液时，应先用适量 pH 4.6 缓冲液将底物调成糊状，再逐渐加缓冲液到所需量。

（二）荧光光度法测定尿液 β－N－乙酰氨基葡萄糖苷酶

1. 原理　荧光底物 4－甲基伞形酮 N－乙酰 β－D 氨基葡萄糖苷，在 NAG 作用下水解，释放出游离的 4－甲基伞形酮（4－MU）。后者在碱性条件下变构，受激发产生荧光。根据荧光强度在标准曲线上查得 4－MU 含量，计算出酶活力单位。

2. 主要试剂

（1）枸橼酸磷酸盐缓冲液

1）60mmol/L 枸橼酸钠溶液：称取 12.6g 枸橼酸钠，蒸馏水溶解并定容至 1L。

2）95mmol/L 磷酸氢二钠溶液：称取无水 Na_2HPO_4 13.5g，以蒸馏水溶解并定容至 1L。

3）取 1）液 50ml 及 2）液 50ml 混合，测 pH 应为 4.5。

4）取 3）液 50ml，加入叠氮钠 10mg 及牛血清蛋白（BSA）50mg，溶解。4℃保存可稳定数周，如长菌应弃去。此为含牛血清蛋白缓冲液。

（2）2mmol/L 底物缓冲液：称取 4－甲基伞形酮 N 乙酰－β－D 氨基葡萄糖苷 7.6mg，溶入 10ml 含牛血清蛋白缓冲液中。小量分装于具塞试管中，置 －20℃保存可用数月，但不得反复冻融。

（3）pH10.4 酶反应中止液：称取甘氨酸 37.5g，溶于 1L 蒸馏水中，加入 0.5mol/L 氢氧化钠 920ml，用 0.5mol/L 氢氧化钠调校 pH 至 10.4。

（4）300μmol/L 4－MU 标准液：称取 4－MU 11mg，用中止液溶解并定容至 250ml。此为贮存液，置棕色瓶 －4℃保存至多稳定 10 天。

3. 操作步骤

（1）取两支试管，标明测定管和对照管，分别加尿样（一般作 20 倍稀释）和不含 BSA 缓冲液 0.1ml。

（2）各管加底物缓冲液 0.2ml，混匀，37℃水浴 15 分钟。

（3）各管加中止缓冲液 3.0ml，混匀。

（4）激发波长 364nm，发射波长 448nm，以中止液调零，6μmol/L 4－MU 管调荧光强度至 100 后，分别测定测定管及对照管的荧光强度（根据需要，也可用 4－MU 3μmol/L 管调荧光强度至 100）。

4. 参考范围　国外报道健康成人血清 NAG 为 7～20U/L；国内报道为（9.94±2.07）U/L。因测定条件不完全相同，建议各实验室建立自己的参考值。

5. 评价

（1）用窄带宽分光光度计，吸光度至 1.0 或酶活力达 90U/L 仍呈线性；用非窄带宽分光光度计，吸光度至 0.6 或酶活力至 60U/L 呈线性。超出此范围应将标本用生理盐水稀释后重测，结果乘以稀释倍数。

（2）荧光法测 NAG 灵敏度高，不受尿色干扰，但服用能产生荧光的药物时需作标本空白对照校正。

（毛有彦）

参考文献

[1] 王鸿利，丛玉隆，仲人前，吕建新，周新，等．实用检验医学．北京：人民卫生出版社，2013.

[2] 钱士匀．临床生物化学检验实验指导．北京：人民卫生出版社，2011.

[3] 吕申，张景义．病理检验技术．北京：人民军医出版社，2012.

[4] 王恩华．病理学．北京：高等教育出版社，2015.

[5] 沈岳奋．生物化学检验技术．北京：人民卫生出版社，2008.

[6] 郑芳，陈昌杰．临床分子诊断学．武汉：华中科技大学出版社，2014.

第二十章　胃、肠、胰相关疾病的检验

第一节　胃疾病的生物化学检验

胃结构和功能的完整是保证胃正常生理作用的基础，一旦胃黏膜屏障被破坏或胃肠激素分泌紊乱，将引起各种胃疾病的发生。胃疾病可引起胃分泌功能异常，使胃液的量和成分发生变化。因此，通过胃液检测分析可以了解胃的分泌、运动和消化功能，还可协助检查与胃液成分改变有关的疾病，是临床研究与诊断胃疾病的重要手段。

一、胃酸测定

胃酸（gastric acid）分泌量是衡量胃分泌功能的良好指标，常用单位时间氢离子的分泌量（mmol/h）表示。检测方法可分非刺激和刺激 2 类，刺激因子可选五肽胃泌素或磷酸组胺。

（1）方法

1）胃酸浓度测定：用 NaOH 溶液滴定胃液至终点，则胃酸浓度（mmol/L）= NaOH 浓度（mmol/L）×NaOH 消耗量（ml）/被滴定胃液量。

2）基础胃酸分泌量（basic acid output，BAO）：基础胃酸分泌量为注射刺激剂前 1h 内抽取的胃液量乘以胃酸浓度。

3）最大胃酸分泌量（maximal acid output，MAO）：最大胃酸分泌量为注射刺激剂后每 15min，共 4 次标本的酸度总和。

4）高峰胃酸分泌量（peak acid output，PAO）：高峰胃酸分泌量做完 MAO 测定后，取最高和次高 2 次分泌量之和乘以 2，即为 PAO。

参考区间：空腹胃液游离酸为 0 ~ 30mmol/L，平均为 18mmol/L；总酸度为 10 ~ 50mmol/L，平均为 30mmol/L。BAO 为 2 ~ 5mmol/h，MAO 为 15 ~ 20mmol/h，PAO 为（20.6±8.77）mmol/h，BAO/MAO 为 0.2。

（2）临床意义：胃酸测定是胃分泌功能检查中的一项重要内容。BAO 主要反映胃对神经、精神、体液因素等内源性刺激的应答。MAO 和 PAO 临床含义相同，都反映使用刺激物后，胃排酸量增加程度。临床诊断上一般可分为胃酸分泌增加和胃酸分泌减少 2 种情况。①胃酸增高。可见于消化性溃疡、卓 - 艾综合征、幽门梗阻、胆囊炎、阑尾炎等。②胃酸减少。可见于急性胃炎、慢性萎缩性胃炎、胃癌、恶性贫血及部分胃溃疡。

二、胃蛋白酶原和胃蛋白酶的测定

人胃液中存在 7 种类型的胃蛋白酶原（pepsinogen，PG），以 PG Ⅰ、PG Ⅱ 和 PG Ⅲ 型为主，其中 PG Ⅰ 作用最强。PG Ⅰ 和 PG Ⅱ 均由胃体的主细胞所分泌，都可出现于血清中，仅

PG Ⅰ 从尿中排出。

（1）方法：测定方法主要有放射免疫法和牛血清蛋白水解法。

参考区间：血清 PG Ⅰ 为 25～100μg/L，PG Ⅱ 为 5～20μg/L，胃蛋白酶为 40～60U。胃液胃蛋白酶为 3.6～10.6U。

（2）临床意义：由于 PG Ⅰ 完全由泌酸区的黏膜产生，所以与胃酸分泌的相关性较好，可作为胃分泌功能测定的辅助指标。PG Ⅰ 和 PG Ⅱ 含量增加提示消化性溃疡发病的危险性增加；PG Ⅰ 增加有助于判断溃疡的活动性。胃溃疡时胃蛋白酶多为正常，十二指肠溃疡时明显升高；慢性十二指肠炎、胃扩张、慢性胃炎时活性减弱；恶性贫血时极低或无活性。

三、胃泌素测定

（1）方法：体循环中至少有 5 种胃泌素，其中主要是 G-17 和 G-34，二者调节胃酸分泌的能力相当，仅 G-34 的半衰期稍长。常用放射免疫法测定血清胃泌素，空腹参考值一般 <150ng/L。

（2）临床意义：胃泌素虽然可刺激胃酸分泌，但高胃泌素血症时也可伴低酸分泌，因此高胃泌素血症必须结合基础酸分泌的情况进行分析（表 20-1）。

表 20-1　高胃泌素血症的临床意义

基础酸分泌	临床意义
正常或低分泌	胃溃疡、胃癌、萎缩性胃炎、恶性贫血、肝硬化、慢性胰腺炎、慢性肾衰、小肠大部切除、胃窦 G 细胞增生、迷走神经切除、嗜铬细胞瘤、非胰岛细胞瘤
6～15mmol/h	慢性胃通道阻塞、胃窦功能亢进
>15mmol/h	卓-艾综合征

（毛有彦）

第二节　胰腺疾病的生物化学检验

一、概述

胰腺疾病的诊断方法近年来虽有很大发展，但都有局限性。因此，胰腺酶和胰外分泌功能的试验仍占有较重要地位。常用的有关胰腺酶和外分泌功能的试验有以下几个方面：

（1）血清淀粉酶、尿淀粉酶、淀粉酶同工酶、胰脂肪酶、胰蛋白酶等测定。

（2）粪便中氮、脂肪、胰酶等检测。

（3）十二指肠内容物检查。

（4）促胰酶素-促胰液素试验（P-S test）。

（5）对氨基苯甲酸试验试验（Bz-Ty-PABA 实验）和荧光素试验等。

此外还有一些其他试验，如木糖吸收实验、粪便脂肪定量等，以上这些试验可以对急性胰腺炎、慢性胰腺炎及其他胰腺疾病的诊断，吸收不良原因的鉴别等提供帮助。实验虽多，但也要选好适应证。有些胰功能试验由于操作复杂，特异性和灵敏度不够等原因，已很少用了。实际应用最多的还是血清酶和尿酶检查。

此外，由于胰腺也有很大的储备、代偿能力，往往需要病变严重到一定程度时胰功能试验才能显出异常，此点应加以注意。

二、淀粉酶测定

（一）原理和方法

胰淀粉酶由胰腺以活性状态排入消化道，是最重要的水解碳水化合物的酶，和唾液腺分泌的淀粉酶一样都属于 α-淀粉酶，作用于 α-1，4 糖苷键，对分支上的 α-1，6 糖苷键无作用，故又称淀粉内切酶。其作用的最适 pH 为 6.9，可通过肾小球滤过，是唯一能在正常时于尿中出现的血浆酶。

人体的其他组织如卵巢、输卵管、肺、睾丸、精液、乳腺等的提取物中都发现有淀粉酶活性；血液、尿液、乳液中也含淀粉酶。血液淀粉酶中主要来自胰腺、唾液腺，尿液中淀粉酶则来自于血液。

测定血清淀粉酶同工酶时，发现有两个主要的同工酶区带及数个次要区带。两个主要区带中的一个和胰腺的提纯物或分泌物电泳的位置相同，因此命名为 P-同工酶；另一个和唾液腺提纯物或唾液电泳在同一位置，因此命名为 S-同工酶。测定淀粉酶同工酶有助于对胰腺疾病的鉴别诊断。

参考值：限定性底物法

血清淀粉酶 ≤220U/L（37℃）

尿淀粉酶 ≤1 200U/L（37℃）

P-同工酶 血清 115U/L；尿 800U/L

新生儿血清淀粉酶约为成年人的 18%，主要为 S-型，到 5 岁时达成人水平；在一岁内测不出血清 P-型淀粉酶，以后缓慢上升，在 10~15 岁时达成人水平。

血清淀粉酶和尿淀粉酶测定是胰腺疾病最常用的实验室诊断方法，当罹患胰腺疾病，或有胰腺外分泌功能障碍时都可引起其活性升高或降低，有助于胰腺疾病的诊断。尿淀粉酶水平波动较大，所以用血清淀粉酶检测为好，或两者同时测定。淀粉酶活性变化亦可见于某些非胰腺疾患，因此在必要时测定淀粉酶同工酶具有其鉴别诊断意义。

（二）临床意义

1. 血清淀粉酶　血清淀粉酶升高最多见于急性胰腺炎，是急性胰腺炎的重要诊断指标之一，在发病后 2~12 小时活性开始升高，12~72 小时达峰值，3~4 天后恢复正常。淀粉酶活性升高的程度虽然并不一定和胰腺损伤程度相关，但其升高的程度越大，患急性胰腺炎的可能性也越大。因此，虽然目前还都用淀粉酶作为急性胰腺炎诊断的首选指标，但其特异性和灵敏度都还不够高。当怀疑急性胰腺炎时，应对患者血清和尿淀粉酶活性连续作动态观察，还可结合临床情况及其他试验，如胰脂肪酶、胰蛋白酶等测定共同分析，做出诊断。

淀粉酶测定对监测急性胰腺炎的并发症如胰腺假性囊肿、胰腺脓肿亦有价值，此种时候血淀粉酶活性多持续升高。重症急性胰腺炎时可以引起胸腔积液和（或）腹腔积液，积液中的淀粉酶活性甚至可高于血清淀粉酶活性 100 倍以上。

急性胰腺炎的诊断有一定的困难，因为其他急腹症也可以引起淀粉酶活性升高。所以当怀疑急胰腺炎时，除应连续监测淀粉酶外，还应结合临床情况及其他试验，如胰脂肪酶、胰蛋白酶等测定结果共同分析，做出诊断。

慢性胰腺炎淀粉酶活性可轻度升高或降低，但没有很大的诊断意义。胰腺癌早期淀粉酶活性可见升高。

淀粉酶活性中度或轻度升高还可见于一些非胰腺疾病，如腮腺炎、急性腹部疾病（消化性溃疡穿孔、上腹部手术后、机械性肠梗阻、肠系膜血管病变、胆道梗阻及急性胆囊炎等）、服用镇痛剂、酒精中毒、肾功能不良及巨淀粉酶血症等情况，应加以注意。

血液中淀粉酶能被肾小球滤过，所以任何原因引起的血清淀粉酶升高时都会使尿中淀粉酶排出量增加，尤以急性胰腺炎时为多见。急性胰腺炎时肾清除淀粉酶的能力加强，其升高可早于血淀粉酶，而下降晚于血淀粉酶。

2. 淀粉酶同工酶　　血清淀粉酶除来源于胰腺外，还来源于唾液腺及许多其他组织，所以在淀粉酶活性升高时，同工酶的测定有助于疾病的鉴别诊断。P - 同工酶升高或降低时，说明可能有胰腺疾患；S - 同工酶的变化可能是源于唾液腺或其他组织。当血清淀粉酶活性升高而又诊断不清时，应进一步测定同工酶以助鉴别诊断。有许多方法可以测定同工酶，琼脂糖和醋纤膜电泳法都是比较常用的方法。

淀粉酶的测定结果受方法的影响较大，不同方法参考值亦有所不同，临床所用方法也较多。因此，必须了解所用测定方法和其参考值，才能做出正确的诊断。

作为胰腺疾病尤其是急性胰腺炎诊断的试验，淀粉酶测定应用已久，试验方法曾屡经改进，已经有过 200 多种方法。其试验基本原理都是把患者的标本（含淀粉酶）和作为底物的多糖一起进行反应后，测定反应后的剩余底物或产物来计算淀粉酶的活性。很久以来一直以淀粉为底物，但由于淀粉来源物质不同，其分子结构、分子量变化都很大，因而会影响到淀粉酶的测定。多年的研究结果，认为从天然物质中提取的淀粉分子结构差异很大，不宜用做底物。现在已经改用限定性底物法，即选用结构明确，性质稳定的小分子低聚糖作为底物，能产生稳定的限定性产物，然后测定反应产物（发色团或葡萄糖）量来计算淀粉酶活性。

用做限定性底物的一般有 4~7 种葡萄糖（戊糖、庚糖等），并连有发色团如 β - 2 - 氯 - 4 - 硝基酚 - G7、ethylidene - G7PNP 等。试验中所用的工具酶 α - 葡糖苷酶来源不同时，其水解淀粉酶作用后产物的程度也不同，也会影响测定的结果。

很多阴离子有激活淀粉酶的作用，其中以 Cl^-、Br^- 为最强。血清甘油三酯浓度高时，可以抑制淀粉酶活性，应将标本加以稀释，以降低其影响。由于 Ca^{2+} 是淀粉酶分子组成的部分，所以除肝素外，一般抗凝剂如草酸盐、枸橼酸盐等因能与 Ca^{2+} 结合，抑制淀粉酶活性而不宜应用。

另外，应该注意淀粉酶的测定方法操作要简单、快速，适于急诊应用，因为急性胰腺炎需要尽快诊断和治疗。

三、淀粉酶清除率与肌酐清除率比值（ACCR）

健康人肾脏清除淀粉酶的能力为 1~3ml/min。淀粉酶清除率与肌酐清除率有一个稳定的比值，可用 Cam/Ccr 表示。其参考值在 2%~5%。在急性胰腺炎时由于肾清除淀粉酶的能力加强，其比值大于 8% 者并不少见。据报道，急性胰腺炎时 Cam/Ccr 比值明显高于对照组（$P < 0.01$），在对照组中有 Cam/Ccr 比值正常而淀粉酶却升高者；而试验组中有一部分

急性胰腺炎患者此比值升高而血清淀粉酶却正常，说明 Cam/Ccr 比值测定比淀粉酶更为敏感和特异。因此，对怀疑患急性胰腺炎而血清淀粉酶正常的患者，检测 Cam/Ccr 比值也许更有意义。

测定 Cam/Ccr 比值不需限制留尿的时间和尿量，因为测定淀粉酶和肌酐是用同一份标本，尿量和时间都一样。一般用随意尿或留 2~4 小时尿就可以了，在留尿期间取血同时测定血肌酐。

同样地，如果采取标本的时间不合适，病情较轻或有淀粉酶活性抑制物存在时，此值也可正常。Cam/Ccr 比值降低可见于巨淀粉酶血症患者。

四、脂肪酶

（一）原理和方法

脂肪酶是一种水解长链脂肪酸甘油酯的酶，血清中的脂肪酶主要来自于胰腺，也有一些来自于其他组织，如胃、小肠黏膜、肺等处者；此外，在白细胞、脂肪细胞、乳汁中也可测到脂肪酶活性。脂肪酶可由肾小球滤过，并被肾小管全部回吸收，所以尿中测不到脂肪酶活性。检测方法有滴定法、荧光光度法和比浊法等。

参考值：BMD 浊度法（30℃）：成人：$30~10^9$U/L

>60 岁：18~180U/L

滴定法：0~0.7U/ml 1.5U 以上有意义

耦联法：1~54U/L

色原底物法：13~63U/L

（二）临床意义

血清脂肪酶活性测定可用于胰腺疾病诊断，特别是在急性胰腺炎时，发病后 4~8 小时内血清脂肪酶活性升高，24 小时达峰值，一般持续 8~14 天。脂肪酶活性升高多与淀粉酶并行，但可能开始升高的时间更早、持续时间更长、升高的程度更大。有报道患急性胰腺炎时脂肪酶比淀粉酶更敏感和特异，因而认为脂肪酶活性升高更有诊断意义，最好是同时检测淀粉酶和脂肪酶。因脂肪酶活性升高持续的时间较长，所以在疾病的后期测定可能更有意义。

此外，血清脂肪酶升高也可见于急腹症、慢性肾病等。但患腮腺炎和巨淀粉酶血症时不升高，此点与淀粉酶不同，可用于鉴别。

测定脂肪酶可用橄榄油或三油酸甘油酯做底物。脂肪酶只作用在脂-水界面，因此所用之底物必须呈乳胶状态，其反应速度将随乳状液之分散度（表面积）而增加。由胰腺分泌的共酯酶连于胆酸盐表面，形成共酯酶-胆酸盐复合物，再附着于底物表面，这种形式的底物和脂肪酶有很高的亲和力。

虽然脂肪酶对急性胰腺炎诊断比较特异和灵敏，但以前由于方法学问题，未得到临床普遍应用。现已有试剂盒供应，有利于临床推广应用。

五、胰蛋白酶

胰蛋白酶是胰腺分泌的重要消化酶之一，人类胰腺细胞合成两种主要的胰蛋白酶，通常是以无活性的酶原形式存在，即胰蛋白酶原－1和胰蛋白酶原－2。它们都储存在酶原颗粒中，在食管神经反射和（或）肠道激素（胆囊收缩肽－肠促胰酶素）的刺激下分泌入肠道，肠液中的肠肽酶可以激活胰蛋白酶，胰蛋白酶本身及组织液亦可使其激活，亦可被 Ca^{2+}、Mg^{2+} 等离子激活。

两种胰蛋白酶酶原的电泳迁移率不同，最适 pH 亦有差别，两者很少有免疫交叉反应，因此有可能用免疫方法测定。

1. 血清胰蛋白酶　虽然胰液中含有大量的胰蛋白酶，正常时却很少进入血循环。健康人血清中存在的主要为游离胰蛋白酶原－1，没有游离的胰蛋白酶。

急性胰腺炎时，血清胰蛋白酶和淀粉酶平行升高，其峰值可达参考值上限的 2～400 倍，两种胰蛋白酶的分布和急性胰腺炎的类型及严重程度有关。轻型者 80%～99% 为游离胰蛋白酶原－1 及极少的结合型的胰蛋白酶－1；而重型者游离胰蛋白酶原－1 可低到胰蛋白酶总量的 30%，大部分以结合形式存在，它可以和 α_1－抗胰蛋白酶或 α_2－巨球蛋白结合。

由于有上面所说的临床意义，许多人都想把血清胰蛋白酶测定用于胰腺疾病诊断，但因为血清中还有其他蛋白酶也能水解试剂中的底物，同时还有蛋白酶的抑制物存在，这些都会影响测定结果，所以，以前临床很少测定血清胰蛋白酶。但现在已经有了测定胰蛋白酶原－1、胰蛋白酶－1、α_1－抗胰蛋白酶复合物的免疫方法，不过目前还没有广泛用于临床。其临床意义和价值尚须观察和总结。

2. 尿胰蛋白酶　由于胰蛋白酶原的分子量比较小（25kd），所以很容易由肾小球滤出。但是肾小管对两者的回吸收却不同，对胰蛋白酶原－2 的回吸收低于胰蛋白酶原－1，因此，尿中前者的浓度较大。在急性胰腺炎时尿中胰蛋白酶原－2 的浓度明显升高。

有研究报道，急性胰腺炎时尿胰蛋白酶原－2 的特异性为 95%，敏感性为 94%，说明其优于淀粉酶，是一个比较敏感而特异的诊断指标，而被用在急诊时的筛选试验。尿胰蛋白酶原－2 阴性结果多半可以除外急性胰腺炎，而阳性结果时应做进一步检查以确定诊断，也应做动态观察。

现用的尿胰蛋白酶原－2 的试纸条定性方法是基于免疫层析的原理。试纸条上有两种抗人胰蛋白酶原－2 抗体，一种标记于蓝色乳胶颗粒上，作为检测标记物，另一种固定在膜上，以捕捉标记的颗粒，显示阳性结果。按要求将试纸条的一部分浸入尿液，如果出现蓝色条带是为阳性。试验可以在床旁进行，于 5 分钟内完成，适合急诊应用。胰蛋白酶原－2 还可用免疫荧光法作定量检测。

急性胰腺炎的诊断要从两个方面考虑，即临床症状（急性腹痛等）和实验室检查（各项检查的临床意义已写在各试验中），但两者都有不典型的时候，应注意鉴别诊断。

六、胰腺外分泌功能试验

1. 促胰酶素－促胰液素试验（P－S test）　本试验是利用给胰腺以刺激，引起胰腺外分泌活动、采取给刺激物前、后的十二指肠液和血液，测定各项指标。从给刺激前、后各项指标的变化来评价胰腺外分泌功能。本试验所给的刺激物主要作用是促使胰腺组织分泌富含碳酸氢盐的电解质溶液，使胰液流出量增加；促使各种胰酶的分泌量和浓度增加。这样来测定在给这刺激物前、后胰液的流出量，碳酸氢盐及酶的浓度和排出量等，从其变化来评价胰腺外分泌功能。

从原理上看本试验是属于真正的胰腺外分泌功能试验，但因其操作复杂，患者又比较痛苦，因此很少应用于临床。

2. 对氨基苯甲酸试验（PABA test、BTP test）　本试验实际是一个简单易行的胰腺外分泌功能试验，利用胰糜蛋白酶分解所给药物的能力来判断胰腺外分泌功能。其做法是给患者口服 N－苯甲酰－L－烙氨酰－对氨基苯甲酸（BTP），此药到小肠后被胰糜蛋白酶特异地分解成 Bz－Ty 和 BAPA（对氨基苯甲酸）两部分，BAPA 被小肠吸收并在肝代谢后经肾由尿中排出，服药后留 6 小时尿，测 6 小时尿内所含 BAPA 量，计算其占所服药量百分数。

胰糜蛋白酶降低主要见于胰腺功能缺损。本试验结果降低可见于慢性胰腺炎、胰腺癌、胰腺部分切除术后等。本试验和 P－S test 有相关性，但病症轻微时不如 P－S test 敏感。

许多药物可能干扰本试验，特别是抗生素、磺胺类和利尿剂等，因此试验前应停服所有药物。有些含马尿酸盐前体的食物如梅子、李子等也能干扰测定，应避免进食。留尿期间可以饮水，但要禁食。此外，肠道的吸收和肾排出速度都可以影响测定结果，应加以注意。

（崔　杨）

第三节　胃炎

胃炎是指任何病因引起的胃黏膜炎症，常伴有上皮损伤和细胞再生。按临床的缓急和病程的长短，一般将胃炎分为急性胃炎和慢性胃炎。

一、急性胃炎病因与发病机制

急性胃炎是由多种病因引起的急性胃黏膜炎症。急性发病，常表现为上腹部症状。内镜检查可见胃黏膜充血、水肿、出血、糜烂（可伴有浅表溃疡）等一过性病变。病理组织学特征为胃黏膜固有层有中性粒细胞为主的炎症细胞浸润。

（1）药物：常见的有非甾体抗炎药（nonsteroidal antiinflammatory drug，NSAID）阿司匹林、吲哚美辛等、某些抗肿瘤药物、口服氯化钾或铁剂等。这些药物直接损伤胃黏膜上皮层。

（2）应激：严重创伤、大手术、大面积烧伤、颅内病变、败血症及其他严重脏器病变或多器官功能衰竭等均可引起胃黏膜糜烂、出血，严重者发生急性溃疡并大量出血。

（3）乙醇：乙醇具有亲酯性和溶脂能力，高浓度乙醇可直接破坏胃黏膜屏障。

二、慢性胃炎病因与发病机制

（1）幽门螺杆菌感染：幽门螺杆菌具有鞭毛，能在胃内穿过黏液层移向胃黏膜，其所分泌的黏附素使其紧贴上皮细胞，其释放尿素酶分解尿素产生 NH_3 从而保持细菌周围中性环境，幽门螺杆菌的这些特点有利于其在胃黏膜表面定位。通过上述产氨作用、分泌空泡毒素 A（VacA）等物质而引起细胞损害；其细胞毒素相关基因（cagA）蛋白能引起强烈的炎症反应；其菌体胞壁还可以作为抗原诱导免疫反应。这些因素的长期存在导致胃黏膜慢性炎症。

（2）饮食和环境因素：长期幽门螺杆菌感染，在部分患者可发生胃黏膜萎缩和肠化生，即发展为慢性多灶萎缩性胃炎。但幽门螺杆菌感染者胃黏膜萎缩和肠化生的发生率存在很大的地区差异，如印度、非洲、东南亚等地人群幽门螺杆菌感染率与日本、韩国、哥伦比亚等国相当甚至更高，但前者胃黏膜萎缩和肠化生发生率却远低于后者。我国地区间的比较也存在类似情况。世界范围的对比研究显示萎缩和肠化生发生率的地区差异大体与地区间胃癌发病率的差异相平行，这提示慢性萎缩胃炎的发生和发展还涉及幽门螺杆菌感染之外的其他因素，如饮食中高盐和缺乏新鲜蔬菜水果与胃黏膜萎缩、肠化生以及胃癌的发生密切相关。

（3）自身免疫：自身免疫性胃炎以富含壁细胞的胃体黏膜萎缩为主；患者血液中存在自身抗体如壁细胞抗体（parietal cell antibody，PCA），伴恶性贫血者还可查到内因子抗体（intrinsic factor antibody，IFA）；自身抗体攻击壁细胞，使壁细胞总数减少，导致胃酸分泌减少或丧失；由壁细胞分泌的内因子丧失，引起维生素 B_{12} 吸收不良而导致恶性贫血。

（4）其他因素：幽门括约肌功能不全时含胆汁和胰液的十二指肠液反流入胃，可削弱胃黏膜屏障功能。其他外源因素，如酗酒、服用 NSAID 等药物、某些刺激性食物等均可反复损伤胃黏膜。

三、实验室及相关检查

（1）胃镜及活组织检查：胃镜检查并同时取活组织做组织学病理检查是最可靠的诊断方法。

（2）幽门螺杆菌检测：幽门螺杆菌检查常用胃黏膜组织活检进行快速尿素酶试验、革兰染色镜检、ELISA 法检测血清抗体、^{14}C 呼气试验及 10% CO_2 分离培养。如果培养阳性即可确诊。消化性溃疡，胃及十二指肠黏膜分离培养阳性率分别为 57%～85% 及 86%～96%；慢性胃炎，胃黏膜分离培养阳性率 85%；十二指肠炎，分离培养阳性率高，如果在活动期可高达 100%。

^{14}C 呼气试验是检测幽门螺杆菌感染非常成熟的一种方法，其原理是幽门螺杆菌的尿素酶能把尿素分解成 CO_2 和 NH_3，用不同的核素标记尿素分子中的碳原子和氮原子，然后让被试者口服一定量的标记尿素，定时收集呼出的气体或排出的尿液，检测其中标记 CO_2 和 NH_3 的排除率，即可准确的反映幽门螺杆菌在胃中的存在。幽门螺杆菌是人胃内惟一富含尿素酶的细菌，口服的尿素均匀分布于胃内，胃内任何一处有幽门螺杆菌感染都能接触到尿素，故该法十分敏感和准确，是国际上公认的幽门螺杆菌诊断的"金标准"之一。

（3）自身免疫性胃炎的相关检查：疑为自身免疫性胃炎者应检测血 PCA 和 IFA 抗体，如为该病 PCA 多呈阳性，伴恶性贫血时 IFA 多呈阳性。血清维生素 B_{12} 浓度检测及维生素 B_{12} 吸收试验有助于恶性贫血诊断。当胃体黏膜出现明显萎缩时空腹血清胃泌素水平明显升高而胃液分析显示胃酸分泌缺乏（多灶性萎缩性胃炎血清胃泌素正常或偏低，胃酸分泌正常或偏低）。

（4）血清胃泌素：G17、胃蛋白酶原（PG）Ⅰ和Ⅱ测定胃体萎缩者血清胃泌素 G17 水平显著升高、PGⅠ和 PGⅠ/PGⅡ比值明显降低；胃窦萎缩者血清胃泌素 G17 水平下降、胃蛋白酶原和Ⅰ（或）Ⅱ比值正常；全胃萎缩者则二者均低。

（崔　杨）

第四节 消化性溃疡

消化性溃疡（peptic ulcer，PU）是指消化道暴露于胃酸及胃蛋白酶的任何部位的溃疡，因其发生与胃酸及胃蛋白酶的"消化作用"有关而得名。溃疡的黏膜缺损超过黏膜肌层，不同于糜烂。人群中消化性溃疡患病率高达 5% ~ 10%，以发生在胃和十二指肠最为多见，分别称之为胃溃疡和十二指肠溃疡。

一、病因与发病机制

消化性溃疡的病因及发病机制尚未完全清楚，目前比较一致的观点是：对胃和十二指肠黏膜有损害作用的攻击因子与黏膜自身防御因子之间失去平衡则可致病。胃溃疡以防御因子作用减弱为主要致病因素，而十二指肠溃疡以攻击因子作用增强为主要致病因素。

（1）攻击因子作用增强：胃黏膜经常遭受内源性或外源性损伤因子的攻击，内源性者主要是盐酸、胃蛋白酶及胆盐；外源性者主要为食物成分、细菌感染、药物、乙醇等。

1）幽门螺杆菌感染：1982 年 Marshall 和 Warran 从慢性活动性胃炎患者的胃窦黏膜标本中分离培养出幽门螺杆菌（Helicobacter pylori，Hp），发现 Hp 是导致多种上消化道疾病包括慢性胃炎和消化性溃疡的主要病因之一。Hp 为一种微需氧、带鞭毛的螺旋形革兰阴性菌。Hp 可借助其螺旋状菌体及鞭毛结构特点穿透其他细菌不易通过的胃黏膜表面不溶性黏液层而定居于胃的黏液层。Hp 能分泌高活性的尿素酶，分解组织内尿素产生氨。氨可使胃黏膜的跨膜电位下降，抑制 $Na^+ - K^+ - ATP$ 酶活性，阻止 H^+ 由黏膜内向胃腔主动转运，促使胃腔 H^+ 逆向扩散而致溃疡形成。氨增多还能干扰胃酸对胃泌素的反馈抑制，导致胃泌素分泌增多和壁细胞增生，促进胃酸分泌。

2）胃酸和胃蛋白酶：局部溃疡的形成是胃壁或十二指肠壁组织被胃酸和胃蛋白酶消化的结果，这种自我消化过程是溃疡形成的直接原因。

3）某些化学因素的损伤作用：某些药物如阿司匹林等非甾体消炎药（NSAID）可引起胃黏膜的损害。这些药物除了对胃肠黏膜的直接刺激和损伤外，还能通过抑制内源性前列腺素的合成、降低胃和十二指肠黏膜血流量以及削弱胃黏膜屏障功能使胃黏膜的保护作用受到损害。

乙醇可引起胃黏膜微静脉收缩，导致血流瘀滞及黏膜缺血，破坏胃黏膜屏障；还能抑制环氧合酶活性而阻碍前列腺素的合成。

（2）防御因子功能减弱

1）胃黏膜保护功能减弱：胃黏膜屏障和黏液 – HCO_3^- 屏障完整是胃黏膜保护的结构基础。若黏膜细胞自身受损及攻击因子的作用使黏膜屏障功能破坏，则引起 H^+ 的回渗，加速自身消化，从而导致溃疡的形成。

2）胃黏膜血供障碍：正常黏膜血流对维持黏膜内正常酸碱度、增强黏膜抵抗力具有重要作用。胃黏膜屏障功能正常必须依靠充足的血液供应。胃黏膜血供减少后，胃黏膜抵抗力降低，易受胃酸侵蚀，常引起胃黏膜溃疡。

3）其他防御因子作用减弱：胃黏膜合成的内源性前列腺素能抑制胃酸的分泌，刺激胃黏液、糖蛋白及 HCO_3^- 分泌，引起血管扩张增加血流量，促进胃黏膜细胞内 DNA、RNA 和蛋白质合成，增强胃黏膜上皮对攻击因子的抵抗力。表皮生长因子（EGF）能抑制胃酸分泌，促进黏膜细胞和壁细胞增殖，增强细胞保护作用。生长抑素（somatostatin，SS）能够抑制胃酸、胃泌素的分泌，具有保护胃黏膜作用。上述防御因子若合成、分泌减少，必将减弱胃黏膜的保护功能，促进溃疡的形成。

二、实验室检查

（1）胃酸测定：胃酸是引起胃和十二指肠黏膜损伤的主要因素。十二指肠溃疡患者常有胃酸分泌过多，其基础胃酸分泌量（BAO）和最大胃酸分泌量（MAO）均明显增高。有高胃酸分泌的十二指肠溃疡患者发生出血、穿孔等并发症的机会较大；十二指肠溃疡手术后若 BAO 仍 >5mmol/h、MAO >15mmol/h 时，应考虑溃疡复发的可能。胃溃疡患者胃酸分泌多正常或稍高于正常，但有些患者胃酸分泌不增反降，可能原因是这些患者胃黏膜结构的缺陷使 H^+ 自胃反向弥散入黏膜。

（2）幽门螺杆菌（Hp）检测：胃溃疡患者 Hp 检出率可达 72% ～100%，十二指肠溃疡为 73% ～100%。Hp 检测还有助于观察溃疡愈合及复发情况。

（3）胃蛋白酶原和胃蛋白酶测定：血清 PGⅠ高者易发生十二指肠溃疡，而胃溃疡患者多为 PGⅡ增高、PGⅠ/PGⅡ比值降低。胃溃疡时胃蛋白酶多为正常，十二指肠溃疡时胃蛋白酶明显增高。

（4）血清胃泌素测定：胃溃疡患者血清胃泌素较正常人稍高，而十二指肠溃疡患者餐后应答较正常人为强。血清胃泌素水平一般与胃酸分泌成反比，高胃泌素血症的胃溃疡患者基础胃酸分泌不高，甚至可降低。

（崔　杨）

第五节　胰腺炎

胰腺炎可分为急性和慢性 2 类，急性胰腺炎可复发但一般不会进展为慢性，而慢性胰腺炎为慢性损害引起，即使已将病因去除，仍持续存在并常有发展。

一、急性胰腺炎病因与发病机制

急性胰腺炎（acute pancreatitis，AP）是指各种原因所致胰腺内酶原群激活，发生胰腺自身及其周围脏器的自我消化而引起的炎症性疾病，是一种常见的急腹症。临床上根据病理变化一般分为单纯水肿型和出血坏死型 2 类。前者常见，以突发的上腹部疼痛、恶心、呕吐及血清、尿淀粉酶升高为主要表现，病程 1 周左右，预后良好。后者少见，但病情严重，易并发休克、腹膜炎等，病死率高。

（1）梗阻与反流：约 50% 的急性胰腺炎由胆道结石、炎症和胆道蛔虫引起，尤以胆结石最为常见。上述疾病可引起壶腹部梗阻，及胆汁潴留超过胰管压力，倒流入胰管，激活胰酶。

（2）酗酒和暴饮暴食：可使胰液分泌过多，酗酒还可引起十二指肠乳头水肿与 Oddi 括约肌痉挛，如伴呕吐可导致十二指肠内压骤增，引起十二指肠液反流激活胰酶而致病。

（3）感染：肝胆炎症时病原菌可通过淋巴管进入胰腺，也可发生血行感染，或肠道细菌由寄生虫携入胰管。一些急性传染病如流行性腮腺炎、病毒性肝炎以及柯萨奇病毒感染等可伴有 AP。

（4）内分泌与代谢障碍：任何引起高钙血症的原因（如甲状旁腺肿瘤、维生素 D 过量等）均可产生胰管钙化、增加胰液分泌和促进胰蛋白酶原激活。家族性高脂血症可使胰液内脂质沉着，引发 AP。

（5）药物：一些药物如利尿药、肾上腺皮质激素、四环素、硫唑嘌呤等通过不同机制对胰腺造成毒性损害。

（6）手术与创伤：损伤胰腺血管、胰胆管造影（ERCP）也可引发急 AP。

各种病因引起的急性胰腺炎虽然致病途径不同，但却具有共同的发病过程，即胰腺各种消化酶被激活所导致的自身消化作用。

二、慢性胰腺炎病因与发病机制

慢性胰腺炎（chronic pancreatitis，CP）是由各种原因引起的胰腺组织结构和功能持续性、进行性和不可逆性损害。其临床表现主要为长期反复发作的腹痛、腹泻、消瘦、糖尿病等。慢性胰腺炎的发病因素与急性胰腺炎相似，主要有胆道疾病、酒精中毒、甲状旁腺功能亢进、高脂血症、手术和外伤、遗传因素等，大多由急性胰腺炎长期存在或反复发作而致。此外，尚有 10% ~ 30% 病因不明的特发性胰腺炎。

三、实验室检查

胰腺疾病的生物化学诊断方法近年来虽有很大发展，但都有一定的局限性，胰腺酶和胰外分泌功能试验仍是常用的诊断方法。胰腺酶检测包括淀粉酶、脂肪酶、蛋白酶等。胰腺外分泌功能主要用于诊断慢性胰腺炎及胰腺癌等病变所致的胰外分泌功能障碍。

（1）酶学检测

1）淀粉酶：血清淀粉酶测定是急性胰腺炎的重要诊断指标之一，淀粉酶活性升高的程度与胰腺炎损伤程度不一定成平行关系，但活性愈高，诊断的正确率愈高。慢性胰腺炎早期淀粉酶活性可一过性增高，后期可不增高或增高不明显。

2）脂肪酶：血清脂肪酶活性在急性胰腺炎发病后 2 ~ 12h 升高，24h 达峰值，一般可持续 8 ~ 15d。脂肪酶活性升高与淀粉酶基本平行，特异性高于淀粉酶。肾小球滤过的脂肪酶可被肾小管全部重吸收，所以尿中一般测不到脂肪酶活性。因脂肪酶在急性胰腺炎病程中持续升高的时间比淀粉酶长，故测定血清脂肪酶可用于急性胰腺炎后期的诊断，特别是在血清淀粉酶和尿淀粉酶已恢复正常时，更有诊断意义。此外，有些疾病如腮腺炎伴发腹痛时，可用脂肪酶作鉴别诊断，因为单纯腮腺炎时，只表现为淀粉酶升高而脂肪酶正常。

3）胰蛋白酶：虽然胰液中含有大量的胰蛋白酶，正常时却很少进入血循环。血清放免法测定参考值 <400μg/L，急性胰腺炎时可增高 10 ~ 40 倍，阳性率约为淀粉酶的 2 倍。检测尿中的胰蛋白酶原 -2 方法简单。灵敏度高，与胰腺炎的严重程度有很好的相关性。有研究报道急性胰腺炎时尿胰蛋白酶原 -2 检测的特异性为 95%，敏感性为 94%，优于淀粉酶，是 1 个比较敏感而特异的诊断指标，可作为急诊时的筛选试验。

4）磷脂酶 A_2：磷脂酶 A_2 由胰腺腺泡合成，以前磷脂酶 A_2 的酶原形式由胰腺分泌，其激活时在氨基端裂解下来的一段多肽称为磷脂酶 A_2 活性肽（PLAP）。急性胰腺炎时磷脂酶

A_2 活性升高，其升高水平与疾病严重程度、预后密切相关，诊断急性坏死型胰腺炎的敏感性为 75%，特异性为 78%，阳性预测值 71%。PLAP 的浓度可反映磷脂酶的激活情况，利用放免法测定尿 PLAP 的峰值出现在急性胰腺炎发作后 12~24h，且与疾病的严重程度正相关，是较灵敏的诊断指标。

（2）C 反应蛋白（C‐reactive protein，CRP）：C 反应蛋白是组织损伤和炎症的非特异性标志物，近期的研究揭示 CRP 水平对急性胰腺炎的早期诊断很有价值，并有助于评估病情的严重程度。以 CRP 浓度 120mg/L 作为区别水肿型和坏死型急性胰腺炎的临界值，其诊断准确率达 85%。CRP 测定方法简便，适合作为胰腺炎患者的常规检查。其他急性时相反应蛋白如 α_2‐巨球蛋白、纤维蛋白原、α_1‐抗胰蛋白酶、α_1‐抗糜蛋白酶等对急性胰腺炎的诊断价值与 CRP 相似。

（3）其他生化检查：暂时性血糖升高常见，可能与胰岛素释放减少和胰高血糖素释放增加有关。持久的空腹血糖 >10mmol/L 反映胰腺坏死，提示预后不良。高胆红素血症可见于少数患者，多于发病后 4~7d 恢复正常。血清 AST、LDH 可增加。暂时性低钙血症（<2mmol/L）常见于重症急性胰腺炎，低血钙程度与临床严重程度平行，若血钙 <1.5mmol/L 以下提示预后不良。AP 时可出现高三酰甘油血症，这种情况可能是病因或是后果，后者在急性期过后可恢复正常。

（4）胰腺外分泌功能试验：分为直接试验和间接试验，直接分泌试验是利用胃肠激素直接刺激胰腺测定胰液和胰酶的分泌量作为判断胰腺疾病的参数。间接试验是应用试餐刺激胃肠分泌胃肠激素进而测定胰腺外分泌功能，或者基于胰腺功能降低使粪中未吸收食物（蛋白、脂肪）增加，血、粪中酶含量降低，一些合成物质（月桂酸荧光素、核素标记底物）在肠腔被胰酶分解，通过测定血、尿、粪、呼气中这些被水解物质的浓度降低程度来评估胰腺外分泌功能。主要有下列试验。

1）胰泌素试验：用胰泌素刺激胰腺后，观察胰液分泌量，HCO_3^- 和胰酶的含量。如 HCO_3^- 排出 <10mmol/20min，或胰液量 <80ml/20min 则提示分泌功能受损。

2）Lundh 试验：用特定饮食刺激胰腺分泌，从双腔管抽吸胰液，测定其中某些胰酶的活力。此法费时，烦琐，现渐少用。

3）胰功肽试验（N‐苯甲酰‐L 酪氨酰对氨苯甲酸，简称 BT‐PABA 试验）：BT‐PABA 是一种人工合成肽，口服后经胰液的作用可分解成 PABA，自小肠吸收而从尿中排泄。当胰腺外分泌功能减退，糜蛋白酶分泌不足时，可致尿 PABA 含量减少，约为正常量的 60%。此方法简便易行，近来多用此法。

4）血清胆囊收缩素‐胰泌素（CCK‐PZ）含量测定：免疫法测定血中 CCK‐PZ 含量为当前诊断 CP 的较好方法。由于本病胰酶分泌减少，对 CCK‐PZ 的反馈性抑制消失或减弱，故血清中 CCK‐PZ 浓度明显高于参考值（60pg/ml）。

（崔　杨）

第六节　胰腺癌

胰腺癌是恶性程度很高的消化道肿瘤，由于胰腺的解剖位置比较深，在早期癌肿不易发现，且该病的症状无特异性，癌肿呈多中心扩散，是预后最差的恶性肿瘤之一。近年来，胰腺癌发病率在国内外呈上升趋势，每10年约增加15%。

一、病因与发病机制

病因与发病机制至今未明。临床资料分析表明，可能是多种因素长期共同作用的结果，大量吸烟、饮酒、饮咖啡者，糖尿病患者，慢性胰腺炎患者发病率较高，胰腺癌的发生率也可能与内分泌有关，其根据是男性发病率较绝经期前的女性为高，女性在绝经期后则发病率上升，长期接触某些化学物质如F－萘酸胺、联苯胺、烃化物等可与胰腺癌有关。遗传因素与胰腺癌的发病也有一定关系。

分子生物学研究提示：癌基因激活与抑癌基因失活以及DNA修复基因异常在胰腺癌的发生中起重要作用，如90%的胰腺癌患者可有K－ras基因第12密码子的点突变。

二、实验室检查

（1）糖蛋白类抗原标志物：与胰腺癌诊断相关的糖蛋白类抗原主要有CA19－9、CA242、CA50、CAr72－4等。其中CA19－9是目前临床上最有诊断价值也是应用最多的一种肿瘤相关抗原，其血清临界值为37kU/L，肿瘤普查的分界值为120kU/L，高于此值者，应高度怀疑胰腺癌。CA19－9诊断胰腺癌的敏感性超过90%，但特异性较低，约75%，胆、胰良性疾病、胃肠道良、恶性病变时也可升高。血清CA19－9水平也是判断预后的重要指标，如果肿瘤切除后CA19－9降至正常，预后较好。CA242的血清分界值为20kU/L，诊断胰腺癌的敏感性为74%，特异性为91%，虽然与CA19－9相比敏感性稍差，但特异性较高，且在良性肝、胆、胰疾病时升高不如CA19－9显著，也是较好的胰腺癌诊断指标。

（2）基因类标志物：胰腺癌相关的原癌基因主要有k－ras、c－myc、c－fos等，其阳性表达与胰腺癌关系最密切的为k－ras。通过细针穿刺活检获得胰组织进行k－ras突变的检测其阳性率可在90%以上，远高于其他肿瘤的突变率。抑癌基因p53、p16在50%以上的胰腺癌中存在失活现象。约70%胰腺癌存在p53突变。

（3）其他标志物：乳铁蛋白（lactoferin）是一种含铁黏蛋白，存在于胰液和其他外分泌液中，胰腺癌患者胰液中的乳铁蛋白占胰液总蛋白的浓度百分比较慢性胰腺炎呈明显降低，是临床鉴别胰腺癌和慢性胰腺炎的方法之一。

（安　静）

参考文献

［1］吴晓蔓．临床检验基础实验指导．北京：人民卫生出版社，2011.

［2］吕申，张景义．病理检验技术．北京：人民军医出版社，2012.

［3］郑芳，陈昌杰．临床分子诊断学．武汉：华中科技大学出版社，2014.

［4］王恩华．病理学．北京：高等教育出版社，2015.

［5］沈岳奋．生物化学检验技术．北京：人民卫生出版社，2008

第二十一章　激素测定

第一节　甲状腺激素测定

一、二碘甲状腺原氨酸测定

三碘甲状腺原氨酸（3，5，3' – triiodothyronine，T_3）是由甲状腺滤泡上皮细胞分泌的具生物活性的甲状腺激素。T_3 在甲状腺总的代谢贡献中约占 65% 左右，其生物活性为甲状腺素（T_4）的 3~5 倍。正常情况下甲状腺激素的分泌相当衡定，并与身体的需要量相适应，如在寒冷时可增加分泌量。甲状腺的分泌活动受下丘脑、垂体和甲状腺激素水平的调节，以维持血循环中的动态平衡。其生理功能包括体内的氧化生热作用、促进机体生长发育的作用、促进蛋白质合成的作用等。通常采用 RIA 法与 CLIA 法测定。本节介绍 TrFIA、CLIA 法与 ECLIA 法。

（一）TrFIA 法

1. 原理　TrFIA 法检测 T_3 用竞争性荧光免疫分析法。

用二抗包被反应孔。加入待测血清、铕标记 T_3 和鼠抗 T_3 单克隆抗体（单抗）后振荡。抗 T_3 单抗和包被在微孔板上的二抗结合时，样本中的 T_3 和铕标记 T_3 竞争结合抗 T_3 单抗上的结合位点，经振摇温育、洗板后，加入解离增强液将标记在复合物中的中的铕离子解离，与增强液中的有关成分形成荧光螯合物微囊，发出的荧光强度与样品中的 T_3 浓度成反比。

2. 试剂　购买成套的商品试剂盒，主要组成如下。

（1）96 孔微孔反应板：已包被第二抗体。

（2）T_3 标准品：由 6 瓶组成，分别含有 0、0.5、1.0、2.0、4.0、10.0nmol/L T_3 标准品。

（3）抗 T_3 单克隆抗体：1 瓶（0.7ml）。

（4）铕标记 T_3：1 瓶（干粉）。

（5）浓缩洗液（25 x）：1 瓶（40 ml）。

（6）缓冲溶液：1 瓶（50 ml）。

（7）增强液：1 瓶（50 ml）。

3. 操作

（1）试剂准备

1）洗涤液：40ml 浓缩洗液加 960ml 蒸馏水混合（pH 7.8）。

2）铕标记 T_3：在铕标记 T_3 中加入 0.7ml 去离子水，使用前 30min 复溶。

3）抗 T_3 单抗工作液：每条反应板需 20μl 抗体溶液加 2.0ml 缓冲液。

4）铕标记 T_3 工作液：每条反应板需 20μl 铕标记 T_3 加 2.0ml 缓冲液混合（在使用前 1h

完成）。

（2）洗板1次，拍干。

（3）吸取50μl T₃标准品或待测血清，按顺序加入微孔反应板的孔中。

（4）每孔加100μl 铕标记 T₃工作液、100μl 抗 T₃单抗工作液。

（5）慢速振荡90 min。

（6）洗板4次，拍干。每孔加入200μl 增强液。加样过程中，尽量避免加样头碰到孔中的试剂，以免污染。

（7）慢速振荡5 min 后，上机检测。

4. 标准曲线　以 T₃标准品的浓度为横坐标（对数坐标），荧光强度为纵坐标（普通坐标），在半对数坐标纸上绘制标准曲线，根据样品的荧光强度即可查出相应的 T₃浓度。此步骤通常以时间分辨荧光测定仪按设定模式直接打印，报告结果。

5. 参考区间　参考值：1.3~2.5nmol/L。

6. 附注

（1）认真阅读说明书，严格按说明书操作。不同批号的试剂，过期的试剂不可使用。

（2）实验室环境干净无尘，对于试验成功有决定性的意义。

（3）每批检测时最好用复孔做标准曲线。

（4）试剂和检样使用前应恢复至室温（18~25℃）。

（5）洗板机应定期进行校正，保证管道通畅。洗涤时，确认微孔注满洗液；洗涤完成后保证微孔残留液不 >5μl；并将微孔板倒扣于无尘吸水纸上拍干。

（6）加增强液及铕标记物时，请使用专用吸头，以避免污染。加增强液及中和抗原时，吸头应悬空，避免接触小孔边缘及其中的试剂。

（7）使用干净一次性容器配制铕标记物，不同试验的铕标记物不可混用。避免铕标记稀释液进入铕标记物原液中。若对实验结果有疑问，应重复实验。

7. 临床意义　见 ECLIA 测定法。

（二）CLIA 法

1. 原理　本方法为 CLIA 法的竞争法，即使用过量的标记抗原与待测标本中的未标记抗原，在反应体系中竞争结合特异抗体的结合位点。

实验时，待测抗原（T₃）和碱性磷酸酶标记抗原（ALP – T₃）竞争性与抗 T₃单克隆抗体（mAb）结合，当反应达平衡后，形成 ALP – T₃ – mAb 抗原抗体复合物，用包被羊抗鼠 IgG 的磁性微粒捕获此复合物。在磁场的作用下此磁性微粒自行沉淀，经洗涤吸弃废液后加入发光底物 AMPPD，在 ALP 的作用下 AMPPD 迅速发出稳定的光量子。光子的产出量与 ALP – T₃ – mAb 的产出量成正比，与 T₃的量成反比。

2. 试剂　购买与仪器配套的商品成套试剂盒。

3. 操作　按仪器操作说明书进行，只需分离血清上机，包括加样、分离、搅拌、温育、打印结果在内的各项操作均由仪器自动进行。

4. 参考区间　由于各厂商的产品不同以及各地区的实验室差异，各实验室应建立自己的参考值。

5. 附注

（1）试剂盒与待测血清自冷藏处取出后应恢复至室温。

398

（2）测定标本如严重溶血将影响结果；标本应置于 -20℃存放，并避免反复冻融。

（3）批号不同的试剂，不能混用，每批试剂应分别制作标准曲线。

6. 临床意义　见 ECLIA 测定法。

（三）ECLIA 法

1. 原理　待测抗原（T_3）、生物素化的 T_3 竞争性地与铷标记的抗 T_3 抗体结合。待测抗原（T_3）的量与生物素化的 T_3 和钌标记的抗 T_3 抗体所形成的免疫复合物的量成反比，加入链霉亲和素包被的磁性微粒与后者结合，在磁场的作用下，结合免疫复合物的磁性微粒被吸附至电极上，其他游离成分被吸弃。电极加压后产生光信号，其强度与检样中一定范围的 T_3 含量成反比。

2. 试剂　购买与仪器配套的商品成套试剂。

3. 操作　按仪器操作说明书进行，只需分离血清上机，包括加样、分离、搅拌、温育、打印结果在内的各项操作均由仪器自动进行。

4. 参考区间　1.3 ~ 3.10nmol/L。

由于各厂商的产品不同以及各地区的实验室差异，各实验室应建立自己的参考值。

5. 附注

（1）溶血、脂血、黄疸标本与类风湿因子不影响结果，但标本应置于 -20℃存放，并避免反复冻融。待测标本及试剂上机前注意恢复至室温，并避免过度振摇产生泡沫影响测试。

（2）标本与质控品禁用叠氮钠防腐。

（3）批号不同的试剂不能混用；每批试剂应分别制作标准曲线。

6. 临床意义　甲状腺功能亢进，包括弥漫性毒性甲状腺肿、毒性结节性甲状腺肿时，血清中 T_3 显著升高，且早于 T_4；而 T_3 型甲亢，如功能亢进性甲状腺腺瘤、缺碘所致的地方性甲状腺肿与 T_3 毒血征等血清中 T_3 值也较 T_4 升高明显；亚急性甲状腺炎、使用甲状腺制剂治疗过量、甲状腺结合球蛋白结合力增高征等血清中 T_3 值也明显升高。

轻型甲状腺功能低下时，血清中 T_3 值下降不如 T_4 明显；黏液性水肿、呆小症、慢性甲状腺炎、甲状腺结合球蛋白结合力下降、非甲状腺疾病的低 T_3 综合征等患者血清中 T_3 值均明显降低。

在妊娠时，血清中 T_3 值升高；当应用皮质激素、含碘药物等时血清中 T_3 值下降。

二、甲状腺素测定

甲状腺素（thyroxine，3，5，3'，5' - tetraiodothyromne，T_4）是由甲状腺滤泡上皮细胞分泌的具生物学活性的甲状腺激素，是血清中含量最高的碘化氨基酸，占血清中蛋白结合碘的90%以上。甲状腺素的分泌受下丘脑、垂体和甲状腺激素水平的调节。其生理功能包括体内的氧化生热作用，促进机体生长发育的作用，促进糖、脂代谢以及蛋白质合成的作用等。T_4 测定通常采用 RIA 法与 CLIA 法，本节介绍 TrFIA 法、CLIA 法与 ECLIA 法。

（一）TrFIA 法

1. 原理　TrFIA 法检测 T_4 用竞争性的荧光免疫分析法。

采用二抗包被反应孔。加入待测血清、铕标记 T_4 和鼠抗 T_4 的单克隆抗体（单抗）温育。抗 T_4 单抗和包被在微孔板上的二抗结合的同时，样本中的 T_4 和铕标记 T_4 竞争结合抗

T_4 单抗上的结合位点，温育后洗板，加入解离增强液将标记在复合物中的铕离子解离至溶液中，与增强液中的有关成分形成荧光螯合物微囊，发出的荧光强度与样品中的 T_4 浓度成反比。

2. 试剂 购买成套的商品试剂盒，主要成分如下。

（1）96 孔微孔反应板：已包被第二抗体。

（2）T_4 标准品：由 6 瓶组成，分别含有 0、20、50、100、150、300nmol/L T_4 标准品。

（3）抗 T_4 单克隆抗体：1 瓶 （0.75ml）。

（4）铕标记 T_4：1 瓶 （0.75ml）。

（5）浓缩洗液 （25x）1 瓶 （40ml）。

（6）缓冲溶液：1 瓶 （30ml）。

（7）增强液：1 瓶 （50ml）。

3. 操作

（1）试剂准备

1）洗涤液：40ml 浓缩洗液加 960ml 蒸馏水混合 （pH 7.8）。

2）铕标记 T_4：使用前 1h 内配制，每条反应板需 30μl 标记 T_4 加 3ml 缓冲液。

3）抗 T_4 单克隆抗体工作液：30μl 抗 T_4 单抗加 3ml 缓冲液。

（2）洗板 1 次，拍干。

（3）吸取 25μl T_4 标准品或待测血清按顺序加入微孔反应板的小孔中。

（4）每孔加 200μl 已稀释的铕标记 T_4 和抗 T_4 单抗工作液。用振荡器振荡 90min，注意不要超过 2h。洗板 4 次，拍干。

（5）每孔加入增强液 200μl。加样过程中，尽量避免加样头碰到孔中的试剂，以免污染。微孔反应条在振荡仪上振荡 5min。用时间分辨荧光检测仪检测。

4. 计算 以 T_4 标准品的浓度为横坐标 （对数坐标），荧光强度为纵坐标 （普通坐标），在半对数坐标纸上绘制标准曲线，根据样品的荧光强度即可查出相应的 T_4 浓度。此步骤通常以时间分辨荧光测定仪按设定模式直接打印，报告结果。

5. 参考区间 参考值：69.0 ~ 141.0nmol/L。

6. 附注 参阅本章第三节三碘甲状腺原氨酸的 TrFIA 法测定。

7. 临床意义 见 ECLIA 测定法。

（二）CLIA 法

1. 原理 本方法为 CLIA 法的竞争法，即使用过量的碱性磷酸酶标记抗原 （AIP - T_4）与待测血清中未标记抗原 （T_4）在反应体系中竞争结合抗 T_4 单克隆抗体 （mAb）的结合位点。当反应达平衡后，形成 ALP - T_4 - mAb 抗原抗体复合物，用包被有羊抗鼠 IgG 的磁性微粒捕获该复合物，在磁场的作用下此磁性微粒自行沉淀，经洗涤并吸弃废液后加入发光底物 AMPPD，后者在 ALP 的作用下迅速发出稳定的光量子，光子的量与检样中 T_4 的量成反比。

2. 试剂 购买与仪器配套的商品成套试剂盒。

3. 操作 按仪器操作说明书进行，只需分离血清上机，包括加样、分离、搅拌、温育、打印结果在内的各项操作均由仪器自动进行。

5. 参考区间 正常范围：78.4～157.4nmol/L。

由于各厂商的产品不同以及各地区的实验室差异，各实验室应建立自己的参考值。

6. 附注

（1）待测标本及试剂上机前注意恢复至室温。

（2）测定标本严重溶血影响结果；标本应置 -20℃ 存放，并避免反复冻融。

（3）不同批号的试剂不能混用，每批试剂应分别制作标准曲线。

（4）凡能影响甲状腺结合球蛋白增减的药物都能影响结果，在判断时应注意。

7. 临床意义 见 ECLIA 测定法。

（三）ECLIA 法

1. 原理 待测抗原（T_4）、生物素化的 T_4 竞争性地与钌标记的抗 T_4 抗体结合，待测抗原（T_4）的量与生物素化的 T_4 和钌标记的抗 T_4 抗体所形成的免疫复合物的量成反比，加入链霉亲合素包被的磁性微粒捕获该复合物，在磁场的作用下，磁性微粒被吸附至电极上，各种游离成分被吸弃。电极加压后产生光信号，其强度与检样中一定范围的 T_4 含量成反比。

2. 试剂 购买与仪器配套的商品成套试剂盒。

3. 操作 按仪器操作说明书进行，只需分离血清上机，包括加样、分离、搅拌、温育、打印结果在内的各项操作均由仪器自动进行。

4. 参考区间 66.0～181.0nmol/L

由于各厂商的产品不同以及各地区的实验室差异，各实验室应建立自己的参考值。

5. 附注

（1）溶血、脂血、黄疸标本与类风湿因子不影响结果，但标本应置 -20℃ 存放，并避免反复冻融。待测标本及试剂上机前注意恢复至室温，避免过度振摇产生泡沫影响测试。

（2）标本与质控样品禁用叠氮钠防腐。

（3）批号不同的试剂不能混用；每批试剂应分别制作标准曲线。

6. 临床意义 甲亢、T_3 毒血征、大量服用甲状腺素、慢性甲状腺炎急性恶化期、甲状腺结合球蛋白结合力增高征等患者血清 T_4 值显著升高。

原发或继发性甲状腺功能减退，如黏液性水肿、呆小症，以及服用抗甲状腺药物、甲状腺结合球蛋白结合力降低、肾病综合征、重症肝病患者及服用某些药物（如苯妥英钠、柳酸制剂等）时血清中 T_4 值显著降低。

三、游离三碘甲状腺原氨酸测定

血循环中，游离三碘甲状腺原氨酸（free - triio - dothyronine，FT_3）主要与甲状腺结合球蛋白结合，仅小部分（约 0.3%）为不结合的具生理活性的游离部分（FT_3），其血清浓度与甲状腺的机能状态密切相关。FT_3 的测定不受血循环中结合蛋白浓度和结合特性变化的影响，较 T_3 的测定更为可靠。FT_3 测定采用 RIA 法、CLIA 法和 ELISA 法等，本节介绍 TrFIA、CLIA 法与 ECLIA 法。

（一）TrFIA 法

1. 原理 试剂盒采用二抗包被反应孔。加入待测血清、抗 FT_3 单克隆抗体（单抗）温育。抗 FT_3 单抗和包被在微孔板上的二抗结合的同时，检样中的 FT_3 和抗 FT_3，单抗结合，形成抗原抗体免疫复合物。温育后洗板，加入铕标记 FT_3，和抗 FT_3 单抗上剩余的位点结合，再经温育后洗板，加入解离增强液将标记在复合物中的铕离子解离。在溶液中，铕离子和增强液中的有关成分形成高荧光强度的微囊螯合物，荧光强度和样品中的 FT_3 浓度成反比。

2. 试剂　购买成套的商品试剂盒，主要组成如下。

（1）96 孔微孔反应板：已包被第二抗体。

（2）FT_3 标准品：由 6 瓶组成，分别含有 0、2.2、3.5、8.0、25.0、60.0pmol/L FT_3 标准品。

（3）抗 FT_3 单克隆抗体：1 瓶（0.8ml）。

（4）铕标记 FT_3：1 瓶（干粉）。

（5）浓缩洗液（25x）：1 瓶（40ml）。

（6）分析缓冲溶液：1 瓶（30ml，红色）。

（7）温育缓冲液：1 瓶（30ml 黄色）。

（8）增强液：1 瓶（50ml）。

3. 操作

（1）试剂准备：

1）洗涤液 40ml 浓缩洗液加 960ml 蒸馏水混合（pH 7.8），

2）FT_3 标准品：每个浓度标准品中加入 1.1ml 去离子水，使用前 30min 复溶。

3）铕标记 FT_3：在铕标记 FT_3 中加入 0.8ml 去离子水，使用前 30min 复溶。

4）抗 FT_3 单抗工作液：每条反应板需 30μl 抗 FT_3 单抗溶液加 3ml 红色缓冲液。

5）铕标记 FT_3 工作液：每条反应板需 30μl 铕标记 FT_3 加 3ml 黄色缓冲液。

（2）洗板 1 次，拍干。

（3）吸取 50μl FT_3 标准品或待测血清，按顺序加入微孔反应板的孔中。

（4）每孔加 200μl 红色抗 FT_3 单抗溶液，

（5）慢速振荡 120min，振荡时间不得超过 180min。洗板 4 次，拍干。

（6）每孔加 200μl 黄色铕标记 FT_3 工作液。4℃环境下静止 30min。洗板 6 次，拍干。

（7）每孔加入增强液 200μl，尽量避免污染。慢速振荡 5min，上机检测。

4. 计算　以 FT_3 标准品的浓度为横坐标（对数坐标），荧光强度为纵坐标（普通坐标），在半对数坐标纸上绘制标准曲线，根据检样的荧光强度即可查出相应的 FT_3 浓度。此步骤通常以时间分辨荧光测定仪按设定模式直接打印，报告结果。

5. 参考区间　参考值：4.7～7.8pmol/L。

6. 附注　参阅本章三碘甲状腺原氨酸的 TrFIA 法测定。

7. 临床意义　见 ECLIA 测定法。

（二）CLIA 法

1. 原理　本方法为 CUA 法的竞争法，即用过量的碱性磷酸酶标记抗原（ALP - FT_3）与检样中未标记抗原（FT_3），在反应体系中竞争结合特异性抗体的结合位点。当反应达平衡时，加入联有羊抗鼠 IgG 抗体的磁性颗粒，可捕获 ALP - FT_3 - Ab 抗原抗体复合物，在磁场的作用下自行沉淀。经洗涤并吸弃废液后加入发光底物 AMPPD，后者在 AIP 的作用下，迅速发出稳定的光量子。

2. 试剂　购买与仪器配套的商品成套试剂盒。

3. 操作　按仪器操作说明书进行，只需分离血清上机，包括加样、分离、搅拌、温育、打印结果在内的各项操作均由仪器自动进行。

4. 参考区间　正常范围：3.67～10.43pmol/L。

由于各厂商的产品不同以及各地区的实验室差异，各实验室应建立自己的参考值。

5. 附注

（1）待测标本及试剂上机前注意恢复至室温。

（2）测定标本严重溶血影响结果；标本应置 -20℃ 存放，并避免反复冻融。

（3）不同批号的试剂不能混用，每批试剂应分别制作标准曲线。

6. 临床意义　见 ECLIA 法。

（三）ECLIA 法

1. 原理　待测抗原（FT_3）、生物素化的 FT_3 竞争性地与钌标记的抗 FT_3 抗体结合，待测抗原（FT_3）的量与生物素化的 FT_3 和铈标记的抗 FT_3 抗体所形成的免疫复合物的量成反比，加入链霉亲合素包被的磁性微粒捕获上述免疫复合物，在磁场的作用下，磁性微粒被吸附至电极上，各种游离成分被吸弃。电极加压后产生光信号，其强度与检样中一定范围的 FT_3 含量成反比。

2. 试剂　购买与仪器配套的商品成套试剂盒。

3. 操作　按仪器操作说明书进行，只需分离血清上机，包括加样、分离、搅拌、温育、打印结果在内的各项操作均由仪器自动进行。

4. 参考区间　2.8～7.1pmol/L。

由于各厂商的产品不同以及各地区的实验室差异，各实验室应建立自己的参考值。

5. 附注

（1）溶血、脂血、黄疸标本与类风湿因子不影响结果，但标本应置于 -20℃ 存放，并避免反复冻融。待测标本及试剂上机前应恢复至室温，并避免过度振摇产生泡沫影响测试。

（2）标本与质控品禁用叠氮钠防腐。

（3）批号不同的试剂不能混用；每批试剂应分别制作标准曲线。

6. 临床意义　甲状腺功能亢进包括甲亢危象时，FT_3 明显升高；缺碘亦会引起 FT_3 浓度的代偿性升高。此外 T_3 甲亢、弥漫性毒性甲状腺肿（Graves 病）、初期慢性淋巴细胞性甲状腺炎（桥本甲状腺炎）等 FT_3 也明显升高。而甲状腺功能减退、低 T_3 综合征、黏液性水肿、晚期桥本甲状腺炎等 FT_3 则明显降低。应用糖皮质激素、苯妥英钠、多巴胺等药物治疗时可出现 FT_3 降低。

四、游离甲状腺素测定

绝大多数的游离甲状腺素（free - thyroxine，FT_4）与其转运结合蛋白质（甲状腺结合球蛋白、前白蛋白、白蛋白等）结合，其游离部分（FT_4）仅为 0.04%，为 T_4 的生理活性部分。FT_4 的代谢水平不受其结合蛋白质的影响，直接测定 FT_4 对了解甲状腺功能更有意义。FT_4 测定采用 RIA 法、CLIA 法和 ELISA 法等，本节介绍 TrFIA、CLIA 法与 ECLIA 法。

（一）TrFIA 法

1. 原理　试剂盒采用二抗包被反应孔。加入抗 FT_4 单克隆抗体（单抗）温育。抗 FT_4 单抗和包被在微孔板上的二抗结合。温育后洗板，加入待测血清，其中的 FT_4 和抗 FT_4 单抗结合形成抗原抗体免疫复合物，温育后洗板，加入铕标记 FT_4 和抗 FT_4 单抗上剩余位点结合，再经温育洗板，加入解离增强液将标记在复合物中的铕离子解离。在溶液中，铕离子和增强液中的有关成分形成高荧光强度的微囊螯合物。荧光强度和样品中的 FT_4 浓度成反比。

2. 试剂　购买成套的商品试剂盒，主要成分如下。

（1）96 孔微孔反应板：已包被第二抗体。

（2）FT_4 标准品：由 6 瓶组成，分别含有 0、2.8、6.8、15.4、36.0、80.0pmol/L FT_4 标准品。

（3）抗 FT_4 单克隆抗体：1 瓶（0.75ml）。

（4）铕标记 FT_4：1 瓶（0.75ml）。

（5）浓缩洗液（25x）：1 瓶（40ml）。

（6）分析缓冲溶液：1 瓶（30ml，红色）。

（7）温育缓冲液：1 瓶（30ml 黄色）。

（8）增强液：1 瓶（50ml）。

3. 操作

（1）试剂准备

1）洗涤液：40ml 浓缩洗液加 960ml 蒸馏水混合（pH 7.8）。

2）抗 FT_4 单抗工作液：每条反应板需 30μl 抗 FT_4 单抗溶液加 3ml 红色缓冲液混合。

3）铕标记 FT_4 工作液：每条反应板需 30μl 铕标记 FT_4 溶液加 3ml 黄色缓冲液混合。

（2）每孔加 200μl 红色抗 FT_4 单抗工作液，慢速振荡 70min。

（3）吸取 25μl FT_4 标准品或待测血清，按顺序加入微孔反应板的小孔中。慢速振荡 60min，洗板 6 次。

（4）每孔加 200μl 黄色铕标记 FT_4 工作液，4℃环境下静止 30min。洗板 4 次。

（5）每孔加入增强液 200μl。加样时尽量避免加样头碰到孔中的试剂，以免污染。用振荡仪慢速振荡 5min。用时间分辨荧光检测仪检测。

4. 计算　以 FT_4 标准品的浓度为横坐标（对数坐标），荧光强度为纵坐标（普通坐标），在半对数坐标纸上绘制标准曲线，根据样品的荧光强度即可查出相应的 FT_4 浓度。此步骤通常以时间分辨荧光测定仪按设定模式直接打印，报告结果。

5. 参考区间　参考值：8.7~17.3pmol/L。

6. 临床意义　见 ECLIA 测定法。

（二）CLIA 法

1. 原理　本法为 CLIA 的竞争法，即用过量的碱性磷酸酶标记抗原（ALP－FT_4）与待测血清中未标记抗原（FT_4），在反应体系中竞争结合相应抗体的结合位点：当反应达平衡时，加入联有羊抗鼠 IgG 抗体的磁性颗粒，捕获 ALP－FT_4－Ab 抗原抗体复合物，在磁场的作用下磁性微粒自行沉淀。经洗涤并吸弃废液后加入发光底物 AMPPD。后者在 ALP 的作用下迅速发出稳定的光量子。

2. 试剂　购买与仪器配套的商品成套试剂盒。

3. 操作　按仪器操作说明书进行，只需分离血清上机，包括加样、分离、搅拌、温育、打印结果在内的各项操作均由仪器自动进行。

4. 参考区间　参考范围：11.2~20.1pmol/L。

由于各厂商的产品不同以及各地区的实验室差异，各实验室应建立自己的参考值。

5. 附注

（1）待测标本及试剂上机前应恢复至室温。

（2）测定标本严重溶血影响结果；标本应置 -20℃存放，并避免反复冻融。

（3）不同批号的试剂不能混用，每批试剂应分别制作标准曲线。

6. 临床意义　见 ECLIA 测定法。

（三）ECLIA 法

1. 原理　待测抗原（FT_4）、生物素化的 FT_4 竞争性地与钌标记的抗 FT_4 抗体结合，待测抗原（FT_4）的量与生物素化的 FT_4 和钌标记的抗 FT_4 抗体所形成的免疫复合物的量成反比。加入链霉亲合素包被的磁性微粒捕获该免疫复合物，在磁场的作用下，磁性微粒被吸附至电极上，吸弃无关的游离成分。电极加压后产生光信号，其强度与检样中一定范围的 FT_4 含量成反比。

2. 试剂　购买与仪器配套的商品成套试剂盒。

3. 操作　按仪器操作说明书进行，只需分离血清上机，包括加样、分离、搅拌、温育、打印结果在内的各项操作均由仪器自动进行。

4. 参考区间　12.0~22.0pmol/L。

由于各厂商的产品不同以及各地区的实验室差异，各实验室应建立自己的参考值。

5. 附注

（1）溶血、脂血、黄疸标本与类风湿因子不影响结果，但标本应置于 -20℃存放，并避免反复冻融。待测标本及试剂上机前应恢复至室温，避免过度振摇产生泡沫影响测试。

（2）标本与质控样品禁用叠氮钠防腐。

（3）批号不同的试剂不能混用；每批试剂应分别制作标准曲线。

6. 临床意义　甲状腺功能亢进包括甲亢危象、多结节性甲状腺肿、弥漫性毒性甲状腺肿、初期桥本甲状腺炎等 FT_4 均有明显升高；部分无痛性甲状腺炎、重症感染发热、重危患者、应用某些药物如肝素、乙胺碘呋酮等，亦会引起 FT_4 的升高。

甲状腺功能减退、黏液性水肿、晚期桥本甲状腺炎、应用抗甲状腺药物等 FT_4 的降低较 FT_3 更为明显；服用苯妥英钠、糖皮质激素以及部分肾病综合征患者，其 FT_4 亦有下降。

（袁聪玲）

第二节　性激素测定

一、睾酮测定

男性血中的睾酮（testosterone，T）是由睾丸 Leydig 细胞合成，主要由睾丸、肾上腺分泌。16 岁后 T 明显升高，40 岁后 T 逐渐降低。女性血中的 T 半数以上由雄烯二酮转化而来，卵巢也可少量分泌。T 的主要功能是诱导胎儿性分化，促进并维持男性第二性征的发育，维持男性性功能，促进蛋白质合成及骨骼生长，增加基础代谢等。此外 T 与 LH 共同促进精子的形成及成熟，并与精子活动力和精小管的代谢有关。正常情况下，血清 T 受促性腺激素释放激素（GnRH）脉冲式分泌的调控和影响，每 12h 出现一次峰值。如果 T 水平异常，应多次检测一天中不同时间的 T 水平。

T 的测定一般采用 RIA 与 CLIA 等技术，本节介绍 TrFIA 法、CLIA 法与 ECLIA 法。

（一）TrFIA 法

1. 原理　原理为铕标记 T 和待测血清中 T 竞争性与抗 T 抗体结合。96 孔反应板上包被的是第二抗体，可以和抗 T 抗体 – T 抗原复合物结合。整个反应只需一步温育。最后加入解离增强液将铕标记 T 上的铕离子释放到溶液中，形成高效的荧光复合物，样本中 T 的浓度和荧光复合物的荧光强度成反比。

2. 试剂　购买成套的商品试剂盒，主要组成如下。

（1）96 孔微孔反应板：已包被第二抗体。

（2）T 标准品：由 6 瓶组成，分别含有 0、0.5、1.5、5.0、15.0、50.0nmol/L T 标准品。

（3）铕标记 T：1 瓶（干粉）。

（4）抗 T 抗体：1 瓶（干粉）。

（5）浓缩洗液（25x）：1 瓶（40ml）。

（6）缓冲溶液：1 瓶（30ml）。

（7）增强液：1 瓶（50ml）。

3. 操作

（1）试剂准备

1）洗涤液：40ml 浓缩洗液加 960ml 蒸馏水混合。

2）标准品：在各浓度 T 标准品中加入 1.0ml 去离子水，用前 30min 内复溶。

3）铕标记 T 工作液：在铕标记 T 瓶中加 0.3ml 去离子水，在用前 30min 内复溶。每条反应板需 30μl 的铕标记 T 溶液加 1.5ml 缓冲液混合。

4）抗 T 抗体工作液：在抗 T 抗体瓶中加 0.3ml 去离子水，用前 30min 内复溶。每条反应板需 30μl 抗 T 抗体溶液与 1.5ml 缓冲液混合，此过程需在用前 30min 内完成。

（2）洗板 1 次，拍干。

（3）吸取 25μlT 标准品或待测血清，按顺序加入微孔反应板的孔中。每孔加 100μl 已稀释的铕标记 T 工作液。每孔加 100μl 抗 T 抗体工作液。慢速振荡 60min，洗板 4 次，拍干。

（4）每孔加 200μl 增强液，加样过程中，避免碰到小孔的边缘和其中的试剂，尽量避免污染。慢速振荡 5min。用时间分辨荧光检测仪检测。

4. 计算　以 T 标准品的浓度为横坐标（对数坐标），荧光强度为纵坐标（普通坐标），在半对数坐标纸上绘制标准曲线，根据检样的荧光强度即可查出相应的 T 浓度。此步骤通常以时间分辨荧光测定仪按设定模式直接打印，报告结果。

5. 参考区间　男性：8.7~33nmol/L。女性：0~3.0nmol/L。

6. 附注

（1）认真阅读说明书，严格按说明书操作。不同批号的试剂，过期的试剂不可使用。

（2）实验室环境干净无尘，对于试验成功有决定性的意义。

（3）每批检测时最好用复孔做标准曲线。

（4）试剂和检样使用前应恢复至室温（18～25℃）。

（5）洗板机应定期进行校正，保证管道通畅。洗涤时，确认微孔注满洗液；洗涤完成后保证微孔残留液不超过 5μl；并将微孔板倒扣于无尘吸水纸上拍干。

（6）加增强液及铕标记物时，请使用专用吸头，以避免污染。加增强液及中和抗原时，吸头应悬空，避免接触小孔边缘及其中的试剂。

（7）使用干净一次性容器配制铕标记物，不同试验的铕标记物不可混用。避免铕标记稀释液进入铕标记物原液中。若对实验结果有疑问，应重复实验。

7. 临床意义　见 ECLIA 法。

（二）CLIA 法

1. 原理　待测血清中的 T、碱性磷酸酶标记的 T（ALP－T）与特异性抗 T 抗体（Ab）进行竞争性结合反应，由于 ALP－T 和 Ab 为一定量的，T 的量越多，ALP－T－Ab 的量就越少。而光子的量与 ALP－T－Ab 的量成正比，与 T 的量成反比。

2. 试剂　购买与仪器配套的商品成套试剂盒。

3. 操作　按仪器操作说明书进行，只需分离血清上机，包括加样、分离、搅拌、温育、打印结果在内的各项操作均由仪器自动进行。

4. 参考区间　男性：9.4～37.0nmol/L；女性：0.18～1.78nmol/L。

由于各厂商的产品不同以及各地区的实验室差异，各实验室应建立自己的参考值。

5. 附注

（1）待测标本及试剂上机前均应恢复至室温。

（2）测定标本严重溶血影响结果；标本应置－20℃存放，并避免反复冻融。由于 T 的分泌为脉冲式分泌，如果 T 水平异常，应重复测定。

（3）批号不同的试剂不能混用，每批试剂应分别制作标准曲线。同批试剂如超过定标稳定时间，应重新定标。

（4）患者在采集标本前，不得接受放射性治疗或体内同位素检查。口服避孕药与 T 有交叉反应。妊娠或服用卵磷脂、丹那唑、19－去甲 T 等均影响测定结果。

6. 临床意义　见 ECLIA 测定法。

（三）ECLIA 法

1. 原理　待测抗原（T）、钌标记的 T 竞争性地与生物素化的抗 T 单克隆抗体结合，待测抗原的量与钌标记的 T 和生物素化的抗 T 单克隆体体所形成的免疫复合物的量成反比。加入链霉亲合素包被的磁性微粒捕获形成的免疫复合物，在磁场的作用下，结合部分吸附至电极上，吸弃未结合部分。电极加压后产生光信号，其强度与检样中一定范围的 T 含量成反比。

2. 试剂　购买与仪器配套的商品成套试剂盒；

3. 操作　按仪器操作说明书进行，只需分离血清上机，包括加样、分离、搅拌、温育、打印结果在内的各项操作均由仪器自动进行。

4. 参考区间　男性：9.9～27.8nmol/L；女性：0.22～2.9nmol/L；儿童：0.42～38.5nmo/L。

由于各厂商的产品不同以及各地区的实验室差异，各实验室应建立自己的参考值。

5. 附注

（1）溶血、脂血、黄疸标本与类风湿因子不影响结果，但标本应置于 -20℃ 存放，并避免反复冻融。待测标本及试剂上机前注意恢复至室温，避免过度振摇产生泡沫影响测试。

（2）标本与质控品禁用叠氮钠防腐。

（3）批号不同的试剂不能混用；每批试剂应分别制作标准曲线。

6. 临床意义　病理情况下，T 分泌过多见于睾丸良性间质细胞瘤，此时 T 可比正常高 100 倍；先天性肾上腺皮质增生、女性皮质醇增多征、女性男性化肿瘤、女性特发性多毛、多囊卵巢综合征、睾丸女性化综合征、中晚期孕妇等血中 T 均增加，肥胖者也可稍增加。

T 分泌不足见于垂体病变时，因促性腺激素减少使间质细胞发育不良所致。手术、感染、病理损伤等因素造成睾丸功能低下，T 分泌也减少。此外，男性性功能低下、原发性睾丸发育不全性幼稚、阳痿、甲状腺功能减退、高泌乳素血征、部分男性乳腺发育、肝硬化、慢性肾功能不全等患者血中 T 均减低。

二、雌二醇测定

雌二醇（estradiol - 17β，E_2）是雌激素中生物活性最强的一种，是使女性青春期外生殖器、输卵管和子宫等生长、发育的重要激素，并维持和促进女性特征的发育。对蛋白、糖、脂类和水、电解质以及钙、磷代谢有一定影响，在排卵的控制机制中也起着核心的作用。与男性不同，雌激素主要作用于垂体，而雄性激素 T 作用于下丘脑和垂体。因此，对于中枢和垂体均有"正"和"负"反馈作用，低浓度时为正反馈，高浓度时为负反馈。一般认为 E_2 主要在卵巢卵泡生长发育过程中由颗粒细胞层及卵泡内膜层分泌，胎盘和肾上腺也有少量产生。男性少量的 E_2 主要由睾丸分泌。

E_2 检测通常采用 RIA 法与 CLIA 法，本节介绍 TrFIA 法、CLIA 法与 ECLIA 法。

（一）TrFIA 法

1. 原理　本法是铕标记 E_2 和待测血清中 E_2 竞争结合大鼠抗 E_2 抗体上的结合位点。标准品、质控品和待测血清中的 E_2 抑制铕标记 E_2 和抗体的结合，96 孔反应板上包被的是可以和抗 E_2 抗体抗原复合物结合的抗大鼠 IgG。

解离增强液将铕离子从铕标记 E_2 上解离下来，和增强液中的有效成分形成强荧光螯合物；荧光强度和样本中的 E_2 浓度成反比。

2. 试剂　购买成套的商品试剂盒，主要组成如下。

（1）96 孔微孔反应板：已包被抗大鼠 IgG 抗体。

（2）E_2 标准品：由 7 瓶组成，分别含有 0、0.05、0.15、0.5、1.5、5.0、15.0nmol/L E_2 标准品。

（3）铕标记 E_2：1 瓶（0.3ml）。

（4）抗 E_2 抗体溶液：1 瓶（0.3ml）。

（5）浓缩洗液（25x）：1 瓶（40ml）。

（6）缓冲液：1 瓶（30ml）。

（7）增强液：1 瓶（30ml）。

3. 操作

（1）试剂准备

1）标准品：使用前 30min 之内，于每个浓度标准品中分别加入 0.5ml 蒸馏水，混合。

2）洗涤液：40ml 浓缩洗液加 960ml 蒸馏水混合（pH 7.8）。

3）铕标记 E_2 工作液：使用前 1h 配制，每条反应板需 30μl 铕标记 E_2 加 1.5ml 缓冲液混合。

4）抗 E_2 抗体工作液：同上。

（2）洗板 1 次，并在无尘吸水纸上吸干。

（3）吸取 25μl E_2 标准品或待测血清按顺序加入微孔反应板的孔中；每孔加 100μl 抗 E_2 抗体工作液。慢速振荡 30min。

（4）每孔加 100μl 铕标记 E_2 工作液。慢速振荡 120min。洗板 6 次，拍干。

（5）每孔加 200μl 增强液，慢速振荡 5min。用时间分辨荧光检测仪检测。

4. 计算　以 E_2 标准品的浓度为横坐标（对数坐标），荧光强度为纵坐标（普通坐标），在半对数坐标纸上绘制标准曲线，根据检样的荧光强度即可查出相应的 E_2 浓度。此步骤通常以时间分辨荧光测定仪按设定模式直接打印，报告结果。

5. 参考区间　女性卵泡期：0.08 ~ 2.1nmol/L；排卵期：0.7 ~ 2.1nmol/L；黄体期：0.08 ~ 0.85nmol/L；绝经期：0 ~ 0.09nmol/L。

男性：0 ~ 0.13nmol/L。

6. 临床意义　见 ECLIA 测定法。

（二）CLIA 法

1. 原理　待测抗原（E_2）和碱性磷酸酶标记的抗原（ALP – E_2）竞争性结合相应的抗体（Ab）。由于 ALP – E_2 和 Ab 为一定量的，E_2 的量越多，ALP – E_2 – Ab 的量就越少。当反应达平衡时，加入联有羊抗鼠 IgG 抗体的磁性颗粒，吸附 ALP – E_2 – Ab 并在磁场的作用下自行沉淀。吸弃上清液后经洗涤吸弃废液，加入发光底物 AMPPD，后者在 ALP 的作用下迅速发出稳定的光量子。光子的量与 ALP – E_2 – Ab 的量成正比，与 E_2 的量成反比。以光量子的产出作为纵坐标，E_2 的浓度作为横坐标绘制标准曲线。将待测标本同样处理即可于标准曲线上查得 E_2 的浓度。

2. 试剂　购买与仪器配套的商品成套试剂盒。

3. 操作　按仪器操作说明书进行。只需分离血清上机，包括加样、分离、搅拌、温育、打印结果在内的各项操作均由仪器自动进行。

4. 参考区间　女性：卵泡期：0.18 ~ 0.27nmol/L；排卵期：0.34 ~ 1.55nmol/L；黄体期：0.15 ~ 1.08nmol/L；绝经期：0.01 ~ 0.14nmol/L。男性成人：0.19 ~ 0.24nmol/L。

由于各厂商的产品不同以及各地区的实验室差异，各实验室应建立自己的参考值。

5. 附注

（1）待测标本及试剂上机前应恢复至室温。

（2）标本严重溶血影响测定结果。标本应置 –20℃ 存放，并避免反复冻融。

（3）批号不同的试剂不能混用。每批试剂应分别制作标准曲线。同批试剂如超过定标稳定时间，应重新定标。

6. 临床意义　见 ECLIA 测定法。

（三）ECLIA 法

1. 原理　待测抗原（E_2）、钉标记的 E_2 竞争性地与生物素化的抗 E_2 单克隆抗体结合，待测抗原（E_2）的量与钉标记的 E_2 和生物素化的抗 E_2 单克隆体体所形成的免疫复合物的量成反比，加入链霉亲合素包被的磁性微粒捕获上述免疫复合物，在磁场的作用下，磁性微粒被吸附至电极上，吸弃未结合部分。电极加压后产生光信号，其强度与检样中一定范围的 E_2 含量成反比。

2. 试剂　购买与仪器配套的商品成套试剂。

3. 操作　按仪器操作说明书进行，只需分离血清上机，包括加样、分离、搅拌、温育、打印结果在内的各项操作均由仪器自动进行。

4. 参考区间

女性卵泡期：0.09 ~ 0.72nmol/L；

排卵期：0.24 ~ 1.51nmol/L；

黄体期：0.15 ~ 0.96nmol/L；

绝经期：0.04 ~ 0.15nmol/L。

男性成人：0.05 ~ 0.22nmol/L。

由于各厂商的产品不同以及各地区的实验室差异，各实验室应建立自己的参考值。

5. 附注

（1）溶血、脂血、黄疸标本与类风湿因子不影响结果，但标本应置于 -20℃ 存放，并避免反复冻融。待测标本及试剂上机前注意恢复至室温，并避免过度振摇产生泡沫影响测试。

（2）标本与质控样品禁用叠氮钠防腐。

（3）批号不同的试剂不能混用；每批试剂应分别制作标准曲线。

6. 临床意义　血清 E_2 测定是检查丘脑下部 - 垂体 - 生殖腺轴功能的指标之一，主要用于青春期前内分泌疾病的鉴别诊断和闭经或月经异常时对卵巢功能的评价，也是男性睾丸或肝脏肿瘤的诊断指标。

肾上腺皮质增生或肿瘤时，血中 E_2 水平异常增高。卵巢肿瘤、原发性或继发性性早熟、无排卵功能性子宫出血、男性女性化、多胎妊娠、肝硬化、系统性红斑狼疮和冠心病等患者血清 E_2 均升高。肥胖男子血中 E_2 水平较高，男性吸烟者血中 E_2 水平也明显高于非吸烟者。

下丘脑病变、垂体前叶功能减退、原发性或继发性卵巢功能不足（如垂体卵巢性不孕或闭经、卵巢囊肿等）、绝经期、皮质醇增多征等患者血中 E_2 水平降低；葡萄胎、无脑儿、妊娠期吸烟妇女等血中 E_2 水平也显著降低；重症妊娠高血压综合征患者血中 E_2 水平往往较低。若血中 E_2 水平特别低，则提示有胎儿宫内死亡的可能。

三、雌三醇测定

雌三醇（estriol，E_3）在非孕期是 E_2 的代谢产物，在血中含量最高。在妊娠中、晚期 90% 的 E_3 来自胎盘和胎儿，因此血中 E_3 的含量变化能监测胎盘功能和胎儿的健康状况。孕妇尿中雌激素排泄量约有 90% 是 E_3，因此测定孕妇尿中 E_3 也能反映胎盘和胎儿的功能状态。但孕妇尿中 E_3 排泄量在 24 h 中有一定的波动，因此一般不主张测定孕妇尿中 E_3。血中 E_3 亦有阵发性波动，1h 内的变异系数（CV）可达 19%。因此，一般主张连续采血测 3 次采用其平均值。

测定 E_3 通常采用 RIA 法与 CUA 法，本节介绍 TrFIA 法和 CLIA 法。

（一）TrFIA 法

1. 原理　用铕标记 E_3 和待测血清中 E_3 竞争结合抗 E_3 抗体上的的结合位点。标准品、质控品和待测血清中的 E_3 抑制铕标记 E_3 和抗 E_3 抗体的结合，96 孔反应板上包被的是可以和抗 E_3 抗体抗原复合物结合的二抗。

解离增强液将铕离子从铕标记 E_3 上解离下来，和增强液中的有效成分形成强荧光螯合物；荧光强度和样本中的浓度成反比。

2. 试剂　购买成套的商品试剂盒，主要组成如下。

（1）96 孔微孔反应板：已包被第二抗体。

（2）E_3 标准品：由 6 瓶组成，分别含有 0、0.6、1.2、5.0、15.0、50.0nmol/L E_3 标准品。

（3）铕标记 E_3：1 瓶（冻干品）。

（4）抗 E_3 抗体溶液：1 瓶（0.3ml）。

（5）浓缩洗液（25x）：1 瓶（40ml）。

（6）缓冲液：1 瓶（30ml）。

（7）增强液：1 瓶（50ml）。

3. 操作

（1）试剂准备

1）E_3 标准品：在每个浓度标准品中加入 1.1ml 蒸馏水，混合。此过程须在用前 30min 内完成。

2）洗涤液：40ml 浓缩洗液加 960ml 蒸馏水混合。

3）铕标记 E_3 工作液：使用前 30min 内，取 0.75ml 去离子水溶解冻干品，每条反应板需 15μl 铕标记 E_3 加 1.5ml 缓冲液混合。

4）抗 E_3 抗体工作液：每条反应板需 45μl 抗 E_3 抗体溶液加 1.5ml 缓冲液混合。

（2）每孔加 100μl 稀释的抗 E_3 抗体工作液，在振荡器上缓慢振荡 15min，按顺序加入 50μl 标准品或待测血清到微孔反应板的孔中。

（3）每孔加 100μl 铕标记 E_3 工作液。慢速振荡 60min。洗板 6 次，拍干。

（4）每孔加 200μl 增强液，慢速振荡 5min。用时间分辨荧光检测仪检测。

4. 计算　以 E_3 标准品的浓度为横坐标（对数坐标），荧光强度为纵坐标（普通坐标），在半对数坐标纸上绘制标准曲线，根据检样的荧光强度即可查出相应的 E_3 浓度。此步骤通常以时间分辨荧光测定仪按设定模式直接打印，报告结果。

5. 参考区间

孕期：15~20 周：2.5~7.6nmol/L；

21~25 周：3.4~37.8nmol/L；

26~30 周：17.2~51.5nmol/L；

31～35 周：19.7～78.2nmol/L；

36～40 周：20.1～85.2nmol/L。

6. 临床意义　见 ECLIA 法。

（二）CLIA 法

1. 原理　检样中 E_3 和碱性磷酸酶标记 E_3（ALP－E_3）与抗 E_3 抗体（Ab）进行竞争性结合反应。反应系统中形成的光子的量与 ALP－E_3－Ab 的量成正比，与 E_3 的量成反比。以光量子的产出为纵坐标，E_3 的浓度作为横坐标绘制标准曲线图。将待测标本同样处理即可于标准曲线上查得 E_3 的浓度。

2. 试剂　购买与仪器配套的商品成套试剂盒。

3. 操作　按仪器操作说明书进行，只需分离血清上机，包括加样、分离、搅拌、温育、打印结果在内的各项操作均由仪器自动进行。

4. 参考区间

孕妇孕期 26～28 周：4.1～7.3μg/L；

孕期 28～32 周：7.4～8.5μg/L；

孕期 32～36 周：9.3～13.7μg/L；

孕期 36～38 周：16.7～23.7μg/L；

孕期 38～40 周：17.7～25.4μg/L；

孕期 >40 周：19.3～30.0μg/L。

由于各厂商的产品不同以及各地区的实验室差异，各实验室应建立自己的参考值。

5. 附注

（1）待测标本及试剂上机前注意恢复至室温。

（2）标本严重溶血影响测定结果。标本应置 -20℃ 存放，并避免反复冻融。

（3）批号不同的试剂，不能混用，每批试剂应分别制作标准曲线。同批试剂如超过定标稳定时间，应重新定标。

6. 临床意义　孕妇产前应连续测定 E_3 以观察胎儿、胎盘功能的动态变化，而不限定于一个数值作为临界线。因胎儿先天性肾上腺发育不全或胎儿畸形（如无脑儿）而影响肾上腺功能者，E_3 值仅为正常量的 1/10；胎儿宫内生长迟缓或孕妇吸烟过多、营养不良而影响胎儿发育，E_3 值下降；胎盘功能不良、死胎、妊娠高血压综合征、糖尿病等患者 E_3 值也显著下降；高龄妊娠者，若 E_3 值逐步下降，提示妊娠过期；明显降低则为胎儿窘迫的表现。

四、孕酮测定

孕酮（progesterone，P）是一种重要的孕激素，不仅在月经周期的调节中起重要作用，也是维持妊娠所必需的一种激素。P 主要由黄体产生，妊娠期主要来源于胎盘，是睾酮、雌激素和肾上腺皮质激素生物合成的主要中间体。妊娠期间的 P 直接作用于黄体，调节该组织前列腺素的合成。P 的主要作用是促进子宫内膜增厚，使其中的血管和腺体增生，引起分泌以便受精卵（胚胎）着床。若 P 降低会发生母体对胎儿的免疫排斥反应，亦有早期流产的危险。P 还具有促进乳腺腺泡与导管发育为泌乳作准备的作用，以及促进体内的产热作用。它使基础体温在排卵后升高约 1℃，并在黄体期内维持此水平。P 的测定主要用于确定排卵，孕激素治疗监测和早期妊娠状况的评价。在判断黄体功能状态及对卵巢生理病理的研究方面具有重要意义。

P 检测通常采用 RIA 法与 CLIA 法，本节介绍 TrFIA 法、CLIA 法与 ECLIA 法。

（一）TrFIA 法

1. 原理　为铕标记 P 和待测血清中 P 竞争性与抗 P 抗体结合的固相荧光免疫法。96 孔反应板上包被的是第二抗体，可以和 P 抗原 – 抗 P 抗体复合物结合。整个反应只需一步温育。最后加入解离增强液将铕标记 P 上的铕离子释放到溶液中，形成高效的荧光复合物，待测血清中 P 的浓度与荧光复合物的荧光强度成反比。

2. 试剂　购买成套的商品试剂盒，主要组成如下。

（1）96 孔微孔反应板：已包被第二抗体。

（2）P 标准品：由 6 瓶组成，分别含有 0、1.0、4.0、10.0、40.0、120.0nmol/L P 标准品。

（3）铕标记 P 溶液：1 瓶（干粉）。

（4）抗 P 抗体：1 瓶（干粉）。

（5）浓缩洗液（25x）：1 瓶（40ml）。

（6）缓冲溶液：1 瓶（30ml）。

（7）增强液：1 瓶（50ml）。

3. 操作

（1）试剂准备

1）洗涤液：40ml 浓缩洗液加 960ml 蒸馏水混合（pH 7.8）。

2）铕标记 P 溶液：准确加入 0.3ml 去离子水至小瓶、混匀。应在用前 30min 内完成。

3）抗 P 抗体溶液：准确加入 0.3ml 去离子水至小瓶、混匀。应在用前 30min 内完成。

4）铕标记 P 工作液：每条反应板需 30μl 铕标记 P 溶液加 1.5ml 缓冲液混合，备用。

5）抗 P 抗体工作液：每条反应板需 30μl 抗 P 抗体溶液加 1.5ml 缓冲液混合，备用。

（2）吸取 25μl 标准品或待测血清按顺序加入微孔反应板的孔中。

（3）分别吸取已稀释的铕标记 P 工作液和抗 P 抗体工作液各 100μl 至各孔中。慢速振荡 120min。洗板 4 次，并在无尘吸水纸上拍干。

（4）每孔加 200μl 增强液。加样过程中避免加样头接触到小孔边缘和其中试剂，以免污染。慢速振荡 5min。用时间分辨荧光检测仪检测。

4. 计算　以 P 标准品的浓度为横坐标（对数坐标），荧光强度为纵坐标（普通坐标），在半对数坐标纸上绘制标准曲线，根据检样的荧光强度即可查出相应的 P 浓度。此步骤通常以时间分辨荧光测定仪按设定模式直接打印，报告结果。

5. 参考区间

成年男性：0.7～3.0nmol/L。

行经期妇女卵泡期：1.3～3.4nmol/L；

排卵期：1.7～2.4nmol/L；

黄体期：11.6～68.9nmol/L。

绝经期妇女：0～3.0nmol/L。

6. 临床意义　见 ECLIA 法。

（二）CLIA 法

1. 原理　本方法为 CLIA 的竞争法，即待测抗原（P）与过量的碱性磷酸酶标记抗原（ALP – P）在反应体系中竞争性地结合特异性抗 P 抗体（Ab）的结合位点。实验时，检样中 P 和 AIP – P 与 Ab 进行竞争性结合反应，由于 ALP – P 和 Ab 为一定量的，检样中 P 的量越多，ALP – P – Ab 的量就越少。当反应达平衡时，反应体系中光子的产出量与 ALP – P – Ab 的量成正比，而与 P 的量成反比。

2. 试剂　购买与仪器配套的成套商品试剂盒。

3. 操作　按仪器操作说明书进行，只需分离血清上机，包括加样、分离、搅拌、温育、打印结果在内的各项操作均由仪器自动进行。

4. 参考区间

女性卵泡期：0.2 ~ 1.2μg/L；

排卵期：0.6 ~ 2.6 μg/L；

黄体期：5.8 ~ 22.1μg/L；

绝经期：0.2 ~ 0.9μg/L；

男性成年人：0.4 ~ 1.1μg/L。

由于各厂商的产品不同以及各地区的实验室差异，各实验室应建立自己的参考值。

5. 附注

（1）待测标本及试剂上机前注意恢复至室温。

（2）测定标本严重溶血影响结果。标本应置 – 20℃存放，并避免反复冻融。

（3）在月经期和妊娠后，P 在血中浓度的变化较大。

（4）批号不同的试剂不能混用。每批试剂应分别制作标准曲线。同批试剂如超过定标稳定时间，应重新定标。

6. 临床意义　见 ECLIA 测定法。

（三）ECLIA 法

1. 原理　待测抗原（P）、钌标记的 P 竞争性地与生物素化的抗 P 单克隆抗体结合，待测抗原（P）的量与钌标记的 P 和生物素化的抗 P 单克隆抗体所形成的免疫复合物的量成反比，加入链霉亲合素包被的磁性微粒与后者结合，在磁场的作用下，结合部分吸附至电极上，吸弃未结合部分。电极加压后产生光信号，其强度与检样中一定范围的 P 含量成反比。

2. 试剂　购买与仪器配套的商品成套试剂盒。

3. 操作　按仪器操作说明书进行，只需分离血清上机，包括加样、分离、搅拌、温育、打印结果在内的各项操作均由仪器自动进行。

4. 参考区间

女性卵泡期：0.6 ~ 4.7nmol/L；

排卵期：2.4 ~ 9.4nmol/L；

黄体期：5.3 ~ 86.0nmol/L；

绝经期：0.3 ~ 2.5nmol/L。

男性成人：0.7 ~ 4.3nmol/L。

由于各厂商的产品不同以及各地区的实验室差异，各实验室应建立自己的参考值。

5. 附注

（1）溶血、脂血、黄疸标本与类风湿因子不影响结果，但标本应置 − 20℃ 存放，并避免反复冻融。

待测标本及试剂上样前注意恢复至室温，并避免过度振摇产生泡沫影响测试。

（2）标本与质控品禁用叠氮钠防腐。

（3）批号不同的试剂不能混用；每批试剂应分别制作标准曲线。

6. 临床意义　P 增高见于葡萄胎、轻度妊娠高血压综合征、糖尿病孕妇、肾上腺癌、库兴综合征、多发性排卵、多胎妊娠、原发性高血压、先天性 17a − 羟化酶缺乏征、先天性肾上腺皮质增生、卵巢颗粒层膜细胞瘤、卵巢脂肪样瘤等患者。

排卵障碍、卵巢功能减退征、无排卵性月经、闭经、全垂体功能减退征、Addison 病、先兆流产、黄体功能不全、胎儿发育迟缓、死胎、严重的妊娠高血压综合征等患者血中孕酮降低。

（袁聪玲）

第三节　胰激素测定

一、胰岛素测定

胰岛素（insulin，Ins）是由含 51 个氨基酸组成的小分子蛋白质，人 Ins 相对分子质量仅 5800。Ins 由胰腺的 β 细胞分泌，分泌入血后约 10 min 即降解，肝脏在此过程起着主要作用。Ins 在体内是促进合成代谢的主要激素，对糖、脂肪与蛋白质的合成与储存起着十分重要的作用。血糖是调节 Ins 分泌的最重要因素，许多氨基酸如精氨酸、赖氨酸也有刺激 Ins 分泌的作用；另胃泌素、胰高血糖素等一些激素、支配胰岛的迷走神经等亦可刺激 Ins 的释放。

Ins 的测定有 RIA 法与 ELISA 法等，本节介绍 CLIA 法与 ECLIA 法。

（一）CLIA 法

1. 原理　本法为 CLIA 的夹心法。待测抗原（Ins）与鼠抗人 Ins 单克隆抗体（mAb）、碱性磷酸酶标记的羊抗 Ins 抗体（ALP − gAb）反应，Ins 的量越多，与 mAb 和 ALP − gAb 的结合量就越多。经洗涤吸弃废液后加入发光底物 AMPPD，后者在 ALP 的作用下迅速发出稳定的光量子，光子的量与 mAb − Ins − ALP − gAb 的量（即 Ins 的量）成正比。

2. 试剂　购买与仪器配套的商品成套试剂盒。

3. 操作　按仪器操作说明书进行，只需分离血清上机，包括加样、分离、搅拌、温育、打印结果在内的各项操作均由仪器自动进行。

4. 参考区间

空腹时：4.0 ~ 15.6 U/L。

由于各厂商的产品不同以及各地区的实验室差异，各实验室应建立自己的参考值。

5. 附注

（1）待测标本及试剂上机前注意恢复至室温。

（2）测定标本明显溶血或脂血应避免使用；标本应置 − 20℃ 存放，并避免反复冻融。

（3）批号不同的试剂不能混用，每批试剂应分别制作标准曲线；同批试剂如超过定标稳定时间，应重新定标。

6. 临床意义　见 ECLIA 测定法。

（二）ECLIA 法

1. 原理　待测标本（Ins）、生物素化的抗 Ins 单克隆抗体与钌标记的抗 Ins 另一位点单克隆抗体在反应体系中混匀，形成双抗体夹心抗原抗体复合物。加入链霉亲和素包被的磁性微粒捕获该免疫复合物，在磁场的作用下，磁性微粒被吸附至电极上，吸弃各种游离成分。电极加压后产生光信号，其强度与检样中一定范围的 Ins 含量成正比。

2. 试剂　购买与仪器配套的商品成套试剂盒。

3. 操作　按仪器操作说明书进行，只需分离血清上机，包括加样、分离、搅拌、温育、打印结果在内的各项操作均由仪器自动进行。

4. 参考区间　空腹时：$17.8 \sim 173.0$ pmol/L。

由于各厂商的产品不同以及各地区的实验室差异，各实验室应建立自己的参考值。

5. 附注

（1）溶血、脂血、黄疸标本与类风湿因子不影响结果，但标本应置 $-20℃$ 存放，并避免反复冻融。待测标本及试剂上机前注意恢复至室温，避免过度振摇产生泡沫影响测试。

（2）批号不同的试剂不能混用；每批试剂应分别制作标准曲线。标本与质控品禁用叠氮钠防腐。

（3）由于 Ins 的分泌有时相效应，因此对于 Ins 的测定应分时采样测定激发曲线。

6. 临床意义　Ins 的增高常见于非胰岛素依赖型糖尿病（2 型糖尿病），此类患者常较肥胖，其早期与中期均有高胰岛素血症；胰岛 β 细胞瘤、胰岛素自身免疫综合征、脑垂体功能减退征、甲状腺功能减退征、Addison 病也有异常增高。此外，怀孕妇女、应激状态下如外伤、电击与烧伤等患者 Ins 的水平也较高。

Ins 的减低常见于胰岛素依赖型糖尿病（1 型糖尿病）及晚期非胰岛素依赖型糖尿病（2 型糖尿病）患者；胰腺炎、胰腺外伤、β 细胞功能遗传性缺陷病的患者及服用噻嗪类药、β 受体阻滞剂者常见血 Ins 的降低。

二、C 肽测定

C 肽（C-P）是由 31 个氨基酸组成的分子质量为 3 000 的连接肽，由胰岛素原在转化酶的作用下降解时形成。C-P 与胰岛素连接所形成的胰岛素原结构，对于维持胰岛素原分子的稳定性和完整性具重要的意义。由于胰岛 β 细胞分泌 C-P 和胰岛素是呈等分子的，肝脏对 C-P 的摄取仅 10% 以下，因此 C-P 的测定更能反映胰岛 β 细胞的功能。本节介绍 C-P 测定的 ECLIA 法。

1. 原理　待测标本、生物素化的抗 C-P 单克隆抗体与钌标记的抗 C-P 另一位点单克隆抗体，在反应体系中混匀，形成双抗体夹心抗原抗体复合物。加入链霉亲和素包被的磁性微粒与之结合，在磁场的作用下，结合免疫复合物的磁性微粒被吸附至电极上，未结合的无关成分被吸弃。电极加压后产生光信号，其强度与检样中一定范围的 C-P 含量成正比。

2. 试剂　购买与仪器配套的商品成套试剂盒。

3. 操作　按仪器操作说明书进行，只需分离血清上机，包括加样、分离、搅拌、温育、打印结果在内的各项操作均由仪器自动进行。

4. 参考区间　250.0~600.0pmol/L。

由于各厂商及各地区的实验室差异，各实验室应建立自己的参考值。

5. 附注

（1）溶血、脂血、黄疸标本与类风湿因子不影响结果，但标本应置−20℃存放，并避免反复冻融。待测标本及试剂上机前注意恢复至室温，避免过度振摇产生泡沫影响测试。

（2）批号不同的试剂不能混用；每批试剂应分别制作标准曲线。标本与质控品禁用叠氮钠防腐。

（3）C−P的分泌有时相效应，对于C−P的测定应分时采样测定激发曲线。

6. 临床意义　由于C−P的测定不受注射胰岛素的影响，因此对于胰岛素治疗的患者，C−P的变化更能反映胰岛B细胞的功能，以决定是否需继续治疗。此外C−P的测定也可用于鉴别低血糖的原因，是因胰岛素瘤的过度分泌或是因患者自己注射了胰岛素。还可用于判定胰岛素瘤的切除是否完整或是否已经转移，及用于胰岛移植手术后的监测。

（袁聪玲）

参考文献

［1］王鸿利，丛玉隆，仲人前，吕建新，周新，等．实用检验医学．北京：人民卫生出版社，2013.

［2］郑芳，陈昌杰．临床分子诊断学．武汉：华中科技大学出版社，2014.

［3］沈岳奋．生物化学检验技术．北京：人民卫生出版社，2008.

第二十二章　分子杂交技术

第一节　核酸探针的种类

一、按标记方法分类

（1）放射性核素标记：放射性核素标记是最早采用的也是目前常用的核酸探针标记方法。其特点是敏感度高。常用的放射性核素有^{32}P 和^{35}S。

（2）非放射性标记物：目前非放射性标记物主要有以下几种：①荧光物质，如异硫氰酸荧光素（FITC）等；②酶类，如辣根过氧化物酶（HRP）、半乳糖苷酶或碱性磷酸酶（ALP）等；③半抗原，如地高辛、生物素；④金属类，如 Hg。

二、按探针来源和核酸性质分类

（1）DNA 探针：DNA 探针是指长度为数百个碱基对以上的双链或单链探针，DNA 探针多为 1 个基因的全部或部分序列，也可以是基因的非编码序列。DNA 探针是最常用的核酸探针，具有以下几个优点：①标记方法成熟，有多种标记方法可供选择，并能用于核素和非核素标记。②DNA 探针可以克隆到质粒载体中进行无限繁殖，而且制备方法简便。③相对于 RNA 而言，DNA 探针不易降解。

（2）cDNA 探针：cDNA（complementary DNA）是指互补于 mRNA 的 DNA 链。以 mRNA 为模板，利用反转录酶催化合成 1 条与 mRNA 互补的 DNA 链（cDNA），然后再用 RNase H 将 mRNA 消化掉，再在 DNA 聚合酶的催化下合成第 2 条 DNA 链，即形成双链 DNA，再将其插入适当的质粒载体，转入细菌中扩增和保存。cDNA 探针除了具有上述 DNA 探针的优点外，由于用这种技术获得的 DNA 探针不含有基因的内含子序列，因此，cDNA 探针用于检测基因表达时杂交效率要明显高于真核基因组 DNA 探针。尤其适用于基因表达的检测。

（3）RNA 探针：RNA 探针可以是分离的 RNA，但更多的是携目的基因的重组载体在 RNA 聚合酶的作用下转录生成。RNA 探针为单链核酸分子，其复杂性低，杂交时不存在第 2 条链的竞争，因此，RNA 探针与待测核酸杂交的效率高，灵敏度高。同时由于 RNA/RNA 和 RNA/DNA 杂交体的稳定性较 DNA/DNA 杂交体的稳定性高，杂交反应可以在更为严格的条件下进行，因而 RNA 探针的特异性高。

（4）单核苷酸探针：由于 DNA 自动合成仪的出现，使核酸探针的制备十分方便，可根据已知 DNA 或 RNA 序列，通过化学方法人工合成长 20 ~ 50 个碱基靶序列精确互补的 DNA 片段作为探针。作为单核苷酸探针的 DNA 片段一般要求具备以下条件：①长度适宜；②碱基组成合适，G + C 含量在 40% ~ 60%，避免单一碱基的重复出现；③DNA 序列本身不能形成"发夹"结构，否则会降低探针与目的基因序列的结合能力；④特异性高。探针序列应特异性地与靶序列核酸杂交，而与非靶序列的同源性尽量低。单核苷酸探针具有以下特点：序列很短而且复杂度低，杂交时间短，但灵敏度稍差；可识别靶序列内一个碱基的变化；制备方便，可大量合成，而且价格低廉。

　　DNA 探针、cDNA 探针和 RNA 探针 3 种探针都是可以基因克隆生成的探针。与单核苷酸探针相比，克隆探针的核酸序列较长，从统计学角度而言，较长的序列随机碰撞互补序列的机会较短序列少，因此其特异性更强，复杂度也高。另外，由于克隆探针较单核苷酸探针掺入的可检测标记基因更多，因此可获得更强的杂交信号。但是，越长的探针对于靶序列变异的识别能力越低。对于单个或少数碱基不配序列，克隆探针则不能区分，因此不能用于检测点突变，此时，需要采用化学合成的单核苷酸探针进行检测。然而，当克隆探针的这种特性被应用于检测病原微生物时，不会因病毒或细菌 DNA 的少许变异而漏诊，这种特性是克隆探针优点。

（赵俊暐）

第二节　核酸探针的标记和纯化

　　目前最常用的探针标记物是放射性核素。它具有灵敏度高的优点，但存在环境污染和半衰期短等缺点。近年来发展起来的非放射性标记物如生物素、地高辛等展现出了越来越高的应用价值，但是灵敏度和特异性较放射性标记物差。

一、核酸探针标记物

　　（1）放射性核素标记物：放射性核素作为核酸探针标记物具有很多优点：灵敏性高：可检测达到数皮克甚至更低浓度水平的核酸，特别适用于单拷贝基因或低丰度的基因组 DNA 或 mRNA 的检测；特异性高：采用放射自显影技术观察结果，样品中的无关核酸和杂质成分不会干扰检测结果；准确性高；方法简便。其缺点主要有：具有衰变特性而且半衰期短；费用高；检测时间长；对操作人员、实验室以及环境易存在潜在危害和污染等。因此，其推广使用受到一定限制。但其仍是目前应用最多的一类探针标记物。核酸探针标记常用的放射性核素有以下几种。①^{32}P：^{32}P 的特点是放射性强，释放的 β–粒子能量高，穿透力较强，因此灵敏度较高，放射自显影所需时间短，被广泛应用于各种滤膜杂交和液相杂交中，特别适合于基因组中单拷贝基因和低丰度基因的检测。其缺点是半衰期短，只有 14.3 天；射线散射严重，分辨率相对较低。②^{35}S：^{35}S 的特点是半衰期较^{32}P 长（为 87.1d），放射性较强，其射线的散射作用较弱，因此在用 X 线底片自显影时分辨率较高。但是由于其释放的 β–粒子的能量较低，因此检测灵敏度较^{32}P 稍低。适用于核酸序列分析和原位杂交等实验。③^{3}H：优点是射线散射少，分辨率较高；半衰期很长（12.1 年），标记的探针可长时间反复使用。但是^{3}H 的放射性较低，灵敏度有限，因此应用范围也受到限制，同时由于其很长的半衰期，对环境的潜在危害也较大。

　　（2）非放射性标记物：非放射性标记物具有无放射性污染、稳定性好、探针可以长期保存和处理方便等优点，其应用也越来越广泛。但由于其灵敏度和特异性不高，非放射性标记物还不能完全替代放射性核素在核酸分子杂交中的地位。常用的非放射性标记物有半抗原（如生物素、地高辛）、配体（如作为亲和素配体的生物素）、光密度或电子密度标记物（如

419

金、银）、荧光素（如异硫氰酸荧光素、罗丹明）。

1）生物素：生物素标记的核酸探针是最广泛使用的一种非放射性标记的核酸探针。除 dUTP 外，还可以用生物素对 dATP 和 dCTP 进行标记。另外，也可以将光敏基团与生物素通过连接臂预先连接，形成光敏生物素，再通过化学法对核酸进行标记。光敏生物素标记核酸，方法简单，灵敏度也能够达到皮克水平，可用于外源基因的检测。

2）地高辛：地高辛是 1 种具有类固醇半抗原性质的化合物，仅限于洋地黄类植物中存在。因此，其抗体与其他任何固醇类似物无交叉反应。与生物素相比，地高辛标记的探针不受组织、细胞中内源性生物素的干扰，敏感性高，可达 0.1pg；特异性强；检测产物有鲜艳颜色，反差好，背景染色低；同时，安全稳定，操作简便。不仅应用于 Southern 印迹杂交、斑点杂交及菌落杂交等，还可以检测特定基因序列。是 1 种很有推广价值的非放射性标记探针。

3）荧光素：核酸探针标记常用的荧光素有异硫氰酸荧光素（fluorescein isothiocyanate，FITC）、四乙基罗丹明（tetraethylrodamine B200，RB200）、德克萨斯红（Texas Red）、吲哚二羧菁（CY3、CY4）及 SYBR Green I 等。荧光素可以通过连接臂直接与探针的核苷或磷酸戊糖骨架共价结合，当被修饰的核苷酸掺入到 DNA 分子中时，荧光素基团便将 DNA 分子标记。另外，也可以将生物素等连接在探针上，由于亲和素对生物素具有极高亲和力，杂交后可用偶联有荧光素的亲和素间接进行荧光检测。

4）酶：常用的核酸探针非放射性标记酶有辣根过氧化酶（HRP）或碱性磷酸酶（AP）。HRP 可以通过形成 HRP – PBQ – PEI 复合物，在戊二醛的作用下与变性的 DNA 结合，形成 HRP 标记的 DNA 探针。也可以通过核苷酸 5′末端标记 HRP 法和内部标记 AP 法进行探针标记。

二、核酸探针的标记方法

放射性核素标记和非放射性标记物标记的方法不同。由于放射性核素与相应元素的化学性质完全相同，它的标记只是简单地掺入探针的天然结构而取代非放射性同系物。在非放射性标记物的标记方法主要有 2 种：1 种是将非放射性标记物预先连接于 NTP 或 dNTP 上，然后像放射性核素标记方法一样用酶促聚合反应将标记的核苷酸掺入到 DNA 中，生物素、地高辛等可以采用这种标记方法。另 1 类是将非放射性标记物与核酸进行化学反应而将其连接到核酸上。

根据探针标记时的反应方式不同，可将核酸探针的标记方法分为化学法和酶促法 2 种。化学法是通过标记物分子上的活性基团与核酸分子上的基团（如磷酸基）发生化学反应而将标记物结合到探针分子上，这种方法多应用于非放射性标记。化学标记法的优点是简单、快速，标记物在核酸中的分布均匀。酶促法标记是将标记物（放射性核素或非放射性标记物）预先标记在核苷酸分子上，然后通过酶促反应将标记的核苷酸直接掺入到探针分子中，或将核苷酸分子上的标记物转移到探针分子上。酶促法是目前实验室最常用的核酸探针标记方法。核酸探针的酶促标记方法种类较多，主要包括：缺口平移法、随机引物法、末端标记法、PCR 标记法、cDNA 探针的标记、RNA 探针的标记以及寡核苷酸探针的标记等。

（1）化学法标记核酸探针

1）光敏生物素标记核酸探针：光敏生物素是对光敏感基团与生物素结合而成的一类标

记物，由1个光敏基团、1个连接臂和1个生物素基团组成。在光作用下光敏基团的－N3可以与 DNA 或 RNA 的碱基发生共价交联反应，从而结合到核酸分子上。该方法简便，探针稳定，灵敏度高，适用于 DNA、RNA 的标记。

2）酶标记核酸探针：可以通过对苯醌（PBQ）可将辣根过氧化物酶与聚乙烯亚胺（PEI）连接形成 HRP－PBQ－PEI 复合物，此复合物在戊二醛的作用下与变性的 DNA 结合，使 HRP 与 DNA 连接在一起，组成 HRP 标记的 DNA 探针。用标记单核苷酸探针时，可采用核苷酸5′末端标记 HRP 法和内部标记 AP 法。前者是在合成的单核苷酸的5′端带一个巯基，同时让 HRP 产生1个与巯基反应的基团，与单核苷酸发生反应并结合在一起。后者是在合成单核苷酸的过程掺入尿苷3′亚磷酰亚胺，合成的单核苷酸可以与 AP 发生反应，得到 AP 标记的单核苷酸探针。总的说来，化学标记核酸探针的方法简单快速，费用较低。

（2）酶促法标记核酸探针

1）缺口平移法（nick translation）是利用大肠埃希菌 DNA 聚合酶Ⅰ同时具有5′→3′的核酸外切酶活性和5′→3′聚合酶活性，将已被核素或非放射性标记物修饰的 dNTP 掺入到新合成的 DNA 探针中去的1种核酸探针标记方法。其原理是先用适当浓度的 DNA 酶Ⅰ（DNase Ⅰ）在双链 DNA 探针分子上制造若干个单链缺口（nick），然后利用大肠埃希菌酶 DNA 聚合酶Ⅰ的5′→3′核酸外切酶活性，在缺口处将原来的 DNA 链从5′端向3′端逐步切除；同时利用大肠埃希菌 DNA 聚合酶Ⅰ的5′→3′聚合酶活性，将脱氧核苷酸（其中1种被核素或非放射性标记物标记）按照碱基互补配对的原则加在缺口处的3′－羟基上（图22－1）。使用缺口平移法标记的 DNA 探针比活性高，标记均匀，能满足大多数分子杂交实验的要求。但是其形成的探针较短，且无法精确地控制探针的长度，因此作为对双链 DNA 探针的标记方法已被更好的随机引物法取代。

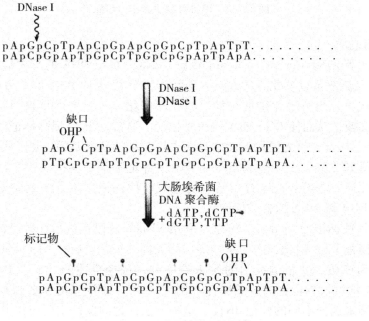

图 22－1　缺口平移法标记核酸探针

2）随机引物法（random priming）：随机引物是人工合成的含有各种可能排列顺序的6～8个核苷酸片段的混合物。在引物混合物中，总有1条可以与任何一段核酸片段杂交，并作为DNA聚合酶反应的引物，与变性的DNA或RNA模板退火后，在DNA聚合酶或反转录酶的作用下，按碱基互补配对原则不断在DNA的3′-OH端添加dNTP（其中1种被核素或非放射性标记物标记），经过变性处理后，新合成的探针片段与模板解离，即得到无数各种大小的DNA探针。（图22-2）。用随机引物法标记的DNA探针或cDNA探针的比活性显著高于缺口平移法，而且结果较为稳定，适用于大多数分子杂交实验。同时，随机引物法更为简单，产生的探针长度也更为均一，在杂交反应中重复性更强。另外，这种方法尤其适用于真核DNA探针标记，因为随机引物来自真核DNA，其与真核序列的退火率要高于原核序列。

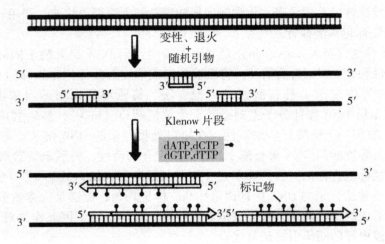

图22-2　随机引物法标记核酸探针

3）末端标记法

a. T4多核苷酸激酶（polynucleotide kinase，PNK）标记DNA的5′末端。

T4多核苷酸激酶可以催化ATP的γ-磷酸转移至DNA或RNA的5′-OH末端。在过量ADP存在的情况下，也可催化磷酸交换反应，即催化［γ-³²P］dNTP上的³²P与DNA5′末端的磷酸发生交换，从而使DNA的5′端得到标记。通常，为了提高标记效率，对于5′端已经磷酸化的DNA探针，首先要用碱性磷酸酶去除5′端的磷酸基团，然后再用PNK催化进行5′末端标记（图22-3）。由于生物素等非放射性标记物不是连接在磷酸基团上，而是连接在碱基上，因此该方法不能直接对5′端进行非放射性标记。该方法主要用于单核苷酸探针或序列较短的RNA和DNA探针的标记。

b. Klenow片段标记DNA的3′末端。利用Klenow片段在进行核酸探针标记时，先用限制性内切酶将模板DNA消化，产生5′端突出的黏性末端，然后在Klenow片段的作用下，以突出的1条链为模板，并根据突出的5′末端序列，选择合适的［α-³²P］dNTP掺入，将DNA3′凹端补平即可得到标记的核酸探针（图22-4）。应注意的是要根据不同限制酶产生的不同黏性末端来选择不同的标记dNTP。这种方法标记的探针主要用作DNA凝胶电泳的分子量参考。

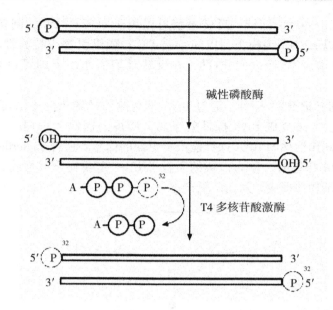

图 22 – 3　T4 多核苷酸激酶标记核酸探针 5′末端

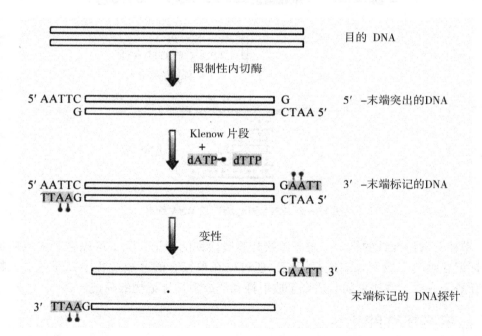

图 22 – 4　Klenow 片段标记核酸探针 3′末端

4）聚合酶链反应标记法：聚合酶链反应的另 1 个重要用途就是以少量的起始模板制备高比活性的 DNA 探针。在 PCR 反应体系中加入［α – ^{32}P］dNTP 或其他标记的 dNTP，通过 PCR 扩增，可在短时间内合成大量标记的 DNA 探针，而且标记物的掺入率可高达 70% ~ 80%。因此，PCR 标记技术特别适用于大规模制备和非放射性标记。

5）反转录酶标记 cDNA 探针：反转录酶可以用于 cDNA 探针的制备，制备的同时可以对其进行标记。以 mRNA 为模板，以 oligo（dT）、随机引物或特异性单核苷酸为引物，在底物（dNTP）中掺入 ^{32}P 标记的 dNTP，在反转录酶的作用下即可以合成标记的 cDNA 探针。

6）RNA 聚合酶标记 RNA 探针：通过 RNA 聚合酶体外转录的方法可以制备 RNA 探针（图 22 - 5）。利用该方法合成 RNA 探针效率高，所得的探针大小均一，比活性较高，与 DNA 探针相比，相同比活性的 RNA 探针能产生更强的信号。适合于 Northern blotting 和细胞原位杂交。标记 RNA 探针时，作为模板的质粒 DNA 一定要完全线性化，因为少量的环形 DNA 会导致多聚转录物的形成，从而降低产率。

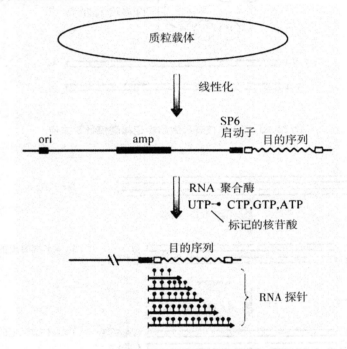

图 22 - 5　RNA 聚合酶标记 RNA 探针

7）单核苷酸链探针的标记：对于单核苷酸链探针的标记，除了可以在合成以后通过探针末端标记法对其 3′或 5′末端进行标记，还可以在单核苷酸合成过程中，通过加入特定标记的核苷酸来完成。该法可同时适合于放射性和非放射性标记物的标记。

三、核酸探针的纯化

核酸探针标记反应结束后，反应液中存在的未掺入的游离 dNTP、酶、无机离子以及质粒 DNA 等物质必须去除，否则会干扰后续的杂交反应。常用的核酸探针纯化方法主要有：乙醇沉淀法、凝胶过滤色谱法、反相色谱法等。

（赵俊暕）

第三节 核酸探针信号的检测

一、放射性核素探针的信号检测

根据放射性核素能够产生射线的原理，通常可以采用放射自显影技术或液体闪烁计数法对核酸探针的信号进行检测。前者是利用放射性核素探针发出的射线在 X 线底片上成影的作用来检测杂交信号。该方法比较简单，只需将杂交膜与 X 线底片在暗盒中曝光数小时或数天（视放射性强弱而定），再显影、定影即可。后者的原理是当粒子射到某种闪烁体（如甲苯、二甲苯等）上时，闪烁体会产生荧光，通过收集和检测荧光信号即可以检测核酸探针的信号。其他用于放射性核素检测的方法还有 Geiger – Muller 计数管法、固体闪烁计数器法等。

二、非放射性探针的信号检测

（1）直接检测探针信号：直接法主要用于酶或荧光素直接标记的核酸探针的信号检测。由于可检测的标记分子与核酸探针直接结合，因此杂交反应后可以立刻观测结果。对于酶直接标记的探针可通过直接显色检测，即在杂交后通过酶促反应使酶的作用底物形成有色产物。根据标记探针所用酶的不同，所用的显色体系也不同。常用的显色体系有碱性磷酸酶（alkaline phosphatase，ALP）显色体系和辣根过氧化物酶（horseradish peroxidase，HRP）显色体系。对于荧光素直接标记的核酸探针可在杂交后通过激发光照射发出荧光后，与 X 线胶片在暗室曝光、显影检测。也可以通过荧光显微镜观察，主要用于荧光原位杂交。

（2）间接检测探针信号：对于其他非放射性标记物（如生物素、地高辛等）标记的核酸探针必须通过 2 步反应才能完成信号的检测：第 1 步是偶联反应，即将非放射性标记物与可检测系统偶联；第 2 步是显色反应，其原理与上述直接法相同。

1）偶联反应：生物素和地高辛等大多数非放射性标记物都是半抗原，可以通过抗原—抗体免疫反应体系与显色体系偶联起来。另外，生物素还是亲和素的配体，可以通过生物素—亲和素反应体系与显色体系偶联。根据参与反应的成分及反应原理的不同，偶联反应可分为直接法、直接亲和法、间接免疫法、间接亲和法和间接免疫亲和法等几类（图 22 – 6）。

2）显色反应：通过上述的偶联反应，显色物质（如酶、荧光素等）得以直接或间接地连接在核酸探针上。通过对显色物质进行检测即可得到杂交信号。如果直接或间接偶联的显色物质是荧光物质（如异硫氰酸荧光素、罗丹明等），则可以在特定波长下观察和检测荧光信号。针对偶联的酶类，如辣根过氧化物酶或碱性磷酸酶，1 种方法是通过酶促显色法检测，即酶促反应使底物变成有色产物。另 1 种方法是采用化学发光法检测。即在化学反应过程中伴随的发光反应。目前应用最为广泛的是辣根过氧化物酶催化鲁米诺伴随的发光反应。其原理是在过氧化氢存在的条件下，辣根过氧化物酶催化鲁米诺发生氧化反应，使其达到激发态，当从激发态返回至基态时，可以发出波长为 425nm 的光。

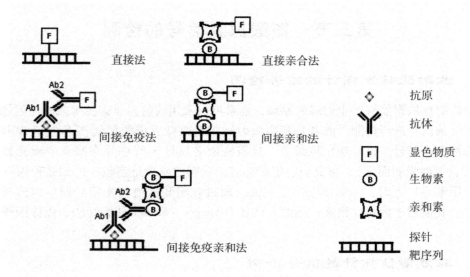

图 22 – 6　非放射性核酸探针偶联反应

（赵俊暕）

第四节　分子杂交技术的分类及应用

按照杂交环境的不同，核酸分子杂交可分为固相分子杂交和液相分子杂交 2 种类型。固相分子杂交是指参加反应的 1 条核酸链被固定在固体支持物上，而另 1 条核酸链游离在反应溶液中。固相杂交中常用的固体支持物有尼龙膜、硝酸纤维素薄膜、磁珠、乳胶颗粒等。液相杂交是指所参加反应的 2 条核酸链都游离在溶液中。与液相杂交相比，固相杂交后的游离核酸容易被漂洗去除，膜上留下的杂交物容易检测，而且操作简便，误差较低。因此固相杂交技术的应用更为普遍。

一、滤膜分子杂交

根据杂交时核酸的位置是否被改变，可将固相杂交分为滤膜杂交和原位杂交 2 种。滤膜杂交是指从细胞中分离出核酸片段，转移并固定到固相支持物（滤膜）上，然后用标记的探针与结合在固相支持物上的核酸片段进行杂交。滤膜杂交又包括印迹杂交（Southern blotting、Northern blotting）、斑点杂交、狭缝杂交等。

1. Southern blotting　Southern blotting，即 Southern 印迹技术，是将电泳分离的待测 DNA 片段转移并固定在固相载体上，与标记的核酸探针进行杂交，在与探针有同源序列的位置上显示杂交信号的 1 种方法。该技术最初于 1975 年由 EdSouthern 发明并因此而得名。主要包括核酸样本的制备、琼脂糖凝胶电泳、变性、印迹、杂交、结果检测等步骤。Southern 印迹技术可以用于基因组中特定基因的定性和定量分析、基因酶切图谱分析及其在染色体中的定位、基因突变分析、限制性片段长度多态性的分析等。

2. Northern blotting　Northern blotting 是 1 种将 RNA 从琼脂糖凝胶转移到硝酸纤维素膜上进行分子杂交的方法，其原理与 Southern blotting 基本相同：将从细胞中提取的 RNA 样品进行琼脂糖凝胶电泳，然后转移到固相载体上，再用探针杂交检测同源性序列。Northern blotting 与 Southern blotting 具有以下不同点。

（1）检测样品不同：Northern blotting 检测的是总 RNA 或 mRNA，而 Southern blotting 检测的是 DNA。

（2）变性剂不同：由于 Southern blotting 中使用的 DNA 变性剂 NaOH 可以水解 RNA 的 2 - 羟基基团，因此 Northern blotting 使用甲基氧化汞、乙二醛或甲醛作为 RNA 的变性剂。

（3）样品处理不同：RNA 电泳前需要加热变性，电泳时加变性剂保持变性状态，转膜前不需变性和中和处理；而 DNA 电泳前和电泳中不需要变性，只需在转膜前进行碱变性及中和处理。

（4）RNA 电泳时，凝胶中不能加溴化乙啶（EB），因为 EB 会影响 RNA 与硝酸纤维素膜的结合。

3. 斑点杂交与狭缝杂交　将 RNA 或 DNA 变性后直接点样或采用狭缝点样器加样于硝酸纤维素膜或尼龙膜上，再采用特异性的核酸探针进行杂交的方法称为斑点杂交（dot blotting）或狭缝杂交（slot blotting）。斑点杂交和狭缝杂交都是将被检标本直接点在膜上进行杂交，不需电泳和转膜过程。二者的区别只是点样方式和点样后样品的形状的不同。这 2 种杂交方法操作过程简便、快速。但无法判断核酸片段的大小，也无法判断样品溶液中是否存在多种不同的靶序列，因此斑点杂交和狭缝杂交多用作核酸定性或半定量分析以及杂交条件的摸索。

二、原位分子杂交

原位杂交（in situ hybridization，ISH）是 1 种将核酸分子杂交技术与组织细胞化学和免疫组织化学结合起来的杂交方法，可以在不改变核酸位置的情况下直接在"原位"进行分子杂交。因此，原位杂交可以在保持细胞形态的条件下检测细胞内 DNA 或 RNA 的定位。这一技术从分子水平上，为研究细胞内基因表达及基因调控提供了有效的方法。

原位杂交技术主要包括以下几个基本步骤。

1. 杂交前处理　其目的是为了保持细胞形态结构，最大限度地保存细胞内 DNA 或 RNA；增加组织或细胞的通透性和探针的穿透性，使探针易于进入细胞或组织，降低背景染色。

2. 杂交　探针与细胞中的靶序列特异性的结合。

3. 杂交后处理　用一系列不同浓度、不同温度的盐溶液进行漂洗，减少背景。

4. 检测　根据核酸探针标记物的不同，可进行放射自显影或酶促显色。在显微镜或电子显微镜下可对待测核酸进行细胞内定位。对于细胞或组织切片，还可进行半定量的测定。

与滤膜杂交技术相比，原位杂交技术具有其独特的优点和应用范围。原位杂交能在成分复杂的组织中对单一细胞进行研究，不受同一组织中其他成分的影响，因此对于那些细胞数量少且散在于其他组织中的细胞内 DNA 或 RNA 的研究更为方便。原位杂交不需要从组织中提取核酸，有利于检测组织中含量极低的靶序列，并可完整地保持组织和细胞的形态，更能准确地反映出组织细胞的相互关系及功能状态。原位杂交可以检测组织细胞中特定基因的定位和表达水平；可精确定位特定核苷酸序列在染色体上的位置；可用特异性的微生物核酸序列作为探针检测细菌或病毒感染并定位等。原位杂交技术已广泛应用于基础研究（如基因组图、转基因检测、基因表达定位等）和临床研究（如细胞遗传学、产前诊断、肿瘤和传染性疾病的诊断等）。

原位杂交又可以分为菌落原位杂交和组织原位杂交。

菌落原位杂交（colony in situ hybridization）是 1 种将细菌从培养板转移到硝酸纤维素滤膜上，裂解细菌释放 DNA 后进行分子杂交的方法。根据硝酸纤维素膜上的杂交信号，可在平板上找出对应的阳性杂交菌落。该方法的基本步骤如下。

（1）影印：将硝酸纤维素滤膜轻轻铺在长有单个菌落的培养板上，将菌落影印到膜上，并保持膜和板上菌落位置相同。

（2）裂解：用 10% SDS 将影印在硝酸纤维膜上的菌落裂解，释放细菌 DNA。

（3）变性和中和：用含 NaOH 的变性液浸湿滤膜，使膜上的 DNA 变性成单链，然后用中和液中和。

（4）干燥：滤膜经洗涤后，高温干燥固定。

（5）杂交：加入探针使之与膜上的 DNA 杂交，清洗去除膜上未杂交的游离探针。

（6）检测：根据探针种类选择相应的方法检测。菌落原位杂交可以用于基因重组后阳性菌落的筛选。

组织原位杂交（tissue in situ hybridization）是指组织或细胞的原位杂交，最为常用，因此往往简称为原位杂交。组织原位杂交与菌落的原位杂交的重要区别是：菌落原位杂交需要先裂解细菌释出 DNA，然后进行杂交；而组织原位杂交是先对细胞或组织进行适当处理，使细胞通透性增加，然后加入探针，探针进入细胞内与靶序列进行杂交。因此，组织原位杂交可以确定探针的互补序列在胞内的空间定位，这一点具有重要的生物学和病理学意义。

利用荧光信号对原位杂交样本进行检测的技术称为荧光原位杂交技术（fluorescence in situ hybridization，FISH）。它通过荧光物质标记的 DNA 探针与待测样本的 DNA 进行原位杂交，在荧光显微镜下对荧光信号进行辨别和计数，从而对染色体、基因异常的细胞和组织进行检测和诊断。

FISH 是原位杂交技术的一个重要分支，它将荧光信号的高灵敏度和直观性与原位杂交技术的高准确性结合为一体，具有很多优点：特异性好、定位准确；灵敏度高，与放射性探针相当；经济、安全、探针稳定；实验周期短，能迅速得到结果，可以满足临床需要；多色 FISH 还可以在同一个细胞中同时检测多种序列。因此，FISH 在临床诊断及科研工作中的应用非常广泛。

FISH 可用于检测各种细胞标本，包括全血、成纤维细胞、骨髓细胞、羊水细胞、绒毛膜细胞、口腔细胞涂片、精细胞和子宫颈细胞等。在临床中具有广泛的用途，主要包括遗传性疾病和产前/置入前诊断、肿瘤的检测和预后、感染性疾病诊断等。

三、液相分子杂交

液相分子杂交是指核酸探针与待测核酸分子游离在溶液中进行杂交，通过层析或电泳除去未结合的探针或者通过羟基磷灰石、磁珠或其他的亲和方法捕获探针-靶杂交体，然后对杂交信号进行检测。液相分子杂交是在溶液中进行，操作简便，因此容易实现自动化。但是去除过量的未杂交探针比较困难，同源与异源的 DNA 分子在杂交过程中可发生竞争，使得杂交结果分析变得困难。常见的液相核酸分子杂交方法包括发光法、夹心法、吸附法、复性速率法等。

（朱家平）

参考文献

［1］刘人伟．现代实验诊断学检验与临床．北京：化学工业出版社医学出版分社，2009.

［2］刘成玉．临床检验与基础．北京：中国医药科技出版社，2010.

［3］郑芳，陈昌杰．临床分子诊断学．武汉：华中科技大学出版社，2014.

［4］鲁家才，程正江，姚欣．两种药物对 EDTA 依赖性血小板聚集的抑制作用．临床检验杂志，2004.

［5］赵俊暕，邵坤，王洋，陈乃耀，郭佳培，孟爱国，曾小芳，石峻．hUCB－MSCs 对 TBI 大鼠神经炎症的影响．免疫学杂志，2015.

［6］沈岳奋．生物化学检验技术．北京：人民卫生出版社，2008.

［7］王恩华．病理学．北京：高等教育出版社，2015.

第二十三章　PCR 检测技术

第一节　PCR 在病原微生物检测中的应用

现今的临床微生物实验室仍旧采用沿用了半个多世纪的经典方法来进行大多数检测工作。经典的细菌培养、鉴定方法工作强度高、耗时长，病毒培养要求更高，需要精细的活组织培养基。因此在临床微生物检验中降低劳动强度的呼声越来越高，快速鉴别诊断新型病原体感染的重要性也更加凸显。通过快速诊断、治疗而降低医疗保健费用和减轻患者的经济压力也促进了基因扩增检验技术在临床的推广和应用研究。

PCR 等基因扩增检验技术在病原微生物的检测中有其优势，在需要长程培养或者无法分离的病原微生物检测中特别适用。目前临床上常检测的病原微生物包括结核分枝杆菌、乙型肝炎病毒、丙型肝炎病毒、人免疫缺陷病毒、人巨细胞病毒（Cytomegalovirus，CMV）、沙眼衣原体、人乳头状瘤病毒（human papilloma Virus，HPV）、淋病奈瑟菌、化脓性链球菌等。

（李自军）

第二节　PCR 在遗传病中的应用

遗传病是由基因在性细胞中的突变而引起的。按照遗传方式与遗传物质的关系，可将遗传病分为单基因遗传病、多基因遗传病及染色体异常遗传病等几种类型。突变在遗传物质的改变上无非是 2 种情况，即量（增多或减少）的改变或质（核苷酸）的改变。突变可分为以下几种类型：点突变（point mutation）、缺失突变（deletion mutation）、插入突变（insertion mutation）和动态突变。从 DNA 序列的角度来看，突变不外乎单核苷酸的取代和 DNA 片段的插入或缺失 2 大类型。而产生的后果则取决于其发生的位置和性质。只要影响了基因的完整性或基因表达过程的任何一个环节都有可能导致遗传病。

基因诊断为遗传病的诊断和治疗提供了新的途径，PCR 技术临床应用就是从检测镰状细胞和 β - 球蛋白生成障碍性贫血基因开始的。十几年来，该技术在遗传病诊断的临床应用方面取得了重大进展。从使用范围看，它能用于检测已知基因序列的任何遗传病基因的突变、缺失及表达量的异常；从灵敏度方面看，它能从单细胞进行特异基因扩增，实现植入前基因诊断。多色荧光标记探针的 PCR 技术，可在单反应管中检测样品是纯合还是杂合基因突变或缺失。PCR 产物的基因测序也成为检测遗传病基因突变的常用方法。采用 PCR 等分子生物学技术检测的临床意义如下。

一、遗传病的诊断

例如应用特异的 PCR 引物可以选择性地扩增各种不同类型的 α - 珠蛋白生成障碍性贫

血基因，通过琼脂糖凝胶电泳的带型即可快速简便地诊断个体的基因型。

二、新生儿筛查

其目的是在生命早期鉴别出遗传病患儿，以便在不可逆性损伤发生前开始饮食控制和药物治疗。如苯丙酮尿症（phenylketonuria，PKU）是肝中苯丙氨酸羟化酶（PAH）缺陷引起的代谢性遗传病。若经筛查明确诊断后，在出生后给予低苯丙氨酸饮食治疗，患儿的智力与体能发育不受影响。目前一般采用 PCR 和 PAGE 相结合的 STR 多态性连续分析的方法进行新生儿筛查。

三、产前诊断

例如杜氏/贝氏进行性肌营养不良（DMD/BMD）是一种严重的横纹肌进行性萎缩，目前采用多重 PCR 方法可对 DMD/BMD 进行快速、敏感的诊断。

四、症状前/易感性分析

对心血管疾病、糖尿病等多基因遗传病有价值。

（李自军）

第三节　PCR 在肿瘤中的应用

相对于本质为种系变异的真正意义上的遗传病，绝大部分肿瘤是体细胞遗传性疾病，其本质多为后天获得的、导致体细胞恶性化的一系列基因及其产物在结构、功能或调控方面的异常改变。肿瘤是一类多基因、多阶段、多因素参与的更为复杂的疾病。因此与感染性疾病和遗传病相比，针对肿瘤的基因诊断其目的和内容也有所不同，PCR 等基因扩增技术在其中起着重要作用，表现在以下几个方面。

一、肿瘤相关基因的检测

肿瘤发生时，一般表现为原癌基因激活、抑癌基因失活，妨碍 DNA 复制修复的稳定性。产生的原因主要是基因的点突变、缺失、扩增、DNA 重排、基因融合等。PCR 技术是检测这些遗传改变最简单和有效的手段。一方面我们可以直接检测基因的突变，另一方面我们也可用 FQ - PCR 方法检测癌基因、抑癌基因的 mRNA 转录水平。现研究发现乳腺癌高危家族中常有属于抑制基因的 BRCA 基因（breast cancer gene）的突变。目前发现 BRCA 基因有 2个，即 BRCA1 和 BRCA2，可以用 PCR 的方法检测 BRCA 基因的突变。现以检测 BRCA1 基因突变为例进行说明。BRCA1 位于 17q21，此基因 >100kb，有 22 个外显子，外显子几乎占了编码序列的 60% 以上。它的突变易致乳腺癌，突变分布于整个编码序列，没有明显的突变族或热点，70% 的插入或缺失导致编码序列的框移和提前终止密码。根据这些特点，可以采用 PCR - RFLP 方法直接检测 BRCA1 基因的点突变。

二、肿瘤标志物基因检测

肿瘤标志物中的一些蛋白类、酶类及肽激素类的标志物检测对肿瘤的诊断、治疗、预后等方面有重要意义，但一般常采用生化、免疫学或免疫组化的方法，其敏感性较低。目前可以采用 PCR 的方法对一些蛋白类、酶类及肽类激素等肿瘤标志物相关靶 mRNA 进行检测，大大提高了检测的敏感性，利于肿瘤的早期诊断。

三、肿瘤耐药基因的检测

在肿瘤的化疗过程中，肿瘤多药耐药基因（multi – drugs resistance gene，MDR gene）的表达是 1 个受到重视的问题，其在不同组织肿瘤的表达是不一样的。用 RT – PCR 检测 MDR 基因的表达水平，是选择化疗药物的依据。

（李自军）

参考文献

［1］刘人伟. 现代实验诊断学检验与临床. 北京：化学工业出版社医学出版分社，2009.

［2］刘成玉. 临床检验与基础. 北京：中国医药科技出版社，2010.

［3］鲁家才，程正江，姚欣. 两种药物对 EDTA 依赖性血小板聚集的抑制作用. 临床检验杂志，2004.

第四篇

微生物检验

第二十四章 细菌检验技术

第一节 细菌形态学检查

一、显微镜

显微镜是由一个或几个透镜组合构成的一种光学仪器，主要用于放大微小物体成为人肉眼所能看到的仪器。由于细菌个体微小，观察其形态结构需要借助显微镜。根据所用光源的不同，显微镜可分为光学显微镜与电子显微镜。

光学显微镜通常由光学部分和机械部分组成。目前光学显微镜的种类很多，主要有普通光学显微镜、暗视野显微镜、荧光显微镜、相差显微镜、激光扫描共聚焦显微镜、偏光显微镜、微分干涉差显微镜、倒置显微镜等。

1. 普通光学显微镜（light microscope） 普通光学显微镜主要用于观察细菌菌体染色性、形态、大小，细胞形态学以及寄生虫等。操作基本步骤如下。

（1）取镜和放置：一般右手紧握镜臂，左手托住镜座，将显微镜放于实验台上，距离实验台边缘5~10cm，并以自己感觉舒适为宜。

（2）光线调整：低倍镜对准通光孔，打开并调节光栅，根据需要调整至适宜的光线强度。

（3）放置标本：将制备好的玻片放在载物台上，并用弹簧夹卡住玻片，然后调整至最佳位置。

（4）调节焦距：先用粗螺旋调整至能看见物像，再用细螺旋调焦使物像清晰。

（5）物镜的使用：先从低倍镜开始，将位置固定好，放置标本玻片，调节亮度、焦距至成像清晰。显微镜设计一般是共焦点，使用高倍镜时，仅需要调节光线强度即可呈现清晰图像。观察细菌一般使用油镜，从低倍镜、高倍镜到油镜依次转动物镜，滴少许香柏油至载玻片上，先将油镜头浸入香柏油中并轻轻接触到载玻片，注意不要压破载玻片，然后慢慢调节粗、细螺旋升起油镜，直到观察到清晰物像为止。

2. 暗视野显微镜（dark – field microscope） 暗视野显微镜主要用于未染色的活体标本的观察，如观察未染色活螺旋体的形态和动力等。与普通光学显微镜结构相似，不同之处在于以暗视野聚光器取代了明视野聚光器。该聚光器的中央为不透明的黑色遮光板，使照明光线不能直接上升进入物镜内，只有被标本反射或散射的光线进入物镜，因此，视野背景暗而物体的边缘亮。

3. 荧光显微镜（fluorescence microscope） 荧光显微镜用于组织细胞学、微生物学、免疫学、寄生虫学、病理学以及自身免疫病的观察诊断。荧光显微镜按照光路不同分为两种：透射式荧光显微镜和落射式荧光显微镜。透射式荧光显微镜的激发光源是通过聚光器穿过标本材料来激发荧光的，常用暗视野聚光器，也可使用普通聚光器，调节反光镜使激发光转射和旁射到标本上。优点是低倍镜时荧光强，缺点是随放大倍数增加而荧光减弱，所以对观察较大标本材料较好。落射式荧光显微镜是近代发展起来的新式荧光显微镜，与透射式荧光显微镜的不同之处是激发光从物镜向下落射到标本表面。优点是视野照明均匀，成像清晰，放大倍数越大荧光越强。

4. 相差显微镜（phase contrast microscope） 相差显微镜可以观察到透明标本的细节，适用于活体细胞生活状态下的生长、运动、增殖情况以及细微结构的观察。因此，相差显微镜常用于微生物学、细胞和组织培养、细胞工程、杂交瘤技术和细胞生物学等现代生物学方面的研究。

5. 倒置显微镜（inverted microscope） 倒置显微镜用于微生物、细胞、组织培养、悬浮体、沉淀物等的观察，可以连续观察细胞、细菌等在培养液中繁殖分裂的过程，在微生物学、细胞学、寄生虫学、免疫学、遗传工程学等领域广泛应用。倒置显微镜与普通光学显微镜结构相似，均具有机械和光学两大部分，只是某些部件安装位置有所不同，如物镜与照明系统颠倒，前者在载物台之下，后者在载物台之上。

6. 电子显微镜（electron microscope） 电子显微镜简称电镜，是以电子束作为光源来展示物体内部或表面的显微镜。电子显微镜可用于细胞、微生物（细菌、病毒、真菌）等表面及内部结构的观察。在医学、微生物学、细胞学、肿瘤学等领域有广泛应用。电子显微镜按照结构和用途不同分为透射式电子显微镜（transmission electron microscope，TEM）、扫描式电子显微镜（scanning electron microscope，SEM）、反射式电子显微镜和发射式电子显微镜等。透射式电子显微镜常用于观察分辨细微物质的结构，扫描式电子显微镜主要用于观察物体表面的形态、外貌，可以与 X 射线衍射仪或电子能谱仪结合，构成电子微探针，用于物质成分分析。

二、不染色标本检查

形态学检查是认识细菌、鉴定细菌的重要手段。细菌体积微小，需要借助显微镜放大1 000 倍左右才可识别。由于细菌无色透明，直接镜检只能观察细菌动力，对细菌形态、大小、排列、染色特性以及特殊结构的观察，则需要经过一定染色后再进行镜检。研究超微结构则需要用电子显微镜观察。

不染色标本的检查用于观察标本中的各种有形成分，如观察细菌在生活状态下的形态、动力和运动状况等，可用普通光学显微镜、暗视野显微镜或相差显微镜进行观察。常用的观察方法有悬滴法、湿片法和毛细管法。

1. 悬滴法　取洁净的凹形载玻片以及盖玻片各一张，在凹孔四周的平面上涂布一层薄薄的凡士林，用接种环挑取细菌培养液或细菌生理盐水 1~2 环放置于盖玻片中央，将凹窝载玻片的凹面向下对准盖玻片上的液滴轻轻按压，然后迅速翻转载玻片，将四周轻轻压实，使凡士林密封紧密，菌液不至于挥发，放于镜下观察。先用低倍镜调成暗光，对准焦距后以高倍镜观察，不可压破盖玻片。有动力的细菌可见其从一处移到另一处，无动力的细菌呈布朗运动而无位置的改变。螺旋体由于菌体纤细、透明，需用暗视野显微镜或相差显微镜观察其形态和动力。

2. 湿片法　湿片法又称压片法。用接种环挑取菌悬液或培养物 2 环，置于洁净载玻片中央，轻轻压上盖玻片，于油镜下观察。制片时菌液要适量以防外溢，并避免产生气泡。

3. 毛细管法　毛细管法主要用于检查厌氧菌的动力。先将待检菌接种在适宜的液体培养基中，经厌氧培养过夜后，以毛细管吸取培养物，菌液进入毛细管后，用火焰密封毛细管两端。将毛细管固定在载玻片上，镜检。

三、染色检查

通过对标本染色，能观察到细菌的大小、形态、排列、染色特性，以及荚膜、鞭毛、芽胞、异染颗粒、细胞壁等结构，有助于细菌的初步识别或诊断。染色标本除能看到细菌形态外，还可按照染色反应将细菌加以分类。如革兰染色分为革兰阳性菌和革兰阴性菌。细菌的等电点（isoelectric point，pI）较低，pI 为 2~5，在近中性或弱碱性环境中细菌带负电荷，容易被带正电荷的碱性染料（如亚甲蓝、碱性复红、沙黄、结晶紫等）着色。

1. 常用染料　用于细菌染色的染料，多为人工合成的含苯环的有机化合物，在其苯环上带有色基与助色基。带有色基的苯环化合物——色原，虽然本身带色，但与被染物无亲和力而不能使之着色，助色基并不显色，但它本身能解离，解离后的染料可以与被染物结合生成盐类，使之着色。根据助色基解离后的带电情况，可将染料分为碱性和酸性两大类。此外，还有复合染料。

2. 常用的染色方法　在细菌感染标本的检查中，临床上常用的染色方法有革兰染色、抗酸染色和荧光染色。

（张　敏）

第二节　培养基的种类和制备

一、常用玻璃器材的准备

微生物实验室内应用的玻璃器材种类很多，如吸管、试管、烧瓶、培养皿、培养瓶、毛细吸管、载玻片、盖玻片等，在采购时应注意各种玻璃器材的规格和质量，一般要求能耐受多次高热灭菌，且以中性为宜。玻璃器皿用前要经过刷洗处理，使之干燥清洁，有的需要无菌处理。对于每个从事微生物工作的人员应熟悉和掌握各种玻璃器皿用前用后的处理。

（一）新购入玻璃器皿的处理

新购玻璃器皿常附有游离碱质，不宜直接使用，应先在 2% 盐酸溶液中浸泡数小时，以中和碱性，然后用肥皂水及洗衣粉洗刷玻璃器皿内外，再以清水反复冲洗数次，以除去遗留的酸质，最后用蒸馏水冲洗。

（二）用后玻璃器皿的处理

凡被病原微生物污染过的玻璃器皿，在洗涤前必须进行严格的消毒后，再行处理，其方法如下：

（1）一般玻璃器皿（如平皿、试管、烧杯、烧瓶等）均可置高压灭菌器内灭菌（压力：103.4kPa，温度：121.3℃，时间：15～30分钟）。随后趁热将内容物倒净，用温水冲洗后，再用5%肥皂水煮沸5分钟，然后按新购入产品的方法同样处理。

（2）吸管类使用后，投入2%来苏儿或5%石炭酸溶液内浸泡48小时，以使其消毒，但要在盛来苏儿溶液的玻璃器皿底部垫一层棉花，以防投入吸管时损破。吸管洗涤时，先浸在2%肥皂水中1～2小时，取出，用清水冲洗后再用蒸馏水冲洗。

（3）载玻片与盖玻片用过后，可投入2%来苏儿或5%石炭酸溶液，取出煮沸20分钟，用清水反复冲洗数次，浸入95%酒精中备用。

凡粘有油脂如凡士林、石碏等的玻璃器材，应单独进行消毒及洗涤，以免污染其他的玻璃器皿。这种玻璃器材于未洗刷之前须尽量去油，然后用肥皂水煮沸趁热洗刷，再用清水反复冲洗数次，最后用蒸馏水冲洗。

（三）玻璃器皿的干燥

玻璃器材洗净后，通常倒置于干燥架上，自然干燥，必要时亦可放于干烤箱中50℃左右烘烤，以加速其干燥；烘烤温度不宜过高，以免玻璃器皿碎裂。干燥后以干净的纱布或毛巾拭去干后的水迹，以备做进一步处理应用。

（四）玻璃器皿的包装

玻璃器皿在消毒之前，须包装妥当，以免消毒后又被杂菌污染。

1. 一般玻璃器材的包装　如试管、三角瓶、烧杯等的包装，选用大小适宜的棉塞，将试管或三角烧瓶口塞好，外面再用纸张包扎，烧杯可直接用纸张包扎。

2. 吸管的包装　用细铁丝或长针头塞少许棉花于吸管口端，以免使用时，将病原微生物吸入口中，同时又可滤过从口中吹出的空气。塞进的棉花大小要适度，太松太紧对其使用都有影响。最后，每个吸管均需用纸分别包卷，有时也可用报纸每5～10支包成一束或装入金属筒内进行干烤灭菌。

3. 培养皿、青霉素瓶的包装　用无油质的纸将其单个或数个包成一包，置于金属盒内或仅包裹瓶口部分直接进行灭菌。

（五）玻璃器材的灭菌

玻璃器材干燥包装后，均置于干热灭菌器内，调节温度至160℃维持1～2小时进行灭菌，灭菌后的玻璃器材，须在1周内用完，过期应重新灭菌，再行使用。必要时，也可将玻璃器材用油纸包装后，用121℃高压蒸汽灭菌20～30分钟。

二、培养基的成分与作用

培养基是指用人工方法配制的适合细菌生长繁殖的营养基质。培养基的成分主要可以分为营养物质、水、凝固物质、指示剂和抑制剂五大类。

1. 营养物质

（1）肉浸液：是将新鲜牛肉去除脂肪、肌腱及筋膜后，浸泡、煮沸而制成的肉汁。肉汁中含有可溶性含氮浸出物、非含氮浸出物及一些生长因子。该物质可为细菌提供氮源和碳源。

（2）牛肉膏：由肉浸液经长时间加热浓缩熬制而成。由于糖类物质在加热过程中被破坏，因而其营养价值低于肉浸液，但因无糖可用作肠道鉴别培养基的基础成分。

（3）糖与醇类：为细菌生长提供碳源和能量。制备培养基常用的糖类有单糖（葡萄糖、阿拉伯胶糖等）、双糖（乳糖、蔗糖等）、多糖（淀粉、菊糖等）；常用醇类有甘露醇、卫茅醇等。糖、醇类物质除作为碳源和提供能量外，还用于鉴别细菌。糖类物质不耐热，高温加热时间过长会使糖破坏，因而制备此类培养基时不宜用高温灭菌，而宜用 $55.46 kPa/cm^2$ 的压力灭菌。

（4）血液：血液中既含有蛋白质、氨基酸、糖类及无机盐等营养物质，还能提供细菌生长所需的辅酶（如 V 因子）、血红素（X 因子）等特殊生长因子。培养基中加入血液，适用于营养要求较高的细菌的培养。含血液的培养基还可检测细菌的溶血特性。

（5）鸡蛋与动物血清：鸡蛋和血清不是培养基的基本成分，却是某些细菌生长所必需的营养物质，因而可用于制备特殊的培养基，如培养白喉棒状杆菌的吕氏血清培养基、培养结核分枝杆菌用的鸡蛋培养基等。

（6）无机盐类：提供细菌生长所需要的化学元素，如钾、钠、钙、镁、铁、磷、硫等。常用的无机盐有氯化钠和磷酸盐等。氯化钠可维持细菌酶的活性及调节菌体内外渗透压；磷酸盐是细菌生长良好的磷源，并且在培养基中起缓冲作用。

（7）生长因子：是某些细菌生长需要但自身不能合成的物质。主要包括 B 族维生素、某些氨基酸、嘌呤、嘧啶及特殊生长因子（X 因子、V 因子）等。在制备培养基时，通常加入肝浸液、酵母浸液、肉浸液及血清等，这些物质中含有细菌生长繁殖所需要的生长因子。

2. 水　水是细菌代谢过程中重要的物质，许多营养物质必须溶于水才能被细菌吸收。制备培养基常用不含杂质的蒸馏水或离子交换水。也可用自来水、井水、河水等，但此类水中常含有钙、磷、镁等，可与蛋白胨或肉浸液中磷酸盐生成不溶性的磷酸钙或磷酸镁，高压灭菌后，可析出沉淀。因而用自来水、井水等制备培养基时应先煮沸，使部分盐类沉淀，过滤后方可使用。

3. 凝固物质　制备固体培养基时，需在培养基中加入凝固物质。最常用的凝固物质为琼脂，特殊情况下亦可使用明胶、卵清蛋白及血清等。

琼脂是从石花菜中提取的一种胶体物质，其成分主要为多糖（硫酸酚醋半乳糖）。该物质在98℃以上时可溶于水，45℃以下时则凝固成凝胶状态，且无营养作用，不被细菌分解利用，是一种理想的固体培养基赋形剂。

4. 指示剂　在培养基中加入指示剂，可观察细菌是否利用或分解培养基中的糖、醇类物质。常用的有酚红（酚磺酞）、溴甲酚紫、溴麝香草酚蓝、中性红、中国蓝等酸碱指示剂及亚甲蓝等氧化还原指示剂。

5. 抑制剂　在培养基中加入某种化学物质，抑制非目的菌的生长而利于目的菌的生长，此类物质称抑制剂。抑制剂必须具有选择性抑制作用，在制备培养基时，根据不同的目的选择不同的抑制剂。常用的有胆盐、煌绿、玫瑰红酸、亚硫酸钠、抗生素等。

三、培养基的种类

1. 按培养基的物理性状可分为 3 类

（1）液体培养基：在肉浸液中加入 1% 蛋白胨和 0.5% NaCl，调 pH 至 7.4，灭菌后即成为液体培养基。液体培养基常用于增菌培养或纯培养后观察细菌的生长现象。

（2）半固体培养基：在液体培养基中加入 0.2% ~ 0.5% 的琼脂，琼脂溶化后即成半固体培养基。半固体培养基常用于保存菌种及观察细菌的动力。

（3）固体培养基：在液体培养基中加入 2% ~ 3% 的琼脂，琼脂溶化后即成固体培养基。该培养基倾注至培养皿中制成平板，用于细菌的分离纯化、鉴定及药敏试验等，注入试管中则可制成斜面而用于菌种的保存。

2. 按培养基的用途可分为下列几类

（1）基础培养基：含有细菌生长所需的基本营养成分，如肉浸液（肉汤）、普通琼脂平板等。基础培养基广泛应用于细菌检验，也是制备其他培养基的基础成分。

（2）营养培养基：包括通用营养培养基和专用营养培养基，前者为基础培养基中添加合适的生长因子或微量元素等，以促使某些特殊细菌生长繁殖，例如链球菌、肺炎链球菌需在含血液或血清的培养基中生长；后者又称为选择性营养培养基，即除固有的营养成分外，再添加特殊抑制剂，有利于目的菌的生长繁殖，如碱性蛋白胨水用于霍乱弧菌的增菌培养。

（3）鉴别培养基：在培养基中加入糖（醇）类、蛋白质、氨基酸等底物及指示剂，用以观察细菌的生化反应，从而鉴定和鉴别细菌，此类培养基称为鉴别培养基。常见的有糖发酵培养基、克氏双糖铁琼脂等。

（4）选择培养基：是根据某一种或某一类细菌的特殊营养要求，在基础培养基中加入抑制剂，抑制非目的菌的生长，选择性促进目的菌生长，此类培养基为选择培养基。常用的有 SS 琼脂、伊红亚甲蓝琼脂、麦康凯琼脂等。

（5）厌氧培养基：专供厌氧菌的分离、培养和鉴别用的培养基，称为厌氧培养基。这种培养基营养成分丰富，含有特殊生长因子，氧化还原电势低，并加入美蓝作为氧化还原指示剂。其中心、脑浸液和肝块、肉渣含有不饱和脂肪酸，能吸收培养基中的氧；硫乙醇酸盐和半胱氨酸是较强的还原剂；维生素 K_1、氯化血红素可以促进某些类杆菌的生长。常用的有庖肉培养基、硫乙醇酸盐肉汤等，并在液体培养基表面加入凡士林或液体石蜡以隔绝空气。

四、培养基的制备

不同培养基的制备程序不尽相同，但配制一般培养基的程序基本相似，分为下列几个步骤：

1. 培养基配方的选定　同一种培养基的配方在不同著作中常会有某些差别。因此，除所用的是标准方法并严格按其规定进行配制外，一般均应尽量收集有关资料加以比较核对，再依据自己的使用目的加以选用，记录其来源。

2. 培养基的制备记录　每次制备培养基均应有记录，包括培养基名称，配方及其来源，最终 pH 值、消毒的温度和时间、制备的日期和制备者等，记录应复制一份，原记录保存备查，复制记录随制好的培养基一同存放，以防发生混乱。

3. 培养基成分的称取　培养基的各种成分必须精确称取并要注意防止错乱，最好一次完成，不要中断。每称完一种成分即在配方上做出记号，并将所需称取的药品一次取齐，置于左侧，每种称取完毕后，即移放于右侧。完全称取完毕后还应进行一次检查。

4. 培养基各成分的混合和溶化　使用的蒸煮锅不得为铜锅或铁锅，以防有微量铜或铁混入培养基中，使细菌不易生长。最好使用不锈钢锅加热溶化，也可放入大烧杯中再置于高压蒸汽灭菌器或流动蒸汽消毒器中蒸煮溶化。在锅中溶化时，可先用温水加热并随时搅动，以防焦化，如发现有焦化现象，该培养基即不能使用，应重新制备。待大部分固体成分溶化后，再用较小火力使所有成分完全溶化，直至煮沸。如为琼脂培养基，应先用一部分水将琼脂溶化，用另一部分水溶化其他成分，然后将两溶液充分混合。在加热溶化过程中，因蒸发而丢失的水分，最后必须加以补足。

5. 培养基 pH 值的调整　培养基 pH 值即酸碱度，是细菌生长繁殖的重要条件。不同细菌对 pH 值的要求不一样。一般培养基的 pH 值为中性或偏碱性的（嗜碱细菌和嗜酸细菌例外）。所以配制培养基时，都要根据不同细菌的要求将培养基的 pH 调到合适的范围。

在未调 pH 之前，先用精密 pH 试纸测量培养基的原始 pH，如果偏酸，用滴管向培养基中滴加入 1mol/L NaOH，边加边搅拌，并随时用 pH 试纸测其 pH，直至 pH 达到 7.2 ~ 7.6。反之，用 1mol/L HCl 进行调节。注意 pH 值不要调过头，以避免回调，否则将会影响培养基内各离子的浓度。对于有些要求 pH 值较精确的微生物，其 pH 的调节可用酸度计进行（使用方法，可参考有关说明书）。

培养基在加热消毒过程中 pH 会有所变化，例如，牛肉浸液约可降低 pH 0.2，而肝浸液 pH 却会有显著的升高。因此，对这个步骤，操作者应随时注意探索经验、以期能掌握培养基的最终 pH，保证培养基的质量。pH 调正后，还应将培养基煮沸数分钟，以利培养基沉淀物的析出。

6. 培养基的过滤澄清　液体培养基必须绝对澄清，琼脂培养基也应透明无显著沉淀、因此需要采用过滤或其他澄清方法以达到此项要求。一般液体培养基可用滤纸过滤法，滤纸应折叠成折扇或漏斗形，以避免因压力不均匀而引起滤纸破裂。琼脂培养基可用清洁的白色薄绒布趁热过滤。亦可用中间夹有薄层吸水棉的双层纱布过滤。新制肉、肝、血和土豆等浸液时，则须先用绒布将碎渣滤去，再用滤纸反复过滤。如过滤法不能达到澄清要求，则须用蛋清澄清法。即将冷却至 55℃ ~60℃ 的培养基放入大的三角烧瓶内，装入量不得超过烧瓶容量的 1/2，每 1 000ml 培养基加入 1 ~2 个鸡蛋的蛋白，强力振摇 3 ~5 分钟，置高压蒸汽灭菌器中 121℃ 加热 20 分钟，取出，趁热以绒布过滤即可。若能自行沉淀者，亦可静置冰箱中 1 ~2 天吸取其上清液即可。

7. 培养基的分装

（1）基础培养基：基础培养基一般分装于三角烧瓶中，灭菌后备用。

（2）琼脂平板：将溶化的固体培养基（已灭菌）冷却至 50℃ 左右，按无菌操作倾入无菌平皿内，轻摇平皿，使培养基铺于平皿底部，凝固后备用。一般内径为 90mm 的平皿中倾入培养基的量约为 13 ~15ml，如为 MH 琼脂则每个平皿倾入培养基的量为 25ml。内径为 70mm 的平皿内，倾入培养基约 7 ~8ml 较为适宜。

（3）半固体培养基：半固体培养基一般分装于试管内，分装量约为试管长度的 1/3，灭菌后直立凝固待用。

（4）琼脂斜面：制备琼脂斜面应将培养基分装在试管内，分装量为试管长度的 1/5，灭菌后趁热放置斜面凝固，斜面长约为试管长度的 2/3。

（5）液体培养基：液体培养基一般分装在试管内，分装量为试管长度的 1/3，灭菌后备用。

8. 培养基的灭菌　一般培养基经高压蒸汽法灭菌，这是目前最可靠的方法。培养基的灭菌温度和时间因培养基的品种、装量和容器的大小而定，如培养基中含不耐热的成分，灭菌时的压力不可过高。培养基可采用 121℃ 高压蒸汽灭菌 15 分钟的方法。在各种培养基制备方法中，如无特殊规定，即可用此法灭菌。某些畏热成分，如糖类应另行配成 20% 或更高的溶液，以过滤或间歇灭菌法消毒，以后再用无菌操作技术定量加入培养基。明胶培养基亦应用较低温度灭菌。血液、体液和抗生素等则应从无菌操作技术抽取和加入已经冷却约 50℃ 左右的培养基中。琼脂斜面培养基应在灭菌后立即取出，待冷至 55℃ ~ 60℃ 时，摆置成适当斜面，待其自然凝固。

9. 培养基的质量测试　为确保培养基的使用效果，制备好的培养基应做以下检验，以确定所制的培养基质量是否合格。

（1）一般性状检查：一般性状检查包括培养基的颜色、澄清度、pH 值等是否符合要求。固体培养基还查其软硬度是否适宜。干燥培养基则应测定其水分含量和溶解性等。

（2）无菌检查：无论是经高压蒸汽灭菌或是无菌分装的培养基，均应做无菌试验，合格的方可使用。通常将配制好的培养基于 37℃ 培养，过夜后，观察是否有细菌生长。如果没有细菌生长视为合格。

（3）培养基性能试验：对于细菌生长繁殖、增菌、分离、选择和鉴别等用培养基，均应用已知特性的、稳定标准菌株进行检查，符合规定要求的方可使用。即使市购的干燥培养基商品，也要按照产说明书规定进行检查。

1）测试菌株选择：测试菌株是具有其代表种的稳定特性并能有效证明实验室特定培养基最佳性能的一套菌株，应来自国际/国家标准菌种保藏中心的标准菌株。

2）定量测试方法：测试菌株过夜培养物 10 倍递增稀释；测试平板和参照平板划分为 4 个区域并标记；从最高稀释度开始，分别滴一滴稀释液于试验平板和对照平板标记好的区域；将稀释液涂满整个 1/4 区域，37℃ 培养 18 小时；对易计数的区域计数，按公式计算生长率（生长率 = 待测培养基平板上得到的菌落总数/参考培养基平板上获得的菌落总数）。非选择性培养基上目标菌的生长率应不低于 0.7，该类培养基应易于目标菌生长；选择性培养基上目标菌的生长率应不低于 0.1。

3）半定量测试方法：平板分 ABCD 四区，共划 16 条线，平行线大概相隔 0.5cm，每条有菌落生长的划线记作 1 分，每个仅一半的线有菌落生长记作 0.5 分，没有菌落生长或生长量少于划线的一半记作 0 分，分数加起来得到生长指数 G。目标菌在培养基上应呈现典型的生长，而非目标菌的生长应部分或完全被抑制，目标菌的生长指数 G 大于 6 时，培养基可接受。

4）定性测试方法：平板接种观察法，用接种环取测试菌培养物，在测试培养基表面划平行直线。按标准中规定的培养时间和温度对接种后的平板进行培养，目标菌应呈现良好生长，并有典型的菌落外观、大小和形态，非目标菌应是微弱生长或无生长。

10. 培养基的保存　新配制的培养基，其保存条件的好坏，对培养基的使用寿命关系很大。如保存不当，加速培养基的物理和化学变化，因为培养基的成分大多是由动物组织提取的大分子肽和植物蛋白质，它们能引起不溶性的沉淀和雾浊。为避免和减慢这些变化，新配制的培养基一般存于2℃～8℃冰箱中备用；为防止培养基失水，液体或固体的试管培养基应放在严密的容器中保存；平板培养基应密封于塑料袋中保存。放置时间不宜超过一周，倾注的平板培养基不宜超过3天。

（张　敏）

第三节　细菌的接种和培养

一、无菌技术

微生物检验的标本主要来自患者，这些标本具有传染性，有可能导致实验室感染和医院感染。另外，微生物广泛分布于自然界及正常人体，这些微生物可能污染实验环境、实验材料等，因而影响实验结果的判断。因此，微生物检验工作中，工作人员必须牢固树立无菌观念，严格执行无菌操作技术。

（1）无菌室、超净工作台、生物安全柜使用前必须消毒。

（2）微生物检验所用物品在使用前应严格进行灭菌，在使用过程中不得与未灭菌物品接触，如有接触必须更换无菌物品。

（3）接种环（针）在每次使用前、后，均应在火焰上烧灼灭菌。

（4）无菌试管或烧瓶在拔塞后及回塞前，管（瓶）口应通过火焰1～2次，以杀灭管（瓶）口附着的细菌。

（5）细菌接种、倾注琼脂平板等应在超净工作台或生物安全柜内进行操作。

（6）使用无菌吸管时，吸管上端应塞有棉花，不能用嘴吹出管内余液，以免口腔内杂菌污染，应使用吸耳球轻轻吹吸。

（7）微生物实验室所有感染性废弃物、细菌培养物等不能拿出实验室，亦不能随意倒入水池。须进行严格消毒灭菌处理后，用医用废物袋装好，送医疗废物集中处置部门处置。

（8）临床微生物检验工作人员须加强个人防护。工作时穿工作衣、戴口罩及工作帽，必要时穿防护衣、戴防护镜及手套。离开时更衣、洗手。实验台在工作完毕应进行消毒灭菌。

二、接种工具

接种环和接种针是微生物检验中用以取菌、接种及分离细菌的器具，是细菌学实验必需的工具。接种环可用于划线分离培养、纯菌转种、挑取菌落和菌液以及制备细菌涂片等。接种针主要用以挑取单个细菌、穿刺接种及斜面接种细菌等。

接种针一般用镍合金制成。接种环系由接种针的游离端弯成圆环而成，环部的直径一般2～4mm。接种针的另一端固定于接种杆上，接种杆另一端为接种柄（图24-1）。使用时右手握持接种环（针）的柄部（握毛笔状），将环（针）部置于酒精灯火焰上或红外接种环灭菌器中灭菌，杀灭环（针）部的细菌，冷却后挑取细菌。接种完毕再灭菌接种环（针）。

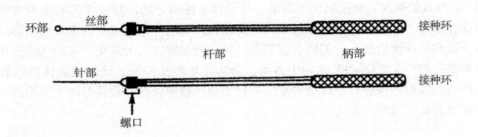

图 24 - 1   接种环与接种针示意图

三、细菌的一般接种方法

细菌接种时，应根据待检标本的种类、检验目的及所用培养基的类型选择不同的接种方法。常用的细菌接种方法有平板划线分离法、斜面接种法、穿刺接种法、液体和半固体接种法、涂布接种法等。

（一）平板划线分离法

平板划线分离法是指把混杂在一起的微生物或同一微生物群体中的不同细胞用接种环在平板培养基表面，通过分区划线稀释而得到较多独立分布的单个细胞，经培养后生长繁殖成单菌落，通常把这种单菌落当做待分离微生物的纯种。有时这种单菌落并非都由单个细胞繁殖而来的，故必须反复分离多次才可得到纯种。

为方便划线，一般培养基不宜太薄，每皿约倾倒 20ml 培养基，培养基应厚薄均匀，平板表面光滑。划线分离主要有分区划线法和连续划线法两种（图 24 - 2）。分区划线法是将平板分为大小相似的几个区。划线时每次将平板转动 60°～ 70°划线，每换一次角度，应烧灼灭菌接种环，再通过上次划线处划线；另一种连续划线法是从平板边缘一点开始，连续作波浪式划线直到平板的另一端为止，当中不需烧灼灭菌接种环。

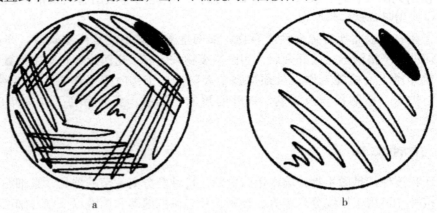

a   b

图 24 - 2   平板划线分离法

1. 连续划线法   轻轻摇匀待接种试管，左手手心托待接种试管底侧部，右手执接种环，右手小指拔下试管塞，灭菌接种环，并于酒精灯附近将接种环伸进试管，稍候，再插入待接接种液中，蘸一下，取满一环，抽出、烧塞、盖盖、放回试管架。或将接种环通过稍打开皿盖的缝隙伸入平板，在平板边缘空白处接触一下使接种环冷却，然后以无菌操作接种环直接取平板上待分离纯化的菌落。

用左手小指和无名指托接种的平皿底部，中指和拇指捏平皿盖，于靠近酒精灯处打开平皿盖约30°，右手将环伸进平皿，将菌种点种在平板边缘一处，轻轻涂布于琼脂培养基边缘，抽出接种环，盖上平皿盖，然后将接种环上多余的培养液在火焰中灼烧，打开平皿盖约30°伸入接种环，待接种环冷却后，再与接种液处轻轻接触，开始在平板表面轻巧滑动划线，接种环不要嵌入培养基内划破培养基，线条要平行密集，充分利用平板表面积，注意勿使前后两条线重叠，划线完毕，关上皿盖。灼烧接种环，待冷却后放置接种架上。培养皿倒置于适温的恒温箱内培养（以免培养过程皿盖冷凝水滴下，冲散已分离的菌落）。

2. 分区划线法　取菌、接种、培养方法与"连续划线法"相似。用接种环挑取细菌标本，将标本沿平板边缘均匀涂布在培养基表面，约占培养基面积的1/5，此为第一区：烧灼灭菌接种环，待冷，转动平板约70°，将接种环通过第一区3~4次，连续划线，划线面积约占培养基面积的1/5，此为第二区。依次划第三区、第四区、第五区。分区划线法多用于含菌量较多的细菌标本的接种，如粪便、脓汁、痰液等标本。经过分区划线，可将标本中的细菌分散开，从而获得单个菌落。

（二）斜面接种法

该法主要用于单个菌落的纯培养、保存菌种或观察细菌的某些特性。

（1）左手平托两支试管，拇指按住试管的底部。外侧一支试管是斜面上长有菌苔的菌种试管，内侧一支是待接的空白斜面，两支试管的斜面同时向上。用右手将试管塞旋松，以便在接种时容易拔出。

（2）右手拿接种环（如握毛笔一样），在火焰上先将环部烧红灭菌，然后将有可能伸入试管的其余部位也过火灭菌。

（3）将两支试管的上端并齐，靠近火焰，用右手小指和掌心将两支试管的试管塞一并夹住拔出，试管塞仍夹在手中，然后让试管口缓缓过火焰。注意不得将试管塞随意丢于桌上受到沾污，试管口切勿烧得过烫以免炸裂。

（4）将已灼烧的接种环伸入外侧的菌种试管内。先将接种环触及无菌苔的培养基上使其冷却。再根据需要用接种环蘸取一定量的菌苔，注意勿刮破培养基。将蘸有菌苔的接种环迅速抽出试管，注意勿使接种环碰到管壁或管口上。

（5）迅速将蘸有菌种的接种环伸入另一支待接斜面试管的底部，轻轻向上划线（直线或曲线，根据需要确定），勿划破培养基表面。

（6）接种好的斜面试管口再次过火焰，试管塞底部过火焰后立即塞入试管内。

（7）将蘸有菌苔的接种环在火焰上烧红灭菌。先在内焰中烧灼，使其干燥后，再在外焰中烧红，以免菌苔骤热，会使菌体爆溅，造成污染。

（8）放下接种环后，再将试管塞旋紧，在试管外面上方距试管口2~3cm处贴上标签。

（9）在28℃~37℃恒温中培养。

斜面接种方法及无菌操作过程如下具体操作过程（图24-3）。

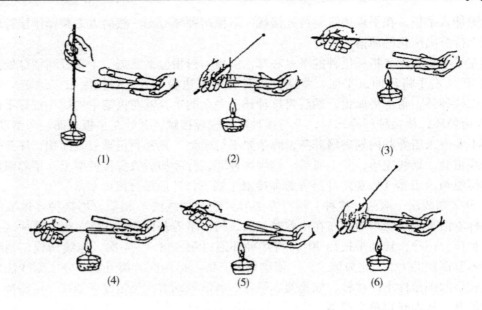

图 24 - 3　斜面接种无菌操作示意图

（三）穿刺接种法

此方法用于半固体培养基或细菌生化反应用鉴别培养基的接种。用接种针挑取菌落或培养物，由培养基中央垂直刺入管底（距管底约 0.4cm），再沿穿刺线拔出接种针（图 24 - 4）。

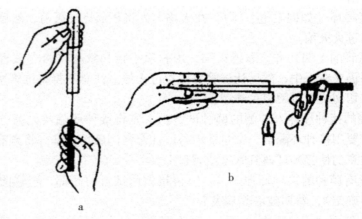

图 24 - 4　穿刺接种的两种方法

（四）液体和半固体接种法

1. 液体接种法　用接种环（针）挑取细菌，倾斜液体培养管，先在液面与管壁交界处（以试管直立后液体培养基能淹没接种物为准）研磨接种物，并蘸取少许液体培养基与之调和，使细菌均匀分布于培养基中。此方法多用于普通肉汤、蛋白胨水等液体培养基的接种。

2. 半固体培养基接种法　将烧灼过的接种针插入菌种管冷却后，蘸取菌液少许，立即垂直插入半固体培养基的中心至接近于管底处，但不可直刺至管底，然后按原路退出（图

24－5）。管口通过火焰，塞上棉塞，接种针烧灼灭菌后放下。将上述已接种好的培养物，37℃恒温箱内培养，24小时后取出观察结果。

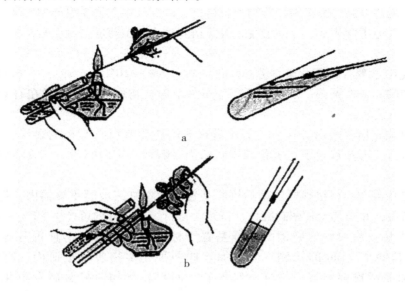

图24－5　液体和半固体培养基接种法

（五）涂布接种法

将琼脂平皿半开盖倒置于培养箱内至无冷凝水，用无菌移液管吸取菌悬液0.1ml，滴加于培养基平板上，右手持无菌玻璃涂棒，左手拿培养皿，并用拇指将皿盖打开一缝，在火焰旁右手持玻璃涂棒与培养皿平板表面将菌液自平板中央均匀向四周涂布扩散，切忌用力过猛将菌液直接推向平板边缘或将培养基划破。接种后，将平板倒置于恒温箱中，培养观察（图24－6）。

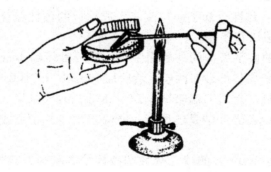

图24－6　涂布接种操作过程示意图

四、细菌的一般培养方法

根据细菌标本的类型、细菌的种类及培养目的，选择适宜的培养方法，对细菌进行培养。常用方法有：普通培养、二氧化碳培养及厌氧培养法等。

1. 普通培养法　又称需氧培养法，将已接种好的平板、肉汤管、半固体、斜面置于

37℃温箱中，一般的细菌培养18～24小时即可生长，但菌量很少或生长较慢的细菌培养3～7天，甚至一个月才能生长。注意事项：①箱内不应放过热或过冷物品，取放物品时应随手关闭箱门，以维持恒温。②箱内培养物不宜过挤，以保证培养物受温均匀。③金属孔架上物品不应过重，以免压弯孔架，物品滑脱，打碎培养物。④温箱底层温度较高，培养物不宜与之直接接触。

2. 二氧化碳培养　二氧化碳培养是将细菌置于5%～10% CO_2 环境中进行培养的方法。有的细菌（如脑膜炎奈瑟菌、淋病奈瑟菌、布鲁菌等）初次分离培养时在有 CO_2 环境中生长良好。常用方法有：

（1）二氧化碳培养箱培养法：二氧化碳培养箱能调节箱内 CO_2 的含量、温度和湿度。将已接种好细菌的培养基置于二氧化碳培养箱内，孵育一定时间后，可观察到细菌的生长现象。

（2）烛缸培养法：将接种好细菌的培养基置于标本缸或玻璃干燥器内，把蜡烛点燃后置于缸内，加盖，并用凡士林密封缸口，待蜡烛自行熄灭，缸内可产生5%～10%的 CO_2。

（3）化学法：将接种好细菌的培养基置于标本缸内，按标本缸每升容积加碳酸氢钠0.4g和浓盐酸0.35ml的比例，分别加入此两种化学物质于平皿内，将该平皿放入标本缸内，加盖密封标本缸。使标本缸倾斜，两种化学物质接触后发生化学反应，产生 CO_2。

3. 厌氧培养　厌氧菌对氧敏感，培养过程中，必须降低氧化还原电势，构成无氧环境。厌氧培养的方法很多，常用的方法有以下几种。

（1）疱肉培养法：此法为利用动物组织促进还原法。培养基中的肉渣含有不饱和脂肪酸和谷胱甘肽，能吸收培养基中的氧，使氧化还原电势下降。加之培养基表面用凡士林封闭，使与空气隔绝而造成厌氧条件。

方法：接种时先于火焰上稍加热，使凡士林融化后接种（如作厌氧芽饱菌分离，接种后将肉渣培养基置80℃～85℃水浴10分钟处理），置37℃温箱培养2～4天观察结果。

（2）焦性没食子酸法：焦性没食子酸与碱能生成棕色的焦性没食子碱，此碱性溶液能迅速吸收空气中的氧，造成厌氧条件。

方法：于接种厌氧菌的血平板盖的外侧面中央，放一直径约4cm圆形纱布两层，其上放焦性没食子酸0.2g，再盖同样的纱布两层。然后加100g/L NaOH 0.5ml，迅速将平皿底倒扣在盖上，周围用石蜡密封，置37℃温箱培养24～48小时观察结果。

（3）硫乙醇酸钠法：硫乙醇酸钠是还原剂，能除去培养基中氧或还原氧化型物质，有利于厌氧菌生长。

方法：将厌氧菌接种于含1g/L的硫乙醇酸钠液体培养基中，37℃温箱培养24～48小时，观察结果。培养基内加有美蓝作氧化还原指示剂，无氧时美蓝还原成无色。

（4）气袋法：此法不需要特殊设备，具有操作简便、使用方便等特点。气袋为一透明而密闭的塑料袋，内装有气体发生安瓿、指示剂安瓿、含有催化剂的带孔塑料管各1支。

方法：将接种厌氧菌的平板放入气袋中，用弹簧夹夹紧袋口（或用烙铁加热封闭），然后用手指压碎气体发生安瓿。30分钟后再压碎指示剂安瓿，若指示剂不变蓝仍为无色，证明袋内达到厌氧状态。可放37℃温箱进行培养18～24小时，观察厌氧菌生长情况。一只厌氧袋只能装1～2个平板，故只适合小量标本的使用。

（5）厌氧罐法：此法适用于一般实验室，具有经济并可迅速建立厌氧环境的特点。

方法：将已接种厌氧菌的平板置于厌氧罐中，拧紧盖子。用真空泵抽出罐中空气，再充入氮气使压力真空表指针回到零，如此反复三次，以排出绝大部分空气。最后当罐内压力为 -79.98kPa 时，充入 80% N_2、10% H_2、10% CO_2。排气过程中厌氧指示剂美蓝呈淡蓝色，待罐内无氧环境建立后，指示剂美蓝则持续无色。

（6）厌氧箱培养法：这是一种较先进的厌氧菌培养装置。适合于处理大量标本。标本接种、分离培养和鉴定等全部检验过程均在箱内进行，有利于厌氧菌检出。装置由手套操作箱和传递箱两个主要部分组成。

传递箱有两个门，一个与操作箱连接，一个与外部相通，起缓冲间的作用，以保持操作箱内的无氧环境不变。由外向内传递物品时，先关闭内侧门，物品由外侧门进入传递箱，然后关闭外侧门。用真空泵排气减压，充入氮气。重复排气一次，其中的氧可排除 99% 以上。再通过手套操作箱打开内侧门，无氧的气体则从操作箱自动流入传递箱，保持无氧环境。手套操作箱内有接种环、灭菌器、标本架和过氧化氢酶等用品。

五、细菌在培养基中的生长现象

将细菌接种到适宜的培养基中，经 35℃ 培养 18～24 小时（生长慢的细菌需数天或数周）后，可观察到细菌的生长现象。不同的细菌在不同的培养基中的生长现象不一样，据此可鉴别细菌。

（一）细菌在液体培养基中的生长现象

细菌在液体培养基中生长可出现 3 种现象。

1. 混浊　大多数细菌在液体培养基中生长后，使培养基呈现均匀混浊。

2. 沉淀　少数呈链状生长的细菌在液体培养基底部形成沉淀，培养液较清亮。如链球菌、炭疽芽孢杆菌等。

3. 菌膜　专性需氧菌多在液体表面生长，形成菌膜。如铜绿假单胞菌等。

（二）细菌在半固体培养基中的生长现象

有鞭毛的细菌在半固体培养基中可沿穿刺线扩散生长，穿刺线四周呈羽毛状或云雾状。无鞭毛的细菌只能沿穿刺线生长，穿刺线四周的培养基透明澄清。

（三）细菌在固体培养基上的生长现象

细菌经分离培养后，在固体培养基上生长可形成菌落。菌落是由单个细菌分裂繁殖形成的肉眼可见的细菌集团。当进行样品活菌计数时，以在琼脂平板上形成的菌落数来确定样品中的活菌数，用菌落形成单位表示。不同细菌在琼脂平板上形成的菌落特征不同，表现在菌落大小、形态、颜色、气味、透明度、表面光滑或粗糙、湿润或干燥、边缘整齐与否等方面各有差异。据细菌菌落表面特征不同，可将菌落分为 3 种类型：

1. 光滑型菌落（S 型菌落）　菌落表面光滑、湿润、边缘整齐。新分离的细菌大多为光滑型菌落。

2. 粗糙型菌落（R 型菌落）　菌落表面粗糙、干燥，呈皱纹或颗粒状，边缘不整齐。R 型菌落多为 S 型细菌变异失去表面多糖或蛋白质而成，其细菌抗原不完整，毒力及抗吞噬能力均比 S 型细菌弱。但也有少数细菌新分离的毒力株为 R 型，如结核分枝杆菌、炭疽芽孢杆菌等。

3. 黏液型菌落（M 型菌落）　菌落表面光滑、湿润、有光泽，似水珠样。多见于有肥厚荚膜或丰富黏液层的细菌，如肺炎克雷伯菌等。

另外，细菌在血琼脂平板上生长可出现不同的溶血现象。如出现 α 溶血（亦称草绿色溶血），菌落周围出现 1～2mm 的草绿色溶血环，可能为细菌代谢产物使红细胞中的血红蛋白变为高铁血红蛋白所致；β 溶血（又称完全溶血），菌落周围出现一个完全透明的溶血环，系由细菌产生溶血素使红细胞完全溶解所致；γ 溶血（即不溶血），菌落周围培养基无溶血环。

有些细菌在代谢过程中产生水溶性色素，使菌落周围培养基出现颜色变化，如绿脓杆菌产生的绿脓色素使培养基或脓汁呈绿色；有些细菌产生脂溶性色素，使菌落本身出现颜色变化，如金黄色葡萄球菌色素。

此外，有的细菌在琼脂平板上生长繁殖后，可产生特殊气味，如铜绿假单胞菌（生姜气味）、变形杆菌（巧克力烧焦的臭味）、厌氧梭菌（腐败的恶臭味）、白色假丝酵母菌（酵母味）和放线菌（泥土味）等。

（张　敏）

第四节　常用染色技术

一、细菌染色的原理

细胞的细胞膜上含有蛋白质，具有兼性离子的性质，其等电点较低，pH 一般在 2～5 之间，通常情况下细菌带负电荷，易与带正电荷的碱性染料结合着色，所以细菌染色多用碱性染料，常用的有亚甲蓝、碱性复红、沙黄、结晶紫等。但有时也用中性或酸性染料。细菌染色的机制，一方面是由于物理的吸附作用而使细菌着色，另一方面可能是与细菌菌体成分起化学反应。

二、染色的一般步骤

1. 涂片　于洁净载玻片上滴加 1 小滴生理盐水，再用接种环挑取菌落少许，均匀涂布于盐水中。脓汁、痰、分泌物、菌液等直接涂片。有的标本或细菌培养物在载玻片上不易附着，常与少量无菌血清或蛋白溶液一起涂布。涂片应自然干燥或温箱加热使其干燥。

2. 固定　多采用加热法，涂片膜向上以中等速度通过火焰三次也可用乙醇或甲醇固定。其目的是保持细菌原有的形态和结构，杀死细菌，并使染料易于着色，另外使细菌附着于载玻片上，不易被水冲掉。

3. 染色　一般采用低浓度（1% 以下）的染色液。为了促使染料与菌体结合，有的染色液中需加入酚、明矾，有的在染色过程中需滴加碘液进行媒染。

4. 脱色　根据某些细菌具有着色后能耐受醇、丙酮、氯仿、酸或碱而不被脱色的特性，对染色标本进行脱色，有时需复染来作鉴别。70% 的乙醇和无机酸脱色能力强，常用作抗酸染色的脱色剂，95% 的乙醇常用于革兰染色法脱色。

5. 复染　又称对比染色，其反衬作用，如与紫色对比用稀释复红或沙黄，与红色对比用亚甲蓝或苦味酸，与深蓝色对比用黄吡精或俾土麦褐等。

三、常用染色方法

（一）革兰染色法

1. 试剂

（1）初染液：结晶紫（或甲紫）2.0g，95% 乙醇 20.0ml，1% 草酸铵水溶液 80.0ml，先将结晶紫溶于乙醇中，然后与草酸铵溶液混合。

（2）媒染液（碘液）：碘 1.0g，碘化钾 2.0g，蒸馏水 300.0ml，将碘化钾溶于少量蒸馏水中，待其完全溶解后，加入碘，充分振摇溶解后，加蒸馏水至 300ml。

（3）脱色剂：95% 乙醇或乙醇、丙酮（7∶3）混合液。

（4）复染液：稀释石炭酸复红或沙黄液（2.5% 沙黄乙醇液 10ml 加蒸馏水 90ml 混匀）。

2. 方法　在已固定的细菌染片上，滴加结晶紫染液染 1 分钟，水洗。滴加碘液作用 1 分钟，水洗。将玻片上残水甩掉。用 95% 乙醇脱色，至无明显紫色继续脱落为止（约 10～30 秒，依涂片厚薄而定），水洗。滴加复染液，染 30 秒钟，水洗，干后镜检。

3. 结果　革兰阳性菌呈紫色，革兰阴性菌呈红色。

4. 注意事项

（1）在同一载玻片上，用已知金黄色葡萄球菌和大肠埃希菌作为革兰阳性和阴性对照，以利判断。

（2）染色的关键在于涂片和脱色。涂片过于浓厚，常呈假阳性。在镜检时应以分散存在的细菌染色反应为准。纯细菌涂片脱色，以 95% 乙醇易于掌握，如涂片上有水分，则脱色力强，易形成假阴性。所以去掉玻片上的残留水或印干后再行脱色很有必要。

（3）涂片干燥和固定过程中应注意：涂片后自然干燥，不可用酒精灯加热，以免因掌握温度不准使菌体变性而影响染色效果。固定时通过火焰三次即可，不可过分。黏稠标本涂片近干时，再行涂抹均匀，以免因表层下不干染色时被冲掉。

（4）初染液以结晶紫为好，因甲紫不是单一成分染料，常不易脱色，出现假阳性。

（5）革兰阳性菌的染色反应，有的受菌龄影响，培养 24 或 48 小时以上，则部分或全部转变为阴性反应，此点应特别注意。

（二）稀释复红染色法

1. 染色液　用姜-纳二氏石炭酸复红溶液做 10 倍稀释即为稀释石炭酸复红染色液。

2. 方法　将涂片在火焰上固定，待冷。滴加染液，染 1 分钟，水洗，干后镜检。

3. 结果　细菌呈红色。

（三）碱性亚甲蓝染色法

1. 染色液　亚甲蓝 0.3g，95% 乙醇 30.0ml，0.01% 氢氧化钾溶液 100.0ml，将亚甲蓝溶于乙醇中，然后与氢氧化钾溶液混合。

2. 方法　将涂片在火焰上固定，待冷。滴加染液，染 1 分钟，水洗，待干后镜检。

3. 结果　菌体呈蓝色。

（四）抗酸染色法

抗酸染色法主要用于检查临床标本中的结核分枝杆菌等具有抗酸性的细菌。常用的有以下两种方法。

1. 齐 – 尼（Ziehl – Neelsen）染色法

（1）涂片、加热固定后滴加 2～3 滴石炭酸复红液，用火焰微微加热至出现蒸汽，维持至少 5min（可补充染液，勿使蒸发变干），水洗。

（2）用第二液盐酸乙醇脱色约 1min，至涂片无色或呈淡红色为止，水洗。

（3）滴加第三液亚甲蓝复染液复染 1min，水洗，自然干燥后镜检。

（4）结果：抗酸菌呈红色，背景及其他细菌呈蓝色。

2. 金永（Kinyoun）染色法

（1）用接种环挑取待检标本涂片、自然干燥。

（2）滴加石炭酸复红染 5～10min，不用加热，水洗。

（3）滴加盐酸乙醇脱色至无色为止，水洗。

（4）滴加亚甲蓝复染 30s，水洗待干燥后镜检。

（5）结果：抗酸菌染成红色，其他细菌、细胞等为蓝色。

（五）鞭毛染色法

1. 镀银染色法

（1）染液

第一液：鞣酸 5g，$FeCl_3$ 1.5g，15% 甲醛溶液 2ml，1% NaOH 1ml，蒸馏水 100ml。

第二液：硝酸银 2g，蒸馏水 100ml。

待硝酸银溶解后，取 10ml 备用。向剩余的 90ml 中滴加浓氢氧化铵，形成浓厚的沉淀，再继续滴加氢氧化铵至刚刚溶解沉淀为澄清溶液为止，再将备用的硝酸银慢慢滴入，则出现薄雾，轻轻摇动，薄雾状沉淀消失，再滴入溶液，直至摇动仍呈现轻微而稳定的薄雾状沉淀为止，雾重时为银盐析出，不宜使用。

（2）方法：将涂片自然干燥后，滴加第一液染 3～5 分钟，蒸馏水冲洗。用第二液冲去残水后加第二液染 30～60 秒，并在酒精灯上稍加热（涂片切勿烘干），再用蒸馏水冲洗，待干镜检。

（3）结果：菌体为深褐色，鞭毛为褐色。

（4）注意事项

1）鞭毛染色用新培养的菌种为宜。一般用新制备的斜面，接种后培养 16～24 小时。如所用菌种已长期未移种，最好用新制备的斜面连续移种 2～3 次后再使用。

2）涂片时采用光滑洁净的载玻片，在其一端滴蒸馏水一滴，用接种环挑取斜面上少许菌苔（注意不可带上培养基），轻蘸几下水滴（切勿用接种环转动涂抹防止鞭毛脱落）。将玻片稍倾斜，使菌液随水流至另一端，然后平放在空气中干燥。切勿以火焰固定。

3）染色过程中，要充分洗净第一液后再加第二液。另外，染液当日配制效果最佳。

2. 申云生染色法

（1）染液：20% 鞣酸水溶液（加温溶解）2ml，20% 钾明矾溶液（加温溶解）2ml，1：12 石炭酸饱和液 5ml，无水乙醇复红饱和液 1.5ml。

（2）方法：取培养 12 小时琼脂斜面培养物管内的凝集水 0.5ml，加蒸馏水 3ml，轻轻摇匀后，离心沉淀 15 分钟，去上清液。重复两次后，用生理盐水 3ml 制成悬液，加入 10% 甲醛液 2ml，放于 37℃ 孵育 2 小时，取上液滴于洁净载玻片上，略侧动载玻片使菌液自然流散成薄膜，待其自然干燥。滴加染液染 2.5～3 分钟，水洗，待干镜检。

（3）结果：菌体呈深红色，鞭毛呈红色

3. 谷海瀛鞭毛染色法

（1）鞭毛肉汤：胰胨 10.0g，NaCl 2.5g，K_2HPO_4 1.0g，H_2O 1 000ml，pH 7.0。

（2）菌株培养：菌株均分别划线接种血琼脂平板和鞭毛肉汤管，30℃培养 18 ~ 24 小时。鞭毛肉汤管出现微混浊即在显微镜下观察动力。

（3）涂片制备：血平板培养物：在处理过的洁净玻片一端加 2 ~ 3 滴蒸馏水，用灭菌过的接种针蘸取蒸馏水后蘸取单个菌落，轻轻点于玻片上蒸馏水中，轻轻晃动，使菌体分散于玻片上，室温风干或置于 35℃ 温箱干燥。2ml 鞭毛肉汤培养物加入 0.1ml 37% 甲醛，1 200g 离心 20 分钟，倾掉上清液后加入 2ml 蒸馏水轻轻晃动使菌体分散，再离心 20 分钟，再加入适量蒸馏水，变成微乳混浊，制成涂片。

（4）染色液配制

1）媒染剂 A：3.0g $FeCl_3 \cdot 6H_2O$，100ml 0.01mol/L HCl 溶液，室温存放，长期稳定。

2）媒染剂 B：鞣酸 15.0g 溶解于 100ml 蒸馏水中，加 37% 甲醛 1.0ml。室温存放，长期稳定。

3）银染液 C：$AgNO_3$ 5.0g 溶于 100ml 蒸馏水。取出 10.0ml 备用，向余下的 90ml 硝酸银溶液缓缓滴加浓氨水，边加边摇动直到形成沉淀又渐渐溶解恰好形成澄清溶液，再用备用硝酸银溶液慢慢回滴形成稳定薄雾状溶液。取出 20ml，余下染液避光密封，4℃冰箱存放。

（5）染色方法

1）取 A 液 0.1ml（4 滴）加入带塞的试管内，再加入 B 液 0.1ml（4 滴），充分混合，用酒精灯火焰轻微缓缓加热 10 ~ 20 秒，稍冷却。

2）用 A、B 混合液染片 40 秒（30 ~ 60 秒）即可，蒸馏水缓慢冲洗干净。A、B 混合物不稳定，加热后 10 分钟内使用，否则影响染色质量。

3）滴加银染液 C 染色，加热至微冒蒸气染 10 ~ 20 秒，蒸馏水洗净染液，干后，油镜检查，应观察 10 个视野以上。

（6）涂片染色鞭毛质量评分：应用 West 等人方法，根据染色质量不同，分别记作 1、2、3、4、5 分。

1 分：为只见菌体，未见鞭毛。

2 分：见很少的鞭毛，但鞭毛形态很差。

3 分：见很少的鞭毛，但鞭毛形态完整。

4 分：见很多的鞭毛，鞭毛形态完整但仅局限在涂片某部位。

5 分：见很多的鞭毛，且形态完整，分布在大部分涂片上。

（六）荚膜染色法

1. 奥尔特荚膜染色法

（1）染液：3% 沙黄水溶液（乳钵研磨溶化）。

（2）方法：在已固定的细菌涂片上滴加染液，用火焰加温染色，持续 3 分钟，冷后水洗，待干镜检。

（3）结果：菌体呈褐色，荚膜呈黄色，此法主要用于炭疽杆菌。

2. Hiss 硫酸铜法

（1）染液：第一液：结晶紫乙醇饱和液 5ml 加蒸馏水 95ml，混合。第二液：20% 硫酸铜水溶液。

（2）方法：细菌涂片自然干燥后，经乙醇固定，滴加第一液，加微热染1分钟。再用第二液将涂片上的染液洗去，切勿再水洗，倾去硫酸铜液，以吸水纸吸干镜检。

（3）结果：菌体及背景呈紫色，荚膜呈鲜蓝色或不着色。

（七）芽孢染色法

1. 染液　第一液：娄-纳二氏石炭酸复红液。

第二液：95%乙醇。

第三液：碱性亚甲蓝液。

2. 方法　在已固定的细菌涂片上滴加第一液，加热染5分钟，待冷，水洗。用第二液脱色2分钟，水洗。加第三液复染1分钟，水洗，待干镜检。

3. 结果　菌体呈蓝色，芽孢呈红色。

（八）负染色法

背景着色而菌体本身不着色的染色为负染色法，最常见的是墨汁负染色法，用来观察真菌及细菌荚膜等。

方法：取标本或培养物少许于载玻片上，必要时加少量盐水混匀，再加优质墨汁或碳素墨水一小滴，混合后加盖玻片（勿产生气泡），镜检。背景为黑色，如新型隐球菌可呈圆形、厚壁、生芽、围以荚膜的形态。以油镜检查，细菌荚膜可呈现明显的透亮圈。

（张　敏）

第五节　免疫学检测技术

传统的和现代的抗原-抗体反应在微生物的鉴定和微生物感染诊断中均具有重要意义。

一、传统的抗原-抗体反应

（一）凝集反应

原理：颗粒性抗原与相应的抗体在合适的浓度比例下、在合适的反应条件下（温度、pH、盐离子和反应时间等）可发生凝集反应。应用：用已知抗原检查抗体，或用已知抗体检查抗原。它是细菌鉴定传统的重要技术。

1. 直接凝集反应　多为在实验室制备多价或单价抗血清用来检查细菌的抗原而鉴定细菌。

（1）沙门菌的血清型鉴定：沙门菌的菌体或鞭毛的抗原结构不同。实验室应用成套的多价和单价的抗血清依凝集反应而分出血清型。以前沙门菌的命名就依血清型别的差异，如今虽不以此定种，血清型仍需确定以资鉴别，且需将抗原结构写于菌种名后。

（2）大肠埃希菌的血清型鉴定：致腹泻性或尿道或血流感染性的大肠埃希菌的血清学鉴定有助于确定其致病性（如产志贺毒素大肠埃希菌O157等），也可鉴别各种类型的致腹泻大肠埃希菌也是流行病学和流行菌株调查的重要技术。

（3）志贺菌的血清学鉴定：志贺菌的种别与型别由与多价和单价抗血清的凝集而确定。

（4）在耶尔森菌、弯曲菌、军团菌，流感嗜血杆菌，脑膜炎奈瑟菌等的鉴定中也用直接凝集反应。分析菌株的血清型与其致病性、毒力和流行特征密切相关。

2. 间接凝集反应　利用载体，如葡萄球菌 A 蛋白、链球菌 G 蛋白和固相载体，如含 A 蛋白的葡萄球菌菌体，聚苯乙烯（latex）粒子、明胶粒子、炭末、胶体金、胶体硒等包被已知的抗体用来检查抗原（病毒、细菌、支原题、衣原体等抗原）；也可包被已知的抗原来检查患者血清中的抗体。此类间接凝集试验应用很广，已有不少的商品试剂盒。主要有：

（1）筛查梅毒患者的 VDRL（veneral disease research laboratory，美国性病研究实验室）法，RPR（rapid plasma reaction，快速血浆反应）和 USR（unheated serum reaction，不加热血清反应）试验系将非梅毒螺旋体的抗原（心类酯，反应原）结合于粒子表面来筛查梅毒患者血清中的抗体（反应素）。如以梅毒螺旋体的可溶性抗原结合在粒子表面则可检查患者血清中的特异性抗体，作为确证试验。

（2）同时检查多种病原体抗原的粒子凝集试验：如同时检查脑脊液中肺炎链球菌、流感嗜血杆菌和脑膜炎奈瑟菌的 Latex 凝集试验。同时检查脑脊液中疱疹病毒、腮腺炎病毒和腺病毒的 Latex 凝集试验。我国自行开发出自咽部标本检查 A 型流感病毒 H_5N_1 的快速诊断试验。

（3）直接自粪便悬液中检查轮状病毒的 Latex 凝集试验。

（4）检查产毒素大肠埃希菌的不耐热毒素（LT）耐热毒素（ST）的凝集试验需先裂解菌体。

（5）自体液或血液中检查真菌抗原的凝集试验以快速诊断深部真菌感染。

（6）链球菌的抗原分群，以分群抗体分别包被于 Latex 粒子，将自菌体提取的抗原进行凝集反应可用于链球菌的分群。

（7）自标本中检查病毒抗原的间接凝集试验。

（二）沉淀反应

原理：可溶性抗原与相应的抗体在合适的浓度比例、合适的反应条件（温度、pH、盐离子和反应时间等）可发生沉淀反应。

（1）用已知的微生物抗原或抗体通过双向琼脂扩散试验可鉴定相应的抗体或抗原。

（2）用单向琼脂扩散或火箭电泳试验可鉴定和粗略定量微生物抗原或抗体。

（3）免疫光散射或免疫浊度测定技术，可精密地定量微生物抗原或抗体。

（三）补体结合反应

此种技术较前两者的特异性和敏感性好。现虽已应用不多，但在一些病毒性疾患的诊断中仍有重要的作用。

二、现代的抗原－抗体反应

近年迅速发展起来的各种形式的标记免疫分析已成为微生物鉴定及其感染的重要诊断技术。各种均相和非均相的标记免疫分析有放射免疫分析（RIA）、酶免疫分析（EIA）、荧光免疫分析（FIA）、化学发光免疫分析（CIA）、生物发光免疫分析（BIA）和金标记免疫分析技术等，它们的技术原理与基本方法在免疫学检验的章节中已有介绍。需要强调的是以下方面。

（1）单克隆抗体和基因工程抗体以至嗜菌体展示技术抗体或适体（aptamer）的迅速发

展，可以更特异而敏感地直接自各种标本中检查微生物的抗原而实现快速而可靠的诊断。如今微生物感染的诊断技术已逐步由抗体检测向抗原检测转变。检测标本中含量极低的抗原用上述抗体可以有效地检出。

（2）金标记免疫技术与高特异性的抗体相结合，使之成为简便而快速的微生物感染的诊断技术，成为即时检验（pointof care test，POCT）的重要组成部分，最有发展和临床应用前景。

三、免疫学技术检查患者血清中的抗体

（1）以微生物的抗原（菌体的、可溶性的、基因工程制备的）检查患者血清中的 IgM 抗体具有早期诊断的价值。因 IgM 抗体在血清中出现最早，常是感染急性期的标志。

（2）IgG 抗体主要用于回顾性的确诊，如 IgG 抗体持续升高，尤其是在感染的恢复期比急性期有 4 倍以上的升高则具有诊断价值。

（3）IgA 分泌型抗体对局部（尤其是黏膜部位）感染具有诊断价值。EB 病毒壳蛋白的 IgA 抗体与鼻咽癌有较明显的联系。

（4）抗体检查对新发的或起初病原不明的微生物感染性疾患有重要的诊断和鉴别诊断的价值。如 2003 年世界范围出现的传染性非典型性肺炎（SARS），在最初病原不明的情况下，保留患者的血清检查抗体，对明确诊断极有价值。

（张　敏）

第六节　细菌数量测定

一、物理计数

1. 计数器测定法　即用血细胞计数器进行计数。取一定体积的样品细菌悬液置于细胞计数器的计数室内，用显微镜观察计数。由于计数室的容积是一定的（0.1mm³），因而可根据计数器刻度内的细菌数计算样品中的细菌数量。本法简便易行，可立即得出结果。

2. 电子计数器计数法　电子计数器的工作原理是测定小孔中液体的电阻变化，小孔仅能通过一个细胞，当一个细胞通过这个小孔时，电阻明显增加，形成一个脉冲，自动记录在电子记录装置上。该法测定结果较准确，但只识别颗粒大小，而不能区分是否为细菌。因此，要求菌悬液中不含任何其他碎片。

3. 比浊法　比浊法是根据菌悬液的透光度间接地测定细菌的数量。细菌悬浮液的浓度在一定范围内与透光度成反比，与吸光度成正比，所以，可用光电比色计测定菌液，用吸光度表示样品中菌液浓度。此法简便快捷，能检测含有大量细菌的悬浮液，得出相对的细菌数目。

4. 测定细胞重量法　此法分为湿重法和干重法。湿重法是指单位体积培养物经离心后将湿菌体进行称重；干重法是指单位体积培养物经离心后，以清水洗净放入干燥器加热烘干，使之失去水分然后称重。此法适于菌体浓度较高的样品，是测定丝状真菌生长量的一种常用方法。

二、生物计数

生物计数法即活细胞计数法。常用的有平板菌落计数法，是根据每个活的细菌能长出一个菌落的原理设计的。取一定容量的菌悬液，作一系列的倍比稀释，然后将定量的稀释液与融化好的培养基进行平板倾注培养，根据培养出的菌落数，可算出培养物中的活菌数。此法灵敏度高，是目前国际上所采用的检测活菌数的常用方法。生物计数法广泛应用于尿液、水、牛奶、食物、药品等各种材料的细菌检验。

注意事项如下：①一般选取菌落数在 30～300 之间的平板进行计数，过多或过少均不准确。②为了防止菌落蔓延而影响计数，可在培养基中加入 0.001% 2，3，5-氯化三苯基四氮唑（TTC）。③本法限用于形成菌落的微生物。

1. 菌落总数　菌落是指细菌在固体培养基上生长繁殖而形成的能被肉眼识别的生长物，它是由数以万计相同的细菌集合而成。当样品被稀释到一定程度后与培养基进行混合，在一定培养条件下，每个细菌都可以在平板上形成一个可见的菌落。菌落总数就是指在一定条件下（如需氧情况、营养条件、pH 值、培养温度和时间等）每克（每毫升）检样所生长出来的菌落总数。如在需氧情况下，37℃培养 48h，能在普通营养琼脂平板上生长的菌落总数。所以厌氧或微需氧菌、有特殊营养要求的以及非嗜中温的细菌，由于现有条件不能满足其生理需求，故难以生长繁殖。因此，菌落总数并不表示实际中的所有细菌总数，另外，菌落总数并不能区分其中细菌的种类，所以也称为杂菌数或需氧菌数等。菌落总数测定常用于判定食品被细菌污染的程度及卫生质量，它反映食品在生产过程中是否符合卫生要求，以便对被检样品做出适当的卫生学评价。菌落总数的多少在一定程度上标志着食品卫生质量的优劣。

2. 检验方法　菌落总数的测定，一般将被检样品制成几个不同的 10 倍递增稀释液，然后从每个稀释液中分别取出 1ml 置于灭菌平皿中与营养琼脂培养基混合，在一定温度下，培养一定时间后（一般为 48h），记录每个平皿中形成的菌落数量，依据稀释倍数，计算出每克（或每毫升）原始样品中所含细菌菌落总数。

3. 倾注培养检验方法

（1）操作方法：根据标准要求或对标本情况进行估计进行适宜比例的稀释，用吸管吸取 1mL 稀释液于灭菌平皿中，每个稀释度做 2 个平皿。将凉至 46℃ 的营养琼脂培养基注入平皿约 15ml，并转动平皿混合均匀。同时将营养琼脂培养基倾入已加 1ml 无菌生理盐水的灭菌平皿内作对照。待琼脂凝固后，翻转平板，置 35℃ 孵箱内培养 18～24h，计算平板内菌落数目，再乘以稀释倍数，即得出每毫升（每克）样品所含细菌的数量。

（2）注意事项：倾注用培养基应在 46℃ 水浴内保温，温度过高会影响细菌生长，过低琼脂易于凝固而不能与菌液充分混匀。如无水浴，应以皮肤感受较热而不烫为宜。倾注培养基的量规定不一，从 12～20ml 不等，一般以 15ml 较为适宜，平板过厚可影响观察，太薄又易干裂。倾注时培基底部如有沉淀物，应将其弃去，以免与菌落混淆而影响计数观察。为使菌落能在乎板上均匀分布，标本加入平皿后，应尽快倾注培养基并旋转混匀，可正、反两个方向旋转，标本从开始稀释到倾注最后一个平皿所用时间不宜超过 20min，以防止细菌死亡或繁殖。培养温度一般为 35℃。培养时间一般为 48h，培养箱应保持一定的湿度，培养 48h 后培养基失重不应超过 15%。

（张　敏）

第七节　细菌的生化反应

一、糖类代谢试验

1. 糖（醇、苷）类发酵试验

（1）原理：不同细菌发酵糖类的酶不同，故分解糖的能力不同，所产生的代谢产物也随细菌种类而异。观察细菌能否分解各类单糖（如葡萄糖等）、双糖（如乳糖等）、多糖（如淀粉等）、醇类（如甘露醇等）和糖苷（如水杨苷等），是否产酸或产气。

（2）方法：将纯培养的细菌接种到含各种糖的培养管中，放置于一定条件下孵育后取出，观察结果。

（3）结果判断：若细菌能分解此种糖产酸，则指示剂呈酸性变化；不产酸，则培养基颜色无变化。产气可使液体培养基中倒置的小管内出现气泡，或在半固体培养基内出现气泡或裂隙。

（4）注意事项：糖发酵培养基内不能含有任何其他糖类和硝酸盐，以免出现假阳性反应。因为有些细菌可使硝酸盐还原产生气体，而影响结果观察。

2. 葡萄糖代谢类型鉴别试验　该试验又称氧化/发酵（O/F）试验。

（1）原理：观察细菌对葡萄糖分解过程中是利用分子氧（氧化型），还是无氧降解（发酵型），或不分解葡萄糖（产碱型）。

（2）方法：从平板上或斜面上挑取少量细菌，同时穿刺接种于 2 支 O/F 管，其中 1 支滴加无菌石蜡油覆盖液面 0.3~0.5cm，经 37℃ 培养 48h 后，观察结果。

（3）结果判断：仅开放管产酸为氧化型，两管都产酸为发酵型，两管均不变为产碱型。

（4）注意事项：有些细菌不能在 O/F 培养基上生长，若出现此类情况，应在培养基中加入 2% 血清或 0.1% 酵母浸膏，重做 O/F 试验。

3. β-半乳糖苷酶试验（ONPG 试验）

（1）原理：某些细菌具有 β-半乳糖苷酶，可分解邻-硝基酚-β-D-半乳糖苷，产生黄色的邻-硝基酚。

（2）方法：取纯菌落用无菌盐水制成浓的菌悬液，加入 ONPG 溶液 0.25ml，35℃ 水浴，于 20min 和 3h 观察结果。

（3）结果判断：通常在 20~30min 内显色，出现黄色为阳性反应。

（4）注意事项：①ONPG 溶液不稳定，若培养基变为黄色即不可再用。②ONPG 试验结果不一定与分解乳糖相一致。

4. 三糖铁试验（TSI 试验）

（1）原理：能发酵葡萄糖和乳糖的细菌产酸产气，使三糖铁的斜面均呈黄色，并有气泡产生；只能发酵葡萄糖，不发酵乳糖的细菌，使斜面呈红色，而底层呈橙黄色；有些细菌能分解培养基中的含硫氨基酸，产生硫化氢，硫化氢遇到铅或铁离子形成黑色的硫化铅或硫化铁沉淀物。

（2）挑取纯菌落接种于三糖铁琼脂上，经 35℃ 培养 18~24h。

（3）结果判断：出现黑色沉淀物表示产生硫化氢。

（4）注意事项：三糖铁琼脂配制时，应掌握好高压灭菌的温度和时间，以免培养基中的糖被分解。

5. 甲基红试验

（1）原理：某些细菌能分解葡萄糖产生丙酮酸，丙酮酸进一步分解为乳酸、甲酸、乙酸，使培养基的 pH 值降到 4.5 以下，加入甲基红指示剂即显红色（甲基红变红范围为 pH4.4~6.0）；某些细菌虽能分解葡萄糖，如果产酸量少，培养基的 pH 值在 6.2 以上，加入甲基红指示剂呈黄色。

（2）方法：将待检菌接种于葡萄糖蛋白胨水培养基中，35℃培养 1~2 日，加入甲基红试剂 2 滴，立即观察结果。

（3）结果判断：呈红色者为阳性，呈黄色者为阴性。

（4）注意事项：①培养基中的蛋白胨可影响甲基红试验结果，在使用每批蛋白胨之前要用已知甲基红试验阳性细菌和阴性细菌做质量控制。②甲基红反应并不因增加葡萄糖的浓度而加快。

6. VP（Voges-Proskaurer）试验　VP 试验亦称伏普试验。

（1）原理：某些细菌能分解葡萄糖产生丙酮酸，并进一步将丙酮酸脱羧成为乙酰甲基甲醇，后者在碱性环境中被空气中的氧氧化成二乙酰，进而与培养基的精氨酸等所含的胍基结合，形成红色的化合物，即为 VP 试验阳性。

（2）操作步骤。

1）将待检细菌接种于葡萄糖蛋白胨水培养基中，35℃孵育 1~2 天。

2）观察方法——贝氏法（Barritt）：观察时按每 2ml 培养物加入甲液 1ml、乙液 0.4ml 混合，置 35℃15~30min，出现红色为阳性。若无红色，应置 37℃4h 后再判断，本法较奥氏法敏感。

（3）结果判断：红色者为阳性。

（4）注意事项：α-萘酚酒精容易失效，试剂放室温暗处可保存 1 个月，KOH 溶液可长期保存。

7. 淀粉水解试验

（1）原理：产生淀粉酶的细菌能将淀粉水解为糖类，在培养基上滴加碘液时，在菌落周围出现透明区。

（2）方法：将被检菌划线接种于淀粉琼脂平板或试管中，35℃培养 18~24h，加入碘液数滴，立即观察结果。

（3）结果判断：阳性反应时菌落周围有无色透明区，其他地方为蓝色；阴性反应时培养基全部为蓝色。

（4）应用：用于白喉棒状杆菌的生物分型，重型淀粉酶水解试验阳性，轻、中型为阴性；也可用于芽孢杆菌属菌种和厌氧菌某些种的鉴定。

8. 胆汁七叶苷试验

（1）原理：在 10%~40% 胆汁条件下，有些细菌具有分解七叶苷的能力。七叶苷被细菌分解产生七叶素，七叶素与培养基中的枸橼酸铁的二价铁离子发生反应形成黑色化合物。

（2）方法：被检菌接种于胆汁七叶苷培养基中，35℃培养 18~24h，观察结果。

（3）结果判断：培养基基本变黑为阳性，不变色为阴性。

（4）应用：主要用于 D 群链球菌与其他链球菌的鉴别，以及肠杆菌科细菌某些种的鉴别。

9. 明胶液化试验

（1）原理：细菌分泌的胞外蛋白水解酶（明胶酶）能分解明胶，使明胶失去凝固能力而液化。

（2）方法：将待检菌接种于明胶培养基中，35℃培养 24h 至 7 天，每 24h 取出放入 4℃冰箱，约 2h 后观察有无凝固。

（3）结果判断：如无凝固则表示明胶已被水解，液化试验阳性，如凝固则需继续培养。

（4）注意事项：注意培养时间应足够长，时间不够，容易形成假阴性结果；应该同时作阳性对照和阴性对照。

10. 吡咯烷酮芳基酰胺酶（PYR）试验

（1）原理：多数肠球菌含有吡咯烷酮芳基酰胺酶（pyrrolidonyl arylamidase），能水解吡咯烷酮 – β – 萘基酰胺（L – pyrrolidonyl – β – naphthylamide，PYR），释放出 β – 萘基酰胺，后者可与 PYR 试剂（N，N – dimethylamino – cinnamaldehyde）作用，形成红色的复合物。

（2）方法：直接取细菌培养物涂在 PYR 纸片上，放在 35℃孵育 5min，滴加 PYR 试剂。

（3）结果：显红色为阳性，呈无色或不改变为阴性。

11. 葡萄糖酸盐氧化试验

（1）原理：某些细菌可氧化葡萄糖酸钾，产生 α – 酮基葡萄糖酸。α – 酮基葡萄糖酸是一种还原性物质，可与班氏试剂反应，生成棕色或砖红色的氧化亚铜沉淀。

（2）方法：将待检菌接种于葡萄糖酸盐培养基中（1ml），置于 35℃孵育 48h，加入班氏试剂 1ml，于水浴中煮沸 10min，迅速冷却观察结果。

（3）结果判断：出现黄色到砖红色沉淀为阳性；不变色或仍为蓝色为阴性。

（4）注意事项：隔水煮沸应注意试管受热均匀，以防管内液体喷出。

二、氨基酸和蛋白质代谢试验

1. 吲哚（靛基质）试验

（1）原理：某些细菌具有色氨酸酶，能分解培养基中的色氨酸产生吲哚，吲哚与试剂（对二甲氨基苯甲醛）作用，形成玫瑰吲哚而呈红色。

（2）方法：将待检细菌接种于蛋白胨水培养基中，35℃孵育 1~2 天，沿管壁慢慢加入吲哚试剂 0.5ml，即可观察结果。

（3）结果判断：两液面交界处呈红色反应者为阳性，无色为阴性。

（4）注意事项：蛋白胨中应含有丰富的色氨酸，否则不能应用。

2. 尿素试验

（1）原理：某些细菌能产生脲酶，分解尿素形成氨，使培养基变为碱性，酚红指示剂变为红色。

（2）方法：将待检细菌接种于尿素培养基中，35℃孵育 1~4 天。

（3）结果判断：呈红色者为尿素试验阳性。

（4）注意事项：尿素培养基颜色的变化是依靠出现碱性来实现的，故对尿素不是特异的。某些细菌如铜绿假单胞菌利用培养基中的蛋白胨可分解为大量氨基酸，使 pH 值升高而呈碱性，造成假阳性。因此，必须用无尿素的相同培养基作为对照。

3. 氨基酸脱羧酶试验

（1）原理：有些细菌能产生某种氨基酸脱羧酶，使该种氨基酸脱去羧基，产生胺（如赖氨酸→尸胺、鸟氨酸→腐胺、精氨酸→精胺），从而使培养基变为碱性的，使指示剂变色。

（2）方法：挑取纯菌落接种于含有氨基酸及不含氨基酸的对照培养基中，加无菌石蜡油覆盖，35℃孵育4天，每日观察结果。

（3）结果判断：若仅发酵葡萄糖显黄色，为阴性；由黄色变为紫色，为阳性。对照管（不含氨基酸）为黄色。

（4）注意事项：①由于脱羧酶培养基含有蛋白胨，培养基表面的蛋白胨氧化和脱氨基作用可产生碱性反应，所以培养基应封闭，隔绝空气，以消除假阳性反应。②不含氨基酸的空白对照管，孵育18~24h后，仍应保持黄色（发酵葡萄糖）。

4. 苯丙氨酸脱氨酶试验

（1）原理：有些细菌产生苯丙氨酸脱氨酶，使苯丙氨酸脱去氨基产生苯丙酮酸，与三氯化铁作用形成绿色化合物。

（2）方法：将待检细菌接种于苯丙氨酸琼脂斜面上，35℃孵育18~24h，在生长的菌苔上滴加三氯化铁试剂，立即观察结果。

（3）结果判断：斜面呈绿色为阳性。

（4）注意事项：①注意接种菌量要多，否则会出现假阴性反应。②苯丙氨酸脱氨酶试验在加入三氯化铁试剂后，应立即观察结果，因为绿色会很快褪去，不管阳性或阴性结果，都必须在5min内做出判断。

5. 硫化氢试验

（1）原理：细菌分解培养基中的含硫氨基酸（如胱氨酸、半胱氨酸等）产生硫化氢，硫化氢遇到铅或铁离子产生黑色硫化物。

（2）方法：将培养物接种于醋酸铅培养基或克氏铁琼脂培养基中，35℃孵育1~2天，观察结果。

（3）结果判断：呈黑色者为阳性。

6. 精氨酸双水解（ADH）试验

（1）原理：精氨酸经两次水解后产生鸟氨酸、氨及二氧化碳，鸟氨酸又在脱羧酶的作用下生成腐胺，氨与腐胺均为碱性物质，可使培养基指示剂变色。

（2）方法：将待检菌接种于精氨酸双水解培养基上，35℃孵育1~4天，观察结果。

（3）结果判断：溴甲酚紫指示剂呈紫色为阳性，酚红指示剂呈红色为阳性，呈黄色为阴性。

（4）应用：主要用于肠杆菌科细菌及假单胞菌属某些细菌的鉴定。

三、有机酸盐和铵盐代谢试验

1. 枸橼酸盐利用试验

（1）原理：在枸橼酸盐培养基中，细菌能利用的碳源只有枸橼酸盐。当某种细菌能利用枸橼酸盐时，可将其分解为碳酸钠，使培养基变为碱性，pH指示剂溴麝香草酚蓝由淡绿色变为深蓝色。

（2）方法：将待检细菌接种于枸橼酸盐培养基斜面，于35℃孵育1~4天。

（3）结果判断：培养基由淡绿色变为深蓝色者为阳性。

（4）注意事项：接种菌量应适宜，过少可发生假阴性，接种过多可导致假阳性。

2. 丙二酸盐利用试验

（1）原理：在丙二酸盐培养基中，细菌能利用的碳源只有丙二酸盐。当某种细菌能利用丙二酸盐时，可将其分解为碳酸钠，使培养基变为碱性，pH指示剂溴麝香草酚蓝，由淡绿色变为深蓝色。

（2）方法：将待检细菌接种子丙二酸盐培养基上，于35℃孵育1~2天，观察结果。

（3）结果判断：培养基由淡绿色变为深蓝色者为阳性。

（4）注意事项：某些利用丙二酸盐的细菌产碱量少，造成判断困难。可将其与未接种的培养基进行对比。培养48h后有蓝色表示为阳性，阴性结果必须在培养48h后才能作出判断。

3. 乙酰胺利用试验

（1）原理：非发酵菌产生脱酰胺酶，可使乙酰胺经脱酰胺酶作用释放氨，使培养基变为碱性。

（2）方法：将待检菌接种于乙酰胺培养基中，于35℃孵育24~48h，观察结果。

（3）结果判断：培养基由黄色变为红色为阳性，培养基颜色不变为阴性。

（4）应用：主要用于非发酵菌的鉴定。铜绿假单胞菌、无色杆菌、代尔伏特菌为阳性，其他非发酵菌大多数为阴性。

4. 醋酸盐利用试验

（1）原理：细菌利用铵盐作为唯一氮源，同时利用醋酸盐作为唯一碳源时，可在醋酸盐培养基上生长，分解醋酸盐产生碳酸钠，使培养基变为碱性。

（2）方法：将待检菌接种于醋酸盐培养基斜面上，于35℃孵育7天，逐日观察结果。

（3）结果判断：斜面上有菌落生长、培养基变为蓝色为阳性，否则为阴性。

（4）应用：肠杆菌科中埃希菌属为阳性，志贺菌属为阴性；铜绿假单胞菌、荧光假单胞菌等非发酵菌为阳性。

四、酶类试验

1. 触酶试验

（1）原理：具有触酶（过氧化氢酶）的细菌，能催化过氧化氢放出新生态氧，继而形成气泡。

（2）方法：取3%过氧化氢溶液0.5ml，滴加于不含血液的细菌培养基上，或取1~3ml滴加于盐水菌悬液中。

（3）结果判断：培养物出现气泡者为阳性。

（4）注意事项：①细菌要求新鲜。②不宜用血平板上的菌落做触酶实验，因红细胞内含有触酶，可能出现假阳性。③需用已知阳性菌和阴性菌做对照。

2. 氧化酶试验

（1）原理：氧化酶（细胞色素氧化酶）是细胞色素呼吸酶系统的酶。具有氧化酶的细菌，首先使细胞色素 C 氧化，再用氧化型细胞色素 C 使对苯二铵氧化，生成具有颜色的醌类化合物。

（2）方法：取洁净的滤纸一小块，蘸取菌苔少许，加一滴 10g/L 盐酸对苯二铵溶液于菌落上，观察颜色变化。

（3）结果判断：立即呈粉色并迅速转为紫红色者为阳性。

（4）注意事项：①试剂在空气中容易氧化，故应经常更换试剂，或配制时在试剂内加入 0.1% 维生素 C 以减少自身氧化。②不宜采用含有葡萄糖的培养基上的菌落（葡萄糖发酵可抑制氧化酶活性）。③实验时应避免含铁的培养基等含铁物质，因本实验过程中遇铁时会出现假阳性结果。

3. 靛酚氧化酶试验

（1）原理：具有氧化酶的细菌，首先使细胞色素 C 氧化，再由氧化型细胞色素 C 使盐酸对二甲胺基苯胺氧化，并与 α - 萘酚结合，产生靛酚蓝而呈蓝色。

（2）方法：取靛酚氧化酶纸片用无菌盐水浸湿，然后直接蘸取细菌培养物，立即观察结果。

（3）结果判断：纸片在 10 s 内变成蓝色为阳性。

4. 血浆凝固酶试验

（1）原理：金黄色葡萄球菌可产生两种凝固酶。一种是结合凝固酶，即结合在细菌细胞壁上，为纤维蛋白原的受体，能与血浆中的纤维蛋白原结合，可用玻片法测出。另一种是游离凝固酶，为分泌至菌体外的蛋白质，能被血浆中的协同因子激活成为凝血酶样物质，从而使血浆发生凝固。

（2）方法

1）玻片法：取兔或人血浆和生理盐水各一滴分别置于清洁玻片上，挑取待检菌落分别与血浆及生理盐水混合。如果血浆中有明显的颗粒出现而生理盐水中无自凝现象为阳性。

2）试管法：取试管 3 支，分别加入 0.5ml，的血浆（经生理盐水 1：4 稀释），挑取菌落数个加入测定管充分研磨混匀，将已知阳性菌株和阴性菌株加入对照管，37℃水浴 3～4h。血浆凝固为阳性。

（3）注意事项：若被检菌为陈旧的肉汤培养物（大于 18～24h）或生长不良、凝固酶活性低的菌株往往出现假阴性。该试验需要设阳性对照与阴性对照。

5. DNA 酶试验

（1）原理：某些细菌可产生细胞外 DNA 酶。DNA 酶可水解 DNA 长链，形成数个寡核苷酸链，后者可溶于酸。在平板上加入酸后，若菌落周围出现透明环，表示该菌具有 DNA 酶。

（2）方法：将待检细菌点种于 DNA 琼脂平板上，35℃培养 18～24h，在细菌生长物上加一层 1mol/L 盐酸（使菌落浸没）。

（3）结果判断：菌落周围出现透明环为阳性，无透明环为阴性。

（4）注意事项：培养基表面凝固水需烘干，以免细菌蔓延状生长。也可在营养琼脂的基础上增加 0.2% DNA。

6. 硝酸盐还原试验

（1）原理：硝酸盐培养基中的硝酸盐可被某些细菌还原为亚硝酸盐，后者与乙酸作用产生亚硝酸。亚硝酸与对苯氨基苯磺酸作用，形成偶氮苯磺酸，再与 α-萘胺结合生成红色的 N-α-萘胺偶氮苯磺酸。

（2）方法：将待检细菌接种于硝酸盐培养基中，于35℃孵育1～2天，加入甲液和乙液各2滴，即可观察结果。若加入硝酸盐试剂不出现红色，需检查硝酸盐是否被还原。可于原试管内加入少量锌粉，如出现红色，证明产生芳基肼，表示硝酸盐仍然存在；若仍不产生红色，表示硝酸盐已被还原为氨和氮。也可在培养基内加1支小导管，若有气泡产生，表示有氮气产生，用以排除假阴性。如铜绿假单胞菌、嗜麦芽窄食单胞菌等可产生氮气。

（3）结果判断：呈红色者为阳性。若不呈红色，再加入少量锌粉，如仍不变为红色者为阳性，表示培养基中的硝酸盐已被还原为亚硝酸盐，进而分解成氨和氮。加锌粉后变为红色者为阴性，表示硝酸盐未被细菌还原，红色反应是由于锌粉还原所致。

（4）注意事项：本实验在判定结果时，必须在加试剂之后立即判定，否则会因迅速褪色而造成判定困难。

五、其他试验

1. 氢氧化钾拉丝试验

（1）原理：革兰阴性菌的细胞壁在稀碱溶液中容易破裂，释放出未断裂的 DNA 螺旋，使氢氧化钾菌悬液呈现黏性，可用接种环搅拌后拉出黏液丝，而革兰阳性菌在稀碱溶液中没有上述变化。

（2）方法：取1滴40g/L氢氧化钾水溶液于洁净玻片上，取新鲜菌落少量混合均匀，并不断提拉接种环，观察是否出现拉丝。

（3）结果判断：出现拉丝者为阳性，否则为阴性。

2. 黏丝试验

（1）霍乱弧菌与0.5%去氧胆酸盐溶液混匀，1min内菌体溶解，悬液由混浊变为清晰，并变黏稠，用接种环挑取时有黏丝形成。

（2）方法：在洁净载玻片上加0.5%去氧胆酸盐溶液，与可疑细菌混匀，用接种环挑取，观察结果。

（3）结果判断：在1min内菌悬液由混变清并且黏稠，有黏丝形成为阳性，否则为阴性。

3. CAMP 试验

（1）原理：B 群链球菌具有"CAMP"因子，能促进葡萄球菌 β 溶血素的活性，使两种细菌在划线处呈现箭头形透明溶血区。

（2）方法：先用产溶血素的金黄色葡萄球菌在血平板上划一横线，再取待检的链球菌与前一划线做垂直接种，两者相距0.5～1.0cm，于35℃孵育18～24h，观察结果。

（3）结果判断：在两种细菌划线交界处，出现箭头形透明溶血区为阳性。

（4）注意事项：被检菌与金黄色葡萄球菌划线之间留出0.5～1.0cm的距离，不得相接。

4. 奥普托欣（Optochin）敏感试验

（1）原理：Optochin（乙基氢化去甲奎宁 ethylhydrocupreine 的商品名）可干扰肺炎链球菌叶酸的生物合成，抑制该菌的生长，故肺炎链球菌对其敏感，而其他链球菌对其耐药。

（2）方法：将待检的 α 溶血的链球菌均匀涂布在血平板上，贴放 Optochin 纸片，35℃孵育 18~24h，观察抑菌环的大小。

（3）结果判断：抑菌环大于 15mm 的为肺炎链球菌。

（4）注意事项：①做 Optochin 敏感实验的平板不能在二氧化碳环境下培养，因其可使抑菌环缩小。②同一血平板可同时测定几株菌株，但不要超过 4 株。③Optochin 纸片可保存于冰箱中，一般可维持 9 个月。如用已知敏感的肺炎链球菌检测为耐药时，纸片应废弃。

5. 新生霉素敏感试验

（1）原理：金黄色葡萄球菌和表皮葡萄球菌可被低浓度新生霉素抑制，表现为敏感，而腐生葡萄球菌表现为耐药。

（2）方法：将待检菌接种于 MH 琼脂平板或血平板上，贴上每片含 5μg 新生霉素诊断纸片一张，35℃孵育 18~24h，观察抑菌环的大小。

（3）结果判断：抑菌环直径大于 15mm 为敏感，不大于 15mm 为耐药。

6. 杆菌肽敏感试验

（1）原理：A 群链球菌对杆菌肽几乎全部敏感，而其他群链球菌对杆菌肽一般为耐药。故用以鉴别 A 群链球菌和非 A 群链球菌。

（2）方法：用棉拭子将待检菌均匀接种于血平板上，贴上每片含 0.04 U 的杆菌肽纸片一张，放 35℃孵育 18~24h，观察结果。

（3）结果判断：抑菌环直径大于 10mm 为敏感，不大于 10mm 为耐药。

7. O/129 抑菌试验

（1）原理：O/129（2，4 二氨基 - 6，7 - 二异丙基喋啶）能抑制弧菌属、发光杆菌属和邻单胞菌属细菌生长，而气单胞菌属和假单胞菌属细菌耐药。

（2）方法：用棉拭子将待检菌均匀涂布于碱性琼脂平板上，把每片含 10μg、每片含 150μg 两种含量的 O/129 纸片贴于其上，放 35℃孵育 18~24h，观察结果。

（3）结果判断：出现抑菌环者表示敏感，无抑菌环者为耐药。

（4）注意事项：弧菌属、邻单胞菌属敏感，气单胞菌属细菌为耐药。上述细菌传染性强危害大，实验过程中务必做好生物安全工作，或在相应生物安全级别实验室进行。

（张　敏）

第八节　菌株保存和管理

微生物菌种是指可培养的有一定科学意义或实用价值的细菌、真菌细胞株及其相关信息。它是一个国家重要和宝贵的生物资源之一。因此，必须重视微生物的保存，使其尽可能不发生变异或死亡，为科学研究和实验鉴定提供良好的菌种。

一、菌种类型

（一）参考菌株

参考菌株主要用于临床微生物实验室室内质量控制，也可作为实验室培训的示教材料。实验室必须长期保存一定种类和数量的参考菌株，以满足工作需要。参考菌株的基本特性如下。

（1）形态、生理、生化及血清学特征典型，并相当稳定。

（2）菌株对所测定抗菌药物的抑菌环直径或 MIC 值稳定一致。

（3）对测试项目反应敏感。如测试在巧克力琼脂平板的分离能力，应选择流感嗜血杆菌或脑膜炎奈瑟菌。

（二）临床菌株

根据临床检验、教学、科研的需要，从临床各类标本中分离的典型菌株或比较少见菌株，也可做短期或长期保存。

二、各类菌种的保藏方法

保存菌株所采用的培养基必须能使微生物长期维持生存与稳定，不出现生长或新陈代谢过于旺盛的情况，使菌株较长时间存活而保持性状稳定。

（一）培养基直接保存法

（1）将菌种接种在适宜的固体斜面培养基上，待菌充分生长后，棉塞部分用油纸包扎好，移至 4℃ 的冰箱中保藏。

（2）保藏时间依微生物的种类而有所不同，放线菌及有芽孢的细菌保存 2~4 个月移种一次。一般细菌每月移种一次。

此法为临床微生物实验室和教学实验室常用的保藏法，优点是操作简单，使用方便，不需特殊设备，能随时检查所保藏的菌株是否死亡、变异与污染杂菌等。缺点是屡次传代易使微生物发生变异，表现为代谢等生物学性状的改变，且污染杂菌的机会亦较多。

（二）液体石蜡保藏法

（1）将液体石蜡分装于三角烧瓶内，塞上棉塞，并用牛皮纸包扎，$1.05kgf/cm^2$（$1kgf/cm^2 = 0.098MPa$）、121.3℃ 高压蒸汽灭菌 20min，然后放在 40℃ 温箱中，使水汽蒸发掉，备用。

（2）将需要保藏的菌种在最适宜的斜面培养基中培养，以得到健壮的菌体。

（3）用无菌吸管吸取灭菌的液体石蜡，注入已长好菌的斜面上，其用量以高出斜面顶端 1cm 为准，使菌种与空气隔绝。

（4）将试管直立，置于低温或室温下保存（有的微生物在室温下比冰箱中保存的时间还要长）。

此法实用且效果好。放线菌、芽孢细菌可保藏 2 年以上，一般无芽孢细菌也可保藏 1 年左右，甚至用一般方法很难保藏的脑膜炎球菌，在 37℃ 温箱内，亦可保藏 3 个月之久。其优点是制作简单，不需特殊设备，且不需经常转种。缺点是保存时必须直立放置，所占位置较大，同时也不便携带。从液体石蜡下面取培养物移种后，接种环在火焰上烧灼时，培养物容易与残留的液体石蜡一起飞溅，应特别注意。

（三）滤纸保藏法

（1）将滤纸剪成 0.5cm×1.2cm 的小条，装入 0.6cm×8cm 的安瓿管中，每管 1~2 张，塞以棉塞，$1.05kgf/cm^2$、121.3℃ 高压蒸汽灭菌 20min。

（2）将需要保存的菌种，在适宜的斜面培养基上培养，使其充分生长。

（3）取灭菌脱脂牛乳 1～2ml 滴加在灭菌平皿或试管内，取数环菌苔在牛乳内混匀，制成浓悬液。

（4）用灭菌镊子自安瓿管取滤纸条浸入菌悬液内，使其吸饱后再放回至安瓿管中，塞上棉塞。

（5）将安瓿管放入内有五氧化二磷作吸水剂的干燥器中，用真空泵抽气至干。

（6）将棉花塞入管内，用火焰熔封，保存于低温下。

（7）需要使用菌种进行复活培养时，可将安瓿管口在火焰上烧热，滴一滴冷水在烧热的部位，使玻璃破裂，再用镊子敲掉口端的玻璃，待安瓿管开启后，取出滤纸将其放入液体培养基内，置于温箱中培养。

细菌可保藏 2 年左右，此法较液氮、冷冻干燥法简便，不需要特殊设备。

（四）冷冻真空干燥保藏法

1. 准备安瓿管　用于冷冻干燥菌种保藏的安瓿管宜采用中性玻璃制造，形状可用长颈球形底，亦称泪滴型安瓿管，大小要求外径 6～7.5mm，长 105mm，球部直径 9～11mm，壁厚 0.6～1.2mm。也可用没有球部的管状安瓿管。塞好棉塞，1.05kgf/cm^2、121.3℃高压蒸汽灭菌 20min，备用。

2. 准备菌种　用冷冻真空干燥法保藏的菌种，其保藏期可达数年至十余年，为了在许多年后不出差错，故所用菌种要特别注意其纯度，不能有杂菌污染，然后在最适培养基中以最适温度培养。菌龄要求超过对数生长期，若用对数生长期的菌种进行保藏，其存活率反而降低。一般要求 24～48h 的培养物；放线菌则培养 7～10 天。

3. 制备菌悬液与分装　以细菌斜面为例，用脱脂牛乳 2ml 左右加入斜面试管中，制成浓菌液，每支安瓿管分装 0.2ml。

4. 冷冻真空干燥　将分装好的安瓿管放入低温冰箱中冷冻，无低温冰箱可用冷冻剂如干冰（固体 CO_2）酒精液或干冰丙酮液。将安瓿管插入冷冻剂，只需冷冻 4～5min，悬液即可结冰。为在真空干燥时使样品保持冻结状态，需准备冷冻槽，槽内放碎冰块与食盐，混合均匀，可冷至 -15℃。抽气一般若在 30min 内能达到 93.3Pa（0.7mmHg）真空度时，则干燥物不致熔化，继续抽气至肉眼观察被干燥物已趋干燥，一般抽到真空度 26.7Pa（0.2mmHg），保持压力 6～8h 即可。

5. 封口　真空干燥后取出安瓿管，接在封口用的玻璃管上，用 L 形五通管继续抽气，约 10min 即可达到 26.7 Pa。于真空状态下以煤气或酒精喷灯的细火焰在安瓿管颈中央进行封口。封口后保存于冰箱或室温暗处。

三、菌种保藏机构

目前，国内外有一些专门机构进行菌种保藏和供应。如：美国典型菌种保藏中心（ATCC）、英国国家典型菌种保藏中心（NCTC）、德国微生物菌种保藏中心（DSMZ）、法国巴斯德研究所菌种保藏中心（CIP）、荷兰微生物菌种保藏中心（CBS）、新西兰环境科学研究所医学部微生物保藏中心（ESR）、中国普通微生物菌种保藏管理中心（CGMCC）、中国医学细菌保藏管理中心［NMCC（B）］、中国抗生素菌种保藏管理中心（CACC）、中国典型培养物保藏中心（CCTCC）等。

四、菌种保存的注意事项

1. 入库菌种应建立档案 菌种档案应包括菌种名称、编号、来源、保存日期、传代日期、定期鉴定的生化反应结果等，并详细记录菌种档案年限、菌种种类，分别归档管理，每一菌种一页，记录传代和复查结果。

2. 菌种实行双人双管 保存菌种的冰箱应上锁，实验室保存的菌株不得擅自处理或带出实验室，如确因工作或科研需要而带离实验室，须经上级有关领导批准，并做好详细记录。

3. 实验室保存菌种应按规定时间转种 每转种三代做一次鉴定，检查该菌株是否发生变异，并在菌种档案卡上做详细记录，包括菌名、来源、标号、保存转种日期、菌株是否发生变异等。如遇工作调动，应及时做好交接工作。

（达选秀）

参考文献

[1] 李凡，刘晶星. 医学微生物学. 第2版. 北京：人民卫生出版社，2012.

[2] 刘运德，楼永良. 临床微生物学检验技术. 北京：人民卫生出版社，2015.

[3] 倪语星，尚红. 临床微生物学检验. 第5版. 北京：人民卫生出版社，2012.

[4] 贾文祥. 医学微生物学. 第2版. 北京：人民卫生出版社，2010.

[5] 倪语星，尚红. 临床微生物学与检验. 第4版. 北京：人民卫生出版社，2007.

第二十五章 真菌检验技术

第一节 真菌形态检验技术

形态学检查为检测真菌的重要手段，可获得真菌感染的直接证据，是最常用的实验室诊断方法。

一、标本的采集与处理

不同疾病采集不同的标本。浅部真菌病可采集皮屑、甲屑、毛发等，深部真菌病可采集血液、脓汁、脑脊液、痰液、分泌物、尿液、组织等，食物中毒可采集可疑食物、粪便等。标本应在用药前采集，已用药者，停药一段时间后再采集。采集标本时，应无菌操作，必要时培养基内要加入抗生素抑制细菌的生长。标本量要充足，液体标本应多于5ml，组织标本应根据病理检验和组织培养的需要采取。标本采集后，立即送往实验室检查，一般不超过2小时，4℃保存不超过8小时。

二、直接镜检

直接采取标本制片镜检，不染色，若发现真菌菌丝或孢子可初步判定为真菌感染。但多数不能确定其种类。常用的方法有以下两种。

1. 氢氧化钾透明法 常用于癣病标本的检查。将皮屑、甲屑、毛发、组织等少许标本置于载玻片上，加一滴10%～20%的KOH，盖上盖玻片，微加热促进角质蛋白溶解，使标本透明，并轻压盖玻片，驱逐气泡，用棉拭或吸水纸吸去周围溢液，置于显微镜下检查。检查时光线稍暗，先在低倍镜下检查有无菌丝和孢子，然后用高倍镜观察孢子和菌丝的形态特征。

2. 生理盐水法 常用于观察真菌的出芽现象。将标本置于载玻片上，加一滴生理盐水，在盖玻片四周涂上凡士林，盖在标本上，可防止水分蒸发，37℃3～4小时观察结果。此外，脓液、尿液、粪便等标本可滴加生理盐水直接镜检。

此外，还可用水合氯醛－苯酚－乳酸液来消化透明标本。

三、染色镜检

染色镜检可清晰地观察到真菌的形态结构，提高检出率。可根据菌种和检验要求选取染色方法，常用的染色方法如下。

1. 革兰染色 适用于酵母菌、孢子丝菌、组织孢浆菌等。所有真菌均为革兰阳性，深紫色。

2. 乳酸－酚－棉蓝染色 用于各种真菌的检查及标本保存。将少许标本置于洁净载玻片上，滴加染液，加上盖玻片（加热或不加热），镜检。真菌被染成蓝色。如需保存染色片，盖玻片四周用特种胶封固。

3. 印度墨汁染色　常用于脑脊液（CSF）中的新生隐球菌的检查。将印度墨汁或优质墨汁 1 滴滴于洁净载玻片上，加入待检标本或脑脊液沉渣 1 滴，必要时加生理盐水 1 滴稀释，加上盖玻片，镜检。在黑色背景下可见到圆形或有出芽的透亮菌体，外周有一层透明的荚膜，宽度与菌体相当。

如标本是皮屑、甲屑、毛发等，须先用 10% ~20% KOH 处理 5 ~20 分钟，然后再在盖玻片一端加染液，另一端用吸水纸缓慢将 KOH 吸去，直到真菌染上颜色为止。此外，根据需要还可选用其他染色方法。如瑞氏染色用于骨髓和血液中荚膜组织胞浆菌的检测；黏蛋白卡红染色法（MCS）用于新生隐球菌荚膜染色；糖原染色（PAS）、嗜银染色（GMS）及荧光染色可用于标本直接涂片或组织病理切片染色检查。

直接镜检也有局限性，阴性结果不能排除真菌感染，不如培养法敏感。可有假阳性结果，如脑脊液中的淋巴细胞在墨汁染色中易误认为新型隐球菌，微小的脂肪滴可误认为出芽的酵母细胞。可疑结果应复查或进一步培养检查。

（达选秀）

第二节　真菌的培养技术

一、基本条件

多数真菌营养要求不高，在一般细菌培养基上能生长，多用沙保弱培养基培养。培养基可加入一些抑菌剂，有利于选择培养。深部真菌可用血琼脂葡萄糖血琼脂 37℃ 培养。还有通过显色来鉴别真菌的显色培养基。常用真菌培养基及用途见表 25 - 1。培养真菌需较多氧气。多数真菌在 22℃ ~28℃ 生长良好，有些深部真菌最佳生长温度为 37℃。最适 pH 为 4.0 ~6.0。需较高的湿度。真菌生长较慢，除类酵母菌等可在 1 ~2 天内长出菌落外，其他真菌需培养 1 ~2 周才能形成典型菌落。所有分离标本应孵育至少 4 周。

表 25 - 1　常用真菌培养基及用途

培养基	用途
沙保弱培养基	深浅部真菌的常规培养
马铃薯葡萄糖琼脂培养基	观察菌落色素，鉴别真菌
玉米粉聚山梨酯（吐温）-80 琼脂培养基	观察白色念珠菌厚膜孢子及假菌丝
脑心葡萄糖血琼脂培养基	培养深部真菌，使二相性真菌呈酵母型
皮肤真菌试验培养基	分离皮肤真菌
左旋多巴 - 枸橼酸铁和咖啡酸培养基	分离新生隐球菌
酵母浸膏磷酸盐琼脂培养基	分离荚膜组织胞浆菌和皮炎芽生菌
科玛嘉念珠菌显色培养基	分离和鉴定主要致病性念珠菌
尿素琼脂培养基	鉴别酵母菌和类酵母菌，石膏样毛癣菌和红色毛癣菌

二、培养方法

1. 大培养　又称平皿培养，将标本接种在培养皿或特别的培养瓶内，因表面较大，可使标本分散，易于观察菌落特征。但因水分易蒸发，只能用于培养生长繁殖较快的真菌。

2. 试管培养 将标本接种在琼脂斜面上，主要用于临床标本分离培养、菌种保存和传代。

3. 其他培养方法 根据临床需要还可选用其他培养方法，如小培养、组织或细胞培养、单孢子培养等。

三、生长现象

真菌经过培养后，会长出菌落，菌落是鉴别真菌的重要依据。主要从生长速度、菌落的性质（酵母型菌落、类酵母型菌落、丝状菌落）、菌落的形态特征（菌落大小、菌落颜色、菌落表面、菌落质地、菌落的边缘、菌落高度及菌落底部等）来观察真菌的生长现象。

此外，通过小培养可在显微镜下直接观察菌体的结构及菌丝、孢子等形态。若培养基上长满细菌或确定为实验室污染菌者应弃去，尽快采集新鲜标本重检。

（达选秀）

第三节 真菌的其他检验技术

一、生化试验检查

主要用于检测深部感染真菌，如假丝酵母菌、新型隐球菌等。有糖（醇）类发酵试验、同化碳源试验、同化氮源试验、明胶液化试验、牛乳分解试验、尿素分解试验及测定淀粉样化合物等试验。临床常用微量生化反应管或鉴定卡来鉴别真菌，有酵母样真菌生化鉴定管、酵母样真菌同化试验编码鉴定管等。

二、免疫学检查

色真菌的诊断除依靠病原学诊断外，有时还需免疫学手段进行辅助诊断。深部感染的病原菌如白念珠菌、曲霉菌和隐球菌等，传统的微生物检测方法主要为血培养，时间太长，阳性率较低，可用免疫学方法检测抗原、抗体及代谢产物辅助诊断。常用的方法有胶乳凝集试验、ELISA 法、荧光免疫法、放射免疫法等。

真菌的其他鉴定诊断实验还有动物实验、核酸检测及真菌毒素的检测及组织病理学检查，可根据临床需要选用。

（达选秀）

第四节 念珠菌属

念珠菌属（Candida）约有 154 个种，大多数菌种在 37℃ 不生长，无致病性。在临床标本中常见的有白色念珠菌（C. albicans）、热带念珠菌（C. tropicalis）、光滑念珠菌（C. glabrata）、近平滑念珠菌（C. parapsilosis）、克柔念珠菌（C. krusei）、葡萄牙念珠菌（C. lusitaniae）。白色念珠菌致病力最强也最为常见，但由非白色念珠菌引起的感染正逐年增加。

一、生物学特性

念珠菌属细胞呈圆形或卵圆形，直径 3~6μm，革兰染色阳性，着色不均。以出芽方式繁殖，绝大多数可形成假菌丝，较长、分枝或弯曲，少数菌种产生真菌丝或厚膜孢子，不产生囊孢子、关节孢子，不能利用肌醇作为碳源。芽生孢子单个或簇状，形态从圆形、卵圆形到长形。大多数菌种需氧，在血平板或沙堡弱平板上，生长迅速，3d 内即可成熟，菌落呈奶酪样白色至淡黄色，光滑或扁平干燥、皱褶、膜状，依菌种而异。

二、致病性

念珠菌是一种条件致病菌，病原体入侵机体后能否致病取决于其毒力、数量、入侵途经与机体的适应性以及机体对病原体的抵抗力等。

白色念珠菌致病力最强，对颊黏膜和阴道黏膜上皮细胞有较强的黏附能力，产生水溶性的内毒素，还能产生多种水解酶，如天冬酰胺蛋白酶、磷脂酶，损伤组织诱发病变。念珠菌酵母型一般不致病，但在体内转变成菌丝型有致病性，可以避免白细胞的吞噬作用。

宿主对病原菌的抵抗力，长期应用广谱抗菌药物、糖皮质激素、免疫抑制药，长期放置导管等医源性因素均易导致念珠菌的感染。

三、鉴定与鉴别

念珠菌属需与临床上其他酵母样真菌，如芽生裂殖菌属、隐球菌属、地丝菌属、马拉色菌属、红酵母属、酵母菌属、毛孢子菌属区别。在玉米吐温 - 80 琼脂上的形态，荚膜产生，尿素酶活性，在含放线菌酮培养基上生长能力，沙堡弱肉汤中的生长模式，对糖类的发酵同化作用，可以将念珠菌从别的酵母中区别开来。丰富的假菌丝和单细胞芽生孢子都是念珠菌属的常见特征，假菌丝可与隐球菌属区别。毛孢子菌属和地丝菌属产生大量的关节孢子，区别于念珠菌属。

1. 白色念珠菌

（1）菌落特征：在沙堡弱培养基上 25℃ 孵育生长良好，24h 可见菌落，菌落呈奶油样、光滑、柔软有光泽，陈旧性培养物有皱褶，42℃ 及含放线菌酮培养基上均能生长。在显色培养基上呈蓝绿色菌落。

（2）显微镜特征：沙堡弱培养基上 25℃ 48h，多数可见芽生孢子；玉米吐温 - 80 琼脂平板上 25℃，72h 可见丰富的假菌丝和真菌丝，假菌丝中隔部伴有成簇的葡萄状小分生孢子，菌丝顶端或侧支有厚壁孢子（在 30℃ 以上，不产生厚壁孢子）。

（3）芽管试验：将待测菌接种于 0.2~0.5ml 的动物血清中（兔、人、小牛血清等），37℃（水浴箱）中孵育 2~4h，镜下观察，绝大部分白色念珠菌可产生典型芽管，其形态中形成芽管的孢子呈圆形，芽管较细为孢子直径的 1/3~1/2，芽管连接点不收缩。孵育时间不得超过 4h，同时做对照试验。热带念珠菌孵育 6h 后也能形成芽管，但芽体较宽。

都柏林念珠菌芽管试验阳性，也可产生厚膜孢子，以前常误认为白色念珠菌，但其42℃ 培养几乎不长，显色培养基上呈深绿色，玉米吐温 - 80 琼脂平板上厚膜孢子丰富，成单、成对、链状、簇状排列。分子生物学方法显示两者核糖体 RNA 基因序列有差异。

（4）生化特性：能同化葡萄糖、麦芽糖、蔗糖（少数例外）、半乳糖、木糖、海藻糖，不能利用乳糖、蜜二糖、纤维二糖、半乳糖，不还原硝酸盐，尿素酶阴性。

2. 热带念珠菌

（1）菌落特征：沙堡弱培养基上菌落呈奶油样、灰白色，柔软、光滑菌落，边缘或有皱折。显色培养基上菌落暗蓝、蓝灰色。在沙氏肉汤管表面呈膜样生长。

（2）显微镜特征：在玉米吐温－80琼脂平板上可见大量假菌丝，上附芽生孢子，不产生厚膜孢子。极少的菌株可有泪滴状厚膜孢子。在血清中不产生典型的芽管，少数菌株圆形孢子出芽处明显狭窄，"芽管"较粗。

（3）生化特性：除能同化葡萄糖、麦芽糖、蔗糖、半乳糖、木糖、海藻糖外，尚可同化纤维二糖，不同化L－阿拉伯糖和鼠李糖，不利用硝酸盐，尿素酶阴性。

3. 光滑念珠菌

（1）菌落特征：在沙堡弱培养基上生长较慢，2～3d有小菌落出现，灰白色，表面光滑，有折光。42℃能生长，在含放线菌酮培养基上不能生长。在显色培养基上呈紫色菌落。沙氏肉汤表面无膜样生长。

（2）显微镜特征：在玉米吐温－80琼脂平板上25℃孵育72h，不产生真、假菌丝，只见卵圆形芽生孢子，菌体较小（2.5～4.0）μm×（3.0～6.0）μm［白色念珠菌（3.5～6.0）μm×（4.0～8.0）μm］，排列成簇，居中者细胞比周围较大。不产生厚膜孢子，血清中不产生芽管。

（3）生化特性：能同化葡萄糖、麦芽糖、蔗糖和海藻糖，不发酵任何糖类，不利用硝酸盐，尿素酶阴性。

4. 近平滑念珠菌

（1）菌落特征：在沙堡弱培养基上菌落奶油样至淡黄色、柔软、光滑或有皱褶。显色培养基上呈白色、淡粉色菌落。沙氏肉汤表面无膜样生长。

（2）显微镜特征：在沙堡弱培养基上酵母细胞，卵圆形或长倒卵形。在玉米吐温－80琼脂平板上有丰富的假菌丝，分枝链状，附着芽生孢子，不产厚膜孢子。血清中不产芽管。

（3）生化特性：生化反应与热带念珠菌相似，但本菌可同化L－阿拉伯糖，不同化纤维二糖，热带念珠菌则相反。

5. 葡萄牙念珠菌

（1）菌落特征：在沙堡弱琼脂上菌落白色奶油样、光滑或皱褶、有光泽，边缘可出现假菌丝。42℃及含放线菌酮培养基上均能生长。沙氏肉汤表面无膜样生长。

（2）显微镜特征：在玉米吐温－80琼脂平板上，大量假菌丝，但也有部分菌株可不出现假菌丝。不产厚膜孢子及芽管。

（3）生化特性：可同化葡萄糖、麦芽糖、蔗糖、半乳糖、纤维二糖、木糖、海藻糖，不利用硝酸盐，尿素酶阴性。与热带念珠菌的区别是能同化鼠李糖，而热带念珠菌不同化。

6. 克柔念珠菌

（1）菌落特征：在沙堡弱琼脂上菌落灰白色，光滑无光泽，边缘可以成叶状。42℃能生长，在含放线菌酮培养基上不能生长。显色培养基上呈粉红色菌落。沙氏肉汤中呈表面生长。

（2）显微镜特征：在玉米吐温－80琼脂平板上有大量假菌丝，少量芽生孢子卵圆形，游离或沿假菌丝主轴平行排列。

（3）生化特性：同化葡萄糖，对许多常用糖、醇不能同化。不利用硝酸盐，部分菌株尿素酶阳性。本菌与解脂念珠菌生物学性状极为相似，可在 43～45℃下生长、不同化赤藓醇；解脂念珠菌则相反。

四、抗真菌药物敏感性

念珠菌属抗真菌药物敏感试验，通常参照美国临床实验室标准化研究所（CLSI）M27方案进行，目前只公布了氟康唑、5-氟胞嘧啶和伊曲康唑的药敏结果判定折点，氟康唑、5-氟胞嘧啶的药敏标准只适用于念珠菌和新型隐球菌，伊曲康唑药敏标准只适用于黏膜感染的念珠菌，对黏膜外的侵袭性念珠菌感染伊曲康唑目前尚无公认的折点判定标准，药敏试验结果建议只报告 MIC 值。

大多数念珠菌对两性霉素 B 敏感，季也蒙念珠菌和葡萄牙念珠菌以及毛孢子菌对两性霉素 B 天然耐药，但 CLSI 方案不足以检测出两性霉素 B 耐药株，因为所有实验菌株对两性霉素 B 的 MIC 范围太窄。对唑类抗真菌药物可出现耐药，克柔念珠菌对氟康唑天然耐药，光滑念珠菌对氟康唑也可出现耐药或剂量依赖性敏感。热带念珠菌对氟康唑也可出现高 MIC 值，白色念珠菌对氟康唑很少有耐药株，其耐药机制与泵出机制有关，细胞色素 P450 甾醇14-去甲基化酶突变也可以导致唑类耐药。伊曲康唑对部分氟康唑耐药的念珠菌可以敏感，但两者存在交叉耐药，如光滑念珠菌。伏立康唑和卡泊芬净对绝大多数念珠菌敏感。5-氟胞嘧啶对念珠菌敏感但很容易产生耐药。

五、临床意义

念珠菌广泛存在于自然环境中，蔬菜、水果、植物的汁液，动物粪便，土壤，医院环境中皆可存在，但实验室污染较为少见。正常人的皮肤、口腔、肠道、阴道都能分离出本菌，以消化道带菌率最高，住院患者的上述标本中可有 10%～20% 的分离率，因此，单纯培养阳性并不能确定感染。

念珠菌引起的感染称为念珠菌病，可侵犯皮肤、黏膜及内脏器官，引起皮肤/甲感染、鹅口疮、阴道炎，也可导致呼吸系统、泌尿系统感染，甚至可致败血症、心内膜炎、脑膜炎等严重的侵袭性感染，常危及生命。

对于皮肤念珠菌病、口腔念珠菌病和外生殖器念珠菌病根据临床表现，结合涂片镜检发现菌丝、假菌丝和孢子诊断不难，如标本直接涂片见大量菌丝，提示念珠菌为致病状态，对诊断有重大意义。

深部念珠菌病或侵袭性念珠菌感染的诊断比较困难，临床表现无特异性且易被基础疾病掩盖，病原学结果难于解释。侵袭性念珠菌感染的确诊通常需要通过侵入性的组织标本，而侵入性的操作常因患者病情的所限而难以实施。血液分离到念珠菌是诊断侵袭性念珠菌病的重要依据，但回顾性研究数据表明尸检确诊的病例中血培养阳性率 <50%。念珠菌尿在住院患者尤其是留置导尿管或接受抗菌药物治疗的患者中比较多见，但其临床意义很难确定。不同于普通细菌可通过菌落计数或是否存在白细胞来确诊，对于低风险患者来讲，无症状的念珠菌尿通常没有临床意义，但能增加侵袭性念珠菌感染的风险；另一方面念珠菌尿又可能是泌尿系统侵袭性念珠菌感染或剖腹术后腹膜炎的证据。痰液，气道吸取物，甚至肺泡灌洗液中分离的念珠菌也都不足以诊断念珠菌性肺炎。念珠菌性脑膜炎儿童患者较为多见，但在成

人脑脊液中分离到念珠菌的情况较少见，需考虑是否标本污染。

为了提高侵袭性真菌感染（invasive fungual infection，IFI）诊断的阳性率，近年来真菌抗原的检测受到极大的关注，1，3－β－D－葡聚糖抗原（1，3－beta－D－glucan，G）和曲霉半乳甘露聚糖抗原（galacto－mannan，GM）的检测已成为真菌感染的诊断标准之一。1，3－β－D－葡聚糖广泛存在于除接合菌、隐球菌以外的真菌细胞壁中，占真菌细胞壁成分的50%以上，在酵母菌中含量最高。当发生IFI时，1，3－β－D－葡聚糖从细胞壁释放至血液或其他体液，但浅表真菌感染或定植很少有释放入血，因此，G试验是筛选IFI的有效方法，具有临床诊断意义。G试验阳性提示可能有曲霉或念珠菌感染，但通常在临床症状或影像学出现变化数天后才表达阳性。临床有效的抗真菌治疗能降低血浆中1，3－β－D－葡聚糖的含量，连续检测有助于病情变化和疗效反应的判断。但G试验的缺点是没有种属特异性，不能区分曲霉和念珠菌感染；在接受血液透析、抗癌药物等治疗及肝硬化等患者中可出现假阳性结果；敏感性和特异性的研究报道有较大差异，其临床应用价值还需前瞻性、大样本的临床研究证实。有关GM试验在曲霉菌中叙述。

念珠菌病主要是内源性感染，起源于正常菌群中真菌过度生长，但也可偶然由外源性感染，如念珠菌寄生在水果、奶制品等食物上，可因接触而感染，另外患有念珠菌性阴道炎妇女可因性接触而传染男性，也可导致新生儿患口腔念珠菌病；已感染的供者角膜，经移植术后，可发生受者眼内炎。

能引起人类感染的念珠菌不超过10种，几乎所有的口腔念珠菌病和至少90%的念珠菌性阴道炎都是由白色念珠菌引起。院内血流感染病原菌中念珠菌约占10%，绝大多数（97%）是由白色念珠菌、光滑念珠菌、近平滑念珠菌、热带念珠菌和克柔念珠菌引起。值得注意的是近年来随着侵袭性念珠菌病的增加，非白色念珠菌的分离率正逐年增加，特别是使用氟康唑作为预防性用药的患者常会增加克柔念珠菌和光滑念珠菌（对氟康唑耐药）感染的机会。

一般念珠菌培养1~3d即可生长，7d不长，报告阴性。

（达选秀）

第五节　隐球菌属

隐球菌（Cryptococcus）大约有78个种，与人类感染有关的菌种如下：新生隐球菌（C. neofor-mans）、白色隐球菌（C. albidus）、罗伦隐球菌（C. laurentii）、浅黄隐球菌（C. luteolus）、地生隐球菌（C. terreus）、指甲隐球菌（C. uniguttulatus）。

一、生物学特性

隐球菌属菌种是含有荚膜的酵母样真菌，1894年意大利Francesco Sanfelice首次在桃子汁中检出。菌细胞为圆形、卵圆形，大小3.5~8μm或以上。单个发芽，母体与子体细胞连结间有狭窄项颈，偶尔可见各种各样出芽，但假菌丝极少见，细胞壁易破碎，常成月牙形或缺陷细胞，尤其是在组织内染色后容易见到。在菌细胞周围存在荚膜，应用印度墨汁湿片法能证明荚膜的存在，经培养后得到的菌细胞一般无荚膜，但在1%蛋白胨水中培养可产生丰富的荚膜。

带有荚膜的典型菌落呈黏液状，随着菌龄的增长变成干燥、灰暗，伴有奶油、棕黄、粉红或黄色菌落。所有菌种皆能产生脲酶和同化各种糖类，但不发酵。根据同化各种糖类和硝酸钾的利用试验可以区别各个菌种。新生隐球菌的生化反应和37℃生长可与其他菌种鉴别，但白色隐球菌和罗伦隐球菌亦可在37℃生长。

新生隐球菌按荚膜多糖抗原的不同有 A、B、C、D 及 AD5 个血清型，我国以 A 型最多，未见 C 型。目前认为新生隐球菌有 3 个变种，新生变种（C. neoformans var. neoformans）相对应的荚膜血清型是 D 型，格鲁皮变种（C. neoformans var. grubii）对应的血清型为 A 型，格特变种（C. neoformans var. gatii）含 B、C 血清型。

二、致病性

新生隐球菌是引起隐球菌病的主要病原菌，致病物质主要是荚膜、酚氧化酶，37℃生长也是其致病的重要因素，磷脂酶可能也是潜在的毒力因子。酚氧化酶参与黑色素的产生，其作用是防止有毒的羟自由基形成，保护菌细胞氧化应激。健康人对该菌具有有效的免疫力，只有机体免疫力下降时，病原菌才易引起人体感染，艾滋病、糖尿病、淋巴瘤、恶性肿瘤、系统性红斑狼疮、白血病、器官移植及大剂量使用糖皮质激素是隐球菌感染的危险因素，特别是艾滋病患者，隐球菌感染是最常见的并发症之一。

三、鉴别与鉴定

隐球菌属是酵母样真菌，需与其他酵母样菌区别，隐球菌不形成假菌丝，可与念珠菌区别，隐球菌尿素酶阳性，而念珠菌只有解脂念珠菌和克柔念珠菌中的部分菌株阳性。与红色酵母菌的鉴别在于后者不同化肌醇，产生胡萝卜素。隐球菌不形成关节孢子，可与毛孢子菌和地丝菌区别。隐球菌属内各菌种的鉴别可利用37℃是否生长及糖同化试验。新生隐球菌酚氧化酶阳性，很易与其他菌种区别。

新生隐球菌

1. 菌落特征　在沙堡弱培养基25℃、37℃均能生长，3～5d 就有菌落生长，少数 2～3 周方见生长。菌落奶油色，光滑，因产荚膜渐变黏液样，浅褐色，从长期维持剂量治疗的 HIV 患者中分离的部分菌株不产荚膜，菌落与念珠菌菌落相似。在含咖啡酸培养基如 Bird seed 琼脂上形成棕黑色菌落。40℃及在含放线菌酮的培养基上不生长。

2. 显微镜特征　在玉米吐温 -80 培养基25℃，球形或椭圆形酵母细胞，直径 2.5～10μm，不产生菌丝和厚膜孢子。第一代培养物有时可见小荚膜，继代培养不见荚膜。

3. 墨汁染色　如脑脊液标本比较浑浊，可直接进行墨汁染色，但离心沉淀可提高阳性率。用印度墨汁或优质绘图墨汁 1 滴，加脑脊液 1 滴，必要时加生理盐水 1 滴稀释，覆盖片。稍待 3min 左右，先低倍再高倍镜检查。在黑色背景下可见圆形孢子周围绕以透光的厚荚膜，宽度与菌体直径相当。菌体的大小和荚膜的宽窄在同一张片子上可有较大差异。有时可看到出芽的孢子。注意切勿将白细胞等误认为隐球菌，新生隐球菌的特征为：①圆形或卵圆形的孢子，大小不一，胞壁厚，边缘清晰，微调观察有双圈；②孢子周围有透亮的厚荚膜，孢子与荚膜之间的界限和荚膜的外缘都非常整齐、清楚；③孢子内有反光颗粒；④有的孢子生芽，芽颈甚细；⑤加 KOH 液后，菌体不破坏。任何圆形物体边缘模糊，内部无反光颗粒，外部有较窄、内外界限不清的透亮环，加 KOH 后即消失者，不是隐球菌。但应注意新生隐球菌以外的其他隐球菌也有荚膜。

4. 血清学检查 乳胶凝集试验检测脑脊液或其他体液标本中新生隐球菌荚膜多糖抗原，简便快速，特异性和灵敏度均较高，对直接镜检和分离培养阴性者更有诊断价值。

假阳性与以下因素有关：①类风湿因子；②肿瘤患者也会出现假阳性但反应滴度很低；③毛孢子菌感染，该菌产生内荚膜，与隐球菌的荚膜多糖有交叉反应；④其他：如实验室移液管污染，反应板清洗中消毒剂或洗衣粉沾污，以及血管中代血浆之类等不明原因造成假阳性。

假阴性也可能出现在前带反应或者感染菌株荚膜贫乏。

5. 生化特征 新生隐球菌不发酵各种糖类，但能同化肌醇、葡萄糖、麦芽糖、蔗糖、蕈糖，不能同化乳糖，尿素酶阳性。酚氧化酶阳性，在 bird seed 琼脂上，室温 2～5d 菌落呈棕黑色，亦可用咖啡酸纸片试验（caffeic acid disk test），即将新鲜分离物涂布在咖啡酸纸片上，放湿处 22～35℃，30min 纸片变褐黑色。

四、抗真菌药物敏感性

两性霉素 B 对新生隐球菌具有杀菌活性，是治疗新生隐球菌脑膜炎和播散性隐球菌病的首选药物之一。氟康唑和伊曲康唑等唑类对大多数新生。隐球菌都有抑菌作用，5－氟胞嘧啶通常是联合用药。棘球白素对新生隐球菌没有抗菌活性。

体外药敏试验表明，两性霉素 B 与氟康唑、伊曲康唑、泊沙康唑对新生隐球菌有协同作用，对两性霉素 B 治疗无反应的病例中分离的新生隐球菌，体外结果也显示两性霉素 B 和 5－氟胞嘧啶或利福平有协同作用。

值得注意的是体外药敏方法的不同，结果的解释可能会有较大的差异。Etest 法比 CLSI 推荐的微量稀释法更能检出两性霉素 B 的耐药株，但 Etest 法可能会把部分氟康唑、伊曲康唑和 5－氟胞嘧啶敏感的新生隐球菌归到耐药株，相反比色法会把部分氟康唑、5－氟胞嘧啶耐药株解释成敏感株。

新生隐球菌不同的变种对抗真菌药物的也有差异，格特变种对两性霉素 B 和 5－氟胞嘧啶的敏感性低于新生变种。

五、临床意义

隐球菌中只有新生隐球菌是致病菌，鸽粪被认为是最重要的传染源，但该鸟类不是自然感染者，分离出本菌的动物还有马、奶牛、狗、猫、山羊、猪等，但无证据说明该病从动物传播给人，人传播人亦非常罕见。

吸入空气当中的孢子，是感染的主要途径，引起肺部感染，可为一过性，也可引起严重的肺部感染。新生隐球菌具有嗜神经组织性，由肺经血行播散主要引起中枢神经系统（CNS）隐球菌病，约占隐球菌感染的80%。起病常隐匿，表现为慢性或亚急性过程，起病前有上呼吸道感染史。少数患者急性起病，AIDS 患者最为常见，死亡率高。对于临床上出现 CNS 感染的症状、体征，脑脊液压力明显升高及糖含量明显下降的患者，应高度警惕隐球菌脑膜炎的可能，特别是免疫力低下，有养鸽史及鸽粪接触史者。

新生隐球菌还可侵犯皮肤、前列腺、泌尿道、心肌、眼睛、骨和关节，AIDS 患者隐球菌感染中，常见前列腺的无症状感染，而且在播散性隐球菌成功抗真菌治疗后，患者的尿液和前列腺液中隐球菌培养仍阳性，提示前列腺可能是隐球菌感染复发的重要储菌库。创伤性皮肤接种和吃进带菌食物，也会经肠道播散全身引起感染。

除新生隐球菌可引起感染外，现已发现白色隐球菌、罗伦隐球菌也有致病性，白色隐球菌引起皮肤、眼睛感染，罗伦隐球菌可引起中枢神经系统、皮肤感染及真菌血症。

（达选秀）

第六节　曲霉菌属

曲霉菌属（Aspergillus）大约有 185 个种，到目前为止报道了大约 20 种可作为人类机会感染中的致病因子。在临床标本中常见的有烟曲霉（A. fumigatus）、黄曲霉（A. flavus）、黑曲霉（A. niger）、土曲霉（A. terreus）、棒曲霉（A. clavatus）、灰绿曲霉（A. glaucus）、构巢曲霉（A. nidulans）、杂色曲霉（A. ersicolor）。

一、生物学特性

曲霉菌菌丝体分隔、透明或含有颗粒，有分枝，一部分特化形成厚壁而膨大的足细胞，并在其垂直方向生长出直立的分生孢子梗。分生孢子梗一般不分枝，多数不分隔，无色或有色，除黄曲霉群外，多数致病曲霉梗壁光滑。分生孢子梗上端膨大形成顶囊，表面生出产孢细胞。顶囊是曲霉特有的结构，呈球形、烧瓶形、椭圆形、半球形、长棒形等，无色、透明或有颜色与分生孢子梗一致，其表面全部或部分产生产孢细胞。烟曲霉和土曲霉形成烧瓶样顶囊，产孢细胞仅出现于顶囊顶部，黑曲霉、黄曲霉等形成球形或放射状顶囊，产孢细胞覆盖充满顶囊表面。产孢细胞分单层和双层，单层是自顶囊表面同时生出一层安瓿形的细胞，称作瓶梗（phialide），在其上形成分生孢子，双层是顶囊表面先生出一层上大下小的柱形细胞，称作梗基（metula），自梗基上产生瓶梗，然后再形成分生孢子。烟曲霉只产生单层瓶梗，而黑曲霉、构巢曲霉和土曲霉有梗基和瓶梗双层结构，黄曲霉和米曲霉（A. oryzae）可同时具有单层或双层结构。瓶梗顶端形成圆形小分生孢子（直径 2～5μm）排列呈链状，小分生孢子因菌种不同出现黄、绿、蓝、棕、黑等颜色。顶囊、产孢细胞、分生孢子链构成分生孢子头，其形状与顶囊，产孢细胞的着生方式有关，呈球形、放射状、圆柱形或棒形，并具不同颜色。

在沙堡弱琼脂上 25℃及 37℃生长良好。在曲霉菌种中，只有烟曲霉是一种耐温真菌，可以在 20～50℃的环境下生长，40℃以上生长良好。构巢曲霉和灰绿曲霉生长速度慢，在 Czapek－Dox 琼脂上 25℃孵育 7d 后才形成直径 0.5～1.0cm 的菌落，其余曲霉菌生长迅速，形成直径 1～9cm 菌落。大多数菌种早期为绒毛或絮状白色丝状菌落，渐呈黄色、褐色、灰绿、黑色，随着培养时间延长，曲霉菌落呈各种颜色霜状或粉末状。菌落颜色包括反面颜色依菌种而异。

二、直接镜检

将被检材料置玻片上，加 10%～20% KOH，加热，覆盖片镜检。可见粗大透明有分隔菌丝体，大多数直径 3～6nm，采集自慢性病损部位材料，曲霉菌丝粗短、弯曲宽阔（12nm），如果曲霉菌寄生在与空气相通的器官中如肺空洞、鼻－窦、眼或皮肤感染，甚至可以看到分生孢子头（顶囊、瓶梗和小分生孢子）。

三、鉴定与鉴别

目前为止，曲霉的鉴定还主要依赖于形态学特征，通常根据菌落形态、颜色、顶囊的形态和结构，小分生孢子的形状，颜色、大小等特点做出区分。并头状菌属与黑曲霉菌外观非常相似，在镜下可发现并头状菌属有管状的孢子囊，无瓶梗，菌丝不分隔。

1. 烟曲霉

（1）菌落特征：生长迅速，质地绒毛或絮状，表面呈深绿色、烟绿色，有些菌株出现淡紫色色素，背面苍白或淡黄色。

（2）显微镜特征：菌丝分隔透明，分生孢子头短柱状，孢子梗壁光滑，淡绿色，顶囊呈烧瓶状，产孢细胞单层分布在顶囊上半部分，分生孢子球形绿色，有小刺。48℃生长良好。

2. 黄曲霉

（1）菌落特征：快速生长，质地羊毛或棉花状，有时颗粒状，有放射状沟纹，表面呈黄绿色到棕绿色，背面无色或淡黄色。

（2）显微镜特征：丝分隔透明，分生孢子头开始呈放射状，逐渐称为疏松状。分生孢子梗壁粗糙不平，顶囊呈球形或近球形，产孢细胞可单层或双层，布满顶囊表面呈放射状排列，分生孢子球形或近球形，表面光滑或粗糙，部分菌株产生褐色闭囊壳。

3. 黑曲霉

（1）菌落特征：生长快速，质地羊毛状或绒毛状，可能会有放射状沟纹，表面初为白色到黄色，随着分生孢子的产生很快变成黑色，背面无色或淡黄色。

（2）显微镜特征：菌丝分隔透明，分生孢子头开始呈放射状，成熟后呈柱状，孢子梗壁壁厚光滑，无色或褐色，顶囊球形或近球形，产孢细胞双层，密布在顶囊全部表面，分生孢子球形，有褐色或黑色色素沉积，粗糙有刺。

4. 土曲霉

（1）菌落特征：生长快速或中等，质地绒毛状，表面有浅放射状沟纹，呈肉桂色或米色、米黄色，背面黄色。

（2）显微镜特征：菌丝分隔透明，分生孢子头致密圆柱状，孢子梗无色光滑，顶囊半球形，其上 1/2～2/3 处有双层小梗，分生孢子球形或近球形，光滑。粉状孢子圆形到卵圆形。

5. 构巢曲霉

（1）菌落特征：中等生长速度或慢，质地绒毛状到粉状，表面深绿色，产闭囊壳区域橙色或黄色，背面紫色或橄榄色。

（2）显微镜特征：菌丝分隔透明，分生孢子梗柱形，短，褐色光滑，顶囊半球形，双层小梗，分生孢子球形粗糙，壳细胞较多，球形，膜厚。常存在闭囊壳。

6. 杂色曲霉

（1）菌落特征：生长速度中等或慢，质地绒毛或絮状，颜色多样，表面可呈淡绿色、深绿色、灰绿色、淡黄色、粉红色、橙红色，背面苍白色或淡红色。

（2）显微镜特征：菌丝分隔透明，分生孢子头疏松放射状，孢子梗壁光滑无色，顶囊半球形，小梗双层，分布于顶囊 4/5 处，分生孢子球形，光滑或粗糙。

四、抗真菌药物敏感性

2003 年，CLSI 推出了产孢丝状真菌的体外药敏试验方案，即 M38－A，但没有批准丝状真菌药敏试验的解释折点。许多研究结果表明，不同的曲霉菌菌种得到的最小抑菌浓度（MIC）基本一致，两性霉素 B、伊曲康唑、伏立康唑对大多数菌种的 MIC 都较低，高 MIC 往往提示耐药，如土曲霉对两性霉素 B 耐药，部分烟曲霉对伊曲康唑耐药。值得注意的是，在体外伏立康唑对伊曲康唑耐药的烟曲霉是有效的。

新型抗真菌药物剂如棘白菌素在体内和体外对曲霉菌均有活性，同时体外实验和动物模型表明两性霉素 B 和棘白菌素在抗曲霉中具有协同效应。

两性霉素 B（包括它的脂质体）和伊曲康唑是当前可供选择的两种治疗药物，但临床治愈率并不理想。新的唑类药物（如伏立康唑、泊沙康唑、雷夫康唑）、卡泊芬净、棘白菌素在体外抗曲霉菌是有效的，对曲霉病的治疗有良好的前景。

五、临床意义

曲霉菌是自然界中分布广泛的一种丝状真菌，经常存在于土壤、植物和室内环境中，也是常见的实验室污染菌。曲霉菌属有 100 多种，某些种可引起皮肤、鼻窦、眼、耳、支气管、肺、中枢神经系统及播散性曲霉菌病，亦可导致变态反应或毒素中毒症等。这些感染可以是局部的，也可以是全身性的，统称为曲霉病。在所有的丝状真菌中，曲霉是侵袭性感染最常见的一种。在机会性真菌病中，检出率仅次于念珠菌。

1. 机会感染　免疫抑制是机会感染最主要的易感因素，几乎人体的任何器官和系统都可以感染曲霉，如甲癣，鼻窦炎，脑曲霉病，脑（脊）膜炎，心内膜炎，心肌炎，肺曲霉病，骨髓炎，耳真菌病，眼内炎，皮肤曲霉病，肝脾曲霉病，曲霉菌菌血症，播散性曲霉病。导管或其他设备也可引发医源性曲霉感染。医院内感然是一个危险因素，尤其对中性白细胞减少症的患者。

（1）肺曲霉球：结核病、肉样瘤病、支气管扩张、尘肺病、强直性脊柱炎、肿瘤引起肺部空洞，曲霉可作为局部定植者，以曲霉球的形式存在肺部。胸片检查具有特征性改变，可见圆形或卵圆形均匀不透明区，上部及周围有透光的环形或半月形，称新月征（Crescent 征）。CT 扫描对肺曲霉球有很高的诊断价值，典型图像为新月形的空气环包绕一团致密影，致密影可在空洞内随体位改变而移动。

（2）急性侵袭性肺曲霉病：常发生于免疫受损个体，常危及生命，分为局限型和播散型，临床表现为持续性发热，广谱抗生素无效，胸部 CT 扫描可见特征性的晕轮征（halo 征）和新月征。晕轮征即在肺部 CT 上表现为结节样改变，其周边可见密度略低于结节密度，而又明显高于肺实质密度，呈毛玻璃样改变。其病理基础是肺曲菌破坏肺部小血管，导致肺实质出血性坏死，早期病灶中心坏死，结节被出血区围绕。晕轮征是 IPA 早期较有特征性的 CT 表现，见于 40% ~69% 的早期病例。但 CT 检查仍不能作为确诊的依据，如念珠菌病、军团菌病、巨细胞病毒、Kaposi 肉瘤等疾病也可见类似的"晕轮征"，进一步可行支气管镜检查帮助确诊。

（3）脑曲霉病：多数有肺部感染血行播散所致，少数由鼻窦直接入侵，是骨髓移植患者脑部脓肿常见原因。

（4）曲霉性角膜炎：常有外伤史，裂隙灯检查可见隆起的角膜溃疡伴白色的边缘，界清，周围常有卫星状损害。

2. 变应性状态　一些曲霉的抗原可以引起机体过敏性反应，尤其对有遗传性过敏症的患者。

（1）外源性过敏性肺泡炎：又称农民肺，为反复吸入发霉干草或谷物中的曲霉引起，表现为伴有肉芽肿病变的急性、亚急性或慢性间质性肺泡炎。

（2）过敏性肺支气管曲霉病：多见于儿童、青少年，吸入曲霉孢子或呼吸道定植的曲霉引起，主要是Ⅰ和Ⅲ型变态反应。

3. 中毒　有些曲霉能产生不同的曲霉菌毒素，现已证实长期摄入这些霉菌毒素可致癌，尤其是在动物中。黄曲霉产生黄曲霉毒素可引发肝细胞癌。

曲霉菌也可引起动物感染，在鸟类，曲霉菌可以引起呼吸系统的感染。在牛和绵羊体内，它也可以诱发霉菌性流产。家禽长期大量食入黄曲霉毒素（毒素污染了动物饲料）可致死。

侵袭性曲霉菌病（invaslve aspergillosis，IA）的死亡率高达50%～100%，早期诊断、早期抗真菌治疗对降低死亡率非常重要。然而IA的早期诊断仍是临床上的难题，因为确诊标准需要组织活检、镜检或培养阳性，但真菌培养阳性率低且费时，即使培养阳性也不能区分是样本污染或是呼吸道定植，培养阴性也不能排除IA，而组织活检可行性差。

CT对于IA的早期诊断有较大的意义，且对于发现病情恶化，评估病情进展，评价治疗效果，帮助选择最佳的经皮肺活检位置有相当价值。

半乳甘露聚糖（galactomannan，GM）是曲霉菌细胞壁上的一种多糖抗原，由核心和侧链两部分组成，核心为呈线性构型的甘露聚糖，侧链主要由4～5个呋喃半乳糖残基组成，具有抗原性。除曲霉菌外，GM还存在于青霉菌中。当曲霉在组织中侵袭、生长时可释放进入血循环。用ELISA检测GM抗原，可以检测到标本中0.5～1ng/ml的GM，可在临床症状和影像学尚未出现前数天（平均6～8d）表达阳性，被认为是目前对IA最有早期诊断价值的血清学检测方法。半乳甘露聚糖在血中存在时间短，建议对高危患者连续动态监测，每周至少2次。血清GM检测能区分侵袭性肺曲霉感染与念珠菌、毛霉菌感染和烟曲霉口腔定植，在血液系统恶性肿瘤患者应用中具有较好的敏感性和特异性。GM的检测也可用于IA疗效的评价，血清GM浓度会随着IA的进展而增加，也会随着抗真菌治疗的有效而下降，未见下降意味着治疗失败，但应用卡泊芬净后半乳甘露聚糖值会出现升高。

GM试验的缺点是影响因素比较多，有关诊断侵袭性曲霉病的阈值还存在争议。应用相同的试剂和方法，美国判定阳性的结果为I>0.5，欧洲阳性的结果为I>1.5，近年来欧美专家经过大量临床实践逐步认为可将判断折点定为0.8或2次I>0.5，但国内尚缺乏相关的研究。GM试验假阳性率为1%～18%，主要是一些抗原物质与单克隆抗体产生交叉反应所致。①胃肠外营养，当患者由静脉供给营养时，营养液中的某些成分会和单克隆抗体产生交叉反应。②患者临床状态很差或化疗，会有胃肠道黏膜的损伤，导致胃肠道定植的曲霉菌以及食物中的GM成分渗透进入血液中，与抗体产生交叉反应。③一些抗生素的应用能造成假阳性结果。有研究证明，应用哌拉西林－三唑巴坦会显著增加假阳性数量。④一些真菌也能与单克隆抗体产生交叉反应。已经证明从痰标本中分离出的青霉能与单克隆抗体产生交叉反应。⑤血液中某些尚未发现的成分也有产生交叉反应的可能。假阴性率的产生可能与血中存在高滴度的抗体，曲霉感染局限未侵入血管，曲霉释放出微量GM有关。也有研究证明，预防性应用两性霉素 B 和伊曲康唑会抑制菌丝的生长，也会造成假阴性的产生。检测 GM 的同时，做 GM 抗体的测定及降低检测阈值有助于减少假阴性情况的发生。

（达选秀）

第七节 青霉菌属

青霉菌属（Penicillium）有多个种，最常见的有产黄青霉（P. chrysogenum）、桔青霉（P. ci-trinum）、微紫青霉（P. janthinellum）、马内菲青霉（P. marneffei）、产紫青霉（P. purpurogenum）。除马内菲青霉菌外的青霉菌常认为是污染菌但也可能引起感染，特别是在免疫缺陷患者中。

一、生态学特性

青霉菌属除马内菲青霉是双相真菌外，其他种均是丝状真菌，广泛存在于土壤、腐烂植物和空气中。马内菲青霉与其他菌种明显的区别是它具有地方流行性的特点，特别是在东南亚地区马内菲青霉感染竹鼠，这可作为流行病学的标志和人类感染的宿主。

二、致病性和临床意义

青霉菌偶尔会引起人类感染发生青霉病。它可引起角膜炎、外耳炎、食管坏死、肺炎、心内膜炎以及泌尿道感染。大部分青霉菌感染发生在免疫缺陷患者身上。角膜感染一般发生在创伤后。青霉菌除有潜伏感染性外，还可产生真菌毒素：赫曲毒素。此毒素有强的肾毒性和致癌性。毒素的产生通常发生在潮湿的谷物中。

马内菲青霉是致病性真菌，特别容易感染 AIDS 患者，东南亚地区（泰国及临近国家印度等）发病率较高，被认为是以上地区的地方性流行病，从血液中单独分离出该菌是该区内有 HIV 患者的标记。马内菲青霉也可以感染非 AIDS 患者，如血液恶性肿瘤和接受免疫抑制剂治疗患者。马内菲青霉感染也称为马内菲青霉病，首先通过吸入引起肺部感染，随后引起真菌血症和播散性感染，累及淋巴系统、肝脾和骨，脸部、躯干和四肢皮肤可出现痤疮样丘疹。马内菲青霉感染通常是致命性的。

三、鉴定与鉴别

1. 菌落特征 青霉菌除马内菲青霉菌外其菌落生长迅速，呈扁平、细丝状、柔软、绵状特点。菌落一开始是白色很快变为青绿、灰绿、黄灰、黄色或粉红色。菌落底部常由白色变为淡黄色。

马内菲青霉菌是双相真菌，在 25℃下产生菌丝或扁平放射状菌落。这些菌落中心呈蓝绿色周围呈白色。菌落底部出现红色可溶性色素是典型特征。在 37℃下马内菲青霉菌菌落呈奶酪色或淡粉红色。

2. 显微镜特征 除马内菲青霉菌外，青霉菌具有无色透明分隔菌丝（直径 1.5~5μm），单一或分支分生孢子梗，梗基以及单个分生孢子。梗基来自分生孢子的第 2 个分支，梗基呈小瓶样。小瓶样结构在孢子的终端是很典型的。它们像刷子样成簇排列形成毛笔状（青霉头）。单个分生孢子直径在 2.5~5μm，圆形，单细胞，并且在瓶状梗基的终端可以看到不成支的条状。

马内菲青霉的菌丝相在显微镜的形态与青霉菌其他种很相似。不同的是马内菲青霉在发酵相可见经细胞分裂而形成的腊肠样长形酵母样菌体（直径 3~5μm）。马内菲青霉在营养丰富培养基中很容易诱导产生酵母样节分生孢子。如在脑心浸液培养基中经35℃，1周培养后将形成酵母样菌丝和节分生孢子。

3. 与拟青霉属、胶枝霉属和帚霉属的鉴别 青霉菌与拟青霉属的不同是青霉菌有瓶形、球形或近球形的分生孢子，与胶枝霉菌的不同是青霉菌有链状的分生孢子，与帚霉菌的不同是青霉菌形成瓶状的梗基。马内菲青霉与其他属的区别是马内菲青霉是双相真菌。

四、抗真菌药物敏感性

体外药物敏感性实验数据很缺乏。对于产黄青霉菌，两性霉素、伊曲康唑、酮康唑和伏立康唑的 MIC 值较低，灰黄青霉菌的 MIC 值高于产黄青霉菌。值得注意的是，马内菲青霉对两性霉素 B、5-氟胞嘧啶和氟康唑有相对高的 MIC 值而对伊曲康唑、酮康唑、伏立康唑和特比萘芬 MIC 值较低，但还需要更多的实验数据来了解青霉菌属不同种的药物敏感性。

目前，两性霉素 B，口服的伊曲康唑和氟康唑用于治疗马内菲青霉病。口服伊曲康唑被用于预防马内菲青霉感染 HIV 患者。

（达选秀）

参考文献

[1] 李凡，刘晶星. 医学微生物学. 第2版. 北京：人民卫生出版社，2012.

[2] 王端礼. 医学真菌学（实验室检验指南）. 北京：人民卫生出版社，2004.

[3] 倪语星，尚红. 临床微生物学检验. 第5版. 北京：人民卫生出版社，2012.

[4] 陈东科，孙长贵. 实用临床微生物学与图谱. 北京：人民卫生出版社，2011.

第二十六章　病毒检验技术

第一节　病毒形态学检查

一、形态学检查

（一）电镜技术

绝大多数病毒的大小超过了光学显微镜的分辨能力，通常只有在电镜下放大几万至几十万倍才能观察病毒的形态。

1. 标本制备　用电镜观察病毒颗粒必须使标本中含有大量的病毒才能进行，因此，浓缩标本是必要的。可以用超速离心或超过滤法直接浓缩标本中的病毒，也可以将标本接种于培养细胞使病毒增殖后再检查。此外，如果病毒是已知的，且有特异的抗血清，可用免疫凝集的方法浓缩病毒。常用的病毒标本制备方法有两种。①超薄切片法：也称正染法，标本用戊二醛固定，经过脱水、包埋、切片、染色后，观察病毒颗粒，本法操作复杂，但标本可长期保存。②负染法：直接将病毒悬液（也可用细胞）滴在铜网上，用重金属盐（通常用磷钨酸）进行染色，观察病毒颗粒，10～20min 可出结果，负染技术基于负性染料不渗入病毒颗粒，而是将病毒颗粒包绕，由于负性染料含重金属，不穿透电子束，使病毒颗粒具有亮度，在周围暗背景上显示亮区，这种方法较正染法显示的图像清晰，可显示病毒的表面结构，其缺点是敏感性低。

为了提高电镜技术的敏感性与特异性，在负染的基础上，又发展了免疫电镜技术。它基于抗原抗体结合形成免疫复合物的原理，用特异性抗体与样品结合，观察凝集的病毒颗粒，可使其敏感性提高 10～100 倍，同时病毒也较易识别。此外，还有胶体金标记技术。

2. 病毒的识别　负染技术将病毒分为两种形态，即裸露病毒和有包膜病毒，属于前者的有腺病毒、乳多空病毒等，属于后者的有疱疹病毒、布尼亚病毒等。大小也是鉴定病毒的标准之一，如小 RNA 病毒为 20～40nm，痘病毒达 200～300nm。电镜下病毒的形态有圆形、杆形、子弹形等规则形和不规则的多边形，如肠道病毒、登革病毒为圆形，狂犬病病毒为子弹形，呼肠孤病毒为六角形，疱疹病毒为圆形或多边形。有的病毒表面有刺突，如麻疹病毒、水疱性口炎病毒，而另一些病毒表面是光滑的，如单纯疱疹病毒、巨细胞病毒。RNA病毒通常在细胞浆成熟，DNA 病毒在细胞核成熟（痘病毒例外）。核衣壳的对称性也是鉴定病毒特征的重要标准，DNA 病毒一般为立体对称，RNA 病毒一般为螺旋对称。总之，在进行病毒的形态学识别时，应充分注意其特殊性与复杂性。很多病毒，如轮状病毒、星状病毒、嵌杯状病毒、甲型肝炎病毒等，都是用电镜首先发现的。

（二）光学显微镜

光学显微镜通常很难直接看到病毒颗粒，当细胞感染某些病毒以后，在细胞浆和（或）

细胞核内可出现包涵体（inclusion body），通过 HE 染色后，在光学显微镜下可以看到包涵体：不同病毒的包涵体往往具有独特的形态、染色特性和存在部位，例如单个还是多个、圆形还是不规则形、外围有无晕圈、嗜酸性还是嗜碱性、在核内还是在胞浆内等。通过包涵体的特征往往可以推断出是哪类病毒感染。例如疱疹病毒形成核内嗜酸性包涵体，痘病毒则形成胞浆内嗜酸性包涵体，麻疹病毒同时形成核内和胞浆内嗜酸性包涵体，狂犬病病毒在患病动物的神经细胞的胞浆内形成嗜酸性内基小体等。

二、病毒大小的测定

测量病毒体大小的方法较多，如电子显微镜直接测量法、过滤法、超速离心沉淀法等，最常使用的是电子显微镜直接测量法。

1. 电子显微镜直接测量法　电子显微镜可直接观察到病毒的大小，将标本悬液置于载网膜上，进行负染色观察，对照电镜视野标尺，可以直接算出病毒体的实际大小。

2. 过滤法　将病毒液通过不同孔径大小的滤膜，根据通过与滞留病毒的孔径与滤过病毒的感染滴度可间接测定出病毒的大小。其方法如下。

（1）将病毒液（应含有少量的蛋白质）离心，以防止病毒颗粒被滤膜或滤板吸附，一般用含 2% 血清或 0.5% 明胶或 0.5% 清蛋白的 MEM，10 000 r/min 离心 20～30min，吸取上清液进行测定。

（2）取上清液分别通过不同孔径的滤器。

（3）将未过滤的病毒液以及通过各级孔径的滤液分别用敏感细胞或实验动物测定感染力，并计算出 LD_{50} 或 $TCID_{50}$。

（4）根据通过与滞留病毒的孔径与滤过病毒的感染滴度计算出病毒的大小。

（达选秀）

第二节　病毒的分离和鉴定

一、病毒分离鉴定的一般程序

病毒分离鉴定的一般程序见图 26－1。

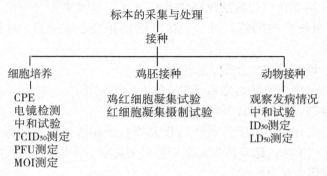

图 26－1　病毒分离鉴定的一般程序

二、病毒的分离鉴定

（一）标本采集

根据临床诊断及病期的不同采集不同标本。无菌标本（脑脊液、血液、血浆、血清等）可直接接种于细胞、鸡胚或动物；无菌组织块经培养液洗涤后制成 10%～20% 悬液离心后，取上清液接种；咽洗液、粪便、尿、感染组织等污染标本在接种前先用抗生素处理，杀死杂菌。

（二）病毒的分离培养

病毒是严格的细胞内寄生的微生物，因此，应根据病毒的种类选择敏感的动物、组织细胞或鸡胚进行病毒的分离培养。

1. 细胞培养　用分散的活细胞培养称为细胞培养（cell culture）。所用培养液是含血清（通常为胎牛血清）、葡萄糖、氨基酸、维生素的平衡溶液，pH7.2～7.4。细胞培养适合绝大多数病毒生长，是病毒实验室的常规技术。其细胞培养方法通常有以下几种。

（1）原代细胞培养（primary cell culture）：用胰蛋白酶将人胚（或动物）组织分散成单细胞，加一定培养液，37℃孵育 1～2 天后逐渐在培养瓶底部长成单层细胞，如人胚肾细胞、兔肾细胞。原代细胞均为二倍体细胞，可用于产生病毒疫苗，如兔肾细胞生产风疹疫苗，鸡成纤维细胞生产麻疹疫苗，猴肾细胞生产脊髓灰质炎疫苗。原代细胞不能持续传代培养，不便用于诊断工作。

（2）二倍体细胞培养（diploid cell culture）：原代细胞只能传 2～3 代细胞即退化，少数细胞在体外分裂 50～100 代仍能保持染色体数为二倍体，称为二倍体细胞。大多为人成纤维细胞，如人胚肺细胞。二倍体细胞一经建立，应尽早将细胞悬浮于 10% 二甲基亚砜中，大量分装于安瓿瓶中，储存于液氮（－196℃）内，供以后传代使用。目前多用二倍体细胞培养制备病毒疫苗，也用于病毒的实验室诊断工作。

（3）传代细胞培养（continuous cell culture）：通常是由癌细胞或二倍体细胞突变而来（如 Hela、Hep－2、Vero 细胞系等），染色体数为非整倍体，细胞生长迅速，可无限传代，在液氮中能长期保存，目前广泛用于病毒的实验室诊断工作，根据病毒对细胞的亲嗜性，选择敏感的细胞系使用。

2. 鸡胚培养　用受精孵化的活鸡胚培养病毒比用动物更加经济、简便。一般采用孵化 9～14 天的鸡胚，根据病毒的特性可分别接种在鸡胚绒毛尿囊膜、尿囊腔、羊膜腔、卵黄囊、脑内或静脉内。

（1）羊膜腔：可用于初次分离培养流感病毒。

（2）尿囊腔：可用于流感病毒和腮腺炎病毒的分离培养。

（3）绒毛尿囊膜：可用于接种痘病毒和疱疹病毒。

（4）卵黄囊：可用于接种嗜神经性的狂犬病病毒和乙型脑炎病毒。如有病毒增殖，则鸡胚发生异常变化或羊水、尿囊液出现红细胞凝集现象，常用于流感病毒及腮腺炎病毒等的分离培养，但多数病毒在鸡胚中不生长。

3. 动物试验　动物试验是最原始的病毒分离培养方法。常用的实验动物有小鼠、大鼠、豚鼠、家兔及猴等，接种途径可根据各病毒对组织的亲嗜性而定，如鼻内、皮内、皮下、脑内、腹腔或静脉接种等，接种后逐日观察实验动物的发病情况，如有死亡，则取病变组织剪碎、研磨均匀制成悬液，继续传代，并作鉴定。

（三）病毒的鉴定

1. 病毒在细胞内增殖的指征

（1）细胞病变效应（cytopathogenic effect，CPE）：病毒在细胞内增殖可引起细胞退行性病变，表现为细胞皱缩、变圆，出现空泡、死亡和脱落。某些病毒产生特征性 CPE，倒置于光学显微镜下观察上述细胞病变，结合临床表现可做出预测性诊断。免疫荧光法（IF）用于鉴定病毒具有快速、特异的优点，细胞内的病毒或抗原可被荧光素标记的特异性抗体着色，在荧光显微镜下可见斑点状黄绿色荧光，根据所用抗体的特异性判断为何种病毒感染。

（2）红细胞吸附现象（hemadsorption phenomenon）：流感病毒和某些副黏病毒感染细胞后 24~48h，在细胞膜上可出现病毒的血凝素（hemoagglutinin，HA），能吸附豚鼠、鸡等动物及人的红细胞，发生红细胞吸附现象。若加入相应的抗血清，可中和病毒血凝素，抑制红细胞吸附现象的发生，称为红细胞吸附抑制试验。这一现象不仅可作为这类病毒增殖的指征，还可用于病毒种和型的初步鉴定。

（3）干扰现象（interference phenomenon）：一种病毒感染细胞后可以干扰另一种病毒在该细胞中的增殖，这种现象称为干扰现象。如前者为不产生 CPE 的病毒（如风疹病毒），但可干扰以后进入的病毒（如 ECHO 病毒）增殖，使后者进入宿主细胞后不再产生 CPE。

2. 病毒感染性的定量测定

（1）空斑形成单位（plaque forming unit，PFU）测定：一种测定病毒感染性比较准确的方法。将适当浓度的病毒悬液接种到生长成单层细胞的平皿或培养瓶中，当病毒吸附于细胞后，再在其上覆盖一层熔化的半固体营养琼脂，待凝固后，孵育培养。当病毒在细胞内复制增殖后，每一个感染性病毒颗粒在单层细胞中产生一个局限性的感染细胞病灶，病灶逐渐扩大，若用中性红等活性染料染色，在红色的背景中显出没有着色的空斑，空斑清楚可见。由于每个空斑由单个病毒颗粒复制形成，所以病毒悬液的滴度可以用每毫升空斑形成单位（PFU）来表示。

（2）50%组织细胞感染量（50% tissue culture infectious dose，$TCID_{50}$）的测定：可估计所含感染性病毒的数量。将病毒悬液作 10 倍连续稀释，接种于敏感的单层细胞中，培养一定时间后，观察 CPE 等指标，以能感染 50% 的细胞最高稀释度，计算出 $TCID_{50}$。

3. 病毒形态结构的观察 借助电子显微镜可直接观察分离培养的病毒颗粒，根据其大小、形态可初步判断病毒属于哪一类。

4. 病毒抗原或核酸的检测 可利用已知的诊断血清或单克隆抗体来检测分离培养的病毒抗原，或用核酸杂交、PCR 等方法检测病毒核酸，必要时进行核酸测序，对病毒作出进一步鉴定。

（达选秀）

第三节　病毒免疫学检测

病毒的免疫检测包括不同感染部位标本中特异性抗原的检测以及血清特异性抗体的检测。

一、病毒抗原的检测

1. 免疫荧光（immunofluorescence，IF）技术　　IF 技术可用于细胞培养病毒的鉴定，也适用于检测临床标本中的病毒抗原，具有快速、特异的优点。直接免疫荧光技术是用荧光素直接标记特异性抗体检测病毒抗原；间接免疫荧光技术是先用特异性抗体与标本中抗原结合，再用荧光素标记二抗与特异性抗体结合，从而间接识别抗原。近年来使用单克隆抗体（monoclonal antibody，McAb），大大提高了检测的灵敏度和准确性。

2. 免疫酶法（immunoenzyme assay，IEA）　　其原理与应用范围同免疫荧光技术，IEA 是用酶（通常是辣根过氧化物酶或碱性磷酸酶）取代荧光素标记抗体，酶催化底物形成有色产物，在普通光学显微镜下清晰可见，不需荧光显微镜，便于推广使用。

3. 放射免疫测定法（radioimmunoassay，RIA）　　RIA 分为竞争 RIA 和固相 RIA 两种方法。竞争 RIA 是用同位素标记的已知抗原与标本中未标记的待检抗原竞争性结合特异性抗体的试验，将形成的复合物分离出来，用放射免疫检测仪测定其放射活性，同时与系列稀释的标准抗原测定结果进行比较，确定出待检抗原的浓度；固相 RIA 是用特异性抗体包被于固相载体以捕获标本中的抗原，然后加入放射性标记的特异性抗体与抗原结合，测定其放射活性，得知抗原的量。RIA 是最敏感的方法，其缺点在于操作烦琐、费时，且有放射污染性，不易于广泛开展。

4. 酶联免疫吸附试验（enzyme – linked immuno sorbent assay，ELISA）　　先将特异性抗体包被（吸附）到塑料微孔板中以捕捉标本中相应抗原，然后加入酶标特异性抗体，相应抗原被夹在抗体之间，当加入酶的底物后显色，显色程度直接反映了标本中病毒抗原的量。因其敏感性接近 RIA，又不接触放射性物质，现已被广泛应用于临床。

此外，必要时也可以用蛋白质印迹试验（western blot，WB）检测标本中的病毒抗原。

二、特异性抗体的检测

病毒感染后通常诱发机体针对病毒一种或多种抗原的免疫应答，特异性抗体效价升高或 IgM 抗体出现有辅助临床诊断的价值。

1. 补体结合试验（complement fixation test，CFT）　　CFT 分两个阶段：①抗原与抗体（一个为已知，一个为待检）混合，加入一定量的补体，若抗原与抗体相对应，则补体被消耗。②在上述混合物中加入溶血素致敏的绵羊红细胞，若补体已与抗原抗体复合物完全结合，则没有剩余补体存在，那么绵羊红细胞就不会溶血，结果为阳性，说明待检标本中有特异性抗体（或抗原）存在，出现阳性结果时血清标本最高稀释度为抗体的效价。由于补体结合抗体产生早、消失快，适用于诊断病毒近期感染。

2. 中和试验（neutralization test，NT）　　在活体或活细胞内测定病毒被特异性抗体中和而失去致病力的试验称为 NT。实验方法：①先测出病毒的半数致死量（LD_{50}）或半数感染量（ID_{50}）。②随即取活病毒与被试血清按不同比例混合，放置 1～2h 让其充分结合。③将病毒与血清混合液注入各组动物、鸡胚或组织细胞培养管/瓶内培养。④根据动物、鸡胚死亡数或细胞病变的管/瓶数，计算出百分比（％），然后再计算这些试验对象中的半数免于死亡或免于致病所需要的最少量血清（或最大量的病毒），就是该血清的中和抗体效价（称为 50％终点的中和效价）。诊断病毒性疾病时，须取患者双份血清同时做对比试验，病后血清的中和抗体效价也必须超过病初血清 4 倍或 4 倍以上才能确诊。用此法鉴定病毒时，须将病毒分别与免疫血清及正常血清（对照）混合做对比试验，免疫血清比正常血清多中和50～100 倍剂量的病毒，才能断定是该病毒。

病毒中和抗体的特异性高，持续时间久，显性或隐性感染后，血中可长期存在中和抗体，所以适用于流行病学调查或人群免疫水平研究，但因试验方法繁杂，耗用动物、鸡胚或细胞培养较多，故一般不作常规使用。

3. 血凝抑制试验（hemagglutination inhibition test，HIT）某些病毒如流感病毒、副流感病毒、腮腺炎病毒、乙型脑炎病毒等能凝集红细胞，而抗体与这些病毒结合后能阻止其凝集，若双份血清抗体效价升高大于或等于 4 倍时，可诊断为这类病毒感染。本法简便、快速、经济、特异性高，常用于流行病学调查等。

4. IgM 捕捉 ELISA　特异性 IgM 出现于病毒感染的早期或病毒感染的活动期，因此，从急性期患者单份血清中检出特异性 IgM，作为实验室早期诊断病毒感染的可靠方法。实验中先用抗 μ 链血清包被微孔板，用以捕捉血清标本中的 IgM 类抗体，再加入特异性病毒抗原及酶标抗体以证实特异性 IgM 的存在。在先天性感染中，IgM 检测有特殊意义，因 IgM 不能通过胎盘，新生儿血清中如发现抗病毒 IgM 则提示为宫内感染。

5. 免疫印迹试验（WB）　对于某些病毒感染的诊断需慎重，如 HIV 感染，在初筛阳性后，尚需用 WB 法进行确认试验，先将提纯的 HIV 病毒裂解后经 SDS – PAGE，病毒蛋白质按其相对分子质量大小分开，再电转印至硝酸纤维素膜上制成膜条，然后将待检患者血清与带有 HIV 蛋白的膜条反应，若血清中含有抗 HIV 抗体则可与膜条上相应的 HIV 蛋白质条带结合，即可确证。

（达选秀）

第四节　病毒的分子生物学检测

一、核酸杂交

临床病毒学中快速诊断方法通常是检测标本中的病毒抗原，然而核酸杂交（nucleicacid hybridization）具有高度敏感性和特异性，斑点杂交（dot hybridization）广泛用于检测呼吸道、尿液标本中的病毒核酸。标本滴加到硝酸纤维素膜上，病毒 DNA 结合到膜上，在原位进行碱变性处理后，用放射标记或生物素标记的 DNA 探针，按碱基互补原则结合成双链，经放射自显影或其他检测手段就可以判定膜上是否有同源的核酸分子存在。

二、DNA 印迹和 RNA 印迹

1. DNA 印迹（Southern blot）　将标本中提取的 DNA，经琼脂糖凝胶电泳进行分离，继而将其变性并按其在凝胶中的位置转移到硝酸纤维素薄膜或尼龙膜上，固定后再与同位素或其他标记物标记的 DNA 或 RNA 探针进行反应。

2. RNA 印迹（Northern blot）　在变性条件下将待检的 RNA 样品进行琼脂糖凝胶电泳，继而按照 Southern blot 相同的原理进行转膜和用探针进行杂交检测。但 RNA 变性方法与 DNA 不同，不能用碱变性，因为碱会导致 RNA 的水解。

三、聚合酶链反应

聚合酶链反应（polymerase chain reaction，PCR）是一种体外快速扩增特异性 DNA 片段的技术。PCR 反应体系中含有模板 DNA、引物、Mg^{2+}、4 种脱氧核糖核苷酸（dNTP）和 TaqDNA 聚合酶，在高温 94℃ 下变性，使双链模板解链为两条单链，在退火温度下使引物与模板 DNA 形成部分双链 DNA，然后在 60 ~ 72℃ 下，通过 TaqDNA 聚合酶使引物从 5' 端向 3' 端延伸，随着 4 种 dNTP 的掺入合成新的 DNA 互补链，完成第一轮变性、退火和延伸反应循环，由于每一轮循环扩增的产物可作为下一轮扩增反应的模板，因此，理论上每一轮循环可使 DNA 数量增加一倍。反复 25 ~ 30 次，特异 DNA 序列片段以指数方式可扩增 10^6 倍以上。PCR 扩增倍数 = $(1/X)^n$，X 为扩增效率，n 为 PCR 循环次数。通过这个技术，可使非常微量的 DNA 甚至单个细胞所含的 DNA 起始，产生微克（μg）量的 PCR 产物。经琼脂糖凝胶电泳，可见到溴化乙啶染色的核酸条带，扩增片段的大小取决于两引物的间距。此法较核酸杂交敏感、快速，已用于肝炎病毒、疱疹病毒等感染诊断，尤其适用于不易分离培养及含量极少的病毒标本，也可以用 RT – PCR 法扩增标本中的病毒 RNA。近年发展起来的实时荧光定量 PCR 法还可以定量检测标本中的病毒 DNA。

四、基因芯片技术

基因芯片（gene chip）技术的原理是将已知的基因探针大规模有序地排布于一小块硅片等载体上，与待检样品中的基因序列相互作用和反应，在激发光的顺序激发下，产生的荧光谱信号被接收器收集，经计算机自动分析处理数据得出结果，可以一次性完成大通量样品 DNA 的检测和分析。目前对已发现的病原性病毒的全基因测序已基本完成，为基因芯片技术的应用奠定了基础。

（达选秀）

第五节　呼吸道病毒

呼吸道病毒是指一大类以呼吸道为侵入途径，引起呼吸道局部及全身感染的一类病毒。在急性呼吸道感染中 90% 以上由这类病毒引起。常见的呼吸道病毒包括流行性感冒病毒、冠状病毒、麻疹病毒、腮腺炎病毒、风疹病毒、腺病毒、呼吸道合胞病毒等。所致疾病具有发病急、潜伏期短、传染性强、传播迅速、病后免疫力不持久等特点。

一、流行性感冒病毒

流行性感冒病毒简称流感病毒，是引起人和动物流行性感冒（简称流感）的病原体，属正粘病毒科，包括甲（A）、乙（B）、丙（C）三型。其中甲型流感病毒是人类流感最重要的病原体，已引起多次世界性大流行，仅 1918—1919 年的世界大流行，死亡人数就多达 2 000 万，危害严重；乙型流感病毒一般引起局部或小流行；丙型流感病毒主要侵犯婴幼儿，多为散发感染，极少引起流行。

（一）生物学特性

1. 形态结构　流感病毒为有包膜的单股 RNA 病毒，多为球形，直径为 80 ~ 120nm，从人或动物体内新分离出的病毒有时呈丝状或杆状。其结构可分为内、中、外三层：

（1）内层：为病毒的核心，含病毒的核酸、核蛋白（NP）和 RNA 多聚酶。

核酸为分节段的单股负链 RNA，甲型和乙型流感病毒有 8 个 RNA 节段、丙型只有 7 个 RNA 节段。每一个节段即为一个基因，能编码一种结构或功能蛋白，这一结构特点使病毒在复制过程中易发生基因重组导致新病毒株的出现。

核酸外包绕的为核蛋白，为病毒的主要结构蛋白，构成病毒衣壳，呈螺旋对称型。核蛋白为一种可溶性抗原，免疫原性稳定，很少发生变异，具有型的特异性，是流感病毒分型的依据。

（2）中层：为基质蛋白（M 蛋白），位于包膜与核心之间，具有保护病毒核心和维持病毒形态的作用。M 蛋白免疫原性稳定，具有型特异性，与核蛋白共同参与流感病毒的分型。

（3）外层：是由脂质双层构成的包膜，包膜上镶嵌有两种糖蛋白刺突，即血凝素（HA）与神经氨酸酶（NA）。两者具有重要的免疫原性，是划分流感病毒亚型的依据。①血凝素呈三棱柱状，可介导病毒包膜与宿主细胞膜融合，利于病毒吸附和穿入宿主细胞；能与鸡、豚鼠等多种动物和人的红细胞结合，引起红细胞凝集；具有型和株特异性，可刺激机体产生中和抗体，抑制病毒的感染。②神经氨酸酶呈蘑菇状，可水解宿主细胞表面的神经氨酸，利于成熟病毒的芽生释放；可破坏细胞膜上病毒的特异性受体，液化细胞表面的黏液，促使病毒从细胞上解离，利于病毒扩散；具有免疫原性，刺激机体产生的相应抗体，可抑制该酶的水解，从而抑制病毒的释放与扩散。

2. 分型与变异　根据核蛋白和基质蛋白抗原性的不同将流感病毒分为甲、乙、丙三型。甲型流感病毒又根据 HA 和 NA 的抗原性不同分为若干亚型。目前已分离出 15 个 HA 亚型（H1 ~ H15）和 9 个 NA 亚型（N1 ~ N9）。三型流感病毒中甲型流感病毒最易发生变异，变异的形式有抗原性漂移和抗原性转变，变异的物质基础是 HA 和 NA，病毒变异幅度的大小直接影响流行规模的大小。乙型和丙型流感病毒不易发生抗原变异，至今尚未发现亚型。

（1）抗原性漂移：因病毒基因组自发点突变引起，变异幅度小，属量变，即亚型内变异，引起甲型流感的中小型流行。

（2）抗原性转变：因病毒基因组发生重组而引起，变异幅度大，属质变，大概每隔 10 ~ 15 年出现一个新的变异株，导致新亚型出现，由于人群对新亚型缺乏免疫力，往往引起流感大流行甚至暴发世界性大流行。

3. 培养特性　流感病毒宜在鸡胚和培养细胞中增殖。初次分离病毒以接种鸡胚羊膜腔最好，传代适应后可接种于鸡胚尿囊腔。病毒增殖后游离于羊水或尿囊液中，取羊水或尿囊液进行红细胞凝集试验以确定病毒的存在。细胞培养可选用原代猴肾细胞或狗肾传代细胞。流感病毒在鸡胚和培养细胞中并不引起明显的细胞病变，需用红细胞吸附试验或免疫学方法测定有无病毒增殖。自人体分离的流感病毒能感染多种动物，但以雪貂最为敏感。

4. 抵抗力　流感病毒对外界环境的抵抗力较弱，耐冷不耐热，室温下传染性很快丧失，加热 56℃ 30 分钟可被灭活，－70℃ 以下或冷冻真空干燥可长期保存。对干燥、日光、紫外线、脂溶剂和甲醛等敏感。

（二）临床意义

流感的传染源主要为急性期患者。病毒随飞沫进入呼吸道，通过其表面的血凝素吸附于呼吸道黏膜上皮细胞膜的受体上，然后侵入细胞内增殖，引起细胞变性脱落，黏膜充血水肿等局部病变。经 1~3 天的潜伏期，患者出现鼻塞、流涕、咳嗽、喷嚏、咽痛等症状，发病初期 2~3 天，鼻咽部分泌物中病毒含量最高，传染性强。病毒一般不入血，但可释放内毒素样物质入血，引起畏寒、发热、疲乏无力、头痛、全身肌肉关节酸痛等全身症状。流感属于自限性疾病，无并发症者一般病程不超过 1 周，但婴幼儿、老年人及患有慢性疾病的人易继发细菌感染，使病程延长症状加重，如合并肺炎等病死率高。

流感病后可获得对同型病毒的短暂免疫力，主要是机体产生的 HA 和 NA 抗体。抗 HA 为中和抗体，其与病毒结合后可消除病毒的感染力，尤其呼吸道局部 SIgA 在清除病毒、抵抗再感染中发挥重要作用。抗 NA 在减轻病情和阻止病毒扩散中发挥作用。细胞免疫主要靠 CD_4^+ T 淋巴细胞，可辅助 B 细胞产生抗体，CD_8^+ T 细胞可清除病毒。

流感病毒传染性强，传播迅速，流行期间应尽量避免人群聚集，公共场所应经常通风换气和进行空气消毒，用乳酸或食醋熏蒸，可灭活空气中的流感病毒。接种流感疫苗可获得对同一亚型病毒的有效免疫力。盐酸金刚烷胺是目前防治甲型流感的常用药物，其作用机制主要是抑制病毒的穿入和脱壳。干扰素及中草药（板蓝根、金银花、大青叶等）在减轻症状缩短病程方面有较好效果。

（三）微生物学检验

1. 标本采集　应在疾病的早期、最好在发病后 3 天内采集咽漱液、鼻咽拭子或鼻腔洗液等标本。

2. 分离与鉴定　标本经抗生素处理后进行鸡羊膜腔或尿囊腔接种，35℃ 培养 3 天，收集羊水或尿囊液做血凝试验检测病毒是否存在，血凝阳性的标本再进行血凝抑制试验以鉴定病毒的型别。原代人胚肾和猴肾细胞、传代狗肾细胞亦可用于流感病毒的分离，接种后经红细胞吸附试验和血凝试验检测病毒是否存在，阳性者用血凝抑制试验进行鉴定。

3. 标本直接检查

（1）显微镜检查：电镜观察可见球形或丝状病毒颗粒，用特异性抗体进行免疫电镜观察可提高检出率。

（2）抗原检测：用 IF、EIA 和动态连续免疫荧光法等直接检测鼻咽部细胞内或细胞培养物中的流感病毒抗原。

4. 核酸检测　可采用核酸杂交法、RT－PCR 法检测标本中或扩增标本中的流感病毒 RNA。

5. 血清学诊断　取患者急性期（发病前 3 天）和恢复期（发病后 2~3 周）双份血清检测抗体。常用的方法有：血凝抑制试验、中和试验和补体结合试验等，若恢复期血清抗体效价高出急性期 4 倍以上有诊断意义。

二、其他呼吸道病毒

（一）SARS 冠状病毒

冠状病毒属于冠状病毒科，包括人冠状病毒和多种动物冠状病毒。该病毒呈多形性，核酸为单股正链 RNA，核衣壳呈螺旋对称，有包膜。电镜观察发现包膜表面有排列较宽的突起，形如日冕或花冠，故命名为冠状病毒。感染人类的冠状病毒主要有人呼吸道冠状病毒和人肠道冠状病毒，分别引起人类上呼吸道感染、腹泻或胃肠炎。

2002 年冬至 2003 年春在全世界流行的严重急性呼吸综合征（SARS）的病原体是一种新的冠状病毒，被命名为 SARS 冠状病毒。

2002 年 11 月，在我国广东省佛山首先发现了一类临床表现类似肺炎但症状及体征不典型的传染性疾病。随后这种不明原因的传染病迅速向世界各地传播，全球 32 个国家和地区相继出现疫情，累计病例 8 465 例，死亡 919 例。2003 年 3 月，WHO 将该病正式命名为"严重急性呼吸综合征"，我国将其称为传染性非典型性肺炎。2003 年 4 月，WHO 确定该病病原体为一种新型冠状病毒，称为 SARS 相关冠状病毒。2003 年 4 月 8 日我国卫生部将 SARS 定为法定传染病。

1. 生物学特性

（1）形态结构：SARS 冠状病毒的形态在电镜下与冠状病毒类似，病毒颗粒呈不规则球形，直径 60～220nm，核衣壳呈螺旋对称，核心为单股正链 RNA，有包膜。病毒包膜上有 3 种主要的糖蛋白：即 S 蛋白、M 蛋白和 E 蛋白。①S 蛋白：为刺突糖蛋白，可介导病毒与宿主细胞上的受体结合并与宿主细胞膜相融合，是一主要的抗原蛋白。②M 蛋白：为跨膜糖蛋白，参与病毒的出芽释放与病毒包膜的形成，负责营养物质的跨膜运输。③E 蛋白：为包膜糖蛋白，散在于包膜上，是一种小分子量蛋白。

（2）培养特性：SARS 冠状病毒可在 Vero－E6 细胞及 FRhK－4 等细胞内增殖并引起细胞病变。CPE 的特点主要为：病变细胞呈局灶、变圆、折光性强，晚期呈现葡萄串样表现。恢复期患者血清可抑制病毒复制。

（3）抵抗力：SARS 冠状病毒对乙醚等脂溶剂敏感。化学消毒剂如过氧乙酸、次氯酸钠、乙醇、甲醛等可灭活该病毒。不耐热或酸，但对热的抵抗力比普通冠状病毒强，加热 56℃ 30 分钟可被灭活，在粪便和尿中可存活 1～2 天，在液氮中可长期保存。

2. 临床意义　SARS 患者是主要的传染源，传播途径以近距离飞沫传播为主，亦可通过接触患者的呼吸道分泌物、消化道排泄物、其他体液或接触被患者分泌液污染的物品而传播。人群对 SARS 病毒普遍易感，但患者家庭成员和医护人员等密切接触者是本病高危人群。流行季节主要是 12 月至次年的 5 月。该病起病急，传播快，潜伏期短，一般为 4～5 天，以发热为首发症状，体温持续高于 38℃，可伴有头痛、乏力和关节痛等，3～7 天后出现干咳、胸闷、气短等症状。肺部 X 线片双侧（或单侧）出现阴影，严重者肺部出现多叶病变，X 线胸片 48 小时内病灶达 50% 以上，同时出现呼吸困难和低氧血症。进而出现呼吸窘迫，进展为呼吸窘迫综合征，出现休克、DIC，多器官功能障碍综合征等。若原有糖尿病、冠心病、肺气肿等基础病的老年患者，或合并其他感染性疾病者，病死率可达 40%～50%。目前认为，SARS 冠状病毒的致病机制主要是免疫病理损伤。

机体感染 SARS 冠状病毒后可产生特异性的体液免疫和细胞免疫。对 SARS 的预防应以严格隔离患者、切断传播途径、提高机体免疫力为主的综合措施。用于 SARS 特异性预防的疫苗已进入试用。治疗主要采取综合支持疗法和对症处理，给予抗病毒类药物和大剂量抗生素。流行期间应尽量避免大型集会，公共场所保持空气流通。

3. 微生物学检验

（1）标本采集：可采集鼻咽拭子、气管分泌物、漱口液、痰液、粪便等标本，采集后应尽快接种，48 小时内接种者可 4℃ 保存，48 小时后接种者标本应放入 −70℃ 保存。急性期血清标本应尽可能在发病初期，一般为发病后 1 周内采集；恢复期血清标本在发病后 3 ~ 4 周采集。

（2）病毒分离：为防止细菌或真菌生长，标本应加入抗生素（青霉素和链霉素）进行处理，接种 Vero – E6 细胞进行分离培养，以鉴定活病毒的存在。

（3）抗原检测：电镜直接观察病毒颗粒或 ELISA 法检测抗原。

（4）抗体检测：用 ELISA 和间接免疫荧光法检测患者急性期和恢复期双份血清中的特异性 IgM、IgG 抗体。若抗体增高 4 倍以上有诊断意义。

（5）核酸检测：用 RT – PCR 或 ER – PCR 法，从患者血液、粪便、呼吸道分泌物或体液等标本中检测 SARS 冠状病毒核酸。

（二）麻疹病毒

麻疹病毒是引起急性呼吸道传染病麻疹的病原体。临床以发热、口腔黏膜斑及全身斑丘疹为主要特征。WHO 已将其列为计划消灭的传染病之一。

1. 生物学特性　麻疹病毒呈球形或丝状，直径 120 ~ 250nm。核酸为完整　分节段的单股负链 RNA，不易发生基因重组和变异，只有一个血清型。核衣壳呈螺旋对称结构，外有包膜，表面有血凝素（HA）和血溶素（HL）两种刺突，HA 能凝集猴等动物的红细胞，并能与宿主细胞受体吸附，HL 具有溶解红细胞及使细胞发生融合形成多核巨细胞的作用，在胞浆及胞核内均可出现嗜酸性包涵体。

麻疹病毒能在许多原代或传代细胞中增殖。麻疹病毒对理化因素的抵抗力较弱，加热 56℃ 30 分钟和一般消毒剂均易将病毒灭活，对日光、紫外线及脂溶剂敏感。

2. 临床意义　急性期患者为传染源，主要通过飞沫经呼吸道传播，也可通过患者鼻腔分泌物、污染的玩具、日常用具等间接传播。麻疹病毒的传染性极强，易感者接触病毒后几乎全部发病，潜伏期至出疹期均有传染性，尤以出疹前、后 4 ~ 5 天传染性最强。冬春季发病率最高，潜伏期约为 1 ~ 2 周，病毒先在呼吸道上皮细胞内增殖，然后进入血流，形成第一次病毒血症，并随血流侵入全身淋巴组织和单核吞噬细胞系统，在其细胞内大量增殖后再次入血形成第二次病毒血症，患者出现发热、咳嗽、流涕、畏光、眼结膜充血等上呼吸道症状，此时多数患儿口颊黏膜出现中心灰白色外绕红晕的黏膜斑（Koplik），有助于早期诊断，随后 1 ~ 3 天患者皮肤相继出现红色斑丘疹。

麻疹一般可自愈，但年幼体弱者易并发细菌感染，引起支气管炎、中耳炎、尤其肺炎等，是麻疹患儿死亡的主要原因。极个别患者，儿童期患麻疹痊愈后 2 ~ 17 年，可出现慢性进行性中枢神经系统疾患，称亚急性硬化性全脑炎（SSPE），该病是一种麻疹病毒急性感染后的迟发并发症，患者大脑功能发生渐进性衰退，表现为反应迟钝、神经精神异常、运动障碍，最后导致昏迷死亡。

麻疹病后可获牢固免疫力，包括体液免疫和细胞免疫。6 个月以内的婴儿因从母体获得

IgG 抗体，故不易感染，但随着年龄增长，抗体逐渐消失，自身免疫尚未健全，易感性随之增加。预防麻疹的有效措施是及时隔离患者，对儿童进行人工主动免疫，提高机体免疫力。

3. 微生物学检验

（1）标本采集：取患者发病早期的鼻咽拭子或鼻咽洗液、痰、血液和尿等标本。

（2）病毒分离：患者标本经常规处理后接种原代人胚肾细胞、猴肾或羊膜细胞中培养，观察到多核巨细胞、细胞质和核内出现嗜酸性包涵体即可做出初步诊断。

（3）抗原检测：用直接或间接免疫荧光法、ELISA 法检测病毒抗原。

（4）抗体检测：取患者急性期和恢复期双份血清测特异性抗体，若恢复期血清抗体效价比急性期增高 4 倍以上即有诊断意义。常用 HI 试验，间接免疫荧光法和 ELISA 法。

（5）核酸检测：采用原位核酸杂交法或 RT－PCR 法检测细胞内有无病毒核酸存在。

（三）腮腺炎病毒

腮腺炎病毒是流行性腮腺炎的病原体。

1. 生物学特性　病毒呈球形，核酸为单股负链 RNA，核衣壳呈螺旋对称，有包膜，包膜上含有 HA－NA 刺突和融合因子刺突。病毒易在鸡胚羊膜腔内增殖，在猴肾等细胞中培养能使细胞融合形成多核巨细胞。腮腺炎病毒只有一个血清型。病毒抵抗力较弱，56℃ 30 分钟可被灭活，对脂溶剂及紫外线敏感。

2. 临床意义　人是腮腺炎病毒的唯一宿主。传染源为患者和病毒携带者，病毒主要通过飞沫经呼吸道传播，也可通过接触患者的唾液或污染的物品而传播。易感者为 5 ~ 14 岁儿童，冬春季易发。潜伏期一般 2 ~ 3 周，病毒在呼吸道上皮细胞和面部淋巴结内增殖，随后侵入血流引起病毒血症，病毒经血流侵入腮腺及其他器官如睾丸、卵巢、胰腺、肾脏等增殖，引起一侧或两侧腮腺肿大，患者有发热、腮腺疼痛和乏力等症状，若无合并感染，大多可自愈，病程一般为 1 ~ 2 周。青春期感染者，男性易并发睾丸炎，女性易并发卵巢炎，也可引起无菌性脑膜炎及获得性耳聋等，腮腺炎是导致男性不育症和儿童期获得性耳聋最常见的原因之一，病后可获得牢固免疫力。疫苗接种是最有效的预防措施，丙种球蛋白有防止发病或减轻症状的作用。

3. 微生物学检验

（1）标本采集：取患者发病早期的唾液、尿液、脑脊液和血液等标本。

（2）病毒分离：用原代恒河猴细胞或人胚肾细胞分离培养。

（3）抗原检测：用免疫荧光法检测发病早期患者的唾液、脑脊液和尿液中的抗原成分作早期诊断。

（4）抗体检测：采用 ELISA 法、血凝抑制试验检测双份血清中 IgM、IgG 抗体，IgG 抗体在升高 4 倍或 4 倍以上有诊断意义。

（5）核酸检测：可采用 RT－PCR 或核苷酸测序检测病毒核酸。

（达选秀）

第六节　肝炎病毒

肝炎病毒是指以侵害肝细胞为主，能引起病毒性肝炎的一组病原体。我国已将其列为法定的乙类传染病。目前公认的人类肝炎病毒至少有 5 种类型，包括甲型肝炎病毒（HAV）、乙型肝炎病毒（HBV）、丙型肝炎病毒（HCV）、丁型肝炎病毒（HDV）和戊型肝炎病毒（HEV）。近年来，还发现一些与人类肝炎相关的病毒，如乙型肝炎病毒（HFV）、庚型肝炎病毒（HGV）和 TT 型肝炎病毒（TTV）等。此外，还有一些病毒如巨细胞病毒、EB 病毒、黄热病病毒、单纯疱疹病毒、风疹病毒等也可引起肝脏炎症，但不列入肝炎病毒范畴。

一、甲型肝炎病毒

甲型肝炎病毒（HAV）是引起甲型肝炎的病原体。1973 年，Feinstone 用免疫电镜技术在急性肝炎患者粪便中发现，1979 年细胞培养成功分离出该病毒。HAV 曾被归类于小 RNA 病毒科的肠道病毒第 72 型，后来经研究发现，HAV 的生物学特性明显不同于肠道病毒，1993 年将其独立成为一个属，为小 RNA 病毒科嗜肝病毒属，HAV 为该属中仅有的一个种。HAV 经粪 – 口途径传播，主要感染儿童和青少年，人类感染 HAV 后大多表现为隐性感染或亚临床感染，仅少数表现为急性肝炎。甲型肝炎一般可完全恢复，不转为慢性或病毒携带者，预后良好。

（一）生物学特性

1. 形态结构　甲型肝炎病毒呈球形，直径约为 27nm，核衣壳呈 20 面体立体对称。核酸为单股正链 RNA，基因组长约 7 500 个核苷酸，无包膜。HAV 的免疫原性稳定，仅有 1 个血清型。

2. 动物模型与细胞培养　HAV 的易感动物有黑猩猩和狨猴、猕猴，经口或静脉注射可使动物发生肝炎。在潜伏期和急性期的早期，HAV 可随粪便排出，恢复期血清中能检出 HAV 的相应抗体。动物模型的建立主要用于研究 HAV 的发病机制、免疫机制及对减毒活疫苗的毒力鉴定。

HAV 可在原代狨猴肝细胞、传代恒河猴胚肾细胞、人胚肺二倍体细胞、人肝癌细胞株中增殖，但病毒增殖缓慢，不引起明显的细胞病变，因此，自标本中分离 HAV 常需数周至数月，并很难获得大量病毒。通过长期细胞传代培养（20～40 代），目前已获得 HAV 的减毒株，用于生产甲肝疫苗。应用免疫荧光染色法，可检出细胞培养中的 HAV。

3. 抵抗力　HAV 对温度、乙醚、酸和碱等有较强抵抗力。60℃ 1 小时不被灭活，100℃加热 5 分钟、紫外线照射 1 小时可破坏其感染性。

（二）临床意义

HAV 的传染源为患者和隐性感染者，主要经粪 – 口途径传播。HAV 随粪便排出体外，通过污染水源、食物、海产品、食具等传播，造成散发流行或大流行。1988 年，上海曾发生因食用 HAV 污染的毛蚶导致甲型肝炎暴发流行，患者多达 30 余万，危害十分严重。

甲型肝炎的潜伏期为 15～50 天，在潜伏期末，临床症状出现 5～6 天前 HAV 即从感染者粪便中排出。发病后 2 周开始，随着肠黏膜产生的 SIgA 及血清中特异性抗体（IgM/IgG）的产生，粪便中不再排出病毒，传染性也逐渐消失。

HAV 经口侵入机体，先在口咽部或唾液腺中增殖，然后在肠黏膜与局部淋巴结中大量增殖，并侵入血流形成病毒血症，最终侵犯肝脏，在肝细胞内增殖而致病。由于病毒在细胞培养中增殖缓慢，而并不直接引起明显的细胞病变，故其致病机制除病毒的直接作用外，机体的免疫应答也可能是引起肝细胞损害的原因。

机体隐性感染或显性感染 HAV 后，都可产生抗 – HAV 的 IgM 和 IgG 抗体。IgM 出现在急性期，是早期诊断的依据，IgG 出现在恢复期，并可维持多年，对病毒的再感染有免疫力。此外，细胞免疫在抗 HAV 感染中也发挥着重要作用。

HAV 主要通过粪便污染水源和食物经口感染。故加强卫生宣教和饮食卫生管理、管好粪便和保护水源是预防甲肝的主要环节，对患者的排泄物、食具、物品和床单衣物等要及时消毒。特异性预防包括人工主动免疫和人工被动免疫，甲肝减毒活疫苗可用于人工主动免疫，使用后免疫效果好；被动免疫可注射丙种球蛋白，能预防发病、减轻症状或缩短病程。

（三）微生物学检验

1. 标本采集　用标准血清学分离方法采取患者急性期和恢复期血清各一份，在发病前 2 周或症状出现后数天内采集患者粪便标本，测定粪便中的抗原。

2. 抗原检测　甲型肝炎患者一般不进行病原学分离检查。在潜伏期末和急性期的早期，用免疫电镜在患者粪便中检测 HAV 颗粒。亦可用酶免疫法和放射免疫法检测 HAV 抗原，用核酸杂交法和 PCR 技术检测 HAV – RNA。

3. 抗体检测　常用酶联免疫吸附试验（ELISA）检测血清中抗 – HAV IgM 和 IgG，若抗体效价有 4 倍以上增高方有诊断意义。抗 – HAV IgM 出现早、消失快，是早期诊断和新近感染的重要指标，抗 – HAV IgG 检测主要用于流行病学调查，了解人群的既往感染史。

二、乙型肝炎病毒

乙型肝炎病毒（HBV）是乙型肝炎的病原体。1963 年，Blumberg 在研究人类血清蛋白的多态性时，发现澳大利亚土著人血清中有一种异常的抗原与肝炎相关，经研究确认该抗原即为乙型肝炎病毒的表面抗原（HBsAg）。1970 年 Dane 用电镜观察发现在患者血清中存在有乙肝病毒颗粒，即 Dane 颗粒，1986 年 HBV 被列入嗜肝 DNA 病毒科。HBV 在世界范围传播，据世界卫生组织报道，估计全世界 HBV 病毒携带者高达 3.5 亿之多，我国属高流行区，HBV 携带者超过 1.2 亿。急性乙型肝炎易发展为慢性，部分可演变为肝硬化或肝癌。

（一）生物学特性

1. 形态结构　在 HBV 感染者的血清中，用电镜观察发现有 3 种不同形态的病毒颗粒，即大球形颗粒、小球形颗粒和管形颗粒。

（1）大球形颗粒：即 Dane 颗粒，是完整的、有感染性的 HBV 颗粒，呈球形，直径约 42nm。核心为双链环状 DNA 和 DNA 多聚酶（DNAP），外有双层衣壳。外衣壳相当于一般病毒的包膜，由脂质双层与蛋白质组成，HBV 的表面抗原（HBsAg）镶嵌于脂质双层中。内衣壳呈 20 面体立体对称，相当于病毒的核衣壳，含有 HBV 核心抗原（HBcAg），用酶或去垢剂作用后可暴露出内部具有不同抗原性的 e 抗原（HBeAg）。

（2）小球形颗粒：直径为 22nm，成分为 HBsAg，大量存在于血流中，不含病毒核酸 DNA 及 DNA 聚合酶，是由 HBV 感染肝细胞时产生过剩的病毒衣壳装配而成。

（3）管形颗粒：成分与小球形颗粒相同，长 100～500nm，直径 22nm，是由小球形颗粒"串联而成"，不含核酸，故无感染性。

2. 抗原组成　HBV 具有外衣壳抗原和内衣壳抗原。外衣壳抗原主要有 HBV 表面抗原（HBsAg）、前 Sl 抗原（Pre – S1）和前 S2 抗原（Pre – S2），内衣壳抗原主要有核心抗原

（HBcAg）和 e 抗原（HBeAg）。

（1）HBsAg：以小球形颗粒、管形颗粒和大球形颗粒三种不同形式存在于患者血清中。HBsAg 有不同的亚型，各亚型之间均含有共同抗原决定基 a 和两组互相排斥的抗原决定基 d/y 和 w/r。按不同组合方式分为 adr、adw、ayr、ayw 四种基本亚型。其亚型分布有明显的地区差异，并与种族有关。我国汉族以 adr 为主，少数民族以 ayw 多见。HBsAg 因有共同抗原决定基 a，故制备的疫苗各亚型间有交叉保护作用。

HBsAg 大量存在于感染者血中，是 HBV 感染的主要标志。HBsAg 具有免疫原性，是制备疫苗的最主要成分，可刺激机体产生特异性抗体（抗 - HBs）。该抗体为中和抗体，对机体有保护作用；血液中出现抗 - HBs 说明机体对乙肝病毒已产生免疫力。

Pre - S1 和 Pre - S2 抗原　其免疫原性比 HBsAg 更强，刺激机体产生的抗 Pre - S1 抗体和抗 Pre - S2 抗体可阻断 HBV 与肝细胞结合而发挥抗病毒作用。若乙型肝炎患者血清中出现此类抗体，提示病情好转。

（2）HBcAg：存在于 Dane 颗粒的内衣壳上，其外被 HBsAg 所覆盖，故一般不易在血清中检出，用去垢剂处理去掉外衣壳后 HBcAg 方可被检出。HBcAg 免疫原性强，能刺激机体产生抗 - HBc。抗 - HBc IgM 出现早、持续时间短，它的存在提示 HBV 正在肝细胞内复制，为 HBV 近期感染的指标，抗 - HBc IgM 阴性可排除急性乙型肝炎。抗 - HBcIgG 出现晚持续时间较长，为非保护性抗体，是慢性感染或既往感染的指标。

（3）HBeAg：存在于 Dane 颗粒的内衣壳上，隐蔽或镶嵌于 HBcAg 之中。HBeAg 为一种可溶性蛋白质，当 HBcAg 被蛋白酶降解时产生，游离于血清中。多数情况下 HBeAg 仅见于 HBsAg 阳性的血清中，并与病毒体及 DNA 聚合酶的消长基本一致。故检出 HBeAg 可作为 HBV 复制及血清具有强感染性的一个指标。HBeAg 可刺激机体产生抗 - HBe，抗 - HBe 能与受染肝细胞表面的 HBeAg 结合，通过介导补体的细胞毒作用破坏受染的肝细胞，对清除 HBV 感染有一定的作用，是预后良好的征象。但近年来发现 HBV 有 Pre - C 区基因突变株，因其不产生 HBeAg，仍在抗 - HBe 阳性的情况下仍大量复制。故对抗 - HBe 阳性者应注意检测血中的 HBV - DNA，以全面了解 HBV 的复制情况。

3. 培养特性　黑猩猩是对 HBV 最敏感的动物，故常用来研究 HBV 的致病机制、疫苗效果和安全性评价。但黑猩猩来源短缺，目前替代的动物模型包括鸭和土拨鼠等。HBV 还不能在细胞培养中分离及培养，目前采用的细胞培养是病毒 DNA 转染系统。

4. 抵抗力　HBV 对外界环境的抵抗力较强，对低温、干燥、紫外线和一般消毒剂均有较强的耐受性。70% 乙醇不能灭活 HBV，高压蒸汽灭菌、加热 100°C 10 分钟、于烤 160℃ 2 小时和环氧乙烷等均可灭活 HBV。对 0.5% 过氧乙酸、5% 次氯酸钠及 2% 戊二醛敏感，并可消除其传染性，但仍可保留 HBsAg 的免疫原性。

（二）临床意义

1. 传染源　主要是患者或无症状 HBsAg 携带者。乙型肝炎的潜伏期较长（30 ~ 160 天），无论在潜伏期、急性期或慢性活动期，患者的血液都有传染性。HBsAg 携带者因无症状不易被察觉，是更危险的传染源。

2. 传播途径　主要有：①血液传播：人对 HBV 非常易感，故极少量污染血进入人体即可导致感染。如输血和血制品、注射、手术、拔牙、针刺及内镜检查等可起医源性传播；公用剃刀或牙刷、皮肤黏膜微小损伤、吸血昆虫叮咬均可传播。②母婴传播：主要是围生期感染，即分娩时新生儿经产道传播，婴儿通过微小伤口受母体携带的病毒感染；有些婴儿在母体子宫内已被 HBV 感染，表现为出生时已呈 HBsAg 阳性；通过哺乳也能传播 HBV。乙型肝炎有明显的家庭聚集倾向，人群中的乙型肝炎患者和 HBV 携带者 50% 来自母婴传播。③性接触传播：在 HBV 感染者的多种分泌液中可检出 HBV，如唾液、精液和阴道分泌物等，因此可经性行为、生活密切接触等方式传播。

3. 致病机制　乙型肝炎临床表现呈多样性，可由无症状 HBV 携带者至急性肝炎、慢性肝炎、重症肝炎等。HBV 的致病机制目前尚未完全清楚，一般认为很可能不是病毒直接损伤肝细胞，而是通过机体对病毒的免疫应答导致的免疫病理损伤。

（1）细胞免疫介导的免疫病理损伤：HBV 感染肝细胞后并不引起肝细胞的损伤，但细胞表面可出现病毒的特异性抗原，诱导机体产生致敏 T 淋巴细胞，被激活的 CTL 细胞可直接杀伤带有抗原的靶细胞，此杀伤作用具有双重性，既可清除病毒，也可造成肝细胞的损伤。因此细胞免疫反应过强时可引起肝细胞大量被破坏而导致重症肝炎，如细胞免疫功能低下不能有效清除病毒，使其在机体持续存在引起慢性感染。

（2）免疫复合物引起的免疫病理损伤：在部分乙型肝炎患者血液循环中，常可检出 HBsAg 及抗 – HBs 的免疫复合物。此复合物可沉积于肾小球基底膜、关节滑液囊等处，激活补体，导致Ⅲ型超敏反应，故患者可伴有肾小球肾炎、关节炎等肝外损害。大量免疫复合物沉积于肝内，可使肝毛细管栓塞，引起急性肝细胞坏死，表现为重症肝炎。

（3）自身免疫反应引起的病理损伤：HBV 感染肝细胞后，细胞膜上除有病毒特异性抗原外，还会引起肝细胞表面自身抗原发生改变，暴露出肝特异性脂蛋白抗原（LSP）。LSP 作为自身抗原诱导自身免疫应答引起免疫病理损伤。

（4）病毒致机体免疫应答低下：肝细胞感染 HBV 后，机体产生干扰素的能力下降，CTL 细胞杀伤靶细胞的作用减弱。幼龄感染 HBV 后，因免疫系统尚未发育健全，可对病毒形成免疫耐受，病毒长期存在于体内，成为无症状的病毒携带者。

4. HBV 与原发性肝癌　人群流行病学研究显示，乙型肝炎患者原发性肝癌的发生率明显高于正常人群，HBsAg 携带者较无 HBV 感染者发生肝癌的危险性高 217 倍。肝癌组织检测发现有 HBV – DNA 的整合，其中 X 基因编码的 X 蛋白（HBxAg）可反式激活细胞内癌基因，故 HBV 可能是致癌的启动因子，经一系列过程后导致肝癌的发生。

乙型肝炎的预防以切断传播途径为主，严格筛选献血员，消毒医疗器械，杜绝医源性传播。易感人群接种乙肝疫苗进行人工主动免疫是预防乙肝的重要措施，对母亲为 HBsAg 和 HBeAg 阳性的新生儿、误输 HBsAg 阳性血液或血制品者、HBsAg 和 HBeAg 阳性的性伴侣等可注射高效价 HBIg 作紧急预防。

（三）微生物学检验

1. 标本采集　免疫学检测标本可采取血清或血浆，并于 24 小时内进行分离。5 天内检测者可存于2℃～8℃，5 天后检测者应存于 – 20℃ 或 – 70℃。采血浆时抗凝剂应选用枸橼酸盐或 EDTA。HBV 具有高度感染性，在标本采集、运送和实验操作时务必充分加以防护。乙型肝炎的病原学诊断可检测血液标本中的 HBV 血清学标志物或用 PCR 及分子杂交法检测 HBV – DNA。

2. HBV 血清学标志物检测　目前，主要用血清学方法检测 HBV 的血清学标志物即：HBsAg、抗 – HBs、HBeAg、抗 – HBe 及抗 – HBc（俗称"两对半"试验），HBcAg 仅存在于肝细胞内，不用于常规检查，抗 – Pre S1 或抗 – Pre S2 的检测也不常用。常用的血清学检测方法有 RIA 和 ELISA 等。

（1）HBsAg 和抗 – HBs：HBsAg 是 HBV 感染的重要标志，是最早出现的血清学指标，可出现在急性肝炎、慢性肝炎、无症状携带者或肝细胞癌中。急性乙型肝炎恢复后，一般在 1~4 个月内 HBsAg 消失，若持续 6 个月以上一般认为已转为慢性肝炎。抗 – HBs 是中和抗体，对机体有保护作用，它的出现表明机体已基本清除病毒，对 HBV 感染有免疫力，是乙型肝炎恢复的重要标志，检测阳性表明疫苗接种成功或自隐性感染中获得。血液中从 HBsAg 消失至抗 – HBs 出现的这段时间称为"核心窗口期"，可持续数天至数月不等。此时抗 – HBc 的检测尤为重要，它是 HBV 感染的唯一血清学标志物。抗 – PreS1 和抗 – PreS2 检测的意义与抗 – HBs 相同。

（2）HBcAg 和抗 – HBc：HBcAg 的出现是 HBV 存在和具有传染性的指标之一。因 HBcAg 仅存在于肝细胞核内，故不能直接被检测，而是检测其相应的抗体——抗 – HBc。抗 – HBc 包括抗 – HBc IgM 和抗 – HBc IgG，早期以前者为主，是急性感染、HBV 复制和具有传染性的重要指标，后者出现较晚但可持续多年，一般为急性感染恢复期或慢性持续性感染。

（3）HBeAg 和抗 – HBe：HBeAg 可与 HBsAg 同时出现，亦可在 HBsAg 出现数日后出现。阳性表示 HBV 在体内复制，患者血清有较强的传染性，如转为阴性，表示病毒复制停止。抗 – HBe 常在 HBeAg 消失后出现，阳性表示病毒复制能力减弱，传染性降低，病情趋向好转。但应注意 Pre – C 基因变异株。

HBV 抗原抗体血清学标志物与临床关系较为复杂，因此必须对以上几项指标同时进行分析，才能有助于临床诊断。

3. 核酸检测　血清中检出 HBV – DNA 是诊断 HBV 感染和复制的最可靠指标。常用 PCR 技术及分子杂交技术进行定性或定量检测。此法敏感性高、特异性强，可在 HBsAg 出现前 2~4 周检出 HBV – DNA，并可用于研究 HBV 基因变异和对抗病毒药物疗效的评价等。

三、丙型肝炎病毒

丙型肝炎病毒（HCV）是丙型肝炎的病原体。曾被称为肠道外传播的非甲非乙型肝炎病毒，于 1989 年被正式命名为 HCV，1991 年归为黄病毒科的丙型肝炎病毒属。

（一）生物学特性

HCV 呈球形，直径 30~60nm，为单正链 RNA 病毒，有包膜，包膜上有刺突。HBV 对氯仿、甲醛及乙醚等有机溶剂敏感。HCV 尚不能在体外培养，黑猩猩对 HCV 敏感，HCV 感染黑猩猩并在其体内连续传代，引起慢性肝炎。

（二）临床意义

丙型肝炎的传染源主要是丙型肝炎患者和无症状的 HCV 携带者。其传播途径与 HBV 相似，主要经输血或血制品传播，也可经母婴垂直传播和性接触传播。同性恋者、静脉药瘾者及接受血液透析者为高危人群。

HCV 的致病机制尚不太清除。目前认为，HCV 的致病作用既有病毒对肝细胞的直接损伤也有病毒导致的免疫病理损伤。丙型肝炎患者多数可不出现症状，发现时已呈慢性经过，约有 40% ~ 50% 发展为慢性肝炎，而慢性者 20% 可发展为肝硬化，少部分可诱发肝癌。HCV 感染者体内先后出现 IgM 和 IgG 型抗体，但这些抗体无中和作用，对再感染亦无保护力。在免疫力低下的人群中，可能同时感染 HBV 及 HCV，此双重感染常导致疾病加重。

（三）微生物学检验

1. 标本采集　临床常采用血清或血浆标本，标本采集后应尽快分离血清或血浆，并于 4 ~ 6 小时内冷藏或冻存，最好在 −70℃ 及以下，因为在 −20℃ 时 HCV − RNA 易发生明显降解。解冻后的标本应持续保持在低温状态，避免反复冻融。若分离血浆时可采用 EDTA 或枸橼酸盐抗凝剂。

2. 抗体检测　由于 HCV 感染者血中病毒含量低（100 个/ml），用常规的免疫学方法不易检出 HCVAg，故临床上主要是以 EIA 测定抗 − HCV。检测抗 − HCV 一般以 ELISA 法作为筛选试验，用免疫印迹法作确证试验。抗 − HCV 阳性者表示已被 HCV 感染，不能献血。

3. 核酸检测　临床上常用敏感的 RT − PCR 法检测 HCV − RNA，也可采用 PCR − ELISA 法和 PCR − 荧光法定性定量检测 HCV − RNA。若患者血清或肝组织中检测到 HCV − RNA，表示有 HCV 复制和活动性感染，并有传染性。

四、丁型肝炎病毒

1977 年，Rizzetto 用免疫荧光法检测乙型肝炎患者的肝组织切片时，发现肝细胞核内出现一种新的病毒抗原，当时称为 δ 抗原或 δ 因子。此后，通过黑猩猩等实验证实，它是一种不能独立复制的缺陷病毒，必须在 HBV 或其他嗜肝 DNA 病毒辅助下才能复制，于 1983 年被正式命名为丁型肝炎病毒（HDV）。

（一）生物学特性

HDV 呈球形，直径为 36 ~ 43nm，有包膜，HDV 的包膜蛋白来自 HBV 编码的 HBsAg。基因组为一单股负链环状 RNA，是已知动物病毒中最小的。HDV − RNA 编码 HDV 抗原（HDAg），可刺激机体产生抗 − HDV 抗体，在感染者血清中可检出 HDV − RNA 或抗 − HDV。应用制备的抗 − HDV 还可对肝组织切片染色，以检测 HDAg。黑猩猩及土拨鼠对 HDV 敏感，可作为 HDV 研究的实验动物模型。

（二）临床意义

HDV 的传染源主要是患者，传播途径与 HBV 相似，可经血液、母婴、性接触传播。多次接受输血和静脉吸毒者是高危人群。HDV 有 2 种感染方式：①联合感染，即未感染过 HBV 的正常人同时发生 HBV 和 HDV 的感染。②重叠感染，即在已有 HBV 感染的基础上再感染 HDV。重叠感染常可导致原有的乙型肝炎病情加重与恶化，故在发现重症肝炎时，应注意检查有无 HBV 和 HDV 的重叠感染。

HDV 的致病机制尚不太清除，一般认为主要是 HDV 对肝细胞的直接损伤。人感染 HDV 后可刺激机体产生特异性 IgM 和 IgG 抗体，但无免疫保护作用，不能清除病毒。由于 HDV 与 HBV 有相似的传播途径，故预防乙型肝炎的措施同样适用于预防丁型肝炎。

（三）微生物学检验

1. 抗原检测　一般可用免疫荧光法、RIA 或 ELISA 法检测血清中或肝细胞中的 HDAg。患者标本应先经去垢剂处理，以除去表面的 HBsAg，暴露出 HDAg，方可检测到。

2. 抗体检测　用 RIA 或 ELISA 检测血清中的 HDV 抗体。HDV 感染后 2 周产生抗 – HDV IgM，1 个月达到高峰，随之迅速下降，该抗体升高有助于早期诊断。抗 – HDV IgG 产生较迟，在恢复期出现。抗 – HDV IgG 升高及 IgM 的持续阳性有助于诊断慢性感染。

3. 核酸检测　可用血清斑点杂交法或 RT – PCR 法检测 HDV – RNA。

五、戊型肝炎病毒

戊型肝炎病毒（HEV）是戊型肝炎的病原体。曾被称为经消化道传播的非甲非乙型肝炎病毒。1955 年，印度曾暴发流行；1986 年，我国新疆南部地区暴发流行戊型肝炎，约 12 万人发病，700 余人死亡，是迄今世界上最大的一次戊型肝炎流行。1989 年正式命名为戊型肝炎病毒。

（一）生物学特性

HEV 病毒呈球形，基因组为单正链 RNA，平均直径为 32～34nm，无包膜，表面有锯齿状刻缺和突起，形似杯状。HEV 目前还不能在体外细胞培养，多种灵长类动物如恒河猴、非洲绿猴及黑猩猩等对 HEV 敏感，可用于病毒分离。该病毒对高盐、氯化铯、氯仿等敏感，煮沸可将其灭活，反复冻融易降解，但在液氮中保存稳定。

（二）临床意义

戊型肝炎的主要传染源是潜伏期末和急性期初的患者，主要经粪 – 口途径传播，潜伏期为 10～60 天，平均 40 天。病毒随粪便排出，污染水源、食物和周围环境，经消化道进入血液，在肝细胞内复制增殖，HEV 通过对肝细胞的直接损伤和免疫病理作用，引起肝细胞的炎症或坏死。常见的临床表现有急性戊型肝炎（包括急性黄疸型和无黄疸型）、重症肝炎以及胆汁淤滞性肝炎。多数患者于发病后 6 周即好转并痊愈，不发展为慢性肝炎。孕妇感染 HEV 后病情常较重，尤以怀孕 6～9 个月为甚，常发生流产或死胎，病死率高达 10%～20%。

（三）微生物学检验

（1）标本采集对可疑戊型肝炎的患者或 HEV 感染者，需尽早且重复采取急性期血清标本。

（2）抗体检测：目前，临床诊断戊型肝炎常用 ELISA 法检测血清中的抗 – HEV IgM 或 IgG。如血清中抗 – HEV IgM 阳性提示 HEV 近期感染；如抗 – HEV IgG 阳性则可能是既往感染，因抗 – HEV IgG 在血中可持续存在数月至数年。

（3）抗原检测：可用电镜或免疫电镜技术检测患者粪便中的 HEV 病毒颗粒。

（4）核酸检测：可用 RT – PCR 法检测患者粪便、胆汁或血清中的 HEV – RNA。

（达选秀）

第七节　人类免疫缺陷病毒

人类免疫缺陷病毒（HIV）是获得性免疫缺陷综合征（AIDS）即艾滋病的病原体。HIV 在分类学上属逆转录病毒科的慢病毒亚科。1981 年首次在美国被发现，1983 年 HIV 被分离出以来，AIDS 在全球迅速蔓延，全球约有数千万人感染 HIV，目前 AIDS 已成为全世界最为关注的公共卫生问题之一。HIV 主要有两个型别，即 HIV – Ⅰ型和 HIV – Ⅱ型，两型病毒的核苷酸序列相差超过 40%。世界上的艾滋病大多由 HIV – Ⅰ型引起，HIV – Ⅱ型只局限于西部非洲，呈地区性流行，且毒力较弱。

（一）生物学特性

1. 形态结构　HIV 为球形有包膜的病毒，直径 100～120nm。电镜观察可见病毒内部有一致密圆锥状核心，核心由两条相同的单股正链 RNA 和逆转录酶组成，其外包裹有衣壳蛋白（P24）构成的 20 面体对称核衣壳。在病毒核衣壳的外侧包有两层膜状结构，内层为内膜蛋白（P17），最外层为脂质双层包膜，膜上镶嵌有刺突糖蛋白 gp120 和跨膜蛋白 gp41。gp120 能识别宿主细胞膜上的 CD_4 受体分子，与病毒的吸附和致病有关；gp41 可介导病毒胞膜与宿主细胞膜融合，利于病毒进入易感细胞。gp120 和 gp41 均具有免疫原性，可刺激机体产生相应抗体，但 gp120 易发生变异，给疫苗的研制工作带来很大困难。

2. 培养特性　HIV 感染的宿主范围和细胞范围较窄，仅感染具有表面分子 CD_4 的 T 细胞、巨噬细胞等，因此实验室常用新鲜分离的正常人 T 细胞或患者自身分离的 T 细胞培养病毒，病毒感染细胞后可出现不同程度的细胞病变。

3. 抵抗力　HIV 对外界的抵抗力较弱。对化学消毒剂敏感，75% 乙醇、0.5% 来苏儿、0.1% 漂白粉、0.2% 次氯酸钠和 0.3% H_2O，处理 5 分钟或加热 56℃ 30 分钟等均可使病毒灭活。在室温下，液体环境中的 HIV 可以存活 15 天，被 HIV 污染的物品至少在 3 天内有传染性。患者需要重复使用的物品可用煮沸或高压蒸汽消毒，不宜煮沸的物品可用 2% 戊二醛、75% 乙醇等进行消毒。HIV 对紫外线不敏感。

（二）临床意义

1. 传染源与传播途径　AIDS 的传染源为患者和无症状的病毒携带者，从 HIV 感染者的血液、精液、阴道分泌物、乳汁、骨髓、脑脊液、皮肤等标本中均可分离到 HIV。HIV 有 3 种主要传播方式：①性接触传播：通过同性和异性间的性行为，直肠和肛门皮肤黏膜的破损最易感染。②血液传播：输入含 HIV 的血液和血制品、静脉吸毒、移植感染者或患者的组织器官、人工受精均可传播。③母婴传播：HIV 经胎盘、产道或哺乳等方式传播。

2. 致病机制　人体感染 HIV 后，病毒选择性的侵犯 CD_4^+T 细胞，并在细胞内大量增殖，导致 CD_4^+T 细胞数量减少、功能受损，引起机体特异性细胞免疫功能低下，由于 CD_4^+T 细胞大量减少，而 CD_8^+T 细胞相对增多，出现 CD_4^+T/CD_8^+T 倒置。使机体免疫调节功能紊乱，抗感染能力明显降低，最终导致致死性的机会感染和恶性肿瘤的发生。

3. HIV 的变异　HIV 具有高度的变异性。其包膜抗原易发生变异，使病毒逃避宿主的免疫反应，给疫苗的研制和 AIDS 的防治工作带来很大困难。

4. 临床表现　临床上将 HIV 感染至发展为典型的 AIDS 分为以下四个时期：

（1）原发感染急性期：病毒感染机体后在靶细胞内大量复制，然后入血形成病毒血症，并迅速扩散。在感染后的 2～4 周，患者可出现发热、咽炎、皮疹、淋巴结肿大、黏膜溃疡等症状。约持续 1～2 周，症状自行消退，但病毒血症可持续 8～2 周。

（2）无症状潜伏期：此期可持续数月至十多年，临床无症状，仅 HIV 抗体阳性，但有些患者可出现无痛性淋巴结肿大，此期在外周血中一般很难检测到 HIV 抗原。

（3）AIDS 相关综合征期：随着感染时间的延长或机体受到某种因素的影响，潜伏的病毒在体内大量复制并造成机体免疫系统损伤时，临床上则出现发热、盗汗、全身倦怠、体重下降、慢性腹泻及持续性淋巴结肿大等症状。

（4）典型 AIDS 期：由于患者免疫力低下，常引起致死性的机会感染和恶性肿瘤的发生。如细菌（分枝杆菌）、真菌（白假丝酵母菌）、病毒（巨细胞病毒、腺病毒等）、原虫（卡氏肺孢子虫）等。某些患者可并发肿瘤，如 Kaposi 肉瘤、恶性淋巴瘤、宫颈癌等。有些患者可出现神经系统症状，如头痛、癫痫、进行性痴呆等。在未经治疗的患者，通常在临床症状出现后两年内死亡。

机体受 HIV 感染后可产生多种抗体，包括抗 gp120 的中和抗体，但这些抗体仅能减少急性期血清中的病毒抗原数量，不能清除细胞内的病毒。HIV 感染也能刺激机体产生细胞免疫，但仍不能彻底清除潜伏感染的病毒。

对 HIV 感染的预防要采取综合措施，如广泛开展卫生宣传教育，普及预防艾滋病知识，增强自我保护意识，认识其传播方式及危害性；加强对血液和血制品的管理，严格筛选供血者，确保用血安全；提倡安全的性行为；阻断母婴传播等。

（三）微生物学检验

HIV 的微生物学检验以抗体检测为主，抗原与核酸检测为辅。

1. 抗体检测　HIV 抗体检测方法分初筛试验和确证试验两步。

（1）初筛试验：ELISA 法敏感性高，但特异性不强，因为 HIV 的病毒抗原与其他逆转录病毒有交叉反应，容易出现假阳性，因此 ELISA 法仅适用于 HIV 抗体的筛查，阳性者需经确证才能报告结果。

（2）确证试验：最常用的确证试验方法是蛋白印迹法（western blot，WB）。WB 试验的操作原理是先通过十二烷基硫酸钠－聚丙烯酰胺胶电泳将 HIV 的各种蛋白按分子质量大小排列于凝胶上，形成若干条特异蛋白区带，然后转移到硝酸纤维素膜上形成不同的抗原带，加入待检血清孵育，待检血清中抗特异蛋白抗体（第一抗原）可与其相对应的抗原带结合，经漂洗去掉非特异结合的血清成分，然后加入酶标记人 IgG（第二抗体），通过孵育与第一抗体结合，漂洗后与底物反应，底物经酶催化显色，形成肉眼可见的有色沉淀物附在硝酸纤维素膜上，通过观察判定结果，此法敏感性和特异性较高，故作为筛查阳性标本的确证试验。

2. 抗原检测　常用 ELISA 法检测 HIV 的核心蛋白 p24，p24 的检测可用于 HIV 感染的早期诊断和 HIV 感染者发展为 AIDS 的动态观察。间接免疫荧光法可用于检测培养细胞中的 HIV 抗原。

3. 核酸检测　可用 RT－PCR 等方法检测患者血清中的 HIV－RNA。用放射性核素标记的核酸探针进行原位分子杂交法检测组织细胞中的 HIV－RNA。

4. $CD_4^+ T$ 细胞计数　运用流式细胞仪进行 $CD_4^+ T$ 细胞计数，是判定 HIV 感染治疗效果和是否发生并发症的指标。如有 HIV 感染，$CD_4^+ T$ 细胞计数 $<0.5 \times 10^9/L$ 时，为抗反转录病毒药物治疗的指征；$<0.2 \times 10^9/L$ 时，应立刻进行卡氏肺孢子虫的预防治疗；$<0.1 \times 10^9/L$ 时，易感染巨细胞病毒和结核分枝杆菌。凡是疑为 HIV 感染者，应经常进行 $CD_4^+ T$ 细胞计数，$CD_4^+ T$ 细胞数量持续下降是更换治疗方案的指征。

5. 分离培养　HIV 的分离培养需要 4~6 周，因培养条件要求高，故分离培养目前仅用于研究。

（达选秀）

参考文献

［1］李凡，刘晶星．医学微生物学．第2版．北京：人民卫生出版社，2012.

［2］倪语星，尚红．临床微生物学检验．第5版．北京：人民卫生出版社，2012.

［3］中国疾病预防控制中心．丙型肝炎病毒实验室检测技术规范．北京：中国疾病预防控制中心，2011.

第二十七章 寄生虫感染检验

第一节 医学原虫检验

原虫（protozoan）是单细胞动物，具有完整的生理功能。在自然界，原虫以自生、共生或寄生的方式广泛生存于水、土壤、腐败物以及生物体内。与医学有关的原虫约数十种，大多为寄生或共生类型；少数以自生生活或寄生于动物的原虫，偶然侵入人体也能引起疾病。进入人体的原虫分布在宿主腔道、体液或内脏组织中，有些是细胞内寄生的。

一、溶组织内阿米巴（痢疾阿米巴）

溶组织内阿米巴（Entamoeba histolytica Schaudium），为人体阿米巴病的主要病原，寄生于结肠，在一定条件下可侵袭组织，在肠壁、肝脏、肺以及其他部位形成溃疡或脓肿，是根足纲最重要的原虫致病种类。

（一）形态与生活史

溶组织内阿米巴有滋养体（trophozoite）和包囊（cyst）2 个发育期。滋养体可分为寄生于组织内的大滋养体和生活在肠腔中可形成包囊的小滋养体，直径 20 ~ 60μm。在光镜下观察活体可见虫体运动活泼，常伸出伪足做定向运动致虫体外形多变。胞质分为透明的外质和颗粒状内质，内质含有一典型泡状核。包囊呈球形，为阿米巴不活动状态，直径 5 ~ 20μm，外有囊壁。成熟包囊含 1 个核，未成熟包囊除有 1 ~ 2 个核外还有拟染色体。

溶组织内阿米巴生活史的基本模式是包囊 – 小滋养体 – 包囊。成熟的包囊是易感阶段，人若食入被包囊污染的食物或水后，由于囊壁具有抗胃酸作用，包囊顺利通过胃和小肠上段进入小肠下段，经碱性消化液作用，4 个核的阿米巴包囊脱囊而出，形成囊后滋养体，随后分裂为 4 个单核的小滋养体。小滋养体寄生于结肠黏膜皱褶间或陷窝处，以宿主肠黏液、细菌和已消化食物为营养，进行第 2 次分裂。滋养体在肠腔中下移，在肠内容物脱水和环境变化等因素的刺激下形成包囊前期，由其分泌厚厚的囊壁，再经 2 次有丝分裂形成 4 个核的包囊随粪便排出。

（二）致病与诊断

溶组织内阿米巴的致病过程基本上可分为 3 个步骤：滋养体黏附于宿主细胞、宿主细胞膜穿孔破坏和宿主细胞溶解。当滋养体与宿主细胞接触时，滋养体表面的半乳糖/乙酰氨基半乳糖抑制凝集素与宿主结肠上皮细胞表面的受体结合从而使滋养体附着在宿主细胞表面，接着分泌阿米巴穿孔素，使宿主细胞脂膜形成离子通道，造成孔状破坏。同时激活细胞凋亡途径的终末因子 caspase3，该因子参与杀伤宿主细胞过程，使靶细胞凋亡和被滋养体吞噬。此外，滋养体与结肠上皮细胞相互作用激活 NF – κB（nuclear factor κB）和淋巴因子的分泌，引起炎症反应。

溶组织内阿米巴的实验诊断主要有病原学诊断（包括核酸诊断）、血清学诊断。病原学诊断常用的有生理盐水直接涂片法和碘液涂片法，用以检出滋养体和（或）包囊；体外培养和核酸诊断常用于鉴别其他肠道阿米巴。血清学诊断主要是通过间接血凝试验（IHA）、ELISA、琼脂扩散法等检测血清中不同滴度的抗体，IHA 简单易行且价格低廉，可用于大量标本的筛选。

（三）流行与防治

溶组织内阿米巴病呈世界性分布，临床表现从无症状包囊携带者到结肠炎或肠外脓肿不等。发展中国家主要是通过"粪–口"传播，而发达国家大多是由于水源污染而导致暴发流行。

阿米巴病的治疗有 2 个目标，其一是治愈肠内外的侵袭性病变，常用药物有甲硝唑、替硝唑等；其二是肠腔中的包囊，有巴龙霉素、喹碘方等。对阿米巴的预防要采取综合措施，包括粪便无害化发酵处理，以杀灭包囊；保护水源，防止食物污染；提高文化素质，搞好环境卫生和驱除有害昆虫等。

二、疟原虫

疟原虫是疟疾的病原体，属于真球虫目，血孢子虫亚目，疟原虫科。寄生于人体的疟原虫共有 4 种，即间日疟原虫（plasmodium vivax）、三日疟原虫（plasmodium malariae），恶性疟原虫（plasmodium falciparum）和卵形疟原虫（plasmodium ovale）。前 3 种在我国较常见，卵形疟原虫在我国仅发现几例。

（一）形态与生活史

疟原虫生活史复杂，各期虫体形态多样，外周血中的红细胞内发现疟原虫是确诊疟疾和鉴别虫种的重要依据。4 种人体疟原虫在红细胞内的发育均可区分为环状体（ring form）、大滋养体（tropho–zoite）、裂殖体（schizont）和配子体（gametocyte）。环状体是初期进入红细胞的疟原虫，又称早期滋养体，其细胞质纤细，中间为一空泡，核位于一侧。大滋养体是由环状体发育转化而成，虫体逐渐长大，细胞质增多，其开始出现疟色素，核仍为一个，虫体可伸出伪足进行阿米巴样活动。晚期滋养体发育成熟，核开始分裂，此时称为裂殖体。随着核的不断分裂，细胞质也出现分裂。每一个核被部分胞质包裹，形成裂殖子（mcro-zone）。早期裂殖体核分裂而胞质未分裂称为未成熟裂殖体，晚期形成裂殖子，同时疟色素聚中成团，称为成熟裂殖体。配子体是疟原虫经过数次裂体增殖后，部分侵入红细胞的裂殖子核增大但不再分裂，胞质增多但不形成伪足，最终形成圆形、卵圆形或新月形的个体。

4 种疟原虫的生活史极相似，均需要人或动物和雌性按蚊 2 种宿主体，经历无性生殖和有性生殖的世代交替。在人体内，带疟按蚊将子孢子输入人体，子孢子随血流侵入肝脏，子孢子在肝细胞内形成圆形滋养体并进一步裂体增殖，最终胀破肝细胞，释放裂殖子。一部分裂殖子被巨噬细胞吞噬，一部分侵犯红细胞。疟原虫在红细胞内经几代裂体增殖后，部分裂殖子发育成雌雄配子体。当雌按蚊再次叮咬患者时，将红细胞内各期原虫吸入胃内，仅配子体能存活并继续发育，其余均被消化破坏。雌雄配子体在蚊体内完成配子生殖，随后开始进行孢子增殖。

（二）致病与诊断

疟原虫的致病与虫种、虫株及其数量和机体的免疫状态相关。从疟原虫侵入人体到出现临床症状的时间间隔为潜伏期，包括红外期原虫的发育时间和红内期原虫的裂体增殖。恶性疟的潜伏期为 7～27d；三日疟的潜伏期为 18～35d；卵形疟的潜伏期为 11～16d；间日疟的短潜伏期为 11～25d，长潜伏期为 6～12 个月或更长。经过潜伏期后，红内期裂体增殖到一定密度达到发热阈值，成熟裂殖体胀破红细胞，大量裂殖子、原虫代谢物、变性的血红蛋白和红细胞碎片释放进入血循环，激活机体的免疫反应，引起发热、恶心、头痛、寒战等一系列临床症状。疟疾的周期性发作与疟原虫红内期裂体增殖周期一致，典型的间日疟和卵形疟隔日发作 1 次，三日疟间隔 2d 发作 1 次，恶性疟间隔 36～48h 发作 1 次。

疟原虫的实验室诊断有病原学诊断、免疫学诊断和分子生物学诊断。病原学诊断包括厚、薄血膜染色法和血沉棕黄层定量分析法（quantitative buffy coat，QBC）。前者简单易行，在临床实验室应用较广，但应注意选择适宜的采血时间。恶性疟在发作开始时采血，间日疟在发作后数小时至 10 余小时采血；后者敏感性较高，但费用昂贵，对实验器材有特殊要求。

免疫学诊断是指疟原虫抗原或抗体检测，在临床中用作辅助诊断。近年来，世界热带病研究组织（TDR）推出一种由单抗等制备的免疫浸条，用于检测疟原虫感染患者血浆中的特异抗原，简便易行，国外已有商品化应用。PCR 技术在疟疾的诊断上也得到了应用，国内已有同时检测间日疟和恶性疟的复合 PCR 系统，可扩增出 2 种疟原虫的 DNA 片段，具有广泛的应用前景。

（三）流行与防治

疟疾在全球的热带和亚热带地区流行，分布在 90 多个国家和地区，使世界 41% 的人口受到威胁。近年来，艾滋病、结核和疟疾被世界卫生组织列为对人类威胁最为严重的三大传染病。我国以海南和云南两省流行最为严重，小规模暴发不断，疫情波动较为频繁。影响疟疾流行的因素较为复杂，主要是媒介种类、地理位置、流动人口、抗疟措施、居民生活水平和基层卫生组织等的差别，其中媒介种类是最为主要的原因。

疟疾的防治主要是消灭传染媒介和传染源，控制传播途径。我国的防治对策是落实灭蚊和防治传染的综合措施。解决治疗抗氯喹疟疾药物的研制和生产；严格执行流动人口疟疾管理制度；实行传染源管理，坚持疟疾监测。执行因地制宜，分类指导的原则。

（达选秀）

第二节　医学蠕虫检验

蠕虫（helminth）指依靠肌肉作蠕形运动的多细胞无脊椎动物。医学蠕虫指引起人类疾病的寄生性蠕虫。主要包括扁形动物门、线形动物门和棘头动物门所属的吸虫纲、绦虫纲、线虫纲和猪巨吻棘头虫。

一、裂体吸虫（血吸虫）

裂体吸虫（schistosome）属于吸虫纲、复殖目、裂体科、裂体属，又称血吸虫。寄生于人体的有 6 种，即日本血吸虫（Schistosome japonicum）、埃及血吸虫（S. haematobium）、曼

氏血吸虫 （S. mansoni）、间插血吸虫 （S. intercalatum）、湄公血吸虫 （S. mekongi） 和马来血吸虫 （S. malayensis）。在我国造成血吸虫病流行的主要是日本血吸虫。

（一）形态与生活史

1. 成虫 虫体呈圆柱形，雌雄异体，在宿主体内呈雌雄合抱状态。雄虫较粗短，呈乳白色或灰白色。大小为（10~20）mm×（0.5~0.55）mm。背腹略扁平。自腹吸盘以下虫体两侧向腹面卷曲、形成一纵行的抱雌沟，雌虫即休息于此沟之中。雄虫睾丸常为7个，呈串珠状捧列于腹吸盘后方的背侧。每个睾丸发出一输出管汇于输精管，向前通于储精囊，开口于腹吸盘下方的生殖孔。雌虫较细长，长圆柱形，前细后粗。大小为（12~28）mm×（0.1~0.3）mm，腹吸盘不及雄虫的发达。因肠管内含较多的红细胞消化后残留的物质，故虫体呈棕褐色。雌虫卵巢一个，长椭圆形，位于虫体中部，输卵管自卵巢后端发出，绕过卵巢向前与来自虫体后部的卵黄管相汇合成卵模，卵模外有梅氏腺包绕。长管状的子宫一端与卵模连接，另一端开口于腹吸盘下方的生殖孔。

2. 虫卵 成熟虫卵呈椭圆形，淡黄色，大小为 $89\mu m \times 67\mu m$。卵壳厚薄均匀，无小盖，一侧有一逗点状小棘。卵壳内侧有一薄层胚膜，内含一毛蚴。毛蚴与胚膜之间常可见油滴状毛蚴分泌物。

3. 毛蚴 游动时是呈椭圆形，静止或固定后为梨形，灰白色，半透明，大小 $99\mu m \times 35\mu m$。全身披有纤毛，前端略尖，前部中央有一袋状的顶腺，开口于顶端。顶腺两侧稍后各有一个长梨行的侧腺。

4. 尾蚴 分体部和尾部，尾部又分尾干及尾叉。尾蚴外披一层多糖膜。体部前端有一头器，内有一单细胞头腺。口孔位于虫体前端正腹面，腹吸盘位于体后1/3处，有较强的吸附力。腹吸盘周围有5对左右对称的单细胞腺体，称钻腺，能分泌多种酶和蛋白质分子。5对钻腺分别由5对腺管向体前端分左右束开口于头器顶端。

5. 童虫 尾蚴接触宿主并钻入皮肤、脱去尾部，进入血液。成熟前的阶段统称童虫。

血吸虫的生活史包括虫卵、毛蚴、母胞蚴、子胞蚴、尾蚴、童虫和成虫等阶段。日本血吸虫成虫寄生于人体和多种哺乳动物的门脉－肠系膜静脉系统。雌虫产卵于肠黏膜下层静脉末梢内。一部分虫卵经血流至肝组织内，另一部分虫卵经肠壁进入肠腔。组织内的虫卵部分随粪便排出体外，部分发育成含毛蚴的成熟虫卵。成熟虫卵必须入水才能孵出毛蚴。毛蚴在适宜条件下侵入其中间宿主钉螺，通过无性繁殖后产生成千上万条尾蚴。尾蚴在有水的条件下从螺体中逸出，与宿主皮肤接触并钻入皮肤，从而感染宿主。

（二）致病与诊断

血吸虫感染宿主过程中，尾蚴、童虫、成虫和虫卵均可造成损害。损害的主要原因是血吸虫不同虫期所释放的抗原均能诱导宿主的免疫应答。这些特异性免疫应答直接导致了宿主的一系列病理变化。

血吸虫病的诊断常用的有病原学诊断和免疫学诊断。病原学诊断有粪便直接涂片法、聚卵法、毛蚴孵化法等。毛蚴孵化法较直接涂片法虫卵检出率高，聚卵法适用于大规模普查。免疫学诊断包括循环抗原和抗体的检测，常用方法有环卵沉淀实验（COPT）、IHA、ELISA和快速、试纸条法等。

（三）流行与防治

日本血吸虫流行于亚洲的中国、菲律宾和印度尼西亚。我国又以长江流域及以南的部分省市流行较广。在血吸虫传播的各个环节中，含有血吸虫卵的粪便污染的水体，水体中存在钉螺和人群接触疫水是 3 个重要环节。

血吸虫的防治应做好消灭传染源，切断传播途径和保护易感人群。吡喹酮是治疗血吸虫病的首选药物。灭螺是切断血吸虫传播的关键。改善公共卫生，加强健康教育引导人们改变自己的行为和生产、生活方式对预防血吸虫感染具有十分重要的作用。

二、华支睾吸虫（肝吸虫）

华支睾吸虫（clonorchis sinensis）的成虫寄生于肝脏的胆管内，可引起华支睾吸虫病（肝吸虫病或亚洲肝吸虫病）。首次发现该虫是 1874 年在印度一华侨尸体的胆管内，我国则于 1908 年首次在潮州、汉口、上海和广州发现。

（一）形态与生活史

成虫体形狭长，背腹扁平，前端较细，后端钝圆，状如葵花子，平均大小为（10 ~ 25）mm × （3 ~ 5）mm。口吸盘位于虫体前端，腹吸盘略小，位于虫体前 1/5 处，消化道简单，口位于口吸盘中央，食管短，肠支沿虫体两侧直达后端。本虫为雌雄同体，2 个睾丸呈分支状，前后排列于虫体后 1/3 处。2 个细小、分叶的卵巢位于睾丸之前。椭圆形受精囊在卵巢与睾丸之间，子宫呈管状，从卵模开始，盘绕而至腹吸盘前缘的生殖腔。卵黄腺呈滤泡状，分布于虫体中部的两侧。虫卵黄褐色，平均大小（27 ~ 35）μm × （12 ~ 20）μm。卵的一端稍窄且有一小盖，卵盖周围的卵壳增厚形成肩峰，其后端可见小疣，卵内含一毛蚴。

华支睾吸虫生活周期包括成虫、虫卵、毛蚴、胞蚴、雷蚴、尾蚴、囊蚴及后尾蚴等阶段。虫卵在水中被第一中间宿主淡水螺吞食后，在螺体内通过无性生殖发育成成熟的尾蚴。尾蚴从螺体内逸出，在适宜条件下再感染第二中间宿主淡水鱼或虾，经历 20 ~ 35d，尾蚴发育成囊蚴。囊蚴被终宿主，人或肉食哺乳动物吞食后，在宿主消化液的作用下，囊内幼虫在十二指肠内破囊而出，幼虫经不同途径到达肝胆管内并发育成成虫。成虫寄生于人和肉食哺乳动物的肝胆管内，也可移居至大的胆管、胆总管和胆囊内，偶见于胰腺管内。

（二）致病与诊断

华支睾吸虫病主要危害患者的肝脏，其病变的轻重与感染的虫数和机体的反应有关。成虫寄生在肝胆管内破坏胆管上皮和黏膜下血管，摄取患者的血液。虫体在胆管内分泌各种代谢产物和机械刺激，引起胆管及组织的超敏反应和炎症反应，造成胆管局限性扩张及胆管上皮增生。可出现胆管炎、胆囊炎或阻塞性黄疸，甚至胆汁性肝硬化。

华支睾吸虫病的临床症状不够典型，应注意询问病史，当怀疑华支睾吸虫感染时应进一步进行粪便检查和免疫学检查。一般华支睾吸虫感染 1 个月后即可在粪便中发现虫卵。常用的检查方法有直接涂片法、定量透明法和集卵法。涂片法检出率不高，定量透明法适用于大规模调查，集卵法检出率较高，包括漂浮集卵法和沉淀集卵法。免疫学检查常用方法有皮内试验（IDT）、间接血凝试验（IHA）、间接荧光抗体试验（IFAT）、酶联免疫吸附试验（ELISA）、金标快速免疫诊断。

（三）流行与防治

华支睾吸虫主要分布在亚洲，如日本、朝鲜、印度、菲律宾、越南和老挝等。我国主要在广东、广西、福建、江西、湖南、湖北、江苏、安徽、四川、贵州、河南、河北、山东、辽宁、黑龙江、云南、台湾、浙江、吉林等地流行。其地区流行的关键因素是当地人群的饮食习惯。该病为人兽共患疾病，犬猫等动物感染更广。

目前治疗华支睾吸虫病的常用药物是吡喹酮和阿苯达唑。预防华支睾吸虫感染应注意经口传染这一环节，防止食入活囊蚴。

三、卫氏并殖吸虫（肺吸虫）

卫氏并殖吸虫（paragonimus westermani）又名肺吸虫，主要寄生于人的肺脏，引起该脏器的特殊病变。

（一）形态与生活史

成虫体肥厚，活体红褐色，背面略隆起，腹面扁平。体长平均 7.5～12mm，宽 4～6mm。体表面布满小棘。口、腹吸盘等大，腹吸盘位于虫体腹面中部稍前。消化器官包括口、咽、食管及 2 支弯曲的肠管。该虫雌雄同体，卵巢与子宫并列于腹吸盘之后。2 个分支的睾丸并列于体后 1/3 处。虫卵呈椭圆形，金黄色，大小平均为（80～118）μm×（48～60）μm，卵盖大，略倾斜，卵细胞未分裂时居中央，周围有 10 余个卵黄细胞。

卫氏并殖吸虫的终宿主是多种肉食性哺乳动物和人。成虫主要寄生于肺部，虫卵随痰吐出或随粪便排出。虫卵入水后，约经 3 周发育出毛蚴，侵入第一中间宿主淡水螺等，经胞蚴、母雷蚴、子雷蚴发育成成熟尾蚴。这些尾蚴逸出体外，再侵入第二中间宿主溪蟹等，发育为囊蚴。人或其他终末宿主因食入含活囊蚴的溪蟹、喇蛄而感染。囊蚴在宿主消化道内发育成童虫。童虫在各脏器和组织间来回移行，最终进入肺发育成成虫。由于机体的抵抗力等因素影响，童虫沿途停留于各器官组织之中未能到达肺部，以致部分虫体未发育成熟便死于途中。

（二）致病与诊断

卫氏并殖吸虫的童虫或成虫均可致病，主要是由童虫、成虫在脏器组织间移行寄生所致机械损伤及其代谢产物等抗原物质所致的免疫病理反应所致。病程早期由于虫体移行引起穿破性组织损坏。中期由于出血和炎症反应，脏器表面广泛性炎症及粘连，局部逐渐形成囊肿或虫卵结节。患者有发热、腹痛，嗜酸粒细胞增多等症状。晚期由于虫体死亡或转移，囊肿内容物经支气管排除或吸收，肉芽组织填充，最后病灶纤维化形成瘢痕。

病原学诊断：①痰或粪便找到虫卵即可确诊。②手术摘除皮下结节，找到童虫或典型的病理变化即可确诊。

免疫学诊断：①皮内实验适用于普查。②酶联免疫吸附试验较敏感，特异，阳性率可达94%～100%。③循环抗原检测，敏感性和特异性高，可作早期诊断和疗效考核。

（三）流行与防治

卫氏并殖吸虫分布广泛，主要流行于亚洲的日本、朝鲜、菲律宾、马来西亚、泰国、印度和中国。俄罗斯、非洲和南美也有报道。我国主要分布在黑龙江、辽宁和台湾等省和地区，与居民生吃或半生吃溪蟹和喇蛄的生活习惯相关。防治应加强宣传教育，不生吃溪蟹和喇蛄，首选治疗药物为吡喹酮。

四、似蚯蚓蛔线虫 (蛔虫)

似蚯蚓蛔线虫 (Ascaris lumbricoides linnaeus) 遍及全世界，在我国各地都有，感染率可高达70%以上，农村高于城市，儿童多于成人。蛔虫掠夺人体营养，影响儿童发育，有时还可引起严重并发症，应予重视。

(一) 形态与生活史

蛔虫成虫形似蚯蚓，活体略带粉红色，雌虫长 20~35cm，雄虫长 15~31cm，体表两侧可见明显的侧索。头端口周具有"品"字形排列的 3 个唇瓣。蛔虫卵有受精卵和未受精卵之分，受精蛔虫卵呈宽椭圆形，大小约为 (45~75) μm×(35~50) μm。卵壳较厚，内有一个大而圆的卵细胞，与卵壳间有新月形空隙。卵壳外有一层由子宫分泌物形成的凹凸不平的蛋白质膜。被宿主胆汁染成棕黄色。未受精卵呈长椭圆形，卵壳与蛋白质膜均较受精蛔虫卵薄。卵内含有许多大小不等的折光颗粒，有时可见无色透明的蛔虫卵，这是蛋白质膜脱落的缘故，常称为无蛋白质膜蛔虫卵。

蛔虫生活史包括虫卵在外界土壤中的发育，幼虫在宿主体内移行和发育以及成虫在小肠内寄生 3 个阶段。成虫寄生于人体小肠中。虫卵随粪便排出体外。在潮湿、荫蔽、氧气充分的泥土中，在 21~30℃下，约经 2 周，受精卵内的细胞即发育为幼虫。再经 1 周卵内幼虫经蜕皮一次成为感染期虫卵。人因误食含感染期蛔虫卵的食物或水而感染，感染期卵在小肠内孵化，破壳逸出。孵出的幼虫侵入肠黏膜和黏膜下层，进入静脉或淋巴管，经肝、右心，到达肺，穿破肺泡毛细血管，进入肺泡。经第 2 和第 3 次蜕皮后，沿支气管、气管逆行至咽部，被吞咽入消化道，在小肠内经第 4 次蜕皮为童虫，再经数周发育为成虫。从人体感染到雌虫开始产卵需 60~75d，蛔虫在人体内的寿命一般为 1 年左右。

(二) 致病与诊断

蛔虫致病主要是南丁幼虫在体内移行导致宿主机械性损伤，成虫掠夺营养，破坏肠黏膜导致宿主肠道功能障碍和机体的变态反应。由于蛔虫有钻孔的习性，在宿主机体不适 (发热、胃肠病变等) 或大量食入辛辣食物和服用驱虫药物剂量不当等因素的刺激下，蛔虫可钻入开口于肠壁的各种管道，引起各种严重的并发症，如胆道大出血、肝脓肿、胆结石等。

患者粪便中检出蛔虫卵即可确诊蛔虫病，常用方法有直接涂片法、沉淀法和漂浮浓聚法。也可采用定量透明法。

(三) 流行与防治

蛔虫分布遍及全球。尤以温暖，潮湿、卫生条件差的地区感染率高，常呈地方性流行。蛔虫感染十分普遍的主要原因是：①蛔虫产卵量大。②生活史简单，虫卵在外界可直接发育为感染期，不需要经过中间宿主。③虫卵的抵抗力强。④使用未经无害化处理的鲜粪施肥，造成土壤等的广泛污染。针对蛔虫感染的特点，预防蛔虫感染应做好卫生宣教和粪便无害化处理。对已感染的患者和带虫者进行驱虫治疗，常用驱虫药有阿苯哒唑和甲苯哒唑。

五、广州管圆线虫

广州管圆线虫 (Angiostrongylus cantonensis) 隶属圆线虫目、后圆线虫科、后圆线虫亚科、管圆线虫属。最早于1933年由我国学者陈心陶在广州的家鼠肺部发现并命名为广州肺线虫，后由 Matsu‐moto 于1937年在台湾报道，到1946年才由 Dougherty 订正为本虫。

（一）形态与生活史

成虫线状，两端略尖，头钝圆。头顶中央有一小圆口，缺口囊。雄虫大小（11～26）mm×（0.21～0.53）mm，交合伞对称。雌虫大小（17～45）mm×（0.3～0.66）mm，尾端斜锥形，子宫双管形，白色，与充满血液的肠管相互缠绕，形成红白相间的螺旋纹，阴门开口于肛孔之前。第3期幼虫呈细杆状，虫体无色透明，体表具有两层鞘，大小为（0.462～0.525）mm×（0.022～0.027）mm。虫卵长椭圆形，大小为（64.2～82.1）μm×（33.8～48.3）μm，壳薄透明，新生卵内含单个卵细胞。

成虫寄生于终宿主黑家鼠、褐家鼠及多种野鼠等肺动脉内。虫卵在肺部孵化成第1期幼虫，幼虫沿呼吸道下行进入消化道与宿主粪便一起排出。幼虫被吞入或主动侵入中间宿主（螺类及蛞蝓）体内后，在其组织内先后发育为第2及第3期幼虫。人、鼠类因吞食含有第3期幼虫的中间宿主、转续宿主及被幼虫污染的食物而受感染。

（二）致病与诊断

广州管圆线虫病是广州管圆线幼虫侵犯人体中枢神经系统，引起脑脊液中嗜酸粒细胞显著升高，病变波及大脑、脑膜、小脑、脑干和脊髓，主要病理改变为充血、出血、脑组织损伤和肉芽肿性炎症反应等。该病潜伏期为3～36d，平均16d，多数患者急性起病，头痛几乎是所有患者的突出症状，间歇频繁发作，可伴痛性感觉障碍。少数患者在进食螺肉数小时即有腹痛、恶心。血常规检查中，白细胞总数正常或偏高，但嗜酸细胞显著增高，免疫学检查阳性。临床诊断中，如果在脑脊液或组织中检出第5期幼虫即可确诊，由于检出率低，一般主要依据临床症状及流行病学调查确诊。

（三）流行与防治

广州管圆线虫病主要分布于热带和亚热带地区，我国在台湾、香港、广东、浙江、福建等地散在分布，1997年曾暴发流行于温州。据调查，我国褐云玛瑙螺对管圆线虫的幼虫的自然感染率可高达30%以上，福寿螺为65.5%。

治疗尚无特效药，一般采用对症及支持疗法。大多数患者预后良好，经一定时间后可自愈。控制此病的关键是预防。预防措施主要为不吃生或半生的中间宿主，不吃生菜，不喝生水。开展室内和环境灭鼠，以消灭传染源。因幼虫可经皮肤侵入机体，故对从事螺、鱼类加工业和家禽饲养业者应作好小受感染的预防和健康教育。

（达选秀）

第三节　医学节肢动物检验

节肢动物（Arthropoda）是无脊椎动物中最大的一类，其特征为躯体左右对称而分节，体壁由几丁质的外骨骼所组成，具有成对的分节附肢。医学节肢动物（medical arthropod）是指通过骚扰、叮咬、吸血、寄生以及传播病原体等方式危害人类健康的一类节肢动物。

一、医学节肢动物的危害

1. 直接危害

（1）骚扰和吸血：蚊、白蛉、蠓、蚋、虻、蚤、臭虫、虱、蜱、螨等都能叮刺吸血，造成骚扰，影响工作和睡眠。

（2）螫刺和毒害：由于某些节肢动物具有毒腺、毒毛或体液有毒，螫刺时分泌毒液注入人体而使人受害。

（3）过敏反应：节肢动物的唾液、分泌物、排泄物和皮壳等都是异性蛋白，可引起人体过敏反应。

（4）寄生：蝇类幼虫寄生引起蝇蛆病（mviasis），潜蚤寄生引起潜蚤病（tungiasis），疥螨寄生引起疥疮（scabies），蠕形螨寄生引起蠕形螨病（demodici - dosis），粉螨、蚼线螨等侵入肺、肠、尿路引起肺螨病、肠螨病和尿螨病。

2. 间接危害

节肢动物携带病原体传播疾病。传播疾病的节肢动物称病媒节肢动物或传播媒介。由节肢动物传播的疾病称虫媒病。虫媒病的种类很多，其病原体有病毒、立克次体、细菌、螺旋体、原虫、蠕虫等。现将我国重要的医学虫媒病列入表27－1。

表 27－1　我国重要的医学虫媒病

类别	病名	病原体	我国重要传播媒介
病毒病	流行性乙型脑炎	日本脑炎病毒	三带喙库蚊
	登革热	登革热病毒	埃及伊蚊、白纹伊蚊
	森林脑炎	森林脑炎病毒	全沟硬蜱
	新疆出血热	新疆出血热病毒	亚东璃眼蜱
	流行性出血热	汉坦病毒	革螨
立克次体病	流行性斑疹伤寒	普氏立克次体	人虱
	鼠型斑疹伤寒	莫氏立克次体	印鼠客蚤
	恙虫病	恙虫立克次体	地里纤恙螨、红纤恙螨
	O 热	贝氏立克次	蜱
细菌病	鼠疫	鼠疫杆菌	印鼠客蚤、方形黄鼠蚤、长须山蚤
	野兔热	土拉伦斯	蜱、革螨
螺旋体病	虱媒回归热	俄拜氏疏螺旋体	人虱
	蜱媒回归热	波斯疏螺旋体	钝缘蜱
	莱姆病	伯氏包柔疏螺旋体	全沟硬蜱
原虫病	疟疾	疟原虫	中华按蚊、嗜人按蚊、微小按蚊、大劣按蚊
	黑热病	杜氏利什曼原虫	中华白蛉、中华白蛉长管亚种、硕大白蛉吴氏亚种
蠕虫病	马来丝虫病	马来布鲁线虫	中华按蚊、嗜人按蚊
	班氏丝虫病	班氏吴策线虫	致倦库蚊、淡色库蚊

二、病媒节肢动物的判定

防制虫媒病，首先就要确定其传播媒介，才能采取有效的防制措施阻断传播途径。传播媒介的确定，可从以下几个方面着手进行。

1. 生物学的证据 这种节肢动物：①与人的关系密切，必须刺吸人血或舐吸人的食物，以嗜吸人血者最重要；②数量较多，往往是当地的优势种或常见种类；③寿命较长，能保持病原体完成发育和增殖所需的时间。

2. 流行病学证据 媒介虫种的地理分布及季节消长与某种虫媒病流行地区以及流行季节相一致，则提示为传播媒介的可能性。

3. 自然感染的证据 在流行地区流行季节采集可疑的节肢动物分离到自然感染的病原体，如果是原虫和蠕虫，须查到感染期。但作为媒介的确定，还需其他方面的资料。

4. 实验室的证据 用人工感染方法证明病原体能在某种节肢动物体内增殖或能发育至感染期，并能传染给易感的实验动物。实验感染可证实媒介节肢动物对病原体的易感性，还可测定易感性的程度。

三、医学节肢动物的防制

医学节肢动物的防制是预防和控制各种虫媒传染病的重要手段，要做好这一工作，必须进行综合防制，即从媒介、生态环境和社会条件的整体观点出发，标本兼治以制本为主，坚持安全（包括对环境无害）、有效、经济和简便的原则，因地制宜地采取各种合理手段和有效方法，组成一套完整的防制措施，把防制对象的种群数量降低到不足以传播疾病的地步。

1. 环境防制 主要通过改造、处理病媒节肢动物的滋生、栖息环境，造成不利于它们的生存条件。

2. 化学防制 当前主要是使用化学合成的杀虫剂、驱避剂及引诱剂来防制病媒节肢动物。常用有机合成的杀虫剂有以下几类。

（1）有机氯杀虫剂：具有广谱、高效、长效、价廉，对哺乳动物低毒等优点，如二二三（DDT）、六六六等，曾是主要的杀虫剂，由于长期大量而广泛的使用，形成环境（土地、水域）的污染和动植物体内的积蓄，有害人体健康，且导致病媒节肢动物的抗药性，降低杀虫效果，因此，逐渐为其他类杀虫剂所代替。

（2）有机磷杀虫剂：多数具有广谱、高效的杀虫特点，在自然界易水解或生物降解，因而可减少环境污染，在动植物体内无积蓄的危险。如美曲膦酯（trichlorphon）、辛硫磷（phoxin）、杀螟松（sumithion）、双硫磷（abate）、倍硫磷（baytex）等。敌敌畏（dichlo-vos，DDVP）是我国民间常用的杀虫剂，具有强烈的熏杀作用，一般用于室内熏杀成蚊。

（3）氨基甲酸酯类杀虫剂：特点是击倒快、残效长，对人、畜的毒性一般较有机磷杀虫剂低，无体内积蓄，有的品种对有机氯及有机磷杀虫剂有抗性的害虫也有效。常用种类有残杀威（sunside 或 propoxur），主要为触杀剂，并具胃毒和熏蒸作用。混灭威（landrin）的作用似残杀威，但无熏蒸作用。

（4）合成拟菊酯类杀虫剂：具有广谱，高效，击倒快，许多品种残效短（即对光不稳定），毒性低，生物降解快，对上述3类杀虫剂有抗性的害虫有效等特点，因而受到重视，认为是有前途的杀虫剂。如二氯苯醚菊酯（permethrin）、丙烯菊酯（allethrin）、溴氰菊酯（decamethrin）、顺式氯氰菊酯（alphamethrin）等，我国目前主要使用二氯苯醚菊酯、溴氰菊酯和顺式氯氰菊酯，后两者对光稳定，残效可达3~6个月。

（5）昆虫生长调节剂：通过阻碍或干扰昆虫的正常发育而使其死亡，其优点是生物活性高，有明显的选择性，只作用于一定种类的昆虫，故对人、畜安全及对天敌、益虫无害，不污染环境等优点。目前进行实验或试用的有保幼激素类似物如烯虫酯（methoprene）和发育抑制剂如敌灭灵等。

（6）其他类：驱避剂、引诱剂则由另一些类型化合物构成，如驱蚊油（dimethyl phtalate）主要成分为邻苯二甲酸二甲酯；引诱剂方面则按害虫种类而异，苍蝇引诱剂有顺-9-碳烯的混合物、三甲基胺等；蟑螂的引诱剂有茴香醛、亚油酸、亚麻酸等。无论驱避剂或引诱剂其本身无杀虫性能，引诱剂必须配上杀虫剂才能毒杀害虫。

3. 生物防制 利用生物或生物的代谢产物以防制害虫，其特点是对人、畜安全，不污染环境。防制的生物可分为2类：捕食性生物和致病性生物。捕食性生物如养鱼以捕食蚊幼虫。致病性生物的种类较多，目前以对苏云金杆菌（Bacillus thuringiensis）和球形芽孢菌（Bacillus sphaericus）的研究进展较快，它们都能使蚊幼虫致病而死亡。由于化学防制导致害虫产生抗药性，造成环境污染和杀害天敌，因此，生物防制又受到重视。

4. 物理防制 利用机械、热、光、声、电等以捕杀或隔离或驱走害虫，使它们不能伤害人体或传播疾病。

5. 遗传防制 使用各种方法处理害虫，使其遗传物质发生改变或移换，以降低其繁殖势能，从而达到控制一个种群为目的。

6. 法规防制 国家制定法规或公布条例，防止害虫随交通工具从国外进入国境及对害虫进行监察和强迫性防制工作。例如，我国已发出通告，要求加强检疫，防止农林害虫地中海实蝇（Ceratitiscapitata）从国外输入。

（达选秀）

参考文献

［1］陈东科，孙长贵. 实用临床微生物学与图谱. 北京：人民卫生出版社，2011.

［2］李凡，刘晶星. 医学微生物学. 第2版. 北京：人民卫生出版社，2012.

［3］王明琼. 传染病学. 第4版. 北京：人民卫生出版社，2011.

［4］贾文祥. 医学微生物学. 第2版. 北京：人民卫生出版社，2010.

［5］中国疾病预防控制中心. 丙型肝炎病毒实验室检测技术规范. 北京：中国疾病预防控制中心，2011.

［6］詹希美. 人体寄生虫学. 第2版. 北京：人民卫生出版社，2010.

第二十八章　支原体、衣原体检验

第一节　肺炎支原体

肺炎支原体（Mycoplasma pneumoniae，Mp）是引起人类呼吸道感染的病原体之一，除能引起上呼吸道感染外，还能引起间质性肺炎，本病约占非细菌性肺炎的 1/3 以上，个别患者出现脑膜炎等肺外并发症。

一、临床意义

肺炎支原体依靠黏附因子 P1 蛋白黏附于呼吸道上皮细胞，吸取宿主细胞的养料而生长繁殖，产生毒性代谢产物如过氧化氢、核酸酶等，导致宿主细胞肿胀、坏死和脱落等。病理改变以间质性肺炎为主，又称为原发性非典型性肺炎或支原体肺炎，与肺炎链球菌引起的典型肺炎不同，其临床表现和 X 线胸片所见均类似病毒性肺炎。肺炎支原体主要通过飞沫传播，多发生于夏末秋初。易感染儿童和青少年，5~15 岁发病率最高。临床症状有咳嗽、发热、头痛、咽喉痛及肌肉痛，5~10 天后消失，但肺部 X 线改变可持续 4~6 周。

二、生物学特性

肺炎支原体缺乏细胞壁，仅有细胞膜，呈高度多形性，典型形态似酒瓶状，也可呈球形、球杆形、分枝状及丝状等。一端有一种球状的特殊结构（图 28-1），能使支原体黏附在宿主呼吸道黏膜上皮细胞表面，与致病性有关。革兰染色阴性，但不易着色，吉姆萨染色（Giemsa stain）呈淡紫色。电镜下观察，细胞膜由三层结构组成，厚 7.5~10.0nm。其中内外两层为蛋白质和多糖的复合物，中间层为脂质。脂质中胆固醇含量占 36%，在抵抗细胞外部渗透压、维持细胞膜完整性方面有一定作用。故凡能作用于胆固醇的物质，如两性霉素 B、皂素等均可导致支原体细胞膜破裂而死亡。所有肺炎支原体均具有 P1 膜蛋白和菌体蛋白，为其主要的特异性免疫原，也是目前血清学诊断的主要抗原。

肺炎支原体有 DNA 和 RNA 两种核酸，基因组为环状双股 DMA。测序研究结果表明肺炎支原体的基因组大小已从几百万个碱基对缩减到现在的几十万个，其原因可能为，在进化过程中肺炎支原体丢失某些氨基酸合成或参与 DNA 修复的相关编码基因，故寄生于宿主细胞时需掠夺其营养物质。同时，这也是支原体体外人工培养困难的原因之一。支原体基因组中表达黏附素、可编译表面抗原的基因数量多，利于其入侵宿主和逃逸宿主免疫系统的监视。

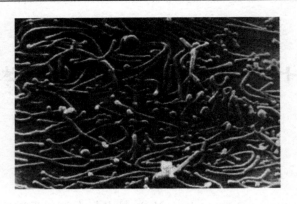

图 28 -1　肺炎支原体（扫描电镜 ×5500）

肺炎支原体营养要求较高，培养时需添加 10% ~ 20% 的动物血清，以提供支原体不能合成的胆固醇和其他长链脂肪酸，同时还需加入 10% 酵母浸液、组织浸液及辅酶等才能生长。肺炎支原体在 37℃、pH 7. 8 ~ 8. 0、5% CO_2 的微氧环境中生长较好。繁殖较慢，常以二分裂方式繁殖，繁殖周期为 3 ~ 4h。此外也可通过断裂、出芽及分枝等方式繁殖，因胞质分裂常落后于核酸复制而形成多核丝状体。肺炎支原体在固体培养基中形成直径 10 ~ 100μm 的菌落，初次分离时菌落呈细小的草莓状，反复传代后呈典型的"油煎蛋"样菌落（图 28 -2）。在液体培养基中常呈轻度混浊。

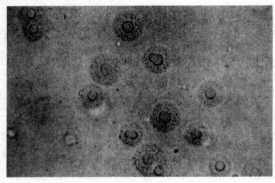

图 28 -2　肺炎支原体"油煎蛋"样菌落

肺炎支原体的抗原物质主要是细胞膜上的蛋白质及糖脂。糖脂抗原能刺激机体产生补体结合抗体、生长抑制抗体和代谢抑制抗体。另外，糖脂抗原与多种其他支原体、人体红细胞膜 I 型抗原、肺炎链球菌 23 型、32 型及 MG 链球菌有共同抗原，可引起交叉反应，特异性较差。P1 膜蛋白和菌体蛋白特异性强，能刺激机体产生持久的高效抗体。P1 膜蛋白是支原体的主要型特异性抗原，其抗原性常用生长抑制试验（growth inhibition test，GIT）与代谢抑制试验（metabolism inhibition test，MIT）鉴定。GIT 是将含有型特异性抗血清的滤纸片置于接种有支原体的固体培养基上，经培养出现同型血清抑制该型支原体生长的现象；MIT 是将支原体接种在含有抗血清的葡萄糖（酚红）培养基中，若抗体与支原体型别相对应，则抑制该支原体分解葡萄糖，酚红不变色。此两种方法可将某些支原体分成若干血清型。

支原体无细胞壁，对理化因素较细菌敏感，对热抵抗力差。50℃30min 或 55℃5~15min 死亡。耐寒，-20℃可存活 1 年，冷冻干燥可长期保存。耐碱，对酸和有机溶剂较敏感，易被消毒剂、清洁剂灭活。对干燥敏感，标本应尽快接种。对青霉素、亚甲蓝及醋酸铊有抵抗力，可用于分离培养时去除杂菌。

三、微生物学检验

（一）检验程序

肺炎支原体检验程序见图 28 - 3。

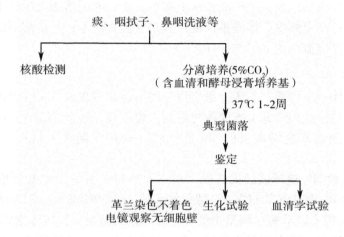

图 28 - 3　肺炎支原体检验程序

（二）标本采集

取患者痰、咽拭子、鼻咽洗液、支气管分泌物、胸腔积液及血清等标本。因肺炎支原体有黏附细胞作用，故以拭子标本为宜。支原体对热和干燥较敏感，取材后应立即接种，或置于蔗糖磷酸盐缓冲液转运培养基中。4℃能保存 24h，-70℃或液氮能长期保存。

（三）标本直接检查

1. **显微镜检查**　肺炎支原体无固定形态，染色结果不易与标本中的组织碎片等区别，因此患者标本直接镜检的诊断意义不大。

2. **核酸检测**　可快速诊断肺炎支原体感染。目前某些实验室利用 PCR 法从患者痰标本中检测肺炎支原体 DNA，PCR 引物多选自 16S rRNA 基因或 P1 蛋白基因。PCR 技术具有特异性好、敏感性高、快速、简便的优点，但在实验中要注意引物的选择和标本的处理方法，以避免污染。

3. **基因探针**　根据核苷酸链碱基互补配对的特性，用核酸探针检测标本中是否存在互补的目的核酸。此法特异性强，与其他支原体无交叉反应，但敏感性不如 PCR 技术。

（四）分离培养和鉴定

1. **分离培养**　是确诊肺炎支原体感染的可靠方法之一。常用含有 20% 小牛血清、新鲜酵母浸液的脑心浸液培养基，培养基中加入青霉素、醋酸铊，以防杂菌。通常先将标本接种于含葡萄糖、酚红、亚甲蓝指示剂的液体培养基中增菌，37℃培养 1~2 周，当培养液 pH

改变、培养基由紫色变为绿色、且液体清晰时，可考虑肺炎支原体生长。再转种固体培养基，5% CO_2 环境中 37℃ 培养。初分离时，一般 10 天左右长出菌落，菌落密集圆形，常不出现"油煎蛋"样，数次传代后菌落开始典型。肺炎支原体分离培养阳性率不高（培养敏感性仅 40% 左右），且需时长，故不适于临床快速诊断，但对流行病学调查有重要意义。近年来国外使用 SP-4 培养基分离肺炎支原体，能提高分离率 30%~40%。

2. 鉴定　挑选可疑菌落进行生化反应和血清学鉴定。肺炎支原体发酵葡萄糖，不分解精氨酸和尿素（表 28-1），还原亚甲蓝，能使无色的氯化三苯四氮唑（TTC）还原为粉红色的甲䐶。在分离培养过程中，常规的某些生物学特性已能提供初步鉴定。如呼吸道标本能在含葡萄糖培养基中生长产酸，使酚红指示剂变黄，生长的菌落能吸附红细胞，即可推测标本中有肺炎支原体；而发酵支原体能很快使培养基变色，但生长的菌落不能吸附红细胞。进一步鉴定需用特异性抗血清做 GIT 与 MIT。

（五）抗体检测

由于肺炎支原体不易培养，临床上很少用分离培养的方法来鉴定呼吸道标本中的肺炎支原体。血清学试验目前是检测肺炎支原体感染的主要手段，包括 ELISA、补体结合试验、免疫荧光试验等。若患者恢复期血清的 Mp 抗体滴度较急性期有 4 倍以上的升高则有助于诊断。

1. 冷凝集试验和 MG 链球菌凝集试验　对支原体肺炎有辅助诊断价值。方法是将患者稀释血清与人 O 型 Rh 阴性红细胞在 4℃ 做凝集试验。约 50% 肺炎支原体感染者为阳性（效价≥1：64），效价越高或双份血清呈 4 倍以上升高，则肺炎支原体近期感染的可能性越大。冷凝集试验是检测患者血清中冷凝集素的一种非特异性试验，感染呼吸道合胞病毒、腮腺炎病毒及流感病毒等也可呈阳性。MG 链球菌凝集试验为非特异性凝集试验。肺炎支原体感染后，约 1/3 的患者血清中可出现能凝集甲型链球菌 MG 株的抗体，效价≥1：20，而病毒性肺炎患者常无此抗体出现，故本试验有助于两者的鉴别。

2. 补体结合试验（CF）　采用有机溶媒提取肺炎支原体糖脂半抗原做 CF，若双份血清抗体效价升高 4 倍以上或单份血清效价≥1：64~1：128 时，80% 的病例表明近期有感染。但由于肺炎支原体感染起病缓慢，患者一般在发病数日或一周后才就诊，此时血清抗体已出现或已达到一定浓度，故难以满足双份血清 4 倍以上升高的诊断标准。此外，该实验操作繁琐，试验采用的脂质抗原与人体组织及某些细菌有共同抗原，有时可出现交叉反应。

3. ELISA　敏感性和特异性高，快速、经济，用 170KDa 的 P1 蛋白和 43KDa 多肽检测相应抗体，为目前诊断肺炎支原体感染的可靠方法。

（达选秀）

第二节　解脲脲原体

解脲脲原体（Ureaplasma urealyticum，Uu）也称溶脲脲原体，1954 年 Shepard 首先从非淋球菌尿道炎（NGU）患者的尿道分泌物中分离获得，因其培养时形成的菌落细小，曾称为 T 支原体（T-mycoplasmas）。按此菌分解尿素的特性而命名为解脲脲原体。解脲脲原体与人类多种疾病有关，现已被列为性传播疾病的病原体。

一、临床意义

解脲脲原体是人类泌尿生殖道最常见的寄生菌之一，为条件致病菌，致病机制可能与侵袭性酶和毒性产物有关。Uu 黏附于宿主细胞后可产生磷脂酶，分解细胞膜中的磷脂，损伤细胞膜；Uu 的尿素酶可分解尿素产生氨，对宿主细胞有急性毒性作用；Uu 产生 IgA 蛋白酶，破坏泌尿生殖道黏膜表面 IgA 的局部抗感染作用，有利于解脲脲原体黏附于泌尿生殖道黏膜的表面而致病。

Uu 最常引起非淋菌性尿道炎，是本病中仅次于衣原体（占 50%）的重要病原体，主要通过性接触传播和母婴传播。此外 Uu 还与前列腺炎、附睾炎、阴道炎、宫颈炎、流产及不育等有关。

二、生物学特性

解脲脲原体在液体培养基中以球形为主，直径为 $0.05 \sim 0.3\mu m$（图 28－4），常单个或成对排列，能通过 $0.45\mu m$ 的滤菌器。革兰染色阴性，但不易着色，吉姆萨染色呈紫蓝色。解脲脲原体无细胞壁，细胞膜由三层结构构成，内、外两层由蛋白质组成，中层为类脂质，膜厚度为 $7.5 \sim 10.0nm$，胞内含核糖体和双股 DNA。

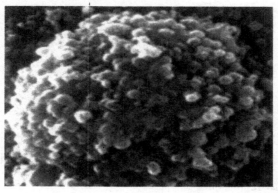

图 28－4　解脲脲原体（扫描电镜 ×5500）

解脲脲原体营养要求较高，需要供给胆固醇和酵母浸液，最适 pH 为 $5.5 \sim 6.5$。常用的基础培养基为牛心消化液，在液体选择培养基中 37℃培养 $18 \sim 24h$，分解尿素产 NH_3，培养基变为红色；在固体培养基中，置于 95% N_2、5% CO_2 气体环境下，37℃培养 $2 \sim 3$ 天，形成细小（$10 \sim 40\mu m$）、周边较窄的"油煎蛋"样菌落，需用低倍镜观察。

解脲脲原体含有脂多糖抗原、蛋白质抗原和脲酶抗原，后者是解脲脲原体种特异性抗原，可与其他支原体区别。解脲脲原体有 16 个血清型，其中第 4 型引起疾病的频率最高。将 16 个血清型的标准菌株分为 A、B 两群，A 群含 2、4、5、7、8、9、10、11、12 型；B 群含 1、3、6、14 型。A 群各型均含有 16kDa 和 17kDa 多肽，B 群各型含有 17kDa 多肽，13 血清型含有 16kDa 多肽。利用能识别 16kDa 和 17kDa 多肽的单抗可鉴定 Uu 血清群。

解脲脲原体无细胞壁，对渗透作用特别敏感，易被脂类溶媒、清洁剂、酒精、特异性抗体及补体溶解。对醋酸铊不敏感。对热抵抗力差，4℃存活 2 周左右，－70℃可存活 2 ～

3 年。

三、微生物学检验

（一）检验程序

解脲脲原体检验程序见图 28 - 5。

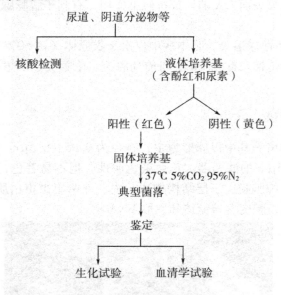

图 28 - 5   解脲脲原体检验程序

（二）标本采集

用无菌试管或无菌瓶收集非淋菌性尿道炎患者的中段尿、慢性前列腺炎患者按摩后的前列腺液、原因不明的不育症患者的精液、阴道炎与宫颈炎患者的炎性分泌物等。

（三）标本直接检查

1. **核酸检测**　以部分尿素酶基因的核苷酸序列为模板合成相应引物，进行体外扩增，解脲脲原体 16 个血清型均见 460bp 的 DNA 片段。通过对 PCR 产物的核酸杂交和序列分析可将各种支原体鉴别分类，该法敏感性高。DNA 探针技术是直接用缺口转移法制备 P 标记的 DMA 探针，测定时将标本粗提 DNA100μl 点样到硝酸纤维膜上，与放射性探针杂交。此法敏感，可检测 50 ~ 100pg 的 DNA。

2. **免疫斑点试验（IDT）**　检测抗原提取物，敏感、特异、快速，不需特殊仪器，易于推广。可作为临床 Uu 感染者病原检查的特异诊断方法，此法也可检测 Uu 培养物。

（四）分离培养和鉴定

1. **分离培养**　将标本接种于含尿素、精氨酸和酚红指示剂的液体培养基中，标本中若有解脲脲原体存在，则 37℃培养 24 ~ 48h，解脲脲原体分解尿素或精氨酸产氨，培养基 pH 上升至 7.6 ~ 8.6，液体培养基颜色由橙黄色转变成红色，即为阳性。解脲脲原体在液体培养基中不出现菌膜、浑浊及沉淀生长现象。如培养基出现浑浊则表明有杂菌污染，不能报告解脲脲原体阳性。液体培养阳性者应及时转种相应琼脂平板，置于 5% CO_2、95% N_2 环境中做次代培养，Uu 在 A8 琼脂平板中 1～3 天出现圆形、棕色菌落。以放大镜或低倍镜观察菌落形态，需注意支原体菌落与水泡、水、脂质滴物及其他杂质的区分。

2. 鉴定 取培养物分别作吉姆萨染色、革兰染色和细胞壁染色，观察菌体形态。Uu 分解尿素产氨，不分解葡萄糖和精氨酸（表 28－1），氯化三苯四氮唑还原阴性。进一步鉴定需用特异性抗血清做 GIT 与 MIT。

泌尿生殖道感染支原体的血清学检查临床意义不大。

（达选秀）

第三节　其他支原体

一、透支原体

穿透支原体（M penetrans）是 1990 年 Lo 从 AIDS 患者尿中分离到的新支原体，因能吸附宿主细胞并能穿入细胞内而得名。

（一）临床意义

穿透支原体凭借顶端结构黏附于尿道上皮细胞、红细胞、单核细胞及 CD4$^+$T 淋巴细胞，穿过细胞膜进入细胞内繁殖，导致宿主细胞受损、死亡。Mpe 为条件致病菌，通过性接触传播，能促进无症状 HIV 感染者进展为有症状的 AIDS，是加速 AIDS 进程的协同因子，Mpe 感染可能是 AIDS 的辅助致病因素。

（二）生物学特性

Mpe 形态为杆状或长烧瓶状，长 $0.8～2\mu m$，宽 $0.2～0.4\mu m$，一端为尖形结构，与肺炎支原体相似，具有黏附和穿入细胞的作用。可通过 $0.45\mu m$ 孔径的滤膜。Mpe 营养要求高，培养基中需添加血清，在改良 SP－4 培养基中生长，形成"油煎蛋"样菌落。生长缓慢，初代培养多需 10 天以上。在液体培养基中生长时呈透明状，无明显混浊或沉淀。

（三）微生物学检验

1. 标本采集 用无菌棉拭子在 AIDS 患者或 HIV 感染者咽部蘸取黏液，洗脱于 3ml 改良 SP－4 培养基中；血清、尿液标本 2 500r/min 离心 20min，弃去上清，取沉淀物与 3ml 改良 SP－4 培养基混匀。上述标本培养液均用 $0.45\mu m$ 孔径的滤膜过滤后分离培养，也可取 AIDS 患者组织做免疫组化及电镜等技术检测。

2. 标本直接检查 采用 Mpe 套式 PCR（nPCR），靶基因为 Mpe 的 16S rRNA 基因特异性片段，Mpe nPCR 最终扩增长度为 410bp。双重套式 PCR（DN－PCR）也以 16S rRNA 基因为靶基因，外套引物用 Mpe 与发酵支原体 Mf 共用，内套引物则用 Mpe 种特异建立 N－PCR 扩增体系，可扩增出特异性 Mpe DNA，此法为灵敏、特异、快速的 Mpe 检验方法。

3. 分离培养和鉴定

（1）分离培养：每份标本液用改良 SP－4 培养基稀释成不同浓度（1：10、1：50、1：100），37℃培养，每天观察颜色变化。若由红色变为黄色，透明无沉淀，为"培养可疑阳性"；再用滤膜过滤，滤液转种传代。当培养基颜色再次由红色变为黄色，则为"初代培养阳性"。应同步设培养基对照以便比较。若标本观察 30 天仍不变色则为"培养阴性"。

AIDS 相关支原体一般在 10~14 天后变色，阳性培养物应进一步鉴定。分离培养 AIDS 相关 Mpe 难度较大，如有条件应在做培养基培养的同时结合细胞培养法，分离培养与 PCR 检测同时进行。

（2）鉴定

1）生化反应：Mpe 能发酵葡萄糖，分解精氨酸，不分解尿素（表 28-1）。培养物接种含 1% 葡萄糖的 SP-4 培养基（发酵葡萄糖试验），若能分解葡萄糖，则培养基颜色由红色变为黄色。培养物接种含精氨酸（不含葡萄糖）的 SP-4 培养基（水解精氨酸试验），若能水解精氨酸，则 pH 上升。培养物接种仅含尿素的 SP-4 培养基（分解尿素试验），观察 pH 变化。

2）代谢抑制试验（MIT）：取 10^4 CCU/ml 阳性培养物，分别加入 2 支含 3ml 改良 SP-4 培养基中，其中 1 支加入适量抗 Mpe 标准血清作为试验管，另 1 支不加抗血清作为对照管，37℃ 培养。若试验管培养基颜色不变（生长被抑制），对照管颜色由红色变为黄色（支原体生长），则为阳性，该培养物为 Mpe。根据抗血清型别进行 Mpe 分型。

4. 抗体检测　国外学者在 HIV 感染者中用 ELISA 法检测出大量 Mpe 抗体，其中无症状者阳性率为 20%，AIDS 患者为 40%。

二、人型支原体

人型支原体（M. hominis）主要寄居在生殖道，可通过性接触传播，引起附睾炎、宫颈炎、盆腔炎和产褥热，新生儿可致肺炎、脑膜炎及脑脓肿。

人型支原体为球杆状，基因组大小为 700kbp。最适 pH 为 7.2~7.4。在液体培养基中，因人型支原体分解精氨酸产氨，pH 升至 7.8 以上而死亡。在固体培养基上形成 100~200μm 较大、典型的"油煎蛋"样菌落。

实验室检查常用的方法是分离培养和核酸检测。将泌尿生殖道标本接种液体培养基，培养 24~48h 后分解精氨酸产碱，酚红指示剂由淡红色变为红色。再取阳性培养物转种固体培养基，在 95% N_2、5% CO_2 的气体环境下，37℃ 培养 3 天左右，用低倍镜观察菌落。可疑菌落经形态、培养及生化反应做初步鉴定，人型支原体能分解精氨酸，不分解尿素和葡萄糖（表 28-1），进一步鉴定需用特异性抗血清做 GIT 与 MIT。PCR 法可快速检测泌尿生殖道标本 16S rRNA 基因，特异性强，适于大批量标本检测。

三、生殖支原体

生殖支原体（M. genitalium）通过性接触传播，引起尿道炎、宫颈炎及盆腔炎等，且与男性不育有关。

生殖支原体形态为烧瓶状，长 0.6~0.7μm，顶宽 0.06~0.08μm，底宽 0.3~0.4μm，有一明显的颈部，宽约 7nm。基因组大小为 580kbp。营养要求高，需在不含醋酸铊的 SP-4 培养基中才能生长，菌落呈典型的"油煎蛋"样。生长缓慢，初次分离培养需 50 多天，传代培养亦需 30 多天。生殖支原体顶端结构的黏附素 MgPa 与肺炎支原体的 P1 黏附蛋白在血清学上有交叉反应。

生殖支原体能发酵葡萄糖，不分解尿素和精氨酸（表 28-1）。因其培养较困难，且生长缓慢，故临床上通过培养方式鉴定生殖支原体意义不大。核酸检测是实验室诊断生殖支原体最好的方法，目前主要用 PCR 技术检测 16S rRNA 基因和 MgPa 基因，敏感性高，特异性强。

（达选秀）

第四节 沙眼衣原体

沙眼衣原体（C. trachomatis）不仅可致眼部感染，还可引起泌尿生殖道感染、性病淋巴肉芽肿和其他器官感染。西方国家 50% 以上的非淋球菌性尿道炎和宫颈炎由其所致，我国性病高发人群中沙眼衣原体的感染率也达 60% 左右，故沙眼衣原体日益受到医学界的关注。目前发现其有 18 个血清型，不同血清型引起不同部位的感染，其中沙眼感染的血清型为 A、B、Ba、C；性病淋巴肉芽肿感染的血清型为 L1、L2、L2a、L3；泌尿生殖道感染的血清型为 D～K。

一、临床意义

沙眼衣原体感染范围较广，可侵害不同系统和器官，所致疾病主要有沙眼、包涵体性结膜炎、泌尿生殖道感染（如宫颈炎、输卵管炎及附睾炎等）、性病淋巴肉芽肿、新生儿肺炎及中耳炎等。

（一）沙眼

主要由沙眼亚种 A、B、Ba 和 C 血清型引起。传播方式为眼－眼或眼－手－眼。沙眼衣原体可感染结膜上皮细胞，并在其中繁殖形成包涵体。症状有流泪、黏性及脓性分泌物、结膜充血及滤泡增生等。晚期可出现结膜瘢痕、眼睑内翻、倒睫及角膜血管翳，严重者可导致失明。

（二）包涵体结膜炎

由沙眼亚种 B、Ba、D、Da、E、F、G、H、I、Ia、J 及 K 血清型感染引起。表现为婴儿型和成人型。婴儿型是婴儿经产道感染，引起滤泡性结膜炎，不侵犯角膜，不出现角膜血管翳。成人型则由性接触，经手至眼，亦可由接触污染的游泳池水被感染，引起滤泡性结膜炎。

（三）泌尿生殖道感染

主要由沙眼生物变种 D－K 血清型感染引起，经性接触传播，引起非淋菌性尿道炎。性接触传播引起的非淋菌性泌尿生殖道感染，易发展为持续感染或无症状携带者。男性多表现为尿道炎，可转变为慢性并周期性加重，也可并发附睾炎、直肠炎及前列腺炎等。女性可引起尿道炎、宫颈炎、盆腔炎及输卵管炎等。输卵管炎反复发作可导致不孕症或宫外孕。

（四）呼吸道感染

沙眼衣原体引起的肺炎多见于婴幼儿，由 D、Da、E、F、G、H、I、Ia、J 及 K 血清型感染引起。

（五）性病淋巴肉芽肿

由沙眼衣原体的性病淋巴肉芽肿生物变种（LGV）生物型 L1、L2、L2a 及 L3 感染引起。主要通过性接触传播，可侵犯男性腹股沟淋巴结，引起化脓性淋巴结炎和慢性淋巴肉芽肿，常形成瘘管；也可侵犯女性会阴、肛门及直肠，形成肠皮肤瘘管及会阴－肛门－直肠狭窄与梗阻。

二、生物学特性

（一）发育周期与形态染色

衣原体在宿主细胞内生长繁殖时具有独特的发育周期。在普通光学显微镜下观察衣原体可见两种大小和形态各异的颗粒。一种为小而致密的颗粒，称为原体（elementary body，EB）；一种为大而疏松的颗粒，称为网状体（reticulate body，RB）。原体具有强感染性，Giemsa 染色呈紫色，Macchiavello 染色呈红色。网状体，亦称为始体，以二分裂方式繁殖，为繁殖型，无感染性，Macchiavello 染色呈蓝色。原体具有感染性，感染后吸附于易感细胞表面，通过吞饮作用进入细胞内，由宿主细胞膜包围形成空泡。原体在空泡内发育、增殖成网状体。网状体代谢活跃，以二分裂方式繁殖，在空泡内形成许多子代原体。子代原体聚集，由膜包绕形成各种形态的包涵体。不同衣原体的包涵体形态及在宿主细胞的位置不尽相同，根据此特点可鉴别衣原体。子代原体成熟后即从破坏的感染细胞中释出，再感染新的易感细胞，开始新的发育周期，一个发育周期为 48～72h。

（二）抗原结构

根据细胞壁的不同成分，可分为属、种、型特异抗原。

1. 属特异抗原　位于胞壁，为脂多糖 LPS，类似革兰阴性菌的脂蛋白－脂多糖复合物。可用补体结合试验检测。

2. 种特异抗原　多数衣原体的种特异抗原位于主要外膜蛋白（major outer membrane protein，MOMP）上，可用补体结合试验和中和试验检测，借此可鉴别不同种衣原体。

3. 型特异抗原　根据主要外膜蛋白抗原可将每种衣原体分为不同血清型或生物型（biovar）。型特异性差别的分子基础是由氨基酸可变区的顺序变化决定的。常用的检验方法是单克隆抗体微量免疫荧光试验。

（三）抵抗力

衣原体对热和常用消毒剂敏感，60℃ 仅能存活 5～10min，－70℃ 可保存数年，冷冻干燥保存 30 年以上仍有活性。用 75% 乙醇半分钟或 2% 来苏液 5min 均可杀死衣原体。红霉素、多西环素和四环素等有抑制衣原体繁殖的作用。

三、微生物学检验

（一）检验程序

沙眼衣原体检验程序见图 28－6。

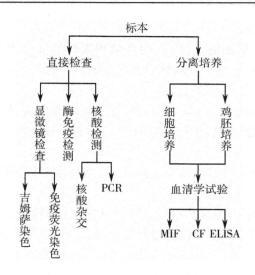

图28-6　沙眼衣原体检验程序

（二）标本采集

1. 眼和泌尿生殖道　沙眼和包涵体结膜炎患者，用拭子在结膜上穹隆或下穹隆用力涂擦，或取眼结膜刮片；沙眼衣原体尿道炎患者，因沙眼衣原体仅感染柱状及鳞柱状上皮细胞，故女性可采集宫颈拭子标本、男性采集尿道拭子标本及尿液。

2. 性病淋巴肉芽肿　采集患者淋巴结脓汁，用肉汤或组织培养营养液适当稀释，以供分离培养。

（三）标本直接检查

1. 直接显微镜检查　衣原体感染时可在宿主细胞内出现包涵体，用光学显微镜观察有一定预诊意义，特别在眼结膜、尿道及子宫颈上皮细胞内发现典型包涵体更有参考价值。包涵体的检出对急性、严重的新生儿包涵体性结膜炎的诊断价值大，对成人眼结膜和生殖道感染的诊断意义次之（图28-7）。一般采用Giemsa染色法，标本涂片干燥后染色镜检，原体染成紫红色，始体呈蓝色，此法简单易行，但敏感性较低。

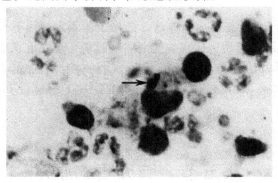

图28-7　沙眼衣原体包涵体（Giemsa染色）

2. 抗原检测

（1）免疫荧光法：用直接荧光抗体试验（direct fluorescence antibody test，DFA）检测上

皮细胞内的典型衣原体抗原。

（2）酶免疫法：由于脂多糖（LPS）的含量和溶解度远远大于 MOMP，故酶免疫测定（enzyme immunoassay，EIA）均采用酶标记抗衣原体 LPS 的单克隆或多克隆抗体，通过分光光度计对酶催化的底物显色反应进行检测。

（3）胶体金法：利用沙眼衣原体可溶性抗原 LPS 的单克隆抗体，采用胶体金免疫层析双抗体夹心法，可快速检测女性宫颈分泌物和男性尿道分泌物中的沙眼衣原体。

3. 核酸检测

（1）PCR 法：检查尿道和宫颈拭子、初段晨尿等标本中特异性 DMA 片段。此法敏感性较高，临床慎用。

（2）DNA 探针法：用[125]I 标记的沙眼衣原体 rDNA 探针检测宫颈标本的衣原体，该法检测只需 1h，且无放射危害，其敏感性和特异性与细胞培养相比分别为 82.8% 和 99.4%。

（四）分离培养和鉴定

1. 细胞培养　分离沙眼衣原体的细胞有 HeLa-229 或 McCoy 细胞等。在装有盖玻片的小培养瓶中加入 HeLa-229 或 McCoy，加入 Eagle 氏液或 199 营养液、10% 灭活小牛血清等，培养 24h 细胞长成单层。将标本拭子浸入含抗生素的稀释液中制成 10%~20% 悬液，接种到上述培养瓶中，37℃培养 72h，取出盖玻片做 Giemsa 染色。如标本中有沙眼衣原体，则染色后可见蓝色、深蓝色或暗紫色的包涵体。初代分离培养 72~96h 后传代或盲传。90% 有症状患者的标本第 1 代即可见包涵体，而无症状患者需传代后才得到阳性结果。细胞培养法的敏感性为 80%~90%，特异性 100%，是目前确诊沙眼衣原体感染最可靠的方法，也是评价其他衣原体检测法的标准。

2. 鸡胚培养　1955 年我国学者汤飞凡（1897—1958）采用鸡胚卵黄囊接种法在世界上首次分离培养出沙眼衣原体，他是世界上发现重要病原体的第一个中国人，开创了沙眼衣原体的实验研究工作。实验所用鸡胚须来自饲料中不添加抗生素的养鸡场，且种鸡应无衣原体感染。培养后如卵黄囊膜涂片发现衣原体、连续传代鸡胚死亡，且血清学鉴定为阳性，即为阳性分离结果。

（五）抗体检测

目前检测抗体的血清学方法在常规临床诊断中价值不大。因不易获得衣原体感染患者的急性期和恢复期双份血清，且性传播疾病的高危人群多有慢性重复感染，体内原有抗体水平较高，故限制了血清学方法的应用。用于检测血清中特异性抗体的方法有补体结合试验（CF）、微量免疫荧光试验（MIF）、酶免疫法等，其中 CF 敏感性和特异性较差，而 MIF 敏感性和特异性较高。

（达选秀）

第五节　肺炎嗜衣原体

肺炎嗜衣原体（Chlamydophila pneumoniae）是衣原体属中的一个新种，只有一个血清型，即 TWAR 株衣原体。这是根据最初分离的两株病原体，即 1965 年自一名台湾小学生眼结膜分离的一株衣原体（TW-183），和 1983 年自美国大学生急性呼吸道感染者咽部分离的另一株衣原体（AR-39），因两株衣原体的抗原性相同，因此将这两株的字头并发后，称作TWAR株。肺炎嗜衣原体是一种引起呼吸道疾病的重要病原体。

一、临床意义

TWAR在人与人之间经飞沫或呼吸道分泌物传播，亦可在家庭或医院等场所相互传染。TWAR感染具散发和流行交替出现的特点，其扩散较为缓慢，潜伏期平均30天左右，在感染人群中流行可持续6个月左右。TWAR主要引起青少年急性呼吸道感染，如肺炎、支气管炎、咽炎和鼻窦炎等。起病缓慢，临床常表现有咽痛、声音嘶哑等症状，还可引起心包炎、心肌炎和心内膜炎。近年来还发现TWAR与冠状动脉硬化和心脏病的发生有关。

二、生物学特性

原体直径为0.38μm，在电镜下呈梨形，并有清晰的周浆间隙，原体中无质粒，感染细胞中形成包涵体，包涵体中无糖原。TWAR株与鹦鹉热嗜衣原体、沙眼衣原体的DNA同源性<10%，而不同来源的TWAR株都具有94%以上的DNA同源性，其限制性内切酶的图谱相同。TWAR只有一个血清型，外膜蛋白顺序分析完全相同，98kDa蛋白为特异性抗原。其单克隆抗体与沙眼衣原体及鹦鹉热嗜衣原体无交叉反应。TWAR株用Hep-2和H-292细胞系较易分离和传代，但在第一代细胞内很少能形成包涵体。

三、微生物学检验

（一）检验程序

肺炎嗜衣原体检验程序同图28-6。

（二）标本采集

由于痰液标本对培养细胞有毒性作用，一般取支气管肺泡灌洗液和鼻咽部拭子，标本最好用膜式滤菌器除去杂菌，不加抗生素。若做血清学检查可采集患者外周血标本。

（三）标本直接检查

1. 直接显微镜检查 同沙眼衣原体直接显微镜检查。

2. 特异性核酸检测 采用限切酶Pst I对TWAR DNA酶切后，可获得一段474bp的核酸，其他两种衣原体无此DNA片段。采用PCR技术，检测TWAR特异性核酸片段。

（四）分离培养和鉴定

用HL和Hep-2细胞培养肺炎嗜衣原体较易生长，用McCoy细胞及其他传代细胞分离培养肺炎嗜衣原体较困难。细胞分离培养常选用HEP-2和H-292细胞系，35℃48h培养后，可用荧光标记的单克隆抗体作直接或间接法荧光染色，观察并计算包涵体数目（图28-8）。如果第1代培养包涵体阴性，则盲传至第2代，培养48h后，荧光抗体染色镜检。若仍为阴性则盲传至第3代，培养48h后，再检测。根据3代培养结果，以出现包涵体与否作出结论性报告。

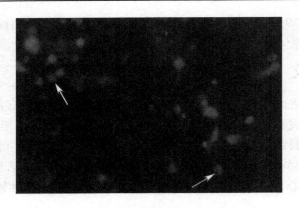

图 28 −8　肺炎嗜衣原体包涵体（荧光抗体染色）

（五）抗体检测

目前诊断 TWAR 感染较敏感的方法是用微量免疫荧光试验检测血清中的抗体。分别检测 TWAR 特异性的 IgM 和 IgG 抗体，有助于区别近期感染和既往感染，也有利于区别原发感染和再感染。凡双份血清抗体滴度增高 4 倍或以上，或单份血清 IgM 抗体滴度≥1 ： 16，或 IgG 抗体滴度≥1 ： 512，可确定为急性感染。

（达选秀）

第六节　鹦鹉热嗜衣原体

鹦鹉热嗜衣原体（Chlamydophila. psittaci）因首先从鹦鹉体内分离到而得名，可感染鹦鹉科鸟类、家禽、家畜和野生动物等，主要存在于动物肠道内，由粪便排出污染环境，以气溶胶传播，人接触后易引起鹦鹉热，可表现为非典型肺炎。

一、临床意义

感染鹦鹉热嗜衣原体的患者多呈急性发病，发冷、头痛及喉痛、不适，体温 38℃，很快上升到 39～40℃；典型临床表现为非典型肺炎，干咳、少量黏痰，有时呈铁锈色，X 线检查可见肺部单个或者多个实变性阴影。严重病例可累及心血管及神经系统，表现为心肌炎、心内膜炎、脑膜炎和脑炎等症状，可在心肌炎患者心肌内的巨噬细胞中检查到包涵体。

二、生物学特性

鹦鹉热嗜衣原体也有衣原体独特的生活周期。包涵体较致密，形态不一，不含糖原，碘染色为阴性，是与沙眼衣原体鉴别的要点之一（沙眼衣原体含糖原，碘染色呈阳性）。

三、微生物学检验

（一）检验程序

鹦鹉热嗜衣原体检验程序同图 28 −1。

（二）标本采集

采取患者的血液、痰或咽喉含漱液。如为血块，加肉汤或组织培养液制成10%悬液。痰液标本一般加2~10倍体积的含抗生素的灭菌肉汤用力振摇成乳悬液，室温1~2h后，低速离心取上清液接种。尸检材料取肺、脾、肝等组织和腹腔、心包渗出液。

（三）标本直接检查

1. 直接显微镜检查　Giemsa或Machiavello染色法观察衣原体的原体和网状体。Giemsa染色可观察包涵体。

2. 抗原检测

（1）免疫荧光法：以衣原体属、种或型的单克隆抗体与荧光素结合后，用免疫荧光方法检测组织或细胞中衣原体抗原的存在或用于衣原体分型。

（2）酶免疫法（EIA）：采用衣原体可溶性抗原LPS的抗体，能在数小时内完成组织或细胞中的衣原体可溶性抗原的检测，适用于同时检测大量标本。

3. 核酸检测

（1）DNA探针法：以衣原体MOMP基因、属特异LPS表位基因及其他鹦鹉热嗜衣原体保守序列设计和制备探针，采用斑点杂交或Southem印迹杂交试验，可准确、灵敏地检测出标本中的鹦鹉热嗜衣原体，也可用于种内株系鉴别。

（2）PCR法：除常规PCR外，目前已开发多种荧光定量PCR方法，可快速、准确、灵敏地检测出标本中衣原体。

（四）分离培养和鉴定

1. 鸡胚培养　鹦鹉热嗜衣原体的分离常用鸡胚卵黄囊接种与传代，可取得满意效果，详见沙眼衣原体分离培养。

2. 小鼠分离　选择腹腔接种、颅内接种及滴鼻接种进行试验。最具特征性的表现为小鼠嗜睡和麻痹，胀气的十二指肠上覆盖一层薄的黏性渗出物，全肺叶有实变。

3. 细胞培养　细胞培养常用PL细胞、BHK细胞及Vero细胞等，鹦鹉热嗜衣原体均能生长。但直接用于临床标本的分离培养效果不好，最好先接种鸡胚卵黄囊，经繁殖后再细胞培养易于成功，其原因可能是临床标本中衣原体数量较少。

（五）抗体检测

检验方法有补体结合试验（CF）、间接血凝试验（IHA）及酶联免疫吸附试验（ELISA）等。取患者急性期和恢复期双份血清，CF抗体效价呈4倍升高者可作诊断。单次CF抗体结果，效价高于1∶64也可诊断。

（达选秀）

参考文献

［1］贾文祥.医学微生物学.第2版.北京：人民卫生出版社，2010.

［2］陈东科，孙长贵.实用临床微生物学检验与图谱.北京：人民卫生出版社，2011.

［3］李凡，刘晶星.医学微生物学.第2版.北京：人民卫生出版社，2012.

第二十九章 抗菌药物敏感试验与
细菌耐药性检验

第一节 临床常用抗菌药物

一、青霉素类

青霉素类抗菌药物主要包括天然青霉素、耐青霉素酶青霉素、广谱青霉素、青霉素 + β - 内酰胺酶抑制剂。

1. 天然青霉素　有青霉素 G、青霉素 V，作用于不产青霉素酶的革兰阳性、革兰阴性球菌、厌氧菌。

2. 耐青霉素酶青霉素　有甲氧西林、奈夫西林、苯唑西林、氯唑西林、双氯西林、氟氯西林，作用于产青霉素酶的葡萄球菌。

3. 广谱青霉素　又分为氨基组青霉素、羧基组青霉素、脲基组青霉素。氨基组青霉素有氨苄西林、阿莫西林，作用于青霉素敏感的细菌、大部分大肠埃希菌、奇异变形杆菌、流感嗜血杆菌等革兰阴性杆菌；羧基组青霉素有羧苄西林、替卡西林，作用于产 β - 内酰胺酶肠杆菌科细菌和假单胞菌，对克雷伯菌和肠球菌无效，可协同氨基糖苷类抗菌药物作用肠球菌；脲基组青霉素有美洛西林、阿洛西林、哌拉西林，作用于产 β - 内酰胺酶肠杆菌科细菌和假单胞菌。

青霉素与青霉素结合蛋白（PBP）结合，抑制细菌细胞壁合成。

二、头孢菌素类

头孢菌素类根据发现的先后和抗菌作用将其命名为第一代、第二代、第三代、第四代头孢菌素。

1. 第一代头孢菌素　有头孢噻啶、头孢噻吩、头孢氨苄、头孢唑啉、头孢拉定、头孢匹林（cefapirin）、头孢羟氨苄。

2. 第二代头孢菌素　有头孢孟多、头孢呋辛、头孢尼西、头孢雷特、头孢克洛、头孢丙烯、氯碳头孢。

3. 第三代头孢菌素　有头孢噻肟、头孢曲松、头孢他啶、头孢唑肟、头孢哌酮、头孢克肟、头孢布烯、头孢地尼、头孢泊肟。

4. 第四代头孢菌素　有头孢匹罗（cefpirome）、头孢噻利（cefocelis）、头孢吡肟（cefepime）和头孢吡普（ceftobiprole）。

头孢菌素与青霉素结合蛋白结合，发挥抑菌和杀菌效果，不同的头孢菌素与不同的青霉素结合蛋白结合。对于革兰阳性球菌的抗菌效果：一代头孢菌素 > 二代头孢菌素 > 三代头孢菌素；对于革兰阴性杆菌的抗菌效果：一代头孢菌素＜二代头孢菌素＜三代头孢菌素；四代头孢菌素对于革兰阳性球菌和革兰阴性杆菌的作用几乎相同，并具有抗假单胞菌作用。

三、其他 β - 内酰胺类

1. 单环类　单环 β - 内酰胺类抗菌药物主要有氨曲南和卡芦莫南。对革兰阴性菌作用强，如脑膜炎奈瑟菌、淋病奈瑟菌、流感嗜血杆菌、铜绿假单胞菌。对革兰阳性菌和厌氧菌无作用。

2. 拉氧头孢类　头霉烯类（cephamycins）有头孢西丁、头孢替坦、头孢美唑。对革兰阳性菌有较好的抗菌活性，对厌氧菌有高度抗菌活性，但对非发酵糖菌无效。氧头孢烯类（oxacephems）具有第三代头孢菌素的特点，抗菌谱广，杀菌作用强，对产 β - 内酰胺酶的革兰阴性菌有很强的抗菌作用，对产酶的金黄色葡萄球菌也具有一定的抗菌活性。

3. 碳青霉烯类　碳青霉烯类除了嗜麦芽窄食单胞菌、耐甲氧西林葡萄球菌（MRS）、屎肠球菌和某些脆弱类杆菌耐药外，对几乎所有的由质粒或染色体介导的 β - 内酰胺酶稳定，因而是目前抗菌谱最广的抗菌药物，具有快速杀菌作用，包括亚胺培南、美罗培南、必阿培南、帕尼培南、多利培南。其作用特点和机制是：①具有良好穿透性。②与 PBP1、PBP2 结合，导致细菌细胞的溶解。③对质粒和染色体介导的 β - 内酰胺酶稳定。

4. β - 内酰胺酶抑制剂的复合制剂　与 β - 内酰胺类抗菌药物联用能增强后者的抗菌活性，有克拉维酸（clavulanic acid）、舒巴坦（sulbactam）和他唑巴坦（tazobactam）。

（1）克拉维酸：与青霉素类的复合制剂对产 β - 内酰胺酶（2a、2b、2c、2d、2e 型）的细菌有抑菌活性。

（2）舒巴坦：常与氨苄西林或头孢哌酮联合应用于肠道感染，可抑制由质粒或染色体介导 β - 内酰胺酶的细菌。对不动杆菌属的作用强。

（3）他唑巴坦：他唑巴坦抑酶作用范围广，几乎包括所有 β - 内酰胺酶。酶抑制作用优于克拉维酸和舒巴坦。

（4）复合制剂种类：加酶抑制剂的复合制剂用于产 β - 内酰胺酶的革兰阴性和阳性细菌。包括：①氨苄西林 - 舒巴坦。②替卡西林 - 克拉维酸。③阿莫西林 - 克拉维酸。④哌拉西林 - 他唑巴坦。⑤头孢哌酮 - 舒巴坦。

四、氨基糖苷类

按其来源分为：①由链霉菌属发酵滤液提取获得，有链霉素、卡那霉素、妥布霉素、核糖霉素、巴龙霉素、新霉素。②由小单胞菌属发酵滤液中提取，有庆大霉素、阿司米星。③半合成氨基糖苷类，有阿米卡星、奈替米星、地贝卡星（dibecacin）等。氨基糖苷类抗菌药物对需氧革兰阴性杆菌有较强的抗菌活性，对阳性球菌有一定的活性。

氨基糖苷类抗菌药物作用机制为：①依靠离子的吸附作用，吸附在菌体表面，造成膜的损伤。②和细菌核糖体 30S 小亚基发生不可逆结合，抑制 mRNA 的转录和蛋白质的合成，造成遗传密码的错读，产生无意义的蛋白质。

五、喹诺酮类

1. 第一代喹诺酮类　为窄谱抗菌药物，对革兰阳性球菌无作用，主要作用于大肠埃希菌，且迅速出现耐药，已较少应用于临床，主要为萘啶酸。

2. 第二代喹诺酮类 对革兰阴性和阳性细菌均有作用，比较这类药的抗菌活性强度依次为环丙沙星、氧氟沙星、罗美沙星、氟罗沙星、培氟沙星、诺氟沙星。

3. 第三代喹诺酮类 对革兰阳性菌作用高于第二代的 4~8 倍，对厌氧菌亦有作用，有司帕沙星、妥舒沙星、左氧氟沙星、加替沙星、格帕沙星、莫西沙星等。

喹诺酮类作用机制是：①通过外膜孔蛋白和磷脂渗透进入细菌细胞。②作用 DNA 旋转酶，干扰细菌 DNA 复制、修复和重组。

六、大环内酯类

国内常用的有红霉素、吉他霉素、麦迪霉素、乙酰螺旋霉素。新一代大环内酯类有克拉霉素、罗红霉素、地红霉素、氟红霉素、阿奇霉素、罗地霉素和醋酸麦迪霉素。对流感嗜血杆菌、军团菌、支原体、衣原体等具有强大抗菌作用。

作用特点和机制是：①可逆结合细菌核糖体 50S 大亚基的 23S 单位，抑制细菌蛋白质合成和肽链延伸。②肺部浓度较血清浓度高。③新一代大环内酯类具有免疫调节功能，能增强单核．巨噬细胞吞噬功能。

七、糖肽类和环脂肽类

1. 糖肽类 目前有万古霉素、替考拉宁。万古霉素和替考拉宁对革兰阳性球菌具有强大的活性，对 MRS 非常敏感。其作用机制是能与细菌细胞壁肽聚糖合成的前体 D－丙氨酰－D－丙氨酸末端结合，阻断肽聚糖合成从而阻止细胞壁合成。

2. 环脂肽类 以达托霉素（daptomycin）为代表，通过扰乱细胞膜对氨基酸的转运，从而阻碍细菌细胞壁肽聚糖的生物合成，改变细胞质膜的性质；另外，还能通过破坏细菌的细胞膜，使其内容物外泄而达到杀菌的目的。

八、磺胺类

磺胺类分成三类：①口服吸收好，可用于全身感染的药物，按清除速度又分为短效、中效、长效三类，有磺胺甲基异噁唑、磺胺嘧啶、磺胺林。②口服吸收差，主要在肠道起作用的药物，柳氮磺嘧啶银、磺胺二甲氧嘧啶。③主要用作局部应用的药物，磺胺米隆、磺胺醋酰钠。

九、四环素、氯霉素、林可霉素类

1. 四环素类 分为短效、中效和长效，短效四环素有：土霉素、四环素；中效四环素有：地美环素、美他环素；长效四环素有：多西环素、米诺环素。四环素为广谱抗菌药物，包括对革兰阳性菌和阴性菌，如部分葡萄球菌、链球菌、肺炎链球菌、大肠埃希菌等有一定的抗菌作用，对立克次体、支原体、螺旋体、阿米巴等敏感。其作用机制主要与细菌的 30S 核糖体亚单位结合，阻止肽链延伸，抑制蛋白质合成。临床上四环素类常作为衣原体、立克次体感染的首选药物。

替加环素（tigecycline）是米诺环素的衍生物，是第一个应用于临床的新型甘氨酰环素类抗菌药物。替加环素抗菌谱广泛，覆盖革兰阳性菌、革兰阴性菌、厌氧菌和快生长的分枝杆菌。

2. 氯霉素类　包括氯霉素、甲砜霉素。其作用机制为作用细菌 70S 核糖体的 50S 亚基，使肽链延长受阻而抑制蛋白合成。

3. 林可酰胺类　包括盐酸林可霉素、克林霉素。主要作用于革兰阳性球菌和白喉棒状杆菌、破伤风梭菌等革兰阳性杆菌。各种厌氧菌，特别是对红霉素耐药的脆弱类杆菌对该药敏感。其作用机制是与细菌 50S 核蛋白体亚基结合，抑制蛋白合成，并可干扰肽酰基的转移，阻止肽链的延长。沙眼衣原体对本类抗菌药物敏感。克林霉素是治疗肺部厌氧菌感染、衣原体性传播性疾病的首选药物。

十、其他抗菌药物

1. 链阳菌素　奎奴普丁 – 达福普汀（quinupristin – dalfopristin）是美国开发的用于临床的第一个注射用链阳菌素抗菌药物复合制剂。链阳菌素主要对革兰阳性菌具有抗菌活性，对部分革兰阴性菌和厌氧菌也有抗菌活性。

2. 噁唑烷酮类　利奈唑胺（linezolid）为噁唑烷酮类合成抗菌药物，用于治疗由需氧的革兰阳性菌引起的感染，利奈唑胺是细菌蛋白质合成抑制剂。

3. 硝基咪唑类　硝基咪唑类（nitromidazole）药物对革兰阳性、阴性厌氧菌，包括脆弱类杆菌有好的抗菌作用，对需氧菌无效。其作用机制是硝基环被厌氧菌还原而阻断细菌 DNA 合成，阻止 DNA 的转录、复制，导致细菌死亡。临床上使用的有甲硝唑和替硝唑。

（达选秀）

第二节　一般细菌抗菌药物敏感试验

一、抗菌药物的选择

一般细菌指的是非苛养菌和常规需氧菌、兼性厌氧菌。AST 的抗菌药物选择基于以下原则。①受试菌的特性：受试菌固有耐药的抗菌药物应当排除在 AST 的药物选择之外。例如：万古霉素不用于革兰阴性杆菌。此外，针对特定的细菌研制的药物应当只在此特定细菌 AST 抗菌药物选择之列。例如：头孢他啶可用于铜绿假单胞菌 AST，而不用于金黄色葡萄球菌 AST。②根据当地常见病原菌的实际获得性耐药情况选择。例如当地医院某种细菌对于某一抗菌药物的耐药十分普遍，那么这种药物的使用就应当受到限制，不应纳入在 AST 的药物选择之列。反之，如果对某一抗菌药物的敏感十分常见，这一药物也不一定需要被纳入 AST 的药物选择之列。③所使用的 AST 方法：某些抗菌药物采用特定的 AST 方法时耐药性检测结果不可靠，则这些药物不应被纳入 AST 检测。④感染的部位：某些抗菌药物例如呋喃妥因，只能在尿道发挥药效，那么从体内其他部位分离的细菌 AST 就不应选择呋喃妥因。⑤当地医院使用的药物：选择做 AST 的药物应在当地医院使用的药物范围之内。上述原则应当和临床医生密切合作，共同制定，以确保 AST 报告所蕴含的信息对于指导患者的治疗切实有效。

AST 的抗菌药物应首选可预测同类药物敏感性的代表药物。例如，对于葡萄球菌的 AST 只需选择青霉素和苯唑西林，其结果即可预测对其他所有 β – 内酰胺类药物的敏感性。与其类似，对于肠球菌的 AST 只需选择氨苄西林即可预测对不同青霉素类药物的敏感性；由于对头孢菌素类固有耐药，肠球菌的 AST 则不应选择头孢菌素类。而对于肠杆菌科 AST 的药物选择，则缺乏可预测 β－内酰胺类药物敏感性的代表药物：对头孢唑啉耐药的细菌不一定对头孢替坦耐药，对头孢替坦耐药的细菌不一定对头孢他啶耐药。当缺乏代表药物时，AST 就需要进行更多种类的抗菌药物试验。而当两种药物的活性有重叠时，不需重复试验，如头孢曲松和头孢噻肟的活性极其类似，选择其中一种进行 AST 即可预测另外一种药物的敏感性。合理选择 AST 抗菌药物可减少临床微生物实验室时间与资源的浪费。

二、纸片扩散法

在微量稀释法普及之前，1966 年 Kirby、Bauer、Sherris 和 Turck 建立了一种实用、方便的检测细菌菌株对多种抗菌药物的敏感性的方法，称为 Kirby－Bauer（K－B）法，被 WHO 推荐为定性药敏试验的基本方法。目前在许多临床微生物实验室，琼脂纸片扩散法（diskdiffusion）被常规用于检测快速生长和某些苛养性病原菌。其标准化方法和解释标准由 CLSI 的 AST 分委会在 Bauer 等研究的基础上制定，并且随着实验室和临床数据的不断更新而改进。

1. 原理　首先将受试菌均匀地涂布于琼脂平板上，然后将含有定量抗菌药物的纸片贴在平板的表面，纸片一经接触琼脂，其含有的药物立刻向周围扩散，围绕纸片形成递减的浓度梯度。经过培养后，在纸片周围药物抑菌浓度范围内受试菌的生长受到抑制，从而形成无菌生长的透明圈，称为抑菌圈（inhibitiod zone）。以 mm 为单位测量每个药敏纸片周围的抑菌圈直径。抑菌圈的大小反映了受试菌对该药物的敏感性，与该药对受试菌的 MIC 呈负相关。

界定对于每一种药物敏感、中介、耐药的参考抑菌圈直径折点，需要对几百株细菌进行试验。以抑菌圈的直径为横轴，以所对应菌株通过肉汤稀释法或琼脂稀释法得到的 MIC 值为纵轴，绘制回归曲线。随着受试菌的 MIC 值增加（耐药程度增加），所对应的抑菌圈直径则减少。如图 29－1 所示，取药物所能达到的最高血清浓度 8μg/ml 为 MIC 耐药折点，2μg/ml 为敏感折点，其水平虚线与回归线相交点作垂直线，交于横轴的 18mm 和 26mm 即为相对应抑菌圈直径的折点。抑菌圈直径小于或等于 18mm 为耐药，大于或等于 26mm 为敏感，在 19～25mm 范围内为中介。CLSI M02 系列发布的大多数抗菌药物纸片法的折点标准即是通过该方法而建立。

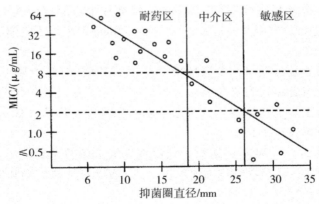

图 29－1　K－B 法折点建立的举例

2. 培养基　对于常规非苛养菌细菌的 AST，水解酪蛋白（Mueller－Hinton，MH）琼脂为标准培养基，要求室温下 pH7.2～7.4，厚度为 4mm；若添加一些补充基质则可满足营养要求更高的细菌（如流感嗜血杆菌、脑膜炎奈瑟菌）的 AST。由于抗菌药物从琼脂的表面向琼脂的各个方向扩散，所以琼脂的厚度对于药物浓度梯度直接造成影响。如果琼脂太厚，抑菌圈会偏小；如果琼脂太薄，抑菌圈会偏大。对于许多进行纸片法操作的实验室，商品化、统一质量标准的 MH 琼脂平板较为可靠。配制好的 MH 平板应置于密封袋 4℃保存，使用前应置于 35℃孵育 30min，以确保平板表面干燥。接种时，器皿的表面应是潮湿的，但培养基的表面和平板盖上不能出现液滴。MH 琼脂如含有过量的胸苷或胸腺嘧啶会使得抑菌圈偏小、模糊，导致错误的耐药报告，可用粪肠球菌 ATCC 29212 或 ATCC33186 和复方新诺明药敏纸片检测 MH 琼脂的胸苷或胸腺嘧啶含量是否合格。合格的 MH 琼脂上可见清晰的抑菌圈直径不小于 20mm，如不能产生抑菌圈，或在抑菌圈内有菌落生长，或抑菌圈直径小于 20mm 者为不合格。此外，培养基中的二价阳离子，主要是镁和钙，能够影响氨基糖苷类和四环素对铜绿假单胞菌菌株的测试结果。钙离子的含量也会影响达托霉素的测试结果，因此，采用纸片扩散法检测细菌对达托霉素的耐药性不可靠。

3. 药敏纸片　每种纸片上的药物浓度由美国食品药品管理局制定标准。各大生物制剂公司皆有药敏纸片供应，冷冻干燥后密封在干燥的容器内，保存在 8℃或者更低温度如 -20℃，解冻后未使用的药敏纸片可放在 4～8℃，不应超过一周。除了因工作需要而放置少量在 4℃外（最多放置一周），β - 内酰胺类药物密封保存的纸片都应当 -20℃储藏。不稳定的药敏纸片，如亚胺培南、克拉维酸复合剂，使用前置于 -20℃可以更好地保持稳定性。不当的保存条件可导致药物分解，最终影响抑菌圈大小。使用前 1～2h 应从冰箱中取出药敏纸片，使纸片在开封前平衡至室温，这样可以最大限度地减少热空气接触冷纸片时产生冷凝水。

4. 细菌接种和培养　菌液的准备可用直接菌落悬浮法或肉汤培养生长法。用浊度仪或麦氏比浊管调整受试菌的菌液浊度为 0.5 麦氏单位（Mcfarland），即 1.5×10^8 CFU/ml。用无菌拭子充分蘸取菌液，离开液面，在试管内壁旋转挤去多余的菌液，在平板表面均匀地涂布 3 次，每次按照间隔 60°的方向涂布，最后沿平板内缘涂抹一圈以确保平板表面受试菌均匀分布。然后于室温条件干燥平板 3～5min 后，用无菌镊子或者纸片分配器将纸片紧贴在平板表面，纸片中心距离平板内缘应大于 15mm，各纸片中心距离应大于 24mm。一般来说，一个直径 150mm 的平板放置纸片不应超过 12 个，100mm 的平板不应超过 5 个。整个操作过程应在 15min 内完成。

大多数细菌的培养条件是 35℃空气环境培养 16～18h，但对于某些苛养菌，如链球菌、流感嗜血杆菌和淋病奈瑟菌则需要含有 CO_2 的环境；为了提高某些耐药菌（如耐甲氧西林的葡萄球菌和耐万古霉素的肠球菌）的检出率和确保某些苛养菌（如淋病奈瑟菌）的检测准确性，培养时间可延长至 24h。

5. 结果判读和解释　在判断结果前，先检查平板上菌苔是否均匀生长，是否纯培养。如果操作正确，平板上细菌呈连续均匀地生长，抑菌圈为透明均匀的圆形。在黑色不反光的背景下测量抑菌圈的直径。

变形杆菌有迁徙生长现象，这种情况下迁徙生长的模糊区域应被忽略，在细菌生长明显受到抑制的区域进行测量。当进行磺胺类药物和甲氧苄啶的纸片法药敏试验时，细菌生长也会出现模糊区域，此时模糊区域应当被忽略。当不存在细菌的迁徙生长和没有使用磺胺类药物和甲氧苄啶的纸片法药敏试验时，如出现细菌生长的模糊区域则是由于某些肠杆菌科细菌对头孢菌素耐药、葡萄球菌对甲氧西林耐药或者肠球菌对万古霉素耐药。有时在明显的抑菌圈中出现单个菌落，提示细菌未分纯。如果确定是纯培养，则该单个的菌落为变异株或者耐药株，AST 结果应报告为耐药。头孢西丁和苯唑西林均可用于 mecA 介导的葡萄球菌耐药性检测，但是头孢西丁效果更好。甲氧西林耐药的路邓葡萄球菌检测的纸片扩散试验只能用头孢西丁纸片。厌氧菌不能用纸片扩散法检测。

6. 质量控制　为确保 AST 结果的可靠性，质量控制监测目标包括以下几点：①AST 程序的精密度（重复性）和准确度。②试验所用试剂的性能。③进行试验和结果判读的实验人员的能力。参照 CLSI，采用标准质控菌株是 AST 质量控制的主要措施，对每批 MH 琼脂平板和每次 AST 试验都应用质控菌株进行检测，以确保试验准确有效，如结果超出 CLSI 允许范围内，则应及时纠正。常用的质控菌株有金黄色葡萄球菌 ATCC25923、大肠埃希菌 ATCC25922 和铜绿假单胞菌 ATCC27853 等。质控菌株应每周传代一次，不能连续超过 3 周。至少每个月要用冷藏、冻于或购买的质控菌株来替代原有质控菌株。临床微生物实验室除了应常规进行室内质控，还应参加不同地区范围内的室间质控。

7. 优缺点　纸片扩散法的优点是方便和操作简单。对同一株细菌每次最多可测试 12 种抗菌药物。由于结果的准确性和适用于大多数常见细菌，纸片扩散法是 AST 中最为普及的方法。缺点是对于不常见的细菌缺乏结果判读标准，其结果的精确性也不及稀释法。

三、稀释法

稀释法是用培养基将抗菌药物作不同浓度稀释，再接种待检细菌，定量测定抗菌药物抑制或杀死细菌的最低药物浓度的体外方法，分为肉汤稀释法和琼脂稀释法。稀释法所测得的某抗菌药物能抑制待测菌肉眼可见生长的最低药物浓度成为最低抑菌浓度（MIC）。CLSI 的 M07 文件系列对于 MIC 法给出了详细的标准。

（一）肉汤稀释法

肉汤稀释法包括常量稀释法（macrodilution）和微量稀释法（microdilution）。两者原理相同，只是反应液的体积不同。前者采用试管，每管中菌药混合物体积为 2ml；后者采用微孔板，每孔菌药混合物的体积为 0.1ml。

1. 原理　用 MH 肉汤将抗菌药物对倍稀释，接种一定量的待测菌，以肉眼看不见细菌生长的最低药物浓度为 MIC；此方法定量测定抗菌药物杀灭受试菌的最低浓度为最低杀菌浓度（minimal bactericidal concentration，MBC）。

2. 培养基　MH 肉汤为基础培养基，用于常规需氧菌和兼性厌氧菌检测。而相对苛养的细菌，如肺炎链球菌和流感嗜血杆菌检测则需要添加营养成分。虽然葡萄球菌不是苛养菌，但也需要添加 2%（质量浓度）的 NaCl 以提高耐甲氧西林葡萄球菌的检出率。

3. 药物稀释

（1）抗菌药物储存液的配制：抗菌药物干粉不能直接用于 AST，一般保存在 -20℃ 以下的干燥容器中。使用前先配制抗菌药物储存液，其浓度至少为 1 000μg/ml（如 1 280μg/ml）或最高试验浓度的 10 倍。取少量体积的抗菌药物储存液于无菌玻璃、聚丙烯、聚苯乙烯或聚乙烯小瓶中，密封置于 -60℃ 或更低温度，需要时解冻并且当天使用，用过的储存液应在 24h 后丢弃。大多数的抗菌药物储存液可在 -60℃ 或更低温度保存 6 个月或以上，其活性无显著变化。

（2）抗菌药物稀释液的配制：药物稀释液的。建议选择的范围至少包括一种质控菌的折点。对药物储存液进行对倍稀释，其终浓度可为 256、128、64、32、16、8、4、2、1、0.5、0.25、0.125μg/ml。商业化的微孔板则已经在每孔中配制了不同抗菌药物浓度的肉汤，密封包装并置于 -20℃（最好 -60℃）以下温度保存。一经解冻后不能再重新冷冻，反复冻融会加速某些抗菌药物，特别是 β - 内酰胺类药物的降解。

4. 细菌接种和培养　采用直接菌落悬浮法或者肉汤培养生长法进行受试菌菌液的制备，然后用无菌生理盐水或肉汤调整受试菌的菌液浊度为 0.5 麦氏单位（$1.5 \times 10^8 CFU/ml$）。在 15min 内将校正好的菌悬液加入肉汤中，使每管或每孔的最终菌含量约为 $5 \times 10^5 CFU/ml$。对于常量肉汤稀释法可以先将 0.5 麦氏单位的菌悬液作 1∶150 的稀释，使每管含量约为 $1 \times 10^6 CFU/ml$，然后向每一含有 1ml 抗菌药物系列稀释管（阳性对照管仅加入肉汤）加入 1ml 并混匀，此时抗菌药液和菌液均为对倍稀释。每一批次实验均需设立对照。对于大多数细菌的培养条件为 35℃孵育 16 ~ 20h，某些细菌需要培养更长时间，如耐甲氧西林的葡萄球菌和脑膜炎奈瑟菌需要培养 24h，而某些苛养菌则需要 5% 的 CO_2 气体环境。

5. 结果判断和解释　肉眼所见试管内或微孔内能完全抑制细菌生长的最低药物浓度即为该抗菌药物对受试菌的 MIC。可根据细菌的 MIC 值判读 AST 的结果是敏感、中介或耐药，其依据来自于 MIC 与对应药物在血清中所能达到的浓度、特定的耐药机制以及药理疗效的研究。微量稀释法时，可采用比浊仪判断微孔板的孔内是否有细菌生长。多种商业化的微孔板可与自动化仪器配套使用，自动判断结果。

6. 质量控制　质量控制的要求类似于纸片扩散法，每次试验应使用规定的质控菌株。

7. 优缺点　肉汤稀释法既可定性又可定量，不仅可判断细菌对药物敏感、中介还是耐药，还可以给出具体 MIC 数值。但操作较纸片扩散法烦琐。大多数情况下，检测细菌对药物敏感、中介还是耐药已经能够满足临床需要，因此，临床微生物实验室大多采用纸片扩散法进行 AST。

（二）琼脂稀释法

琼脂稀释法是将抗菌药物均匀稀释于 MH 琼脂培养基中，配制出 1∶2、1∶4、1∶8 等连续稀释或倍比稀释的平板，每一平板为一个药物稀释度，可采用多点接种仪接种细菌，孵育后观察细菌的生长情况，以点种处肉眼所见无细菌生长的最低平板药物浓度为 MIC。

1. 抗菌药物琼脂的制备　稀释药液加入 45 ~ 50℃水浴平衡的 MH 琼脂中（药液和琼脂的体积比为 1∶9），混合均匀后在水平台面倾注平板，使琼脂厚度为 4mm，避免产生气泡，室温下凝固。一种药物需要制备六个稀释度的平板，以及一个无药物的生长对照平板。倾注的平板可立即使用，或用密封袋储存于 2 ~ 8℃。用于参考试验时保存时间不应超过 5 天，用于常规试验可保存更长时间。冰箱取出平板后应先平衡至室温，使用前需确保平板表面无水分。较为苛养的细菌需要在 MH 琼脂内添加补充物质。

2. 细菌接种和培养　将受试菌调整为 0.5 麦氏单位的菌悬液，现有的大多数多点接种仪可一次性在平板上接种 32 ~ 36 个标本，要求 5 ~ 8mm 直径的接种点接种量为每点 1×10^4 CFU。如接种针的直径为 3mm，每针接种的菌液体积则为 2μL（1 ~ 3μl），需将 0.5 麦氏单位的菌悬液稀释 10 倍；若直径为 1mm，接种体积只有 0.1 ~ 0.2μl，则不需要稀释菌悬液。菌悬液制备完成后应该在 15min 内接种完毕。接种时注意接种点的方向，首先接种不含抗菌药物的生长对照平板，然后按照从低到高的药物浓度接种平板，最后接种第二个生长对照平板以验证在接种过程中无污染、针头没有携带抗菌药物。待接种点完全干燥后（不要超过30min），置于35℃空气环境培养16~20h。检测耐甲氧西林的葡萄球菌需培养24h，较为苛养的细菌（淋病奈瑟菌、链球菌属、脑膜炎奈瑟菌等）需要5%的CO_2气体环境培养24h。

3. 结果判断和质量控制　MIC的折点和解释同肉汤稀释法，结果可只报告MIC，也可只报告敏感、中介或耐药，或者两者皆有。每一批药物琼脂平板都应用质控菌株检测其是否合格，质量控制方面详见CLSI的M07文件。

4. 优缺点　琼脂稀释法可以同时进行多株细菌的MIC测定，结果重复性优于肉汤稀释法，且易于发现耐药突变株以及污染，是检验新药体外抗菌活性应参照的标准方法。由于操作烦琐，大多数实验室不采用此方法。然而，对于在肉汤中生长不良的淋病奈瑟球菌，AST采用琼脂稀释法则优于肉汤稀释法。

四、E-试验

E-试验是一种结合了稀释法和扩散法的原理与特点，测定细菌对抗菌药物敏感度的定量技术。E-试验试纸条是5mm×50mm的商品化塑料条，一面是干化学成分、呈连续浓度梯度分布的抗菌药物，另一面刻有对应的药物浓度（μg/ml）。培养基、受试菌菌液的制备、接种、培养及质量控制同纸片扩散法。受试菌菌液涂布平板后，轮辐状放置E-试验试纸条，35℃培养16~20h后，围绕试纸条可形成椭圆形的抑菌圈，抑菌圈与试纸条边缘相交处所对应的浓度刻度即为MIC值。CLSI对于稀释法的MIC折点解释也运用于E-试验法。E-试验不仅可用于一般细菌的MIC测定，也适用于一些生长缓慢的细菌、厌氧菌和真菌。该方法使用方便、操作简单，缺点是成本较高。

五、联合药敏试验

在以下情况临床上需联合使用抗菌药物：①用于病原菌尚未确定的急、重症感染的经验治疗，以扩大治疗的覆盖面。②治疗多种细菌所引起的混合感染。③针对某些耐药菌可起到协同抗菌作用。④减少或推迟治疗过程中细菌耐药性的产生。⑤减少治疗指数低的抗菌药物的用量从而减轻其毒副作用。

联合药敏试验（synergy testing）是测定两种抗菌药物联合应用时的抗菌效果，可以出现4种结果：无关（indifference，活性等于两药中较高者）、协同（synergy，1+1＞2）、累加（addition，1+1＝2）和拮抗（antagonism，1+1＜2）。联合药敏试验时能够有协同效应最为理想。协同效应常发生于：①两种药物在细菌的不同部位抑制细胞壁合成或阻断细菌的新陈代谢。②β-内酰胺类药物增加了氨基糖苷类药物进入细菌细胞的数量。③β-内酰胺类药物与β-内酰胺酶抑制剂联用。联合药敏试验常用两种方法：纸片法（定性）和棋盘稀释法（定量）。

（一）纸片法联合药敏试验

纸片法联合药敏试验所用的培养基、药敏纸片、菌液和培养条件等均和AST纸片法相同。将两种药敏纸片邻近贴在涂菌的琼脂平板上，使两纸片的中心距离恰好等于两药敏纸片单独试验时抑菌圈的半径之和，按规定条件孵育之后观察抑菌圈的形状改变，并据此判断两药联合药敏试验的结果。

（二）棋盘稀释法联合药敏试验

棋盘稀释法是目前常用的定量联合药敏方法，其步骤是首先采用肉汤稀释法分别测定两药对受试菌的 MIC，然后根据所得 MIC 确定含有药物肉汤的稀释浓度（一般为 6～8 个浓度，药物最高浓度为 MIC 的 2 倍，依次对倍稀释），将各个浓度的两种药物肉汤分别在方阵的纵列和横列等量混合，组成棋盘模式、不同浓度组合的两种药物肉汤混合液。混合液中加入受试菌液，使其终浓度为 5×10^5 CFU/ml，35℃ 培养 16～20h 后观察结果，以肉眼听见无细菌生长的最低药物浓度为两种药物联用时的 MIC 值。部分抑菌浓度（fracrionalinhibitory concentration，FIC）指数可据此计算。

FIC 指数 = 联用时 A 药 MIC/单测时 A 药 MIC + 联用时 B 药 MIC/单测时 B 药 MIC。

当 FIC 指数 ≤0.5 时为协同作用，0.5 < FIC 指数 ≤1 时为累加作用，1 < FIC 指数 ≤2 时为无关作用，FIC 指数 >2 时为拮抗作用。

（达选秀）

第三节 分枝杆菌药物敏感试验

一、抗分枝杆菌药物

分枝杆菌属包括结核分枝杆菌复合群、非结核分枝杆菌以及麻风分枝杆菌。抗结核分枝杆菌药物对后两者均具有不同程度的抗菌作用，故在此介绍抗结核分枝杆菌药物。常用于抗结核分枝杆菌的 5 种一线药物有链霉素、异烟肼、利福平、乙胺丁醇和吡嗪酰胺；7 种二线药物有乙硫异烟肼、卷曲霉素、环丙沙星、氧氟沙星、卡那霉素、环丝氨酸、利福布汀。

二、结核分枝杆菌体外药敏试验

近年来，结核分枝杆菌对临床常用的抗结核一线药物均有耐药现象出现，甚至出现了耐多药以及泛耐药的结核分枝杆菌。因此，对所有临床初次分离的结核分枝杆菌都应当做 AST。如果经过 3 个月正规的临床治疗后患者仍然结核分枝杆菌培养阳性或者疗效不佳，则应该重复 AST。此外，对于分枝杆菌感染的严重疾病以及来自高耐药结核分枝杆菌流行区的患者，都应进行 AST。

初次分离的结核分枝杆菌常规检测 5 种一线药物的 AST，一旦其中任何一种药物出现了耐药，则应当检测 7 种二线药物的 AST。L 型变异是结核分枝杆菌慢性感染持续存在的重要原因之一，对高浓度的链霉素、异烟肼和乙胺丁醇常不敏感，因此，对检出的结核分枝杆菌 L 型应做 AST，以帮助临床制定合理的治疗方案。

如采用常规的 AST 纸片法，由于分枝杆菌生长缓慢，在其生长之前药物已经扩散至培养基中，不能体现药物的抑菌作用，故常规的 AST 纸片法不适用于结核分枝杆菌。结核分枝杆菌体外药敏试验的常见方法有以下五种：仪器法、比例法、绝对浓度法、耐药率法和 E - 试验。此外近年来还出现噬菌体生物扩增法和刃天青显色法。这些方法都可分为直接法和间接法：①若标本涂片每 100 个油镜视野超过 50 个抗酸杆菌，可直接用标本进行药敏试验，称为直接法，优点是能较为快速获得药敏结果，缺点是不够标准化和易污染。②采用分纯后的次代培养菌进行药敏试验为间接法。以下对结核分枝杆菌五种 AST 方法进行简单介绍。

1. 仪器法　仪器检测系统有 BACTEC 460TB、BACTEC MGIT 960、MB/BacT Alert3D、ESP 结核分枝杆菌检测系统，采用液体培养基，原理同比例法，能检测结核分枝杆菌对所有一线和二线药物的敏感性。细菌生长代谢产生 CO_2，因此，可通过检测 CO_2 的量来判断细菌的生长情况。将细菌同时接种于含药管和无药管，然后比较两管中 CO_2 的比例和数量。BACTEC 460TB 采用放射性同位素法检测 CO_2，BACTEC MGIT 960 采用检测荧光、MB/BacT Alert 3D 和 ESP 采用测量气体的方法来检测 CO_2。该方法操作简单，出结果较为快速，但是也存在设备昂贵、放射性污染等缺点。

2. 比例法　比例法和 BACTEC 放射性同位素法是美国最常用的结核分枝杆菌 AST 方法，比例法也受到 WHO 全球结核耐药检测方案推荐。对于每一种受试药物，将不同稀释度的菌液加入含药 7H10 琼脂格和一个无药对照 7H10 琼脂格，比较在含药和无药琼脂上细菌的生长比例。每周观察一次，3 周后报告结果。当含药琼脂格内无受试菌生长，或菌落数不大于对照格菌落数的 1% 则判为敏感；当含药琼脂格菌落数大于对照格菌落数的 1% 则判为耐药。同批次应采用质控菌株进行质量控制。

3. 绝对浓度法　将定量的细菌接种于一个无药对照培养基和几个梯度药物浓度的培养基，能够抑制所有或几乎所有细菌生长的最低药物浓度，即为此药物的 MIC。

4. 耐药率法　将受试菌和标准实验室菌株进行耐药率的比较。2 株细菌平行试验，在含有连续对倍稀释药物浓度的培养基上接种定量的细菌，耐药率以受试菌的 MIC 与标准菌的 MIC 比率表示。

5. E - 试验　这是一种定量检测的方法，操作简便，结果准确、快速，且可用于联合药敏试验，易于标准化操作和质量控制，缺点是成本较昂贵。

CLSI 推荐 10 种耐药表型不同的结核分枝杆菌作为质控菌株进行 AST 的质量控制，如下：H37Rv ATCC27294 为一线、二线药物的敏感质控菌株；H37Rv ATCC35820 为链霉素耐药质控菌株；H37Rv ATCC35821 为氨基水杨酸耐药质控菌株；H37Rv ATCC35822 为异烟肼耐药质控菌株；H37Rv ATCC35826 为环丝氨酸耐药质控菌株；H37Rv ATCC35827 为卡那霉素耐药质控菌株；H37Rv ATCC35828 为吡嗪酰胺耐药质控菌株；H37Rv ATCC35830 为乙硫异烟胺耐药质控菌株；H37Rv ATCC35837 为乙胺丁醇耐药质控菌株；H37Rv ATCC35839 为利福平耐药质控菌株。

三、快速生长的分枝杆菌体外药敏试验

非结核分枝杆菌相对于结核分枝杆菌来说更需要个性化治疗，治疗方案基于分枝杆菌的种类、感染的部位和严重程度、AST 结果、基础疾病以及患者的一般情况。对于所有临床上重要的快速生长的分枝杆菌，如：偶发分枝杆菌、龟分枝杆菌和脓肿分枝杆菌都应该做体外药敏试验，方法有肉汤稀释法和琼脂纸片洗脱法。肉汤稀释法与需氧和兼性厌氧菌的肉汤稀释法类似，为 CLSI 推荐的方法。如果经过 6 个月正规的临床治疗后患者仍然分枝杆菌培养阳性或者疗效不佳，则应该重复 AST。

（达选秀）

第四节　厌氧菌药敏试验

厌氧菌分布广泛，引起的感染遍及临床各科，多为混合感染。厌氧菌采用常规细菌培养方法不能检出，且采用经验性治疗往往有较好的疗效，使得临床实验室一般不进行厌氧菌 AST。2012 版 CLSI M11 - A7 文件指出进行厌氧菌 AST 的目的在于：①协助重症厌氧菌感染患者的治疗。②定期监测特定区域的厌氧菌耐药谱变化，以指导经验性选择抗菌药物。③确定新药的厌氧菌敏感谱。针对临床厌氧菌株进行 AST 的主要指征是帮助选择有效药物，在以下情况时尤为重要：①已知感染的厌氧菌种属对于常用药物耐药。②已确诊的厌氧菌感染，经验用药后疗效不佳。③分离出的厌氧菌毒力较强，或对于感染的厌氧菌缺乏经验性治疗方案。④严重的厌氧菌感染，如脑脓肿、心内膜炎、假肢感染、败血症等，或为需要长期治疗的患者制定合理治疗方案。⑤在正常无菌部位分离到厌氧菌，并且能够排除正常厌氧菌群污染。此外，当同时分离出几种病原厌氧菌，至少要对脆弱拟杆菌群（通常耐药率最高）进行 AST。

一、厌氧培养基

琼脂稀释法采用强化布氏琼脂培养基，其中添加了 $5\mu g/ml$ 的氯化血红素、$1\mu g/ml$ 的维生素 K_1 以及 5%（体积分数）脱纤维羊血。若用于常规试验，密封于 $2 \sim 8℃$ 保存，不超过 7 天；若用于科研和评估，则不能超过 72h；若含有亚胺培南、克拉维酸的 β - 内酰胺/β - 内酰胺酶抑制剂复合药物，或其他已知的任何不稳定药物的平板，均应试验当日配制。微量肉汤稀释法采用强化布氏肉汤培养基，即布氏肉汤中添加 $5\mu g/ml$ 的氯化血红素、$1\mu g/ml$ 的维生素 K_1 以及 5% 溶解的马血。

二、常用抗厌氧菌药物

抗厌氧菌药物的选择不多，根据微生物学和药理学因素以及临床适应证和疗效，CLSI 制定了推荐常规报告的抗厌氧菌药物表。

三、厌氧菌药敏试验常用方法

厌氧菌 AST 的常用方法有琼脂稀释法、肉汤稀释法、E - 试验和 β - 内酰胺酶检测试验，其基本原理、方法与需氧菌相同，但是在培养基、操作环境和培养条件方面有所区别。2012 版 CLSI 推荐的方法有琼脂稀释法和微量肉汤稀释法。琼脂稀释法是适用于所有厌氧菌的参考方法，接种菌量为每点 1×10^5 CFU；目前微量稀释法仅适用于脆弱拟杆菌群的某些药物 AST，接种菌量为 1×10^6 CFU/ml。厌氧菌的培养设备为厌氧箱或厌氧罐，提供厌氧的气体环境 80% N_2、10% H_2 和 10% CO_2，在 $35 \sim 37℃$ 培养 48h。

利用产色头孢菌素法进行 β - 内酰胺酶检测可以预测细菌对青霉素的敏感性，但是不能预测对头孢菌素的敏感性。如果临床医生考虑用青霉素或氨苄西林治疗，则应进行 β - 内酰胺酶检测。绝大多数脆弱拟杆菌群产 β - 内酰胺酶，故认为它们对青霉素、氨苄西林、阿莫西林耐药，不必做 AST。而某些不产 β - 内酰胺酶的厌氧菌可因为其他机制对 β - 内酰胺类药物耐药，因此，即使 β - 内酰胺酶检测阴性也不能推断该菌对此类药物敏感。

许多厌氧菌感染为混合感染，耐药率最高的细菌应首先进行试验和报告（通常是脆弱拟杆菌群）。

四、质控菌株

CLSI 推荐的质控菌株有脆弱拟杆菌 ATCC25285、多形类杆菌 ATCC29741、迟缓优杆菌 ATCC43055 和难辨梭菌 ATCC700057。

（达选秀）

第五节 抗真菌药物敏感性试验

一、临床常用抗真菌药物

临床上常用的抗真菌药物主要有两性霉素 B、制霉菌素、酮康唑、氟康唑、5 - 氟胞嘧啶等。抗真菌药物主要通过破坏真菌细胞膜、干扰细胞膜的合成、阻断真菌核酸的合成及抑制真菌细胞壁合成等方式发挥抗真菌作用。

二、真菌的药物敏感试验方法

真菌药物敏感试验方法有常量（试管）肉汤稀释法、微量肉汤稀释法、琼脂稀释法、琼脂扩散法及 E 试验法（E - test）等。CLSI 采用的液体稀释法，尤其微量液体稀释法，简便易行，结果敏感，应用较广。

（一）常量（试管）肉汤稀释法

1. 药物稀释　药物贮存液浓度按试验中所需最高浓度的 10 倍（水溶性药物）或 100 倍（脂溶性药物）用无菌水或相应溶剂配制。将药物贮存液用 RPMI1640 培养基进行一系列倍比稀释，稀释后的浓度为待测浓度的 10 倍。

2. 待测菌液的制备　待测菌接种于沙保弱琼脂培养基，假丝酵母菌和球拟酵母菌属孵育 24 小时，新型隐球菌孵育 48 小时，挑取 5 个直径≥1mm 的菌落混悬于 5ml 生理盐水中，调整浓度为 0.5 麦氏浊度，接种前用生理盐水进行 1 : 100 稀释，最后用 1640 培养基稀释 10 倍，使最终菌量为 $(1.0 \sim 5.0) \times 10^3 CFU/ml$。

3. 实验步骤

（1）在试管中依次加入 0.1ml 倍比稀释的不同浓度药物稀释液。

（2）在试管中依次加入 0.9ml 菌工作液，混匀。注意整个过程需在 15min 内完成。

（3）设置阴性对照和生长对照。同时进行质控菌株平行试验，进行质量控制。

（4）将试管置于 35℃培养 48 小时观察结果（新生隐球菌为 72 小时）。

4. 结果判读　两性霉素 B 的 MIC 为无肉眼可见生长的最低药物浓度；5 - 氟胞嘧啶及吡咯类采用 80% MIC 判断标准，即取生长对照管中菌悬液 0.2ml，加入培养基 0.8ml 混匀作为判断终点的浊度（即 80% 菌的生长受到抑制时的浊度），与此浊度相近的试管即可判定为终点，其药物浓度为该药的 MIC 值；对于棘白菌素类药物采用 50% MIC 判断标准。判定标准见表 29 - 1。

表 29 –1   念珠菌体外药物敏感试验的结果判定标准

抗菌药物	MIC（mg/L）			
	敏感（S）	剂量依赖敏感（S – DD）	中度敏感（I）	耐药（R）
氟康唑	≤8	16 ~ 32	–	≥64
伊曲康唑	≤0.125	0.25 ~ 0.5	–	≥1
伏立康唑	≤1	2	–	≥4
氟胞嘧啶	≤4	–	8 ~ 16	R≥32
棘白菌素类	≤2	–	–	–

注：如果测定的 MIC 值位于上述分类之间，则将该菌划分入高一级类别中。

注意事项：氟康唑的判定标准不适用于克柔念珠菌。采用不适当的溶媒溶解伊曲康唑可导致结果偏差。对于两性霉素 B，虽然 CLSI 没有解释标准，但有文献介绍，当两性霉素 B 的 MIC 值大于 1mg/L 时，就可作为判断两性霉素 B 耐药菌株的指标。

5. 质量控制   将质控菌株与测试菌株相同条件下进行药敏试验，质控菌株的 MIC 应落在相应预期值范围内。常用质控菌株为克柔念珠菌（ATCC 6258）、近平滑念珠菌（ATCC 22019），其质控范围见表 29 –2。

表 29 –2   常用质控菌株的质控范围

抗菌药物	MIC（mg/L）	
	克柔念珠菌（ATCG6259）	近平滑念珠菌（ATCC 22019）
氟胞嘧啶	1.0 ~ 4.0	0.12 ~ 0.5
氟康唑	16.0 ~ 64.0	0.5 ~ 2.0
伊曲康唑	0.03 ~ 0.12	0.03 ~ 0.12
两性霉素 B	0.12 ~ 1.0	0.12 ~ 1.0
伏立康唑	0.03 ~ 0.25	0.015 ~ 0.06
泊沙康唑	0.015 ~ 0.06	0.015 ~ 0.06

（二）微量肉汤稀释法

培养基、药物的稀释、接种菌的准备以及结果的判断均同常量肉汤稀释法。

试验步骤：

（1）采用 96 孔 U 型板，每排 1 ~ 10 孔依次加入不同浓度待测药物工作液 100μl，第 1 孔为最高浓度，第 10 孔为最低浓度。制备好的药敏板可用塑料薄膜包裹后置 –70℃ 保存 6 月以上。

（2）取制备好的药敏板，在 1 ~ 10 孔加入 100μl 菌工作液，第 11 孔中加入 100μl 无菌蒸馏水和 100μl 菌工作液，作为生长对照；第 12 孔仅加无菌不含药物的培养基作为阴性对照。

（3）将培养板置于 35℃ 孵育 48 小时（新生隐球菌为 72 小时）后读取结果。

（4）观察前，可轻轻震摇药敏板，使终点判读更容易。如果出现菌膜及沉淀，须进行吹打、涡旋或其他方法混匀后，再进行结果判读（同常量肉汤稀释法）。

（达选秀）

第六节　细菌耐药性产生机制

一、细菌耐药性

自1928年英国细菌学家弗莱明发现了世界上第一种抗生素（青霉素）以来，抗生素在感染性疾病的治疗中发挥了重要作用。继青霉素之后，不断地发现和合成了多种抗菌药物，如青霉素之外的β-内酰胺类、氨基糖苷类、喹诺酮类、大环内酯类、糖肽类、磺胺类、四环素类和硝基呋喃类、硝基咪唑类等。与此相对应，细菌在抗菌药物的选择压力下发生突变而产生耐药性，耐药菌相继产生，且耐药性逐渐增强。任何一种新的抗菌药物问世后几年或十几年之内，必然出现与之对应的耐药菌，药物对细菌的抗菌作用以及细菌对抗菌药物的耐药性都处于不断变化中。由于抗菌药物的广泛应用，我国已成为世界上抗生素滥用最严重的国家之一。我们只有加强研究细菌耐药性的产生机制、合理使用抗生素，持续监测细菌耐药性的变化，才能控制细菌的耐药性，有效治疗感染性疾病。

二、细菌耐药性产生机制

细菌可通过不同机制产生耐药性，其最终结果是使抗菌药物完全或部分失效。细菌耐药性包括生物性和临床性的耐药、环境介导的耐药以及细菌介导的耐药。

（一）生物性耐药和临床性耐药

生物性耐药是指细菌对于原先表现为敏感的药物降低其敏感性。当敏感性降低至临床用药达不到有效程度时，则称为临床性耐药。生物性耐药和临床性耐药并不一定保持一致。大多数实验室检测着重于临床性耐药，而实际上细菌在不断发生生物性耐药的变化。例如，过去肺炎链球菌可被0.03μg/ml或更低浓度的青霉素抑制，而临床实验室关注的标准是能否被2μg/ml或更高浓度的青霉素抑制，这个浓度被认为是青霉素能够发挥药效的阈值。然而，尽管实验室在2μg/ml或更高浓度的青霉素抑制下没有检测到肺炎链球菌能生长，此菌在生物性耐药方面已经发展成为需要10～50倍于0.03μg/ml的青霉素浓度才能抑制。生物性耐药在不断地变化，虽然当今的实验室方法还不能准确的检测出所有过程，但是我们应当意识到细菌产生生物性耐药的情况一直在发生。

（二）环境介导的耐药

细菌耐药性的产生是药物、细菌及其所处环境相互作用的结果。环境中的物理或化学特性可以直接改变抗菌药物或改变细菌对于药物的正常生理反应，称为环境介导的耐药。这些环境因素有pH值、阳离子（如Mg^{2+}和Ca^{2+}）浓度、胸腺嘧啶含量和厌氧气体环境等。有些抗生素的药效会受到环境pH值的影响，如红霉素、氨基糖苷类的药效随着pH值的降低而减小，而四环素的药效却随着pH值的降低而升高。氨基糖苷类药物需要穿过细胞膜进入细胞内才能抑制细菌蛋白质的合成。抗菌药物在敏感菌体内的积蓄是通过一系列复杂的步骤来完成的，包括需氧条件下的主动转运系统，因此，在缺氧环境下药物进入细胞受到抑制，药物活性降低。氨基糖苷类药物的活性受环境中离子的影响，如Mg^{2+}和Ca^{2+}，特别是作用于铜绿假单胞菌时，氨基糖苷类药物带有净正电荷，铜绿假单胞菌的外膜带有静负电荷，这有助于药物吸附于细菌细胞表面。如果环境中也有大量带正电荷的 Mg^{2+} 和 Ca^{2+} 竞争吸附于细菌细胞表面，那么能够吸附于表面的药物就减少，从而使得药物的活性降低。环境中的某些代谢物和营养物质也会影响抗菌药物的活性。例如，肠球菌可利用胸腺嘧啶和外源性叶酸代谢物来逃避磺胺甲氧苄啶对叶酸途径的抑制作用。也就是说，如果环境能供给细菌可利用的代谢物，那么通过抑制产生这些代谢物的途径来发挥作用的药物其活性则会大大降低，甚至完全失活。当环境缺乏这些代谢物时，细菌对药物的敏感性则恢复。

在建立标准 AST 方法时应考虑到这些环境介导的耐药因素，以最大限度地减少环境因素的影响，使试验结果能够更准确地反映细菌介导的耐药性。值得注意的是，AST 的反应条件无法再现感染患者体内的生理环境，只能最大限度地检测出细菌表达的耐药性。因此，可以解释为什么 AST 的结果与临床上治疗效果并非完全吻合。

（三）细菌介导的耐药

体外药物敏感试验所检测的耐药性为细菌介导的耐药，取决于细菌遗传学特性，分为固有耐药（intrinsic resistance）和获得性耐药（acquired resistance）。

1. 固有耐药　也称天然耐药，由细菌的种属特性所决定，该耐药性可以根据细菌归类的种属推测出来。表 29 – 3 列出了常见的抗菌药物固有耐药以及耐药的机制。根据细菌的固有耐药性，可以将某些药物从 AST 的药物选择中排除，也可用来帮助鉴定细菌。例如，革兰阳性球菌的常规 AST 药物选择应当排除氨曲南，革兰阴性杆菌的常规 AST 药物选择应当排除万古霉素。

表 29 – 3　抗菌药物固有耐药举例

固有耐药	机制
厌氧菌 VS. 氨基糖苷类药物	缺乏驱动氨基糖苷类药物进入细胞内的氧化代谢途径
革兰阳性菌 VS. 氨曲南（β – 内酰胺类）	缺乏青霉素结合蛋白 PBPs – β – 内酰胺类药物作用靶点
革兰阴性菌 VS. 万古霉素	万古霉素不能渗透外膜进入细胞
铜绿假单胞菌 VS. 磺胺甲氧苄啶、四环素、氯霉素	抗生素不能达到可发挥药效的细胞内浓度
克雷伯菌属 VS. 氨苄西林（β – 内酰胺类）	产生 β – 内酰胺酶分解氨苄西林，使之不能与 PBPs 结合
需氧菌 VS. 甲硝唑	在无氧环境中甲硝唑才能还原到可发挥药物活性的状态
肠球菌 VS. 氨基糖苷类药物	缺乏足够驱动氨基糖苷类药物进入细胞内的氧化代谢途径
肠球菌 VS. 所有头孢菌素类药物	缺乏青霉素结合蛋白 PBPs – β – 内酰胺类药物作用靶点
乳酸杆菌和明串珠菌属 VS. 万古霉素	缺乏能与万古霉素结合的细胞壁前体，从而细菌细胞壁的合成不受抑制
嗜麦芽窄食单胞菌 VS. 亚胺培南（β – 内酰胺类）	产生 β – 内酰胺酶分解亚胺培南，在亚胺培南与 PBPs 结合之前就已经被分解

2. 获得性耐药　细菌因基因变化引起细胞生理和结构的改变，从而导致的耐药称为获得性耐药。与固有耐药不同，获得性耐药往往只发生于细菌种属的中个别细菌。因此，获得性耐药不能根据细菌的种属归类来推测，必须进行 AST 以检测其耐药性。获得耐药性的产

生方式有以下三种。

（1）基因突变：所有细菌都经常发生随机突变，但频率很低，其中少数的基因突变能够产生耐药性。突变的频率与使用抗菌药物无关，但药物造成的选择性压力则有利于耐药突变株的存活，并最终成为优势菌群。

（2）通过基因传递机制从其他细菌获得耐药基因：质粒、转座因子和整合子都是可以传递耐药性的基因元件。质粒是细菌染色体之外的遗传物质，能够通过结合、转化、转导等形式传递耐药性。转座因子是能在质粒之间或质粒与染色体之间自行转移的核苷酸序列。转座因子分为三种：插入序列（insertion sequence，IS）、转座子（transposon，Tn）和转座噬菌体（Mu phage）。转座因子几乎存在于所有的生物中，可能在遗传进化中起重要作用。整合子具有独特结构，可捕获和整合外源性基因使之转变为功能性基因的表达单位。它的结构由保守片段、整合酶基因、启动子和基因盒组成。基因盒是在两个保守片段间的区域插入的编码某些功能的基因，可以编码耐药性状，也可以编码细菌的其他多种适应功能。整合子对基因盒的捕获或剪切造成基因盒的移动，整合子本身也可位于质粒或转座因子上并在细菌间进行传播。

（3）以上两种方式的综合。

（四）常见的耐药产生途径

无论是固有耐药还是获得性耐药，细菌对于抗菌药物产生耐药的途径都非常类似，如产生药物灭活酶、改变药物作用靶点、药物摄取或积累的减少、形成生物被膜等。

1. 药物灭活酶　细菌可产生多种酶以灭活药物，包括水解酶和修饰酶，如β-内酰胺酶、氨基糖苷类修饰酶。

（1）β-内酰胺酶：可水解β-内酰胺环使得β-内酰胺类药物失活，其水解率是细菌耐药性的主要决定因素。迄今为止所报道的β-内酰胺酶已经超过400种。按照Ambler氨基酸序列可将β-内酰胺酶分为A~D四类：其中A、C、D类酶以丝氨酸为作用位点；B类酶以金属锌离子为活性作用位点，故称为金属酶，如乙二胺四乙酸等金属离子螯合剂与作用位点结合可抑制其活性。按照Bush功能分类法则将β-内酰胺酶分为四型：不被克拉维酸抑制的头孢菌素酶为第1型；被克拉维酸抑制的β-内酰胺酶为第2型；不被所有β-内酰胺酶抑制剂抑制的β-内酰胺酶（锌离子为活性作用位点）为第3型；不被克拉维酸抑制的青霉素酶为第4型。革兰阳性菌中的葡萄球产生的β-内酰胺酶较为稳定，很少发生突变；随着三代头孢的广泛应用，革兰阴性杆菌产生的TEM-1和SHV-1很快突变成超广谱的β-内酰胺酶（extended-spectrum β-lactamase，ESBLs），其在临床上非常受重视，一旦ESBLs阳性，则认为对青霉素类和所有头孢菌素类以及单环类药物均耐药，但对头霉素、碳青霉烯类以及酶抑制剂敏感。另一类是由染色体介导的头孢菌素酶，也称为AmpC酶（Bush分类法的第1型），几乎所有肠杆菌科菌和铜绿假单胞菌均产生AmpC酶，但产量很少，不足以导致耐药；此外某些细菌如阴沟肠杆菌，在β-内酰胺类药物诱导下可引起AmpC基因去阻遏，造成AmpC过量表达，导致细菌对除第四代头孢菌素、头霉素、碳青霉烯类之外的所有β-内酰胺类药物耐药。

（2）氨基糖苷类修饰酶：该酶能够修饰氨基糖苷类药物的结构，使药物和细菌核糖体的结合减少，是细菌对氨基糖苷类药物产生获得性耐药的重要原因。根据反应类型可分为：乙酰转移酶（N-acetyltransferases，AAC），使氨基糖苷类药物游离的羟基乙酰化；磷酸转移酶（O – phosphotransferases，APH），使游离羟基磷酸化；核苷转移酶（O – nucleotidyltran-ferases，ANT），使游离羟基核苷化。这些酶可通过质粒将耐药性传播给敏感菌，即使没有明显遗传关系的细菌种属间也能传播。

2. 改变药物作用靶点　β – 内酰胺类药物必须与细菌细胞内膜上的青霉素结合蛋白（PBP）结合才能抑制细菌细胞壁合成而起到杀菌作用。如果细菌获得外源性 DNA，编码产生与药物低亲和力的 PBP 或者 PBP 本身发生结构修饰或点突变，降低与药物结合的能力，则导致对 β – 内酰胺类药物耐药。喹诺酮类药物的作用靶点是 DNA 解旋酶和拓扑异构酶，如果细菌的 DNA 解旋酶和拓扑异构酶的结构发生改变（相关基因 gyrA 和 gyrB），与喹诺酮药物不能有效结合，也会导致细菌的耐药。再如万古霉素等糖肽类抗生素的作用靶点是细菌细胞壁五肽聚糖前体的 D – 丙氨酰 – D – 丙氨酸，肠球菌如使之突变为 D – 丙氨酰 – D – 乳酸或 D – 丙氨酸，则不能与万古霉素结合（相关基因为 vanA、vanB、vanC、vanD、vanE 和 vanG），通过阻止万古霉素对细胞壁合成的抑制而导致耐药。

3. 减少药物的摄取或积聚　药物只有进入细菌细胞内才能发挥药效。细菌可通过下述三种途径减少对药物摄取或减少药物在细菌体内的积聚而导致药物失活。

（1）外膜通透性的改变：细菌细胞壁障碍或细胞膜通透性改变可形成一道具有高度选择性的屏障，使抗菌药物无法进入细菌体内。这类非特异性的耐药机制主要见于革兰阴性菌，它具有脂质双层结构的外膜和外层脂多糖，排列紧密，带有负电荷，允许亲脂性药物通过。抗菌药物的分子越大、所带负电荷越多，则越不容易通过细菌外膜。

（2）外膜孔蛋白的突变：革兰阴性菌外膜的脂质双层中镶嵌有多种通道蛋白，称为外膜孔道蛋白（porins），可通过营养物质和亲水性抗菌药物。当外膜孔蛋白结构变异、减少或丢失时，药物进入细菌受到阻碍而导致耐药。如铜绿假单胞菌的外膜孔蛋白 OprD 突变后对碳青霉烯类抗生素产生耐药；大肠埃希菌的外膜孔蛋白 OmpF 和 OmpC 发生突变后对 β – 内酰胺类药物产生耐药。

（3）主动外排泵：某些细菌外膜上存在能量依赖的主动外排泵（efflux pumps），可将已经进入菌体内的药物泵出，使得菌体内药物浓度不足以发挥药效而导致耐药。例如大肠埃希菌的 AcrAB – TolC 外排系统可以导致细菌对 β – 内酰胺类药物、红霉素、四环素、氯霉素、氟喹诺酮类药物、利福平、氧化剂、碱性染料、有机溶剂等多种物质的耐药或抗性；铜绿假单胞菌的 MexAB – OprM 外排系统可使细菌产生多重耐药。研究显示，细菌的主动外排泵对于大环内酯类、四环素类、氟喹诺酮类药物的耐药产生起着重要作用。

4. 形成生物被膜　细菌在不利环境下可通过群体感应系统形成生物被膜。生物被膜是指细菌黏附于接触表面，分泌胞外多糖基质、纤维蛋白等，将其自身包绕其中而形成的大量细菌聚集的膜样物。关于生物被膜的耐药机制尚未定论，可能与被膜中大量的胞外基质阻碍了抗生素穿透生物被膜有关。此时药物只能杀灭生物被膜表面的浮游细菌，而不能充分渗透到深部以达到有效杀菌浓度。被膜菌无论其形态结构、生理生化特性、致病性还是对环境因子的敏感性等都与浮游细菌有显著不同，尤其表现为对抗生素及宿主免疫系统具有很强的抵抗力，从而引起许多慢性且难以治愈的感染性疾病。另外，细菌生物被膜黏附于各种医疗器械及导管上极难清除，也可引发医源性感染。

（达选秀）

第七节 细菌耐药性检验

一、耐药性补充试验

大多数情况下传统的以及仪器 AST 检测方法能够得到准确结果，但是临床相关的耐药机制却难以检出。因此，有必要进行一些耐药补充试验来保证其结果的准确性。

（一）耐甲氧西林葡萄球菌

对于某些葡萄球菌，传统的以及仪器 AST 方法很难检出对于苯唑西林及同类药物甲氧西林、萘夫西林的耐药性，而苯唑西林琼脂筛选试验则可在其他方法不能鉴定耐药性时作为备选试验。只要有一个菌落生长，则认为该菌对苯唑西林或甲氧西林耐药，如无菌落生长，则认为该菌对药物敏感。结果显示耐药的葡萄球菌对所有 β－内酰胺类药物以及 β－内酰胺/β－内酰胺酶抑制剂也耐药，治疗该菌感染时必须加入万古霉素。琼脂筛选试验已有商业化仪器供应，4h 内即可报告试验结果。除琼脂筛选试验外，也可用纸片法，1μg 苯唑西林，抑菌圈直径≤10mm 或 30μg 头孢西丁，抑菌圈直径≤21mm 或苯唑西林 MIC≥4μg/ml 或头孢西丁 MIC≥8μg/ml 的 MIC 法来检测耐甲氧西林金黄色葡萄球菌（methicillin resistant Staph ylococcus，aureus，MRSA）。对于除路邓葡萄球菌外的凝固酶阴性葡萄球菌，则 30μg 头孢西丁抑菌圈直径≤24mm 的纸片法，或苯唑西林 MIC≥0.5μg/ml 的 MIC 法来检测耐甲氧西林葡萄球菌（methicillin resistant Staphylococcus，MRS）。头孢西丁纸片法对于检测 mecA 基因介导的耐苯唑西林的凝固酶阴性葡萄球菌尤其有效。注意检测苯唑西林耐药时培养的温度应为 33~35℃，高于 35℃ 则不能确保检出 MRSA。

万古霉素中度耐药金黄色葡萄球菌（vancomycin intermediate Staphylococcus，aureus，VISA）难以用纸片扩散法和仪器法检出，检测耐万古霉素肠球菌的琼脂筛选试验也可用来检测 VISA，但是琼脂上长出菌落后需进一步采用肉汤稀释法测定 MIC 值。

（二）耐万古霉素肠球菌

耐万古霉素肠球菌（vancomycin resistant Enterococcus，VRE）难以用传统方法和仪器 AST 方法检出，可采用琼脂筛选法检测。应用透射光检查抑菌圈，在抑菌圈内如出现雾状或任何菌落生长时被认为耐药。然而，作为筛选试验分离出的肠球菌未必能达到临床耐药水平，仍需要采用肉汤稀释法确定菌株的 MIC。对 30μg 万古霉素纸片抑菌圈直径≤14mm 或者 MIC≥32μg/ml 的肠球菌被认为是 VRE。目前尚无针对 VRE 的有效治疗方法，但对青霉素敏感的 VRE 可用青霉素联合庆大霉素治疗；如果 VRE 对青霉素耐药但不是高水平耐氨基糖苷类药物，可用替考拉宁联合庆大霉素治疗。

氨基糖苷类药物常用于治疗严重的肠球菌感染，如细菌高水平氨基糖苷类耐药（high－level aminoglycoside resistance，HLAR），则不能采用氨基糖苷类与氨苄西林或万古霉素联合治疗，因此，筛选高水平耐氨基糖苷类药物肠球菌很有必要，市场上已有相应的商品化试剂盒。

（三）耐青霉素肺炎链球菌

对于检测耐青霉素肺炎链球菌（penicillin resistant Streptococcus，PRSP）青霉素纸片扩

散法不够敏感，可用苯唑西林纸片法检测，但也有不足之处：对 1μg 苯唑西林纸片抑菌圈直径若大于或等于 20mm 可判为对青霉素敏感，若小于 20mm，对青霉素耐药、中介均有可能，因此，在这种情况下应测定青霉素和头孢噻肟或头孢曲松或美罗培南的 MIC。对于苯唑西林抑菌圈小于 20mm 的肺炎链球菌，如未测定青霉素 MIC，则不能报告对青霉素耐药。

（四）D 试验

葡萄球菌表现为耐大环内酯类药物（如红霉素、阿奇霉素、克拉霉素）但对林可酰胺类药物敏感（如克林霉素、林可霉素）时，有 2 种耐药机制：如耐药机制为外排泵（相关基因 msrA），菌株通常对克林霉素敏感；如耐药机制为 MLSB 诱导型耐药，即药物与细菌核糖体结合以抑制细菌蛋白合成，当用克林霉素治疗时则极易形成克林霉素耐药的突变株，临床上应将这类葡萄球菌报告为克林霉素耐药。利用 D 试验可检测这两种不同的耐药机制：采用纸片琼脂扩散法，在 MH 平板上放置 15μg 红霉素纸片和 2μg 克林霉素纸片，相距 15～26mm，（35±2）℃培养 16～18h，如靠近红霉素一端的克林霉素抑菌圈出现"截平"现象（称为 D－抑菌圈），则为诱导克林霉素耐药阳性。即使不出现 D－抑菌圈，只要在克林霉素抑菌圈内存在细菌雾状生长，也可认为该菌株对克林霉素耐药。报告上可加注释：根据诱导克林霉素耐药试验，推测此菌株对克林霉素耐药。但对于某些患者克林霉素可能仍有效。

（五）产 ESBLs 的肠杆菌科细菌

ESBLs 由普通质粒编码的 β－内酰胺酶（如 TEM－1、SHV－1、OXA－10）突变而来，或与天然的 β－内酰胺酶（CTX－M）有较远的关系。它能水解青霉素、广谱头孢菌素和单环类抗生素，主要由大肠埃希菌、肺炎克雷伯菌、产酸克雷伯菌和奇异变形杆菌等肠杆菌科细菌产生。临床上分离到上述细菌后在常规进行 AST 的同时，还应该进行 ESBLs 的初筛试验，一旦结果阳性则需要进一步做确证实验。这些细菌进行 AST 可能抑菌圈比敏感菌略小，或 MIC 比敏感菌略大，此时按照药敏判断标准可判断为敏感，但如一经确证 ESBLs 阳性，则必须报告对所有青霉素、广谱头孢菌素和单环类抗生素耐药。

初筛试验和确证试验都可用纸片扩散法或微量肉汤稀释法。大肠埃希菌、肺炎克雷伯菌和产酸克雷伯菌的初筛试验所选用药物有头孢泊肟、头孢他啶、氨曲南、头孢噻肟和头孢曲松，其中至少选两种，选用的药物越多则试验敏感性越高；奇异变形杆菌选用头孢泊肟、头孢他啶和头孢噻肟。结果如为阳性则需要进行两组表型确证试验：头孢他啶、头孢他啶/克拉维酸；头孢噻肟、头孢噻肟/克拉维酸。采用纸片法时，两组药物中任何一组，联合克拉维酸后抑菌圈直径增大大于或等于 5mm 时，判为产 ESBLs；稀释法时，联合克拉维酸后 MIC 降低不低于 3 个倍比稀释度，则判为产 ESBLs。也可使用 E 纸条进行确证试验，读取两端的 MIC 值，如头孢他啶与头孢他啶/克拉维酸的 MIC 比值大于或等于 8，则判为产 ESBLs。

（六）改良 Hodge 试验

MHT 即改良 Hodge 试验，是针对怀疑产碳青霉烯酶的肠杆菌科细菌的表型确证试验，常规工作中不包括此内容，开展流行病学研究或感染控制时才进行该试验。当肠杆菌科细菌的产碳青霉烯酶初筛试验（纸片法和微量肉汤稀释法）阳性，或对三代头孢菌素中的一种或多种耐药时需进行 MHT。对于 MHT 阳性菌株，在报告碳青霉烯类药物结果前，应进行 MIC 试验。无论 MHT 结果如何，不需更改 MIC 试验结果。

二、直接检测耐药机制的方法

AST 及上述方法都是通过培养细菌，然后观测抗菌药物对细菌的作用来检测其耐药性的。另外，也可通过表型或基因型方法，直接检测特定的耐药机制，以此来判断临床耐药性的存在。

（一）表型检测方法

最常见的表型检测方法就是对于有临床意义的菌株进行 β - 内酰胺酶检测，其次是氯霉素乙酰转移酶检测。

1. β - 内酰胺酶检测　在细菌对 β - 内酰胺类药物耐药机制中，β - 内酰胺酶起到关键性的作用。检测 β - 内酰胺酶有几种不同的方法，临床实验室最常用的是头孢硝噻吩纸片显色法（nitrocefin test），采用可显色的头孢噻吩为底物，如存在 β - 内酰胺酶，则作用于头孢噻吩的 β - 内酰胺环将其打开，显示为红色。现已有商品化的 cefinase β - 内酰胺酶检测纸片（黄色）提供，使用时用 1 滴无菌水湿润纸片，将受试菌直接涂抹在湿润的纸片上，观察其颜色变化，产生红色为阳性，不变色为阴性。该方法适合于检测产 β - 内酰胺酶的淋病奈瑟菌、嗜血杆菌属细菌、卡他莫拉菌和葡萄球菌属。然而，随着 β - 内酰胺酶介导的耐药在这些细菌中的广泛传播，酶检测也做的越来越少。虽然某些肠杆菌科细菌和铜绿假单胞菌也产生 β - 内酰胺酶，但是最好采用传统方法或仪器法来检测细菌对抗菌药物的敏感性。

2. 氯霉素乙酰转移酶检测　当细菌获得编码产生氯霉素乙酰转移酶（chloramphenicolacetyltransferase，CAT）的质粒后，可表达氯霉素乙酰转移酶以修饰氯霉素，使其转化为无活性的衍生物。由于临床上使用氯霉素越来越少，故该项检测的开展也减少。已有商品化试剂盒可便捷地检测 CAT，阳性结果可报告氯霉素耐药，但是阴性结果也不能排除通过其他机制产生的耐药，如减少细菌对药物的摄取等。

（二）基因检测方法

基因检测耐药性的方法主要用于科研，如流行病学研究、基因点突变与耐药的关系、新耐药基因的分类等，只有少数耐药基因检测在临床上有时应用：①建立与评价 CLSI 推荐的传统标准方法。②在 MIC 结果不确定时仲裁药敏结果，如检测 MRSA 时耐药表型不确定。③培养和药敏结果出来之前指导临床治疗。④特定耐药菌的流行病学研究。可检测的耐药基因主要有：MRS 相关的 meAc 基因，VRE 相关的 vanA、vanB、vanC 基因，PRSP 相关的 pbp 基因，大肠埃希菌、肺炎克雷伯菌、产酸克雷伯菌和奇异变形杆菌产 ESBLs 相关的 blaTEM、blaSHV、blaOXA、blaCTX - M、blaPER、blaVER 基因，革兰阴性杆菌 β - 内酰胺类耐药相关的 AmpC 酶基因和碳青霉烯酶基因，介导喹诺酮类耐药的 qnr、gyr、par 基因，介导红霉素耐药的 erm 基因，结核分枝杆菌耐利福平相关的 rpoB 基因等。

检测耐药基因的分子生物学方法主要有 DNA 测序、PCR 及 PCR 衍生出的限制性片段长度多态性分析（PCR - RFLP）、单链构象多态性分析（PCR - SSCP）、PCR - 线性探针分析以及生物芯片技术等。

虽然分子生物学方法在耐药性检测中非常重要，可作为表型的 AST 的补充，仍有许多因素造成了它应用的局限性：①针对特定耐药基因局部 DNA 设计的探针只能检测出这一部分的基因，而由差异基因介导的耐药或者由完全不同机制介导的耐药则不能检出。②临床上的耐药表型可能是由多种因素综合作用造成的，如酶对抗菌药物的修饰、细菌减少对药物的摄取、药物与靶点结合力的下降等，只存在某一个耐药基因不能确保临床的表现为耐药。③即使存在编码耐药的基因，由于调控基因的作用，耐药基因也可能沉默或者无效表达，从而使细菌不能表达出耐药性。虽然目前临床实验室的 AST 广泛采用分子生物学方法仍有许多困难，但是这些方法对于耐药性检测将越来越重要。

（达选秀）

参考文献

［1］甘晓玲. 微生物学检验. 第 5 版. 北京：人民卫生出版社，2011.

［2］李凡，刘晶星. 医学微生物学. 北京：人民卫生出版社，2012.

［3］贾文祥. 医学微生物学. 第 2 版. 北京：人民卫生出版社，2010.

第五篇

免疫检验

第三十章　抗原抗体反应

抗原抗体反应（antigen – antibody reaction）是指抗原与相应抗体在体内或体外发生的特异性结合反应。发生在生物体内的抗原抗体反应是体液免疫应答的效应过程，它通常可介导吞噬、溶解与杀伤病原体，中和毒素与病毒等，有时也可引起免疫病理损伤。如在体外一定条件下，抗原与相应抗体结合可出现肉眼可见或仪器可检测到的反应。据此，在体外可用已知的抗原（或抗体）来检测相应未知的抗体（或抗原）。发生在生物体外的抗原抗体反应，因抗原的物理性状（颗粒性或可溶性）、抗体的类型和参加反应的成分（如电解质、补体、固相载体和标记物）不同，可出现凝集反应、沉淀反应、溶菌与溶血反应、中和反应以及各种标记免疫反应等。由于抗体主要存在于血清中，因此，通常又把体外的抗原抗体反应称为血清学反应（serological reaction）。

第一节　抗原抗体反应的基本原理

抗原与抗体的特异性结合是基于抗原决定簇（表位）和抗体超变区分子间的结构互补性与亲和性，这种特性是由抗原与抗体分子的空间构型所决定的。它不仅需要抗原与抗体的分子构型高度互补，而且抗原表位与抗体超变区必须密切接触，才有足够的结合力。抗原抗体反应经过由亲水胶体转为疏水胶体的一系列化学和物理变化过程，可分为抗原抗体特异性结合和非特异性促凝聚两个阶段。第一阶段为抗原与抗体发生特异性结合的阶段，此阶段反应快，仅需几秒至几分钟，但不出现可见反应；第二阶段为可见反应阶段，这一阶段为抗原抗体复合物在适宜的环境因素（如温度、pH、电解质等）影响下，进一步交联和聚集，出现肉眼可见的沉淀、凝集、细胞溶解等反应，此阶段反应慢，往往需要数分钟至数小时。实际上这两个阶段难以严格划分，所需的时间往往受多种因素的影响，如反应中抗原抗体的浓度较高，且二者比例合适，则很快就能形成可见反应。

一、抗原抗体的结合力

抗原与抗体之间的结合是非共价键结合，通常情况下，抗原抗体通过静电引力、范德华引力、氢键和疏水作用力等分子间的引力而结合在一起（图30-1）。

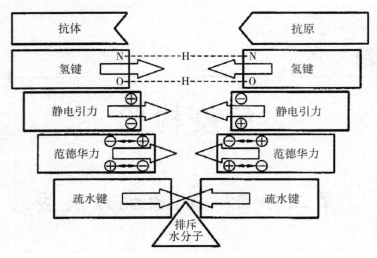

图30-1　抗原抗体结合力示意图

（一）静电引力

静电引力（electrostatic forces）又称库仑引力（Coulomb forces），是抗原与抗体分子带有相反电荷的氨基与羧基基团之间的相互吸引的能力。例如抗原（或抗体）分子上带有碱性氨基酸的游离氨基（$-NH_3^+$）可与抗体（或抗原）分子上带有酸性氨基酸的游离羧基（$-COO^-$）相互吸引，促进抗原抗体的结合。这种引力的大小与两个电荷间距离的平方成反比。两个电荷间距离越近，静电引力就越大。

（二）范德华引力

范德华引力（Van der Waals forces）是原子与原子、分子与分子相互接近时分子极化作用发生的一种吸引力，引力大小与两个相互作用基团的极化程度的乘积成正比，与它们之间距离的7次方成反比。范德华引力小于静电引力。

（三）氢键结合力

氢键结合力（hydrogen bonding forces）是供氢体上的氢原子与受氢体上氢原子间的引力。如抗原抗体分子中的氢原子和电负性大的氮、氧等原子相互吸引形成的引力。当具有亲水基团（如$-OH$、$-NH_2$、$-COOH$）的抗体与相对应的抗原彼此接近时，相互间即可形成氢键而使抗原与抗体结合。氢键结合力强于范德华引力。

（四）疏水作用力

疏水作用力（hydrophobic forces）是在水溶液中抗原抗体分子的两个疏水基团相互接触，由于对水分子的排斥而趋向聚集所产生的力。当抗原表位与抗体超变区靠近时，相互间正、负极性消失，周围亲水层也立即失去，从而排斥两者间的水分子，使抗原与抗体进一步相互吸引和结合。疏水作用力是这些结合力中最强的，因而对维系抗原与抗体结合的作用最大。

二、抗原抗体的亲和力与亲合力

（一）亲和力

亲和性（affinity）是指抗体分子单一抗原结合部位与抗原分子表面一个相应抗原决定簇（表位）之间的结合强度，它是抗原抗体之间固有的结合力。亲和力可用平衡常数 K（K = K_1/K_2）来表示，K 值越大，亲和力越高，与抗原结合也越牢固。

（二）亲合力

亲合力（avidity）是指一个抗体分子与抗原分子表面数个相应抗原决定簇（表位）之间的结合强度。亲合力与抗体结合价相关，所谓多价优势，如 IgG 抗体为 2 价，其亲合力为单价的 10^2 倍，IgM 抗体为 5～10 价，其亲合力为单价的 10^7 倍。

由于抗原抗体的结合反应是非共价可逆的结合，它们的空间构象互补程度不同，其结合力也不同。抗体超变区分子间与抗原决定簇（表位）的互补程度越高，亲和力就越高，它与抗原结合得就越牢固，不易解离；反之，就容易解离。

三、亲水胶体转化为疏水胶体

所有的抗体和大多数抗原同为蛋白质，在通常的抗原抗体反应条件（pH7.2～7.4）下，它们均带有负电荷，使极化的水分子在其周围形成水化层，成为亲水胶体，因此，抗原与抗体溶解在水中为胶体溶液，不会相互聚集发生自然凝集或沉淀。而当抗原与抗体结合，使表面电荷减少或消失时，水化层变薄，蛋白质由亲水胶体转化为疏水胶体。此时，如再加入适量的电解质（如 NaCl），则可以中和胶体粒子表面的电荷，进一步使疏水胶体物相互靠拢，形成可见的抗原抗体复合物。

（胡志强）

第二节　抗原抗体反应的特点

一、特异性

一种抗原通常只能与其刺激机体产生的相应抗体结合，这种抗原与抗体结合反应的专一性称为抗原抗体反应的特异性（specificity）。抗原抗体的结合实质上是抗原分子表面的抗原决定簇（表位）与抗体分子的抗原结合部位之间，在化学结构和空间构型上的互补结合，两者之间的互补程度越高，抗原与抗体之间的结合力就越强。抗体的抗原结合部位由抗体分子的 VH 和 VL 上各自具有的三个超变区组成，该部位形成一个与抗原决定簇（表位）互补的沟槽，决定了抗体的特异性。不同抗体的抗原结合部位，其沟槽形状不同，只有与其结构互补的抗原决定簇（表位）才能呈楔状嵌入，所以抗原与抗体的结合具有高度的特异性。这种特异性如同钥匙和锁的关系。例如白喉抗毒素只能与白喉外毒素结合，而不能与破伤风外毒素结合。由于抗原抗体反应具有高度特异性，故可用已知的抗原（或抗体）来检测相应未知的抗体（或抗原）。

天然抗原分子通常具有多种抗原决定簇（表位），可刺激机体产生多种特异性抗体。若两种不同的抗原分子表面具有相同或类似的抗原决定簇（表位），则二者均能与对方抗血清中的相应抗体结合，即发生交叉反应（cross reaction）（图30 – 2）。交叉反应仍是抗原抗体特异性结合，对临床诊断可能产生干扰，目前采用单克隆抗体进行检测可有效克服交叉反应的出现。不过有时也将这种交叉反应用于临床诊断，如外 – 斐试验。

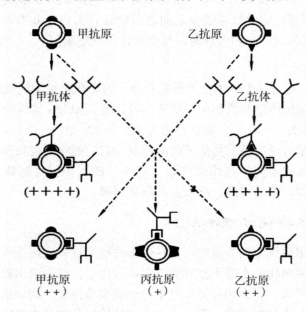

图30 – 2　抗原抗体特异性反应与交叉反应示意图

二、可逆性

抗原与相应抗体结合成复合物后，在一定条件下又可解离为游离的抗原与抗体的特性称为抗原抗体反应的可逆性（reversibility）。抗原抗体的结合是分子表面的非共价键结合，所以形成的抗原抗体复合物不牢固，在降低溶液 pH 值或提高溶液离子强度等条件下，又可解离为游离的抗原与抗体。因此抗原抗体结合形成复合物的过程是一个动态的平衡过程。根据质量作用定律，复合物形成的速度与反应物的浓度成正比；平衡时，结合与解离的速度相等。

抗原抗体复合物解离取决于两方面的因素：一是抗体对相应抗原的亲合力；二是环境因素对复合物的影响。高亲合力抗体的抗原结合部位与抗原决定簇（表位）的化学结构和空间构型上非常适合，两者结合牢固，不容易解离。反之，低亲合力抗体与抗原形成的复合物较易解离。在进行抗原抗体反应的环境因素中，凡是减弱或消除抗原抗体亲和力的因素都会使逆向反应加快，复合物解离增加。如 pH 值过高或过低、增加离子强度等均可导致抗原与抗体间的静电引力降低或消失，降低抗原抗体的结合力，促使其解离。免疫学技术中常用于纯化抗原或抗体的亲和层析法，就是通过改变反应液的 pH 值和离子强度促使抗原抗体复合物的解离，从而使抗原或抗体得到纯化。经上述解离后的抗原和抗体仍能保持原有的理化特性和生物学活性。增加温度也可增加分子间的热能、动能，加速已结合复合物的解离，但由于温度变化易致蛋白质变性，所以实际工作中极少应用。

三、比例性

抗原与相应抗体特异性结合，形成复合物出现可见反应需要抗原抗体二者的浓度和比例合适的特性称为抗原抗体反应的比例性（proportionality）。也就是说，抗原与抗体发生可见反应需遵循一定的量比关系，无论在一定量的抗体中加入不同量的抗原或在一定量的抗原中加入不同量的抗体，均可发现只有在两者分子比例合适时才出现最强的反应。以沉淀反应为例，若在加入固定量抗体的一排试管中依次向各管中加入递增量的相应可溶性抗原，发现随着抗原量的增加，其沉淀物（抗原抗体复合物）很快大量出现，当抗原量增加到一定程度后，其沉淀物出现的速度和量则随抗原量的增加反而逐渐降低。这说明在一定浓度范围内，抗原抗体两者比例合适时，可出现肉眼可见的反应物；若比例不合适，当抗体或抗原过剩时，所形成的抗原抗体复合物为小分子复合物，不能为肉眼所见。根据所形成的沉淀物及抗原抗体的比例关系可绘制出反应曲线（图30－3）。图中曲线的高峰部分是抗原抗体分子比例合适的范围，称为抗原抗体反应的等价带（equivalence zone）。在此范围内，抗原抗体结合充分，沉淀物形成快而多。其中有一管反应最快，沉淀物形成最多，上清液中几乎无游离的抗原与抗体存在，表明抗原与抗体浓度的比例最为合适，称为抗原与抗体浓度的最适比（optimal ratio）。在等价带前后分别由于抗体或抗原过剩，形成的沉淀物少，上清液中可测出游离的抗体或抗原，这种现象称为带现象（zone phenomenon）。当抗体过量时称为前带（prezone phenomenon），抗原过剩时称为后带（postzone phenomenon）。

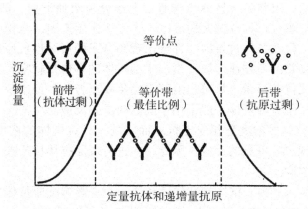

图30－3　沉淀反应中沉淀物量与抗原、抗体的比例关系

Marrack（1934）用网格学说（latticetheory）解释了抗原抗体反应比例性的形成机制，后经电子显微镜观察抗原抗体反应的现象，为该学说提供了有力的依据。因为天然抗原大多数是多价的，而抗体大多为2价，当抗原与抗体在等价带结合时，抗体分子的2个Fab段可分别与2个抗原分子表面的抗原决定簇（表位）结合，相互交叉连接成具有立体结构的巨大网格状聚集体，形成肉眼可见的沉淀物。当抗原或抗体过量时，由于过量方的结合价不能得到饱和，就只能形成较小的沉淀物或可溶性抗原抗体复合物，在上清液中还有较多的游离抗原或抗体存在。因此，在检测抗原或抗体时，应注意调整反应体系中抗原与抗体的比例，以避免带现象的干扰而导致假阴性结果。

（胡志强）

第三节　抗原抗体反应的影响因素

抗原抗体反应受许多因素的影响，大致可分为两个方面：一方面是参与反应的抗原、抗体的自身因素；另一方面是进行反应的环境因素。

一、反应物自身因素

抗原和抗体是抗原抗体反应的主体，它们的理化性质、生物学活性及浓度等均直接影响二者的结合反应。

（一）抗原

抗原的理化性状、相对分子质量、抗原决定簇（表位）的种类及数目均可影响抗原抗体反应的结果。例如，颗粒性抗原与相应的抗体发生结合反应后可出现凝集反应，而可溶性抗原与相应的抗体发生结合反应后可出现沉淀反应；单价抗原与相应的抗体发生结合反应后不出现沉淀现象；红细胞与 IgG 类抗体发生结合反应后不出现直接凝集现象；粗糙型细菌在生理盐水中易发生自凝现象等。

（二）抗体

1. 抗体的来源　来源于不同动物的免疫血清，其反应性不同。用沉淀反应对不同来源的免疫血清进行比较后，可将抗体按等价带范围大小分为两种类型，即 R 型抗体和 H 型抗体。R 型抗体的等价带较宽，具有较大的抗原抗体合适比例范围，与相应抗原结合易出现可见的抗原抗体复合物，仅在抗原过量时，才会出现小分子的可溶性抗原抗体复合物，如来源于家兔、羊等大多数动物的免疫血清属此型。H 型抗体的等价带较窄，其抗体与抗原的合适比例范围较窄，抗原或抗体过量，均可形成可溶性免疫复合物，如来源于马、人等许多大动物的免疫血清属此型。单克隆抗体一般不用于沉淀或凝集反应。

2. 抗体的浓度　抗体的浓度是相对于抗原而言的，只有抗体的浓度与抗原的浓度合适时，两者才易结合出现肉眼可见的反应。因此，在进行抗原抗体反应前应先进行预试验，找到抗原抗体最佳反应浓度。

3. 抗体的特异性和亲和力　抗体的特异性和亲和力是影响抗原抗体反应的关键因素，特异性高和亲和力强的抗体与相应抗原发生结合时，反应结果出现得就迅速、准确。因此，在制备各种免疫检测试剂时应尽可能选择高特异性、高亲和力的抗体，以保证试验的可靠性。

二、反应环境因素

体外的抗原抗体反应需要提供适宜的环境条件，如电解质、酸碱度、温度等，这些适宜的环境因素能促进抗原抗体分子的紧密接触，增强分子间的引力，促进抗原抗体的结合与聚合（集）。

（一）电解质

电解质是抗原与抗体结合出现可见反应不可缺少的成分。抗原与抗体发生特异性结合后，在由亲水胶体转变为疏水胶体的过程中，需要有适量的电解质参与才能中和抗原抗体复合物表面的电荷，降低电势，破坏水化层，使抗原抗体复合物相互靠拢聚集，形成大块的凝集或沉淀。若无电解质的参与，则不出现可见反应。为了促成沉淀物或凝集物的形成，常用 0.85% NaCl 或各种缓冲液作为抗原及抗体的稀释液及反应液，以提供适当浓度的电解质。如 NaCl 可在水溶液中解离成 Na^+ 和 Cl^-，分别中和抗原抗体复合物表面的负电荷或正电荷，有利于抗原抗体复合物的聚集。但参与反应的电解质浓度不宜过高，否则会使蛋白质（抗原或抗体）发生非特异性沉淀，出现盐析现象（salting - out）。

（二）酸碱度

抗原抗体反应必须在合适的 pH 环境中进行。抗原抗体反应一般在 pH 6~8 之间为宜。由于蛋白质具有两性电离性质，每种蛋白质都有固定的等电点，pH 过高或过低，即过碱或过酸，均可影响抗原或抗体的理化性状。例如，当反应液中的 pH 接近抗原的等电点时，可因抗原自沉而出现非特异性酸凝集。该种凝集现象不是颗粒性抗原与相应抗体特异性结合的结果，它严重地影响试验的可靠性。

（三）温度

抗原抗体反应必须在合适的温度中进行。一般为 15~40℃，常用的抗原抗体反应温度为 37℃。在一定范围内，温度升高可加速分子运动，抗原与抗体碰撞机会增多，使反应加速。温度如高于 56℃，可导致已结合的抗原抗体再解离，甚至变性或破坏。温度越低，结合的速度越慢，但结合牢固，更易于观察。某些特殊的抗原抗体反应，对温度有一些特殊的要求，如冷凝集素在 4℃ 左右与红细胞结合最好，20℃ 以上时反而解离。

此外，适当的振荡或搅拌也可促进抗原抗体分子的接触，加速反应。

（胡志强）

第四节 抗原抗体反应的类型

体外的抗原抗体反应是用来检测标本中（未知）的抗原或抗体的一类免疫学检测技术。早期建立的免疫学检测技术通常是直接用抗原抗体反应所产生的现象来判断试验结果，如颗粒性抗原与相应抗体反应出现的凝集现象、可溶性抗原与相应抗体反应出现的沉淀现象、补体参与的抗原抗体反应出现的溶血与溶菌现象、抗毒素抗体与相应毒素反应出现的中和毒性作用等。这些经典的免疫学检测技术因其可用于直接定性与定量和应用方便而获得迅速发展。随着现代科学技术的不断进步和发展，各种医学分析检验仪器的出现，近年来免疫学检测技术的发展如同计算机技术的发展一样可谓日新月异，许多经典的免疫学检测技术已被更加科学、特异、灵敏、简便、稳定的方法所取代。尤其是免疫标记技术（immunolabelling technique）发展最快，应用各种标志物（如荧光物质、放射性核素、酶、化学发光物质、胶体金等）标记抗原或抗体，抗原抗体反应中加入标志物示踪，利用标志物的可测量性来达到快速、敏感地检测各种体内微量的生物活性物质，并对抗原或抗体进行定性、定位或定量分析。但不管是哪种类型的反应和方法，都在其相应的年代里发挥了重要的作用，为人类的健康作出了重要的贡献。

目前根据抗原和抗体的性质、参与反应的成分、抗原抗体反应出现的现象和结果等，可将抗原抗体反应分为凝集反应、沉淀反应、补体参与的反应、中和反应和免疫标记反应（技术）五种基本类型（表 30-1）。每种类型的抗原抗体反应又可分为多种试验方法或检测技术。如免疫标记反应按实际用途可分为定位测定组织或细胞中固定成分的免疫组织化学技术和检测体液标本中抗原或抗体含量的免疫测定技术，按测定反应体系的物理状态可分为均相免疫测定和非均相免疫测定，按标志物的不同可分为荧光免疫技术、放射免疫技术、酶免疫技术、金免疫技术和发光免疫技术等。

表 30 - 1　抗原抗体反应的基本类型

反应类型	常用的实验技术或方法
凝集反应	直接凝集试验、间接凝集试验、抗球蛋白试验
沉淀反应	液相沉淀试验、凝胶内沉淀试验、凝胶电泳技术
补体参与的反应	补体溶血试验、补体结合试验
中和反应	病毒中和试验、毒素中和试验
免疫标记反应	荧光免疫技术、放射免疫技术、酶免疫技术、金免疫技术、发光免疫技术

（胡志强）

参考文献

[1] 金伯泉. 医学免疫学. 第 7 版. 北京：人民卫生出版社，2008.

[2] 王兰兰. 临床免疫学检验. 第 7 版. 北京：人民卫生出版社，2012.

[3] 吕世静. 临床免疫学检验. 北京：中国医药科技出版社，2010.

第三十一章　体液免疫球蛋白的测定

第一节　IgG、IgA、IgM 测定

　　免疫球蛋白（immunoglobulin，Ig）是指一类具有抗体样结构或具有抗体活性的球蛋白，后者能与诱导其产生的抗原发生特异性结合，是体液免疫反应的主要反应物质。Ig 由浆细胞产生，普遍存在于血液、组织液和外分泌液中，约占血浆蛋白总量的 20%，Ig 还可分布在 B 细胞膜表面。一般 Ig 分子由 4 条肽链组成，2 条长链称为重链（heavy chain，H），有 440 个氨基酸残基，相对分子质量约 50 000 ~ 70 000；2 条短链称为轻链（light chain，L），有 214 个氨基酸，相对分子质量约 22 500。4 条肽链通过链间二硫键（$-S \cdot S-$）连在一起。Ig 分子肽链的氨基端（N 端）在 L 链 1/2 和 H 链 1/4 处，氨基酸的种类和顺序随抗体特异性不同而变化，称为可变区（var – iable region，V 区）；肽链其余部分的氨基酸种类和排列顺序比较稳定，称为恒定区（constant region，C 区）。V 区与 C 区的分界线在 114 位氨基酸，其前的 N 端为 V 区，115 位以后的羧基端（C 端）为 C 区。人类有 5 类免疫球蛋白，即 IgG、IgA、IgM、IgD 和 IgE，其重链分别为 γ、α、μ、δ 和 ε。各类 Ig 的轻链相同，为 K（kappa）和 A（lambda）2 型。

　　IgG 相对分子质量 150 000，有 IgG1 ~ IgG4 4 个亚类，正常人血清中含量最多，为 10 ~ 15 g/L，半衰期 7 ~ 21 天，是体液中最重要的抗病原微生物的抗体（再次免疫应答抗体），也是自身免疫病时自身抗体的主要类别。IgA 相对分子质量 160 000，有 IgA_1、IgA_2 两个亚类，血清中 IgA 为单体，分泌型 IgA 为 J 链连接的 IgA 二聚体，结构中还有一个分泌片。IgA 的血清含量为 2.0 ~ 2.5 g/L，也具有抗菌、抗毒素、抗病毒活性。分泌型 IgA 在呼吸道、消化道、泌尿生殖道黏膜的局部免疫反应中起重要作用。IgA 半衰期为 6 天。IgM 相对分子质量最大 971 000，为五聚体（由 J 链连接的 5 个单体），有 IgM1、IgM2 两个亚类，血清含量为 1.00 ~ 1.25 g/L，半衰期 5 天。IgM 是高效能的抗微生物抗体，感染早期出现（初次免疫应答抗体），主要功能是凝集病原体和激活补体经典途径。

　　检测 IgG、IgA、IgM 均可用免疫沉淀（单向环状免疫扩散法）和免疫比浊法。

一、单向环状免疫扩散法（SRID）测定 IgG、IgA、IgM

　　1. 原理　将抗 Ig 单价血清均匀地混合于琼脂糖凝胶内，浇注平板，凝固后打孔，将待测血清（含 IgG 或 IgA、IgM）滴加于含相应抗 Ig 血清的琼脂板孔中，检样中 Ig 呈辐射状向含抗体的琼脂内扩散，至抗原与抗体的量达恰当比例时形成可见的沉淀环。在一定浓度范围内，待检血清中 Ig 的含量与沉淀环直径成正比。

　　2. 试剂　购置商品试剂盒，内含抗 Ig 血清琼脂板和不同浓度的 IgG、IgA、IgM 标准品。

　　3. 操作　按试剂盒说明书操作。将试剂盒自冰箱中取出，放室温中平衡 15min。打开包

装，吸待测血清和不同浓度的 Ig 标准品 10μl 加入相应的琼脂板孔内。置 37℃ 湿盒于水平位置扩散 24h（IgG 和 IgA）或 48h（IgM）。

4. 结果判定　按习惯方法测量沉淀环直径（椭圆形环应测长径与短径后求其均值）。以标准品的 Ig 含量为纵坐标，沉淀环的直径为横坐标，在半对数坐标纸上绘制标准曲线。待测血清中 Ig 的含量自标准曲线查出。

5. 附注

（1）严格按照试剂盒说明书操作。不同批号、不同厂家的试剂不可混用。

（2）加样必须准确，勿使溢出孔外，不能产生气泡。

（3）扩散时应保持水平位置，否则扩散圈会产生偏移。

二、免疫比浊法测定 IgG、IgA、IgM

1. 试剂　购买与仪器配套的商品试剂盒。免疫比浊法所用试剂有以下要求。

（1）抗血清高效价、高亲和力、高特异性的多克隆抗 Ig（IgG、IgA、IgM）血清。经高速离心或滤膜过滤去除颗粒物质。

（2）标准品　含 IgG 15.4g/L、IgA 3.67g/L、IgM 1.25 g/L，经国际参考品标化的标准血清。

（3）稀释液　用于稀释血清样本（一般 IgG 1：216，IgA、IgM 1：36 稀释）。主要成分为 NaCl 和 NaN3，3 号玻璃滤器过滤。

（4）缓冲液除稀释液成分外含聚乙二醇（或含 NaF），也需经 3 号玻璃滤器过滤。

2. 操作　按仪器和试剂盒说明书操作，仪器全自动化运行。

3. 结果判定　用世界卫生组织（WHO）参考品标化的 IgG、IgA、IgM 含量标准血清，稀释成不同浓度后与待测血清同时测定。以各类 Ig 的浓度为横坐标，相应的检测信号为纵坐标，制备标准曲线。待测血清中各类 Ig 浓度依据所测检测信号由仪器直接打印报告。

4. 参考区间　见（表 1）。

表 31 -1　各年龄组 IgG、IgA、IgM 参考值　单位：g/L

年龄	IgG	IgA	IgM
新生儿	9.70 ± 4.00	0.008 ± 0.005	0.13 ± 0.07
4 个月	5.20 ± 1.98	0.24 ± 0.11	0.57 ± 0.34
7 个月	5.40 ± 2.34	0.23 ± 0.18	0.56 ± 0.32
1 岁	6.40 ± 2.80	0.32 ± 0.24	0.82 ± 0.44
3 岁	7.20 ± 3.38	0.64 ± 0.50	0.84 ± 0.44
7 岁	7.80 ± 2.80	0.86 ± 0.52	0.94 ± 0.50
12 岁	10.20 ± 3.84	1.21 ± 0.58	0.85 ± 0.56
15 岁	9.80 ± 3.44	1.39 ± 0.90	0.94 ± 0.52
18 岁	10.30 ± 3.84	1.49 ± 0.96	0.93 ± 0.52
成人	12.87 ± 1.35	2.35 ± 0.34	1.08 ± 0.24

5. 附注

（1）试剂应在有效期内使用，每批试剂均需严格标定。

（2）不同厂家、不同批号试剂不可混用。

（3）轻度脂血、溶血、黄疸的标本不影响本法的测定。

6. 临床意义

（1）年龄：年龄与血中 Ig 含量有一定关系，新生儿可由母体获得通过胎盘转移来的 IgG，故血清含量较高，近于成人水平。婴幼儿由于体液免疫功能尚不成熟，免疫球蛋白含量较成人低。

（2）血清免疫球蛋白降低：有先天性和获得性二类。先天性低 Ig 血症主要见于体液免疫缺损和联合免疫缺陷病。一种情况是 Ig 全缺，如 Bruton 型无 Ig 血症，血中 IgG < 1g/L，IgA 与 IgM 含量也明显降低。另一种情况是三种 Ig 中缺一或两种，或仅某一亚类缺失。最多见的是缺乏 IgA，患者易患呼吸道反复感染；缺乏 IgG 易患化脓性感染；缺乏 IgM 易患革兰染色阴性细菌引起的败血症。获得性低 Ig 血症血清中 IgG < 5g/L，引起的原因较多，如有大量蛋白丢失的疾病（剥脱性皮炎、肠淋巴管扩张症、肾病综合征等），淋巴系统肿瘤（如淋巴肉瘤、霍奇金病）中毒性骨髓疾病等。

（3）血清免疫球蛋白增高：常见于各种慢性细菌感染，如慢性骨髓炎、慢性肺脓肿。子宫内感染时脐血或出生后 2 日的新生儿血清中 IgM 含量可 > 0.2 g/L 或 > 0.3 g/L。在多种自身免疫病、肝脏疾病（慢性活动性肝炎、原发性胆汁性肝硬化、隐匿性肝硬化）患者可有三类 Ig 升高。SLE 以 IgG、IgA 或 IgG、IgM 升高较多见；类风湿性关节炎以 IgM 升高为主。

（4）M 蛋白血症：主要见于浆细胞恶性病变，包括多发性骨髓瘤、巨球蛋白血症等。此病血清中某类 Ig（M 蛋白）升高，而其他类 Ig 水平正常或降低。

（毛有彦）

第二节　IgD 测定

IgD 血清中含量很低，0.04 ~ 0.4 g/L，相对分子质量 175 000，半衰期 2.8 天，是 B 细胞的重要表面标志。当 B 细胞上表达膜表面 IgD（SmIgD）时，受抗原刺激可被激活，故认为 SmIgD 为 B 细胞激活受体。循环中 IgD 无抗感染作用，但可能与某些超敏反应有关。由于血清中 IgD 含量很低，10% ~ 50% 正常人血清 IgD 用免疫比浊法不能测出，故目前多用 ELISA 法测定。

ELISA 法测定 IgD

1. 原理　为 ELISA 双抗体夹心法。用抗人 IgD 多克隆或单克隆抗体包被聚苯乙烯反应板微孔，再加入待检血清和酶标记抗人 IgD 抗体，在固相上形成抗体 - 抗原（IgD）- 酶标记抗体复合物，洗去未反应物质，加入酶底物/色原溶液，出现呈色反应，呈色强度反映待测血清中 IgD 水平。

2. 试剂　购买专用商品试剂盒。

3. 操作　按试剂盒说明书操作，举例如下。

（1）自冰箱中取出试剂盒，恢复至室温（18℃ ~ 25℃）；配制试剂；稀释待测血清；将所需量的已包被抗人 IgD 抗体的微孔反应板用洗液洗 1 次。

（2）加待检血清、不同浓度的 IgD 标准品至相应微孔中，每孔 100μl，室温 1h。甩尽孔内液体，用洗涤液洗孔 3 次，在吸水纸上拍干。

（3）加入工作浓度的酶标记抗人 IgD 抗体，每孔 100μl，室温 1h。同上法洗孔。

（4）加入酶底物/色原溶液，每孔 100μl，室温避光反应 10 ~15min。

（5）每孔加终止液 50μl，终止反应，30 min 内于酶联仪相应波长测吸光度值。

4. 结果判定　以 IgD 标准品浓度为横坐标，相应吸光度为纵坐标，制备标准曲线。待测血清中 IgD 含量可根据所测吸光度从标准曲线得出。通常由酶联仪自动打印报告。

5. 参考区间　正常人血清中 IgD 含量变动范围很大，文献上报告的数值很不一致，如 0.003 ~0.140 g/L、0.003 ~0.030 g/L 等。各实验室最好用固定的试剂盒，调查一定数量的不同年龄、性别的人群，建立自己的参考值。

6. 附注

（1）试剂盒自冷藏处取出后应恢复至室温。待测血清为了批量检查常需较长时间保存以集中标本，故以 -20℃ 冻存为宜。取出时应在室温中自然融化并轻轻混匀，切忌强烈振摇。

（2）不同厂家、不同批号试剂不可混用；不用过期试剂。每批实验均需用标准品（经 WHO 参考品标化）制备标准曲线。

（3）反应过程中每次洗涤时必须按试剂盒说明书规定次数与时间认真洗涤；在下一步反应前孔内残留液体必须在吸水纸上拍干。

（4）正常人血清中 IgD 含量变动范围很大，因此，对每一个体一次测定的 IgD 数值很难判定其临床意义，最好是连续动态测定，观察其变化情况。

7. 临床意义　IgD 的生物学功能不完全了解。妊娠末期、大量吸烟者、IgD 型多发性骨髓瘤患者血清中 IgD 含量升高。SLE、类风湿性关节炎等自身免疫病患者有 IgD 类的自身抗体，但血清中 IgD 含量是否升高尚不明确。

（毛有彦）

第三节　IgE 测定

IgE 又称反应素或亲细胞抗体，为单体，相对分子质量190 000，半衰期2.5 天。正常人血清中含量极微且个体差异甚大，约30 ~2 000 ng/ml（0.03 ~2.0 mg/L）。主要在呼吸道、消化道黏膜固有层中的浆细胞合成，故血清 IgE 浓度并不能反映体内 IgE 水平。对肥大细胞及嗜碱性粒细胞具有高度亲和性，可与细胞表面的高亲和性受体 Fc8RI 结合，当过敏原再次进入机体时，与致敏肥大细胞、嗜碱性粒细胞上的 IgE 结合，促使细胞脱颗粒，释放生物活性物质，引发 I 型变态反应（哮喘、枯草热、变态反应性皮炎等）。此外，IgE 还有抗寄生虫感染的作用。IgE 测定包括血清中总 IgE 及特异性 IgE 测定。须采用放射免疫分析（RIA）和 ELISA、电化学发光等高度灵敏的方法。

ELISA 测定 IgE

1. 原理　先将羊抗人 IgE 抗体包被聚苯乙烯反应板微孔，再加入待检血清，在固相上形成抗原抗体复合物。洗涤后再加入酶标记抗人 IgE 单克隆抗体，洗去过剩的酶标抗体，加入酶底物/色原溶液显色。呈色的深浅与待测血清中 IgE 量成正比的关系。

2. 试剂　购置成套商品试剂盒，包含已包被羊抗人 IgE 反应板；系列标准品（0、10、100、500 U/ml）及质控血清；酶（HRP）标记抗人 IgE 单克隆抗体；缓冲液、终止液等。

3. 操作　按试剂盒说明书操作，具体步骤可参见本章第二节 IgD 测定。

4. 结果判定　以 IgE 标准品浓度为横坐标，相应吸光度为纵坐标，制备标准曲线。待测血清中 IgE 含量可根据所测吸光度从标准曲线得出。通常由酶联仪自动打印报告。

5. 参考区间

男：（31 ~5 500）μg/L，或（631 ±128）U/ml。

女：（31 ~2 000）μg/L，或（337 ±60）U/ml。

注：1U = 2.4 ng。

6. 附注　参看本章第二节 IgD 测定。

7. 临床意义　IgE 升高常见于超敏反应性疾病（如过敏性鼻炎、外源性哮喘、枯草热、变应性皮炎、慢性荨麻疹）、寄生虫感染以及 IgE 型多发性骨髓瘤、AIDS、非霍奇金淋巴瘤、高 IgE 综合征（Job 综合征）患者。

（毛有彦）

第四节　冷球蛋白测定

冷球蛋白（cryoglybulin，CG）是一种在 37℃ 以下为不溶性、37℃ 时可溶解的病理性蛋白质，其本质是免疫球蛋白，应注意与冷纤维蛋白原区别，后者由纤维蛋白原、纤维蛋白和纤维连接蛋白组成，需用 EDTA 抗凝血浆测定，低于 37℃ 时沉淀，重新加温溶解后如加入凝血酶可发生凝固。

1. 分类

1 型：又称单克隆型冷球蛋白，绝大多数为单克隆性 IgM 或 IgG（多数为 IgG2 和 IgG3 亚类），单克隆性 IgA 或轻链冷球蛋白很少见。此型占冷球蛋白血症的 5% ~10%。

2 型：单克隆混合型冷球蛋白，由具有抗多克隆 IgG 抗体活性的单克隆性 IgM（很少为 IgA 或 IgG）与 IgG 的 Fc 段结合构成。此型占冷球蛋白血症的 50% ~65%。

3 型：多克隆混合型冷球蛋白，由多克隆性抗 Ig 抗体（绝大部分为 IgM 类）与其他 Ig（如 IgG、IgA）结合形成的免疫复合物，有时还可能含补体成分（如 C3）。此型占冷球蛋白血症的 30%。

1 型冷球蛋白和冷纤维蛋白原在 4℃ 3 –18h 内即可沉淀出来，而混合型冷球蛋白（2、3 型）常需 72h 以上。沉淀物可呈絮状、胶凝状或结晶状。

2. 操作

（1）用在 37℃ 预温的注射器抽取静脉血 10ml（如需测冷纤维蛋白原，可另抽取 5ml 血用预温 EDTA 抗凝），置 37℃ 水浴 2h。

（2）于 37℃ 下离心分离血清（或血浆，测冷纤维蛋白原，以下操作相同）。离心机可空转 20 ~30min 达到预温目的（或在套管中加入温水）。

（3）用预温的细长毛细滴管吸取血清注入红细胞比积管（Wintrobe 管）至刻度 10 处，其余血清移至尖底离心管中，均置 4℃，7 天。取出后于 4℃ 离心，2 500r/min，30min。

3. 结果判定

（1）观察红细胞比积管中冷沉淀物比容，作出报告。

（2）弃去尖底离心管中上层血清，用冰冷的 9.0g/L NaCl 洗沉淀物，4℃ 2 500r/min，共 3 次。再将沉淀物用适量 9.0g/L NaCl 重悬，置 37℃溶解后用双缩脲法测蛋白质含量。

（3）为鉴定冷沉淀物的成分，可用免疫电泳、免疫固定电泳技术，利用各种特异性抗血清（抗人全血清抗体，抗 α、μ、γ 重链抗体，抗 K、λ 轻链抗体，抗 C3 抗体等）予以鉴定。

（4）为鉴定冷纤维蛋白原，可在已溶解的冷沉淀物中加入凝血酶。

4. 参考区间　冷沉淀物比容 < 0.4%；冷球蛋白蛋白质含量 < 80 mg/L；冷纤维蛋白原蛋白质含量 < 60 mg/L。

5. 附注

（1）操作中直至将血清（血浆）置 4℃之前，所有注射器、试管、毛细滴管以及离心过程均应尽量预温，保持 37℃，否则会影响结果。

（2）冷球蛋白与冷纤维蛋白原在 37℃都会重新溶解，沉淀物如在 37℃不溶解，不能视为冷球蛋白或冷纤维蛋白原。

6. 临床意义　冷球蛋白因可致血管的堵塞且具有免疫复合物性质，能激活补体系统，引发炎症反应，故常引起全身性血管炎。冷球蛋白血症的临床表现有紫癜、荨麻疹和雷诺现象，有时有严重的腿部溃疡甚至肢端坏死。70% 的患者有关节痛，10% ~30% 患者有膜增殖性肾小球肾炎，20% 患者有腹痛或神经炎。Ⅰ 型冷球蛋白蛋白质浓度可 >1.0 g/L，多见于恶性 B 细胞疾病，如 Waldenstrom 巨球蛋白血症，浆细胞瘤；2 型与 3 型冷球蛋白多见于慢性丙型病毒性肝炎（50% 冷球蛋白血症患者抗 HCV 阳性）也见于白血病、干燥综合征等结缔组织病以及一些慢性感染患者。冷纤维蛋白原血症常与冷球蛋白血症同时存在，临床表现大致相同。

（释艳华）

第五节　M 蛋白测定

M 蛋白是单克隆 B 淋巴细胞或浆细胞恶性增殖，产生大量类别、亚类、型、亚型、基因型和独特型相同的均一免疫球蛋白。这种均一蛋白质的氨基酸序列、空间构象、电泳特性均相同。由于这种蛋白产生于单一的细胞克隆（monoclone），多出现于多发性骨髓瘤（multiple myeloma）、巨球蛋白血症（macroglobulinemia）或恶性淋巴瘤（malignant lym - phoma）患者的血或尿中，故称为"M 蛋白"。

M 蛋白血症大致可分为恶性的与意义不明的两类。恶性 M 蛋白血症见于：多发性骨髓瘤（包括轻链病）、Waldenstrom's 巨球蛋白血症、重链病、7SIgM 病（Solomen - Kunkel 病）、半分子病和不完全骨髓瘤蛋白病（C 端缺陷）。意义不明的 M 蛋白血症（monoclonal gammopathy of undetermined significance，MGUS），一种是与其他恶性肿瘤（如恶性淋巴瘤）伴发者，另一种即所谓良性 M 蛋白血症。

M 蛋白血症的诊断有赖于多种复杂的免疫学检查，通常由专业实验室进行，此处仅介绍 M 蛋白检测与鉴定的基本原则。

1. 多发性骨髓瘤与巨球蛋白血症时的 M 蛋白检测、鉴定方法

(1) 血清总蛋白定量：90% 的患者血清总蛋白含量升高（70% 的患者 > 100 g/L），约 10% 的患者正常或甚至偏低（如轻链病时）。

(2) 血清蛋白醋酸纤维素膜电泳：M 蛋白在 $\alpha_2 \sim \gamma$ 区形成浓密区带，用光密度计描记可出现基底较窄、高而尖锐的蛋白峰。在 γ 区，蛋白峰的高宽比值 > 2；在 B 区和 α_2 区 > 1。

(3) 血清 Ig 定量：一般 M 蛋白所属 Ig 均显著增多，其他 Ig 则正常或显著降低。

(4) 血清游离轻链定量：kappa 型或 lambda 型游离轻链含量升高，K/λ 比值异常。

(5) 免疫电泳：M 蛋白由单一种类（亚类）重链和单一型轻链构成，必须用免疫电泳加以证实。M 蛋白与相应的抗重链血清、抗轻链血清形成迁移范围十分局限的浓密的沉淀弧。

(6) 免疫固定电泳：将待测血清或尿在载体上电泳，使不同蛋白质形成电泳位置不同的区带。将特异性抗重链或抗轻链血清加于载体上，抗血清即可与相应的蛋白区带结合（例如抗 kappa 链抗血清与 kappa 轻链区带结合），形成抗原抗体复合物。洗去未与抗血清结合的区带，用氨基黑或丽春红染色，抗血清固定的区带即可呈色。

(7) 尿本-周蛋白（Bence-Jones protein）即尿游离轻链检测：轻链-白蛋白-戊二醛免疫电泳法：取尿液 5ml，加入 2.0g/L 牛血清白蛋白（BSA）0.25ml，再加 0.5% 戊二醛 0.25ml 混匀，室温下 30min。尿液中的轻链能与 BSA 在戊二醛的存在下结合。按常法与抗轻链血清进行对流免疫电泳，则检样与抗 K、λ 血清之间可产生白色沉淀线。此法阳性检出率为 100%，假阳性率为 4%。尿中含有轻链 200 μg/ml 时即可出现阳性结果。

根据尿蛋白含量，用不浓缩尿或浓缩尿作免疫电泳与固定免疫电泳可以进一步鉴定。由于已有游离轻链检测的商品试剂盒，故可用免疫比浊法测定尿液游离轻链含量。

2. 重链病时的 M 蛋白检测与鉴定　与多发性骨髓瘤相同，但尚需用选择性免疫电泳加以证实：方法是将抗 Fab 或多价抗轻链血清与融化琼脂混匀，浇注玻片，按常法打孔、加样、电泳。抗体槽中可加相应抗 Ig 血清（疑为 γ 重链病加抗 IgG 血清．疑为 α 重链病加抗 IgA 血清等）。电泳时检样中正常 Ig 被琼脂中抗 Fab 或抗轻链血清选择性阻留，重链片段则继续向阳极移动，形成单一沉淀弧。

3. 7S IgM 病的 M 蛋白检测与鉴定　除上述方法外，尚需证实 7S IgM 的存在。一般 IgM 为五聚体，沉降系数为 19S，而 7S IgM 病患者的 IgM 为单体，沉降系数为 7S。证实 7S IgM 有两种方法：一种是在测定 IgM 总量后，将被测血清 1～2ml 过 Seph-arose 6B 柱，再根据洗脱峰图用面积仪测出 7S IgM 占总 IgM 的百分比，与 IgM 总量换算即得 7S IgM 绝对值。另一方法即植物血凝素（PHA）选择电泳：此法原理是五聚体 IgM 可与 PHA 结合形成沉淀，而单体 IgM 不与 PHA 结合。制备含 PHA 的琼脂胶（2mg/ml），浇板、打孔、加样、电泳。五聚体 IgM 被琼脂中 PHA 阻留，7S IgM 继续向阳极泳动，并可与随后加于抗体槽中的 IgM 抗血清（γ 球蛋白组分）反应，形成单一沉淀弧。

4. 半分子病的 M 蛋白检测与鉴定　所谓半分子（half-molecule），是指此种 M 蛋白由一条重链和一条轻链组成。检测与鉴定方法与多发性骨髓瘤不同。除此之外，尚需对"半分子"进行特殊鉴定。方法有：

(1) 用免疫电泳法鉴定半分子 M 蛋白的电泳迁移率。与 Ig 相比，半分子 M 蛋白泳向正

极，可达 α_2 区。

（2）十二烷基硫酸钠（SDS）－聚丙烯酰胺凝胶电泳，推算 M 蛋白的分子量。

（3）超速离心分析，测定 M 蛋白的沉淀系数。

（4）Fc 抗原决定簇的确定。用相应抗重链血清对比患者（M 蛋白）与正常人相应 Ig 的区别。

（释艳华）

参考文献

[1] 龚非力. 医学免疫学. 北京：科学出版社，2012.

[2] 刘辉. 临床免疫学和免疫检验实验指导. 第 3 版. 北京：人民卫生出版社，2007.

[3] 吕世静. 临床免疫学检验. 北京：中国医药科技出版社，2010.

[4] 翟登高. 医学免疫学. 北京：人民卫生出版社，2012.

第三十二章　常用抗原抗体检测技术

抗原抗体检测技术是基于抗原抗体反应的原理进行的。抗原抗体反应是指抗原与相应抗体之间所发生的特异性结合反应，它可发生于体内，也可发生于体外。在体内可介导吞噬、溶菌、杀菌、中和毒素等作用；在体外则根据抗原的物理性状、抗体的类型及参与反应介质（例如电解质、补体、固相载体等）的不同，分为凝集反应技术、沉淀反应技术、补体参与的反应技术、中和反应技术等类型。因抗体主要存在于血清中，在检测抗原抗体时多采用血清做试验，所以体外抗原抗体反应也叫血清学反应。

第一节　抗原抗体反应

抗原与抗体特异性结合是建立在抗原决定簇（表位）与抗体超变区的结构互补性与亲和性基础上的，这种特性是由抗原、抗体分子的空间构型所决定的。它们之间的结合是抗原与抗体表面沟槽的互补结合。

一、抗原抗体反应的基本原理

（一）抗原抗体的结合力

1. 静电引力　是抗原抗体分子带有相反电荷的氨基和羧基基团之间的相互吸引力，又称为库伦引力。例如，一方分子上带有碱性氨基酸（如赖氨酸）游离氨基（$-NH_3^+$）或酸性氨基酸（如天门冬氨酸）游离羧基（$-COO^-$），则可与另一方分子上带相反电荷的对应基团相互吸引，使两者结合。这种引力的大小和两电荷间的距离的平方成反比。

2. 范登华引力　是原子与原子、分子与分子互相接近时发生的一种吸引力，实际上也是电荷引起的引力。由于抗原与抗体两个不同大分子外层轨道上电子之间的相互作用，使得两者电子云中的偶极摆动而产生吸引力，促使抗原抗体相互结合。这种引力的能量小于静电引力。

3. 氢键结合力　是供氢体上的氢原子与受氢体原子间的引力。如分子中的氢原子和电负性大的氮、氧等原子的相互吸引力。当具有亲水基团（如$-OH$，$-NH_2$ 及 $-COOH$）的抗体与相应的抗原接近时，相互间即可形成氢键，使抗原与抗体相互结合，并更具有特异性。氢键结合力较范登华引力的结合力强。

4. 疏水作用力　在水溶液中，两个疏水基团相互接触，由于对水分子排斥趋向聚集而产生的力称为疏水作用力。当抗原表位与抗体超变区靠近时，相互间正、负极性消失，由于静电引力形成的亲水层也立即失去，排斥了两者之间的水分子，从而促进抗原与抗体间的相互吸引而结合。疏水作用力是抗原抗体结合力中最强的。

（二）抗原抗体的亲和性与亲和力

抗原抗体亲和性是指抗体分子上一个抗原结合点与对应的抗原表位之间相适性而存在着

569

的引力，它是抗原抗体之间固有的结合力。

抗体的亲和力是指抗体结合部位与抗原表位之间结合的强度，与抗体结合价直接相关，也与抗原表位的数目有关。例 IgG 为 2 价，亲和力为单价的 10^3 倍，IgM 为 5 ~ 10 价，亲和力为单价的 10^7 倍。

（三）亲水胶体转化为疏水胶体

大多数抗原为蛋白质，抗体是球蛋白，在通常的血清学试验中，溶液的 pH 值往往高于其等电点，因此两者均带负电荷，其周围出现极化的水分子和阳离子，这样就形成了水化层，成为亲水胶体，避免了蛋白质分子间靠拢、凝集和沉淀。当抗原抗体的结合后，使水化层表面电荷减少或消失，水化层变薄，抗原抗体复合物由亲水胶体转化为疏水胶体。此时再加入电解质如 0.85% NaCl 溶液，则进一步使疏水胶体物相互靠拢聚集，形成可见的抗原抗体复合物。

二、抗原抗体反应的特点

1. 特异性　抗原抗体的特异性是指抗原分子上的抗原决定簇和抗体分子超变区结合的特异性，是由这两个分子之间空间结构的互补性决定的。抗原抗体的结合部位由抗体分子 VH 区和 VL 区上各自具有的三个高变区共同组成，该部位形成一个与抗原决定簇互补的槽沟，决定了抗体的特异性。不同的抗体超变区氨基酸残基的沟槽形状千变万化，只有与其结构互补的抗原决定簇才能如楔状嵌入，所以抗原与抗体的结合具有高度的特异性。

2. 可逆性　抗原与抗体结合形成复合物后，在一定条件下，又可以解离为游离的抗原与抗体，这种特性称为抗原抗体反应的可逆性。抗原抗体的结合是分子表面的非共价键结合，形成的复合物是不牢固的，在一定条件下可以解离，因此抗原抗体反应形成复合物的过程是一个动态平衡。

抗原抗体复合物解离取决于两方面的因素：一是抗体对应抗原的亲和力；二是环境因素。高亲和力抗体的抗原结合部与抗原表位在空间构型上非常适合，两者结合牢固，不容易解离。反之，低亲和力抗体与抗原形成的复合物较易解离。环境 pH 值过高或过低均可破坏离子间静电引力，降低抗原抗体的结合力，促使其解离。免疫技术中的亲和层析法，常通过改变环境 pH 值和离子强度促使抗原抗体复合物解离，从而纯化抗原或抗体。

3. 比例性　抗原抗体特异性反应时，生成复合物的量与反应物浓度之间存在着一定量比关系，只有当二者浓度比例适当时，才出现可见的反应，称为抗原抗体反应的比例性。例如沉淀反应，若向一排试管中加入一定量的抗体，然后依次向各管中加入递增浓度的相应可溶性抗原，结果随着抗原浓度的增加，沉淀很快大量出现，但超过一定范围后，沉淀速度和沉淀物的量随抗原浓度的增加反而降低，直至最后不出现沉淀物。根据所形成的沉淀物及抗原抗体的比例关系可绘制出反应曲线（图 32 - 1）。从图中可见，曲线的高峰部分是抗原抗体分子比例合适的范围，称为抗原抗体反应的等价带。在此范围内，抗原抗体充分结合，沉淀物形成快而多。其中有一管沉淀物形成最多，上清液清晰，几乎无游离抗原或抗体存在，表明抗原与抗体浓度的比例最为合适，称为最适比。在等价带前后，由于抗体或抗原过量，上清液中可测出游离的抗体或抗原，形成的沉淀物少，这种现象称为带现象。当抗体过量时称为前带，抗原过剩时称为后带。

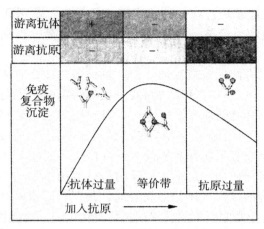

| 游离抗体 | + | - | - |
| 游离抗原 | - | - | - |

图 32 − 1　沉淀反应中沉淀量与抗原抗体的比例关系

4. 阶段性　抗原抗体反应一般分为两个阶段，第一阶段为抗原与抗体发生特异性结合的阶段，此阶段反应快，仅需数秒至数分钟，但一般不为肉眼所见；第二阶段为可见反应阶段，抗原抗体复合物在环境因素（如电解质、pH、温度、补体）的影响下，进一步交联和聚集，表现出凝集、沉淀、补体结合等肉眼可见的反应。此阶段反应慢，往往需要数分钟至数小时。实际上这两个阶段难以严格区分，所需时间亦受多种因素和反应条件的影响，如反应开始时抗原抗体浓度较高，且两者比例恰当，则很快能形成可见反应。

三、影响抗原抗体反应的因素

影响抗原抗体反应的因素很多，归纳起来主要有两个方面：一是抗原抗体本身的因素，另一方面是环境因素。

（一）反应物自身因素

在抗原抗体反应中，抗原和抗体是主体，所以它们的特性直接影响反应的结果。

1. 抗原　抗原的理化性状、表面抗原决定簇的种类和数目等均可影响抗原抗体反应的结果。例如颗粒性抗原与相应的抗体反应后出现凝集现象；可溶性抗原与相应的抗体反应后出现沉淀现象；单价抗原与相应的抗体反应后不出现肉眼可见现象。

2. 抗体　抗体对抗原抗体反应的影响主要有以下三个方面：

（1）来源：不同动物来源的免疫血清，其反应性存在差异。家兔等大多数动物的免疫血清，由于具有较宽的等价带，与相应抗原结合易出现可见的抗原抗体复合物；而马和人的免疫血清等价带窄，抗原不足或过剩，均易形成小分子可溶性复合物。

（2）浓度：抗体的浓度是相对于抗原而言的，二者浓度合适时才易出现可见的反应结果，所以在试验前应先进行预试验，滴定抗原抗体最佳反应浓度。

（3）特异性与亲和力：特异性与亲和力是影响抗原抗体反应的关键因素，它们共同影响试验结果的准确度。

（二）环境条件

1. 电解质　抗原与抗体发生结合后，由亲水胶体变为疏水胶体的过程中必须有电解质参与，使抗原抗体复合物表面进一步失去电荷，水化层破坏，复合物相互靠拢聚集，形成大块的凝集或沉淀物。若无电解质存在，则不出现可见反应。常用 0.85% 氯化钠或各种缓冲液作抗原及抗体的稀释液和反应液。电解质的浓度不宜过高，否则会出现盐析现象（假阳性）。

2. 酸碱度　蛋白质具有两性电离性质，因此每种蛋白质都有固定的等电点。抗原抗体反应必须在合适的 pH 环境中进行，PH 过高或过低都将影响抗原与抗体的理化性质。抗原抗体反应一般在 pH 为 6~9 之间的环境中进行。当 pH 达到或接近颗粒性抗原的等电点时，即使无相应抗体存在，也会引起抗原非特异性的凝集（白凝），造成假阳性结果。

3. 温度　抗原抗体反应必须在合适的温度下进行，一般以 15℃~40℃为宜，最佳反应温度为 37℃。温度升高可加速分子运动，抗原与抗体碰撞机会增多，反应加速。若温度高于 56℃时，可导致已结合的抗原抗体复合物解离，甚至变性或破坏。温度越低，结合速度越慢，但结合牢固，更易于观察。某些特殊的抗原抗体反应，对温度有一些特殊的要求，例如冷凝集素在 4℃左右与红细胞结合最好，20℃以上反而解离。

此外，适当振荡和搅拌也能促进抗原抗体分子的接触，加速反应，其作用与反应物粒子大小成正比。

四、抗原抗体反应的对照设置

抗原抗体反应的影响因素较多，因此应十分注意实验条件的选择和稳定性，必须严格设置好试验对照。对照是实验质量控制的手段之一，目的在于消除无关变量对实验结果的影响。按对照的内容和形式的不同，对照实验通常分为以下几种类型：

1. 阳性对照　阳性对照是检验实验有效性的标准，同时也作为结果判断的对照。阳性对照品的基本组成与检测标本的组成一致。

2. 阴性对照　阴性对照品的基本组成除了不含待测物质（抗原或抗体）以外，其余成分应尽量与检测标本的组成相一致，能客观比较和鉴别处理因素之间的差异。阴性对照品须先行检测，确定其中不含待测物质。

3. 空白对照　指仅用稀释液代替检测样本，不做其他任何实验处理的对照组。空白对照能明白地对比和衬托出实验组的变化和结果。

4. 标准品对照　在定量测定的免疫学实验中，标准品的设置是能够定量的基础。实验应含有制作标准曲线用的（参考）标准品，一般包括覆盖可检测范围的四至五个浓度。

五、抗原抗体反应的技术类型

随着免疫学技术的飞速发展，新的免疫学测定方法不断出现，使免疫学实验技术更加特异、敏感和稳定。目前根据抗原和抗体性质的不同、反应条件的差别以及抗原抗体反应的现象、结果的不同，可把抗原抗体检测技术分为五种类型（表 32-1）。

表 32-1　抗原抗体反应的技术类型

技术类型	实验技术	检测方法	敏感度
凝集技术	直接凝集技术	用裸眼、放大镜或显微镜观察红细胞或胶乳等颗粒的凝集现象	+

技术类型	实验技术	检测方法	敏感度
	间接凝集技术	同上	+ +
	凝集抑制技术	同上	+ + +
	协同凝集技术	同上	+ + +
	抗球蛋白凝集技术	同上	+ + +
沉淀技术	液相沉淀技术	观察沉淀、检测浊度	+，+ +
	凝胶扩散技术	观察扫描沉淀线或环	+
	凝胶电泳技术	观察扫描沉淀峰、弧等	+ +
补体参与的检测技术	补体溶血技术	以裸眼或光电比色仪观察测定溶血现象	+ +

（李自军）

第二节　免疫原与免疫血清的制备

抗原和抗体是免疫学检验的两大基本因素，抗原的纯化是制备特异性抗体的先决条件。抗体是生物学及医学领域中应用最广泛的制剂，免疫学检验中尤其需要各式各样的抗体。抗体的质量直接关系到检验结果的特异性和敏感性，因此抗体制备技术是免疫学技术的基础，迄今为止，其发展已经历了三个阶段，第一代抗体为用纯化抗原免疫动物获得的血清多克隆抗体（polyclonal antibody，PcAb）；第二代抗体是用 B 细胞杂交瘤技术制备的单克隆抗体（monoclonal antibody，McAb）；第三代抗体为基因工程抗体（yenetic engineering antibody，Ge – Ab）。

一、免疫原的制备

免疫原是能激发机体免疫系统产生特异性抗体或致敏淋巴细胞的抗原。免疫原的纯度可直接影响免疫血清的特异性，因此抗体制备的首要步骤是制备并纯化免疫原。天然的免疫原绝大多数是多种成分的混合体，所以必须从复杂的混合体中提取出某种单一成分，经纯化后才可用做免疫原制备相应的抗体。根据免疫原的性质及来源不同，其纯化方法也有所不同。

（一）颗粒性免疫原的制备

天然的颗粒性免疫原主要是指人、动物或寄生虫的细胞以及细菌细胞抗原等，制备方法相对较简单。

1. 绵羊红细胞的制备　绵羊红细胞是制备溶血素的免疫原，制备方法是采集健康绵羊的静脉血，立即注入无菌带有玻璃珠的三角烧瓶内，充分摇动 15～20min，除去纤维蛋白，即得抗凝绵羊全血。免疫动物前，取适量抗凝血于离心管中，以无菌生理盐水洗涤细胞三次（2 000r/min，每次 10min），然后取压积红细胞，稀释成 10^6/mL 浓度的细胞悬液即可。

2. 细菌免疫原的制备　选用经鉴定合格的标准菌株，接种于固体或液体培养基，置温箱 37℃培养 24h。菌体抗原经 100℃水浴 2～2.5h 杀菌并破坏鞭毛抗原即可应用。而鞭毛抗原要选用有动力的菌株，菌液用 0.3% ~ 0.5% 甲醛处理。有些寄生虫卵也可制成抗原悬液供免疫用。

（二）可溶性免疫原的制备

蛋白质、细菌毒素、糖蛋白、脂蛋白、酶类和核酸等均为可溶性抗原，它们大部分来源于组织和细胞，成分复杂，免疫动物前需要进行纯化。其制备过程如下：①选取合适的组织和细胞并将其破碎。②选用适当的方法从组织和细胞匀浆中提取目的蛋白或其他抗原。③采用层析法等将可溶性抗原进一步纯化。④鉴定抗原的纯度。

1. 蛋白质抗原的制备　不同的蛋白质结构不同，它们的溶解度也不相同，大部分蛋白质都可溶于水、稀盐、稀酸或稀碱溶液，少数与脂类结合的蛋白质则溶于乙醇、丙酮、丁醇等有机溶剂。

（1）水溶液提取：由于蛋白质大部分溶于水、稀酸和稀碱溶液，因此提取蛋白质以水溶液为主，其中尤以稀盐液和缓冲液对蛋白质的稳定性好，溶解度高。

（2）有机溶剂提取：一些不溶于水、稀盐、稀酸或稀碱溶液的蛋白质和酶，常用不同比例的有机溶剂来提取。如用 70% ~ 80% 乙醇提取麸蛋白。

2. 核酸抗原的制备　核酸分为两大类：一类为核糖核酸（RNA），另一类为脱氧核糖核酸（DNA）。核酸是两性化合物，在一定的 pH 值溶于水，其水溶液呈酸性，不溶于乙醇等有机溶剂。细胞内的核酸常和蛋白质结合成核蛋白，两种核糖核蛋白的溶解度与溶液电解质的浓度、酸碱度有关，调节电解质溶液的浓度和酸碱度，可使核糖核蛋白和脱氧核糖核蛋白分离开来。

（1）RNA 的提取：RNA 在细胞中主要有三种类型：mRNA 代谢不稳定，提取时要求条件较严格；分离 tRNA 时，将细胞破碎，用酸处理即可得到沉淀物；rRNA 占全部 RNA 的80% 以上，比较稳定，一般提取的大分子 RNA 主要来源此部分。提取核内 rRNA 时常先将细胞核分离后再进行，以避免其他细胞组分 RNA 的干扰。

（2）DNA 的提取：DNA 主要存在于细胞核中，天然状态的 DNA 绝大多数是以脱氧核糖核蛋白形式存在。常用的方法是以 1mol/L 氯化钠溶液抽提，得到的脱氧核糖核蛋白溶液与含有少量辛酸或戊醇的氯仿一起振荡，除去蛋白质即可。

3. 脂多糖抗原的制备　脂多糖是革兰阴性菌细胞壁中的重要成分，对宿主有毒性，即革兰阴性菌的内毒素。内毒素只有当细菌死亡裂解或用人工方法破坏细菌细胞后才能释放出来。常用苯酚法提取脂多糖。

（三）半抗原免疫原的制备

半抗原是低相对分子质量的化学物质，例如多肽、多糖、甾族激素、脂肪胺、类脂质、核苷、某些药物（包括抗生素）以及其他化学物品等。这些小分子物质无免疫原性，只有把这些半抗原与蛋白质载体或与高分子聚合物结合，才能刺激机体产生特异性抗体或致敏淋巴细胞。半抗原与载体结合的方法有物理法和化学法。物理吸附的载体有淀粉、聚乙烯吡咯烷酮、硫酸葡聚糖和羧甲基纤维素等，其通过电荷和微孔吸附半抗原。化学法则是利用功能基团将半抗原连接到载体上。

1. 载体的选择　载体有蛋白质、多肽聚合物、大分子聚合物和某些颗粒等。蛋白质是一种良好的载体，常用的有人血白蛋白、牛血白蛋白和牛甲状腺球蛋白等，其中牛血白蛋白溶解度大，免疫活性强，又易获得，所以最为常用。

2. 半抗原－载体连接方法　半抗原结合到载体上的数目与免疫原性有关。一般认为应连接 20 个以上的半抗原，才能有效地产生抗体。根据半抗原的化学结构不同，它们与载体连接的方法亦不同，主要有以下三种形式：

（1）带有游离氨基或游离羧基以及两种基团均有的半抗原，可直接与载体连接，如脑啡肽、胃泌素、胰高血糖素、前列腺素等多肽激素类。羧基可用碳化二亚胺法和混合酸酐法与载体氨基形成稳定的肽键。而带氨基的半抗原则可与载体羧基缩合，还可借助双功能试剂如戊二醛等与载体氨基连接。

（2）带有羟基、醛基、酮基的半抗原，如多糖、醇、酚、核苷以及甾族激素等，不能直接与载体连接，需要用化学方法改造成羧基后才能与载体连接。例如琥珀酸酐法可将带羟基的半抗原改造成带羧基的半抗原琥珀酸衍生物等。

（3）芳香族半抗原，由于其环上带有羧基，它邻位上的氢很活泼，极易取代，因此可先将羧基芳香胺与氨基苯丙酸或对氨基马尿酸等进行重氮化反应，然后用碳化二亚胺法使半抗原上的羧基与载体氨基缩合形成肽键；也可让半抗原的羧基先与载体缩合，再进行重氮化反应。

3. 免疫原的鉴定　纯化抗原的鉴定方法较多，常用的有聚丙烯酰胺凝胶电泳法、结晶法、免疫电泳法、免疫双扩散法等。仅用一种方法无法作纯度鉴定，只有几种方法联合应用才较可靠。蛋白质抗原的定量常用生化分析方法，根据测试抗原量的多少可用双缩脲法或酚试剂法。如果抗原极为宝贵，可用紫外光吸收法。

（四）免疫佐剂

佐剂是指与抗原一起或预先注射于机体，能够增强机体免疫应答或改变免疫应答类型的物质。佐剂本身可以有免疫原性，也可不具备免疫原性。

1. 常用的佐剂　很多物质都可作为佐剂，通常按有无免疫原性分为两类：一种是本身具有免疫原性的佐剂，如细胞因子、微生物及其产物，包括百日咳杆菌、结核分枝杆菌以及细菌脂多糖等；另一种本身无免疫原性，如液状石蜡、羊毛脂、氢氧化铝、表面活性剂等。目前应用最多的是弗氏佐剂。它是由液状石蜡、羊毛脂和卡介苗混合而成。弗氏佐剂又可分为两种：①不完全弗氏佐剂，是由液状石蜡与羊毛脂按（1~5）∶1 比例混合而成。②完全弗氏佐剂，在不完全佐剂中加入卡介苗（终浓度为 2~20mg/mL），即成为完全弗氏佐剂。在免疫动物时，应先将弗氏佐剂与抗原按 1∶1 体积比混匀，制成"油包水"的乳化液。

2. 佐剂的作用机理　佐剂的作用机理较为复杂，至今尚未完全清楚，归纳起来主要有以下几种：①可以增加抗原的表面积和改变抗原活性基团构型，从而增强抗原的免疫原性。②佐剂与抗原混合可改变抗原的物理性状，易于刺激机体局部引起肉芽肿，延长抗原在局部组织的贮存时间，使抗原缓慢释放。③增强巨噬细胞的吞噬作用，刺激淋巴细胞增生，从而促进体液免疫、细胞免疫和非特异性免疫功能。

二、免疫血清的制备

纯化抗原免疫动物的血清是制备免疫血清的通用选择。由于纯化抗原常带有多个抗原决定簇，免疫动物后可刺激产生针对同一抗原不同决定簇的抗体，所以免疫血清实质上包含了多种质与量均不同的抗体，故称多克隆抗体。其特异性和效价与免疫原的种类、免疫动物的方式有关。

（一）选择免疫动物

1. 动物的种系与个体　一般来说，抗原的来源与免疫动物的亲缘关系越远，免疫原性越强，产生的免疫效果越好。而同种系或亲缘关系较近者，免疫效果差，甚至不产生抗体。例如鸡与鸭、兔与大鼠之间不适于作免疫动物。动物的年龄与健康状况可影响所产生抗体的效价，年龄太小者容易产生免疫耐受，而年老体衰者，免疫应答能力低下，不易产生高效价抗体。所以选择的动物必须是适龄、健壮、体重符合要求的正常动物，最好为雄性。

2. 抗原的性质　对于不同性质的免疫原，适用的动物亦有所不同。蛋白质抗原适用于大部分动物，但有些动物体内因为有类似物质或其他原因，对某些蛋白质免疫反应极差，如家兔对胰岛素、绵羊对 IgE、山羊对多种酶类均不易产生抗体。因此，酶类抗原宜选用豚鼠，甾体激素宜选用家兔作为免疫动物。

3. 抗血清的要求　对免疫血清需求量大时，应选用马、驴或绵羊等大型动物，若需求量少则可选用家兔、豚鼠或鸡等小型动物一另外，按免疫动物的不同，所获得的抗体有 R 型（rabbit）和 H 型（horse）之分。R 型是用家兔等小型动物免疫后产生的抗体，具有较宽的抗原抗体反应等价带，适用于作诊断试剂；H 型是用马等大型动物免疫后获得的抗体，抗原抗体反应等价带较窄，一般用作免疫治疗（抗毒素血清）。

（二）确定免疫方案

1. 免疫原的剂量　免疫原的接种剂量根据抗原本身免疫原性的强弱、动物的个体状态和免疫时间来确定。一般认为，免疫原的剂量适当加大，时间间隔适当延长，可获得高效价的抗体，但免疫原剂量过大或过小都容易引起免疫耐受。第一次免疫时免疫剂量不宜过大，以免接种过量的免疫原，导致免疫麻痹；加强免疫时可增大抗原剂量。大型动物抗原剂量（以蛋白抗原为准）约 0.5 ~ 1mg/只，小型动物约 0.1 ~ 0.6mg/只。

2. 免疫途径　抗原进入机体的途径与抗原的吸收、代谢速度有很大的关系。常用的免疫部位有静脉、肌肉、皮下、皮内、腹腔、淋巴结、脾脏等。皮内或皮下接种时一般采用多点法注射，如足掌、背部两侧、耳后和腋窝淋巴结周围等处。若抗原稀少，可采取淋巴结内微量接种法。静脉或腹腔注射法多用于颗粒性抗原或加强免疫接种。

3. 免疫间隔时间　免疫间隔时间是影响抗体产生的重要因素，尤其是首次免疫与第二次免疫接种的间隔时间。首次免疫接种后，因机体正处于识别抗原和进行 B 细胞活化增殖阶段，如果很快进行第二次抗原刺激极易造成免疫抑制。一般蛋白质抗原以间隔 10 ~ 20d 为优，第二次后间隔 7 ~ 10d 加强免疫一次。若间隔时间太长，则刺激变弱，抗体效价不高。而半抗原的接种间隔要求长一些。

（三）采血

在采集免疫血清之前，要预先进行抗体效价测定。若抗体效价达到要求，应在末次免疫后一周内及时采血，否则效价将会下降。因故未及时取血，则应补充免疫一次（肌肉、腹腔或静脉内注射，不加佐剂），5 ~ 7d 后取血。常用的动物采血法有以下几种。

1. 颈动脉放血　这是最常用的方法，对家兔、山羊等动物皆可采用。于动物颈外侧做皮肤切口，分离出颈总动脉，用丝线将远心端结扎，近心端用止血钳夹住，剪断血管，用固定止血钳将断端放入无菌瓶口，慢慢打开止血钳，动脉血立即喷射入瓶。此方法放血的速度快，动物死亡也快，取血量略少于其他放血法。放血量至动物血总量的一半时，暂时将动脉夹住片刻，再继续放血，获得的血量可以增加。

2. 心脏采血 将动物固定于仰卧位，在其胸壁探明心脏搏动最明显处，用 16 号针头与胸壁呈 45°角穿刺。本法常用于家兔、豚鼠和鸡等小型动物，但操作不当，容易引起动物中途死亡。

3. 静脉采血 可选用家兔的耳中央静脉和山羊的颈静脉采血。这种放血法可隔日一次，因此采集血液量多。如用耳静脉切开法，一只家兔可采百余毫升血液。用颈静脉采集绵羊血，一次可采集 300mL，放血后立即回输等量 10% 葡萄糖盐水，三天后仍可重复采血。动物休息 1 周，再加强免疫一次，又可再次采血，一只羊可获 1 500 ~ 2 000mL，血液。小鼠取血往往采取断尾或摘除眼球法，每只小鼠可获得的血液一般不超过 2mL。

（四）分离、鉴定和保存免疫血清

1. 免疫血清的分离 采集血液后，应立即分离出血清。分离免疫血清通常采用室温自然凝固，再置于37℃温箱 1h，然后4℃冰箱过夜，待血块收缩后分离血清。

2. 免疫血清的鉴定 抗血清的纯化过程会造成抗体绝对含量和活性的损失，因此，血清在应用或贮存之前还应该进行抗体效价的测定以及抗体特异性、纯度和亲和力等的鉴定。

3. 免疫血清的保存 保存抗血清的方法主要有三种：①4℃保存：抗血清在鉴定纯化前可保存在4℃冰箱内，为防止细菌污染可将血清过滤除菌或加入防腐剂，保存的期限为三个月或半年。②冷冻保存：是常用的抗血清保存方法，将抗血清分装保存于 − 20 ~ − 70℃，可保存 2 ~ 3 年且抗体效价无明显下降，但要避免反复冻融。③真空干燥保存：抗血清分装后，用真空干燥机进行干燥，制成干粉（水分≤0.2%），密封后在普通冰箱内保存 4 ~ 5 年抗体效价无明显变化。

（五）免疫血清中抗体的纯化

单价特异性是指血清只与其特异性抗原发生反应。有时免疫原不纯，含有微量的杂抗原（性质相近的），制得的抗血清中出现 2 ~ 3 种杂抗体。即使用纯抗原，也会出现抗血清的不纯，因此使用前必须进行纯化。

1. 单价特异性抗体的纯化 可以用亲和层析法将交叉杂抗原交联到琼脂糖珠 4B 上，装柱后，将预吸收的抗体通过亲和层析柱，杂抗体吸附在柱上，流出液则是单价特异性抗体。也可用吸附剂法，用不含免疫动物抗原的其他杂抗原液做成固相吸附剂，直接加到抗血清中（约 1/10），杂抗原则与杂抗体结合，上清液则为无杂抗体的单价特异性抗体。有时杂抗原较少，其他蛋白也少，加入戊二醛后不形成胶冻状，此时可加入无关蛋白进行交联，如牛血清蛋白、兔血清、马血清、卵白蛋白等。加入量以达到总蛋白的 2% ~ 3% 为宜。

2. IgG 类抗体的纯化 特异性 IgG 的制备方法有粗提法、离子交换层析法、亲和层析法、酶解法等。

粗提法大多用硫酸铵盐析法或硫酸钠盐析法。硫酸铵盐析法需经过多次沉淀，IgG 组分中还含其他杂蛋白，会产生干扰，因此盐析法粗提的 γ 球蛋白只能用于一般的实验，或者是抗体效价较高的抗血清。离子交换层析法提取 IgG 简便，不损坏抗体，既可小量提取，也可大量制备。最为常用的离子交换剂是 QAE 纤维素。亲和层析法是将纯化抗原或粗制抗原（如是单价特异性则对抗原要求不高）交联 Sepharose4B 制成亲和层析柱，将抗血清经层析柱过滤洗去未结合的杂蛋白，再用硫氰酸钾洗脱，流出的是纯化的特异性 IgG 抗体。

三、人工制备的抗体

（一）单克隆抗体

McAb 是由只识别单一抗原决定簇的 B 细胞克隆产生的同源抗体，简称单抗。其理化性状高度均一、效价高、只与一种抗原决定簇发生反应、生物活性单一，具有高度特异性又易于大量制备。

1. 单克隆抗体制备的基本原理　杂交瘤技术是在细胞融合技术的基础上，将具有分泌特异性抗体能力的致敏 B 细胞和具有无限繁殖能力的骨髓瘤细胞融合为杂交瘤细胞。这种杂交瘤细胞具有两种亲本细胞的特性，既能够分泌抗体又能在体外长期繁殖，经过克隆化后成为单个细胞克隆，分泌的抗体即为单克隆抗体。

（1）细胞的选择与融合：①致敏 B 细胞：首先用抗原免疫的 BALB/C 健康小鼠，使小鼠脾细胞被激活成为具有分泌抗体能力的浆细胞。②选择骨髓瘤细胞：骨髓瘤细胞为 B 细胞系恶性肿瘤，能在体外长期增殖并容易与 B 细胞融合。③细胞融合：细胞融合是制备单克隆抗体的中心环节。有多种方法可使细胞融合，包括物理方法（如电场诱导）、化学方法和生物学方法（如仙台病毒）等，化学法最常用的助融剂是相对分子质量为 1 000～2 000D（道尔顿）的 PEG，使用浓度在 30%～50% 之间。

（2）选择性培养基的应用：致敏 B 细胞与骨髓瘤细胞的融合是随机的，经过融合过程后将有几种形式的细胞出现：融合的瘤细胞与 B 细胞、融合的 B 细胞与 B 细胞、融合的瘤细胞与瘤细胞、未融合的瘤细胞、未融合的 B 细胞和细胞的多聚体形式等。这些细胞中，细胞的多聚体形式容易死亡，未融合的 B 细胞在体外仅存活 5～7d，故无须特别筛选。而未融合的瘤细胞能在体外生长繁殖，可影响杂交瘤细胞的生长，因此需要筛选去除，只留下 B 细胞杂交瘤。利用 HAT 选择培养基可以达到此目的，其作用方式是根据细胞内核苷酸的生物合成途径而设计的。

（3）有限稀释与抗原特异性选择：在动物免疫中，应选用高纯度抗原。一种抗原往往有多个表位，一个动物体在受到抗原刺激后产生的体液免疫应答，实质是众多 B 细胞群的抗体分泌。而针对目标抗原表位的 B 细胞只占极少部分。由于细胞融合是一个随机的过程，在已经融合的细胞中，有相当比例的无关细胞的融合体，需筛选去除。

2. 单克隆抗体制备技术流程（图 32－2）。

3. 单克隆抗体在医学中的应用　单克隆抗体一问世便在生物学等医学研究领域中显示了其极大的应用价值，特别是在诊断和防治疾病、判断预后以及研究疾病发病机制等方面发挥了巨大的促进作用。目前单克隆抗体作为医学检验诊断试剂主要应用于：

（1）诊断各类病原体：这是单克隆抗体应用最广泛的领域，已有大量的商品诊断试剂供选择。如用于诊断乙肝病毒、疱疹病毒、巨细胞病毒、EB 病毒等各种微生物感染的试剂。

（2）诊断和治疗肿瘤：检测肿瘤特异性抗原和肿瘤相关抗原，可用于肿瘤的诊断；利用单克隆抗体与靶细胞特异性结合，将药物带至病灶部位，为人类恶性肿瘤的免疫治疗开辟了广阔前景。

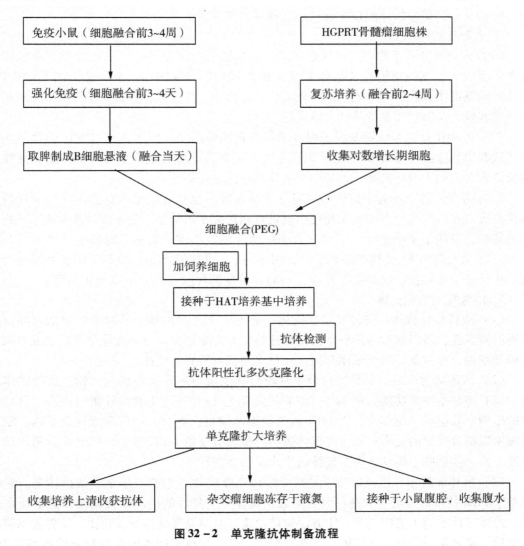

图 32 – 2　单克隆抗体制备流程

（3）检测淋巴细胞的表面标志：用于区分细胞亚群和细胞分化阶段。如检测 CD 系列标志，有助于了解细胞的分化情况、T 细胞亚群的数量和质量变化，对多种疾病诊断具有参考意义。

（4）机体微量成分的测定：应用单克隆抗体和免疫学技术，可测定机体的多种微量成分，如酶类、激素、维生素、药物等，对受检者健康状态判断、疾病检出、指导诊断和治疗均具有实际意义。

（二）基因工程抗体

基因工程抗体又称重组抗体，是指应用 DNA 重组技术及蛋白工程技术对编码抗体的基因按不同的需要进行改造和加工，经导入适当的受体细胞后重新表达的抗体。

目前基因工程抗体技术主要包括两部分内容，一是应用 DNA 重组和蛋白质工程技术对已有的单克隆抗体进行改造，包括人源化抗体、小分子抗体、双价特异性抗体和抗体融合蛋白等的制备；二是用抗体库技术筛选、克隆新型单克隆抗体。

1. 人源化抗体

（1）嵌合抗体：又称人-鼠嵌合抗体，是从杂交瘤细胞中分离出鼠源单克隆抗体功能性V区基因，经基因重组与人抗体C区基因连接成嵌合基因后，插入适当的表达载体中，再共同转染宿主细胞，即可表达人-鼠嵌合抗体分子。嵌合抗体保留了单克隆抗体对抗原的特异亲和性，又降低了鼠抗体的免疫原性。

（2）改型抗体：是应用基因工程技术在嵌合抗体基础上用人抗体可变区的骨架区序列取代鼠源单克隆抗体CDR以外的骨架区序列，重新构成既有鼠源单克隆抗体的特异性又保持抗体亲和力的人源化抗体，该抗体对人体几乎无免疫原性。

2. 小分子抗体　小分子抗体指相对分子质量较小但具有抗原结合功能的分子片段。它的优点表现在以下几个方面：①免疫原性低且相对分子质量小，易于穿透血管或组织到达靶细胞部位，可用于免疫治疗。②可在大肠杆菌等原核细胞中表达，降低生产成本。③不含Fc段，不会与带有Fc受体的细胞结合，副作用小。④半衰期短，有利于中和并及时清除毒素。小分子抗体包括：抗原结合片段（Fab）、可变区片段（Fv）和单链抗体等。

3. 特殊基因工程抗体

（1）双特异性抗体：又称双功能抗体。它不同于天然抗体，其两个抗原结合部位具有不同的特异性，可以同时与两种不同特异性的抗原发生结合。可通过化学交联法或将两种杂交瘤细胞融合而制备，也可采用基因工程技术制备双特异性抗体。

（2）抗体融合蛋白：是将抗体分子片段与其他蛋白融合所得到的产物。这种抗体融合蛋白具有多种生物学功能。例如将抗体Fab段或Fv段与其他生物活性蛋白融合，就可将特定的生物学效应导向靶部位；将ScFv与某些细胞膜蛋白融合，则可形成嵌合受体，赋予特定细胞以结合抗原的能力；若将非抗体蛋白与抗体分子的Fc段融合，可改善其药代动力学特性，并可使某些生物学活性与抗体的生物学功能相联。

（3）抗体库技术：抗体库技术是指用细菌克隆代替B细胞克隆来表达抗体谱。它的出现基于PCR技术的发展、大肠杆菌直接表达抗体分子片段的成功以及噬菌体显示技术的问世。抗体库技术的主要特点为：①方法简单快速，与单克隆抗体制备相比，既省去细胞融合之繁琐，又避免动物免疫之局限。②选择范围广泛，抗体基因库的抗原特异性可高达$10^8 \sim 10^{10}$。③可模拟体内免疫系统亲和力成熟过程来制备高亲和力抗体。④无需人体免疫接种过程即可获得特异性人源化抗体。⑤便于大规模生产。

（李自军）

第三节　凝集技术

颗粒性抗原（如细菌和红细胞等）或表面覆盖了抗原（或抗体）的颗粒状物质（如醛化红细胞、聚苯乙烯胶乳颗粒等）与相应抗体或抗原结合后，可出现肉眼可见的凝集现象，即凝集反应。根据凝集反应的原理进行抗原、抗体检测的技术为凝集技术。

在免疫学检验技术中，凝集技术根据试验方法、使用材料和测定对象的不同，可分为直接凝集技术、间接凝集技术和其他凝集技术三类。

一、直接凝集技术

细菌、螺旋体和红细胞等颗粒抗原，在适当电解质参与下可直接与相应抗体结合出现凝集，称为直接凝集。凝集反应中的抗原称为凝集原，抗体称为凝集素。常用的直接凝集技术有玻片和试管凝集技术。

（一）玻片凝集技术

1. 原理　玻片凝集技术为定性检测技术，是在玻片上进行的直接凝集技术，根据有无凝集现象的出现，可用已知的抗体检测未知的抗原。

2. 试剂与器材

（1）待检样品 OX_{19} 变形杆菌 $18 \sim 24h$ 琼脂斜面培养物。

（2） OX_{19} 变形杆菌诊断血清。

（3）生理盐水。

（4）载玻片、接种环、滴管等。

3. 操作方法

（1）于洁净载玻片一端加诊断血清 1 滴，另一端加生理盐水 1 滴作对照。

（2）用接种环挑取 OX_{19} 变形杆菌培养物分别混于生理盐水和诊断血清中，充分混匀。

（3）将玻片轻轻摇动 $1 \sim 2min$，观察结果并记录报告。

4. 结果判断　对照端不发生凝集，为均匀混浊的乳状液。在诊断血清中，如混悬液由混浊变澄清并出现肉眼可见的凝集小块为阳性结果；如与对照相同，则为阴性结果。

5. 注意事项

（1）载玻片应洁净、干燥、中性，以防止和减少非特异性凝集。

（2）每一待检细菌均须作生理盐水对照，如对照凝集则表示细菌（粗糙型）发生自凝，试验结果无效。

（3）于载玻片两端涂布混合细菌时，应先将细菌与生理盐水混合，然后再将细菌于诊断血清中涂布混匀，以免将血清带入生理盐水中。

（4）试验后的细菌仍有传染性，应将载玻片及时放入消毒缸内。

（5）鉴定 ABO 血型时，室温若低于 $10℃$，易出现冷凝集而造成假阳性结果。

6. 临床应用　此技术为定性检测技术，操作简便，反应迅速，但敏感性较低，主要用于细菌菌种的鉴定、分型以及 ABO 血型抗原的鉴定等。

（二）试管凝集技术

1. 原理　试管凝集技术是在试管内进行的直接凝集，是将已知的颗粒性抗原悬液定量地与一系列倍比稀释的待检血清等量混合，静置一段时间后，根据各管的凝集程度，判断待检血清中抗体的有无及其效价。

2. 试剂与器材

（1）待检血清、伤寒沙门菌 H、O 菌液（10 亿/mL）、生理盐水。

（2） $37℃$ 水浴箱、试管、1mL 刻度吸管、吸球等。

3. 操作方法

（1）取洁净试管 16 支，分成两排放于试管架上，依次编号。

（2）另取一支试管作为稀释试管，取待检血清0.1mL和生理盐水1.9mL充分混匀，于每排第1管各加0.5mL；于稀释试管内加生理盐水1mL充分混匀后吸出1mL于每排第2管各加0.5mL；同法依次稀释至第7管。第8管不加血清，各加生理盐水0.5mL作为对照。至此，第1～7管的血清稀释度为1：20，1：40，1：80，1：160，1：320，1：640，1：1 280。这种稀释方法称为连续倍比稀释法。

（3）第一排每管加诊断菌液H抗原0.5mL，第二排每管加诊断菌液O抗原0.5mL，此时第1～7各管内血清稀释度又增加1倍，分别为1：40，1：80，1：160，1：320，1：640，1：1 280，1：2 560。

4. 结果判断　判断结果时，要有良好的光源和黑暗的背景。先不振摇，观察管底凝集物和上清浊度。然后轻摇或用手指轻弹管壁使凝集物悬浮，观察凝集块的松软、大小、均匀度和悬液浊度。

（1）先观察盐水对照管：对照管应无凝集现象。管底沉积呈圆形、边缘整齐，轻摇则沉积菌分散，均匀混浊。

（2）再观察试验管：伤寒沙门菌O抗原凝集物呈颗粒状，轻摇时不易升起和离散，往往黏附于管底；H抗原凝集物呈棉絮状，沉于管底，轻摇易升起和离散。根据凝集的强弱程度，可将试验结果划分为以下等级：

"＋＋＋＋"：细菌全部凝集，管内液体澄清，可见管底有大片边缘不整的白色凝集物，轻摇时可见明显的颗粒、薄片或絮状物。

"＋＋＋"：细菌大部分凝集，液体轻度混浊，管底有边缘不整的白色凝集物，轻摇时可见较明显的颗粒、薄片或絮状物。

"＋＋"：细菌部分凝集，液体较混浊。

"＋"：细菌仅少量凝集，液体混浊。

"－"：细菌不凝集，液体混浊度和管底沉积物与对照管相同。

（3）判断待检血清抗体的效价：以出现"＋＋"凝集强度的血清最大稀释度作为待检血清的抗体效价（滴度）。

5. 注意事项

（1）抗原、抗体在比例适当时，才出现肉眼可见的凝集现象。如抗体浓度过高，则无凝集物形成，出现前带现象，此时须加大抗体稀释度重新试验。

（2）判断结果时，应在暗背景下透过强光观察。

（3）注意温度、pH值、电解质对试验结果的影响。

（4）抗原、抗体加入后要充分振摇，以增加抗原抗体的接触。

6. 临床应用　该技术是一种经典的半定量检测技术，操作简单，但敏感性不高，主要用于辅助诊断疾病或进行流行病学调查，如诊断伤寒和副伤寒的肥达反应和诊断斑疹伤寒、恙虫病、立克次体感染的外－斐反应等。

二、间接凝集技术

将可溶性抗原（或抗体）吸附于适当大小的颗粒性载体的表面，然后与相应抗体（或抗原）作用，在适宜的电解质存在的条件下，出现特异性凝集现象，称间接凝集或被动凝集。

（一）常用的载体

良好载体应具有以下的基本特点：①在生理盐水或缓冲液中无自凝倾向。②大小均匀。③比重与介质相似，短时间内不能沉淀。④无化学或血清学活性。⑤吸附抗原（或抗体）后，不影响其活性。

载体的种类很多，如聚苯乙烯乳胶、白陶土、活性炭、人和多种动物的红细胞、某些细菌等。目前被广泛应用的是人 O 型红细胞和绵羊红细胞，尤以后者应用更广，因为其来源方便，且其表面有大量的糖蛋白受体（约 1 000 个以上），极易吸附某些抗原物质，吸附性能好，且大小均匀一致。

（二）技术类型

1. 根据载体的不同，间接凝集技术可分为间接炭凝集、间接乳胶凝集和间接血凝技术等。

2. 根据用量和器材的不同间接凝集技术又可分为试管法（全量法）、凹板法（半微量法）和反应板法（微量法）。

3. 根据吸附物不同可将其分为正向间接凝集技术（吸附抗原）、反向间接凝集技术（吸附抗体）和间接凝集抑制技术。

（1）正向间接凝集技术：用抗原致敏载体以检测标本中的相应抗体。

（2）反向间接凝集技术：用特异性抗体致敏载体以检测标本中的相应抗原。

（3）间接凝集抑制技术：以抗原致敏的颗粒载体及相应的抗体为诊断试剂，检测标本中是否存在与致敏抗原相同的抗原，称为正向间接凝集抑制技术。检测方法为先将标本与抗体试剂作用，然后再加入致敏的载体，若出现凝集现象，说明标本中不存在相同抗原，抗体试剂未被结合，因此仍与载体上的抗原起作用。同理可用抗体致敏的载体及相应的抗原作为诊断试剂，以检测标本中的抗体，此法称反向间接凝集抑制技术。

（三）间接血球凝集技术（间接血凝技术）

1. 原理 间接血球凝集技术是根据红细胞表面的吸附作用而建立起来的。将可溶性抗原或抗体吸附于红细胞表面，此时红细胞称为"致敏红细胞"。这种致敏的红细胞与相应的抗血清或抗原相遇可产生凝集现象。

2. 试剂与器材

（1）伤寒杆菌 O 抗原致敏红细胞、伤寒杆菌 O_{901}、免疫兔血清、生理盐水。

（2）试管、吸管、吸球等。

（3）37℃水浴箱。

3. 操作方法

（1）小试管 9 只标记号码后置于试管架上。

（2）于第 1 管加入生理盐水 0.9mL，其余各管各加入 0.5mL。

（3）吸取已加热灭菌的免疫兔血清 0.1mL 加入第 1 管，吹吸混匀后取 0.5mL 注入第 2 管，同样将第 2 管的血清与盐水混匀，取 0.5mL 注入第 3 管。如此依次稀释直至第 8 管。自第 8 管吸出 0.5mL 弃去。第 9 管不加血清作对照。

（4）于每管加入 0.5mL 已经致敏的 0.5% 绵羊红细胞悬液，混匀后放入 37℃水浴中 2h

后观察结果。

4. 结果判断　凡红细胞沉积于管底，集中呈一圆点的为不凝集，即"－"。若红细胞凝集，则凝集物分布于管底周围为阳性结果，根据红细胞凝集的程度判断阳性反应的强弱：

"＋＋＋＋"：红细胞形成片层凝集，均匀布满管底，或边缘皱缩如花边状（与肥达反应一致）。

"＋＋＋"：红细胞形成片层凝集，面积略多于"＋＋"情况。

"＋＋"：红细胞形成层凝集，面积较小，边缘较松散。

"＋"：红细胞沉积于管底，周围有散在少量凝集。

通常以出现"＋＋"凝集的血清最高稀释度为判定滴度终点。

5. 注意事项

（1）严重溶血或严重污染的血清样品不宜检测，以免发生非特异性反应。

（2）每次检测，阴性、阳性和稀释液对照只需各做一份。

6. 临床应用　间接凝集技术具有快速、敏感、操作简便、无需特殊的实验设备等优点，因此在临床检验中广为应用。可用于检测病原体的可溶性抗原，也可用于检测各种抗体的蛋白质成分。

（四）胶乳凝集技术

1. 原理　胶乳凝集技术是将可溶性抗原或抗体吸附于胶乳颗粒表面，此时颗粒称为"致敏胶乳颗粒"。这种致敏的胶乳颗粒与相应的抗血清或抗原相遇可产生凝集现象。如用乳胶凝集技术检测类风湿因子（RF）。类风湿关节炎是一种自身免疫性疾病，患者可产生自身抗体，即类风湿因子（一种抗变性 IgG 的抗体，多为 IgM 类抗体），将变性 IgG 包被于聚苯乙烯胶乳颗粒上，此致敏胶乳颗粒与待测血清中的 RF 相遇时，即可发生肉眼可见的凝集。

2. 剂与器材

（1）待检血清、阳性对照血清、阴性对照血清。

（2）类风湿乳胶诊断试剂（吸附有变性 IgG 的聚苯乙烯胶乳颗粒乳胶颗粒，将 IgG 经 63℃10min 处理，可获得变性的 IgG）。

（3）载玻片、毛细滴管等。

3. 操作方法

（1）取洁净载玻片一张，用标记笔划分为3格，用毛细滴管分别向3格内加1滴待检血清、阳性对照血清、阴性对照血清。

（2）再分别向3格内加致敏乳胶颗粒1滴，用牙签充分混匀后，摇动载玻片2~3min，观察结果。

4. 结果判断

（1）肉眼观察出现凝集为阳性，不出现凝集为阴性。

（2）玻片法为定性实验，也可以用试管法作定量测定。

5. 注意事项

（1）试剂应保存在4℃，切勿冻存。使用前应平衡试剂接近室温并摇匀。

（2）日光灯光线不利于观察结果。

6. 临床应用　常用于可溶性抗原或抗体的检测。

三、其他凝集技术

（一）抗球蛋白技术

1. 原理 抗球蛋白参与的血凝技术由 Coombs 于 1945 年建立，故又称为 Coombs 试验，是检测抗红细胞不完全抗体的一种方法。所谓不完全抗体，多半是 7S 的 IgG 类抗体，能与相应的抗原牢固结合，但在一般条件下不出现可见反应。Coombs 利用抗球蛋白抗体作为第二抗体，连接与红细胞表面抗原结合的特异抗体，使红细胞凝集。

2. 技术类型与应用 根据试验原理不同分为直接 Coombs 试验和间接 Coombs 试验。

（1）直接 Coombs 试验：为直接检测红细胞表面有无不完全抗体的试验。患者体内抗红细胞抗原的不完全抗体与红细胞表面抗原结合形成致敏红细胞，但不完全抗体不能使致敏红细胞互相连接而凝集。当加入抗球蛋白血清（完全抗体）时，便与红细胞表面的不完全抗体结合，在致敏红细胞之间搭桥，出现凝集现象。本试验可用玻片法做定性测定，也可用试管做半定量分析，主要用于新生儿溶血症、输血反应、自身免疫溶血性贫血等疾病的检测。

（2）间接 Coombs 试验：即用已知的不完全抗体检测受检红细胞上相应的抗原，或用已知红细胞抗原检测待测血清中相应的不完全抗体。将受检血清与具有相应抗原的红细胞反应，若受检血清中含有相应的不完全抗体，红细胞被致敏，再加入抗球蛋白血清就可出现可见的红细胞凝集。Coombs 试验还可采用专一特异性的抗球蛋白血清，如抗 IgG、抗 IgA 或抗 IgM 以及抗补体血清等，用来分析结合于红细胞上不完全抗体的类别。

本试验是一种极为敏感的检查不完全抗体的方法，也是 Rh 血型物质检出的确证试验。凡酶法或其他方法检测红细胞为 Rh − 时，必须用本法证实，以排除弱阳性。本试验操作繁琐，受条件影响大，如温度、时间、离子强度、离心速度等均会影响试验结果。间接 Coombs 试验多用于检测母体抗 − Rh 抗体，以便及早发现和避免新生儿溶血的发生。此外也可用于检测输血、血制品、器官移植所致的免疫性血型抗体以及交叉配血。

（二）协同凝集技术

金黄色葡萄球菌细胞壁成分中的 A 蛋白能与人及多种哺乳动物（猪、兔、羊、鼠等）血清中的 IgG 类抗体的 Fc 段结合。IgG 的 Fc 段与 SPA 结合后，两个 Fab 段暴露在葡萄球菌表面，仍保持其抗体活性和特异性，当其与特异性抗原相遇时，可出现凝集现象。在此凝集反应中，金黄色葡萄球菌菌体为 IgC 抗体的载体。

（李自军）

第四节 沉淀技术

沉淀反应是指可溶性抗原和抗体特异性结合后，所形成的复合物以沉淀物的形式出现。根据沉淀反应的原理进行抗原抗体检测的技术为沉淀技术。根据试验中使用的介质和检测方法不同，可将其分为凝胶内沉淀和液体内沉淀两种技术类型。

一、凝胶内的沉淀技术

凝胶内沉淀技术是以适宜浓度的琼脂（或琼脂糖）凝胶作为介质，可溶性抗原和相应抗体在凝胶中扩散，形成浓度梯度，在抗原与抗体比例适合处出现肉眼可见的沉淀环或沉淀线。琼脂凝胶含水量在98%以上，形成凝胶网络，将水分固相化，因此可将凝胶视为一种固相化的液体。可溶性抗原和抗体分子在凝胶内扩散，犹如在液体中自由运动。但抗原与相应抗体结合后，形成的大分子复合物则被网络固定于凝胶内。盐水浸泡后能去除游离的抗原或抗体，将琼脂凝胶干燥后进行染色分析，可长期保存。根据试验时抗原与抗体反应的方式和特性，分为单向免疫扩散技术、双向免疫扩散技术，以及与电泳技术结合的免疫电泳、对流免疫电泳和火箭电泳技术等。

（一）单向琼脂扩散技术

1. 原理　在含有特异抗体的琼脂板中打孔，并在孔中加入定量的抗原，当抗原向周围扩散后与琼脂凝胶中的抗体相结合，即形成白色沉淀环，其直径或面积与抗原浓度呈正相关。同时用标准抗原或国际参考蛋白制成标准曲线，即可用以定量检测未知标本的抗原浓度（g/L 或 U/mL）。

2. 试剂与器材

（1）2%离子琼脂或生理盐水琼脂凝胶、标准马 – 抗人 IgG 血清（抗体）、工作标准参考蛋白、稀释的单人份待检血清标本，浓度为 1 ：50 等。

（2）已制备好的含有 1% 马抗 – 人 IgG 抗体的琼脂凝胶板。

（3）PBS（pH7.2，0.01M）、打孔器、微量加样器、湿盒。

（4）37℃温箱。

3. 操作方法

（1）标准曲线的制备

1）制备琼脂：按照玻片的大小，制作琼脂板所需要的 1% 琼脂凝胶。

2）稀释抗体：用 pH7.2 的 PBS 稀释标准抗 – 人 IgG 抗体，终浓度为抗体效价的一倍。例如，血清效价为 1 ：140，原血清即应按 1 ：70 稀释。分装试管，其分装量应与 2% 盐水琼脂量相等。

3）制备琼脂板：将已稀释的抗 – 人 IgG 抗体于 56℃水浴中预热约半分钟，再倾注于已溶化并维持在 56～60℃的 2% 盐水琼脂管中，用拇指将管口堵紧。翻转试管 1～2 次，将抗体与琼脂混合均匀（注意：抗体与琼脂混合时切勿产生气泡），马上倾注于载玻片上，凝固后即成为琼脂凝胶板。

4）打孔：将琼脂板置于模板上，在同一直线上用打孔器打孔 5 个，孔距 10mm。

5）稀释不同浓度的标准参考蛋白（工作标准）：根据说明书进行稀释。

6）加样：将已稀释的不同浓度的工作标准蛋白依次用微量加样器每孔加入 10μL。

7）扩散：将加样的琼脂凝胶板放湿盒中，置 37℃温箱 24h。

8）制作标准曲线：用量角规测量并记录沉淀环直径，然后以沉淀环直径为纵坐标，以标准参考蛋白量（U/mL）为横坐标，在半对数坐标纸上绘制成标准曲线。

（2）人血清中 IgG 的测定

1）打孔：将已制备好的抗体琼脂凝胶板置打孔模板上，每一琼脂凝胶板可打孔 4 个（孔径 3mm，孔距 10mm）。

2）加样：将待测血清用 PBS 作 1 ：50 稀释，用微量加样器取 1 ：50 稀释的单人份血清标本 10μL 加入孔中，每份标本应各加两孔。

3）扩散：作好标记放于湿盒中，置37℃温箱，24h后观察结果。

4. **结果判断**　测量各份标本的沉淀环直径并记录结果，然后用标准曲线测出每份标本所含IgG的量（U/mL），并换算为单位是mg/mL的数值。

5. **注意事项**

（1）在制作标准曲线时，为减少误差，至少应做两份以上标准板。

（2）加样时，每吸取一份标本均应更换塑料吸头。

6. **临床应用**　本技术可用于检测正常人群或患者血清中的IgG、IgA及IgM的水平。

（二）双向琼脂扩散技术

1. **原理**　双向免疫扩散技术是指可溶性抗原与相应抗体在琼脂介质中相互扩散，彼此相遇后形成一定类型的特异性沉淀线。沉淀线的特征与位置不仅取决于抗原抗体的特异性及两者之间的比例，而且与其分子大小及扩散速度相关。当存在多个抗原、抗体系统时，可呈现多条沉淀线乃至交叉反应。依据沉淀线的形态、条数、清晰度及位置可了解抗原或抗体的浓度、特异性等。

2. **试剂与器材**

（1）1%琼脂（生理盐水配制）管，每管约4mL、脐带血清、待测血清、AFP免疫血清。

（2）打孔器、载玻片、微量加样器、湿盒等。

（3）37℃温箱。

3. **操作方法**

（1）制备琼脂：将已溶化的1%盐水琼脂管放入58～60℃水浴箱中平衡温度备用。

（2）制备琼脂板：将载玻片置于水平桌面上，倾注已溶化琼脂4mL，使之成为厚度约1.5mm琼脂板。

（3）打孔：待琼脂凝固后，将打孔模板置于琼脂板下，用打孔器在琼脂板上打孔，孔距6mm，呈梅花形排列，即中间一个孔，周围六个孔，将孔内琼脂用注射器针头挑出。

（4）加样：用微量移液器取10μLAFP免疫血清准确加入中央孔内，上下孔各加10μL脐带血清作为阳性对照，其余孔加等量的待测血清。

（5）扩散：将加好样的琼脂板置水平湿盘内，于37℃温箱反应24h。

4. **结果判断**　待测标本如出现沉淀线，且与阳性对照的沉淀线吻合，则为阳性反应；如无沉淀线出现或出现与阳性对照沉淀线交叉的沉淀线则为阴性。

（1）融合性沉淀弧，说明两孔中抗原相同，为同一性反应。

（2）两沉淀线独自形成并交叉，说明两孔中的抗原完全不同，为非同一性反应。

（3）融合性沉淀弧出现支线，说明两孔中抗原有相同成分又有不同成分，此为部分同一性反应。

5. **注意事项**

（1）倾注琼脂凝胶速度不要过快，以免琼脂溢出载玻片；倾注过程要连续，以保证琼脂板均匀、平滑。

（2）加样时，注意不要将琼脂划破，以免影响沉淀线的形状。

（3）反应时间要适宜。时间过长，沉淀线可解离造成假阴性；时间过短，则沉淀线不出现。

（4）抗体、阳性血清及待测标本应各用一支加样器，以免混淆，影响实验结果。

6. 临床应用　可用于抗原或抗体的定性、相对分子质量及其性质等的分析。

二、免疫电泳技术

（一）免疫电泳

1. 原理　免疫电泳（immunoelectrophoresis，IEP）是将区带电泳与双向免疫扩散相结合的一种免疫化学分析技术。其基本原理是将蛋白质抗原在琼脂糖凝胶中进行电泳，样品中不同的抗原成分因所带电荷、相对分子质量及构型不同，电泳迁移率各异，而被分离成肉眼不可见的若干区带。停止电泳后，在与电泳方向平行的琼脂槽内加入相应抗体进行双向免疫扩散。分离成区带的各种抗原成分与相应抗体在琼脂中扩散后相遇，在二者比例合适处形成肉眼可见的沉淀线。根据沉淀线的数量、位置和形状，与已知的标准（或正常）抗原、抗体形成的沉淀线比较，即可对样品中所含成分的种类及其性质进行分析、鉴定。

2. 临床应用　免疫电泳为定性试验，目前主要应用于纯化抗原和抗体成分的分析以及正常和异常体液蛋白的识别、鉴定等。

（二）火箭免疫电泳

1. 原理　火箭免疫电泳（rocket immnoelectrophoresis，RIE）是将单向免疫扩散和电泳相结合的一种定量检测技术。其基本原理是电泳时琼脂凝胶中的抗体不发生移动，而样品孔中的抗原在电场的作用下向正极移动，并与琼脂中的抗体发生反应，在二者比例合适时，即形成一个状如火箭的不溶性免疫复合物沉淀峰。峰的高度与样品中的抗原浓度呈正相关。用已知量的标准抗原作对照，绘制标准曲线，根据样品的沉淀峰高度即可计算出待测抗原的含量。反之，当琼脂中抗原浓度固定时，便可测定待检抗体的含量。

2. 临床应用　火箭电泳只能测定 $\mu g/mL$ 以上的抗原含量，如低于此水平则难以形成可见的沉淀峰。加入少量 ^{125}I 标记的标准抗原共同电泳，可在含抗体的琼脂中形成放射自显影结果。

（三）对流免疫电泳

1. 原理　对流免疫电泳（counter inmunoelectrophoresis，CIEP）是双向免疫扩散与电泳相结合的定向加速的免疫扩散技术。大部分蛋白质抗原在碱性溶液中带负电荷，电泳时从负极向正极移动，而抗体 IgG 相对分子质量大，暴露的极性基团较少，在缓冲液中解离的也少，向正极的移动速度较慢，电泳时由电渗引向负极的液流速度超过了 IgG 向正极的移动，带动抗体向负极移动，这样就使抗原和抗体定向对流并发生结合，出现肉眼可见的沉淀线。由于电场的作用，限制了抗原、抗体的自由扩散，使其定向移动，因而增加了试验的灵敏度，并缩短了试验时间。

2. 临床应用　对流免疫电泳是在琼脂扩散基础上结合电泳技术而建立的一种简便而快速的方法。此方法能在短时间内出现结果，故可用于快速诊断，敏感性比双向扩散技术高 10～15 倍。该方法用于可溶性抗原、抗体等分子性物质的检测与研究。

三、免疫比浊技术

经典的沉淀技术操作繁琐、敏感度低、时间长、难以自动化。根据抗原与抗体能在液体内快速结合的原理，20世纪70年代出现了微量免疫沉淀测定法，即免疫浊度测定技术。它是将液相内的沉淀技术与现代光学仪器和自动分析技术相结合的一项分析技术。当可溶性抗原与相应的抗体特异结合，在二者比例合适、并有一定浓度的电解质存在时，可以形成不溶性的免疫复合物，使反应液出现浊度。这种浊度可用肉眼观察或仪器检测到，可通过浊度推算出复合物的量，即待测抗原或抗体的量。免疫浊度技术可以测量微量的待测物质，并可在抗原抗体反应的第一阶段测得免疫复合物形成的速率，是目前定量测定微量抗原物质并广泛使用的一种高灵敏度、快速的自动化免疫分析技术。

免疫比浊技术按测量方式可分为透射免疫比浊法和散射免疫比浊法；按测定速度可分为速率比浊法和终点比浊法。

（一）透射比浊技术

1. 基本原理　抗原和抗体的特异性结合形成复合物使溶液浊度增大，当光线通过时，一部分光被免疫复合物粒子吸收，一部分被散射，还有一部分光透过复合物。在一定范围内，透射光被吸收的量与免疫复合物的量呈正相关。当抗体量恒定时，根据所测得的吸光度值即可计算出待测抗原的量。

2. 技术要点　此法要求抗原抗体反应形成的IC达到一定的数量，而且分子颗粒较大（35～100nm）时才能精确测定，因此需时较长，敏感度相对较低，速度较慢。为了提高复合物形成速度，加入促聚剂，如4%聚乙二醇（MW6 000～8 000），可使复合物3～10min形成。

3. 影响因素　一是抗原或抗体量大大过剩时易出现可溶性复合物，造成测定误差。二是要保持反应管中抗体蛋白量始终过剩，使仪器的测定范围在低于生理范围到高于正常范围之间；三是结果受血脂的影响，尤其是低稀释度时，脂蛋白的小颗粒可形成浊度，使测定值假性升高。

4. 临床应用　本法较单向琼脂扩散技术和火箭电泳等一般免疫化学定量方法敏感、快速、简便。临床上广泛应用于免疫功能、肾脏功能、营养状态等的检查，肾脏疾病、心血管疾病、风湿性疾病、凝血及出血性疾病的检查。

（二）散射比浊技术

在透射比浊技术中，于光源光路的一定角度测量散射光的强度时，光电池上的电信号和散射光强度则呈成正比，经微电脑转换成被测抗原含量的方法为散射比浊技术。常用的有以下两种方法。

1. 终点散射比浊技术　抗原和抗体相遇，免疫沉淀反应立即开始，但反应达到平衡通常需10～30min。免疫浊度测定应在复合物聚合产生絮状沉淀之前进行，否则光散射值降低，影响测定结果。因此，终点散射比浊通常是在免疫反应进行到一定时间时测量其浊度，故也可称为定时散射比浊。

2. 速率散射比浊技术　速率散射比浊技术是一种先进的动力学测定技术，1977年由Sternberg首先用于免疫学测定。所谓速率是指单位时间内抗原与抗体反应的速度。抗原与抗体结合形成免疫复合物的速度，在每个单位时间内是不相同的，在抗体过量的情况下，随着反应时间的延长，免疫复合物的总量逐渐增加，通常在25s时出现一个反应最快的速率峰，峰值与抗原量呈正相关。

（三）免疫胶乳比浊技术

1. 基本原理 免疫胶乳比浊技术的基本原理与透射比浊技术相似。将抗体吸附到大小适中、均匀一致的胶乳颗粒上，当遇到相应抗原时，胶乳颗粒可以发生凝集。单个胶乳颗粒的大小（直径）在入射光波长之内，光线可透过。当两个以上胶乳颗粒凝聚时，则使透过光减少，吸光度（A 值）与胶乳凝聚程度成正比，并与待测抗原量直接相关。

2. 技术要点 适用于免疫胶乳浊度测定法的胶乳，其大小（直径）应稍小于入射光的波长，目前多用直径为 200nm 的胶乳颗粒。

3. 影响因素 首先是选择合适的胶乳，用 500nm 波长者，选择 100nm 颗粒；用 585nm 波长者，则选用 100～200nm 颗粒。其次，为了保证抗原抗体的活性，一般用物理吸附法。

4. 临床应用 由于数个胶乳发生凝集即能引起透光度的改变，因此可大大提高浊度技术的灵敏度，检出限可达 μg/L 或 ng/L 水平。其应用参见透射比浊技术。学和生命科学的各个领域。

（李自军）

第五节 酶免疫技术

根据应用目的的不同，酶免疫技术分为酶免疫组织化学技术（enzyme immunohistochemistry technique，EIHCT）和酶免疫测定技术（enzyme immunoassay，EIA）两大类。前者以酶标记抗体作为试剂，用于组织切片或其他标本中抗原的定位检测；后者主要用于体液标本中抗原或抗体的定性或定量检测。根据抗原抗体反应后是否需要分离结合的与游离的酶标记物，EIA 又分为均相法和非均相法两类，在非均相法中采用固相材料吸附抗原或抗体，是最为常用的酶免疫测定技术，称为酶联免疫吸附技术（enzyme linked immunosorbent assay，ELISA）。

一、酶标记物的制备

（一）常用酶及其底物

1. 辣根过氧化物酶（horseradish peroxidase，HRP）**及其底物** HRP 是应用最为广泛的标记用酶，自植物辣根中提取，其催化的底物为 H_2O_2 和供氢体。反应过程中 H_2O_2 为受氢体，许多化合物可作为 HRP 的供氢体，在 ELISA 中常用的供氢体为邻苯二胺（OPD）和四甲基联苯胺（TMB）。OPD 作为底物，灵敏度高，比色方便。但是其具有致癌性，稳定性差，需新鲜配制后 1h 内使用，显色过程要避光。TMB 则更为稳定安全，而且经酶作用后由无色变蓝色，目测对比鲜明，成色反应无需避光，因此 TMB 是 ELISA 中应用最广泛的底物。

2. 碱性磷酸酶（alkaline phosphatase，AP）**及其底物** AP 从大肠杆菌中提取，常用底物为对硝基苯磷酸酯（p - nitrophenylphosphate，p - NPP），产物为黄色的对硝基酚。在 ELISA 应用时，其敏感性高于 HRP，空白值也较低。但 AP 较难得到高纯度制剂，稳定性较 HRP 低，价格较 HRP 高，国内在 ELISA 中一般采用 HRP。

（二）酶标记抗体（或抗原）的制备

酶标记的抗原或抗体称为酶结合物或酶标记物。用于制备酶结合物的抗原要求纯度高，

590

特异性强；而抗体则要求特异性强、效价高、亲和力强。易于分离纯化和批量生产。

1. 常用的标记方法

（1）戊二醛交联法：戊二醛是一种双功能交联剂，可以通过两个活性醛基，分别与酶和抗原（或抗体）的氨基结合，从而将两个分子偶联起来。

（2）过碘酸盐氧化法：本法只用于 HRP 的标记。HRP 含 18% 的碳水化合物，过碘酸盐将其分子表面的多糖氧化为醛基，而不影响其酶活性。酶上的醛基很活泼，可与抗原（抗体）结合，形成酶标结合物。

2. 酶标记物的纯化与鉴定 按以上方法制备的结合物，需去除未结合的酶、抗原（或抗体）、酶聚合物以及抗原（抗体）聚合物，以避免游离酶增加非特异性显色反应和游离抗原（或抗体）的竞争作用，需予以纯化。纯化的方法较多，常用的有饱和硫酸铵盐析法和葡聚糖凝胶过滤法。

每批制备的酶标记物都要进行免疫活性鉴定和酶标记率测定，前者常用的技术为免疫电泳或双向免疫扩散，后者则采用分光光度计技术。

二、酶联免疫吸附技术

ELISA 于 1971 年由瑞典学者 Engvall 和 Perlmann 最先用于微量 IgG 定量测定。使得酶标抗体技术得以发展成为液体标本中微量物质测定的方法。目前，临床上 ELISA 被广泛应用于各种病原体尤其是病毒的抗原或抗体的检测。

（一）基本原理

将已知抗原或抗体结合到固相载体表面，此过程称为包被，与待测抗原或抗体反应形成固相免疫复合物，再用酶标记物与固相免疫复合物发生特异性反应，加入酶底物及色原后呈色，呈色程度用吸光度值（A）表示，所测 A 值与待测抗原或抗体水平呈相关关系。

（二）固相载体

固相载体在 ELISA 中作为吸附剂和容器，不参与抗原抗体反应。可作为 ELISA 载体的材料很多，最常用的是聚苯乙烯。聚苯乙烯具有较强的吸附蛋白质的性能，抗体或蛋白质抗原吸附其上后仍保留原来的免疫学活性。聚苯乙烯为塑料，可制成各种形式，而且价格低廉，所以被普遍采用。

最常用的 ELISA 载体的形状为微量反应板，称为 ELISA 反应板，国际上标准的微量反应板为 8×12 的 96 孔式或 4×12 的 48 孔式。ELISA 反应板的特点是可以同时进行大量标本的检测，并可用仪器迅速读出结果。良好的 ELISA 板应该有吸附性能好，空白值低，孔底透明度高，各板之间、同一板各孔之间性能相近等特点。

（三）技术类型

ELISA 既可用于可溶性抗原测定又可用于抗体的测定。根据测定原理和步骤不同，分为以下技术类型：

1. 夹心法 夹心法有双抗体夹心法和双抗原夹心法两种。双抗体夹心法是检测含有两个或两个以上抗原决定簇的多价抗原时常用的方法，基本步骤如下。①包被抗体：将已知特异性抗体包被于固相载体上，形成固相抗体，洗涤除去未结合的抗体等杂质。②加待测标本并温育：使待测抗原与固相抗体结合，形成固相抗体 – 抗原复合物，洗涤除去其他未结合的物质。③加酶标抗体并温育：使固相抗体－抗原上的游离抗原决定簇与酶标抗体结合，形成固相抗体－待测抗原－酶标抗体复合物，洗涤除去未结合的酶标抗体。此时固相载体上带有的酶量与标本中受检物质的量正相关。④加底物显色：固相抗体－抗原－酶标抗体复合物中的酶催化底物成为有色产物。根据显色反应程度对抗原进行定性或定量分析。

同理，将可溶性抗原分别制备固相抗原和酶标抗原结合物，即可用双抗原夹心法测定标本中的抗体。

2. 双位点一步法 双位点一步法是在双抗体夹心法的基础上，应用针对抗原分子上两个不同抗原决定簇的 McAb 分别作为固相抗体和酶标抗体。测定时可同时加入待测抗原和酶标抗体进行反应，两种抗体互不干扰，经一次温育和洗涤后，即可加入底物进行显色测定。

双位点一步法中，当标本中待测抗原浓度过高时，过量的抗原会分别和固相抗体及酶标抗体结合，而不再形成夹心复合物，导致测定结果低于实际含量，称为钩状效应。钩状效应严重时甚至出现假阴性结果，必要时需将标本稀释后重新测定。

双位点一步法简化了操作，缩短了反应时间，提高了敏感性与特异性，因此临床上测定大分子抗原物质均采用该技术，如乙型肝炎表面抗原（HBsAg）的测定。

（1）原理：于抗乙型肝炎病毒表面抗原（抗－HBs）包被的微量反应板孔中，加入待测标本和酶标记抗－HBs，若标本中含有 HBsAg，则形成固相抗体－抗原－酶标抗体复合物，加入酶底物显色，可根据显色程度对抗原进行定性和定量分析。

（2）试剂与材料

1）HBsAg 诊断试剂盒（酶联免疫法）。

2）待测血清：静脉采血 2mL，离心分离血清备用。

3）37℃水浴、酶标仪等。

（3）操作步骤

1）平衡取出试剂盒置室温 30min 以上。

2）稀释洗涤液：浓缩洗涤液用蒸馏水或去离子水稀释备用（稀释倍数根据具体试剂盒）。

3）设置对照：每板应设阴性对照 2 孔，阳性对照 2 孔，空白对照 1 孔。

4）加样：分别在相应孔中加入待测样品、阴、阳性对照 50μL 后，加酶结合物 50μL，空白孔除外。充分混匀，用封板膜封板，置 37℃水浴温育 30min。

5）洗涤：小心将封板揭掉，用稀释洗涤液充分洗涤 6 次，每次均拍干（或用洗板机洗板）。

6）显色：每孔加入底物 A、B 各 50μL，轻轻振荡混匀，用封板膜封板后置 37℃避光显色 10min，每孔加入 50μL 终止液，轻轻振荡混匀。

7）测定 A 值：设定酶标仪单波长 450nm 或双波长 450/630nm，读取各孔 A 值。

（4）结果判断

1）定性 P/N 值：（待测样本 A 值－空白对照 A 值）／（阴性对照 A 值－空白对照 A 值）。一般以 P/N≥2.1 为阳性。

2）定量：将已知浓度或活性单位的标准抗原或抗体，按适当比例稀释后在实验系统中进行反应，分别测定 A 值，以抗原或抗体水平为横坐标，以 A 值为纵坐标绘制标准曲线，根据检样的 A 值，由标准曲线获得其浓度或单位。

（5）注意事项

1）血清标本应新鲜、无溶血无污染。

2）洗涤时各孔要加满洗涤液，勿使孔间交叉污染。

3）试剂盒内所有物品及各种废弃物均按传染性物品处理。

4）不同批号的试剂组分不得混用。

5）由于试剂和技术操作上的原因，一次检测结果不能排除假阳性和假阴性的可能。同一份标本在不同实验室或采用不同的试剂盒可能会得出不一致的结果。因此结果有争议时，应进一步采用中和试验确认或进行 HBV－DNA 测定。

（6）临床意义：HBsAg 是 HBV 感染的特异性标志，阳性见于急性乙型肝炎的潜伏期或急性期、无症状 HBsAg 携带者，慢性乙型肝炎、HBV 相关性肝硬化或肝癌。

3. 间接法　间接法是检测抗体最常用的方法，其原理是利用固相化的特异性抗原将待测抗体固定，然后利用酶标记的抗抗体检测被固定的待测抗体。基本步骤如下。①包被抗原：用特异性抗原包被固相载体，形成固相抗原，洗涤除去未结合的抗原及杂质。②加待检血清：其中的特异抗体与抗原结合，形成固相抗原抗体复合物。洗涤除去未结合的其他免疫球蛋白及血清中的杂质。③加酶标抗抗体：与固相复合物中的特异性抗体结合，形成固相抗原－抗体－酶标抗抗体复合物。④加底物显色：抗原－抗体－酶标抗抗体复合物中的酶催化底物成为有色产物。根据显色反应程度对抗体进行定性或定量分析。

目前抗丙型肝炎病毒抗体采用此法检测。

（1）原理：于 HCV 抗原包被的微量反应板孔中，先后加入待测标本和酶标记抗抗体，若标本中含有抗－HCV，则形成固相抗原－抗体－酶标记抗抗体复合物，加入底物显色，即可根据显色程度对抗体进行定性和定量分析。

（2）试剂与材料

1）抗－HCV 诊断试剂盒。

2）待测血清：静脉采血 2mL，离心分离血清备用。

3）37℃水浴、酶标仪等。

（3）操作步骤

1）平衡取出试剂盒置室温 30min 以上。

2）稀释洗涤液：浓缩洗涤液用蒸馏水或去离子水稀释备用（稀释倍数根据具体试剂盒）。

3）设置对照：每板应设阴性对照 2 孔，阳性对照 2 孔，空白对照 1 孔。

4）加样：于阴性和阳性对照各孔中分别加入 100μL 阴、阳性对照血清；空白对照孔中加稀释液 100μL。其余各孔加入 100μL 稀释液和 10μL 待测标本。轻轻振荡封板后，置 37℃水浴 30min。

5）洗涤：拍出孔内液体，用洗涤液注满各孔，静置 30s，扣去洗涤液，重复 6 次，最后一次在吸水纸上拍干（或用洗板机洗板）。

6）加酶标记物：除空白对照孔外，每孔加入 100μL 酶标记物，轻轻振荡封板后，置 37℃水浴 20min。

7）洗涤同步骤 5）。

8）显色：每孔加底物液 A、B 各 50μL，轻拍混匀后，置 37℃水浴 10min。每孔加终止液 50μL，轻轻混匀。

9）测定 A 值：设定酶标仪单波长 450nm 或双波长 450/630nm，用空白孔校零，再读取各孔 A 值。

10）计算临界值（CO）：CO = 0.12 + 阴性对照平均 A 值。

（4）结果判断：待测样本 A 值 ≥ CO 为抗 - HCV 阳性；A 值 < CO 为阴性。

注：阴性对照应 A 值 < 0.12，阳性对照应 A 值 ≥ 0.50。

（5）注意事项：注意事项同"ELISA 双位点一步法测定乙型肝炎病毒表面抗原"。

（6）临床意义：抗 - HCV 阳性，常伴有 HCV RNA 的存在，因此抗 - HCV 是判断 HCV 感染的一个重要标志。

4. 竞争法　竞争法一般用于抗原的检测。①包被抗体：用特异抗体包被固相载体，形成固相抗体，洗涤去除杂质。②加样：加受检标本和一定量酶标抗原，使之与固相抗体反应。如受检标本中无抗原，则酶标抗原与固相抗体结合。如受检标本中含有抗原，则酶标抗原与受检标本中的抗原以同样的机会竞争结合固相抗体，洗涤去除杂质。同时设对照。③加底物显色：显色的程度与待测抗原的量呈负相关。

当抗原中的杂质难以去除或抗原的结合特异性不稳定时，可以采用竞争法测定抗体，如乙型肝炎病毒抗 - HBe 的测定。

（1）原理：标本中的待测抗体和一定量的酶标抗体竞争结合固相抗原。标本中抗体含量愈多，结合在固相上的酶标抗体愈少，最后的显色也愈浅。

（2）试剂与材料

1）抗 - HBe：诊断试剂盒。

2）待测血清：静脉采血 2mL，离心分离血清备用。

3）37℃水浴、酶标仪等。

（3）操作步骤

1）平衡：取出试剂盒置室温 30min 以上。

2）稀释洗涤液：浓缩洗涤液用蒸馏水或去离子水稀释备用（稀释倍数根据具体试剂盒）。

3）设置对照：每板应设阴性对照 2 孔，阳性对照 2 孔，空白对照 1 孔。

4）加样：于阴性和阳性对照各孔中加入 100μL 阴、阳性对照血清；空白对照孔中加 100μL 稀释液，其余各孔加入 100μL 样本。除空白对照孔外，每孔加 50μL 中和试剂，轻轻振荡封板后，置 37℃水浴 90min。

5）洗涤：拍去孔内液体，用洗涤液注满各孔，静置 30s，拍去洗涤液，重复 4 次后在吸水纸上拍干（或洗板机洗板）。

6）加酶标记物：除空白对照孔外，每孔加 100μL 酶标记物，轻轻振荡封板后，置 37℃水浴 90min。

7）洗涤同 5）。

8）显色：每孔加底物液 A、B 各 50μL，轻轻振荡封板后，置 37℃水浴 20min。每孔加终止液 50μL，轻轻混匀。

9）测定 A 值：设定酶标仪单波长 450nm，用空白孔校零后读取各孔 A 值。

10）计算 CO：CO = 0.3 × 阴性对照平均 A 值。

（4）结果判断：S（样本的 A 值）/CO < 1.0 者为抗 – HBe 阳性（即 S ≤ 临界值）；S/CO > 1.0 者为抗 – HBe 阴性（即 S > 临界值）。

注：阴性对照孔 A 值大于 1.5 时，按 1.5 计算；小于 1.5 时，按实际值计算。

（5）注意事项：注意事项同 "ELISA 双位点一步法测定乙型肝炎病毒表面抗原"。

（6）临床意义：抗 – HBe 的出现是病情趋向好转的征象，但并不意味着传染性消失，尤其见于 HBeAg 阴性的慢性乙型肝炎患者。

5. 捕获法　又称反向间接法，主要用于急性感染诊断时 IgM 抗体的测定。将抗 – 人 IgM 抗体吸附于固相载体上，待测标本中的 IgM 类抗体多被固相抗体捕获。加入特异性抗原与被固相抗体捕获的 IgM 类抗体结合，再加入抗原特异的酶标抗体，形成固相抗 – 人 IgM – IgM – 抗原 – 酶标抗体复合物。最终根据加底物后的显色程度确定待检 IgM 抗体的含量。

三、其他酶标记免疫技术

（一）均相酶免疫测定

均相酶免疫测定的特点是不需要对反应系统中结合与游离的酶标记物进行分离。其原理是酶标记物与相应的抗原或抗体结合后，酶的活性会发生改变。通过测定总酶活性的改变，而推算待测抗原或抗体的含量。均相酶免疫测定主要用于小分子激素和半抗原（如药物）的测定，但由于干扰因素较多、灵敏度较非均相法低等原因，临床应用不多。

（二）非均相液相酶免疫测定

非均相液相酶免疫测定又分为平衡法和非平衡法。前者是将待测抗原、酶标记抗原及特异性抗体同时加入，后者是待测抗原、特异性抗体反应一段时间后再加入酶标记抗原。待反应达平衡后，加分离剂，离心分离结合与游离的酶标记物，沉淀物中酶活性与待测抗原成反比。

（三）固相膜免疫测定

固相膜免疫测定是以微孔滤膜作为固相载体的免疫测定技术。常用的固相膜为硝酸纤维素膜（NC 膜）。

1. 斑点酶联免疫吸附技术（Dot – ELISA）　　Dot – ELISA 的原理与常规 ELISA 类似。将少量已知抗原滴加于 NC 膜上，干燥后经过封闭液处理备用。检测时，滴加待检血清和酶标抗抗体（间接法），洗涤后加入底物显色。阳性反应在膜上出现肉眼可见的着色斑点。

Dot – ELISA 的优点是：①特异性强；②敏感性高，比常规 ELISA 高 6 ~ 8 倍；③试剂用量少，比常规 ELISA 节约 5 ~ 10 倍；④抗原膜保存期长，– 20℃ 可保存半年；⑤检测结果可长期保存；⑥操作简便，不需要酶联检测仪。

Dot – ELISA 广泛应用于各种病毒性疾病、寄生虫病的临床诊断与流行病学调查。

2. 免疫印迹技术　　免疫印迹技术（immunoblotting test，IBT）又称为酶联免疫电转移印斑技术（enzyme linked immunoelectrotransfer blot，EITB），是将凝胶电泳和抗原抗体反应结合的一种技术，同时具有凝胶电泳的高分辨力和抗原抗体反应的高特异性。该技术由三部分组成：

（1）SDS – 聚丙烯酰胺凝胶电泳（SDS – PAGE）：通过电泳分离蛋白质。所分离的蛋白质条带肉眼不可见。

（2）电转移：选用低电压（100V）和大电流（1～2A），通电45min，将在凝胶中已经分离的蛋白质条带转移至NC膜上。此阶段所分离的蛋白质条带仍然肉眼不可见。

（3）酶免疫定位：在NC膜上依次加入特异性抗体、酶标二抗，再加入底物显色，阳性区带出现。常用的HRP底物为3，3'-二氨基联苯胺（呈棕色）和4-氯-1-萘酚（呈蓝紫色）。

本法广泛应用于抗原组分及其免疫活性的分析，临床上艾滋病病毒感染的检测以此法作为确诊试验。

（四）生物素-亲和素标记技术

1. 生物素-亲和素系统（BAS）　生物素（biotin，B）又称维生素H，存在于多种动植物中，以蛋黄中含量较高。活化的生物素可与多种蛋白质（如抗体、酶等）、荧光素、胶体金、多糖等结合。亲和素（avidin，A）又称抗生物素蛋白，是一种糖蛋白，可由蛋清中提取。亲和素由4个亚基组成，每个亚基可结合1个生物素分子，一个亲和素分子可结合4个生物素分子。另外，临床上较为常用的还有一种从链霉菌中提取的亲和素，称为链霉亲和素（streptavidin，SA）。

2. 生物素-亲和素系统的特点　BAS的优越性主要表现在以下几个方面。①灵敏度高：生物素易与蛋白质等生物大分子结合，形成生物素衍生物。每个亲和素分子有四个生物素结合点，可同时结合四个生物素化的衍生物，使BAS具有多级放大作用。②特异性强：亲和素与生物素间的结合具有高度专一性。③稳定性好：亲和素结合生物素的亲和常数可为抗原-抗体反应的百万倍，呈不可逆反应性；而且酸、碱、蛋白溶解酶等均不影响其结合。④适用性广：生物素和亲和素均可制成多种衍生物，不仅可与各类标记技术结合，用于检测抗原-抗体、激素-受体和核酸系统以及其他多种生物学反应体系，而且也可制成亲和介质，用于分离提纯上述各反应体系中的反应物。

3. 生物素-亲和素标记技术在ELISA中的应用　生物素-亲和素标记技术在ELISA中的应用有多种形式，主要有标记生物素-亲和素技术在ELISA中的应用（BA-ELISA）、桥联亲和素-标记生物素技术在ELISA中的应用（BAB-ELISA）以及生物素-亲和素过氧化物酶复合物技术在ELISA中的应用（ABC-ELISA）。

（李自军）

第六节　荧光免疫技术

荧光免疫技术是将抗原抗体反应与荧光检测技术相结合的一种免疫标记技术，是免疫标记技术中发展最早的一种。早在1941年Coons等人就首次用异硫氰酸荧光素标记抗体，并获得成功。

荧光免疫技术分为两大类：一类是荧光抗体技术（fluorescence antibody technique，FAT）。该技术用荧光抗体对细胞、组织切片或其他标本中的抗原进行鉴定和定位检测，荧光可通过荧光显微镜、荧光分光光度计或流式细胞分析仪进行检测。另一类是荧光免疫测定技术（fluorescence immunoassay，FIA），主要用于对体液标本中抗原或抗体进行自动化定量检测，如荧光偏振免疫测定、时间分辨荧光免疫测定等。

一、荧光的基本知识

1. 荧光　某些化学物质能从外界吸收能量而进入激发态，当其从激发态再回复到基态时，过剩的能量以电磁辐射的形式释放（即发射荧光）。引起发荧光的能量种类很多，如光能、化学能等，由光激发所引起的发光称为光致荧光。荧光发射的特点是产生荧光的物质在接受激发光能后即刻发光，而一旦停止供能，发光（荧光）现象也随之消失。

2. 荧光效率　荧光物质吸收光能后不会将全部光能都转变成荧光，部分以其他形式释放。荧光分子将吸收的光能转变成荧光的百分率称荧光效率。

荧光效率 = 发射荧光的光量子数（荧光强度）/吸收光的光量子数（激发光强度）

3. 荧光淬灭　荧光物质在受到激发光较长时间的照射或在某些理化因素（如紫外线照射、高温、苯胺、碘、硝基苯等）作用后会减弱甚至消退，称为荧光淬灭。因此荧光物质的保存应注意避光（特别是紫外光）和避免与其他化合物的接触。

4. 荧光物质　许多物质都可产生荧光现象，但并非都可用作为荧光色素。只有那些能产生明显荧光的有机化合物才能作为荧光色素。

常用的荧光色素有：异硫氰酸荧光素（FITC，呈黄绿色荧光）、四乙基罗丹明（RB200，呈橘红色荧光）、四甲基异硫氰酸罗丹明（TRITC，呈橙红色荧光）、藻红蛋白（PE，呈红色荧光）。

被某些酶作用后也可产生荧光的物质，如 4 – 甲基伞酮和对羟基苯乙酸。另外镧系稀土元素铕（Eu^{3+}）、铽（Tb^{3+}）、铈（Ce^{3+}）等的螯合物经激发后也可发射特征性荧光。

二、荧光抗体的制备

（一）荧光素标记抗体的制备

将特异性抗体与荧光素以化学共价键的方式结合，结合后不影响两者的性质。标记方法要求简单、安全、结合物稳定、易于保存。常用的荧光抗体标记方法有搅拌法和透析法。以 FITC 标记为例：

1. 搅拌标记法　将待标记的蛋白质溶液用缓冲液平衡后，在磁力搅拌下逐滴加入 FITC 溶液，然后离心，上清液即为标记物。此法适用于标记体积较大、蛋白含量较高的抗体。特点是标记所需的时间短，荧光素用量少，但易引起非特异性荧光染色。

2. 透析法　先将待标记的蛋白质溶液装入透析袋中，放入含 FITC 的缓冲液中过夜即可。透析法适用于标记样品量少、蛋白含量低的抗体。特点是标记比较均匀，非特异性荧光染色较低，但荧光素用量较多。

（二）荧光素标记抗体的纯化

抗体标记完成后，还应对标记抗体进一步纯化，以去除游离的荧光素及其降解产物。常用的方法有透析法和凝胶过滤法。

（三）荧光抗体的鉴定

荧光抗体在使用前需加以鉴定。鉴定内容包括抗体效价、荧光素与蛋白质的结合比率（F/P）和抗体特异性。抗体效价大于 1：16 者较为理想。一般用于固定标本的荧光抗体染色以 F/P = 1.5 为宜，用于活细胞染色的以 F/P = 2.4 为宜。

三、荧光免疫显微技术

荧光免疫显微技术是以荧光显微镜为检测工具的荧光免疫抗体技术。

（一）基本原理

荧光免疫显微技术的基本原理是于待测标本切片上加入特异性荧光抗体，与组织或细胞表面的抗原进行反应，反应结束后洗涤去除游离的荧光抗体等杂质后，用荧光显微镜观察呈现特异性荧光的抗原抗体复合物及其部位。

（二）技术类型

根据标记物和反应程序的不同，临床上通常把荧光免疫显微技术分为以下几种类型：

1. 直接法　直接将特异性荧光抗体滴加于待测标本片上，使之与抗原发生特异性结合。本法常用于细菌、病毒等病原体的快速检测以及肾脏、皮肤活检等病理检查。其特点是操作简便，特异性高，非特异性荧光少。但敏感度偏低，且每检查一种抗原需制备相应的特异荧光抗体。

2. 间接法　间接法比直接法的敏感提高约 5 ~ 10 倍，制作一种荧光抗抗体即可检测多种抗原抗体系统，但易产生非特异性荧光。

（1）原理：将特异性抗原固相化，加入待测标本，标本中第一抗体（抗体）与抗原结合，洗涤后加入荧光素标记的第二抗体（抗抗体）与抗原抗体复合物中的第一抗体结合，洗涤后用荧光显微镜观察特异性荧光，以检测未知的抗体。

（2）试剂与器材

1）0.01mol/L 磷酸盐缓冲液（pH7.4）；抗原片；待测血清、阴、阳对照血清；羊抗 - 人 IgG 荧光二抗、缓冲甘油（甘油与磷酸盐缓冲液以 9 ∶ 1 混合）。

2）荧光显微镜及其他用品。

（3）操作方法

1）将缓冲液滴加于抗原片，10min 后弃去。

2）将用缓冲液稀释的对照血清和待测血清加入抗原标本相应位置，37℃，30min。

3）用缓冲液冲洗，吸干多余水分。

4）加入稀释的羊抗人 IgG 荧光二抗，37℃，30min。

5）用缓冲液冲洗，冷风吹干。

6）滴加缓冲甘油封片，用荧光显微镜检查。

（4）结果判断：荧光强度用"＋"号表示。

"＋＋＋"为强荧光；"＋＋"为荧光明亮；"＋"为荧光较弱，但清楚可见；"－"为无或仅见极微弱荧光。阴性对照应呈"－"或"±"。临床上以特异性荧光强度达"＋＋"以上判定为阳性；根据"＋＋"的血清最高稀释倍数判定特异性抗体效价。

血清稀释度 <1 ∶ 80 为弱阳性；1 ∶ 80 ~ 1 ∶ 320 为中等阳性；>1 ∶ 320 为强阳性。

（5）注意事项

1）染色后一般于 1h 内完成观察，或于 4℃保存 4h，否则荧光减弱。

2）操作过程中标本片需保持湿润，避免干燥。

3）滴加试剂应完全覆盖标本片。

（6）临床应用：临床上荧光免疫显微技术常用于细菌、病毒和寄生虫等病原生物及自身免疫病的诊断，具有速度快、操作简单、敏感性高等特点。

3. 双标记法　用两种不同的荧光素（如 FITC 及罗丹明 RB200）分别标记不同的特异性抗体，对同一标本进行荧光染色。在有两种抗原存在时，显微镜下可同时观察到两种颜色的荧光（如橙红和黄绿）。该方法常用于同时对两种不同抗原的检测，如同一血片中 T、B 淋巴细胞的检测等。

四、流式细胞技术

流式细胞术（flow cytometry，FCM）是利用流式细胞仪对处在快速、直线、流动状态中的单细胞或生物颗粒进行多参数、快速定量分析，同时对特定群体加以分选的现代细胞分析技术。其特点是：①测量速度快：最快可在 1 s 之内计测数万个细胞。②可进行多参数测量：可以对同一个细胞做有关物理、化学特性的多参数测量。③是一项综合性的高科技技术：它综合了激光技术、电子物理技术、光电测量技术、电子计算机技术、细胞荧光化学技术、单克隆抗体技术等。

（一）基本原理

流式细胞仪的工作内容主要包括有关的参数测量、样品分选及数据处理等，将待测标本制成单细胞悬液，经特异性荧光抗体染色后，进入流式细胞仪，在气体压力推动下细胞单个排列成行从喷嘴口流出，经单色激光照射后发出荧光，同时产生散射光。细胞发出的荧光信号和散射光信号同时被接收，通过信号转换、处理、计算，结合多参数分析，从而实现对细胞的大小、表面性状、内部结构、抗原表达、细胞分选等理化性状的分析。

（二）流式细胞仪的基本结构

流式细胞仪的基本结构由流动室和液流系统、激光源和光学系统、光电管和检测系统及计算机和分析系统四部分组成。

1. 流动室和液流系统　流动室是仪器的核心部件，被测样品在此与激光相交。流动室由石英玻璃制成，中央有一长方形小孔，供单个细胞通过。流动室内充满了鞘液，将样品环形包绕。鞘液流速稳定，样品在鞘液包裹和推动下，细胞被排成单列，以每秒 5 000～10 000 个细胞的速度由流动室喷嘴喷出，依次通过检测区，从而得到准确的细胞荧光信息。

2. 激光源和光学系统　特异荧光染色的细胞，经合适的光源照射激发出荧光供收集检测。光源的选择主要根据被激发物质的激发光谱而定。目前台式机 FCM，大多采用氩离子气体激光器。激光光束在到达流动室前，先经过透镜聚焦，形成约 $22\mu m \times 66\mu m$ 的光斑，这样激光能量较强，以激发荧光染料。FCM 的光学系统由若干组透镜、滤光片和小孔组成，它们将不同波长的荧光信号分别送入到不同的电子测控器。

3. 光电管和检测系统　经荧光染色的细胞受合适的光激发后所产生的荧光通过光电转换器转变成电信号后进行测量。在细胞以单个形式流动的情况下，经过聚焦整形的激光光束，垂直照在细胞流上，使已经荧光染色的细胞在激光束照射下，不仅产生散射光，而且发射荧光。散射光有前向散射光（0°散射）和侧向散射光（90°散射）两种，前者主要反映细胞的大小，后者主要反映细胞内颗粒物质的大小和数量。所有信号经过光电倍增管转变为电脉冲信号。

4. 计算机和分析系统　经放大后的电脉冲信号被送往计算机分析器。自分析器出来的信号再经模 – 数转换器输往微机处理器编成数据文件，或存贮于计算机的硬盘和软盘上，或存于仪器内以备调用。计算机的存贮容量较大，可存贮同一细胞的 6～8 个参数。存贮于计算机内的数据经过处理和分析，以直方图、二维点图、三维图等方式最后给出实验结果。

除上述四个主要部分外，流式细胞仪还有细胞分选装置、电源及压缩气体等部分。

（三）技术要点

流式细胞技术的技术要点包括单细胞标本的制备、荧光染料和检测。流式细胞技术的测定对象是单细胞悬液，标本来源多样，如血液、骨髓、培养细胞、组织等，不同的标本通过不同方法制备成单细胞悬液。理想的荧光染料应具有尽可能高的荧光效率、与非特异性荧光有鲜明的对比，同时易于标记，标记后不影响本身与抗体（抗原）的生物学活性。染色方法可采用直接法、间接法和多标记法。

（四）临床应用

流式细胞术与其他细胞分析技术相比，具有快速、敏感、精密的特点，可同时进行多参数分析，分选细胞的纯度高，并能保持细胞结构和功能的完整。因此被广泛应用于免疫学、细胞生物学、生理学、分子生物学等领域，目前 FCM 在免疫学检验中主要用于细胞表面抗原的分析、细胞凋亡的研究、细胞分选、细胞内因子和细胞器等的研究。

五、其他荧光免疫技术

（一）荧光免疫测定技术

根据抗原抗体反应后是否需要分离游离的与结合的荧光标记物，将荧光免疫测定技术分为均相荧光免疫测定和非均相荧光免疫测定。均相荧光免疫测定不需要分离，如荧光偏振免疫测定；非均相荧光免疫测定则需要分离，如时间分辨荧光免疫测定。

1. 荧光偏振免疫测定（flourescence polarization immunoassay，FPIA）　FPIA 是一种定量荧光免疫测定技术，利用的抗原抗体竞争反应的原理。根据荧光素标记抗原与其抗原抗体复合物之间荧光偏振程度的差异，测定体液中药物、激素等小分子物质的含量。反应系统内同时加入待测抗原和一定量用荧光素标记的小分子抗原，使二者与有限量的特异性抗体竞争结合。当待测抗原浓度高时，大部分抗体被其结合，而荧光素标记的抗原多呈游离的小分子状态，在液相中转动速度较快，受偏振光激发后发射出的偏振荧光就较弱。反之，检测到的偏振荧光就越强。故偏振荧光的强弱程度与待测抗原浓度呈反比关系。通过检测反应体系中偏振光的大小，从标准曲线上就可以精确地得知样品中待测抗原的含量。

2. 时间分辨荧光免疫测定（time resolved fluorescence immunoassay，TRFIA）　TRFIA 是一种非同位素免疫分析技术，其基本原理是用镧系元素标记抗原或抗体，利用镧系元素螯合物能发出长寿命荧光的特点，延长测量时间，待短寿命的非特异性荧光（各种蛋白、组织成分、试管、仪器组件等在激发光的作用下发出的一定强度的荧光）完全衰退后再行测定，所得信号完全为长寿命镧系螯合物的荧光，从而有效地消除了非特异性荧光的干扰。用时间分辨技术测量荧光，同时检测波长和时间两个参数进行信号分辨，极大地提高了分析的灵敏度和特异性。

（二）免疫芯片技术

免疫芯片是一种特殊的蛋白质芯片，也称抗体芯片。免疫芯片技术是将抗原抗体反应的特异性和电子芯片的高密度集成原理相结合的一种全新的检测技术。其基本原理是将各种蛋白质（抗原或抗体）按一定顺序高密度地排列在固相载体上，形成检测用芯片，与少量的待测样品发生反应，样品中的抗体（或抗原）与固相中的已知抗原（或抗体）同时产生特异性免疫反应，再通过标记物示踪方法即可一次同时完成数十种甚至数万种抗原或抗体的检测。

免疫芯片技术的类型与特点：免疫芯片技术的类型很多，根据标记物的不同，分为荧光免疫芯片、酶标免疫芯片、放射性同位素免疫芯片、金标免疫芯片等。根据实验原理不同，分为双抗体夹心法免疫芯片、竞争法免疫芯片、间接法免疫芯片等。根据载体不同，分为固相芯片（平板芯片）和液体芯片（微球芯片）等。免疫芯片有着信息量大、操作简便、样品用量少、用途广、成本低、自动化程度高等优点。可以用荧光、酶、化学发光等显示结果，通过相应的扫描仪、计算机等仪器进行检测。

临床上免疫芯片主要应用于感染性疾病（病毒性肝炎、结核等）、心血管疾病、自身免疫性疾病、肿瘤等疾病的检测，还可对病程进行监控和疗效评价。除此之外，免疫芯片还可应用于药物学的研究、流行病学研究、环境监测、食品卫生检查等方面。

（李自军）

第七节　其他标记免疫技术

一、放射免疫技术

放射免疫技术是以放射性核素为示踪物质的免疫标记技术。根据其方法学原理，主要可分为两种技术类型：

（一）放射免疫技术

放射免疫技术（radioimmunoassay，RIA）又称为竞争性饱和分析技术，是以放射性核素标记的抗原（Ag^*）与反应系统中未标记的抗原（Ag）竞争结合特异性抗体为基本原理测定待检样品中抗原量的一种分析技术。当反应体系中 Ag^* 和 Ab 的量恒定，且 Ag^* 和 Ag 的总量大于 Ab 有效结合点时，则 $Ag^* - Ab$（B）生成量随着 Ag 量的增加而减少，游离的 Ag^*（F）量则随着 Ag 量的增加而增加。即待检 Ag 量与 B 成反比例关系，而与 F 成正比例关系。用已知不同浓度的抗原标准品得到相应的 B 值和 F 值，绘制标准曲线，在标准曲线上即可查找标本中的抗原含量。

（二）免疫放射技术

免疫放射技术（immunoradiometric assay，IRMA）是以放射性核素标记的过量抗体（Ab^*）与待测抗原直接结合，采用固相免疫吸附载体分离结合与游离标记抗体的非竞争放射免疫分析技术。反应体系中 $Ag - Ab^*$ 复合物的放射性强度和待测抗原的量呈正相关。如以不同量的 Ag 标准品求出与 $Ag^* - Ab$ 放射性的量效关系，即可从测得的 $Ag^* - Ab$ 放射性求出待测样品的量。

根据抗原反应位点的不同，IRMA 分为：

1. 单位点 IRMA 技术　单位点 IRMA 技术中抗原只有一个反应位点，用过量的标记抗体与待测抗原反应，形成抗原 - 标记抗体复合物。反应平衡后，采集固相抗原，结合反应液中的游离标记抗体，测定放射性强度，强度与待测抗原的量成正比。该法的灵敏度和特异性均比较低，目前应用较少。

2. 双位点 IRMA 技术　也称作双抗体夹心技术，采用固相抗体与标记抗体同时与待测抗原的两个反应位点结合，形成固相抗体 - 抗原 - 标记抗体复合物。待反应完成后，洗涤除去游离的标记抗体，测定固相上的放射性强度，其与待测抗原的量成正比。该技术大大提高了测定的灵敏度。

（三）RIA 与 IRMA 主要特点的比较

RIA 与 IRMA 的主要特点见表 32 - 2。

表 32 - 2　RIA 与 IRMA 主要特点的比较

	RIA	IRMA
标记物质	抗原	抗体
标记物用量	限量	过量
反应方式	竞争性结合	直接结合
反应速度	快	慢
灵敏度和特异性	高	低
B、F 分离方法	第二抗体法	固相抗体法

（四）放射免疫技术的应用

放射免疫技术灵敏、特异、简便易行、标本用样量少并且对仪器设备条件要求不高，因此广泛应用于生物医学检验，如激素、维生素、肿瘤标志物、药物等微量物质的检测。但存在放射污染的可能，且无法自动化分析，逐渐被非放射性免疫测定技术所取代。

二、化学发光免疫分析技术

化学发光免疫分析技术（chemiluminescence immunoassay，CLIA）是将化学发光分析和免疫反应相结合而建立起来的一种用于检测微量抗原或抗体的新型标记免疫分析技术。根据其标记物及反应原理的不同可分为直接化学发光免疫分析技术、化学发光酶免疫分析技术（luminescence enzyme irnmunoassay，CLEIA）和电化学发光免疫分析技术（electrochemilumi-nescence immunoassay，ECLIA）三种类型。

（一）化学发光与化学发光剂

1. 发光　分子或原子中的电子吸收能量后，由基态（较低能级）跃迁到激发态（较高能级），然后再回复到基态，并释放光子的过程。

2. 化学发光　是指伴随化学反应过程产生光的发射现象。某些物质（发光剂）在化学反应时，吸收了反应过程中所产生的化学能，使反应的产物分子或反应的中间态分子中的电子跃迁到激发态，当电子从激发态回复到基态时，以发射光子的形式释放出能量，这一现象称为化学发光。

3. 化学发光剂　化学发光剂是指在化学发光反应中参与能量转移并最终以发射光子的形式释放能量的化合物，又称为发光底物。常用的化学发光剂有：

（1）直接化学发光剂：直接化学发光剂在发光免疫分析过程中不需酶的催化作用，直接参与发光反应，它们在化学结构上有产生发光的特有基团，可直接标记抗原或抗体，目前常用的是吖啶酯。

（2）酶促反应发光剂：酶促反应发光剂是利用标记酶的催化作用，使发光剂发光，目前常用的标记酶有 HRP 和 AP，前者催化的发光剂为鲁米诺及其衍生物，后者的为 1，2 - 二氧环己烷衍生物（AMPPD）。

（3）电化学发光剂：指通过在电极表面进行电化学反应而发光的物质。三联吡啶钌是电化学发光剂，它和电子供体三丙胺在阳电极表面可同时失去一个电子而发生氧化反应。

4. 化学发光剂标记物的制备　化学发光剂标记物是指将化学发光剂与抗体或者抗原结合在一起的复合物。它的标记方法很多，大多数是利用交联剂使化学发光剂与被标记物分子结构中的游离的氨基、羧基、硫氢基、羟基等基团形成不可逆的连接。

（二）化学发光免疫分析技术的类型

1. 直接化学发光免疫分析技术

（1）原理：直接化学发光免疫分析技术的基本原理是用化学发光剂（常用吖啶酯）直接标记抗原或抗体与待测的抗体或抗原、磁颗粒性的抗原或抗体反应，通过磁场将化学发光剂标记物的结合状态（B）和游离状态（F）分离出来，然后在结合状态（B）部分中加入发光促进剂进行反应，最后通过测定结合状态（B）的发光强度进行定性或定量分析。

（2）技术要点：直接化学发光免疫分析技术的要点主要包括三个部分。①抗原抗体反应：抗原抗体反应的类型有双抗体夹心法、双抗原夹心法和固相抗原竞争法三种类型，现以双抗体夹心法为例，将包被单克隆抗体的磁性颗粒和待测标本加入反应管中，结合后，加入吖啶酯标记的抗体，经过温育，形成颗粒型抗体 - 待测抗原 - 吖啶酯标记抗体复合物。②分离结合状态（B）和游离状态（F）酶标记物：用磁颗粒分离技术，通过 2~3 次洗涤，快速洗去未结合的抗原和多余的标记抗体，留下颗粒型抗体 - 待测抗原 - 吖啶酯标记抗体复合物。③化学发光反应：在洗涤后的磁性颗粒中加入 NaOH 纠正液使其呈碱性，然后加入 H_2O_2，这时吖啶酯在没有催化剂的情况下也能够分解发光，由集光器进行接收，经光电倍增管放大，记录 1s 内产生的电子能，这部分光的积分与待测抗原的含量呈正相关，根据标准曲线，可计算出待测抗原的含量。

2. 化学发光酶免疫分析技术　属于酶免疫测定的一种，只是最后一步酶反应所用的底物为发光剂，通过光强度的测定而直接进行定量分析。

（1）原理：CLEIA 是用参与催化某一化学发光反应的酶如 HRP 或 AP 来标记抗体（抗原），在与待测标本中相应的抗原（或抗体）发生免疫反应后，形成固相包被抗体 - 待测抗原 - 酶标记抗体复合物，经洗涤后，加入发光剂，酶催化和分解底物发光，由光量子阅读系统接收，光电倍增管将光信号转变为电信号并加以放大，再把它们传送至计算机数据处理系统，计算出测定物的浓度。

（2）技术要点：化学发光酶免疫分析技术的技术要点主要包括三个部分。①抗原抗体反应：抗原抗体反应的类型也有双抗体夹心法、双抗原夹心法和固相抗原竞争法三种类型，现以双抗体夹心法为例，将包被单克隆抗体的磁性颗粒和待测标本加入反应管中，结合后，加入 HRP 标记的抗体，经过温育，形成磁性颗粒抗体 – 待测抗原 – 标记抗体复合物。②分离结合状态（B）和游离状态（F）酶标记物：用磁颗粒分离技术，洗涤 2~3 次，去除未结合的抗原和多余的标记抗体，留下颗粒型抗体 – 待测抗原 – HRP 标记抗体复合物。③化学发光反应；在洗涤后的磁性颗粒中加入用 0.1mol/L 的 pH8.6Tris 缓冲液稀释的鲁米娜、H_2O_2 和发光增强剂（如邻 – 碘酚），用特定仪器测定光强度而进行定量检测。

3. 电化学发光免疫分析技术

（1）原理：ECLIA 是以电化学发光剂三联吡啶钌标记抗体（抗原），以三丙胺（TPA）为电子供体，在电场中因电子转移可发生特异性化学发光反应。

（2）技术要点：ECLIA 的技术要点主要包括三个部分。①抗原抗体反应：抗原抗体反应的类型有双抗体夹心法、双抗原夹心法和固相抗原竞争法三种类型，现以双抗体夹心法为例，三联吡啶钌标记抗体和生物素标记的抗体与待测标本一起加入反应杯中进行孵育，然后加入链霉亲和素包被的磁珠，再次孵育，使生物素通过与亲和素的结合将磁珠、抗体连为一体，形成双抗体夹心物。②结合状态（B）和游离状态（F）的分离：用磁颗粒分离技术，将形成的双抗体夹心物吸进流动测量室，同时，游离的标记抗体被吸出测量室。③电化学发光反应及检测：ECLIA 反应过程中在电极表面周而复始地进行，产生大量光子，利用光电倍增管检测光强度，光强度与三联吡啶钌的浓度呈线性关系，根据标准曲线算出待测抗原的含量。

（三）化学发光免疫分析技术的临床应用

化学发光免疫分析技术无放射性污染、快速、准确、特异，而且实现了自动化，因此日益受到人们的重视，已经成为一种先进的微量生物活性物质的检测技术，如激素、肿瘤与病毒标志物、药物浓度以及贫血因子等的测定。

三、金标记免疫技术

金标记免疫技术是以胶体金作为示踪标记物应用于抗原抗体检测的一种新型免疫标记技术。目前应用最广泛的是斑点金免疫渗滤技术和斑点金免疫层析技术。

（一）胶体金的一般特性

1. 胶体金的结构　胶体金也称金溶胶，是由金盐被还原成金原子后形成的金颗粒悬液。胶体金颗粒由一个基础金核（原子金 Au）及包围在外的双离子层构成，紧连在金核表面的是内层负离子（$AuCl_2^-$），外层离子层 H^+ 则分散在胶体金溶液中，以维持胶体金游离于溶胶间的悬液状态。

2. 胶体金的特性　①微小胶体金颗粒能稳定地、均匀地、呈单一分散状态悬浮在液体中，成为胶体金溶液。②胶体金颗粒的颜色：不同大小的胶体金颗粒呈色有差别，最小的胶体金（2~5nm）是橙黄色的，中等大小的胶体金（10~20nm）是酒红色的，较大颗粒的胶体金（30~80nm）则是紫红色的。③胶体金颗粒的光吸收性：胶体金颗粒在可见光范围内有一个单一光吸收峰，这个光吸收峰的波长（λ_{max}）在 510~550nm 范围内，且随胶体金颗粒大小而变化，大颗粒胶体金的 λ_{max} 偏向长波长，小颗粒胶体金的 λ_{max} 则偏于短波长。

3. 胶体金的制备　制备胶体金多采用还原法。氯金酸是主要的还原材料，常用的还原剂有枸橼酸钠、鞣酸、硼氢化钠等。根据还原剂类型以及还原作用的强弱，可以制备 0.8~

150nm不等的胶体金。最常用的制备方法为柠檬酸盐还原法。具体操作方法如下：①将氯金酸先配制成0.01%水溶液，取100mL加热至沸。②搅动下准确加入一定量的1%柠檬酸三钠水溶液。③继续加热煮沸15min，观察到淡黄色的氯金酸水溶液在柠檬酸三钠加入后很快变灰色，继而转成黑色，随后逐渐稳定成红色。④冷却至室温后用蒸馏水恢复至原体积。用此法可制备16~147nm粒径的胶体金，金颗粒的大小取决于制备时加入的柠檬酸三钠的量。

（二）斑点金免疫渗滤技术

1. 原理 斑点金免疫渗滤技术（dot immunogold filtration assay，DIGFA）的基本原理是以NC膜为载体，利用微孔滤膜的可滤过性，使抗原抗体反应和洗涤在一特殊的渗滤装置上以液体渗滤过膜的方式迅速完成（图32-3）。阳性反应在膜上呈现红色斑点。目前常用双抗体夹心技术检测抗原。

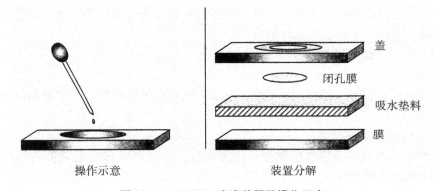

盖
闭孔膜
吸水垫料
膜

操作示意　　　　　装置分解

图32-3　DICFA渗滤装置及操作示意

2. 试剂与器材

（1）成品试剂盒的组成包括：①滴金反应板，由塑料小盒、吸水垫料和点加了抗原或抗体的NC膜片三部分组成。②胶体金标记物和洗涤液。③抗原参照品或抗体阳性对照品。

（2）待测标本。

3. 操作方法

（1）将反应板平放于实验台上，于小孔内滴加洗涤液湿润NC，渗滤结束后，再滴加血清标本1~2滴，待完全渗入。

（2）于小孔内滴加免疫金复合物试剂1~2滴，待完全渗入。

（3）于小孔内滴加洗涤液2~3滴，待完全渗入，洗去未结合的胶体金标记抗体。

4. 结果判断 在膜中央有清晰的淡红色斑点显示者判为阳性反应；反之，则为阴性反应。斑点呈色的深浅相应地提示阳性强度。

5. 注意事项

（1）血清标本应尽可能新鲜。溶血、反复冻融会影响实验结果。

（2）试剂盒应获国家食品药品监督管理局批准文号并在有效期内使用。

6. 临床应用

斑点金免疫渗滤技术操作简单、无需特殊检测仪器、试剂稳定、检测结果可以长期保存，已逐渐成为"床边检验（point of care test，POCT）"的主要方法之一。但本检测技术的灵敏度不高，只能作为定性或半定量试验。目前主要用于正常体液中不存在的物质（如传染病抗原、抗体以及毒品类药物等）和正常含量极低而在特殊情况下异常升高的物质（如 HCG 等）的检测。

（三）斑点金免疫层析技术

斑点金免疫层析技术（dot immunogold chromatographic assay，DICA）简称免疫层析技术（immunochromatographic assay，ICA），是将胶体金标记技术和蛋白质层析技术相结合的以 NC 膜为载体的快速固相膜免疫分析技术。

1. 原理　将各种反应试剂分点固定在试纸条上，试剂条上端（A）和下端（B）分别粘贴吸水材料，免疫金复合物干片粘贴在近下端（C）处，紧贴其上为 NC 膜条。NC 膜条上有两个反应区域，测试区（T）包被有特异抗体，控制区（R）包被有抗 - IgG。

将待检标本滴加在试纸条的一端，通过层析作用使样品泳动，样品中的待检物与试纸条中的试剂发生特异性的结合，所形成的复合物被固定在层析条的特定区域，通过标记免疫技术显色。目前常用双抗体夹心技术检测抗原。

2. 试剂与器材　成品试剂盒。

3. 操作方法

（1）将试纸条标记线一端浸入待测标本中 2~5s 或在加样处加入一定量的待测标本，平放于桌面上。

（2）5~20min 内观察结果。

4. 结果判断　出现一条棕红色质控条带为阴性，出现两条棕红色条带为阳性，无棕红色质控条带出现则试剂失效。

5. 注意事项　同"斑点金免疫渗滤技术"的注意事项。

6. 临床应用　同"斑点金免疫渗滤技术"的临床应用。

（李自军）

参考文献

[1] 安云庆，姚智. 医学免疫学. 北京：北京大学医学出版社，2009.
[2] 何维. 医学免疫学. 北京：人民卫生出版社，2010.
[3] 吕世静. 临床免疫学检验. 北京：中国医药科技出版社，2010.

第三十三章　超敏反应性疾病及免疫检测

第一节　概述

超敏反应（hypersensitivity）是机体受到抗原持续刺激或再次受到相同抗原刺激后产生的以组织损伤或功能紊乱为特征的免疫应答，是一种对机体有害的过强的免疫反应。1963年，Gell 和 Coombs 根据超敏反应发生的机制和临床特点，将其分为 Ⅰ、Ⅱ、Ⅲ 和 Ⅳ 型。超敏反应本质是一种特异性再次免疫应答，因此，不管是哪型超敏反应均可分为致敏期和效应期两个时期。

Ⅰ 型超敏反应（type Ⅰ hypersensitivity）由 IgE 类抗体介导，肥大细胞和嗜碱粒细胞释放的活性介质引起生理功能紊乱或组织损伤。Ⅰ 型超敏反应发生速度快，一般在再次接触抗原后数分钟内出现反应，故又称速发型超敏反应（immediate hypersensitivity），也称变态反应（allergy）或过敏反应（anaphylaxis）。Ⅰ 型超敏反应发生是当机体接触变应原后导致 IgE 抗体产生，随后 IgE 与肥大细胞和嗜碱性粒细胞表面 FceR 受体结合，使机体致敏。当变应原结合 IgE 致敏的肥大细胞和嗜碱性粒细胞后，释放炎症介质（组胺、前列腺素、白三烯、血小板活化因子），引起效应器官病理改变。临床常见的速发超敏反应有过敏性鼻炎、哮喘和过敏反应。治疗包括避免接触变应原、药物防治和脱敏疗法。

Ⅱ 型超敏反应（type Ⅱ hypersensitivity）由抗细胞表面抗原的 IgG 或 IgM 类抗体介导，补体活化、抗体和补体的调理作用及 ADCC 造成细胞损伤，因此，又称细胞溶解型（cytolytic type）或细胞毒型（cytotoxic type）超敏反应。Ⅱ 型超敏反应发生是抗体（IgM 或 IgG）直接与靶细胞表面抗原结合，在补体、吞噬细胞和 NK 细胞参与下，导致靶细胞溶解。

Ⅲ 型超敏反应（type Ⅲ hypersensitivity）由免疫复合物（immune complex，Ic）介导，补体活化、中性粒细胞释放溶酶体酶和血小板活化导致血管性炎症和组织损伤，因此又称免疫复合物型（immune complex type）或血管炎型（vasculitis type）超敏反应。与 Ⅱ 型超敏反应不同，Ⅲ 型超敏反应的发生 IgM 或 IgG 抗体与可溶性抗原结合后形成免疫复合物，当其产生量超过网状内皮系统清除能力时，过多的免疫复合物降沉积在毛细血管壁，激活补体和吞噬细胞，导致组织的损伤。

Ⅳ 型超敏反应（type Ⅳ hyperse nsitivity）是由免疫细胞介导的，以致敏淋巴细胞再次接触抗原后，单个核细胞（单核细胞、淋巴细胞）浸润为主的炎性损伤为特征。Ⅳ 型超敏反应的发生是当抗原持续存在，可致单核细胞或淋巴细胞呈慢性活化状态，局部组织出现肉芽肿。肉芽肿可在肺结核和肺肉样瘤病中出现，并可进展到淋巴结、骨、皮肤和肺。此型反应发生较慢，一般在接触抗原 24h 后才出现反应，故又称迟发型超敏反应（delayed type hypersensitivity，DTH）。Ⅳ 型超敏反应与抗体和补体无关；而与效应 T 细胞和炎症细胞因子参与致病有关。Ⅳ型超敏反应为结核菌素皮内实验奠定了理论基础，用来检测是否曾经接触过结核分枝杆菌。

（毛有彦）

第二节 Ⅰ型超敏反应性疾病及其免疫学检验

一、常见的Ⅰ型超敏反应性疾病

（一）过敏性休克

过敏性休克（anaphylactic shock）是最严重的Ⅰ型超敏反应性疾病。临床常见的过敏性休克包括以青霉素为代表的药物过敏性休克和应用动物免疫血清如破伤风抗毒素、白喉抗毒素进行治疗或紧急预防时，有些患者因曾经注射过同种动物的血清制剂而发生的血清过敏性休克。过敏性休克的主要发病机制是：大量变应原通过血液进入机体，使全身结缔组织中的肥大细胞和血液中的嗜碱粒细胞同时释放大量组胺，瞬间发生全身毛细血管扩张、通透性增强、平滑肌收缩，血压下降，造成休克。同时伴有皮肤红斑、呕吐、腹绞痛、腹泻和呼吸困难，支气管缩窄引起呼吸困难，喉头水肿造成窒息。过敏性休克发病急速，接触变应原后数秒或数分钟内即可出现症状，如果不及时抢救，可导致患者迅速死亡。除青霉素外，头孢菌素、链霉素、普鲁卡因等也可引起过敏性休克。另外，临床发现少数人初次注射青霉素也可发生过敏性休克，这可能与患者曾经接触过青霉素样物质有关，如曾经使用过青霉素污染的注射器或其他器材、曾经吸入过空气中的青霉素降解产物或青霉菌孢子等。

（二）呼吸道过敏反应

机体吸入花粉、尘螨、真菌、动物羽毛或皮屑等变应原均可引起呼吸道过敏反应。临床上常见的表现为过敏性哮喘（allergic asthma）和过敏性鼻炎（allergic thinitis）。过敏性哮喘是由于支气管平滑肌痉挛而引起的哮喘和呼吸困难。支气管哮喘有早期反应和晚期反应两种类型，前者发生快，消失也快；后者发生慢，持续时间长，同时局部出现以嗜酸粒细胞和中性粒细胞浸润为主的炎症。过敏性鼻炎又称花粉症或枯草热（hay fever），具有明显的季节性和地区性特点，临床症状有鼻塞、流涕、喷嚏，以及流泪、眼睑肿胀、畏光等。

（三）消化道过敏反应

消化道过敏反应可由鱼、虾、蟹、鸡蛋、牛奶、坚果或药物等引起，表现为恶心、呕吐、腹痛、腹泻，严重者也可发生过敏性休克。有研究发现，患者胃肠道黏膜分泌型 IgA 含量明显减少时和蛋白水解酶缺乏时易发生消化道过敏反应。

（四）皮肤过敏反应

皮肤过敏反应可由药物、食物、油漆、肠道寄生虫或冷热刺激等引起。主要表现为特应性皮炎（atopic dermatitis）、湿疹（eczema）、荨麻疹（urticaria）和血管神经性水肿等。病变以皮疹为主，特点是剧烈瘙痒。特应性皮炎患者有家族史倾向，大多数患者血清 IgE 水平升高。

二、Ⅰ型超敏反应性疾病的免疫学检验

（一）皮肤试验

1. 试验原理　当变应原通过皮肤挑刺、划痕、皮内注射等方法进入致敏者皮肤，与吸附在肥大细胞和（或）嗜碱性粒细胞上的特异性 IgE 结合，导致肥大细胞或嗜碱性粒细胞脱颗粒，释放生物活性介质，引起小血管扩张，使局部皮肤充血、水肿、渗出，在 20～30min 内局部皮肤出现红晕、红斑、风团及瘙痒，数小时后消失。若出现此现象者判断为皮试阳性，即对该变应原过敏，且反应强度与过敏程度呈正比；未出现红晕、红斑、风团及瘙痒者为阴性，即对该变应原不过敏。

2. 试验方法

（1）皮内试验（intradermal test）是目前应用最为广泛的一种Ⅰ型超敏反应皮肤试验。具体操作为：皮肤消毒后，用注射器将变应原液（如青霉素、花粉、尘螨、动物皮屑、血清、食物等）注入皮内。注射量一般为 0.01～0.02ml，使皮肤形成直径为 2～3mm 的皮丘。一般选择受试者前臂内侧为注射部位，操作时应注意勿使注入部位出血或将液体注入皮下。如同时作数种变应原皮试时，两种皮试变应原的间距应为 2.5～5.0cm。注射后 15～25min 观察皮肤反应，根据风团、红晕大小判定结果。分级标准见表 33－1。

表 33－1　Ⅰ型超敏反应皮肤试验的分级标准

反应程度	主要参考指标——风团直径（mm）*	次要参考指标——红晕直径（mm）
－	<5	<5
＋	5～10	10～20
＋＋	10～15	20～30
＋＋＋	15～20	30～40
＋＋＋＋	>2	>40

注：*风团若有伪足，其结果判定可向上调一级。

为准确观察患者皮肤反应性，排除干扰因素，皮试时应做阳性和阴性对照。阳性对照液常用盐酸组胺，阴性对照液一般用变应原的溶剂或生理盐水。如阳性对照液有反应，阴性对照液无反应，皮内试验结果可信。试验中一般采用左右两臂一侧作对照，另一侧做试验。皮试试验由于影响因素多，可出现假阳性和假阴性的结果。假阳性的常见原因：①变应原稀释液偏酸或偏碱。②患者有皮肤划痕症。③抗原不纯和被污染。④抗原量注射过多。假阴性的常见原因：①变应原抗原性丧失或浓度过低。②患者皮肤反应较低。③受试者正使用抗组胺类药或激素类药。④注射部位过深或注射量太少。Ⅰ型超敏反应皮试时可引起全身反应，故注射后应严密观察，一旦发生严重反应，应及时处理。

（2）点刺试验（prick test）也称挑刺试验，主要用于检测Ⅰ型超敏反应。将抗原和对照液滴于受试者前臂内侧皮肤上，然后在该处用针尖透过抗原液滴，与皮肤呈 45°角进针点刺，以不出血为度，1min 后拭去抗原液，15min 后观察结果。如同时试验多种抗原，应避免不同的抗原液交叉污染，防止假阳性出现。挑刺试验较皮内试验安全，假阳性较少，但敏感性较皮内试验低。Ⅰ型超敏反应挑刺试验的阳性结果以红晕为主，分级标准见表 33－2。

表 33 – 2 点刺试验的分级标准

反应程度	反应结果
–	无反应或小于对照
+	有红晕，<20mm
+ +	红晕 >20mm，无风团
+ + +	红晕伴风团
+ + + +	红晕伴风团和伪足

3. 方法学评价 皮肤试验操作简便，但影响因素较多，假阳性和假阴性结果时有发生。因此，通过皮肤试验进行 I 型超敏反应性疾病诊断时，还必须结合病史、发病时间、地点、患者工作或职业特点、客观体征等，做综合而全面的调查分析，方能做出比较准确的结论。

4. 临床意义 该试验对过敏性鼻炎、支气管哮喘及特应性皮炎的应用价值较大。对患者首次注射某批号的青霉素、链霉素、普鲁卡因或其他易过敏药物之前，必须作皮肤试验。如果呈阳性反应或可疑阳性，应换用其他药物；注射异种抗血清如破伤风抗血清、狂犬病抗血清等前也必须做皮肤试验，如果呈阳性反应，则应换用精制抗体或进行脱敏治疗。

（二）血清总 IgE 的测定

总 IgE 是指血清中针对各种抗原的 IgE 的总和。

1. 检测方法和原理 利用双抗体夹心法进行检测，包括放射免疫吸附试验（radiolmmunosorbent test，RIST）、酶联免疫吸附法（ELISA）、化学发光免疫分析（CLIA）等。基本原理是先将抗 IgE 抗体包被到载体上，与待测血清和 IgE 参考标准反应后，加入放射性核素、酶或荧光标记的抗人 IgE 抗体反应，形成双抗体夹心复合物，测定放射活性、酶催化底物显色的吸光度、化学发光强度，利用标准曲线可得出待测血清总 IgE 的含量。

2. 方法学评价 RIST 敏感性较高，但需要特殊仪器（γ – 计数仪）且存在放射性核素污染。ELISA 操作简便，敏感度与放射免疫吸附试验相近似，但不存在放射性核素污染，因此临床较常用。CLIA 敏感性高、特异性强、稳定性好、测定自动化，操作简便、迅速，临床多采用。

3. 临床意义 正常人血清 IgE 含量极微，为 0.1 ~ 0.9mg/L，且总 IgE 含量与人种、地域、环境、年龄、性别、遗传和检测方法有关，在分析结果时需综合考虑。

IgE 升高常见于 I 型超敏反应性疾病，如支气管哮喘、过敏性鼻炎、特应性皮炎等，IgE 含量与病情发作及缓解呈平行关系。另外一些非超敏反应性疾病也可能出现 IgE 水平升高，如寄生虫感染、骨髓瘤、高 IgE 综合征等。

（三）血清特异性 IgE 的测定

特异性 IgE 是指血清中针对某种变应原的 IgE。

1. 检测方法和原理

（1）间接 ELISA：吸附于固相载体的变应原与待测血清和 IgE 参考标准品反应，再与酶标二抗反应，形成变应原 – IgE – 酶标二抗复合物，最后加底物显色，测定吸光度值，根据标准曲线确定 IgE 含量。

（2）放射变应原吸附试验（radio allergosorbent test，RAST）：同间接 ELISA，吸附于固

相载体的变应原与待测血清和 IgE 参考标准品反应，再与放射性核素标记的抗 IgE 反应，最后测定固相载体的放射活性。其放射活性与血清 IgE 含量呈正相关。利用标准曲线可得出待测血清中特异性 IgE 的含量。

（3）荧光酶免疫测定：该方法采用内含多孔纤维素粒的帽状新型载体结合变应原，与待测血清和 IgE 参考标准品反应，然后再与 β–半乳糖苷酶标记的抗人 IgE 反应。β–半乳糖苷酶作用于荧光底物 4–甲基伞形酮–β–D–半乳糖苷产生荧光。荧光强度与 IgE 含量呈线性关系。根据标准曲线可计算出待测血清中特异性 IgE 的含量。

（4）免疫印迹法（Western blot，WB）：将多种特异性变应原提取物包被在纤维膜条上，与待测样本进行反应，如样本含有 IgE 类特异性抗体，则可与变应原结合，用酶标记的单克隆抗人 IgE 抗体后，即可出现肉眼可见的颜色，以此和标准膜条比较，确定变应原种类。

2. 方法学评价　荧光酶免疫测定方法敏感性高、特异性强、测定自动化，操作简便、迅速，是目前公认的检测特异性 IgE 的金标准。间接 ELISA 操作简便，无需特殊设备，无放射性核素污染，临床应用较多。RAST 敏感性高、特异性强，其结果与皮肤试验符合率高达 80%，且安全性好，但不能完全代替皮肤试验，因后者更能反映机体的整体情况。缺点是需要特殊仪器（γ–计数仪），有放射性核素污染的可能，待测血清存在相同特异性 IgG 时会对结果产生干扰。而免疫印迹测定法具有能一次确定多种变应原优点。

3. 临床意义　特异性 IgE 检测可以确定变应原的种类，对 I 型超敏反应疾病的诊断有重要价值，特别是对花粉、螨虫、动物毛皮屑、牛奶、鸡蛋、坚果等变应原的特异性 IgE 测定，敏感度和特异度很高，可达 90% 以上。应注意的是，变应原具有同属不同种现象和明显的地域性；此外，某些小分子变应原（半抗原如青霉素降解产物）特异性 IgE 测定敏感度不高，对这些变应原如测不出特异性 IgE 并不排除超敏的可能。

（四）嗜酸粒细胞计数和嗜酸粒细胞阳离子蛋白的测定

1. 中嗜酸粒细胞计数　外周血嗜酸粒细胞正常参考区间为 $0.05 \times 10^9 \sim 0.5 \times 10^9/L$。嗜酸粒细胞增高是超敏性炎症的特征，见于过敏性疾病。此外，某些寄生虫病、传染病及血液病时，嗜酸粒细胞也会增高。另外，局部体液中嗜酸粒细胞计数局部体液中嗜酸粒细胞增高也可作为过敏性疾病诊断的直接证据。临床上可采集鼻分泌物、皮疱液、支气管肺泡液、眼分泌物、中耳分泌物或痰液，经涂片、染色及显微镜下进行嗜酸粒细胞计数，计算其占白细胞总数的百分率，一般判断标准为：–，< 1%；±，1% ~ 5%；+，5% ~ 25%；++，25% ~ 50%；+++，> 50%。

2. 嗜酸粒细胞阳离子蛋白（eosinophil cationic protein，ECP）　ECP 是嗜酸粒细胞释放的毒性蛋白，其含量反映嗜酸粒细胞活化的程度及其分泌毒性蛋白的能力，是反映气道炎症的重要指标。其值的高低与哮喘病情轻重密切相关。因此，ECP 可作为监测气道炎症、指导哮喘治疗的指标。ECP 检测常用双抗体夹心荧光酶免疫测定法。

（五）嗜碱粒细胞计数和嗜碱粒细胞脱颗粒试验

1. 外周血嗜碱粒细胞计数　可采用分类计数法和直接计数法。外周血中嗜碱粒细胞正常参考区间为 $(0.02 \sim 0.06) \times 10^9/L$。嗜碱粒细胞计数可作为 I 型超敏反应性疾病的过筛试验，也可作为疗效考核的辅助指标。

2. 人嗜碱粒细胞脱颗粒试验（human basophile degranulation test，HBDT）　从受试者外

周血中分离嗜碱粒细胞，由于嗜碱粒细胞胞质内含有较多硫酸肝素颗粒，可被碱性染液（阿利新蓝）染色而被识别。当加入变应原后与结合在嗜碱粒细胞上的 IgE 结合形成桥联，导致胞质内颗粒脱出而不再被染色。与不加变应原的对照比较，脱颗粒嗜碱粒细胞数减少30% 以上即为阳性。HBDT 简单、经济，但需显微镜目测，影响精确性。HBDT 直观反映嗜碱粒细胞颗粒释放能力，主要应用于 I 型超敏反应性疾病的体外检测方法，可作为寻找变应原和脱敏免疫治疗方案选择、疗效判断的依据。

（毛有彦）

第三节　II 型超敏反应性疾病及其免疫学检验

一、常见的 II 型超敏反应性疾病

（一）输血反应

多发生于 ABO 血型不合的输血。如将 A 型供血者的血误输给 B 型受血者，由于 A 型血的红细胞表面有 A 抗原，B 型血的血清中有天然抗 A 抗体，两者结合后，激活补体，使受血者的红细胞溶解破坏，引起溶血反应。

（二）新生儿溶血症

由于母子间血型不合引起，特别是母子间 Rh 血型不符。如母亲为 Rh 阴性血型，由于输血、流产或分娩等原因接受了 Rh 阳性红细胞表面 RhD 抗原刺激后，可产生 RhD 抗体，此类抗体为 IgG 类抗体，可通过胎盘。当体内产生了 Rh 抗体的母亲再次妊娠时，如胎儿血型为 RhD 阳性，母体内的 Rh 抗体便可通过胎盘进入胎儿体内，与其红细胞膜上的 RhD 抗原结合，使红细胞被溶解破坏，发生新生儿溶血甚至引起流产。

（三）自身免疫性溶血性贫血

机体可能由于遗传因素，或因某些病毒（如流感病毒、EB 病毒）感染，或长期服用某些药物（如甲基多巴）后，红细胞膜表面抗原发生改变，从而刺激机体产生抗红细胞自身抗体。这种抗体与自身改变的红细胞特异性结合，导致红细胞溶解，引起自身免疫性溶血性贫血。例如，甲基多巴类药物具有强氧化作用，能使红细胞膜表面抗原变性，刺激机体产生抗红细胞自身抗体，通过激活补体、调理吞噬、ADCC 等作用，导致红细胞溶解，引起自身免疫性溶血性贫血。引起红细胞溶解的自身抗体主要为 IgG 类。

（四）药物过敏性血细胞减少症

青霉素、磺胺、奎尼丁、安替比林和非那西汀等药物作为半抗原，能与血细胞膜蛋白或血浆蛋白结合获得免疫原性，从而刺激机体产生抗药物的特异性抗体。这种抗体与药物结合的血细胞（红细胞、粒细胞或血小板）作用，或与药物结合形成抗原抗体复合物后再与具有 Fc 受体的血细胞结合，即可引起药物性溶血性贫血（hemolytic anemia）、粒细胞减少症（granulocytopenia）和血小板减少性紫癜（thrombocytopenic purpura）。

（五）急性风湿热

A 族链球菌的蛋白质抗原与心肌细胞有共同抗原，该菌感染后机体产生的抗链球菌抗

体可与心肌细胞发生交叉反应，引起心内膜炎和心肌炎。

（六）其他由自身抗体引起的自身免疫性疾病

1. 肺出血 – 肾炎综合征　又称 Goodpasture 综合征，是由自身抗体（抗Ⅳ型胶原抗体）引起的以肺出血和肾小球肾炎为特征的疾病。发病机制是自身抗体与肺泡和肾小球毛细血管基底膜中第Ⅳ型胶原结合，激活补体或通过调理作用，导致肺出血和肾炎。

2. Graves 病　由于患者体内产生抗促甲状腺激素受体（thyroid stimulating hormone re-ceptor，TSHR）的自身抗体，此抗体能高亲和力结合甲状腺细胞表面的 TSHR，刺激甲状腺细胞合成分泌甲状腺素，引起甲状腺功能亢进。

3. 重症肌无力（myasthenia gravis，MG）　由于患者体内产生抗乙酰胆碱受体的自身抗体，该抗体与乙酰胆碱受体结合后通过细胞内吞和降解导致受体数目减少，从而阻断了乙酰胆碱介导的神经 – 肌肉信号传导，引起进行性肌肉萎缩，表现为肌无力。

二、Ⅱ型超敏反应性疾病的免疫学检验

Ⅱ型超敏反应的免疫学检验主要涉及血液系统疾病和自身免疫病，相应的检测主要针对抗血细胞抗体、抗肾小球基底膜抗体及抗 TSH 受体抗体等，其检测方法主要有抗球蛋白试验、荧光免疫技术等。

（毛有彦）

第四节　Ⅲ型超敏反应性疾病及其免疫学检验

一、常见的Ⅲ型超敏反应性疾病

（一）局部免疫复合物病

1. Arthus 反应　1903 年，Arthus 在实验中用马血清经皮下免疫家兔数周后，若再次注射相同血清，发现注射局部可出现水肿、出血、坏死等剧烈炎症反应，此种现象被称为 Arthus 反应。Arthus 反应机制是家兔在受到异种血清刺激时产生了大量特异性抗体，抗体通过血管弥散到局部皮内。当再次注射相同抗原时，两者相遇于局部，形成的免疫复合物沉积于血管基底膜上，激活补体，吸引中性粒细胞和血小板聚集于该处，血管通透性增加，而出现炎症。

2. 类 Arthus 反应　见于Ⅰ型糖尿病患者，其局部反复注射胰岛素后可刺激机体产生相应 IgG 类抗体，若此时再次注射胰岛素，即可在注射局部出现红肿、出血和坏死等与 Arthus 反应类似的局部炎症反应。类 Arthus 反应还可见于多次注射狂犬病疫苗或使用马血清抗毒素。

（二）全身性免疫复合物病

1. 血清病　一般发生在一次大量注射抗毒素（马血清）1~2 周后，其主要症状是发热、皮疹、淋巴结肿大、关节肿痛和一过性蛋白尿等。这是由于注射异种动物血清所致，故称为血清病（serum sickness）。患者体内产生的抗抗毒素的抗体和进入机体的抗毒素结合形成可溶性免疫复合物，沉积于全身血管，特别是肾、关节和皮肤组织，引起炎症反应和组织损伤。血清病具有自限性，停止注射抗毒素后症状可自行消退。另外，有时使用大剂量青霉素、磺胺等药物时也可出现类似血清病样的反应。

2. 免疫复合物引起的肾炎　A族溶血性链球菌感染2~3周，刺激机体产生的抗链球菌抗体与链球菌可溶性抗原结合形成循环免疫复合物，沉积在肾小球基底膜上，引起基底膜损伤，导致免疫复合物型肾炎。其他病原微生物如肺炎链球菌、葡萄球菌、乙肝病毒以及疟原虫感染也可引起免疫复合物型肾炎。

3. 系统性红斑狼疮　患者体内产生的多种自身抗体与抗原结合后，沉积于肾小球、关节或其他部位血管基底膜，引起肾小球肾炎、关节炎等多脏器损害。

4. 类风湿性关节炎　由于患者体内IgG分子发生变性，从刺激机体产生抗变性IgG的自身抗体，临床上称之为类风湿因子（rheumatoid factor，RF）。RF以IgM为主，也可以是IgG或IgA类抗体。自身变性IgG与RF结合形成的免疫复合物沉积于关节滑膜，引起类风湿性关节炎。

二、Ⅲ型超敏反应性疾病的免疫学检验

Ⅲ型超敏反应的发生主要是中等大小可溶性免疫复合物沉积于局部或全身多处毛细血管基底膜，激活补体，引起的炎症反应和组织损伤。因此，Ⅲ型超敏反应性疾病的免疫学检验主要是检测免疫复合物。通过检测患者血液中和组织上的免疫复合物，对Ⅲ型超敏反应性疾病进行诊断、疗效观察、预后判断。免疫复合物的检测包括循环免疫复合物和组织固定免疫复合物的检测。

（一）循环免疫复合物的检测

循环免疫复合物（circulating immune complex，CIC）是指随血液循环的免疫复合物。CIC的检测方法分为抗原特异性和非抗原特异性两类。前者通过分离游离的抗原和与抗体结合的抗原，选择性测定含有某种特定抗原的免疫复合物。后者则不考虑免疫复合物中抗原的性质，只是根据免疫球蛋白分子在结合抗原以后发生的物理学和生物学特性的改变进行检测。由于在大多数情况下，免疫复合物抗原性质不清楚或太复杂，检测免疫复合物中抗原特异性比较困难，因此临床上多检测非抗原特异性免疫复合物。

1. 非抗原特异性循环免疫复合物的检测方法　非抗原特异性循环免疫复合物的检测方法很多，常用的有如下几种。

（1）PEG沉淀法：利用聚乙二醇（polyethylene glycol，PEG）非特异性沉淀蛋白质，3%~4%PEG可使免疫复合物自液相中空间排斥而析出，达到分离血清免疫复合物的效果。此外，PEG还可控制循环免疫复合物解离，促进循环免疫复合物进一步骤合成更大的凝聚物而被沉淀，利用透光率比浊或散射比浊法可测出循环免疫复合物的存在与含量。

（2）固相补体结合试验：利用循环免疫复合物具有与补体C1q结合的特性，将C1q包被于固相载体，加入待测血清，免疫复合物与C1q结合，再用放射性核素或酶标记的抗人IgG检测免疫复合物中IgG。根据其放射活性或酶活性判断免疫复合物含量。

（3）细胞法：利用B淋巴细胞白血病细胞株Raji细胞表面有大量C1q、C3b和C3d受体，能吸附已结合补体的循环免疫复合物。将待测血清与Raji细胞反应，再与放射性核素标记的抗人IgG反应，最后测定沉淀细胞的放射活性。以热聚合IgG作为参考标准绘制标准曲线，根据标准曲线可得出待测血清中免疫复合物的含量。Raji细胞试验敏感性较高，但

Raji 细胞培养操作繁琐；此外，Raji 细胞表面具有 Fc 受体，待测血清中游离的 IgG 也可通过 Fc 段与 Raji 细胞结合，造成假阳性。

（4）抗体固相抑制试验：利用类风湿因子（RF）与变性 IgG、热聚合 IgG、免疫复合物具有较强亲和力的特性，将 RF 单克隆抗体（monoclonal antibody of RF）吸附于固相载体，加入待测血清，再加入放射性核素标记的热聚合 IgG。如果待测血清中含有免疫复合物，则与固相 mRF 结合，从而抑制放射性核素标记的热聚合 IgG 与 mRF 的结合，固相载体的放射活性与免疫复合物的含量呈负相关。

2. 方法学评价　以上各种方法根据检测原理不同，检测的免疫复合物的类型和范围是不同的，对同一标本检测出的结果也不同，如 PEG 沉淀法不能反映小分子循环免疫复合物的情况，补体法不能检测出 IgA、IgE 和 IgD 类抗体形成的循环免疫复合物。迄今尚无一种对所有种类的循环免疫复合物均能有效检测的方法。因此，在检测非抗原特异性循环免疫复合物时，最好几种方法同时进行，以提高检出阳性率。目前临床上大多数实验室检测循环免疫复合物用的是 PEG 比浊试验。此法操作简便、快速、易于推广，但不能区别免疫复合物分子大小，干扰因素多，特异性较差，仅适用于循环免疫复合物的初筛。

（二）组织固定免疫复合物的检测

检测组织中固定的免疫复合物常用免疫组织化学技术。采取病理部位组织标本制备切片，用酶/底物或荧光标记的抗人 IgG 或抗人 C3 染色，用普通光学显微镜或荧光显微镜观察免疫复合物在局部组织中的沉着，来判断病理改变情况。

（三）临床意义

免疫复合物的检测对于Ⅲ型超敏反应疾病的诊断、病情演变、发病机制的探讨、疗效观察和预后判断等具有重要意义。某些自身免疫病如 SLE、RA、链球菌感染后肾小球肾炎、硬皮病、慢性活动性肝炎及血管炎等患者血清中都可检出循环免疫复合物。对有蛋白尿、关节痛、血管炎、浆膜炎、紫癜症状等诊断不明确的患者，可考虑检测循环免疫复合物，并结合局部免疫复合物的免疫组化检测结果以明确病变是否与Ⅲ型超敏反应有关。

（毛有彦）

第五节　Ⅳ型超敏反应性疾病及其免疫学检验

一、常见的Ⅳ型超敏反应性疾病

（一）感染性迟发型超敏反应

多发生于胞内寄生病原体感染，如结核杆菌、病毒、原虫等。其发病机制是机体对胞内寄生病原体感染主要产生细胞免疫应答，但在清除病原体抵御感染的同时，又可因产生 DTH 而造成组织的炎性损伤。以结核杆菌为例，当胞内感染有结核杆菌时，巨噬细胞在 CD4 + Th1 细胞释放的细胞因子 IFN－γ 作用下被活化，可将结核杆菌杀死。如果结核杆菌不能被清除灭活，就会持续存在于巨噬细胞内，则可发展为慢性炎症，形成肉芽肿（granuloma）。肉芽肿在缺氧和巨噬细胞的细胞毒作用下，可形成干酪样坏死。结核菌素试验是典型的传染性迟发型超敏反应的局部表现。

（二）接触性皮炎

接触性皮炎为典型的接触性迟发型超敏反应。其发生机制通常是由于接触小分子半抗原物质，如油漆、染料、农药、化妆品和某些药物如磺胺和青霉素等引起。这些小分子半抗原与体内蛋白质结合成完全抗原，使 T 细胞致敏。当机体再次接触相同抗原可发生接触性皮炎，出现Ⅳ型超敏反应。皮损表现为局部皮肤出现红肿、皮疹、水疱，严重者可出现剥脱性皮炎，慢性表现为丘疹和鳞屑。

（三）移植排斥反应

移植排斥反应是临床上典型的迟发型超敏反应，在同种异体间的移植排斥反应中，受者的免疫系统首先被供者的 HLA 组织抗原致敏，受者体内的致敏 T 细胞识别移植器官上的异体抗原，导致淋巴细胞和单核细胞局部浸润等炎症反应，发生移植排斥反应，造成移植器官的坏死。

二、Ⅳ型超敏反应性疾病的免疫学检验

Ⅳ型超敏反应性疾病的免疫学检验主要是检测 T 细胞的功能，包括体内法和体外法。

（一）体内检测法

即迟发型超敏反应皮肤试验。

1. 实验原理　Ⅳ型超敏反应皮肤试验是用皮内注射、皮肤斑贴等方法使变应原进入已致敏机体，当体内致敏的 T 细胞再次接触到变应原后，释放多种细胞因子，造成局部以单核细胞和淋巴细胞浸润为主的炎症反应。24～72h 后局部就会出现红肿、硬结、水疱等现象，以此来判断变应原是否引起机体Ⅳ型超敏反应或机体的细胞免疫功能状态。

2. 实验方法

（1）皮内试验最典型的就是结核菌素试验。用旧结核菌素（old tuberculin，OT）或结核杆菌的纯蛋白衍生物（purified protein derivative，PPD），在一定浓度下，于前臂内侧皮内注射，48～72h 后观察结果，阳性以红肿和硬结为主，判定标准见表 33－3。

表 33－3　迟发型超敏反应皮肤试验的判定标准

反应程度	皮内试验	斑贴试验
−	无反应	无反应
+	仅有红肿（5～10mm）	轻度红肿、微痒
++	红肿伴硬结（11～20mm）	明显红肿、时有红斑、剧痒
+++	红肿、硬结、水疱（>20mm）	红肿伴丘疹、水疱
++++	水疱或溃烂	红肿、水疱、溃烂

（2）斑贴试验：取一定大小纱布浸蘸变应原溶液，贴敷于受检者前臂内侧或背部正常皮肤上，用玻璃纸或蜡纸遮盖住药纱后，再用纱布等固定，待 24～72h 观察结果。目前国内已有斑贴试剂盒出售，但也可直接用可疑物进行试验，如染发剂、化妆品等均可采用这种方法检测。斑贴试验应观察 48h 以上。判定标准见表 33－3。

（二）体外检测法

主要有淋巴细胞增殖试验、淋巴细胞毒试验等。

（三）临床意义

（1）寻找变应原避免接触变应原是防治超敏反应的重要手段。斑贴试验虽然敏感度不太高，但假阳性较少，主要用于寻找接触性皮炎变应原。

（2）结核菌素试验可用于了解机体是否对结核杆菌有免疫力及接种卡介苗后的免疫效果观察；排除结核菌感染；了解机体细胞免疫功能状况。结核菌素试验阳性表明体内存在Ⅳ型超敏反应，亦即有正常的细胞免疫反应。阳性强度越大，表明机体细胞免疫功能越强。正常人反应为"＋"～"＋＋"。强阳性提示可能有结核杆菌感染。未接触过结核杆菌和细胞免疫功能低下者常呈阴性反应。

（3）对某些传染病，如布鲁菌病以及某些病毒、真菌、寄生虫感染等，用该种病原体特异性抗原进行皮试，可起到诊断或鉴别诊断的作用。

（毛有彦）

参考文献

［1］康熙雄．临床免疫学．北京：人民卫生出版社，2010.
［2］何维．医学免疫学．北京：人民卫生出版社，2010.
［3］皮至明．免疫学与免疫检验技术．北京：高等教育出版社，2010.

第三十四章 生殖医学检验技术

第一节 精液常规与精子特殊检验技术

一、精子密度及活力检验

精子密度是指单位体积精液中精子的数量。精子活力是指精子的运动能力。精子密度和精子活力是精液分析的重要参数。

（一）检验方法学

精子密度和活力的检测方法主要有 Makler 精子计数板法、Macro 精子计数板法和 Microcell 计数池法。当前已逐渐为计算机辅助精液分析（computer assisted semen analysis，CASA）所取代。

1. Makler 及 Macro 精子计数板法 1978 年以色列学者 Makler 发明了专用于精液检测的 Makler 精子计数板，一次加样可以计数精子密度、分析精子的活动力和活动百分率。国内黄宇烽等研制出了 Macro 计数板。

（1）原理：Makler 板由底盘和盖板二部分组成，底盘是一块金属圆板，中央为光学玻璃载物平台。载物平台四周有 4 根石英圆柱体支柱，支柱高出平台 $10\mu m$。盖板为四周镶嵌了金属的玻璃。具有很好的平整度。其中央刻有 100 个 $0.1mm \times 0.1mm$ 的小方格，当盖上盖板后，盖板与载物平台之间的间隙正好为 $10\mu m$，恰好能容纳一层精子而又不影响精子在水平方向上的自由运动。10 个小方格所占的体积为 $0.1mm \times 0.1mm \times 0.01mm = 1.0 \times 10^{-3}$ $mm^3 = 1.0 \times 10^{-6}ml$。Macro 板的基本原理同 Makler 板，由底板和盖板二部分组成，载物平台四周支柱高出平台 $10\mu m$，盖上盖板后两者之间的间隙为 $10\mu m$。

（2）器材和试剂：①Makler 或 Macro 精子计数板。②水浴箱。③显微镜。

（3）操作：①取液化后充分混匀的精液 $0.2 \sim 0.5ml$ 置于 65℃ 水浴灭活 $5 \sim 10min$。②取一小滴（约 $5\mu l$）滴加在载物平台上，轻轻盖上盖板。③随机计数 10 个小方格内的精子数乘以 $10^6/ml$，即为精子密度。④当精子密度小于 $20 \times 10^6/ml$ 时，应计数更多的小方格，以避免因精子分布不均造成的误差。

2. 计算机辅助精液分析

（1）原理：精子形态图像及精子运动图像被 CCD 摄像头采集后，输入到监视器和计算机中，计算机根据设定的精子大小和灰度、精子运动的移位及精子运动相关参数，对图像进行动态分析并处理。

（2）器材和试剂：①成像系统：相差显微镜、恒温装置和专用计数板（Makler 板或 Macro 板）。②摄像系统：高速、高分辨率的摄像机和监视器。③计算机分析处理系统。④打印输出系统。

（3）操作：①开机预热30min。②将液化的精液注入专用的精子计数板中，置于显微镜操作平台上。③根据软件提示进行分析。④保存并打印结果。

（二）方法学评价

1. 方法评述 Makler精子计数板的优点是简便、快速；精液不需要稀释；准确性高，精确度好；一次加样不但可以计数精子密度，还可分析精子的活动力和活动百分率。如果在相差显微镜或暗视野显微镜下配以显微照相，还可以拍摄下精子的运动轨迹，来分析精子的运动速度和运动方式。

Macro计数板的底板为一块75mm×35mm的长方形玻璃，与显微镜的载物台相匹配，移动灵活，在镜下可迅速找到目标，而且价格较低，可在普通显微镜下使用，Macro计数板中央的载物平台比Makler板缩小了面积，增加了单位面积上精液所受盖板重力产生的压强，使盖板与支柱紧密接触，减少误差。载物平台四周为3个抛光宝石圆球，使支柱与盖板的接触为点与面的接触，更好地克服了精液的张力，确保载物平台与盖板之间的间隙为10μm。盖板的盖玻片厚度有1mm和0.4mm两种，前者适合于在20×或25×物镜下观察，后者还可以在普通显微镜40×物镜下观察。

计算机辅助精液分析（computer aided semen analysis，CASA）客观、高效、精度高。除可分析精子密度和活动百分率等精子参数指标外，更能客观地定量评价精子运动速度、运动方式和能力，大大克服了传统测定方法所存在的费时、信息量少、准确度差、主观性高等缺陷。

2. 干扰因素 取样在禁欲2～7d之间，时间过长或过短均会影响检测结果；采集容器使用玻璃容器；样本采集要完整；标本最好保温在35～37℃；CASA系统参数的设置；阈值的设定；视屏取像率。

（三）质量保证

标本的采集、运送和保存要严格按要求操作。如果采用CASA分析，仪器应预热1/2h。

由于计数池深度为0.1mm，精子可能相互重叠而不处于同一焦平面上，计数时需要不时调整焦距以避免遗漏。

CASA是根据人为设定的大小和灰度来判定的，准确性受精液中细胞成分和非细胞颗粒的影响。计算精子活动率时，精子只有产生了一定的位移，CASA才认为是活动精子，而对原地摆动的精子则判断为不活动精子，测定值低于实际结果。

CASA对精子密度有一定的限制，在（20～50）×10^6/ml范围内检测结果较好。精子密度过高时，标本可适当稀释，采用同份标本精浆稀释。精子密度过低时，应多几个视野采样。

（四）参考值

精子密度：（20～120）×10^6/ml。精子活力：射精后60min内，a级精子比例不少于25%或a＋b级精子比例不少于50%。

（五）临床意义

关于精子密度的报道不尽相同，这可能与人群、地区和采精的季节有关。WHO关于精子密度的参考值是20×10^6/ml或更多。一般认为精子密度低于20×10^6/ml时会导致生育力低下，甚至不育。

临床上只有前向运动的精子才有可能到达受精的位置。不育男性的精子活动力明显低于正常生育男性。

二、精子顶体完整率检验

精子顶体完整率间接反映顶体酶的状况，检测顶体完整率有助于预示精子的受精能力。顶体完整率的检测是判断精子生育力比较有价值的方法，可以作为男性不育精子质量分析的常规项目，以改善和提高不育症诊断及治疗水平。

（一）检验方法学

目前主要用瑞-吉染色法来评价精子顶体完整率。

（1）原理：瑞氏染料是由伊红和亚甲蓝混合组成的中性染料，其中伊红是酸性染料，有色基团为阴离子（E^-），亚甲蓝是碱性染料，有色基团为阳离子（M^+）。依据细胞组分的酸碱性不同而着色，碱性组分与酸性伊红相结合而显红色，酸性组分与碱性亚甲蓝相结合而呈蓝色。吉姆萨染料由天青和伊红组成，其原理与瑞氏染料基本相同。

（2）器材和试剂：①瑞氏染液：称取瑞氏染料0.1g，放在清洁干燥的乳钵内，加少量甲醇，边加边磨使染料溶解。将已溶解的染料倒入棕色瓶中，未溶解的再加少量甲醇研磨，直至染料完全溶解。加甲醇至60ml，置室温1周即可使用。②吉姆萨染液：称取吉姆萨染料0.5g，置于33ml甘油中，60℃水浴2h，使其溶解，再加入60℃预热的甲醇33ml，混合后置棕色瓶中，室温放置数日后方能使用。③工作液：瑞氏-吉氏（10∶1）混合。④95%乙醇。⑤pH 6.9磷酸盐缓冲液。⑥光学树脂。⑦显微镜。

（3）操作：①取液化精液推片，95%乙醇固定10min，自然干燥。②用瑞-吉氏（10∶1）混合液加等量pH 6.9磷酸盐缓冲液，染色10min，蒸馏水冲洗。③把染片置于95%乙醇中浸2~5s，脱掉片膜上的浮色，待自然干燥。④光学树脂封片，置于油镜下镜检。⑤计数200条精子进行顶体完整率分析。

精子顶体完整率根据顶体的外形的损伤情况，将精子顶体分为4种类型，并计算顶体完整率。

Ⅰ型：顶体完整，精子外形正常，着色均匀，顶体边缘整齐，有时可见清晰的赤道板。

Ⅱ型：顶体轻微膨胀，精子质膜（顶体膜）疏松膨大。

Ⅲ型：顶体破坏，精子质膜严重膨胀受损，着色浅，边缘不整齐。

Ⅳ型：顶体全部脱落，精子核裸露。Ⅱ，Ⅲ，Ⅳ型均为顶体不完整。

（二）方法学评价

1. 方法评述　吉姆萨染料对细胞核着色较好，而对胞浆和中性颗粒染色较差，将瑞氏和吉氏两者混合染色效果更好，结构显示更清晰。

2. 干扰因素　取样在禁欲2~7d之间；采集容器使用玻璃容器；样本采集要完整；标本保温在35~37℃。

（三）质量保证

涂片要均匀，厚度要适宜，要求精子之间不重叠，否则影响染色和结果观察。如果精液黏度过高或不液化，须用 PBS 洗涤后涂片。

精子顶体染色时间在不同的实验室、不同温度和不同染液之间会有一定的差异，各实验室应依据实际情况调整染色时间。染色后染液的倾倒要迅速，冲洗时要用蒸馏水，不能使用自来水冲洗。

（四）参考值

正常生育男性精子顶体完整率为（90.5±6.1）%；不育男性为（84.8±11.3）%。

（五）临床意义

精子顶体内富含顶体酶，在精子进入卵子透明带和精子穿过宫颈黏液的过程中起重要作用。形态异常精子经常会出现顶体与核膜分离、双层膜性结构消失、顶体反转与核分离现象。这些顶体结构异常的精子，如大头、小头、尖头、无定形头、圆头等精子由于顶体异常或没有顶体而失去受精能力，精子顶体缺陷与男性不育密切相关。精子顶体完整率间接反映顶体酶的状况，检测顶体完整率有助于评价精子的受精能力。

三、精子形态学检验

精子细胞形态学检查是为了了解正常精子和生理及病理范围内变异精子所占的比例，尽管人类精子形态的变化使精子形态学评估非常困难，但是精子形态分析却是评价男性生育能力的重要检测项目。

（一）检验方法学

目前，用于精子形态评估的染色方法主要有改良巴氏染色法、Shorr 染色法和快速染色法等。下面介绍改良巴氏染色法。

1. 原理 巴氏染液中的俾士麦棕为盐基性染料，伊红、亮绿和橙黄为酸性染料，能与细胞中具有相反电荷的组分相结合，而染成各种不同的颜色，从而能清晰地区别多种细胞成分。

2. 器材和试剂 ①EA50（表34-1）。②橘黄 G6（表34-2）。③无醋酸 Harris 苏木精（表34-3）。④Scott 溶液：将 NaHCO$_3$ 3.5g 和 MgSO$_4$·7H$_2$O 20.0g 溶于 1L 蒸馏水中。⑤酸性乙醇溶液：300ml 99.5% 乙醇中加入 2.0ml 浓 HCl，再加入 100ml 蒸馏水。⑥二甲苯或 Rotisol。⑦50%、70%、80%、90%、95%、99.5% 乙醇。⑧显微镜。

表34-1 EA50 成分

伊红 Y	10g
俾士麦棕 Y	10g
亮绿 SF	10g
蒸馏水	300ml
95% 乙醇	2 000ml
磷钨酸	4g
饱和碳酸锂溶液	0.5ml

表 34 -2　橘黄 G6 成分

橙黄 G 结晶	10g
蒸馏水	100ml
95% 乙醇	1 000ml
磷钨酸	0. 15g

表 34 -3　无醋酸 Harris 苏木精成分

苏木素	8g
95% 乙醇	80ml
$AlNH_4(SO_4)_2 \cdot 12H_2O$	160g
蒸馏水	1 600ml
氧化汞	6g

3. 操作　①洁净载玻片用70%酒精洗涤后干燥，滴一小滴精液于载玻片上。②当精液黏稠度低时，用第二张载玻片的边缘在清洁载玻片表面拖拉一滴精液来制备薄片，注意涂片不宜太厚。此技术常常不适宜于精液黏稠的标本。另一种方法是滴一滴精液于一张载玻片的中央，然后将第二张盖玻片表面朝下盖在其上，使精液在两玻片间扩散，轻拉使两玻片分开即可同时制得两张片子。③涂片在空气中干燥后，用等量95%乙醇和乙醚固定 5 ~ 15min。④固定好的涂片按（表34 -4）步骤进行染色。⑤待染片干燥后，油镜观察 200 个精子，对精子形态进行评估。

表 34 -4　改良巴氏染色步骤

染液	操作
80% 乙醇	浸 10 次，浸 1 次约 1s，以下同
70% 乙醇	浸 10 次
50% 乙醇	浸 10 次
蒸馏水	浸 10 次
Harris 或 Mayer 苏木精	精确 3min
流水洗	3 ~ 5min
酸性乙醇	浸 2 次
流水洗	3 ~ 5min
Scott 溶液	4min
蒸馏水	浸 1 次
50% 乙醇	浸 10 次
70% 乙醇	浸 10 次
80% 乙醇	浸 10 次
90% 乙醇	浸 10 次
橘黄 G6	2min
95% 乙醇（2 个缸）	每缸各浸 10 次

染液	操作
EA50	5min
95% 乙醇（3 个缸）	每缸各浸 5 次
99.5% 乙醇	2min
二甲苯或 Rotisol（3 个染缸）	每缸各 1min

（二）方法学评价

1. 方法评述　改良巴氏染色使用广泛，是 WHO 推荐的方法，但操作比较繁琐，快速染色法则操作比较简单。改良巴氏染色可使精子和其他细胞很好地染色，可使头部的顶体和顶体后区、胞浆小滴、中段和尾部着色。对于普通形态，Shoor 染色的染色效果与巴氏法相似。用 Diff-Quick 法染色的精子头大于巴氏法或 Shoor 法。

精子头部顶体区染成淡蓝色，顶体后区域染成深蓝色，中段为淡红色。尾部也染成蓝色或淡红色。染色后精子头部比原始精液中活精子的头部略小，形状没有明显的差异。在评估精子正常形态时应采用严格标准。只有头、颈、中段和尾段都正常的精子才正常。精子头的形状必须是椭圆形的。

自动精子形态分析（automated sperm morphology analy – SIS. ASMA）能更客观地用来评价精子形态。ASMA 在发达国家已开始应用，并逐步替代光学显微镜下人工检查方法。

2. 干扰因素　生理因素：取样在禁欲 2~7 天之间，时间过长或过短均会影响检测结果。标本因素：采集容器使用玻璃容器；样本采集要完整；标本最好保温在 35~37℃，不应低于 25℃。

（三）质量保证

载玻片要彻底洗净，并用 70% 酒精洗涤后干燥，滴一小滴精液于载玻片上。如果精子密度超过 $20 \times 10^6/ml$，取 5μl 精液；如果精子密度低于 $20 \times 10^6/ml$，则取 10~20μl 精液。涂片要均匀，厚度要适宜，要求精子之间不重叠，否则影响染色和结果观察。如果精液黏度过高或不液化，须用 PBS 洗涤后涂片。

精子染色时间在不同的实验室、不同温度和不同染液之间会有一定的差异，各实验室应依据实际情况调整染色时间。染色后染液的倾倒要迅速，冲洗时要用蒸馏水，不能使用自来水冲洗。至少从新鲜精液中涂双份片子重复评估，另外以备染色出问题。如存在背景问题。应将一份分装的精液标本洗涤，并重新染色。

（四）参考值

在正常精液中形态正常的精子平均占 80%，也可见到一定比例的畸形精子（表 34-5），尤其在感染、外伤、睾丸应激、高温、放射线、酒精中毒、药物、激素失调、遗传等因素下畸形精子会增加。精子畸形包括头部、体部、尾部和混合畸形四种。

表 34 - 5　精子细胞学检查正常标准（WHO 资料）

分类	1 次正常射精中的出现率（%）			
	平均	低	高	s
正常	80.5	48.0	98.0	9.7
大椭圆头	0.3	0.0	5.2	0.6
小椭圆头	1.4	0.0	13.5	1.8
尖头	0.4	0.0	6.2	0.9
梨形头	2.0	0.0	21.8	2.8
双头	1.5	0.0	8.3	1.5
无定形头	6.5	0.0	24.9	4.0
尾部缺陷	5.2	0.0	37.4	4.7
胞浆小滴	2.2	0.0	14.5	2.1

精子头部异常包括小椭圆、尖头（圆锥形）和梨形头精子等，均属顶体不正常精子。双头精子为精子有 2 个头，1 个体部和尾部。精子体部（中段）异常，包括精子体部粗大（大于 2μm）、体部折裂和不完整等。精子尾部异常，包括精子尾部卷曲（卷尾）、尾部断裂、双尾和缺尾等。含有原生质滴（胞浆小滴）的异常精子，在 1 次正常射精的精子中约占 2.2%。小滴是精子的残存体（residual body），约为精子头部的一半大小，仍与头部相连，接在体部或尾部。

WHO 提供的参考值见（表 34 - 5）。

（五）临床意义

精子形态与其功能密切相关，任何精子形态上的缺陷都将导致其功能下降，影响男性生育力。正常精子百分率与顶体完整率之间有较为密切的关系，形态正常组顶体完整率明显高于形态异常组。精子形态可影响精子顶体酶活性，精子形态正常组的顶体酶活性明显高于精子形态异常组，顶体酶活性与形态正常精子百分率间呈显著正相关关系。

在 ICSI 过程中，如果将畸形精子注入卵细胞，畸形精子染色体非整倍体率较高，不仅使受精率降低，而且可将异常的基因组带至卵母细胞，导致胚胎发育异常。因此在术前要对精子形态作出详细分析，并根据形态分析结果选择相应的辅助生殖技术。

四、精液白细胞检验

白细胞，主要是中性粒白细胞，存在于大多数人的精液中。精液白细胞可通过膜脂质过氧化反应对精子功能造成损伤，膜脂质过氧化反应可伴随白细胞的增加而增加。病理情况下，白细胞增多可通过丙二醛（malondialdehyde，MDA）导致精子运动能力下降，精子膜完整性受损，从而使精子受精能力下降。

（一）检验方法学

目前，精液白细胞的检测方法有正甲苯胺蓝过氧化物酶染色法、联苯胺法、瑞 - 吉混合染色法、CD45 单克隆抗体法和 CD4、CD8 单克隆抗体染色法等。

正甲苯胺蓝过氧化物酶染色法：

（1）原理：由于白细胞含有过氧化物酶，能分解 H_2O_2，氧化正甲苯胺蓝显色。含过氧化物酶的白细胞呈棕色，而过氧化物酶阴性细胞不着色。

（2）器材和试剂：①试剂1：饱和 NH4Cl 溶液（250g/L）。②试剂2：5%（50ml/L）EDTA－Na 的磷酸盐缓冲液（pH6.0）。③试剂3：0.025% 正甲苯胺蓝（0.25mg/ml）。④试剂4：30% H_2O_2（300ml/L）溶液。⑤工作液：1ml 试剂1：1ml 试剂2；9ml 试剂3 和 1 滴试剂4。配制后24h内使用。⑥显微镜。

（3）操作：①将 0.1ml 精液与 0.9ml 工作液混合。②振荡 2min。③室温放置 20～30min，再振荡 2min。④镜检，过氧化物酶阳性细胞被染成棕色，而过氧化物酶阴性细胞不着色。⑤用白细胞计数池重复计数 200 个白细胞，并计算过氧化物酶阳性和阴性细胞的百分比。

（二）方法学评价

1. 方法评述　精液常规检查白细胞是用新鲜精液直接镜检，这种方法常常把精液中非精子细胞误认为白细胞。黄宇烽等对 50 名男性的精液同时进行直接涂片和染色后镜检比较，结果直接镜检 96%（48/50）检出白细胞，而染色后镜检，发现白细胞只有 16%（8/50）。由于染色后镜检能准确地识别白细胞，因此精液中白细胞应该用染色法加以鉴别。

精液中白细胞计数的传统方法是用组织化学方法鉴定多形核粒细胞特有的过氧化物酶，这种方法不能检测已经活化并已释放颗粒的多形核白细胞，也不能检测不含过氧化物酶的其他种类的白细胞，例如淋巴细胞，这类细胞可通过免疫细胞化学方法进行检测。

2. 干扰因素　取样在禁欲 2～7 天之间，时间过长或过短均会影响检测结果；采集容器使用玻璃容器；样本采集要完整；标本保温在 35～37℃。

（三）质量保证

正甲苯胺蓝过氧化物酶染色法和联苯胺法中使用的双氧水须每次新鲜配制，以保证浓度的一致，双氧水浓度下降会导致假阴性。国际癌症研究机构指出正甲苯胺可能对人类有致癌作用，故该试剂要谨慎使用。

（四）参考值

正常人精液白细胞数目不应超过 1×10^6 个/ml。

（五）临床意义

附属性腺大量白细胞浸润可引起附属性腺功能障碍，影响精子在生殖道中的运行和成熟，导致精浆成分异常，液化与凝固因子比例失衡，最终导致精液参数异常。精液白细胞在吞噬过程中产生活性氧（超氧阴离子、羟自由基和过氧化氢等），氧自由基产生脂质过氧化作用，导致精子膜功能障碍和膜酶损伤，对精子有毒性效应。同时白细胞含大量蛋白酶，如过氧化物酶、弹性蛋白酶和胶原酶等，这些酶在杀灭细菌同时也损伤精子。白细胞精子症在男性不育中约占 10%～20%。

当精液中白细胞数目多时，应当进行微生物学试验以证实有无附属性腺的感染。检查包括：初段尿和中段尿的检查，前列腺分泌液检查，前列腺按摩后尿检查以及精浆生化分析等。然而无白细胞不能排除附属性腺感染的可能性。

五、精液凋亡细胞检验

细胞凋亡又称程序性细胞死亡，是生物生长发育过程中存在的细胞主动死亡过程。凋亡在精子发生的生理、病理过程中起着重要作用，可能是人体清除剩余或缺陷生精细胞的正常生理机制，也可能是引起不育的病理环节。

（一）检验方法学

目前，精液凋亡细胞的检测主要有瑞 – 吉染色法和 TUNEL 法。

1. 瑞 – 吉氏染色法

（1）原理：参见精子顶体染色部分。

（2）器材和试剂：①瑞氏染液和吉姆萨染液参见精子顶体染色部分。②pH 6.4 ~ 6.8 的 PBS：取 KH_2PO_4 0.3g 和 Na_2HPO_4 0.2g 溶于蒸馏水中，加水至 1 000ml。③显微镜。

（3）操作：①待精液液化后，1 000g 离心 5min，取沉淀用生理盐水洗涤 3 次。②弃上清后涂片，自然干燥后用 95% 乙醇固定 10min。③瑞氏 ~ 吉姆萨染液临用前 9：1 新鲜配制。④将固定好的涂片用瑞氏 – 吉姆萨混合液染色 30 ~ 60s，加等量磷酸盐缓冲液，染 10min。⑤镜检计数凋亡的生精细胞，依据以下标准判别：细胞核染色质固缩，在核周聚集，呈境界分明的含或不含核物质的凋亡小体。观察全片，计数凋亡的精母细胞（包括初级精母细胞与次级精母细胞）和精子细胞并计算其占同类细胞的百分比。

2. TUNEL 法

（1）原理：DNA 裂解为许多单或寡核苷酸片段是细胞凋亡的主要生化指标之一，这些离断的 DNA 序列可以通过末端核苷酸转移酶在其 3′ – OH 末端结合上标记有荧光素的 dNTP，然后通过荧光显微镜直接观察，或用标记有辣根过氧化物酶的抗荧光素抗体与其二次结合后和底物进行显色反应，用普通显微镜进行观察（图 34 – 1）。

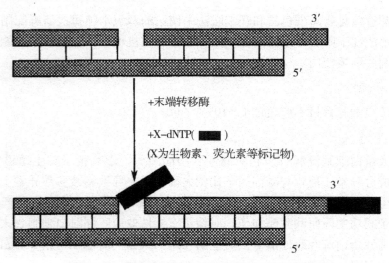

图 34 – 1　原位末端标记（TUNEL）原理示意图

（2）器材和试剂：①试剂：Boehringer 公司，CAT. No. 1684817。②荧光显微镜或普通显微镜。

（3）操作：①待精液液化后，1 000g 离心 5min，取沉淀用生理盐水洗涤 3 次。②弃上清后涂片，自然干燥后用 95% 乙醇固定 10min。③3% H₂O₂ 甲醇溶液封闭 30min。④用 Tri-tonX-100 通透细胞。⑤TUNEL 混合液温孵 60min。⑥POD 转换液温孵 30min。⑦加 DAB 底物显色剂。⑧镜检计数细胞凋亡率：观察全片，细胞呈现棕黄色为凋亡细胞，计数凋亡的精母细胞（包括初级精母细胞与次级精母细胞）和精子细胞并计算其占同类细胞的百分比。

（二）方法学评价

1. 灵敏度和特异性　凋亡细胞的检测手段主要是形态学上的鉴别，凋亡细胞具有特征性的核周染色质月牙形的固缩、胞浆膜起泡、细胞器缩聚、染色质分割成块状和凋亡小体形成等。为了区别凋亡与坏死，后来又逐渐在形态学的基础上辅之以检测细胞膜的通透性的变化，诸如放射性核素标记蛋白质、核酸的释放，LDH 的释放，染料进入等方法，应用较多的是琼脂糖凝胶电泳法，检测凋亡细胞断裂的寡或单核苷酸片段呈现的"梯"状结构。20世纪 90 年代之后流式细胞仪被应用于凋亡的检测，随着凋亡细胞的缩小，DNA 相应减少，荧光散射也相应下降，并出现一个亚 G1 峰，越来越多的研究采用该方法，并逐渐由定性向定量发展。

DNA 切口标记法和 DNA 切口末端标记法（TUNEL）这两种原位检测手段也得到了广泛应用，两者的建立都有赖于凋亡细胞中 DNA 裂解片段的出现，前者是用 DNA 聚合酶，而后者应用末端转移酶将生物合成的核苷酸序列连接到 DNA 链的断裂处，标记的 DNA 通过免疫组化的方法转为可视。需要注意的是，DNA 链断裂也可能发生于坏死和自溶的过程中，综合检测以避免假阳性是必要的。

2. 干扰因素　取样在禁欲 2～7d 之间，时间过长或过短均会影响检测结果；采集容器使用玻璃容器；样本采集要完整；标本最好保温在 35～37℃，不应低于 25℃。

（三）质量保证

染色法中的凋亡细胞核染色质致密深染，形成致密质块，有时可碎裂。细胞核的大小不等，形状不一。细胞浆为肿胀、变形、出芽、形成凋亡小体。凋亡小体的颈部出现一条淡染色带，凋亡小体就从此处与细胞浆呈现脱离，脱离时不是立即断裂，切割，而是以凋亡小体拉丝状态慢慢迁移、渐渐脱离胞浆，形成独立的圆形凋亡小体。在 HE 染色的组织切片中细胞体积缩小，胞质致密、嗜酸性染色增强，并可形成凋亡小体。在组织中凋亡细胞常以分散单个形式存在，凋亡细胞与周围细胞分离，不引起炎症反应。

常用的 DNA 特异性染料有：H033342（HoechsT₃3342），H033258（HoechsT₃3258），DAPI。3 种染料与 DNA 的结合是非嵌入式的，主要结合在 DNA 的 AT 碱基区。紫外光激发时发射明亮的蓝色荧光。

（四）参考值

20 例正常生育男性检测结果如下：瑞-吉氏法，精母细胞凋亡率（$\bar{x}\pm s$）（%）为 1.4±0.9，精子细胞凋亡率（$\bar{x}\pm s$）（%）为 1.7±0.8。TUNEL 法，精母细胞凋亡率（$\bar{x}\pm s$）（%）为 4.3±1.8，精子细胞凋亡率（$\bar{x}\pm s$）（%）为 4.3±2.6。

（五）临床意义

临床上很多疾病会引起生精细胞凋亡，睾丸损伤及睾丸扭转可以造成生精细胞凋亡，导致死精子及畸形精子增多，最终导致生育力低下。精索静脉曲张可以引起睾丸生精细胞大量凋亡，各级生精细胞数目减少。隐睾时睾丸处于高温环境引起生精细胞凋亡，发生凋亡的生殖细胞主要是初级精母细胞。研究表明一氧化氮（NO）在隐睾的睾丸组织中含量很高，而且一氧化氮酶（NOS）活性与睾丸生殖细胞的凋亡呈正相关。沙眼衣原体（CT）和解脲支原体（UU）感染也能诱导生精细胞凋亡。

生精细胞凋亡现象在生育及不育男性均可见到，但发生细胞凋亡的比例有所不同：正常生育男性精液中的细胞凋亡比例仅为0.1%，而不育男子精液中细胞凋亡比例明显增多，精索静脉曲张和感染者为10%，隐睾者为20%，精子成熟障碍者为25%，精原细胞癌患者为50%。Lin认为生精细胞过量凋亡是造成精子生成减少的原因之一。

（李廷富）

第二节　精子功能检验技术

一、精子穿卵试验检验

WHO推荐的方法是精子穿透去透明带金黄仓鼠卵试验（sperm penetration of zona – free hamster egg assay，SPA），以检测精子获能、顶体反应、精子卵膜融合能力以及精子核解聚能力。

（一）检验方法学

日前穿卵试验使用的卵子大都是金黄仓鼠卵。国外已将此法用作检测男性不育的常规技术。

精子呛鼠卵穿透试验

（1）原理：哺乳动物卵子的透明带表面有特异性受体，能对同种精子进行专一的识别与结合而使受精过程具有种的专一性，在异种动物的精卵细胞受精过程中起着重要的屏障作用，当用实验手段去除透明带后，卵的物种专一性立即消失，表现出对异种精子的接受能力。事实上很多动物的卵细胞在去除透明带后仍具有很强或较强的物种专一性，但金黄仓鼠的去透明带卵细胞允许异种精子包括人精子进入，只要这些精子已经获能并发生了顶体反应。研究表明，精子穿透卵子能力与人精子受精能力密切相关。

（2）器材和试剂：①BWW（Biggers，Whitten and Whittingham）贮备液（表34 – 6）。②BWW培养液（表34 – 7）。③高渗BWW溶液（获能液）：100ml BWW培养液加入0.15g人血清白蛋白。④1.0g/L透明质酸酶，临用时用BWW培养液配制。⑤1.0g/L胰蛋白酶，临用时用BWW培养液配制。

表34 – 6　BWW贮备液配制

成分	用量
NaCl	5.540g
KCl	0.356g
$CaCl_2 \cdot 2H_2O$	0.250g
KH_2PO_4	0.162g
$MgSO_4 \cdot 7H_2O$	0.294g
酚红	1.0ml
蒸馏水	加至1 000ml

表 34 - 7 BWW 培养液

成分	用量
NaHCO₃	2. 100g
乳酸钠（60%浆状体）	0. 37ml
焦丙酮酸钠	0. 028g
葡萄糖	0. 100g
青、链霉素各	10 万 U/100ml
人血清白蛋白	0. 350g
Hepes	0. 477g
BWW 贮备液	100ml

将上述成分混合后，加温至 37℃，完全溶解后通入 CO_2 气体调整 pH 至 7.4

（3）操作

1）制备卵细胞：观察 8 ~ 12 周龄性成熟仓鼠 1 ~ 2 个性周期，以阴道口出现白色分泌物为周期第 1 天。在周期第一天上午给鼠腹腔注射孕马血清促性腺激素（PMSG）25 ~ 50U，56h 后再注射入促绒毛膜性腺激素（HCG）30 ~ 50u，15 ~ 17h 后，将仓鼠断颈处死。剖腹，从输卵管伞端切断，取出卵巢，浸泡于盛有 BWW 培养液的培养皿中。在解剖显微镜下，从伞部插入针头，刺破卵泡，冲洗卵泡腔。冲洗液中即含有成熟卵细胞。通常 1 次排卵可获 30 ~ 50 个卵子。将卵子移入 1.0g/L 透明质酸酶液中洗涤，待大部分卵丘细胞散脱后，再用 BWW 液洗 1 次，移入 1.0g/L 胰蛋白酶中去除透明带。除去透明带后的卵再用 BWW 液洗 2 次备用。

2）收集精液：置于无菌消毒容器，30min 内送检。

3）离心：将精液倒入锥形离心管内，加 BWW 培养液至 10ml，500g 离心 5min，弃上清，沉淀重复洗涤 3 次。

4）培养：加精子获能液于 37℃5% CO_2 培养箱中，培养 18h 获能。

5）离心：获能后精子 500g 离心 5min，弃上清，沉淀用高渗 BWW 溶液调整精子密度为 1×10^7/ml。

6）孵育：取盛有 2 ~ 3ml 液体石蜡的无菌小培养皿，吸取已获能的精子悬液 0.1ml 注入液体石蜡下，取 15 ~ 20 个去透明带的仓鼠卵注入获能滴内。37℃5% CO_2 培养箱中孵育 2 ~ 3h。

7）显微镜观察：受精后吸出卵子，用 BWW 培养液洗 3 次，除去吸附于卵子表面的精子。将受精卵放在载玻片上，四周涂少许凡士林与羊毛脂的混合物。将盖玻片轻轻盖在受精卵上，在相差显微镜直视观察下，轻压盖玻片，使卵细胞既不破裂，又能清楚地显示卵细胞浆内肿大的精子头部。卵细胞浆内出现肿大的精子头，且相对应的卵细胞膜上附有精子尾，提示卵已被精子穿透。肿大的精子头在镜下呈清亮区。如用 2.5g/L 乙酰卡红（acetocarmine）或 10g/L 乙酰间苯二酚蓝（acetolacmid）染色，则呈黑色斑块。受精卵也可先用乙醇：冰醋酸（3：1）的溶液固定 2h，然后用 20 ~ 40g/L Giemsa（0.15mol/L，pH 7.4 磷酸盐缓冲液配制）染液染色 8 ~ 10min，显微镜观察结果。

（4）结果：SPA 结果可用卵子受精率及受精指数表示。卵子受精率是指卵子被穿透的百分率。

受精指数（fertilization index，FI）是指穿透卵子的精子总数与卵子总数之比。由于透明带已去除，1 个卵子可被多个精子穿透。FI 从整体上反映精子的穿透力与顶体反应。

（二）方法学评价

1. 方法评述　有报道，生育男性 SPA 正常的概率为 82%，而不育男性 SPA 正常的概率仅为 2%。有学者报道 SPA 穿透率与精子密度，a、b 级活动精子百分率和正常形态精子百分率之间均有显著正相关。也有报道认为 SPA 穿透率与精子密度、精子活率和畸形率不相关。SPA 与性交后试验（PCT）及体外精子—宫颈黏液穿透试验有相关关系。

2. 干扰因素　禁欲时间。标本送检时间。精子洗涤方式和离心力。精子获能时间。精子密度。仓鼠卵采集时间及其保存方式。培养液的成分。

（三）质量保证

SPA 的结果受实验条件影响较大，而实验条件各实验室不尽一致，各实验室应尽可能将实验条件控制在最佳状态。SPA 的影响因素主要有以下几个方面。

1. 禁欲时间　对生育男性不同禁欲时间的 SPA 结果比较表明，将禁欲时间从 48h 缩短至 24h 或 12h，即使精液常规未见精子总数与活力下降，精子对卵的穿透力也明显降低。因此禁欲时间不能少于 1 天，但超过 5 天也无多大益处。

2. 标本送检时间　精液标本放置过久，精子的穿透力显著降低。观察 5 例供者标本放置 1~2h 后，有 3 例卵子受精率降至正常标准以下，出现假阴性。

3. 精液中的白细胞数　显著影响 SPA 结果，使受精率下降。

4. 精子洗涤　洗涤精子时不宜强力离心。有些学者用上游法（swim up）替代精子洗涤。即于精液表面滴加培养基，温箱内作用 30~60min，让精子从精液上游至培养液内，吸取培养液内的精子进行 SPA。上游法常规用于人工授精，但用于 SPA 时，能增加精子穿透卵子的能力，出现假阳性，不宜采用。

5. 获能时间　报道争议较大。每个精子获能时间不一，一般选用长时间培养，以保证每个精子均充分获能。Johnson 等报道，获能 7h，33% 的生育男性 SPA 卵子受精率小于 10%，获能 20h，受精率全部正常。

6. 精卵穿透时间　有学者报道，精卵相互作用 3h，卵子受精率最高，但如果获能时间短，应延长精卵穿透时间至 3~6h，使未获能精子有机会获能。

7. 精子密度　精子密度过高或过低均影响穿透结果。调整时不能只以活动精子数为标准，否则结果偏高。精子密度大多为 $5 \times 10^4 \sim 2 \times 10^7/ml$，以 $1 \times 10^7/ml$ 为最佳。

8. 卵子采集　采卵雌鼠至少 6 周龄以上。严格控制孕马血清促性腺激素（PMSG）的使用时间。用酶去除卵丘细胞和透明带时，时间越短越好，特别是胰酶处理过长，可显著降低精子穿透率，因此，操作必须十分娴熟。特别是洗涤卵子时，易将卵子吸进毛细管上端而黏于管内，应特别小心。

9. 培养　培养液的组成成分应相对固定。人血清白蛋白与牛血清白蛋白均可使用，但以 35.0g/L 人血清白蛋白穿透效果最佳。

10. 镜检　加压盖玻片时力度要适宜，既不要压破卵子，又要能清楚地显示胞浆内肿大的精子头。涂于细胞悬液四周的凡士林—羊毛脂混合物必须硬度适当。也可将其涂在盖玻片的 4 个角上。

11. 精卵冷冻保存 仓鼠卵的采集有严格的时间程序，临时收集很不方便，可收集大批卵子冷冻保存，但以透明带完整的卵子为宜。将卵子置于含 BSA30g/L 二甲亚砜、以 Hepes 缓冲液配制的 Tyrode 培养液中，以 0.3℃/min 速度逐渐冷却至 –80℃，然后转入液氮中保存。解冻速度为 8℃/min，解冻后用 5 倍量的上述培养液洗涤 2 次，37℃温箱作用 1h，用胰酶去除透明带。此法保存的卵子与新鲜的精子穿透率无显著性差异，卵子的复活率为 70% ~ 80%。

冷冻精子解冻后绝大部分精子活力保持不超过 5h，因此不宜用于 SPA，但精子可加入 TEST – 卵黄缓冲液中于 2 ~ 5℃保持 48h，对卵子的穿透力不但不降低，反而增高。

（四）参考值

正常生育男性 SPA 时卵子受精率各家报道不一，多数学者将标准定为 10%。不低于 10% 为正常，小于 10% 为异常。各实验室可根据自身实验条件及人群特征对标准做相应调整。

（五）临床意义

SPA 可检测人精子的受精能力、获能及顶体反应，对不育症较精液常规更有价值。临床上 SPA 主要用于以下几方面：①对不明原因的不育者，检测其精子功能。②在女方进行强有力地治疗，如促性腺激素治疗和输卵管成形术前，确定其丈夫精子的受精能力。③估计不育症患者精液异常的严重程度、观察治疗效果。④IVF – ET 时估计供精者精液标本的质量和受孕率的估计，但 Surrey 等认为，对于精液分析正常的夫妇，SPA 不能作为 ICSI 治疗的指征。⑤检测生殖抗体，如抗精子抗体对生殖的影响。⑥输精管结扎前，男性受精能力监测。⑦评价化疗或放疗对男性肿瘤患者生育力的影响。⑧估计化学药品、环境中的毒物和药物对人精子受精能力的影响。

二、精子 – 宫颈黏液相互作用

人的宫颈上皮细胞是由不同类型分泌细胞组成的。不同时期以及宫颈的不同部位，上皮细胞分泌颗粒的性质和数量存在差异。来自这些细胞的分泌物汇聚成宫颈黏液。宫颈黏液受卵巢激素（雌激素和孕激素）的调节，宫颈黏液的分泌量呈周期性变化。

（一）检验方法学

目前，精子 – 宫颈黏液相互作用的方法主要有性交后试验、毛细管穿透试验和玻片试验等。

1. 性交后试验

（1）原理：精子欲达到输卵管壶腹部使卵受精，必须穿过充盈有宫颈黏液的宫颈管，宫颈黏液能保护精子免受阴道不利环境的影响和巨噬细胞的吞噬，补充精子所需能量，启动精子获能，同时还为精子提供了一个临时贮存池，并对精子活力与形态学差异进行筛选（滤过效应）。正常情况下，射精后数秒钟精子即穿入宫颈黏液，然后依靠自身运动游向宫腔，同时有一部分精子贮存在宫颈腺上皮的隐窝内，不断游出，增加了卵子受精的概率。精子在宫颈黏液中的运动及其存活受许多因素的影响。黏液中如有抗精子抗体存在，精子的运动能力将受到影响，会出现凝集等现象。由于巨噬细胞的吞噬和补体介导的细胞毒作用，精子被破坏。精子本身如有遗传或代谢障碍，也不能穿透宫颈黏液。

（2）器材和试剂：①注射器。②窥阴器。③显微镜。

（3）操作：①试验前夫妇双方禁欲2天，性交时宜抬高臀部并平卧半小时，性交后忌阴道冲洗和用药。②用未涂润滑剂的窥阴器徐徐打开阴道，暴露宫颈黏液与穹隆。③用不带针头的注射器先吸取阴道后穹隆的黏液置于载玻片上。④显微镜下观察有无精子，如无精子，表示性交失败，精子未射入阴道。如有精子，则换注射器抽吸宫颈口黏液。分别涂片后，用高倍镜计数每视野活动精子数，同时注意观察精子有无凝集，有无脓细胞、滴虫、真菌及其他微生物。

2. 毛细管穿透试验　由 Kremer 于 1965 年创立，通过在体外观察精子是否穿透毛细管内的宫颈黏液来评价精子的功能。

（1）原理：与 PCT 相同。由于使用供者的宫颈黏液或宫颈黏液替代品，精子在黏液内的穿行距离及黏液内活动精子数，完全取决于精子本身的运动功能。

（2）器材和试剂

1）宫颈黏液替代品，临床上取正常妇女排卵期的宫颈黏液有一定难度，取材不方便，而且量少，干扰因素多。常用的替代品主要有以下几种：①动情期母牛宫颈黏液（bovine cer-vical mucus，BCM），BCM 在生化组成、黏稠度及流体力学上与人宫颈黏液（human cervical mucus，HCM）极为相似，干燥后也可形成羊齿状结晶。人精子在 BCM 内的穿透高度、穿透密度及活力与在 HCM 中无显著差别。BCM 对畸形精子的阻滞力较 HCM 更大。BCM 储存于带塞的试管中，以免脱水，4℃可保存1周。②含人血清精子营养液，成分见表34-8。用时取6ml精子营养液加25%人血清白蛋白1ml。③含牛血清白蛋白精子营养液，取150mg牛血清白蛋白溶于5ml精子营养液中，混匀后即可使用。④新鲜蛋清。蛋清的物理性状类似于宫颈黏液，用蛋清做穿透试验，经济方便、结果可靠。取新鲜鸡蛋2只，分离蛋清，混匀、搅拌后加入100u/ml青霉素。⑤精浆，取3~5名生育男性精液，液化后混匀，1 500g离心15min，取上清液，加入100U/ml青霉素。

表34-8　含人血清精子营养液

成分	含量
NaCl	7.721g
$MgSO_4 \cdot 7H_2O$	0.247g
果糖	1.000g
Na_2HPO_4	3.58lg
KH_2PO_4	0.136g
加蒸馏水至1 000ml，调整pH至7.4于4℃保存	

2）毛细管，建议使用5cm长，3mm宽，横断面为0.3mm厚的扁平毛细管。

3）精液池。

（3）操作：①试验对象禁欲2天。②穿透前将排卵期的宫颈黏液或其他替代品吸入毛细管内。③毛细管顶端用胶泥封口，下端插入精液池内，池内有精液0.2ml，垂直放入37℃湿盒内1h。④取出毛细管，镜下观察，测定精子在毛细管中的穿透高度，并记录活动精子数。

（4）结果：WHO推荐根据穿透高度、穿透密度和活力等指标，采用评分的方法，对结果进行判断。试验时间可经预实验设定，如 10min，30min，3h，24h 等。

穿透高度：指毛细管中领先精子达到的高度，单位为 mm。

穿透密度：选毛细管中精子数目最多的一段，计数其中的精子数。

活动力：根据毛细管中上 1/3 段前向运动精子的比率分为 0~Ⅲ级。0 级：无前向运动。Ⅰ级：前向运动精子比例少于 25%。Ⅱ级：前向运动精子比例占 25%~50%。Ⅲ级：前向运动精子比例大于 50%。根据以上指标，按（表 34-9）对实验结果进行评分，取各项指标的累计分值为判断标准。7~9 分为优；4~6 分为良；1~3 分为差；0 分为阴性。

表 34-9　毛细管精子穿透试验评分标准

评分	0	1	2	3
穿透高度（mm）	0	~20	~50	>50
穿透密度（精子数）	0	1~10	11~15	>50
精子活力（级）	0	Ⅰ	Ⅱ	Ⅲ

（二）方法学评价

1. 灵敏度和特异性　毛细管穿透试验操作简便，实验条件容易控制，影响因素少，特别是可以使用供者的宫颈黏液或宫颈黏液替代品，可方便地同时检测一批标本。该试验还可以用来鉴定导致性交后试验（post-coital test，PCT）异常的因素是在男方还是在女方，有很大的临床实用价值。

2. 干扰因素　宫颈黏液采集时间；宫颈黏液的性状；禁欲时间；精液标本送检时间；试验温度。

（三）质量保证

宫颈管腺细胞分泌黏液受卵巢激素的影响。排卵前随雌激素分泌的逐渐增多，宫颈黏液量渐增，且日趋稀薄。至排卵期可超过 0.3ml，呈蛋清样，同时拉丝度大，可达 10cm。涂片干燥后可出现 3 级以上分支的羊齿状结晶，此时最利于精子穿透。排卵后，随孕激素的增多，宫颈黏液量渐减、变稠，此时正常精子也不能穿透。因此，PCT 必须在排卵期进行，否则出现假阴性。确定排卵期的临床指标有通常的月经周期、基础体温、宫颈黏液变化、阴道细胞学检查、血清或尿中的激素水平及卵巢的超声排卵监测。对于月经不规则或分泌功能紊乱者，可用人工周期，于月经来潮第 5 天服用已烯雌酚 1mg/d，于服药后的 7~14 天进行PCT，且需复查。PCT 结果取决于精子与宫颈黏液的相互作用，任何一方的异常均可影响PCT 结果。由于宫颈黏液的性状受人体内雌激素、孕激素的影响。因此，女性内分泌失调，如无排卵，PCT 常会异常。有时，月经中期的雌激素高峰能诱发排卵，但不能使宫颈管腺上皮分泌黏液，此时虽有排卵，PCT 仍异常。宫颈黏液中的白细胞及细胞碎片也影响精子对黏液的穿透。pH 小于 7 或 pH 大于 8.5 也可导致 PCT 假阴性。宫颈疾病及男女双方性功能障碍，均可影响 PCT 结果。由于影响因素多，因此，PCT 异常必须复查。

穿透试验影响结果的因素主要有精子质量、宫颈黏液的性状及试验时的温度。精液必须新鲜，液化后宜在 1h 内进行穿透试验。宫颈黏液必须选择排卵期的黏液，吸入毛细管内时，不可存留气泡，以防气泡阻止精子向前运动。

（四）参考值

性交后试验：在标准试验，宫颈口及宫颈管黏液中每高倍视野有 10 个以上Ⅲ级向前直线运动的精子，就视为正常。在延迟试验中，宫颈口黏液中活动精子数有所减少，但宫颈管内黏液中活动精子数不应少于 5 个/HP。

毛细管穿透试验：以含白蛋白的精子营养液为替代品的正常参考值为 （42.7 ± 16.2）（$\bar{x} \pm s$）、牛宫颈黏液为替代品的正常参考值为 （49.1 ± 12.3）（$\bar{x} \pm s$）。

宫颈黏液性质的评估主要由 （表 34 – 10）中的羊齿状结晶程度、成丝性、黏稠度、细胞量和黏液量 5 个指标组成，最高分为 15 分，高于 10 分常表明宫颈黏液较好，有利于精子穿透；低于 10 分则表明不利于精子穿透。黏液 pH 值不包括在总记分之内，但常作为精子－宫颈黏液相互作用的一个重要参数。

表 34 – 10 WHO 宫颈黏液的评分标准 （2001）

评分	0 分	1 分	2 分	3 分
量 （ml）	0	0.1	0.2	≥0.3
黏稠度	浓厚，高度黏液，月经前黏液	中度黏稠	轻度黏稠	水样，黏稠度最小，月经中期（排卵前）黏液
羊齿状结晶	无结晶	非典型性羊齿状结晶形成	具有主干和二级干的羊齿状结晶	具有三级和四级干的羊齿状结晶
成丝性 （cm）	<1	1～4	5～8	≥9
细胞数/mm³ *	>1 000	501～1 000	1～500	0

注：细胞量的评估建议以细胞数/mm³ 来表示宫颈黏液中的细胞量，传统上按每高倍镜视野 （HPF）中的细胞数对宫颈黏液中的白细胞和其他细胞数进行估算。假如产生 HPF 的显微光学组合是一个 10 倍的广角目镜 （孔径为 20mm）和一个 40 倍物镜，这样光学组合的显微镜视野直径大约为 500μm （显微镜视野的直径等于目镜孔径的直径除以物镜放大倍数）。用直径 100μm 的玻璃珠支撑盖玻片，对制备物的厚度进行标准化控制，则其容积为 0.02mm³。在这种情况下计数为 10 个细胞/HPT 则大约等于 500 个细胞/mm³。

细胞量评分等级相对如下：

0 分：大于 20 个细胞/HPT，或大于 1 000 个细胞/mm³；

1 分：11～20 个细胞/HPT，或 501～1 000 个细胞/mm³；

2 分：1～10 个细胞/HPT，或 1～500 个细胞/mm³；

3 分：没有细胞。

另外，pH 值也是一个评价指标。采自宫颈管内的宫颈黏液的 pH 值应在原位或采集后立即使用范围 6.4～8.0 的 pH 试剂进行测定。原位测定时应确定其是否为宫颈管内的宫颈黏液，因为宫颈管外的宫颈黏液的 pH 值常低于宫颈管内的宫颈黏液。同时要注意避免酸性的阴道分泌物的污染。精子对宫颈黏液的 pH 值变化非常敏感，精子在宫颈黏液中活动和存活的最佳 pH 值为 7.0～8.5，这也是月经中期宫颈黏液 pH 的正常范围。酸性黏液影响精子活动，而碱性环境则有利于精子活动，但碱性过强 （pH 大于 8.5）时也对精子存活不利。

（五）临床意义

根据从性交至宫颈黏液镜检的时间不同，可将 PCT 分为标准试验、延迟试验和早期试验。标准试验通常在性交后 6～10h 进行，而延迟及早期试验分别在性交后 18～24h 及 2～

3h 进行，通常射精后 150min 宫颈管内精子密度最大。但 PCT 不仅检测宫颈黏液中的活精子数量，反映精子穿透宫颈黏液的能力，而且也可以了解性交后一定时间内精子在女性体内存活和运动情况，反映精子在黏液中的寿命。标准试验异常，应进行早期试验，以检查精子的穿透力。相反，当延迟试验时 PCT 仍正常，则可排除宫颈黏液因素。

性交后 6～10h 是 PCT 测定的最佳时间，此时如宫颈内有适量的活动精子，就可以排除不育的宫颈黏液因素。对初次试验阴性或不正常者应重复 PCT 试验。

三、精子膜功能检验

精子膜上含有丰富的多聚不饱和脂肪酸及多种蛋白成静，精子膜的功能与精子获能、顶体反应及精卵融合密切相关；正常精浆的渗透压为 $354 \pm 18mOsm/kg$，它维持精子生存和活动的重要外环境。蒸馏水的渗透压较渗透压为 150mOsm/kg 的低渗溶液的渗透压更低，是一种极强的低渗溶液，因此在短时间内就会造成大量液体流入精子尾部而呈现出各种易于观察的尾部肿胀，而且肿胀的程度及数量较其他低渗液增高，但在短时间内不会对精子膜造成损伤。反映精子膜功能的水试验和精子尾部低渗肿胀试验（hypo - osmoticswelling test，HOST）均以细胞膜在低渗液中发生顺应性变化（肿胀）的原理来观察精子尾部的卷曲和肿胀。当精子暴露于低渗环境中时，因精子尾部的膜较精子头部的膜更柔韧疏松，进入的液体更多，外形变化更大，呈现出各种易于观察的肿胀现象，这是精子膜功能正常的标志之一，是精子具有完整的功能活动的特征，而精子膜功能不正常者在低渗条件下表现为不肿胀。

（一）检验方法学

目前，主要有精子尾部低渗肿胀试验和伊红 Y 水试验。

1. 精子尾部低渗肿胀试验

（1）原理：精子在低渗溶液中，由于精子膜内外的渗透压差异，水分子从渗透压低的膜外通过精子膜进入精子，从而使精子体积增大而肿胀，这是活精子膜功能正常的标志，死精子以及精子膜功能异常的精子表现为不肿胀。

（2）器材和试剂：①低渗肿胀液：取枸橼酸钠（$Na_3C_6H_2O_7 \cdot 2H_2O$）7.35g 和果糖 13.51g，加蒸馏水至 1 000ml 溶解，于 4℃ 冰箱保存。②伊红 Y 溶液：取 5g 伊红 Y 溶解于 100ml 0.01mol/L pH 7.4 PBS 缓冲液中即可。③水浴箱。④显微镜。

（3）操作：①取液化精液 0.1ml 加 37℃ 预温的低渗肿胀液 0.85ml，混匀，置 37℃ 水浴 30min。②加伊红 Y 溶液 0.05ml，混匀，室温放置 2min。③显微镜下观察精子细胞，精子尾部形状发生变化的定为精子膨胀，计数 200 条精子中 b～g 型精子的百分率。

（4）结果：人精子尾部低渗肿胀有 b～g 6 种类型（图 34 -2）。除 a 型未肿胀外，b～g 型均为肿胀型，统计 b～g 型精子的百分率。

2. 伊红 Y 水试验

（1）原理：精子尾部低渗肿胀试验是通过检测精子尾部的肿胀率来评价精子膜的完整性，但由于精子头部胞质少，质膜与核膜接触紧密，因而精子头部肿胀率明显低于尾部。伊红 Y 水试验不仅可以检测精子尾部肿胀率来反映精子膜功能的完整性，而且可以通过检测精子头部未着色率来评估精子头部膜结构的完整性。

（2）器材和试剂：①伊红 Y 水溶液（50g/L）：伊红 Y 5g 加蒸馏水溶解至 100ml。②显微镜。

（3）操作：①取 10μl 液化精液和 40μl 伊红 Y 水溶液，于载玻片上混匀，并覆以盖玻片。②静止 1~2min 后置于 40×物镜下观察。③计数精子尾部总肿胀率、g 型精子百分率和精子头部未着色率。

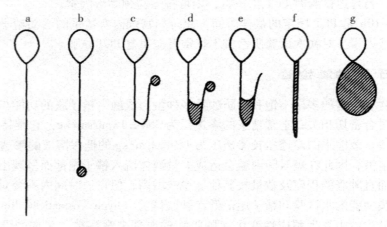

图 34-2 低渗肿胀试验后各种形态的精子

a. 未肿胀；b. 尾尖肿胀；c. 尾尖弯曲肿胀；d. 尾尖肿胀伴弯曲膨胀；e. 尾弯曲肿胀；f. 尾粗短肿胀；g. 尾完全肿胀

（二）方法学评价

1. 方法评述　由于精子头部膜与尾部膜对低渗液顺应性的不一致，在低渗肿胀试验中，精子头部并不能准确表现出明显的肿胀现象，也就是说低渗肿胀试验不能反映精子头部膜功能，即尾部膜功能完整的精子并不表示头部功能正常。伊红 Y 水试验除可检测精子尾部肿胀率来反映精子尾部膜功能的完整性外，还可以通过检测精子头部未着色率来评估精子头部膜结构的完整性。

伊红 Y 水试验法操作简单，实验时间短，易于观察，可作为精液分析的一项常规检测。

2. 干扰因素　标本送检时间；试验温度；低渗液的种类。

（三）质量保证

试验应在标本采集的当天进行，试验温度要保持恒定。

（四）参考值

精子尾部低渗肿胀试验：34 例正常生育男性精子总肿胀率为（76.28±6.87）（$\bar{x}\pm s$），g 型精子百分率为（28.30±5.14）（$\bar{x}\pm s$）。

伊红 Y 水试验：61 例正常生育男性精子头部未着色率为（71.87±10.45）（$\bar{x}\pm s$），精子尾部肿胀率为（72.67±9.95）（$\bar{x}\pm s$），g 型精子百分率为（34.30±14.56）（$\bar{x}\pm s$）。

（五）临床意义

精子膜不仅是精子新陈代谢的基础，也是精子活动力、引起顶体反应和完成受精过程的基础。精子膜低渗肿胀率与其活率、活力密切相关，精子膜低渗肿胀率越高，其活率、活力越高。生育组与不育组精子低渗肿胀率、精子活率及活力比较均有显著性差异。

四、精子核检验

精子核是精子重要的细胞器，包含着父方的遗传物质。精子发生过程中，各期生精细胞核内DNA的含量发生规律性变化，与核DNA结合的核蛋白也发生组型转换（从组蛋白→过度蛋白→鱼精蛋白）。成熟的精子核内DNA与鱼精蛋白紧密结合，高度浓缩，抑制了基因的表达，使遗传物质保持稳定。精子核成熟度直接影响着精子受精能力和受精后原核的形成及胚胎的着床。

（一）检验方法学

目前，精子核检测主要有精子核DNA荧光染色、精子核染色质抗解聚试验、苯胺蓝染色检测精子核蛋白组型转换和精子核蛋白组分测定等。

1. 精子核DNA荧光染色法

（1）原理：精子发生过程中，鱼精蛋白逐步取代组蛋白与DNA结合，精子进入附睾后，鱼精蛋白的组成不再改变。但精子在附睾成熟过程中，鱼精蛋白中大量的巯基（SH）不断氧化成二硫键（S＝S）与DNA结合更紧密，增强了DNA的抗酸能力，使双链结构更加稳定。在不成熟精子的鱼精蛋白中多数巯基未被氧化，DNA在酸性条件下容易变性成单链。吖啶橙可与双链DNA结合呈单体形式发出绿色荧光，与单链DNA结合呈聚合物形式发出红色或黄色荧光。

（2）器材和试剂：①磷酸氢二钠溶液：$Na_2HPO_4 \cdot 12H_2O$ 10.74g加蒸馏水至100ml，4℃冰箱保存。②吖啶橙染料：吖啶橙0.1g加蒸馏水至100ml，4℃冰箱保存。③柠檬酸溶液：柠檬酸1.91g加蒸馏水至100ml，4℃冰箱保存。④吖啶橙工作液：试剂1∶试剂2∶试剂3按1∶4∶16比例临时配制。⑤荧光显微镜。

（3）操作：①取液化精液1.0ml用pH 7.4 0.01mol/L PBS洗涤3次，用PBS调整精子浓度为$5 \times 10^7/ml$。②取10～20μl精子悬液涂片，晾干后用甲醇固定。③用新鲜的吖啶橙工作液染色5min，流水冲洗。④荧光显微镜（波长EF490nm，DM 500nm，BP 510nm. SEF 530nm）观察300条精子，计数其中绿色、红色和黄色精子数，计算出绿色精子百分率。⑤绿色精子为有受精能力的精子。

2. 精子核染色质抗解聚试验

（1）原理：精子核由于大量二硫键的存在呈高度浓缩，使DNA处于高度稳定状态。当精子核内组蛋白含量过多时，会妨碍鱼精蛋白与DNA的紧密结合，使核的结构较为松散，稳定性降低。EDTA-SDS能打开鱼精蛋白分子中的二硫键，使精子核膨胀，呈解聚状态。

（2）器材和试剂：①0.05mol/L，pH 9.0硼酸盐缓冲液（Bss）：硼酸0.310g和硼砂（四硼酸钠）0.562g加蒸馏水至100ml。②EDTA-SDS溶液（6mmol/L EDTA，10g/L SDS）：$EDTA-Na_2 \cdot 2H_2O$ 0.223g和SDS 1.0g加硼酸盐缓冲液至100ml。③2.5%戊二醛溶液：戊二醛2.5ml加硼酸盐缓冲液97.5ml。④水浴箱。⑤相差显微镜。

（3）操作：①待精液液化后1 000g离心10min，分离沉淀精子，用0.05mol/L硼酸盐缓冲液洗涤3次。②精子沉淀加入EDTA～SDS溶液1ml，混匀，于37℃孵育1h。③加入等体积的戊二醛溶液，终止反应。④取约10～15μl混匀的悬液滴加在载玻片上，覆以盖玻片，用相差显微镜观察。⑤观察200个精子，计数其中头部核未解聚的比例。也可将反应物涂片干燥后Feulgen染色，普通显微镜下同上观察计数。

3. 苯胺蓝染色法检测精子核蛋白组型转换

（1）原理：精子核蛋白组型转换发生在精子细胞阶段。圆形精子细胞伸长时，首先合成过渡蛋白（transition protein，TP）取代组蛋白。到了晚期精子细胞，TP又被鱼精蛋白取代。人成熟精子中仍然保留了少量的组蛋白和过渡蛋白。由于鱼精蛋白分子中富含精氨酸和半胱氨酸，一般不含赖氨酸，而组蛋白和过渡蛋白中富含赖氨酸。苯胺蓝可以与富含赖氨酸的蛋白结合，呈现蓝色，以此来评估精子核蛋白组型的转换。

（2）器材和试剂：①0.05mol/L，pH 9.0硼酸盐缓冲液（BSs）：硼酸0.310g和硼砂（四硼酸钠）0.562g加蒸馏水至100ml，②0.5g/L苯胺蓝-4%乙酸溶液：50mg苯胺蓝溶于100ml 4%乙酸溶液中。③90%酒精。④显微镜。

（3）操作：①待精液液化后1 000g离心10min，分离沉淀精子，用0.05mol/L硼酸盐缓冲液洗涤3次后，再用BSS悬浮。②取约10~15μl混匀的悬液涂片，干燥后用苯胺蓝-乙酸溶液染色5min，再用90%酒精脱色。③干燥后显微镜下观察200条精子，计算其中核染成蓝色的精子（阳性精子）百分率。

4. 精子核蛋白组分测定

（1）原理：精子发生过程经历精原细胞、精母细胞、精子细胞和精子4个阶段。在精子细胞阶段，细胞核内与DNA结合的组蛋白大部分由体细胞型转化为鱼精蛋白（也称精核蛋白或精蛋白），形成高浓缩的DNA-鱼精蛋白复合物，使DNA处于不转录状态，形成精子特异染色质。在这一过程中，精子由圆形变为长形，核高度浓缩，最终分化形成成熟的精子。精子鱼精蛋白分为两类：一类是P1，富含精氨酸和胱氨酸，存在于所有哺乳动物中；另一类是P2族（由P2和P3鱼精蛋白组成），仅存在于人类及小鼠、仓鼠等极少数哺乳动物精子中。正常人精子中还含有少量的组蛋白和过渡蛋白。

（2）器材和试剂：①0.02mol/L pH 8.0~TA-Na$_2$：EDTA-Na$_2$·2H$_2$O 0.745g溶于适量蒸馏水，用2mol/L NaOH调整pH至8.0，同时用蒸馏水定容至100ml。②溶液A0.5mol/LTris-HCI pH 8.0，0.28mol/Lβ-巯基乙醇，5mol/L盐酸胍：称取Tris 6.057g和盐酸胍47.800g，加水80ml，再加β-巯基乙醇1.96ml，同时用1mol/L HCl调pH 8.0，定容至100ml。③1.0mol/L HCI。④60%三氯乙酸。⑤丙酮。⑥10g/L考马斯亮蓝（R250）。⑦丙烯酰胺。⑧电泳样品稀释液：5%醋酸，9.0mol/L尿素。⑨脱色液：水：乙酸：甲醇=4：1：5。

（3）操作

1）核解聚：液化精液1 000g离心10min，弃上层精浆，沉淀精子用生理盐水洗3次后悬浮于适量的0.02mol/L EDTA溶液中，加入等体积的溶液A，上下缓慢颠倒数次后，于37℃水浴30min，使核解聚。

2）离心：加入1.0mol/L HCI使其终浓度为0.25mol/L，水浴20min后1 000g离心30min，得上清液，沉淀用0.25mol/LHCl漂洗1次，1 000g离心30min，得上清液。合并2次上清液，加入60%三氯醋酸使终浓度为20%，此时可见白色沉淀。

3）过夜：4℃冰箱放置100min，1 000g 4℃离心45min，沉淀保留，上清液加入6倍体积的冷丙酮，4℃过夜。

4）洗涤：次日，1 000g 4℃离心15min，弃上清。合并2次沉淀，用冷丙酮洗涤1次，1 000g 4℃离心15min，沉淀真空干燥，得到白色精子核碱性蛋白丙酮干粉。

5）电泳、扫描：醋酸—尿素聚丙烯酰胺凝胶电泳：制备 15% 聚丙烯酰胺凝胶（含 0.9mol/L 冰醋酸，2.5mol/L 尿素），将样品溶于样品稀释液中，浓度为 1g/L，100℃水浴 3min 后置室温。以牛鱼精蛋白和相对分子量为 17 500～94 000 蛋白为标准品，每孔加样 10μl，100v，20mA 电泳 6h。电泳结束后凝胶用 1% 考马斯亮蓝染色 1h，用脱色液漂洗至无本底色。制成干胶，置于薄层扫描仪上扫描（450nm 和 550nm 双波长，扫描束为 0.05mm × 2.0mm），计算精子核碱性蛋白的构成比。

（二）方法学评价

1. 方法评述 荧光染料吖啶橙（AO）可区别单链或双链 DNA，可用此来评价精子核 DNA 的成熟度。精子核抗解聚能力反映了精子核成熟的程度。苯胺蓝染色法用来检测精子核蛋白组型转换。

2. 干扰因素 禁欲时间；长期嗜烟；标本送检时间；是否冷冻。

（三）质量保证

标本片龄时间不能太长，应及时检测，一般不超过一周。荧光染料染色之后，时间要掌握正确，如果荧光太弱，可以小心取下盖玻片再用荧光染料重新染色，封片。如果荧光太强，则去掉盖玻片，可再次放置于缓冲液中。使用荧光显微镜，一般以直落式为好，因为直落式光源来自于目镜和接物镜之间，而通过接物镜落于标本上，对眼睛的损害较少，其光源能发挥最大作用，荧光显微照相时摄片效果较佳。

（四）参考值

精子核 DNA 荧光染色法：58 例不育男性，双链 DNA 精子的比率范围很广，为（77.1 ± 15.2）%（$\bar{x} \pm s$）；33 例正常生育男性与 31 例妻子流产的男性，比值均大于 60%。

精子核染色质抗解聚试验：正常生育男性精子核未解聚的比率应大于 70%。

苯胺蓝染色法检测精子核蛋白组型转换：50 例正常生育男性苯胺蓝阳性精子均不超过 30%。

精子核蛋白组分（$\bar{x} \pm s$）：生育组 TH/TBP 为（9.4 ± 4.7），HP_1/TBP 为（44.2 ± 3.7），$HP_{1\sim3}$/TBP 为（86.6 ± 5.1），HP_{2+3}/HP_1 为（89.1 ± 16.3）。

＊ TH 为总组蛋白，HP 为鱼精蛋白，TBP 包括 TH 和 $HP_{1\sim3}$。

（五）临床意义

成年男性排出的精子中有双链 DNA 精子，也有单链 DNA 精子，其中只有双链 DNA 精子才具有受精能力。精子核内如果有大量的组蛋白存在，会妨碍鱼精蛋白与 DNA 的紧密结合，使核的结构较为松散，稳定性降低。并且受精后使精子核不能解聚形成原核，影响雌雄原核的融合，从而导致无法受精、胚胎不能正常发育而流产。精子核蛋白组分中，过高的 TH/TBP 与过低的 HP_{2+3}/HP_1 均是导致流产与不育的原因之一。

精子核功能检验的临床意义主要有以下几方面：对原因不明的不育者，检测其精子的受精能力；评价少精子症患者的生育能力和经过适当治疗后的效果；在人工授精或作试管婴儿前评价丈夫或供精者的质量；评价化疗放疗及环境因素对生育力的影响；在其他计划生育和男科学研究中评价精子的受精能力；哺乳动物的精子染色体研究。

五、精子顶体反应及顶体酶检验

人精子顶体位于精子头前端，覆盖在精子核前面，由顶体帽与赤道板组成，是一个膜结合的帽状结构。顶体内含有多种蛋白水解酶和磷酸脂酶。获能的精子穿过卵丘细胞外基质时被激活引发顶体反应（acrosome reaction，AR），将顶体内的酶释放出来以溶解卵放射冠及透明带。精子在体内只有经过获能、顶体反应，才能穿入卵细胞与其融合，完成受精。因此，检测精子是否发生顶体反应，有助于预测精子的受精能力。

（一）检验方法学

目前，精子顶体反应的检测方法有凝集素免疫荧光染色法和考马斯亮蓝染色法，明胶法用来测定精子顶体酶活性，化学法则用来测定精氨酸酰胺酶活性。

1. 凝集素免疫荧光染色检测顶体反应

（1）原理：精子顶体中含有大量糖蛋白，能与植物凝集素 – 豌豆凝集素（pisum sativum agglutinin，PSA）等特异性结合。钙离子载体 A23187 能诱导精子发生顶体反应。精子发生顶体反应后，顶体丢失。因此可利用能与糖基结合的 PSA 作为探针检测顶体反应。

（2）器材和试剂：①BWW 液：见本节"精子 – 仓鼠卵穿透试验"部分。②100mg/L 氢溴酸罗丹明豌豆凝集素（TRITC ~ SPA），用 0.1mol/L pH 7.4 PBS 配制。③1mmol/L A23187 溶液，用二甲亚砜（DMSO）溶解。④荧光显微镜。

（3）操作：①取 1ml 液化混匀的精液于无菌洁净的玻璃试管中，上层轻轻加入 5ml BWW 液（含 3.5g/L 人血清白蛋白），45°倾角 37℃上游 30min。②取上层活力良好的精子 1 000g 离心 10min，精子沉淀用 BWW 液调整至 $1 \times 10^6 \sim 10 \times 10^6/ml$。③37℃孵育 5h. 使精子获能。而后加入 A23187 使其终浓度为 10μmoL，37℃再孵育 1h，诱导精子顶体反应。④1 000g 离心 10min，沉淀用适量 PBS 悬浮后涂片，晾干，甲醇中固定 30s，迅速干燥。⑤TRITC ~ PSA 染色 30min，蒸馏水冲洗后浸泡 15min，晾干。⑥荧光显微镜观察（G 激发滤片/G 双色分光组件，激发光谱 0 ~ 545nm，0 ~ 515 阻挡滤片）。

（4）结果：镜下可见 3 种类型的精子：①顶体帽无荧光或仅核有荧光为发生顶体反应的精子。②顶体完整有荧光而核无荧光为顶体完整的活精子。③整个精子有荧光为死精子。计数 100 条精子中第 1 种类型精子的百分率。

2. 考马斯亮蓝染色检测顶体反应

（1）原理：精子获能后，经钙离子载体 A23187 诱导发生顶体反应。发生顶体反应后顶体丢失，顶体区不着色，顶体完整而被考马斯亮蓝染上紫蓝色的精子为没有发生顶体反应的精子。

（2）器材和试剂：①BWW 液：见本节"精子 – 仓鼠卵穿透试验"部分。②0.05% 考马斯亮蓝：将 50mg 考马斯亮蓝加入 100ml 3.5% 的高氯酸水溶液，煮沸溶解后过滤，置于棕色瓶中保存。③1mmol/L A23187 溶液，用二甲亚砜（DMSO）配制。④显微镜。

（3）操作：①精子获能、顶体反应同上。②发生顶体反应的精子悬液 1000g 离心 10min，沉淀用 4% 甲醛 – PBS 悬浮，固定 10min。③涂片，自然干燥，考马斯亮蓝染色 30min，蒸馏水冲洗后晾干。④显微镜观察结果。计数 100 条精子中顶体未着色精子的百分率，即为顶体反应率。

3. 精子精氨酸酰胺酶活性测定

（1）原理：精子精氨酸酰胺酶存在于顶体中，其活性可反映顶体酶全部活性。精氨酸酰胺酶以 N‐苯甲酰‐DL‐精胺酸‐ρ‐硝酰基苯胺（BAPNA）为底物，分解产生有色产物‐硝酰基苯胺，通过测定硝酰基苯胺的产量可反应精氨酸酰胺酶的活性。

（2）器材和试剂：①Ficoll 溶液（pH 7.4）：NaCl 0.7g，Hepes 0.6g，Ficoll400（聚蔗糖）11.0g，加蒸馏水至100ml。②Triton 溶液（pH 8.0）：NaCl 0.32g，Hepes 1.31g，TritonX‐100 1.0mg，加蒸馏水至100ml。③终止液：苯甲脒8.73g，加蒸馏水至100ml。④BAPNA液：5mg BAPNA 用 0.5ml 二甲亚砜溶解，临用时配制。⑤反应液：Triton 溶液和 BAPNA 液按 9：1 配制。⑥分光光度比色仪。

（3）操作：①液化精液计数后按 10×10^7/管计数所需精液量，加入 0.5ml Ficoll 溶液，1 000g 离心 15min，弃上清，沉淀精子用 100μl Ficoll 溶液悬浮。②按（表 34‐11）操作。③反应结束后，1 000g 离心 15min，取上清液。④用反应液调零，400nm 测定吸光度。

表 34‐11 顶体酶活性检测

	测定管	对照管
终止液（μl）	–	100
反应液（ml）	1.0	1.0
24℃孵育3h，每隔1h震荡1次		
终止液（μl）	100	–

（4）结果：精子顶体酶活性定义：24℃每分钟水解 1.0μmol BAPNA 为 1 单位顶体酶活性。

$$顶体酶活性 = \frac{(测定管 A 值 - 对照管 A 值)}{1\ 485 \times 10} \times 10^6 \quad (\times 10^6 U/10^6 \ 精子)$$

（二）方法学评价

1. 方法评述 考马斯亮蓝染色液的配置方法简单，染色标本可以长期保存，结果可在普通光学显微镜下直接观察。其结果较为稳定，批间差异小，对精子标本的要求不高，可以在普通实验室中进行。但这种方法在辨别获能型精子上有其局限性，表现为"B"型的精子可能包括了已经获能而未发生顶体反应的精子。凝集素免疫荧光染色检测顶体反应则较为特异。

2. 干扰因素 禁欲时间；标本采集时间；温度；精子获能时间。

（三）质量保证

考马斯亮蓝是常用的蛋白质染色剂，完整的精子顶体外膜内含有大量糖蛋白，可被染成紫蓝色。顶体反应后，精子顶体膜破裂，糖蛋白被释放出来，顶体区不着色。

精子获能情况会影响检测结果，获能时间要严格掌握。尤其在顶体酶活性检测时，反应温度要保持稳定。

（四）参考值

正常生育男性精子顶体发生率不低于75%。明胶法测定精子顶体酶活性：正常生育男性阳性率大于60%，亮环直径大于120μm。精子精氨酸酰胺酶活性：正常生育男性活性为

$(29.7 \pm 14.3) \times 10^6 U/10^6$ 精子。

（五）临床意义

正常的有受精能力的精子顶体反应经历精子头部的质膜、顶体外膜融合和破裂，释放内含物，而顶体反应完成的标志是顶体外膜的完全融合，精子只有具备完整的顶体才能发生顶体反应（AR），从而穿过透明带。活精子的顶体反应百分率与精子的卵透明带穿透率呈强正相关，透明带诱发精子顶体反应率已成为评价精子功能的一个可靠的指标。顶体反应率与精子的活动率、密度、运动级别和正常形态率之间存在明显正相关。

六、精子线粒体检验

ATP 是精子活动的首要能量来源，它主要来自两个代谢途径：无氧酵解和线粒体呼吸链氧化磷酸化途径（有氧氧化）。经典的理论认为精子中段线粒体所形成的线粒体鞘在精子运动过程中供给所需能量，凡影响 ATP 生成的任何因素，如呼吸酶抑制剂及其他代谢阻滞剂均可直接或间接影响精子的活力。正常情况下，精子穿过宫颈黏液与子宫和输卵管内膜接触后，精子的受精能力出现，这一过程称为精子获能。有研究证明，获能前的精子主要依赖无氧酵解供能，这个过程不需线粒体参加。精子获能以后代谢活动明显增强，表明精子线粒体中氧化磷酸化产生大量 ATP，精子出现一种特意的"鞭打样"运动方式，通过此种运动方式，精子穿过卵子透明带而受精。当精子线粒体 DNA（mtDNA）突变影响 ATP 的产生时，将影响精子活力，导致生育障碍。

（一）检验方法学

目前，主要有线粒体功能检测和精子线粒体 DNA 检测。

1. NBT 法检测线粒体功能

（1）原理：琥珀酸脱氢酶（succinate dehydrogenase，SDH）是线粒体标志酶之一，其活性的降低将影响精子能量代谢，造成精子运动能力下降。琥珀酸在琥珀酸脱氢酶作用下生成延胡索酸，脱下的 H^+ 通过中间氢受体吩嗪甲基硫酸酯（PMS）将硝基四氮唑蓝（nitroblue tetrazolium，NBT）还原为二甲腊，呈蓝紫色颗粒。

（2）器材和试剂：①0.65mol/L Tris – HCl，pH 7.4：7.88gTris 溶于适量蒸馏水，用 0.1mol/L HCl 调整 pH 至 7.4，同时用蒸馏水定容至 100ml。②中性福尔马林溶液：10ml 36% 甲醛加 90ml 水，加入少量的 $CaCO_3$，用 0.1mol/L HCl 调整 pH 至 7.0。③1g/L NBT 溶液：用上述 Tris – HCl 配制。④孵育箱。⑤显微镜。

（3）操作：①取 $50\mu l$ 混匀的液化精液和 $50\mu l$ NBT 溶液于洁净的载玻片上，混匀后盖上盖玻片，湿盒孵育 30min。②取出后将液滴涂均匀，自然干燥后，在中性福尔马林溶液中固定 2h。③蒸馏水漂洗，凉干，显微镜下观察 200 条精子，计算其中正常线粒体精子百分率。

2. 精子线粒体 DNA 检测

（1）原理：参见 PCR 扩增。

（2）器材和试剂：①TES 缓冲液：15mmol/L Tris – HCl，pH 8.0；1mmol/L EDTA – Na_2，pH 8.0；15mmol/L NaCl。②5mmol/L $NaClO_4$。③10% SDS。④饱和酚溶液：异戊醇：氯仿：饱和酚 = 1：24：25。⑤dNTPs（4 种脱氧核苷三磷酸）。⑥PCR 缓冲液。⑦引物。

⑧PCR 扩增仪。⑨紫外灯或 PCR 产物检测仪。

（3）操作：①待精液液化后 1 000g 离心 15min，分离沉淀精子，用生理盐水洗涤 3 次，弃尽上清液。②沉淀精子中加入 300μl TES 缓冲液充分悬浮混匀，再加入 80μl 5mmol/L Na-ClO$_4$ 和 100μl 10% SDS，混匀，此时溶液混浊。③37℃放置 10min 后，溶液变清亮，而后 65℃放置 15min。④加入等体积的饱和酚溶液，混匀。⑤10 000g 离心 10min，取上清液，加 2 倍体积的 −20℃无水乙醇，此时有絮状 DNA 沉淀出现。⑥10 000g 离心 10min，弃上清液，沉淀用 70% 乙醇洗涤 3 次，弃上清液，真空抽干，用 20 ~ 30μl 双蒸水溶解。⑦PCR 扩增反应：反应总体积 50μl，成分如（表 34 – 12）。反应过程：95℃变性 5min→加 Taq 酶→94℃ 1min→60℃ 1min→72℃ 1min，循环 30 次后→72℃延伸 7min。⑧扩增产物用 1.5% 琼脂糖凝胶电泳，紫外灯下照射，检测结果，或专用检测仪测定。

表 34 – 12　精子线粒体 DNA 检测 PCR 扩增反应成分

成分	用量
dNTPs	200μmol/L
引物一对	0. 2μmol/L
Taq 酶	1U
KCl	50mmol/L
MgCl$_2$	1. 5mmol/L
Tris – HCl	10mmol/L
DNA 模板	0. 4μg

（二）方法学评价

1. 方法评述　NBT 法是利用酶的活性来评价线粒体功能，精子线粒体 DNA 检测用 PCR 来完成，在分子水平来检测线粒体的功能。这两种方法各有侧重，酶法重在功能，DNA 水平则是检测基因的缺失。

2. 干扰因素　禁欲时间；标本采集时间；温度；精子获能时间。

（三）质量保证

酶法检测要严格控制反应时间和温度。PCR 检测时防止标本被污染而出现假阳性。

（四）参考值

NBT 法检测线粒体功能：生育男性正常线粒体精子百分率大于 70%。精子线粒体 DNA 检测：目前尚无标准。有学者报道，100 例不育男性线粒体 ATP 合成酶基因的缺失率为 15%，30 例生育男性精子中未检出缺失。

（五）临床意义

人类精子约含有 75 个线粒体，位于精子尾部的中段，形成线粒体鞘结构。线粒体鞘局部或完全缺失、线粒体体积及分布异常，都可能使精子运动能力发生障碍而导致不育。精子线粒体具有完整的电子呼吸链，提供精子进行各种活动所需的能量。琥珀酸脱氢酶（succinate dehydrogenase，SDH）是精子产生能量的有氧氧化阶段三羧酸循环过程中主要酶之一，位于线粒体内膜上，其活性在一定程度上反映了精子线粒体功能：在精子产生能量的三羧酸循环中，SDH 催化琥珀酸脱氢转变成延胡索酸，脱下的 H^+ 最后生成 ATP。线粒体损伤将导致精子运动障碍，妨碍了其他需要能量的过程。临床上这些异常可通过精子使卵细胞受精能力下降等现象表现出来。当细胞死亡后，其一切生理功能停止，生命物质（如 DNA、蛋白质等）结构也随之发生改变。同样，作为精子线粒体中的标志酶 - SDH，其结构与活性也随着细胞的死亡而发生改变。

七、精液抗氧化物质检验

精子运动的能量主要来源于精子中段进行的糖酵解产生的三磷酸腺苷（ATP）。活性氧（ROS）在精子的运动功能上起着重要的作用，适量的 ROS 可以防止精子运动功能的丧失，过高的 ROS 则对人类精子运动有直接的抑制作用，并与精子内 ATP 的耗竭有关。精液中的 ROS 主要来源于精子本身和精液中的白细胞，线粒体呼吸链中的一系列氧化还原酶系是自由基产生的主要场所之一。此外，精子膜上含有的 NADHP 氧化酶也可以与其底物反应生成 ROS。同时，精液中也存在多种抗氧化物质，能捕获 ROS，阻止其对精子产生损伤作用。精液中的超氧化物歧化酶（superoxide dismutase，SOD）是精液中一种重要的抗氧化物质，能清除超氧自由基，抑制脂质过氧化反应。

（一）检验方法学

目前，用测定丙二醛水平来反映精子膜脂类过氧化反应的程度。SOD 则可反映精液的抗氧化能力。

1. 精子膜脂类过氧化反应的测定

（1）原理：精子膜脂质氧化反应的程度可以用丙二醛（MDA）的产量来表示．多聚不饱和脂肪酸氧化生成过氧化脂质，酸性条件下过氧化脂质分解生成丙二醛。丙二醛可与硫代巴比妥酸（TBA）缩合生成红色化合物，其最大吸收峰在 535nm，利用这一特征可测定。

（2）器材和试剂：① 丙二醛标准溶液：0、5.0、10.0、20.0、40.0nmol/L。②01.0mmol/L 抗坏血酸（维生素 C）：0.898g 抗坏血酸溶于 100ml 蒸馏水。③9.2mmol/L 硫酸亚铁：0.256g $FeSO_4 \cdot 7H_2O$ 溶于 100ml 蒸馏水。④4.8mmol/L 三氯乙酸：78.4mg 三氯乙酸加水至 100ml 蒸馏水。⑤10g/LTBA：1g TBA 加蒸馏水至 100ml。⑥加热器。⑦比色仪。

（3）操作：①标准曲线制备：分别取上述 5 个浓度的丙二醛标准液 1.7ml，加入新鲜配制的 1% 的 TBA0.3ml，隔水煮 30min，流水冷却至室温；535nm 测定吸光度，以吸光度为横坐标，丙二醛浓度为纵坐标，绘制标准曲线。②将液化精液 1 000g 离心 10min，取沉淀精子，用生理盐水洗涤沉淀的精子 2 次，最后用生理盐水配制成密度为 $20 \times 10^6/ml$ 的精子悬液。③取 1ml 精子悬液分别加入 0.5ml 51.0mmol/L 抗坏血酸和 0.5ml 9.2mmol/L 硫酸亚铁，37℃水浴 1h，并不时振荡混匀。④加入等体积的冰三氯乙酸使蛋白沉淀，1 500g 离心 20min。⑤取上清液 1.7ml 加入现配制的 1% 的硫代巴比妥酸 0.3ml，隔水煮 30min。⑥流水冷却至室温，于 535nm 测定吸光度，结合标准曲线计算出丙二醛的含量，用 $nmol/10^8$ 精子表示。

2. 精浆超氧化物歧化酶的测定

（1）原理：通过黄嘌呤氧化酶反应系统产生超氧阴离子自由基（O_2^-），后者氧化羟氨形成亚硝酸盐，在酸性条件下，亚硝酸盐与氨基苯磺酸和 N - 甲萘基二氨基乙烯反应生成红色化合物，在550nm处有最大吸收峰。当被测样品中含有SOD时对O_2^-有专一性抑制，使形成的亚硝酸盐减少。人体内的SOD有CuZn-SOD和Mn-SOD，CuZn-SOD在1~2mmol/L NaCN存在下可完全丧失活性，因此在检测系统中有无NaCN时可分别检测Mn-SOD和总-SOD（T-SOD）活性。

（2）器材和试剂：①A：0.12mmol/L核黄素（维生素B_2）：核黄素4.52mg加蒸馏水100ml，棕色瓶4℃保存；B：1.0mmol/L EDTA-Na_2：EDTA-Na_2·$2H_2O$ 37.2mg加蒸馏水至100ml；C：8.0mmol/L盐酸羟胺（$NH_2OH·HCl$）：55.6mg盐酸羟胺溶于100ml蒸馏水，4℃保存；D：20mmol/LNaCN：98mg NaCN溶于100ml蒸馏水，棕色瓶4℃保存；E：1/15mol/L，pH7.8磷酸盐缓冲液：$Na_2HPO_4·12H_2O$ 2.17g和KH_2PO_4 0.082g溶解于蒸馏水，并加水至100ml；F：0.9g/L对氨基苯磺酸：90mg对氨基苯磺酸溶于16%乙酸溶液100ml；G：15mg/L N-甲萘基二氨基乙烯：1.5mg N-甲萘基二氨基乙烯溶于16%乙酸溶液100ml。②试剂1：将A、B、C、D、E按1:1:2:1:5体积比混合，用于测定Mn-SOD活力。③试剂2：将A、B、C、E按1:1:2:6体积比混合，用于测定T-SOD活力。④试剂3：将F和G等体积混合作为显色剂。⑤水浴箱。⑥分光光度比色仪。

（3）操作；①将液化精液1 000g离心10min，取上层精浆再以2 000g离心10min，②取离心好的精浆1:10稀释后按表34-13和表34-14操作。

表34-13　Mn-SOD操作步骤

试剂	空白管	样品管
精浆（μl）	-	40
试剂1（ml）	1	1
30℃，20W日光灯距离6cm光照5min		
试剂3（ml）	2	2
30℃孵育20min，550nm比色		

表34-14　T-SOD操作步骤

试剂	空白管	样品管
精浆（μl）	-	40
试剂2（ml）	1	1
30℃，20w日光灯距离6cm光照5mm		
试剂3（ml）	2	2
30℃孵育20min，550nm比色		

（4）结果：SOD定义：每毫升反应液中SOD抑制率为50%时所对应SOD的量为1个亚硝酸盐单位（Nu/ml）。

$$SOD活性=\frac{对照管吸光度-测定管吸光度}{5×对照管吸光度}$$

（二）方法学评价

精液中活性氧可用化学发光的方法来检测，使用苯巴比妥和辣根过氧化物酶的混合物，从而检测过氧化氢的产物。也可以用其他探针来检测精液中的活性氧类物质。但该方法要求有特殊仪器。测定 MDA 可以间接反映精液中活性氧的水平。SOD 是精液中主要的抗氧化物质，SOD 水平可反映精液的抗氧化能力。

（三）质量保证

每次检测时均应制作标准曲线，三氯乙酸要冰冻状态加入。

（四）参考值

目前尚无标准，各实验室可结合实际情况，制定各自的参考范围。有学者检测了 42 例正常生育男性的 SOD 活性

为：752.4 ± 140.7Nu/ml.

（五）临床意义

精浆中的抗氧化物主要包括超氧化物歧化酶（SOD）、过氧化氢酶、维生素 E、维生素 C 及谷胱甘肽过氧化物酶（GSH – Px）等，它们可以去除 ROS，以使精子免受 ROS 的损害，SOD 主要通过清除超氧阴离子（O_2^-）保护细胞免受损伤。

精浆中的抗氧化物质不足与男性不育有密切的相关，因此在制备辅助受孕的精子时去除精浆，有可能使精子更易于受到氧化损害。过多的活性氧类物质有可能引起过氧化损害和精子功能受损。对精浆总抗氧化能力（TAC）的分析表明，不育男性中的梗阻性无精子症、非梗阻性无精子症、少精子症、弱精子症和少弱精子症患者精浆 TAC 均显著低于正常生育男性，不育男性中正常精子症患者精浆 TAC 水平虽然降低，但无显著性差异。精浆 TAC 与 a 级精子百分率和（a + b）级精子百分率呈正相关，与精子运动参数中的前向性（STR）、直线性（LIN）、曲线速度（VCL）、直线速度（VSL）及平均移动速度（VAP）呈正相关，与鞭打频率（BCF）呈负相关。

（李廷富）

第三节　抗精子抗体检验技术

人类精子抗原成分相当复杂，约有 100 多种，按细胞定位可分为核抗原、胞浆抗原、膜固有抗原、包被抗原；按其特异性可分为精子特异性抗原和精子非特异性抗原。1900 年 Meichnikoff 发现精子具有抗原性并能诱导特异性免疫应答的产生。1954 年 Wilson 和 Runike 首先在男性不育患者血清中发现了抗精子抗体（antisperm antibody，AsAb）。Naz 等证实，体内存在 AsAb 导致不育者占总体不育者的 10% ~ 30%。

一、检验方法学

目前，AsAb 的检测方法主要有酶联免疫吸附法、荧光抗体法、浅盘微量凝集法、试管玻片凝集法、明胶凝集法、固相酶染色法、免疫洗选法、免疫珠法、混合抗球蛋白法、精子制动试验等。

1. 酶联免疫吸附法

（1）原理：正常精子膜抗原包被反应板，加待测标本孵育后再加酶标二抗，使底物显色，用酶标仪判定结果。

（2）器材和试剂：①pH7.4 0.01mol/L PBS：NaCl 8.5g，KH_2PO_4 0.2g，$Na_2HPO_4 \cdot 12H_2O$ 2.9g，KCl 0.2g，加蒸馏水溶解至1 000ml。②人精子膜抗原：取20份正常生育男性的精液，液化后用PBS洗涤5次，将沉淀的精子混悬于含0.5% TP-40 Tris-HCl缓冲液中，置4℃ 1h，12 000g离心30min，上清液过Sephadex-G200凝胶柱，收集洗脱第一个蛋白峰，浓缩后即为精子膜抗原原液。③标本稀释液：含5%小牛血清的PBS-T。④辣根过氧化物酶（HRP）标记的羊抗人IgG（HRP-羊抗人IgG）。⑤底物溶液，临用前如表34-15配制。⑥终止液：2M Hz SO4。⑦酶标仪。⑧水浴箱。

表34-15　酶联免疫吸附法检测抗精子抗体底物溶液成分表

成分	含量
邻苯二胺（OPD）	4mg
0.2mol/L $Na_2HPO_4 \cdot 12H_2O$	5.14ml
0.1mol/L 枸橼酸	4.86ml
3% H_2O_2	50μl

（3）操作：①标本处理：血清，待测时血清标本1∶5稀释；精浆，待精液完全液化后，1 000g离心10min，取精浆，检测时按1∶1稀释。如果精液液化不好或黏稠度高时，可用双层滤纸过滤或加入1滴糜蛋白酶（生理盐水配制成2.5g/L）；宫颈黏液，无菌棉拭子蘸取宫颈黏液后，加入0.5ml生理盐水，尽量将拭子上宫颈黏液撤出，检测时按1∶1稀释。②按（表34-16）加入待测标本。③42℃孵育40min，PBS-T洗涤4次。④每孔加入100μl酶结合物，42℃孵育40min，PBS-T洗涤3次。⑤加入底物溶液100μl，避光反应10min。⑥加终止液50μl。⑦混匀后以空白孔调零，450nm测定吸光度，P/N不低于2.1为阳性。

表34-16　酶联免疫吸附法检测抗精子抗加样方法

	阴（性）性对照	血清	精液	宫颈黏液
稀释液（μl）	0	100	50	50
标本或对照品（μl）	100	20	50	50

2. 免疫珠结合试验

（1）原理：采用包被羊抗人IgG、IgA、IgM的亲水性聚丙烯酰胺（免疫珠）来检测精子表面结合抗体和血清、精液和宫颈黏液中的抗精子抗体。

（2）器材和试剂：①羊抗人IgG、IgA、IgM包被的免疫珠。②储存缓冲液：可用Tyrode溶液或Dulbecco磷酸盐缓冲液（PBS），配方如（表34-17）。③缓冲液Ⅰ：含0.3%牛血清白蛋白（BSA）：0.3g BSA，加储存缓冲液至100ml。④缓冲液Ⅱ：含5%牛血清白蛋白（BSA）：5g BSA，加储存缓冲液至100ml。⑤所有溶液用前经0.22μm或0.45μm微孔膜过滤，并预温至25~35℃。⑥正常生育男性精子，要求活率70%以上，并检定精子表面无结合的抗精子抗体。⑦水浴箱。⑧显微镜。

表34-17 抗精子抗体免疫珠结合试验储存缓冲液组分

Tyrode		Dulbecco PBS	
组分	含量（g/L）	组分	含量（g/L）
$CaCl_2$	0.2	$CaCl_2$	0.1
KCl	0.2	KCl	0.2
NaH_2PO_4	0.05	KH_2PO_4	0.2
$MgCl_2 \cdot 6H_2O$	0.2	$MgCl_2 \cdot 6H_2O$	0.1
NaCl	8.0	NaCl	8.0
$NaHCO_3$	1.0	$Na_2HPO_4 \cdot 7H_2O$	2.16
葡萄糖	1.0		
加蒸馏水至1 000ml		加蒸馏水至1 000ml	

（3）操作：直接法用于检测精子表面有无结合的抗精子抗体：①加20μl新鲜待测精液于载玻片上，1式3份，分别加20μl最适稀释浓度的羊抗人IgG、IgA、IgM包被的免疫珠悬液，充分混匀后加盖玻片。②置湿盒孵育1h，显微镜下观察结果，至少计数200个活动精子，判断阳性标准为每高倍镜视野下可见免疫珠黏附2~3条以上能动的精子。并记录免疫珠与精子结合的部位（头、中段、尾）。③如果有50%或更多的活动（前向运动或非前向运动）精子包裹上免疫珠，试验才具有临床意义。如果仅限于尾尖结合，则无临床意义。

间接法用于检测血清、精浆、宫颈黏液中的抗精子抗体：①用缓冲液I洗涤正常生育男性精子2次，用缓冲液II调整精子浓度为5×10^7精子/ml；②取50μl待测血清（或精浆、宫颈黏液），加50μl精子悬液，37℃水浴1h，再用缓冲液I洗涤2次；③余下操作同直接法。

3. 浅盘凝集试验

（1）原理：将微量正常精子与待测标本在浅盘中混合，镜下观察有无凝集。有活动的凝集精子为阳性。

（2）器材和试剂：①pH7.4 0.01mol/L PBS：NaCl 8.5g，KH_2PO_4 0.2g，$Na_2HPO_4 \cdot 12H_2O$ 2.9g，KCl 0.2g，加蒸馏水溶解至1 000ml。②液体石蜡。③无水乙醇。④正常生育男性精子，要求活率70%以上，并检测精子表面无结合的抗精子抗体。⑤倒置显微镜。

（3）操作：①用PBS缓冲液洗涤正常生育男性精子2次，调整精子浓度为5×10^7/ml。②待测血清用PBS缓冲液分别按1：4、1：8、1：16和1：32进行稀释。③取出浸泡在无水乙醇中的浅盘（6×3个小室），擦干后，每个小室用50μl液体石蜡覆盖，再分别取稀释的血清5μl和精子悬液1μl通过石蜡层注入小室，室温18~25℃放置3~4h。④用倒置显微镜观察每个小室的凝集情况。

4. 精子制动试验（补体依赖法）

（1）原理：在补体存在的情况下AsAb能使活精子制动（灭活补体作对照）。

（2）器材和试剂：①补体：混合3~5只豚鼠新鲜血清，分装后-30℃保存。②抗精子抗体阳性患者血清或兔抗人精子血清（RAHS），要求在补体存在下能使90%以上精子制动的稀释度。③正常人血清56℃灭活30min，作为无制动作用的阴性对照。④等渗盐水。⑤正常生育男性精液，要求精子计数大于6×10^7/ml，活率70%以上，无白细胞。⑥水浴箱。⑦显微镜。

（3）操作：①不育夫妇待测血清经56℃灭活30min。②正常人血清和待测血清均先作1：4稀释，然后按（表34-18）加样。其中1号为检测管，依赖补体制动抗体；2号为检测管，不依赖补体制动抗体；3号为等渗盐水对照；4号为阴性对照；5号为阳性对照。③37℃水浴1h后，显微镜观察结果。④每管取1滴混合液于载玻片上，观察10个视野，计数200条精子中活动精子，算出精子活率。

表34-18　精子制动抗体检测加样程序

试剂（μl）	管号				
	1	1	3	4	5
补体	50	–	50	50	50
RAHS	–	–	–	–	250
等渗盐水	250	300	500	250	250
正常人稀释血清	–	–	–	250	–
待测稀释血清	250	250	–	–	–
精子悬液	25	25	25	25	25

（4）计算：按下式计算精子制动抗体值（sperm immunolizing value，SIV）。

$$SIV = \frac{\text{阴性对照管中精子活率（％）}}{\text{检测管中精子活率（％）}}$$

以SIV大于2.0为精子制动抗体阳性。

二、方法学评价

方法评述：①酶联免疫吸附法：可批量操作，不需活精子。但影响因素多，不能确定抗体结合部位。抗体夹心竞争ELISA法：特异性强，克服了非特异性反应问题。②免疫珠试验：检测精子表面抗体定性、定量、定位、敏感、特异性强。此法被认为是AsAb检测的标准方法，但操作复杂，人为因素多。③浅盘凝集试验：微量、敏感、重复性好，可观察凝集部位。但不能对免疫球蛋白分类。④间接荧光抗体试验法：可以准确地定性、定位，应用价值很大。但存在荧光猝灭和需要较昂贵的荧光显微镜的问题。⑤精子制动试验：所需标本少、重复性好，特异性强。但敏感性差，尤其是对IgA。⑥明胶凝集试验：简便、敏感。但标本用量大，不能明确精子凝集部位。

以上方法各有其优缺点，公认的理想的AsAb检测方法应该是既能确定免疫球蛋白类型，又可对抗体定量和判断抗体与精子的结合部位，且方法简便、客观性强、受检测者主观因素影响小、特异性强、重复性好等特点。各实验室可根据自己的实际情况选择适用的方法。

三、质量保证

每次检测要做室间和室内质控。阴阳对照可选用混合血清制成。ELISA法的影响因素较多，要尽量消除诸多不利因素，保证检测结果的准确性，充分发挥其方法学的优点，实验应从以下几方面加强质量控制：

1. 分析前质量控制　①实验仪器必须定期维护、校准，保证其在最佳状态，从而保证实验室结果的准确可靠。②血液标本采集时避免溶血，标本保存防止细菌污染。混浊或有沉淀的血清样品应先离心，澄清后检测，避免对结果的影响。③样品保存应存放于 -20℃ 以下，1 周内进行检测的样品可存放于 2~8℃，反复冻融可造成抗体效价降低。④融解时应上下颠倒充分混匀，混匀宜轻缓，避免产生气泡。⑤冷的试剂可能影响其动力学，实验前试剂盒由冷藏转入室温要平衡 10~20min 后使用。

2. 分析中质量控制

（1）每次实验都要有内部对照和外部对照质量控制血清和检测标本一起操作，从控制值分析每次实验是否可靠。

（2）加样一定要准确，按规定的量加入孔底，避免加在孔壁上部，不要使吸头碰到酶标板孔上的包被抗原，加样时尽量吸吸快放，并注意不可溅出，避免产生气泡，最好在 20min 内完成，以减少常温下的酶触反应。每次加样时，一定要更换吸头，做到一样一吸头，以免发生交叉污染，干吸头预先在样本中抽吸 3 次。并注意加样器尖不要接触板孔，避免擦伤包被物，影响准确性。用滴瓶滴加试剂应先将滴瓶摇匀并挤去第一滴有气泡的试剂后滴加。

（3）抗原抗体反应需要在一定温度下，经过一定的时间才能达到反应的平衡点。ELISA 属固相酶联免疫测定，抗原抗体的结合是在固相表面发生的。温育一般采用能使反应液温度迅速达到平衡的水浴法。水要浸至板条的 1/3 处，不可将板条叠加放置，以保证各板的温度都能迅速平衡。孵育时要加封胶条，避免蒸发。

（4）在 ELISA 操作中，洗板是很关键的步骤，通过清洗可以清除残留在板孔中没能与固相抗原或抗体结合的物质，以及在反应过程中非特异性地吸附于固相载体的干扰物质，以达到分离游离的和结合的酶标记物的目的。使用洗板机洗板时一定要预先把板架平放在洗板机上，同时注意观察洗板机上的每个吸液针是否都一致地插入孔底，将孔内液体全部吸干，严格按要求设置一定的浸泡时间和洗涤的次数。注意各种试剂盒的洗涤液不能混用。

（5）严格按照说明书规定的时间温度恒定反应后终止，并在显色反应终止后立刻比色。在加液和混均过程中不应产生气泡，否则会使测定的 OD 值偏高，易出现假阳性结果。洗涤后反应板应用纸吸干，否则影响结果的准确性。

3. 分析后质量控制　①实验后洗板机要用蒸馏水冲洗管道，避免洗液结晶造成管道堵塞。②实验用物品要严格按要求处理。③综合分析本次实验结果的准确性，避免假阳性和假阴性。

四、参考值

正常男性精子表面及精浆中均阴性，正常夫妇血清均阴性。WHO 提出男性免疫性不育的诊断标准为：性及射精功能正常，在至少一份精液标本中，混合抗球蛋白反应实验或免疫珠实验不少于 50% 的活动精子表面被覆抗体。

五、临床意义

AsAb 主要有 IgA、IgG 和 IgM 三种类型，可存在男女双方血液或生殖道分泌物中。首先出现的是 IgM，随后转为 IgG，且可长期存在。血清中以 IgG（或 IgM）为主。局部体液（如精浆、宫颈黏液）中以 IgA 为主，且更有临床意义，但精浆、子宫颈黏液 AsAb 阳性率明显低于血清。Harrison 等研究显示存在于精液和宫颈黏液中的 IgA 可明显破坏精子顶体结构。精子死亡率受 IgM 和 IgG 类抗体的影响较为显著，抗体对精子的杀伤作用主要依赖于补体的作用（称为细胞毒作用），被杀伤的精子往往会失去活动能力或能被某些染料着色，故此类抗体又称为精子制动抗体。这类抗体多为 IgG 和 IgM，激活补体的能力较强，而正常男性精浆可以控制补体的活性。

一般认为 AsAb 对生育的影响与其滴度有直接关系，AsAb 滴度升高时，生育能力随之下降，但由于 AsAb 对生育影响的复杂性，对个体而言，只要存在一定数量的未与 AsAb 结合的游离精子，即使 AsAb 滴度很高，精子也可能与卵子结合而致受孕，而针对在生育过程中起重要作用的抗原的特异性 AsAb，在理论上即使滴度很低也可能导致不育，这可能是由于不同类别抗体的作用方式、部位不同，针对的抗原、发挥效应的途径各异，因而对生育的影响能力亦不相同。因此检测血清抗精子抗体不同亚型，对临床的病因诊断和治疗以及预后的判断提供了有价值的指标，对免疫性不孕的诊断和治疗在综合其他因素的基础上应个体化。

（李廷富）

第四节　无精子症因子检验技术

Y 染色体在精子发生过程中起着极其重要的作用。尤其是位于 Y 染色体长臂（Yq11）的无精子因子（azoospenma factor，AZF），是完成生精过程和维持生精功能必不可少的因子，它的缺失或突变均可导致生精障碍。

一、检验方法学

1. 原理确定 Y 染色体 AZF 区域内的 15 个序列标签位点（sequence tag site，STS），分别是 AZFa 区的 sY82、sY84、sY86；AZFb 区的 sY124、sY127、sY128、sY133、sY134、sY143；AZFd 区的 sY145、sY152；AZFc 区的 sY239、sY242、sY254、sY255。

2. 器材和试剂①17g/L NH4 Cl 溶液。②细胞消化液（10mmol/L Tris－HCl，pH 8.0；0.5mol/L EDTA；100g/LSDS；10g/L 蛋白酶 K）。③抽提液：酚：氯仿：异戊醇按 25：24：1。④3mol/L 醋酸钠。⑤无水乙醇。⑥引物。模板 DNA。TaqDNA 聚合酶。⑦琼脂糖—溴化乙啶（EB）凝胶。⑧PCR 扩增仪。⑨电泳仪。

3. 操作①DNA 提取：取 1ml 抗凝血加入 3ml NH4 Cl 溶液，37℃15min 离心后弃上清液，沉淀加入 3ml 细胞消化液55℃ 3h，加入等体积的抽担液，取水相加 1/10 体积 3mol/L 醋酸钠，2.5 倍体积无水乙醇沉淀 DNA，离心弃上清液。②反应体系（总体积 25μl）：100μl×10 缓冲液（10mmol/LTris－HCl，pH 8.3，500mmol/L KCl，15mmol/L MgCl$_2$），8μldNTP 混合物（每种核苷酸 12.5mmol/L），DNA 聚合酶 8μl（5u/μl），引物浓度按每反应体系 50pmol 加入，超纯水 295μl。混合后分装每反应管 22μl。加入模板 DNA 3μl。③扩增：50℃ 10min；95℃15min；94℃30s；58℃60s；72℃60s；共 35 个循环，72℃延伸 10min。设立 SRY 质控片段并同时设立正常男性阳性对照及空白对照。④产物检测分析：每 PCR 反应管中加入载样缓冲液 3μl，产物用 2% 琼脂糖凝胶（含 0.5μg/ml，溴化乙啶）电泳，电压 8V/cm，在紫外透射仪下观察结果。

二、方法学评价

1999 年，Kent First 等筛选出 49 个非多态的、统计学上与男性不育相关的 STSs，可以检出超过 99% 的 Y 染色体微缺失。Susan 等总结了前人的成果，进一步提出一套 Y 染色体微缺失的筛查体系，该体系选择了 AZF 各区域内 18 个非多态的、病理相关性 STSs 位点，包括 sY81、sY182（AZFa）；sY121、sYPR3、sY124、sY127、sY128、sY130、sY133（AZFb）；sY145、sY153、sY152（AZFd）；sY242、sY239、sY208、sY254、sY255（AZFc）等。2003 年，Susan 等经过研究，又增加了 sY14（SRY）、sY86、sY84（AZFa）；sY134（AZFb）4 个位点，去除 sY153（AZFd）、sY239（AZFc）两个位点，重新形成了一个包括 20 个 STSs 的检测体系，经过与其他文献的比较、融合，认为这套体系加强了对 Y 染色体微缺失筛查的规范性、可靠性和兼并性，是比较完善的检测体系。Simoni 等提出最小检测体系应包括 sY84、sY86（AZFa）；sY127、sY134（AZFb）；sY254、sY255（AZFc）6 个 STS 位点，能检测出 AZF3 个亚区内超过 90% 的缺失。

Briton Jones 等认为，如果用于 Y 染色体微缺失检测的 STSs 过少，将有可能漏检某些位点的缺失，但若采用的 STSs 过多，则其中可能包含一些多态性序列，而这些序列在正常可育男性中也可出现缺失。

三、质量控制

各个实验室在研究中选择 STS 数量存在明显得差异，从 5 到 131 个不等，平均在 20～30 个之间。选择检测 STS 位点，最重要的是选择那些已知的在男性不育患者特异缺失的非多态性位点，同时位于功能候选基因的 DNA 序列内比较好。原则上，AZF 各亚区内仅检测一个非多态性 STS 位点就足以说明该亚区是否存在位点缺失，但考虑到微缺失通常涵盖一个以上的 STS 位点，每个重区内选取两个 STS 位点进行检测更能提高诊断的准确性，所以普遍认为每个 AZF 亚区至少应检测两个 STS 位点。

对 Y 染色体微缺失检测的研究设计上，应包括：①合适的 PCR 内对照（internal controrl）Y 染色体微缺失检测最合适的内对照是 ZFX/ZFY，因为它们能以男性和女性 DNA 为模板扩增出一段单一的编码框，若无扩增产物，提示 PCR 反映体系出现问题，如模板 DNA 所含杂质过多、含量过低等。除 ZFX/ZFY 外，也可用 SMCX、SRY 或其他的 Y 染色体短臂上的 STS 位点。②组间阳性对照（exteral positive control）：正常生育男性作为阳性对照，以了解检测的灵敏度和特异度。③组间阴性对照（external negative control）：正常女性作为阴性对照，以了解检测的特异度和是否存在交叉污染的问题。④空白对照：即 PCR 反应体系中其他成分均不变，仅以水代替 DNA 模板，以了解反应体系所用的试剂是否存在污染的问题。上述阳性对照、阴性对照、空白对照及内对照在每一次 PCR 扩增体系中都应存在，以确保检测结果的准确性。

四、参考值

正常男性核型为 46，XY，染色体无异常。AZF 一般没有缺失，但少数正常男性可有少量 AZF 微缺失。

五、临床意义

许多生育力低下、无精子、严重少精子，或少、弱、畸形精子综合征患者是染色体数量和结构异常或各种基因突变所致。染色体异常包括染色体数目异常和结构异常。结构异常包括染色体异位、染色体臂缺失、大 Y 染色体、基因的缺失和突变。基因突变包括，生殖系统特异表达的基因突变；调控性分化和性腺发育的基因突变；常染色体基因突变。由这些因素导致的男性不育，统称为人类精子发生的遗传性疾病。

（李廷富）

第五节　外阴阴道感染性疾病检验技术

外阴阴道感染性疾病为育龄妇女最常见多发的局部感染性疾病。其中以念珠菌阴道炎、滴虫性阴道炎、细菌性阴道病最为常见，此外尚有支原体、衣原体、淋球菌等感染所致的炎症性疾病。外阴阴道感染除了常见的局部瘙痒、灼痛等临床表现外，阴道分泌物的增多与性状改变为主要特征，在外阴阴道感染性疾病的诊断与治疗中阴道分泌物检查是最便捷的重要检查手段。此外，尚有阴道分泌物测定唾液酸酶法、各类特异病原体的培养、菌种鉴定与耐药性测试、基因诊断等，根据不同的临床需要而用于外阴阴道炎症性疾病的检验诊断。

一、阴道分泌物湿片检验

阴道分泌物的湿片检查在临床上最常用，一次检查即可对阴道清洁度、念珠菌阴道炎、滴虫性阴道炎以及细菌性阴道病等从实验室角度作出初步诊断。

（一）检验方法学

1. 原理　阴道分泌物主要由阴道分泌，部分由子宫内膜、输卵管等分泌，其中混杂着阴道寄生菌群。阴道分泌物的涂片湿片镜检，通过阴道分泌物的性状、pH、内容物、菌群改变等，检验诊断外阴阴道感染性疾病。

用显微镜观察阴道分泌物湿片涂片，根据多视野观察到的白细胞（或脓细胞）、上皮细胞、乳酸杆菌、杂菌的多少，将阴道清洁度分成 Ⅰ ~ Ⅳ度，以反映阴道自洁程度；用显微镜观察阴道分泌物、尿道分泌物、清洁尿液的生理盐水涂片，可镜检活动滴虫虫体，以诊断滴虫性阴道炎。直接涂片，以 10% KOH 溶解角蛋白并清除标本中的脓细胞及其他成分而不破坏菌丝和孢子，显微镜下观察到略带淡绿色折光的假菌丝和成群的卵圆形芽孢，可认为念珠菌感染可能。直接涂片，检出线索细胞，胺试验阳性，pH 大于 4.6，可提示细菌性阴道病。

2. 器材和试剂　普通光学显微镜，10% KOH，载玻片，女性专用涤纶拭子，试管。

3. 操作

（1）取材：用女性专用涤纶拭子取材，将阴道分泌物的拭子置于试管内，一般需取 2 个拭子，1 管滴入 0.5 ~ 1ml 生理盐水。

（2）清洁度检查：阴道分泌物湿片涂片，显微镜观察，多视野观察白细胞（或脓细胞）、上皮细胞、乳酸杆菌、杂菌的多少，评估阴道清洁度。

（3）真菌检查：阴道分泌物直接涂片，滴入 1 滴 10% KOH 后，显微镜下观察略带淡绿色折光的假菌丝和成群的 – 卵圆形芽孢。

（4）测定 pH：取无生理盐水拭子将阴道分泌物滴于 pH 试纸，测定 pH。

（5）检查滴虫：阴道分泌物生理盐水涂片，镜检活动滴虫虫体。

（6）检查线索细胞：在载玻片上加 1 滴生理盐水。用阴道拭子取分泌物，与生理盐水混合成悬液。然后加上盖玻片，置于显微镜下（×400）检查是否有线索细胞（clue cell）。此玻片也可用来检查阴道毛滴虫。

（二）方法学评价

1. 灵敏度和特异性　阴道分泌物湿片检验方法简便、设备简单、检验成本低，对阳性结果有较好的特异性，但灵敏度低，结果受取材，检验者的经验，观察的视野影响较大，阳性者可初步建立诊断，阴性者不能排除诊断。

湿片法对于细菌性阴道病的诊断相当敏感和特异，但操作者需要具备一定的实践经验。约有 80% ~ 95% 的患者可查到线索细胞。同时有 5% 的非细菌性阴道病妇女也能查到此细胞。若镜下线索细胞占阴道复层鳞状上皮细胞的比例≥20%，则更具有诊断价值。

2. 干扰因素　采样时是否做过阴道冲洗、是否局部用药均影响检验结果。

（三）质量保证

作好检验者的技术培训，保证取材与检验的质量。

（四）参考值

见（表34 - 19）。

表34 - 19　阴道清洁度分级表

清洁度	上皮细胞	白细胞或脓细胞	阴道乳酸杆菌	杂菌
Ⅰ	3 +	0 ~ 5/HP	3 +	无或少许
Ⅱ	2 +	6 ~ 15/HP	2 +	+
Ⅲ	+	16 ~ 30/HP	+	2 +
Ⅳ	少许	>30/HP 无或少许	3 +	

（五）临床意义

生理状态下阴道清洁度为Ⅰ ~ Ⅱ度，Ⅲ ~ Ⅳ度表示阴道自净能力下降；镜检发现线索细胞、假菌丝和成群的卵圆形芽孢、滴虫虫体等，提示滴虫性阴道炎，或念珠菌性阴道炎与细菌性阴道病的可能，可进一步检查明确诊断。

二、过氧化氢检验

过氧化氢（H_2O_2）浓度是评价优势菌乳酸杆菌生态活力的良好指标。正常育龄妇女，在内分泌激素的作用下，阴道上皮细胞增生，其表层细胞含有丰富的糖原，有利于兼氧乳酸杆菌的生长，这种细菌占阴道菌群的 90% 以上。它产生的 H_2O_2 和乳酸抑制了其他致病菌的生长，维持阴道正常的微生态。乳酸杆菌是乳酸菌的一种，可利用黄素蛋白将氧变成 H_2O_2，根据这一作用，结合亚铁血红素、过氧化氢酶的缺失，结果产生过量而不被细菌全部降解的 H_2O_2，其浓度与乳酸杆菌的数量有关。由此可通过检测 H_2O_2 的浓度来反映乳酸杆菌的状况。正常人阴道分泌物中能检测到 H_2O_2 浓度一般在 $2\mu mol/L$ 以上，如检测到的 H_2O_2 浓度

$<2\mu mol/L$ 时，则意味着阴道生态菌群遭到了破坏，已经引起了厌氧菌的生长，这也是其他病原体（如滴虫、真菌等）易感、复发、难以治愈的重要原因之一。

（一）检验方法学

1. 原理 采用干化学技术进行检测，阴道液中过氧化氢经过氧化物酶作用，释放出新生态氧，后者在4氨基安替比林存在下，使3，5－二氯－二羟基苯磺酸氧化呈红色或紫色，在反应系统中加入3，5－二氯－二羟基苯磺酸的拮抗物，当标本中 H_2O_2 浓度 $\geq 2\mu mol/L$，反应结果呈红色或紫色，呈色深度与 H_2O_2 浓度成正比。

2. 器材和试剂 ①器材：水浴箱，微量移液器，层析纸，塑料反应装置。②试剂：细菌性阴道病试剂盒 JY－Po－ColorBV Set，H_2O_2 测定包括3个试剂层和1种溶液。试剂层1：3，5－二氯－二羟基苯磺酸0.048mg，4氨基安替比林0.024mg 试剂层2：酶稳定剂（WO6）0.08mg，HRP（辣根过氧化物酶）0.027mg；试剂层3：NaH_2PO_4 0.110 4mg，Na_2HPO_4 0.142 4mg；溶液1：0.1%十二烷基聚氧乙烯（23）醚，0.2%鱼明胶。

3. 操作

（1）取反应装置：撕掉铝箔包装，取出反应装置并轻轻揭掉铝箔条，将反应装置避光放置。

（2）取标本：用专用棉签从阴道后穹窿取分泌物，加 $400\mu l$ 溶液1，反复挤压棉签，使分泌物溢出。

（3）滴加样品：在反应装置的第一孔中滴加约 $35\mu l$ 阴道分泌物1滴。

（4）判断结果：将反应装置放在室温静置30min 或在37℃水浴箱中显色15min，判读结果。正常时，过氧化氢浓度 $\geq 2\mu mol/L$，显红色或紫色；异常时，过氧化氢浓度 $<2\mu mol/L$，显蓝色。

（二）方法学评价

1. 灵敏度和特异性 最低检出量 $\geq 2\mu mol/L$；特异性90%。

2. 干扰因素 生理因素：当人体雌激素水平下降，导致阴道上皮萎缩，细胞糖原减少，不利于乳酸杆菌的生长，影响结果。大量使用抗生素或用冲洗液冲洗阴道，抑制乳酸杆菌的生长，影响结果。

（三）质量保证

1. 分析前 取材前24h 应禁止性交、盆浴、阴道灌洗、阴道检查及局部上药等，以免影响检查结果。所用器具应清洁无菌、干燥、无化学药品，如乙醇、肥皂水等，不可使用润滑剂。经期标本会对结果判读有影响，所以此时不宜做该项检测。为确保取到的标本量，应使用较大棉签于阴道后穹窿处停留20s左右，旋转棉签取材，取得的标本应及时送检。

2. 分析中 严格控制反应时间、标本量和试剂量。

3. 分析后 得到显色结果后结合患者年龄、病史、用药情况等做出诊断。

（四）参考值

过氧化氢浓度 $\geq 2\mu mol/L$。

（五）临床意义

女性生殖道微生态状况评价的重要参考指标。

三、白细胞酯酶检验

白细胞酯酶（leukocyte esterase，LET）由多形核白细胞释放。炎症反应时，多形核白细胞的趋化性使其在炎症病灶聚集并大量释放酯酶。白细胞酯酶可在阴道炎患者分泌物中检测到。

（一）检验方法学

1. 原理　阴道分泌物中白细胞酯酶水解5－溴－4－氯－3－吲哚乙酸盐，释放出溴吲哚基，后者在有氧的条件下呈蓝色，呈色深度与白细胞酯酶活性成正比。

2. 器材和试剂　①器材：水浴箱，微量移液器，层析纸，塑料反应装置。②试剂：JY－Po－Color BV Set白细胞酯酶测定2个试剂层和1种溶液；试剂层1包含：5－溴－4氯－3－吲哚乙酸盐（BCIA）5.854mg；试剂层2包含：Tris 0.048 4mg，Dex－tran T70 0.4mg；溶液1包含：0.1%十二烷基聚氧乙烯（23）醚，0.2%鱼明胶。

3. 操作

（1）取反应装置：撕掉铝箔包装，取出反应装置并轻轻揭掉铝箔条，将反应装置避光放置。

（2）采集阴道分泌物：用棉签（配送的）从阴道后穹窿取分泌物，加400μl溶液1，反复挤压棉签，使标本溢出。

（3）滴加样品：在反应装置的第一孔中滴加1滴分泌物，每滴约35μl。

（4）显色判读结果：将反应装置放在室温静置30min或在37℃水箱中显色15min，判读结果。

白细胞酯酶反应结果：阴性，不显色；阳性，显蓝色或绿色，与标准比色板对照，分为5种结果：－、±、＋、＋＋、＋＋＋。

（二）方法学评价

灵敏度和特异性：最低检出量≥9U/ml；特异性96%。

（三）质量保证

1. 患者准备　24h应禁止性交、盆浴、阴道灌洗、阴道检查及局部上药等，以免影响检查结果。经期标本会对结果判读有影响，所以此时不宜做该项检测。

2. 器材要求　所用器具应清洁无菌、干燥、无化学药品，如乙醇、肥皂水等，不可使用润滑剂。

3. 标本质量　为确保取到的标本量，应使用较大棉签于阴道后穹窿处停留20s左右，旋转棉签取材。

4. 送检时间　取得的标本应及时送检。

5. 检测过程　严格控制反应时间、标本量和试剂量。另外白细胞酯酶只有当白细胞被破坏后才释放出来，所以它与镜下所见白细胞数量无直接关系。

6. 检测后分析　得到显色结果后结合患者年龄、病史、用药情况等做出诊断。

（四）参考值

阴性。

（五）临床意义

对于女性生殖道炎症状况评价作参考。

四、外阴阴道假丝酵母菌病检验

外阴阴道假丝酵母菌病发病非常普遍，约 50% ~75% 的妇女一生中至少患过一次外阴阴道假丝酵母菌病。

（一）检验方法学

因念珠菌在无症状的阴道寄居时，往往仅见到芽孢而很少见到菌丝，故在有症状患者的分泌物中找到芽孢和菌丝即可做出诊断。

（1）生理盐水或 10% KOH 悬滴法：将阴道后穹窿及侧壁取出的阴道分泌物加入生理盐水后直接镜检，可查到成群的芽孢及假菌丝，10% KOH 使正常细胞成分溶解，可提高阳性率。

（2）涂片法：取患者阴道分泌物作涂片，革兰染色．镜下如找到成群革兰阳性浓染的卵圆形孢子，或可见到假菌丝与出芽细胞相连接成链状或分枝状即诊断为念珠菌感染。

（3）培养法：常用尼克森培养基（Nickerson，smedium）和沙保培养基（Sabouraud，smedium）。目前已有大量商品化培养基。用无菌棉签在同一部位取材，将取到的阴道分泌物接种于培养基上，放入 25℃ ~28℃ 中培养，24h 后观察菌落形成，取其进行革兰氏染色后镜检，见 G + 圆形芽孢孢子和菌丝为阳性，3 天后仍无菌落形成为阴性。

（二）方法学评价

灵敏度和特异性：①生理盐水或 10% KOH 悬滴法：菌丝阳性率 70% ~80% ，10% KOH 使正常细胞成分溶解，可提高阳性率。但 KOH 悬滴法对非白色念珠菌不敏感。②涂片革兰染色：检出菌丝的阳性率可高达 70% ~80% 。③培养法：最可靠的确诊方法是进行真菌培养检查，检出阳性率高。可用于有自觉症状而多次涂片检查为阴性的病例，或用于顽固性反复发作的病例，以了解是否为非白假丝酵母菌感染，并能同时进行药物敏感试验。

近来，因光滑球拟酵母菌等非白假丝酵母菌而引起的阴道炎数量增加，且该菌先天性对大多数目前常用抗真菌药的敏感性低于白色念珠菌，该菌应作为病原菌加以考虑。因这些菌种对抗真菌药物不敏感，故病原菌的菌型鉴定是正确治疗的前提。可用常规手工鉴定法（沙保琼脂培养基）、CHROMager 念珠菌显色培养基培养鉴定法和 MicroScan 全自动细菌鉴定仪等方法进行鉴定。

（三）临床意义

涂片镜检或涂片染色镜检阳性，只作初步诊断，不能作病原学诊断；培养鉴定才能确诊。

五、阴道毛滴虫病检验

阴道毛滴虫病急性发病，主要症状为阴道分泌物增多、外阴瘙痒，间或有灼热、疼痛、性交痛等。合并有尿道感染时，可有尿频、尿急、血尿、排尿困难。在分泌物或尿液中找到滴虫即可诊断。

（一）检验方法学

1. 原理　阴道毛滴虫属兼性厌氧寄生原虫，活动的滴虫呈梨形或麦粒状，大小在（7～30）×（5～15）μm 之间，约为多核白细胞的 2～3 倍，有鞭毛，在阴道分泌物或生理盐水中借鞭毛和波动膜的波动向前运动，可用普通光学显微镜观察到。对于虫体较少的病例，通过培养增加检出率；取分泌物涂片，干燥后，经不同的染液染色，镜检，不仅可看到滴虫，还可看到并存的细菌，如念珠菌，借以发现和诊断混合性感染。

2. 器材和试剂

（1）器材：普通光学显微镜，37℃培养箱。

（2）试剂：培养基 Diamond、改良 Diamond、改良 Thiogly - colate、InPouch TV 等；生理盐水。

3. 操作

（1）湿片镜检法：阴道拭子取材后置于试管，加入 1ml 生理盐水，涂片镜检。

（2）培养：在培养基中需加入血清，以促进滴虫生长繁殖，加入抗生素以抑制杂菌。阴道毛滴虫为厌氧生物，培养，基在培养前应隔水煮 5～10min 驱氧，阴道毛滴虫在管底生长得最好。一般在 15×150ml 的有盖试管内分装培养基 9～10ml。常用的培养基有 Diamond、改良的 Diamond、改良的 Thioglycolate、InPouch TV 等。培养最适温度为 35℃～37℃，最适宜 pH 为 5.5～6.0。将所取标本直接放入培养基中，置 35℃～37℃温箱培养 24～48h，用无菌滴管伸入管底吸取 0.05ml 培养物作悬滴法或涂片染色法检查。如为阴性，继续培养至 6～7 天再检查一次。必要时离心取沉渣检查。

InPouch TV 培养基培养法：InPouch TV 培养基是近年来研制的一种较为理想的简便培养方法，由美国 BioMed Di - agnostics 公司生产，为长方形的小塑料袋，上下两室间有小通道相连，标本在上室中反复漂洗后，培养基挤入下室，密封后置 37℃培养箱培养 2～7 天，无需打开就可在显微镜下观察结果。

（3）涂片染色镜检：标本加少量生理盐水涂成薄片置室温下自然干燥。用酒精灯火焰固定或用甲醇固定。经不同染液染色，镜检，不仅可看到滴虫，还可看到并存的细菌，如念珠菌，借以发现和诊断混合性感染。油镜下观察：能见到结构清晰的虫体，有长圆形的细胞核，疏松而有空泡的细胞质以及鞭毛等。

（二）方法学评价

1. 湿片镜检法　是一种简便有效、省时、费用低廉、适合于常规诊断的技术，临床上应用最多，但是本法只能检出活的虫体，阴道毛滴虫离体后常受环境的影响，使其很快失去活动力，难以辨认，故在取得标本后需尽快进行检查，否则增加漏诊，且阴道分泌物中活滴虫的数目较多才能容易检出，此法的敏感性为 60%～70%。但特异性高。

2. 培养法　是诊断滴虫病的"金标准"。常用培养基有 Diamond、改良的 Diamond、改良的 Thioglycolate、InPouchTV 等。InPouch TV 培养基优点：①敏感性较高，每毫升培养基含 4 个微生物即可被检测到。②具有抗多种细菌和真菌能力。③贮存时间较长，室温下可保存 1 年。④适合转运。⑤操作简便，易于镜检。

培养法尤其是新型培养基的应用使检测的敏感性有了显著提高，阳性检查率可高达 98%，但是也存在一些缺点，除诊断依靠镜检者的技术和经验以及标本的质量外，用培养法诊断费时长，需要 2~7 天。且因本法操作较麻烦，不作为常规检查，主要用于检查无症状感染（主要指滴虫数量少）、妇女有症状但涂片检查为阴性者以及诊断男性滴虫病，同时也可用于寻找敏感药物以及用于观察药物效果等。

3. 涂片染色法　取分泌物涂片，干燥后，经不同的染液染色，镜检，不仅可看到滴虫，还可看到并存的细菌，如念珠菌，借以发现和诊断混合性感染。

4. ELISA 法　用阴道毛滴虫全虫抗原进行斑点酶联免疫吸附试验（dot ELISA），或用阴道毛滴虫全虫抗原和单克隆抗体进行 ELISA 试验，操作简单，不需特殊仪器，成为有希望的免疫学诊断方法。免疫荧光法的建立也解决了特异性和敏感性问题，但需要荧光标记抗体和荧光显微镜等设备。

5. PCR 法　具有高度敏感及特异性，用针对特定的阴道毛滴虫 18S rRNA 基因区域引物，敏感性和特异性与培养法相似。

胶乳凝集试验、ELISA 法、PCR 法等虽也有用于阴道毛滴虫诊断，但临床应用不多。

（三）质量保证

1. 标本采集　患者未做过阴道灌洗；取材时所用窥阴器，只能用少量灭菌生理盐水润湿，不可使用润滑剂，因后者对阴道毛滴虫的活动有影响。

2. 标本运送　一般情况下，标本采集后应立即送检。从取材到观察或培养送检时间间隔越短越好，否则易影响检查结果。在无条件立即作检验需要转送时，则可以直接接种于 Diamonds 培养基或 Stuart 培养基中室温保存，阴道毛滴虫在这些培养基中室温至少可存活 24h 以上。运送到实验室后，先在 35℃ 温箱培养 24~48h 后，再转种到合适的培养基上。

3. 标本温度　注意标本保温，冬季时气温较低，影响毛滴虫的活动性。

4. 尿液标本　采集第一次晨尿首段 10~30ml，经 2 000r/min 离心 15~20min，取沉渣镜检培养。

（四）临床意义

湿片检查找到毛滴虫或培养阳性可诊断，但一次检查没有发现，并不能绝对排除，应结合临床需要再次检查。

六、细菌性阴道病检验

细菌性阴道病（bacterial vaginosis，BV）时，阴道内有大量的细菌生长及分泌物增加症状，却没有临床阴道炎时所表现出的阴道黏膜炎症症状，局部也无白细胞增多，约 50% 的患者无症状，故该病被命名为细菌性阴道病，而不称为阴道炎。细菌性阴道病时的阴道微生态改变，由多种细菌的复合感染，患者阴道内乳酸杆菌数目减少或缺失，而其他阴道微生物群数量增加，乳酸杆菌的优势地位被阴道加德纳菌（Gardnerella vaginalis，Gv）及混合性厌氧菌群所替代，厌氧菌可增加上千倍，加德纳菌是细菌性阴道病的常见病原体。

（一）检验方法学

1. 原理　罹患细菌性阴道病时，阴道加特纳菌和厌氧菌的过度生长抑制了正常情况下占优势的乳酸杆菌。厌氧菌可产生丙酸盐、丁酸盐和大量的胺类如尸胺等，造成阴道分泌物的 pH 增高到 5.0 以上。当加入 KOH 时，可导致游离胺释放，从而产生典型的鱼腥样气味，此试验称为嗅试验（whiff test），因大量细菌的存在，阴道鳞状上皮细胞上覆盖了许多短杆菌和球菌，使细胞边缘模糊不清，此为线索细胞（clue cell）。

2. 器材和试剂普通光学显微镜、载玻片、涤纶女性专用拭子、试管；10% KOH。

3. 操作

（1）阴道分泌物 pH 值测定：使用范围在 4.0 ~ 7.0 的 pH 精密试纸。用棉拭取出分泌物，与 pH 试纸直接接触或将 pH 试纸接触从阴道取出后的窥阴器顶端。

（2）嗅试验：将分泌物涂于干净载玻片上，滴加 1 滴 10% KOH，判断有无氨味产生（有无鱼腥样味）。

（3）湿片镜检线索细胞：在载玻片上加 1 滴生理盐水。用阴道拭子取分泌物，与生理盐水混合成悬液。然后加上盖玻片，置于显微镜下（400 倍）检查是否有线索细胞（此玻片也可用来检查阴道毛滴虫）。

（4）染色阴道菌群的检查：阴道拭子取分泌物、涂片、空气中干燥，加热固定后革兰染色。油镜（1 000 倍）下观察。

正常阴道的优势菌丛是乳酸杆菌，其为革兰阳性杆菌，末端钝圆或平齐，呈单根、链状或栅状排列。阴道加特纳菌和其他厌氧菌为小的革兰阴性或革兰染色不稳定的球杆菌或弯曲的杆菌。细菌性阴道病时乳酸杆菌很少甚至消失，取而代之的是较多的阴道加特纳菌和其他厌氧菌的混合菌群。

（5）阴道分泌物细菌培养

具体参照细菌培养有关章节。

（二）方法学评价

1. 灵敏度和特异性

（1）阴道分泌物 pH 值测定：从初潮到绝经，健康女性阴道 pH 值在 3.8 ~ 4.2 之间，在细菌性阴道病时 pH 高到 5.0 以上，但缺乏特异性。因阴道内有很多因素可致 pH 值增高，如精液、宫颈黏液、月经和阴道灌洗液的残留等。

（2）线索细胞：是阴道鳞状上皮细胞上覆盖了许多短杆菌和球菌，因大量细菌的存在以致细胞边缘模糊不清。乳酸杆菌也能吸附于脱落的阴道鳞状上皮细胞上，但很少会使细胞边界模糊，其形态也易于识别。此法对于细菌性阴道病的诊断相当敏感和特异，但检验者需要具备一定的实践经验。约有 80% ~ 95% 的患者可查到线索细胞。同时有 5% 的非细菌性阴道病妇女也能查到此细胞。若镜下线索细胞占阴道复层鳞状上皮细胞的比例≥20%，则更具有诊断价值。

（3）阴道分泌物细菌培养：尽管阴道加特纳菌能够培养，但用于诊断细菌性阴道病的价值仍尚存疑问。这是因为细菌性阴道病是阴道内乳酸杆菌与其他多种菌群间的平衡失调有关，为阴道乳酸杆菌减少或缺失，加德纳菌及其他厌氧菌大量繁殖引起，故单一细菌的培养在细菌性阴道病的诊断中意义不大。培养加德纳菌可采用改良的阴道加德纳琼脂选择培养基（哥伦比亚琼脂加蛋白胨、吐温 – 80、人血）进行接种，该培养基能较好的抑制真菌和其他细菌的生长，杂菌不生长或生长较少。

（4）唾液酸酶测定法：有研究发现引起细菌性阴道病的细菌能产生唾液酸酶，据此设计了以唾液酸酶底物为主要试剂的酶生物化学检测方法。该方法操作简便：用棉拭子取阴道分泌物置于特定溶液中（试剂商提供）于 37℃ 放置 10min，然后加入 2 滴显色液，观察溶液的颜色。细菌性阴道病患者阴道分泌物中唾液酸酶活性明显高于正常妇女，主要原因是存在于阴道中的类杆菌属于厌氧杆菌。此法的灵敏度 95.6%，特异度 96.3%，阳性和阴性的预期值也分别为 95.6% 和 96.4%。与传统的 BV 检测方法相比，唾液酸酶测定法提高了细菌性阴道病的诊断水平；但因阴道加特纳菌在正常非妊娠妇女中的阳性率也有 10%～20%，且认为是一种条件致病菌而正逐渐受到重视，故测定唾液酸酶法用于诊断细菌性阴道病的阳性率显得太高。

（5）阴道加特纳菌致病株基因诊断法：因阴道加特纳菌不仅在细菌性阴道病患者中的检出率极高，而且在正常非怀孕妇女中其阳性率也高达 16.6%。目前检测加特纳菌方法主要有细菌培养、免疫学方法、免疫荧光法、DNA 探针等，有研究显示加特纳菌致病性与生物分型等有关，ITS 区基因多态性是导致加特纳菌出现不同生物型的原因之一，上述传统方法均不能有效地区分致病性与非致病性生物型的加特纳菌，而传统镜检法加生化反应敏感性又太低，故有作者试图应用基因诊断方法分辨阴道加特纳菌致病株。

2. 干扰因素　在细菌性阴道病时，pH 高达 5.0 以上，但缺乏特异性。因阴道内有很多因素可致 pH 值增高，如精液、宫颈黏液、月经和阴道灌洗液的残留等。用于测定阴道分泌物 pH 值的标本，必须从阴道侧壁或后穹窿取材，以准确反映测定的是阴道 pH 值而非宫颈 pH 值，因宫颈黏液 pH 值（7.0）高于阴道。

（三）质量保证

标本采集：插入窥阴器后，用棉拭子从阴道壁或后穹窿处取分泌物。涂于干净载玻片上，或放置试管内送检。采集标本时需注意，如用作直接作嗅试验、pH 值测定和镜检的标本，不能接触到宫颈黏液；如用作细菌培养和某些病原的 DNA 分析则应在子宫颈管内取材。

（四）临床意义

细菌性阴道病的诊断主要是至少符合下列 4 个特征中的 3 个：①阴道壁上附有稀薄而均质的白色分泌物。②分泌物 pH 大于 4.5。③分泌物加 10% KOH 后释放鱼腥样氨味。④分泌物湿片镜检查到线索细胞。此诊断标准对指导诊断细菌性阴道病具有重要临床意义。

七、唾液酸酶活性检验

唾液酸酶是某些细菌的毒力因子，能除去组织中的亚端糖类，使细菌的黏附力增强，在与 BV 相关的细菌中，已知 B 群链球菌、普雷沃菌属（Prevotella biuia/disiens，Prevotelladisiens）、产黑色素类杆菌·卟啉菌属（Porphyromonas melaninogenicus）和加德纳菌可产生唾液酸酶，诸多的代谢产物和唾液酸酶可改变黏膜通透性，从而利于细菌对黏膜组织的附着、侵入和损伤。此外，环氧化物酶和磷酸脂会诱导子宫细胞产生花生四烯酸，刺激产生参与分娩的前列腺素，导致早产的发生。唾液酸酶还会阻碍成纤维细胞中骨胶原蛋白的合成，导致低体重儿的发生。

应注意，唾液酸是细胞膜糖蛋白与糖脂的主要成分，正常细胞中游离形式存在较低，但肿瘤细胞唾液酸酶活性增强，使细胞表面负电荷增加，肿瘤细胞易失去接触抑制，无限增殖，也使黏附力减低，易侵袭转移。现也把唾液酸酶作为肿瘤标志物之一，唾液酸酶阳性也可能是生殖道肿瘤或是其他炎症、风湿的结果。

（一）检验方法学

1. 原理　阴道分泌物中唾液酸酶水解 5 - 溴 - 4 - 氯 - 3 - 吲哚神经氨酸，释放溴吲哚基遇重氮盐起反应呈红色或紫色，呈色深度与唾液酸酶活性成正比。

2. 器材和试剂

（1）器材：水浴箱，微量移液器，层析纸，塑料反应装置。

（2）试剂：JY – Po – Color BV Set 唾液酸酶测定包括：①试剂层1：5 – 溴 – 4 氯 – 3 – 吲哚神经氯酸盐（BCIN）4.44μg。②试剂层2：Tris 0.048 4mg。③溶液1：0.1%十二烷基聚氧乙烯（23）醚，0.2%鱼明胶。④溶液2：0.15%固紫B盐。

3. 操作

（1）准备反应装置：撕掉铝箔包装，取出反应装置并轻轻揭掉铝箔条，将反应装置避光放置。

（2）取阴道分泌物：用棉签（配送的）从阴道后穹窿取分泌物，加400μl溶液1，反复挤压棉签，使标本溢出。

（3）滴加标本：在反应装置的三个孔中每孔滴加1滴阴道分泌物，每滴约35μl，之后再加1滴溶液2。

（4）判断结果：将反应装置放在室温静置30min或在37℃水浴箱中显色15min，判读结果。唾液酸酶（反应装置中部的反应孔）：阴性，不显色；阳性，显红色或紫色。

（二）方法学评价

1. 灵敏度和特异性　最低检出量≥7U/ml；特异性为96%。

2. 干扰因素　唾液酸酶也是肿瘤的标志物之一，检测唾液酸酶阳性也可能是生殖道肿瘤或是其他炎症。

（三）质量保证

1. 标本采集　取材前24h应禁止性交、盆浴、阴道灌洗、阴道检查及局部上药等，以免影响检查结果。所用器具应清洁无菌、干燥、无化学药品，如乙醇、肥皂水等，不可使用润滑剂。为确保取到的标本量，应使用较大棉签于阴道后穹窿处停留20s左右，旋转棉签取材。应避免取到脓性或固体状标本，以免影响实验结果。取得的标本应及时送检。脓性标本、血性标本以及浓稠分泌物可能会出现棕黄色显色反应，应到判读为唾液酸酐酶阴性，或避免使用这样的标本进行检测。

2. 规范操作　严格控制反应时间、标本量和试剂量。

3. 结合临床　得到显色结果后结合患者年龄、病史、用药情况排除患其他疾病的可能做出诊断。

（四）参考值

<7U/ml。

（五）临床意义

唾液酸酶的活性与细菌性阴道病的发生有很大关系，但与滴虫和霉菌性阴道炎不相关。可快速、简便的辅助诊断细菌性阴道病，具有高敏感性和高特异性的特点。

八、支原体感染检验

支原体是介于细菌和病毒之间，能在细胞外培养成功的最小微生物。从人体分离出16种支原体，其中5种对人有致病性，涉及性传播疾病者仅有三种，解脲脲原体、人型支原体和生殖支原体。

解脲支原体可导致泌尿生殖道感染，引起非淋菌性尿道炎、前列腺炎、肾盂肾炎等多种疾病，也是女性盆腔炎的病原菌，并与男性不育及女性不孕有关。还可引起习惯性流产，并通过血液感染新生儿致新生儿肺炎、脑膜炎、败血症等。人型支原体可引起盆腔感染、产后热、肾盂肾炎及新生儿脑膜炎、脑脓肿等。生殖支原体主要引起非淋菌性尿道炎及盆腔感染。

（一）检验方法学

1. 原理

（1）分离培养：常用的培养基为尿素 – 精氨酸肉汤培养基，培养基中含酚红及抗生素，抗生素抑制杂菌生长。解脲脲原体和人型支原体在生长过程中，分别分解尿素和精氨酸产碱，pH 增高，酚红指示剂受 pH 变化的影响，在指示剂作用下，培养基由原先的橘黄色变为桃红色，标本接种于培养基后，在 $36 \pm 1℃$ 培养 24h 或 48h 后，只要根据所处培养基的颜色变化即可对支原体作出初步鉴定。在 24h 观察结果微管中的培养基从橙色变为红色，以颜色改变单位（colour change umt，CCU）表示解脲脲原体的数量，在 10^4 CCU 以上则为解脲脲原体阳性；对于人型支原体，因生长缓慢，24h 后颜色变化较弱（但可区分阴性和阳性），故延长至 48h 观察结果，培养基由橙色变为红色则为人型支原体阳性，人型支原体的数量在 10^4 CCU 以上。

（2）分子生物学方法：解脲脲原体、人型支原体和生殖道支原体、发酵支原体等均可应用聚合酶链反应（PCR）的方法予以检测，选用支原体属中较为保守的 16S – rRNA 基因序列片段进行 PCR 扩增再用各支原体特异结构、功能基因序列进行确证性扩增。具有较好的特异性和敏感性。

（3）免疫学方法

1）免疫荧光法：使用荧光素标记的抗支原体多克隆抗体或单克隆抗体（McAb），以间接法或直接法检测标本中支原体抗原，McAb 特异性强，敏感性高。还可以荧光标记的抗人免疫球蛋白（IgM 或 IgG）抗体检测支原体抗体，急性期及恢复期双份血清抗体滴度呈 4 倍以上增高，IgM 在 1∶4 以上。IgG 在 1∶16 以上有诊断意义，本法特异性较强，但敏感性稍差。

2）双抗体夹心酶联免疫吸附试验法：本法可用来检测标本中支原体抗原或抗体（IgM 或 IgG 抗体）。本法敏感性高，但特异性稍差。近年来，采用 μ2 链捕获酶联免疫吸附试验（ELISA）检测 IgM 抗体。本法用抗人 μ2 链捕获抗体，特异性地结合待检标本中的 IgM，使 ELISA 的非特异性反应减少，其灵敏性和特异性均较间接 ELISA 为高。此外，通过使用支原体种属特异性抗原（如脂结合膜蛋白）检测在通常实验条件下难以培养的生殖支原体、发酵支原体的特异性抗体，特异性高。ELISA 法是一种高度敏感和特异的方法，具有较好的重复性、简便、快速，可以定量、定性测定 IgM、IgG 抗体或抗原，故在支原体的血清学研究中有广泛应用前景。

3）免疫印迹法：免疫印迹法是将凝胶电泳的高分辨率与固相免疫测定的高特异性和敏感性相结合的技术，可用于病原体检测及病原体抗原成分的分析，也可用于检测特异性抗体。此法可检出 1pg～1ng 的抗原蛋白。

2. 器材和试剂 参阅微生物检验篇。

3. 操作　参阅微生检验篇。

（二）方法学评价

1. 灵敏度和特异性　分离培养特异性高，敏感性不如分子生物学方法，分子生物学方法易产生假阳性。

2. 干扰因素　①标本采样时间、阴道用药等因素影响检测。②液体培养基培养鉴定支原体只是作为推测性鉴定，不是确证；因对支原体来说此检测原理不是特异性的，解脲脲原体是检测其分解尿素情况，人型支原体是检测其分解精氨酸情况，故能分解这两种物质的细菌污染或标本中杂菌对培养基中的抗生素不敏感均可致假阳性。肉眼判断，培养基如出现浑浊则表明受到杂菌污染，结果不可信，需重新试验。

（三）质量保证

标本采集时，需先擦去宫颈表面的黏液或脓液，再将拭子插入宫颈口 1~2cm。支原体对热和干燥敏感，取材后宜立即接种，或置于液体培养基中 4℃保存。根据所置的培养基和所置的温度不同，保存时间从 5h 到 24h 不同。取作 PCR 检测的标本时，拭子在宫颈或尿道内留置 2min 旋转 3 圈后取出，洗脱于 Eppendorf 管的生理盐水中；3 天内处理者置 4℃，否则应于 -20℃以下冻存。

（四）临床意义

阳性结果提示支原体感染。

九、沙眼衣原体感染检验

沙眼衣原体（chlamydia trachomatis，CT）感染是近年来最常见的性传播疾病之一，男性和女性均可感染，并可导致严重的后遗症，如女性宫外孕、输卵管性不孕以及男性不育等多种疾病。沙眼衣原体感染的诊断取决于病原学检查。

1. 质量保证　①标本采集：沙眼衣原体是细胞内寄生物，所采集的标本必须含上皮细胞。放应用棉拭子擦去子宫颈表面的分泌物后，用另一拭子插入宫颈管内 1cm 左右，转动数圈，停留 30s 后取出。置于无菌管中或特定缓冲液中送检。②不适宜的标本：阴道分泌物、尿液、精液、服用抗菌药患者的标本和新近用过某些阴道制剂的患者标本都不宜作衣原体培养。③检测时间和保存：用作检测衣原体的标本，如在 24~48h 内检测，则应将标本储存于 4℃环境、中；若 48h 后检测，应储存在 -70℃环境中。

2. 参考值　阴性。

3. 临床意义　阳性结果提示沙眼衣原体感染。

十、淋病检验

淋病是由淋病奈瑟菌（Neisseria gonorrheae，NG）所致的泌尿生殖系统化脓性炎性疾病。在女性，淋球菌主要感染子宫颈和阴道，表现宫颈充血，有黏液脓性或脓性分泌物自宫颈口流出，并常伴有 70%~90% 的尿道感染，出现尿痛、尿频。淋病可以发生在任何年龄，但以 20~30 岁居多，性传播是本病的主要感染途径。感染局部分泌物检查、培养是诊断淋病的病原学依据。

1. 质量保证　高质量的标本的采集是重要的质量保证。在女性患者主要感染子宫颈与尿道，故宫颈是主要的取材部位。标本采集时，先用一棉拭子擦拭宫颈以除去表面的黏膜，再另用一棉拭子插入宫颈管内 2cm，转动数圈后，约 30s 后取出。

2. 方法学评价　涂片染色显微镜检查虽简便易行，但敏感性不高，据报道在女性患者检出率只有 50% 左右，也不能确诊，故 WHO 不推荐用涂片染色法作为淋球菌感染的确诊，主张用分离培养法，后者是确诊淋病的主要手段。

3. 参考值　阴性。

4. 临床意义　阳性结果提示淋病奈瑟菌感染。

（朱家平）

第六节　卵巢功能与生殖内分泌激素检验技术

卵巢的功能是产生卵子、排卵与合成并分泌激素，这两项功能相互作用，互为因果，即在卵泡的发育过程中产生与分泌激素及一些细胞因子，这些激素或因子又通过自分泌或旁分泌的作用影响着卵泡的发育与排卵。虽然通过基础体温测定、阴道脱落细胞检查等方法可以推测卵巢功能，但生殖内分泌激素的测定是了解卵巢功能最好方法，往往通过激素的测定即能推测卵巢卵泡发育与排卵功能。临床常需要检测的生殖内分泌激素有垂体分泌的肽类激素如垂体泌乳素、黄体生成素、卵泡刺激素，卵巢分泌的类固醇激素如雌激素（雌二醇、雌三醇、雌酮）、孕激素（孕酮）、雄激素（睾酮、脱氢睾酮等），以及与性激素的代谢与生物学活性相关的性激素结合球蛋白等。

一、生殖内分泌激素免疫学检验

在免疫学检测技术发展以前，生殖内分泌激素的测定依赖其生物学活性，测定周期长，如 LH、FSH 的测定是观察其对小白鼠子宫的作用，以小白鼠子宫单位表示活性。目前临床上常用的激素测定方法均为标记免疫检测技术，一般是利用激素的抗原性测定激素的含量，而不是检测激素的生物学活性。常用方法有：①放射免疫分析技术（radioimmunoassay，RIA）。②酶联免疫吸附分析法（enzyme labled immunosorbent assay. ELISA）。③免疫放射分析法（lmmuno radio metric assay，IRMA）。④荧光免疫分析（fluoroimmunoassay，FIA）。⑤时间分辨荧光免疫分析（time-resolved fluoroimmunoassay，TRFIA）。⑥化学发光法（chemiluminescence，CL）。⑦酶放大化学发光法（enzyme-multiplied chemiluminescence）。⑧电化学发光免疫法（electro chemiluminescence immunoassay，ECLIA）等。免疫检测技术的发展使得生殖激素的测定迅速普及。

（一）检验方法学

1. 原理　标记免疫检测的基本原理是利用免疫反应（抗原-抗体结合）的高度特异性确定被检激素的种类与标记物的易被检测性（高灵敏度）进行检测。标记免疫检测中的免疫反应原理虽相同，但检测模式却不同，可有双位点夹心法、竞争抑制法等。

（1）竞争抑制法：通常以被检测物（如雌二醇）作非标记抗原，与标记抗原（如同位素标记的雌二醇）同时与限量的特异的抗体进行竞争结合反应，通过分离去除未结合的标记抗原，测定与抗体结合的标记物的信号强度，经相应的数学函数关系计算被检测物的浓度。在此检测反应体系中，用于与检测物结合的特异的抗体是限量的，在没有被检测物

665

（非标记抗原）竞争的情况下，一般也只能结合40%～50%的标记抗原，当有被检测物加入检测体系与其竞争的时，限量的特异抗体与标记抗原结合的量与加入的被检测物呈反比，根据被检测到的标记抗原的减少程度计算被检测物的含量，即为标记免疫检测中的竞争性抑制法。竞争性标记免疫检测更多用于测定半抗原类物质，如：血清雌二醇（E^2），孕酮（P），睾酮（T），甲状腺素，前列腺素类化合物，地高辛等。

（2）双位点夹心法：采用固相包被抗体和标记抗体夹心捕获抗原，形成在固相上有标记的免疫复合物的检测方法。固相可以是试管、96孔板、磁性微粒等，包被有能与被检测物特异结合的抗体，反应体系中的标记抗体也是能与被检测物特异反应的抗体，不过两个抗体应与被检抗原不同的抗原部位结合，从而形成夹心，使标记抗体通过被检物的桥梁作用而连接于固相上。分离（如磁性分离）去除游离未结合的标记抗体，测定固相上标记抗体即可计算出被检测物的浓度。双位点夹心法必须有足量的包被抗体与标记抗体，才能达到足够的检测量程，目前较新的定量标记免疫检测技术通常采用磁性微粒等作固相。双位点夹心法的检测对象至少要有两个抗原决定簇，产生两组不同的抗体。非竞争性的双位点夹心标记免疫检测技术常用于测定蛋白类化合物，如促甲状腺激素、垂体泌乳素、卵泡刺激素、黄体生成素、绒毛膜促性腺激素等，为肽类激素，有较好的免疫原性与反应原性，应用现代免疫学技术能获得特异性很好的针对不同抗原决定簇的单克隆抗体。

此外，标记免疫检测技术的标记物不同也衍生出多种监测方法，如放射免疫分析技术、酶联免疫吸附分析法、免疫放射分析法、时间分辨荧光免疫分析，酶放大化学发光法，电化学发光等。

放射免疫分析技术：以放射性同位素（如^{125}I）作标记的标记免疫分析法。检测同位素标记的抗原抗体结合量计算被检测物的浓度。

酶放大化学发光法：在以抗原抗体反应为基础的检测中，采用了微粒子捕获法。微粒子的表面与抗体连接反应面积增加，抗体包被于磁性微粒，极大地增加了包被抗体的量，检测的量程增加。抗原－抗体反应后，可以利用磁性固定微粒，洗脱多余的抗原抗体，检测实现了全自动化。通过酶解发光或荧光底物检测激素等的含量。常用的有以下两种：

酶免疫荧光（ABBOTT公司）：酶反应的底物改为荧光底物（EIFA）。以磷酸4－甲基伞型酮为底物，在碱性磷酸酶作用下脱去磷酸成为发荧光的甲基伞型酮，荧光产生的量与碱性磷酸酶呈正比，继而反应激素的量。

酶免疫发光（DPC公司）：酶免疫反应的底物为发光底物（EILA）。以磷酸金刚烷为底物，在碱性磷酸酶作用下脱去磷酸成为金刚烷（不稳定，分解时发射光子），发光产生的量与碱性磷酸酶呈正比，继而反应激素的含量。

（3）化学发光法：直接用发光物质标记抗原或抗体。生物的发光剂有萤火虫荧光素（酶催化发光）；化学的发光剂有苯妥英钠、吖啶脂等在有过氧化氢的弱碱溶液中即可迅速发光。

（4）电化学发光：电化学发光（electrochemilumiscence，ECL）利用电极板上的氧化还原反应引起化学发光。该系统检测系统用稀土元素钌（ruthenium）作标记，为提高检测灵敏度与检测量程，引入了生物素－亲和素系统，因一个亲和素可以结合4个生物素，抗体分子经生物素化后，其结合抗原的活性不受影响，却显著增加钌的标记量，具有多级放大作用，提高了灵敏度。用磁性微粒包被一抗作结合相，易于与游离相的分离，实现了检测的全自动。采用了氦激光作为激发光源，提高激发光强度和荧光信号；测量仪器采用垂直入射、同路接收的光学系统，避免了散射光的干扰。可测量程达 4 个数量级，结果稳定。常用的生殖内分泌激素均可在该系统检测。

2. 器材和试剂　目前，用于标记免疫技术测定生殖激素的主要器材为全自动免疫检测系统，常用的有雅培公司的 ARCHITECT i–2000SR 免疫系统，罗氏诊断 E170 电化学发光免疫诊断仪，拜尔公司的 Centaur 免疫系统等。在标记免疫检测的反应体系中（试剂盒）包含的试剂有：①标准品。②带有标记物的抗原或抗体。③特异抗体。④分离体系。

（二）方法学评价

1. 放射免疫分析法　Yalow 和 Berson 在 1959 年建立的这一技术，在标记免疫检测技术发展史上具有划时代的意义。放射免疫分析技术虽然灵敏度、特异性高，但作为最早的经典的标记免疫分析技术，其标记物是放射性^{125}I 等同位素，不可避免存在 2 个不足：①因同位素的衰变使得试剂的稳定性欠佳。②无论在试剂生产与使用中均存在放射性污染问题。

2. 酶联免疫吸附分析法　通常以辣根过氧化物酶作标记，虽然避免了同位素的污染，但酶易受温度影响而改变活性，且作为标记物酶的分子太大，有时会影响检测结果。应用最广的板式（96 孔板）酶标板式酶标：孔间均一性欠佳，显色体积太小，比色光径不足，重复性不够理想，精密度受限，精度难以达到纳克以下，量程难以达到 3 个数量级，在定量分析中不太理想，在生殖内分泌激素的定量检测中很少应用。酶放大化学发光法以碱性磷酸酶作标记，稳定性增强。化学发光技术使用类均相的包被抗体的磁性微粒，扩大了反应面，加速了免疫反应，又应用吖啶脂作标记的化学发光分析，此法因不用酶又无催化剂，避免了许多影响因素，只要改变 pH 值，即可使标记物发光，故大大提高了检测速度。

随着技术进步、新测定方法不断问世，但仍未离开标记免疫学测定的基本原理，只是测定速度、精度和自动化程度有所不同。故同 1 份标本用不同的测定方法，尽管结果可有所不同，但总趋势应该是一致的。在利用标记免疫检测时必须注意的是：①不管何种标记检测，其检测特异性取决于抗体的特异性，当标记技术的灵敏度提高时，对抗体的要求更高了。②高灵敏度检测需要预防标本之间交叉污染。③对检测灵敏度与特异性的需要，应视医学决定水平而定。

（三）质量保证

检验科要发出准确的报告必须结合临床信息，对测定出的结果进行合理性的分析，故检验报告单的信息一定要准确。

1. 年龄　患者的年龄是判断性激素、促性腺激素是否正常的重要依据。青春期前性激素，促性腺激素均处低水平，低于正常生育年龄的男女。女性更年期后性激素明显降低，而促性腺激素（LH、FSH）在 50～65 岁间持续高于 40IU/L，而 65 岁以后随着垂体的衰老，LH、FSH 值渐下降，到 80 岁左右时只有幼儿的 FSH、LH 水平了。故在作激素测定时一定要获取准确的患者年龄信息，如年龄错误，将生育年龄误作绝经年龄，出现高促性腺激素结果的时候会误作正常生理现象。

2. 周期　月经期是判断女性性腺轴激素是否正常时需考虑的问题。观察卵巢储备功能要在月经的第 3 天采血；如要考察是否排卵，应在月经中期测定 LH 峰值；观察黄体功能应在经前 1 周左右采血；对月经不规则又想通过激素测定了解是否有排卵者，可间隔 2 周采血

2 次测定孕酮等，采血时间必须考虑月经周期中激素的周期性变化。在申请女性性激素、促性腺激素测定的检验单上必须有末次月经时间，以备分析结果时参考。

3. 联合判定结果　下丘脑 - 垂体 - 性腺的功能相互调节，相互影响，相互制约，需要几个激素同时测定，联合分析才能得到正确的结果。如雌激素水平持续低于 100pmol/L，究竟是卵巢本身功能障碍还是垂体或下丘脑的问题，只有与 LH、FSH 同时测定才能判定。E^2水平持续低于 100pmol/L，FSH、LH 水平持续高于 100IU/L，则表明卵巢本身出了问题。而 E^2、LH 均为低水平则为垂体以上部分功能障碍，进一步的诊断需作垂体兴奋试验。如用一般生理调节不能出现解释结果时，需重复测定或进行其他检查。如当垂体激素与性腺激素均为高水平时，就要考虑是否有使用外源性激素，或者存在肿瘤等情况。

4. 结果判断时需考虑的其他因素　处于正在使用激素类药物或进食含激素食物时，将影响测定结果；高脂餐后采血，血脂太高影响脂溶性激素在血液中的分布，在血液的脂质层中激素高，血清中激素减少，同时脂类干扰测定中的免疫（抗原 - 抗体）反应，造成结果偏低。

5. 分析中的质量保证。

（四）参考值

1. 卵泡刺激素　青春期前 <5U/L；生育年龄 5 ~ 40U/L。绝经后 >40U/L。

2. 黄体生成素　青春期前 <5U/L；生育年龄 5 ~ 200U/L（排卵期 ~ 200U/L）绝经后 > 40U/L。

3. 雌二醇　青春期前 <73pmol/L；生育年龄 100 ~ 2 000pmol/L，呈周期性变化。绝经后持续 <150pmo/L。

4. 黄体酮　卵泡期 <2.0nmol/L 黄体期 10 ~ 89nmol/L。

5. 垂体泌乳素　青春期，前：<5ng/ml；生育年龄：5 ~ 30ng/ml。

6. 睾酮　育龄女性 0.4 ~ 3.0nmol/L。

（五）临床意义

1. 卵巢储备功能测定　于月经第 3 天采血，测定 LH、FSH，若 FSH/LH <1 提示卵巢储备功能良好；当 FSH/LH >1 时提示卵巢储备功能低下。

2. 育龄妇女 LH 和 FSH　持续高于参考值的上限，提示原发性性腺功能低下，卵巢功能衰退。真性性早熟，更年期综合征，垂体促性腺激素瘤等。

3. 育龄妇女 E^2　持续低于参考值的下限，且 LH、FSH 持续高于参考值的上限，提示卵巢功能衰退，见于卵巢功能早衰，绝经期。

4. 育龄妇女 FSH 和 LH 降低　继发性性腺功能低下。

5. 孕酮水平　反映是否有排卵有黄体功能状态，孕酮持续低水平，无周期性变化，提示无排卵，孕酮水平低，提示黄体功能不全。

6. 睾酮水平　增高提示有男性化表现可能，见于多囊卵巢综合征，卵巢功能性肿瘤等。

7. 垂体泌乳素　增高见于垂体泌乳素瘤，闭经溢乳综合征，甲状腺功能减退等。引起卵巢功能障碍，如黄体功能不全，排卵障碍等。

8. 青春期前 LH、FSH、E^2 和 PRL 高于参考值上限　提示性早熟可能。

二、阴道脱落细胞检验

（一）检验方法学

1. 原理　阴道细胞受雌孕激素影响，在月经周期中呈周期性变化，通过阴道脱落细胞的检查可以了解卵巢分泌雌孕激素的情况，以判断卵巢功能。

2. 仪器与试剂　普通光学显微镜；巴氏染色液。

3. 操作　已婚妇女一般在阴道侧壁上 1/3 处轻轻刮取细胞，薄而均匀地涂于玻片上，置 95% 乙醇中固定，经巴氏染色后在显微镜下观察细胞。

（二）方法学评价

方法简单成本低，但受检验者的技术、经验影响较大。

（三）参考值

阴道细胞学卵巢功能检查最常用的是成熟指数（maturajon index，M1）计算阴道上皮 3 层细胞百分比。按底层/中层/表层顺序写出，如底层 10、中层 60、表层 30，MI 即写成 10/60/30。有雌激素作用的细胞涂片，基本上无底层细胞；轻度影响者表层细胞 <20%；高度影响者表层细胞 >60%。卵巢功能低落的则出现底层细胞：轻度低落者底层细胞 <20%；中度低落者底层细胞占 20%~40%；高度低落者底层细胞 >40%。

（四）临床意义

阴道脱落细胞检查可用于了解卵巢分泌雌激素水平的高低，绝经后妇女卵巢功能高度低落底层细胞 >40%。

三、宫颈黏液检验

（一）检验方法学

1. 原理　宫颈黏液为宫颈腺体的分泌物，受卵巢性激素的影响而发生周期性的变化，以判断卵巢功能。

2. 仪器　普通光学显微镜。

3. 操作　擦干净宫颈及阴道穹窿部的分泌物，用干燥长钳夹取宫颈管内 1cm 处黏液，将黏液置于玻片上，待干燥后低倍光镜下观察。应结合月经周期，多次取材观察动态变证。

（二）方法学评价

方法简单成本低，但检验结果受检验者技术和经验影响较大。

（三）参考值

常见的结晶有 4 型：①Ⅰ型：典型羊齿植物叶状结晶，主梗直而粗，分支密而长。②Ⅱ型：类似Ⅰ型，但主梗弯曲较软，分支少而短，有如树枝着雪后的形态。③Ⅲ型：不典型结晶，树枝形象较模糊，分支少而疏，呈离散状。④Ⅳ型：主要为椭圆体或梭形物体，无羊齿植物叶状结晶。

（四）临床意义

1. 预测排卵期　用以指导避孕及受孕。

2. 诊断妊娠　若月经过期，宫颈黏液出现椭圆体持续 2 周以上，妊娠可能。

3. 诊断闭经与功能性子宫出血　了解有无排卵，仅见到羊齿植物叶状结晶，提示无排卵。

（朱家平）

第七节　血清和宫颈黏液中自身抗体检验技术

不孕不育原因复杂，血清和宫颈黏液中自身抗体的产生和存在是不可忽视的原因之一。免疫功能失调或感染、外伤等因素破坏屏障导致封闭抗原暴露使自身抗体产生，引起或超出正常限度的免疫反应。自身抗体破坏内分泌、排卵、受精、着床等环节而导致不孕。临床上常需检测的相关抗体有抗精子抗体、抗子宫内膜抗体、抗透明带抗体、抗卵巢抗体、抗绒毛膜促性腺激素抗体、抗滋养层细胞膜抗体等。这些不孕不育相关的自身抗体一方面可以特异的与相应精子、卵巢等抗原结合，另一方面也具有抗原特性，能免疫动物产生抗体，并与之结合。目前，对于不孕不育相关自身抗体的检验多半采用免疫学检测方法，即利用其具有抗原抗体的双重特性。

一、抗精子抗体的检验

在男性，抗精子抗体（antisperm antibody，AsAb）属于自身抗体，它通过影响精液的质量而降低生育能力。在女性，抗精子抗体属于同种异体抗体，是女性免疫性不孕的重要原因。

二、抗子宫内膜抗体检验

子宫内膜是胚胎着床和生长发育之地，育龄妇女子宫内膜在卵巢激素的调节下，产生周期性的剥脱，随月经流出体外，一般不诱发机体产生自身免疫反应。但在某些病理状态下，如机体免疫环境失调、子宫内膜异位症患者受到异位内膜的刺激、经血倒流等因素，导致免疫应答紊乱；或人工流产刮宫时损伤和炎症，使巨噬细胞吞噬子宫内膜碎屑，处理提呈给T、B 淋巴细胞，引起淋巴细胞活化，产生抗子宫内膜抗体。

（一）检验方法学

1. 原理　将被检自身抗体的相应抗原（子宫内膜抗原）包被于固相载体，被检标本（血清等）中如有相应抗体（人免疫球蛋白）则被包被于固相载体的抗原结合（捕获），加入标记有酶等标记物的动物抗人免疫球蛋白抗体，则与人免疫球蛋白结合，标记抗体通过被检标本的待检抗体桥接于固相载体，检测桥接于固相载体的标记物量即可推测被检标本中待检抗体的量。

2. 仪器与试剂　仪器常用的有洗板机、酶标读板仪等。试剂有抗子宫内膜抗体检测试剂盒，通常包括标准品、抗原包被酶标板、标记鼠抗人免疫球蛋白抗体、显色液、终止液、缓冲液等。

3. 操作　参照试剂盒说明书。

（二）方法学评价

目前，抗子宫内膜抗体的检测最常用的方法为酶联免疫吸附试验与金标免疫斑点法，也

670

有用放射免疫分析法等的。不仅有测定循环血中的抗体也有测定宫颈局部的抗体的。捕获抗体的抗原均不太理想，灵敏度、特异性受限。

（三）临床意义

当抗子宫内膜抗体与子宫内膜上的靶抗原结合，可沉积于子宫内膜和异位的病灶中，激活补体系统，引起子宫内膜的免疫病理损伤。抗子宫内膜抗体有可能干扰胚胎着床，影响早期胚胎的发育。

三、抗透明带抗体检验

卵透明带是被覆于卵母细胞及着床前受精卵外的一层基质，由糖蛋白组成。在受精过程中及早期孕卵发育方面具有重要的作用。

人卵透明带抗原来源有限，很难获取；而人透明带抗原与猪透明带抗原间有交叉反应，故用猪透明带抗原可替代用于检测人血清抗透明带抗体。因部分正常人血清中存在异种凝集素（主要为 IgM）可干扰实验结果，故检测前应先用猪红细胞吸附人血清的异种凝集素，以免出现假阳性结果。一般敏感而常用的检测方法为 ELISA 及 BA－ELISA 法。

（一）检验方法学

1. 原理

（1）ELISA 及 BA－ELISA 法：以猪透明带抗原包被固相载体，另加待测血清、酶标第二抗体及底物，分步培养洗涤，最后根据底物颜色变化情况判断结果。

（2）间接免疫荧光试验：人抗透明带抗体结合至猪卵表面后，标有荧光素的抗人免疫球蛋白抗体随之结合至透明带表面，在荧光显微镜下呈现明显的卵周荧光。

（3）被动血凝法：用纯化猪透明带抗原包被其他物种的红细胞为抗原靶标，在存在透明带抗体的情况下，致敏红细胞发生凝集。

（4）透明带沉淀反应：透明带表面结合抗体后，在光镜或暗视野显微镜下呈现折光改变。

（5）精子－透明带结合或穿透试验：若存在透明带抗体或抗精子抗体，此法均可阳性。

2. 仪器与试剂　仪器常用有洗板机、酶标读板仪等。试剂为抗子宫内膜抗体检测试剂盒，通常包括标准品、抗原包被酶标板、标记鼠抗人免疫球蛋白抗体、显色液、终止液、缓冲液等。

3. 操作

（1）参照 ELISA 及 BA－ELISA 法试剂盒说明书。

（2）精子－透明带结合或穿透试验：若存在透明带抗体或抗精子抗体，此法均可阳性。

（二）方法学评价

1. ELISA 及 BA－ELISA 法能定量测定抗体并确定抗体类型，特异性及敏感性较好。

2. 间接免疫荧光试验　方法的可靠性有赖于其他客观方法证实。

3. 被动血凝法此法研究报道较少，难以评价其敏感性和特异性。

4. 透明带沉淀反应　本法多用于鉴定血清，敏感性较低，难用于临床。

5. 精子－透明带结合或穿透试验　受培养环境因素影响较大，故对不同实验室的研究结果难以比较。此法可与其他方法配合应用，相互补充，以保证结果的可靠性。

（三）临床意义

研究表明，透明带抗原可诱发同种或异种免疫反应，产生抗透明带抗体，抗透明带抗体可以阻止精子穿过透明带与卵子的结合，从而干扰受精及着床，造成不孕；抗原抗体复合物的沉积还可抑制卵巢功能，导致卵巢衰竭表现为垂体促性腺激素水平增高，卵母细胞数减少，卵泡发育失常，闭锁，黄体功能不全等。抗透明带抗体的检测可作为不孕不育、卵巢功能早衰的辅助诊断。

四、不孕不育自身抗体的其他检验

抗卵巢抗体、抗心磷脂抗体、抗绒毛膜促性腺激素抗体、抗滋养层细胞膜抗体理论上均可采用相应的抗原来捕获检测被检标本中的相应抗体，其检测方法学原理如上子宫内膜抗体等的检测原理。测定操作可参照试剂说明书。因选择自身抗原的标准与来源所限，目前所用的免疫学方法检测试剂盒的特异性、灵敏度均有待于提高。基于基础研究，理论上这些抗体的检测对临床有重要意义；但因检测的不确定度高，临床价值受限。

（朱家平）

参考文献

［1］皮至明．免疫学与免疫检验技术．北京：高等教育出版社，2010.

［2］毕胜利，曾常茜．临床免疫学．北京：科学出版社，2010.

［3］康熙雄．临床免疫学．北京：人民卫生出版社，2010.

第三十五章　肿瘤标志物与临床检验

第一节　肿瘤标志物概论

一、肿瘤标志物的基本概念

肿瘤标志物是 1978 年 Herberman 在美国国立癌症研究院（NCI）召开的人类免疫及肿瘤免疫诊断会上提出的，次年在英国第七届肿瘤发生生物学和医学会议上被确认。随着生物技术的发展和肿瘤发病机制研究的深入，特别是近年来用蛋白质组学技术筛选和检测肿瘤标志物，发现了许多新的标志物。人们对于肿瘤标志物概念的认识也越趋向完整和深入。

（一）肿瘤标志物

肿瘤标志物（Tumor Markers）是指伴随肿瘤出现，在量上通常是增加的抗原、酶、受体、激素或代谢产物形式的蛋白质、癌基因和抑癌基因及其相关产物等成分。这些成分是由肿瘤细胞产生和分泌，或是被释放的肿瘤细胞结构的一部分，它不仅仅存在于肿瘤细胞内，而且还经常释放至血清或其他体液中，能在一定程度上反映体内肿瘤的存在。

从细胞水平分析，肿瘤标志物存在于细胞的细胞膜表面、胞浆或胞核中，所以细胞内、外各种成分均能作为肿瘤标志物，尤其是细胞膜上各种成分：包括膜上抗原、受体、酶与同工酶、糖蛋白、黏附因子、胞浆内所分泌的癌胚抗原（carcinoembryonic antigen，CEA）、肿瘤相关抗原（tumor - associatedantigen，TAA）、酶及转运蛋白和细胞核内有关的基因等。这些物质可分泌到循环血液和其他体液或组织中，通过免疫学、分子生物学及蛋白质组学等技术和方法测定其表达的水平或含量，从而应用于临床，作为肿瘤的辅助诊断、监测肿瘤治疗的疗效以及判断预后的检测指标。另外，随着分子生物学和癌基因组的进展，染色体水平上的变化，包括转录组学和 microRNA 等物质是否能作为肿瘤标志物，目前正在进行深入的研究，相信 DNA 水平和 RNA 水平的研究会更加丰富肿瘤标志物的理论和应用。

（二）理想的肿瘤标志物

理想的肿瘤标志物应符合以下几个条件：①敏感性高；②特异性强；③肿瘤标志物和肿瘤转移、恶性程度有关，能协助肿瘤分期和预后判断；④肿瘤标志物浓度和肿瘤大小有关，标志物半衰期短，有效治疗后很快下降，较快反映治疗后的疗效及体内肿瘤发展和变化的实际情况；⑤存在于体液中的肿瘤标志物特别是血液中，易于检测。遗憾的是，至今发现的一百余种肿瘤标志物，很少能满足上述要求。

当前临床所应用的肿瘤标志物在肿瘤鉴别的特异性（specificity，即健康人及良性疾病患者表达应为阴性）及灵敏度（sensitivity，即肿瘤患者表达均应为阳性）方面，还没有任何一个能达到很理想的程度。目前除甲胎蛋白（AFP）和前列腺特异性抗原（PSA）外，在临床上还没有发现有器官特异性较强的肿瘤标志物。研究分子标志物时通常采用的方法包括：横断面研究、病例对照研究、前瞻性研究和干预研究。对于肿瘤标志物的临床试验评估涉及：①设立健康人群组，非肿瘤患者组，不同分期的患者组，每组病例应 > 200 例；②试验应为结合临床治疗观察的前瞻性研究；③结论要用 Meta 分析，如做回顾性研究须用多因素分析；最后用受试者工作特征曲线（ROC 曲线）确定肿瘤标志物的判断值（Cut - Off）。

对于存在于组织和细胞中的肿瘤标志物，一般需要取得细胞和组织的标本，然后用基因分析法和组织化学法测定其含量变化；而临床生化法测定的大多是血液中的肿瘤标志物。美国临床肿瘤学会（ASCO）发表的肿瘤标志物应用指南，特别强调测定血液中的肿瘤标志物。绝大部分体液中的肿瘤标志物既存在于肿瘤患者中，也存在于正常人和非肿瘤患者中，只是在肿瘤患者中的浓度高于非肿瘤患者。大多数肿瘤标志物在某一组织类型的多个肿瘤中呈阳性，但阳性率不一。学术界往往把阳性率较高的一种肿瘤或一类肿瘤看成这一标志的主要应用对象。（表 35 - 1）列举了一些肿瘤标志物的相对特异性表达的器官及其主要应用范围。

表 35 - 1　一些肿瘤标志物及其主要应用范围

肿瘤标志物	相关器官与主要应用范围
甲胎蛋白（AFP）	肝癌和精原细胞瘤
癌抗原 125（CA125）	卵巢癌
癌抗原 19 - 9（CA19 - 9）	胰腺癌
癌抗原 15 - 3（CA15 - 3）	乳腺癌
癌抗原 724（CA724）	胃癌
降钙素（Calcitonin）	甲状腺髓样癌
人癌胚抗原（CEA）	直、结肠癌
绒毛膜促性腺激素（hCG）	非糖原细胞瘤（胚胎癌、畸胎瘤、绒毛膜细胞癌和卵黄囊肿瘤等）、精原细胞瘤
雌激素受体（ER）	乳腺癌内分泌治疗的疗效评估和预后判断
孕激素受体（PR）	乳腺癌内分泌治疗的疗效评估和预后判断
前列腺特异性抗原（PSA）	前列腺癌
鳞状细胞癌抗原（SCCA）	鳞状细胞癌（食管癌、肺癌；膀胱癌子宫颈癌等）
组织多肽性抗原（TPA）	多种肿瘤

二、肿瘤标志物的分类

国内学者根据肿瘤标志物的来源、分布、生物学特性及其与肿瘤关系的基本原则，一般将肿瘤标志物分为 5 类。

（一）原位性肿瘤相关物质

此类物质在同类的正常细胞中含量甚微，但当细胞癌变时迅速增加，如 Bence - Jones 蛋白。随着测定方法灵敏度的提高，此类物质对肿瘤诊断的意义和作用更加明显。

（二）异位性肿瘤相关物质

此类物质，如异位性激素，是由恶变的肿瘤细胞产生，不是同类正常细胞的组分。例如，在肺癌时，血液中促肾上腺皮质激素（adrenocorticotropic hormone，ACTH）可以明显升高，这是由于肺癌细胞分泌 ACTH 所致。这类物质表达的特异性一般较强。

（三）胎盘和胎儿性肿瘤相关物质

当胎儿成长后，一些物质消失，而在成人组织细胞癌变时，这类胚胎性物质又再次产生或表达。此类物质可分为 3 类：①癌胚性物质，如癌胚抗原（CEA）、甲胎蛋白（AFP）、碱性胎儿蛋白（basicfetoprotein，BFP）和组织多肽抗原（tissue polypeptide antigen，TPA）；②癌胎盘性物质，如妊娠蛋白（pregnancy protein，SP）；③激素（如人绒毛膜促性腺激素 hCG）和酶及同工酶。

（四）病毒性肿瘤相关物质

凡能引起人或动物肿瘤生成或细胞恶性转化的病毒，统称为肿瘤病毒。与肿瘤有关的病毒有 HTL－Ⅰ病毒（成人 T 细胞白血病）、EB 病毒（Burkitt 淋巴瘤）、HPV 病毒（宫颈癌与皮肤癌）、乙型和丙型肝炎病毒（肝癌）和人巨细胞病毒等。

（五）癌基因、抑癌基因及其产物

癌是基因性疾病，相关基因的突变和调控异常可促使细胞癌变。在癌变中首先是各种致癌因素诱发癌基因激活和抑癌基因失活及其产物表达异常，而这些变化是肿瘤发生和发展的重要标志。前四类是肿瘤基因表型标志物，而癌基因、抑癌基因以及肿瘤相关基因的改变是肿瘤的基因型标志物，这里仍归到肿瘤标志物。

三、肿瘤标志物的生物学意义

细胞遗传特征分析表明，所有体细胞均由基因相同的亲本细胞继代衍生而来。细胞癌变，癌的特征也可由亲代癌细胞传给子代癌细胞，一个癌细胞就可繁衍为一个恶性肿瘤组织块，而这些变化的生物学基础就是肿瘤相关基因的异常改变。这些基因的改变是决定细胞增殖、生长、分化的关键因素。无论是致癌剂引起的体细胞基因突变和（或）遗传因素导致生殖细胞突变，或是正常基因丢失以及正常细胞分化过程中基因调控异常，均可使基因发生突变或表达调控紊乱，出现异常表型，影响细胞形态和生物活性，导致癌变发生。

在细胞癌变过程中，癌细胞主要表现为无限制地增殖，分化不良，浸润周围组织和向邻近组织转移、扩散，这些均是致癌因素引起靶细胞基因表达和生长调控异常的结果，结果导致蛋白质合成紊乱，产生异常的酶和同工酶、胚胎性抗原的产生等。这些物质均可作为临床辅助诊断、判断疗效、观察复发、鉴别诊断的基础。但目前由于缺少非常特异性的肿瘤标志物，以此进行肿瘤的早期诊断尚有困难，很难反映出癌前病变。上述两类标志物在肿瘤诊断和预后判断中的特异性、灵敏度和可行性是不同的（表 35－2），如联合应用则可较全面地评价肿瘤发生、发展情况和提高诊断效率。

表 35－2　肿瘤基因和表型标志物在临床用中的评价

肿瘤标志物	特异性	灵敏度	可行性
肿瘤基因标志物	＋＋＋	＋＋＋＋	
与细胞转化有关的标志物	＋	＋＋	＋＋＋
肿瘤基因表型标志物	＋	＋	＋＋＋

四、肿瘤标志物研究内容及相关技术

肿瘤标志物的研究内容包括生物化学、免疫组织学和肿瘤免疫显像等几个方面。分子生物学、蛋白质组学等相关技术的发展，为肿瘤标志物的研究大大拓展了研究内容和思路。

（一）生物化学和组织学鉴定技术

用生化分析法无损伤性地分析肿瘤细胞或与之相关的机体反应所产生并分泌到体液中的物质，同时进行定量测定。它对于肿瘤患者的检测是很有意义的。而组织化学技术则可从形态学上详细阐明细胞分化、增殖和功能变化的情况，有助于确定肿瘤组织类型分布，进行肿瘤定位、分期、预后和临床特征的分析。

（二）分子生物学技术

随着人类基因组计划研究的完成，应用新的生物学技术，通过分析基因结构和功能的改变，进行肿瘤发病机制，特别是癌基因、抑癌基因、转移抑制基因、耐药基因与肿瘤相关基因及其产物的研究也是肿瘤标志物的重要研究内容。基因诊断技术具有其特有的高灵敏度和高特异性，可以直接查明基因水平的变化。该部分目前包括很多新的技术，如基因芯片、组织芯片、蛋白质芯片等。

1. 基因芯片技术　基因芯片或 DNA 微阵列（DNA Chip Microarray）是指将大量靶基因或寡核苷酸片段有序地高密度固定（包被）在固相载体（玻璃、硅等）上，与探针杂交，经激光共聚焦显微镜扫描，通过计算机系统对荧光信号作出比较和检测。可以高通量分析数千种基因表达情况，从而可以观察肿瘤发生过程中不同基因的变化，为肿瘤病理基因分类、肿瘤早期发现，尤其是肿瘤相关基因发现，提供了非常大的可能。

2. 组织芯片技术　组织芯片或组织微阵列技术（tissue microarray）是在 DNA 微阵列基础上发明的，该技术先根据染色结果确定肿瘤类型、分期，再确定取样组织的位置，以研究基因或其表达产物在不同肿瘤组织中异常表达的情况。因此，组织芯片应用范围很广，可用于检测基因表达、寻找未知基因表达突变体与多态性、筛选药物以及发现不同肿瘤基因表达谱，从而观察不同肿瘤不同的基因异常表达。

3. 蛋白质芯片技术　蛋白质芯片技术是高通量、微型化与自动化的蛋白质分析技术。蛋白质芯片主要有两种：一种类似 DNA 芯片，即在固相支撑物表面高密度排列的探针点阵，可特异地捕获产品中的靶蛋白，然后通过检测器对靶蛋白进行分析；另一种是微型化的凝胶电泳板，在电场作用下，样品中蛋白质通过芯片上的泳道分离开来，经喷雾直接进入质谱仪中进行检测，以确定样品中蛋白质的量及种类。

（三）组学技术

由于基因组学和蛋白质组学及其技术的发展，而形成新的"组学技术"。它包括：基因组学——研究人类基因变异所需测定的基因组组成及其序列；转录组学（基因表达的策略）——从基因的转录水平即 RNA 水平研究所有基因表达；蛋白质组学——用质谱法研究人体蛋白质的表达；代谢组学——用磁共振（nuclear magnetic resonance，NMR）和图像识别技术研究体液代谢物。组学技术是新的标志物的"发现工具"，目前已用于寻找和筛选新的肿瘤标志物。目前，在蛋白质组学中常用的是飞行时间质谱技术（SELDI－TOF－MS），也称蛋白质指纹图谱技术。该技术的原理是将蛋白样品点在特殊的基质上，在激光照射后，蛋白发生解离作用，带电的分子在通过电场时加速，记录仪记录飞行时间的长短，质量越轻，相对所带的电荷越多（质荷比 M/Z 越小），飞行时间越短。信号由高速的模拟－数字转化器转化并记录，被测定的蛋白质以一系列峰的形式呈现，这些特异的峰可看成此类蛋白的指纹图谱。利用该技术可从样本中分离出大量感兴趣的蛋白或标志物。

此外，肿瘤免疫显像技术与分子影像学也是肿瘤标志物研究的重要工具。该技术有助于肿瘤定位。具体来说就是主要利用放射性标记的肿瘤标志物的特异性抗体，进一步确定肿瘤细胞在组织和器官的定位，不仅利于对肿瘤的定位和诊断，同时帮助进一步施行外科手术等相应治疗。

五、肿瘤标志物的发展史及展望

（一）肿瘤标志物的发展史

肿瘤标志物的发展大致经历了 5 个不同阶段，第一阶段是 Bence Jones 蛋白的发现开创了肿瘤标志物研究阶段；之后是酶与同工酶在肿瘤检测中的应用；具有跨时代意义的是特异性单克隆抗体阶段即第三阶段，使得糖链抗原成为肿瘤标志物重要研究内容；第四个阶段则是随后的肿瘤基因标志物成为当今研究的热点；目前已经发展至第五个阶段，即系统肿瘤标志物研究阶段。

早在 1848 年 Henry Bence Jones 在多发性骨髓瘤患者的尿中发现了一种特殊蛋白，后来称为本周蛋白（Bence Jones 蛋白），与骨髓瘤发生有关，该蛋白可作为诊断多发性骨髓瘤的指标。这是第一个肿瘤标志物，也是肿瘤标志物发展的开创阶段，即第一阶段。随后到 1927 年 Ascheim S 和 Zondek B 在妇女尿中发现绒毛膜促性腺激素（hCG）与妇女妊娠有关，也与妇科肿瘤有关。1928 年 Brown WH 和 Cushing H 在具有库欣（Cushing）综合征和小细胞肺癌患者中观察到促肾上腺皮质激素（ACTH）。此后，Gutaan AB 等发现酸性磷酸酶可作为前列腺癌的标志物。1954 年发现乳酸脱氢酶（LactateDehydrogenase，LDH）与肿瘤有关，几乎在许多恶性肿瘤中均能检测到其活性。1959 年，Markert 等认为同工酶可以作为肿瘤标志物。1968 年 Fishman WH 等在人类肿瘤细胞中发现碱性磷酸酶。由此，Markert C 等认为在恶性肿瘤情况细胞受到损伤，这些酶与同工酶会释放到外周血中，因此，酶与同工酶也可作为肿瘤标志物，但其特异性不强。这是肿瘤标志物发展的第二阶段。

20 世纪 60 年代以后，苏联 Abelev 发现 AFP 与肝癌有关，Gold P 等从结肠癌组织中发现了癌胚抗原（CEA），为寻找肿瘤相关抗原奠定了基础。Rosen 等发现胚胎蛋白可作为肿瘤标志物，同时建立了免疫学测定法检测血中的肿瘤标志物，从而开始在临床上较普遍地应用血清中肿瘤标志物。1975 年 Kohler H 和 Milstein G 创建了单克隆抗体技术，并因此获得了 1984 年诺贝尔生理学和医学奖。由于酶联免疫技术和单克隆抗体技术的发展，以及蛋白质纯化技术的应用，使得寻找肿瘤相关抗原的研究进一步发展，从而发现一大批糖脂、糖蛋白和黏蛋白（Mucins）等肿瘤相关抗原，这一类抗原的化学组成是以碳水化合物为主，而且与肿瘤相关，因此又统称为肿瘤抗原（Cancer Antigen，CA）。1978 年美国 Koprowski H 在其实验室用黑色素瘤制备单克隆抗体，接着用结肠癌细胞制备出单克隆抗体，能识别糖类抗原（CA19－9），从此应用各种癌细胞和与癌有关的可溶性抗原制备单克隆抗体，从而发现了一系列特异性较强的肿瘤标志物，为肿瘤标志物的应用开辟了广阔的前景。这是肿瘤标志物发展的第三阶段。

1976 年 Rose 发现鸡正常细胞中有 V－src 同源基因，称之为细胞基因或原癌基因，而这些癌基因与肿瘤发生有关，即肿瘤的基因标志物。由于 Bishop M 等在癌基因研究中的卓越贡献，获得了 1989 年度诺贝尔生理学和医学奖。Bishop M 等的研究将肿瘤标志物的研究从分子水平提高到基因水平，为将肿瘤基因（包括肿瘤标志物）应用于肿瘤的诊断和治疗奠定了基础。由于分子生物学技术的发展与应用，特别是随着人类基因组计划（HGP）的顺利实施以及人类基因组序列草图的完成，生命科学的研究进入了后基因组时代，又使肿瘤标志物的研究与应用进入一个崭新的阶段——肿瘤基因标志物阶段，即肿瘤标志物发展的第四阶段。

目前，基因组学研究的重点也从结构基因组学转向功能基因组学，进入蛋白质组学（proteomics）时代，而蛋白质组学是功能基因组学研究的核心内容。目前，蛋白质组学及其技术已广泛应用于生命科学领域，特别是飞行质谱技术，不仅成为寻找肿瘤标志物，也成为寻找其他疾病分子标志物和药物靶标最有效的方法之一，并使肿瘤标志物的概念延伸到生物标志物（Bio－Markers），促进了肿瘤标志物发展成为一个系统的学科——肿瘤标志物学，即肿瘤标志物发展的第五阶段。

（二）我国肿瘤标志物研究发展的概况

我国肿瘤标志物的发展起步较晚，20 世纪 80 年代末，国内由北京的李春海、田竞生、袁振铎，上海的沈霞，广州的葛日萍和汪慧民等积极开展组建和筹备中国肿瘤标志专业委员会的工作。于 1992 年 1 月 14 日，经中国抗癌协会二届四次常务理事会议决定批准成立"中国抗癌协会肿瘤标志专业委员会"。

肿瘤标志专业委员会在筹建和成立以后，为了进一步推动国内外肿瘤标志物的学术交流，至 1998 年共召开了 4 次全国肿瘤标志学术会议。2004 年于陕西省西安市召开第二届亚太地区国际肿瘤生物学和医学学术会议（APCTBM）暨第六届全国肿瘤标志学术会和第二十一届国际肿瘤标志学大会。此次会议邀请到诺贝尔奖获得者美国著名肿瘤学家 Leland H. Hartwell 教授，重点讨论了基础研究与肿瘤标志物临床应用结合的问题。随后 2006 年于广东省广州市召开第三届亚太地区国际肿瘤生物学和医学学术会议暨第七届全国肿瘤标志学术会和首届中国中青年肿瘤专家论坛。2008 年于江苏省南京市召开了亚太地区肿瘤生物学和医学学术会议暨第三届中国中青年肿瘤专家论坛。2009 年于陕西省西安市召开了亚太地区肿瘤生物学和医学学术会议暨第四届中国中青年肿瘤专家论坛。通过几次全国性和国际肿瘤标志学术会议，并举办全国性肿瘤标志学习班，不仅促进了此领域的学术交流，而且对推动国内肿瘤标志物的研究和应用的发展也具有重要意义。目前，我国已经有一大批中青年科学家正在该领域做着不懈的努力，以期为肿瘤标志物的发现和发展作出一定的贡献。

（三）展望

目前人们应用生物化学、免疫学、分子生物学、基因组学和蛋白质组学等理论和技术研究肿瘤标志物与癌变的关系，以期寻找和发现新的肿瘤标志物和癌前病变的标志物。但是现有的方法中，较实用的还是单克隆抗体技术，目前应用此技术发现了许多肿瘤标志物（如 CA 系列肿瘤标志物），也是今后筛选肿瘤标志物主要应用的方法之一。应用单抗可以确定各种糖链抗原（包括糖蛋白和糖脂类抗原），它能特异性识别一定的表位，所以特异性高，对肿瘤标志物临床应用和癌前病变研究具有重要意义。此外，糖链抗原与细胞识别信号系统及细胞信息传导系统有关，在癌变发生和发展过程中起着重要作用，有些糖链抗原中糖链是一些黏附分子的配基，与肿瘤转移密切相关，可作为肿瘤转移的标志物。

由于肿瘤一般被学术界认为是基因性疾病，癌基因与抑癌基因的突变及调控失常均可促使细胞癌变。癌基因激活和抑癌基因失活及其产物表达异常参与癌变的全过程，因此癌基因和抑癌基因与癌变的关系已成为肿瘤标志物研究的热点之一。目前国内对癌基因、抑癌基因及其产物，如 ras 基因及其产物，p53 基因与 P53 蛋白在结直肠癌、肺癌、乳腺癌中的表达进行了研究，显示它们在临床诊断和癌变研究中有一定的意义。

近几年来芯片技术、质谱技术，单核苷酸多态性（single nucleotide polymorphism，SNP）高通量筛选技术等正在兴起，而生物信息学将上述这些技术进行有机地整合和归类。基因组学、转录组学、蛋白质组学和代谢组学相关的技术也正在从不同水平发现和筛选肿瘤标志物，为寻找和开发新的肿瘤标志物奠定基础。由于生物技术的高速发展，筛选肿瘤标志物的时间已经从原来的 7～8 年缩短到目前的 3～5 年。

（李廷富）

第二节　癌抗原检验

一、癌胚抗原（carcinoembryonic antigen，CEA）

1. 测定方法　RIA、EIA、MEIA、CLEIA、CLIA。

2. 标本准备　用血清，用红帽真空管静脉采血 5ml；或胸腹水、穿刺液 5ml。分离血清室温可放置数小时，如不能立即测定应 -20℃ 以下冷冻。

3. 参考范围　血清：成人不吸烟 RIA 法小于 2.5ng/ml，EIA 法小于 5ng/ml；吸烟小于 10ng/ml。40 岁以上有升高倾向，大于 5ng/ml 约占 2%，大于 10ng/ml 约占 0.1%；无性别差异，尿液小于 2.5ng/ml。

4. 临床意义　CEA 为 1965 年由 Gold 等发现存在于结肠癌组织和胎儿肠管的一种蛋白质。后证明为酸性糖蛋白，电泳在 β 区域；含糖部分不定，为 50%～60%，蛋白部分一定，有 668 个氨基酸残基，1 分子可结合 24～26 个糖分子，分子量 180～200kD。见于胚胎和胎儿消化管组织，局限存在于细胞膜表面。与消化系肿瘤相关，也见于非消化系肿瘤和非肿瘤性疾病。为低器官特异性肿瘤标志物，起源于内胚层的肿瘤尤以腺癌阳性率较高。由于敏感性和特异性较低，不同方法差别较大，恶性肿瘤阳性率 24%，良性疾病 3.6%，正常人也可见有阳性，原发性肿瘤早期多为测不出水平，因此用于肿瘤诊断和筛查受到限制。

（1）血清 CEA 小于 5ng/ml 不能排除肿瘤：5～10ng/ml 有可能为肿瘤，但须除外大量吸烟者；10～20ng/ml 肿瘤的可能性较大。血清超过 10ng/ml 的恶性肿瘤（阳性率）：结肠癌（62%～78%）、胃癌（30%～75%）、胆系癌（40%～60%）、胰腺癌（39%～79%）、肺癌（33%～58%）、乳腺癌（23%～47%）、卵巢癌（32%～42%）、甲状腺髓样癌（90% 以上）、肝转移癌（约 43%）、尿路上皮癌（3%～7%）、神经母细胞瘤也见有阳性者。与 AFP 联合测定对原发性和转移性肝癌的鉴别诊断有价值；对乳腺癌、结肠癌肝转移，同时测定 ALP 和 GGT 有助于鉴别诊断。

（2）化疗或放疗肿瘤细胞坏死或膜损伤使 CEA 释放，可提高阳性率：血浓度与肿瘤消长相关，有效治疗血浓度下降，结肠癌根治切除成功 1~2 周后血浓度急剧下降；姑息的病例不见下降而多有升高；进行性升高提示肿瘤复发，轻度升高提示局部复发，大量升高提示肝、肺、骨转移。因此用于治疗和预后监测比用于诊断更有价值。

（3）大于 5ng/ml 也见于某些良性疾病如肝、胆、胰腺良性疾病、炎症性肠病、溃疡病等消化系疾病。肺炎、肺结核、慢性支气管炎等呼吸系疾病；肾功能不全、子宫内膜症、良性卵巢肿瘤等泌尿生殖系疾病；此外，糖尿病、甲状腺功能减退症、肝硬化、慢性肝炎、高龄、吸烟等也见增高。

（4）尿 CEA 对泌尿系肿瘤有相对特异性，升高见于（阳性率）：膀胱癌（78%）、尿路癌（71%）、前列腺癌（43%）。

乳头分泌物 CEA 检查：除妊娠、哺乳外的乳头分泌称为乳头异常分泌症，见于乳腺癌、乳腺管内乳头瘤、乳腺管内感染症、乳腺症、高泌乳素血症等，占乳腺疾病的 5%~10%。用手压迫乳房采集分泌物，做潜血、细胞学检查和 CEA 测定；CEA 测定用 EIA 法参考范围 200ng/ml，切点值 400ng/ml。小于 400ng/ml 乳腺癌的可能较小，大于 1 000ng/ml 可能性很大，配合乳腺扫描、超声波检查、乳腺管造影等可确定诊断。

二、前列腺特异性抗原（prostate specific antigen，PSA）

1. 测定方法　RIA、EIA、MEIA。

2. 标本准备　应在前列腺检查之前取静脉血 3~5ml 不抗凝，或红帽真空管采血。用血清，4℃存放抗体价有缓慢降低倾向，-20℃冷冻可稳定 1 年，避免反复融冻。抗凝剂 ED-TA 盐或枸橼酸盐可使测定值降低。前列腺按摩，血清抗原水平可增高 2 倍以上，数日后恢复；前列腺活检也可见抗原水平升高，2~3 周后恢复。

3. 参考范围

PSA 和 PSA - ACT 切点值均为 4ng/ml；F/T 比切点值 0.15~0.25。

PSA <4ng/ml 阳性预测值（PPV）为 12.5%；4~10ng/ml，23.6%；>10ng/ml，46.5%。

PSA - ACT <4ng/ml，PPV 为 6.8%；4~10ng/ml，30.3%；>10ng/ml，72.8%。

男性 20~50 岁 0.2~2.4ng/ml，50~70 岁 0.4~5.0ng/ml。

女性和 15 岁以下男性小于 0.5ng/ml 或在检出下限以下（女性有相当于前列腺的尿道旁腺）。无日内变化，日间变化在 0.2~4ng/ml。

4. 临床意义　PSA 为前列腺癌标志物，用于诊断和治疗评价。为前列腺分泌的正常成分，由前列腺上皮细胞粗面内质网生成，存在于前列腺管上皮细胞内，男性副生殖腺也含有，随前列腺液排泌。等电点 pH 6.9 单体糖蛋白，分子量 33~34kD，有 273 个氨基酸残基，含糖 7%。精液中的 PSA 70% 具有糜蛋白酶样活性，属于激肽 - 激肽释放酶系蛋白酶系。分解纤维连接素，溶解精子凝块，防止射出的精液凝固，有助于精子运动和保持受精条件。

健康男性血清 PSA 含量约是前列腺的 $1/10^6$，前列腺和精浆中的 PSA 有相同抗原性。一部分具有相同的分子，大部分（95%）与 α_1 抗糜蛋白酶（ACT）结合成 PSA - ACT 复合体，分子量 90~100kD。血浆中半衰期 2~3 天，清除与肝细胞受体有关。前列腺癌血清 PSA 升高的机理，认为是巨噬细胞和嗜中性粒细胞吞噬 PSA 并经肝脏处理后在血中释放。或前列腺腺管与血管之间的圆柱状上皮膜和基底细胞膜被癌细胞浸润破坏使 PSA 逸出所致。

5. 筛查和早期诊断

（1）前列腺癌进展期，前列腺组织和血清水平升高，阳性率95%。定期监测 PSA 配合直肠内触诊，比单纯直肠触诊检出率高 2～4 倍，而且有可能较早期诊断。PSA－ACT 复合体占总 PST 的比例增大，游离 PSA/总 PSA（F/T）比值减小。对 50 岁以上有下尿路通过障碍的男性患者，配合影像学和病理组织学检查可提高前列腺癌检出率。

（2）PSA、PSA－ACT 复合体增高，F/T 减低的疾病：①轻度异常见于良性前列腺肥大（BPH）、慢性前列腺炎。②中度异常见于急性前列腺炎、早期前列腺癌。③高度异常见于进展的前列腺癌。良性前列腺疾病游离型 PSA 增高，恶性前列腺疾病 PSA－ACT 复合体增高。

（3）BPH、前列腺上皮内瘤形成（PIN）、梗死、细菌性炎症、尿潴留等也可见有升高，与前列腺癌的鉴别最为重要。对 PSA 血清浓度在 4～20ng/ml 的病例应进行以下检查。

测定 PSA－ACT/总 PSA 比值，可提高诊断的敏感性和特异性，比值大于 0.66，癌的可能性较大。产生 PSA 的癌细胞同时产生 ACT，使血清 PSA－ACT 结合物占总 PSA 的比例增大，而 BPH 细胞不产生 ACT。

测定 PSA 密度（PSA 值/前列腺体积）和 PSA 速率（PSA 增高/年）。PSA 密度大于 0.581 或 PSA 速率大于 0.75ng/ml/年，癌的可能性较大。

6. 疗效和预后评价　根治性前列腺完全摘除，根据 PSA 半衰期推测，手术后 3 周血清浓度应降到正常下限或以下，否则有必要给予附加治疗。如 3～5 个月后仍未降到正常下限，应怀疑有远隔部位转移。放射治疗后降到正常范围或以下者，提示治疗有效。雄激素除去或对抗治疗 3 个月，PSA 降到正常范围的病例比不降低者缓解期延长。疾病恶化时较其他标志物升高为早，降而复升提示肿瘤复发的可能性很大。复发病例的阳性率约为 97%。PSA 在 10ng/ml 以下者少见发生骨转移。

相关检查：PAP、γ 精浆蛋白（ySm）、β 微精浆蛋白（microsemino protein）。PAP 新发病例阳性率为 60%，复发病例为 66%，联合测定可有助于早期诊断，为非特异性指标，良性前列腺肥大、前列腺炎也可见有增高。

近年有研究提示，γSm 与游离型 PSA 相当，γSm/PSA 比值的意义相当 PSA 的 F/T 比值，用于前列腺良、恶性疾病的鉴别。比值增大倾向于良性，比值减小倾向于恶性。

三、鳞状上皮细胞癌抗原（squamous cell carcinoma antigen，SCCA）

1. 测定方法　RIA、EIA。
2. 标本准备　静脉血 3ml 不抗凝，或红帽真空管静脉采血；肝素或 EDTA 血浆也可使用。4℃稳定 1～2 周，−20℃稳定数年，反复融冻抗原失活。
3. 参考范围　切点值 1.5ng/ml（或一般用 2.0ng/ml）。新生儿增高，出生 2～3 天，6～8ng/ml，2 岁后降到 2～3ng/ml。无性别差异，月经无影响，日内不同时间测定值差别为 24%。
4. 临床意义　1977 年，加藤等用宫颈鳞状上皮癌精制物免疫制备的单克隆抗体发现的抗原。当初报告名为 TA－4，后改称为鳞状上皮细胞癌抗原（SCCA）。作为鳞状上皮癌的标志物用于鳞状上皮癌的辅助诊断和治疗监测；癌早期阳性率低，不适用于筛查和早期诊断。是一种分子量约 44.5kD 的非匀质蛋白质，等电点电泳分布在酸性和中性区段，鳞癌和良性疾病增加的是酸性等电点蛋白。与丝氨酸蛋白酶系有高度相似性，近年证明为丝氨酸蛋白酶抑制物家族成员之一。

SCCA 局限存在于某些肿瘤的鳞状上皮，尤其是流行性非角质化大细胞癌的细胞质中。特异性较高，但敏感性较低。显著增高应怀疑鳞状上皮癌（子宫颈、阴道、外阴、肺、食管、上呼吸道、皮肤、头颈部等）。SCCA 阳性的疾病有以下种类。

（1）肿瘤性疾病：鳞状上皮癌（宫颈癌、阴道上皮癌、外阴癌、皮肤癌、肺癌、食管癌、头颈部癌、肛门癌、膀胱移行上皮癌等）；不同病期的敏感性见（表 35 - 3）。

表 35 - 3　不同鳞状上皮癌不同病期 SCCA 的阳性率（%）

病期	0	I	II	III	IV	复发
子官颈癌	17.7	32.9	65.6	86.5	92.2	87.0
肺癌		31.8	43.2	63.1	56.7	75.0
食管癌		0	20.0	43.3	50.0	82.4
头颈部癌		18.4	28.1	40.2	54.5	80.0

（2）非肿瘤性疾病：①皮肤病：银屑病、特应行皮炎、天疱疮、多形性渗出性红斑。②呼吸系疾病：支气管哮喘、支气管炎、肺炎、肺结核、结节病。③肾脏病：肾衰竭和透析患者。

抗原半衰期短，约 72 小时，手术完全切除后 2～3 天急剧降低，1 周内降到切点值水平以下。化疗或放疗有效病例抗原水平降低，恶化或复发再升高。银屑病、天疱疮，血清水平可达 80～90ng/ml，分析结果时应注意。日内变化较大，对可疑病例应多次测定，不能仅根据一次结果进行评价。

四、糖抗原 19 - 9 （carbohydrate antigen19 - 9，CA19 - 9）

1. 测定方法　RIA、MEIA、EIA、PAMIA。

2. 标本准备　静脉血 3ml 不抗凝，或红帽真空管采血，用血浆结果偏低；也可用胸腹水或胰液。CA19 - 9 较稳定，血清可在室温存放 1 天、4℃稳定 1 周，- 20℃冷冻可长期保存。反复融冻可使测定值偏高。

3. 参考范围　RIA 或 EIA 法切点值 37U/ml，青年女性稍高，无年龄差别。Abbott 公司的 IMx 试剂盒切点值为 60U/ml。不同方法差别较大。无日内、季节变化；女性月经周期虽有变化，但在参考范围内，不受肾功能影响。

4. 临床意义　是用人结肠癌培养株 SW1116 制备的单克隆抗体 NS19 - 9 识别的 I 型糖链抗原，高分子糖蛋白。抗原决定基在 LewisA（Le^a）血型的糖链唾液酸化 Le^a 抗原上，为唾液酸化乳糖 - N - 岩藻戊糖 II（sialated lacto - N - fucopentaose II）。成人存在于胰腺管、胆囊胆管、胃、支气管、唾液腺、前列腺、结肠和直肠等的上皮表面。与胰腺、胆囊胆管比较，其他部位抗原分布较为局限和稀疏，Lewis 血型阴性者不含有。消化系肿瘤特别是胰腺癌、胆囊癌、胆管癌有较高的检出率，但早期阳性率较低。是胰腺癌和胆囊胆管癌的标志物，不适用于肿瘤筛查和早期诊断，主要用于治疗监测。

（1）胰腺癌阳性率 80%～90%、胆囊胆管癌阳性率 70%～80%，多数病例高达 1 000U/ml 或 10 000U/ml 以上；胃癌阳性率 30%～40%、肝癌 20%～30%、结肠和直肠癌

20%~30%；消化系以外肿瘤，肺癌 20%~30%、乳腺癌或子宫癌 10% 左右。当抗原量过高时，由于抗原抑制效应使测定结果降低，如遇测定值与临床像分离或测定值陡然下降等情况时，应稀释血清后再测定。

（2）肿瘤早期敏感性很低，不伴胰、胆管梗阻的 I 期胰腺癌阳性率在 5% 以下，Ⅲ、Ⅳ期多有升高。胰腺癌中约 10% 为阴性，可能与 Le^a 抗原阴性、鳞癌或伴有胰岛肿瘤等因素有关。

（3）良性疾病总体阳性率为 5% 左右，包括胰或胆管闭塞、淤胆性胆管炎、胆石症、胰腺炎、胰腺囊肿等，症状改善后抗原水平急剧下降。肝炎、肝硬化、支气管扩张等的部分病例有不同程度的升高。卵巢囊肿假阳性率可达 50%；糖尿病可见有阳性，同时伴有 FPG、HbA$_1$c 高值，提示与糖尿病控制不良等因素有关。

除外 Le^a 阴性者，CA19-9 与 CA50 相关性极高。CA50 对胰、胆囊胆管癌有 80%~90% 的阳性率，而且有认为不受 Le^a 抗原阴性影响。对可疑病例应结合超声波、CT 等影像检查。

五、糖抗原 242（CA242）

是一种新的黏蛋白肿瘤相关标志物，即一类唾液酸化的鞘糖脂类抗原通过单克隆抗体技术而获得的，能识别 CA242 的抗原。血清中 CA242 在非鳞状组织中比鳞癌水平高，且在小细胞肺癌中的分布与疾病状态及疗效相关。对腺癌的检出率 CA242 优于 CEA，两者联合检测会提高肿瘤检测的敏感性。

正常参考值：<12U/ml（IRMA 法）。

临床意义

（1）胰腺癌、胆管癌时血清 CA242 升高，阳性率高达 88%~100%。

（2）肺腺癌的阳性率为 76%，直肠腺癌为 79%，食管癌和乳癌为 62%，而肺小细胞癌为 50%，而肺鳞癌只有 9% 的阳性率。

（3）假阳性率较低，仅 5%。

六、糖抗原 50（carbohydrate antigen 50，CA50）

1. 测定方法　RIA、EIA、FIA。

2. 标本准备　静脉血 3ml 不抗凝，或红帽真空管静脉采血。不用血浆因抗凝剂可能有影响。血清 4℃稳定 11 天，-20℃冷冻可长期保存。

3. 参考范围　切点值 RIA 和 EIA 法 40U/ml；FIA 法 37U/ml。女性比男性高 1.5~2 倍，假阳性率约为 3%。饮食无影响，无日内变化，女性偏高，月经期与妊娠期无差异。

4. 临床意义　Lindholm 等用结肠癌细胞株 Colo-205 抗原制备的单克隆抗体识别的 CA50 糖抗原，与 CA19-9 抗原决定簇所在的 Lewis A（Le^a）血型物质糖链有关。如同 CA19-9，在消化管、胰管、胆管、唾液腺、前列腺、乳腺、支气管等正常组织含有微量。此等组织恶性化时产量增加，局部极性紊乱，由细胞质向细胞膜外周分泌并向周围间质游离，使血清水平升高。对胰腺、胆管癌诊断有较高价值，为胰腺、胆囊胆管系肿瘤的血清标志物；但肝胆良性疾病也有较高的阳性率，分析结果时须注意。与 CA19-9 相关性良好，胰腺、胆囊胆管癌显著升高。

（1）肿瘤阳性率：胰腺癌（75%~84%）、胆管癌（68%~82%）。其他肿瘤阳性率：

肝细胞癌（38%～67%）、结肠癌（22%～29%）、肺癌（13%～38%）、胃癌（11%～33%），泌尿及妇科生殖系癌在10%左右。

（2）良性疾病阳性率：胰腺炎（12%～16%）、肝硬化（28%～50%）、未经透析治疗的肾功能不全（37%～44%）；其他消化系疾病2%～13%。正常人假阳性率2%～3%。

关于与CA19-9联合测定问题，胰腺、胆管癌阳性率大体接近，肝细胞癌CA50阳性率高于CA19-9，而结肠癌、胃癌稍低于CA19-9。有认为Lewis血型阴性者CA19-9阴性的胰腺癌，CA50也多为低值，两者联合使用并无多大优点。

七、癌糖脂抗原（cancer glycolipid antigen；CGA，KMO1）

1. 测定方法　RPHA、EIA。

2. 标本准备　血清或血浆，采血后分离血清或血浆，2～8℃稳定1周，-20℃稳定1年，避免反复融冻。

3. 参考范围　EIA法小于530U/ml，RPHA法1管以下。

4. 临床意义　KMO1为以人结肠癌细胞株COLO201作为免疫原，用杂交法获得单克隆抗体识别的癌相关Ⅰ型糖链抗原。用薄层色谱分析，与唾液酸化LewisA（Le^a）有相同的移动度，与CA19-9同为唾液酸化乳糖-N-岩藻戊糖Ⅱ（sialated lacto-N-fucopentaose Ⅱ）。KMO1，是存在于癌细胞表面的一种糖脂质，血中一种高分子糖蛋白，Lewis血型阴性者不含有。其抗原决定基与CA19-9相似，恶性疾病阳性率高于CA19-9，胰腺癌约为68.5%、胆囊胆管癌70.6%，与CA19-9近似；肝癌62.5%，高于CA19-9，低于AFP，在肝癌早期也有较高的阳性率。数种方法联合测定可提高阳性率。在肝胆胰以外的恶性肿瘤如结肠、胃、肺、卵巢等癌症阳性率较低。用于肝胆胰恶性肿瘤的辅助诊断和治疗监测。肿瘤手术切除，KMO1水平下降或阴性化，复发时再升高。

良性疾病如慢性胰腺炎、肝管炎、急性或慢性肝炎、肝硬化轻度升高；伴有胆管闭塞的肝胆胰疾病，由于抗原向血中逸脱增多，可测得高值。

相关检查：CEA、DU-PAN-2、AFP等肿瘤标志物，腹部超声波、CT等影像学检查。

八、癌抗原125（cancer antigen125，CA125）

1. 测定方法　RIA、EIA、MEIA。

2. 标本准备　静脉血3ml不抗凝，或红帽或黄帽真空管采血。不用血浆，因析出纤维蛋白可致假阳性反应。溶血或血清乳浊可有影响。抗原较稳定，血清室温放置1天、4℃2周、-20℃1年测定结果在允许误差范围之内。

3. 参考范围　健康284人测定范围为1～54U/ml，近似对数常态分布，一般以35U/ml为正常上限。

男性和绝经期后女性小于25U/ml、绝经期前女性小于40U/ml。

月经期升高，通常在正常范围，但也有高达100U/ml者，卵胞期和黄体期降低。

卵巢癌筛查切点值55U/ml（用ROC曲线确定），卵巢良恶性肿瘤鉴别值100U/ml。

卵巢癌与其他脏器癌鉴别值500U/ml。

4. 临床意义　Bast等用卵巢浆液性囊胞腺癌腹水细胞培养系制备的单克隆抗体OC125识别的抗原，与胎儿期存在于体腔上皮细胞的糖蛋白相关。Bast等进一步证明CA125在正常人血清存在，是一种糖蛋白，分子量约 110kD。上皮性卵巢癌患者抗原存在于肿瘤腺腔上皮内，血清有较高的浓度和较高的检出率，作为卵巢癌的标志物与卵巢癌有较高的相关性，用于卵巢癌诊断、治疗评价和疾病经过监测。以 55U/ml 作为切点值，卵巢癌阳性率达 70% ~ 80%，而且多为高值。卵巢癌抗原升高与组织型有关，浆液性囊胞腺癌多升高，常超过 500U/ml，而黏液性囊胞腺癌升高多不明显，其他组织型无一定倾向。此外，肝癌、胆囊胆管癌、胰腺癌、子宫内膜癌阳性率为 30% ~50%，胃癌、结肠癌约为 30%，肺癌为 57%，血清值多在 500U/ml 以下。

浆膜腔炎症（癌性、结核性或细菌性）可呈假阳性反应，鉴别诊断和评价结果时须持慎重态度。良性卵巢肿瘤和子宫内膜症性囊肿，阳性率可达 50%，血清值多在 100U/ml 以下；浆液性囊胞腺瘤几乎都是阴性；子宫肌瘤虽偶见有增高，但增高幅度多较低，故可用于子宫内膜症的鉴别诊断。

九、癌抗原 15-3（cancer antigen15-3，CA15-3）

1. 测定方法　ELISA、MEIA、ECLIA（电化学发光法）。
2. 标本准备　通常用血清，肝素血浆或 EDTA 血浆也可用，结果与血清无差异。分离血清或血浆 2~8℃稳定 5 天，-20℃保存 3 个月，避免室温放置。
3. 参考范围　25~28U/ml 或 30~35U/ml；切点值 28U/ml，持续增高为异常。年龄、妊娠、性周期无变化。男性因乳腺癌少见，缺乏资料。
4. 临床意义　Hilkens 等用人乳脂肪膜（human milk-fat merebane）作为免疫原制备的单克隆抗体 115D8 及 Kufe 等制备的单克隆抗体 DF3 测定的与乳腺癌相关抗原；是一种糖蛋白，分子量为 300~450kD，对乳腺癌有较高的特异性。作为乳腺癌标志物用于治疗评价、预后判断、手术后随访和复发监测，不适用于早期诊断和肿瘤筛查。

乳腺癌早期阳性率极低，0~Ⅰ期为 0%，Ⅱ期小于 1%，Ⅲ期为 12%；多脏器转移阳性率达 78%，癌性胸膜炎胸腔水阳性率为 74%。如乳腺癌血清抗原水平明显升高，测定值在 1 000U/ml 以上者预后险恶。治疗有效病例全部降低，上升则提示病情恶化。复发病例的阳性率与转移部位有关，局部或淋巴结软组织转移的阳性率约为 27%，骨转移的阳性率约为 30%，肝、胸膜和内脏转移的阳性率约为 75%；全经过的阳性率可达 86%；良性疾病约为 5%。

与 CEA 联合测定可提高阳性率。

十、乳腺糖链抗原 225（breast carbohydrate antigen 225，BCA225）

1. 测定方法　固相 ELISA。
2. 标本准备　血清，同 CA15-3。
3. 参考范围　切点值 160U/ml。性别、年龄、绝经期前后无统计学差异。
4. 临床意义　以乳腺癌细胞株 $T_4$7D 的培养上清液病毒样粒子作为免疫原获得的两种单克隆抗体 CU18 和 CU46 所识别的糖链抗原。与 CA15-3 类似，推测为黏蛋白型糖蛋白，分子量 225~250kD。主要用于乳腺癌的诊断，与 CA15-3 有较高的相关性，r=0.602。乳腺癌Ⅰ~Ⅱ期阳性率约为 15%，Ⅲ~Ⅳ期约为 25%；术后复发病例约为 47%，术后无复发例约为 14%。良性疾病假阳性率约为 4%。在 ASCO（American Society of Clinical oncology）指南未推荐本试验，近年应用有减少。

乳腺癌不同标志物的敏感性、特异性和诊断正确性见（表 35 - 4）。手术再发病例，仅测一种标志物阳性率为 47% ~58%，两种联合测定阳性率为 63% ~71%，三种联合阳性率可达 74%。

表 35 - 4　乳腺癌标志物的敏感性和特异性

手术前后	手术前诊断			手术后复发		
标志物	BCA225	CA15 - 3	CEA	BCA225	CA15 - 3	CEA
敏感性（%）	20	14	12	47	55	58
敏感性（%）	97	100	100	87	98	98
正确性（%）	42	39	37	66	76	78

十一、肿瘤相关糖蛋白 72

1. 测定方法　RMA、EIA、ECLIA。

2. 标本准备　通常用血清，也可用血浆，但肝素治疗血或肝素抗凝血浆长期保存测定值降低。避免溶血，溶血标本不能使用。

3. 参考范围　通用 4.0U/ml。以切点值为 4.0U/ml 时假阳性率 3.2% ~4.9%。ECLIA 法切点值设定为 10.0U/ml 解释结果时注意。无年龄、性别差异，月经、吸烟无影响；妊娠从中期到后期稍高，多在分娩前起或产后 7 周内趋于正常化。有报告，妊娠母体血清上限为 7 ~10U/ml。

4. 临床意义　细胞肿瘤化，细胞膜表面糖蛋白及糖脂质发生质和量变化，利用特异抗体识别异常成分作为肿瘤标志称为糖蛋白相关标志物。根据抗体识别的部位不同分为核心蛋白相关标志物、母核糖链相关标志物和基干糖链相关标志物，CA72 - 4 属于母核糖链相关标志物。

1981 年 Colcher 等用乳腺癌肝转移细胞膜成分免疫小鼠获得单克隆抗体 B72 - 3，其识别的黏蛋白型糖蛋白称为肿瘤相关糖蛋白 72（tumor - associated glycoprotein 72，TAG - 72）。centocor 公司用精制 TAG - 72 免疫鼠制成第二代抗体 CC49。CA72 - 4 是被这两种抗体识别的抗原，TGA - 72 是母核糖链上的抗原决定基。此等抗原不见于正常组织，假阳性率较低，在胃癌、结肠癌或直肠癌、卵巢癌、胰腺癌、乳腺癌等腺癌有较高的检出率和较高的特异性。但早期检出率低，不适用于筛查，主要用于治疗评价和复发监测。不同肿瘤的阳性率：

（1）消化系肿瘤：胃癌、直肠癌、结肠癌 28% ~59%，与 CEA 近似；胃硬癌为 30%，高于 CEA；胰腺癌、胆囊胆管癌为 24% ~62%，可达 100U/ml 以上；肝癌为 3% ~33%、食管癌为 0。消化系良性疾病假阳性率小于 1%。

（2）妇科肿瘤：卵巢癌为 24% ~60%、乳腺癌为 7% ~39%、子宫癌约为 25%。乳腺癌 Ⅰ ~ Ⅲ 期在切点值以下，Ⅳ 期和复发病例为 30% ~40%；卵巢癌有组织类型差异，黏液性囊泡腺癌阳性率较高。

（3）其他假阳性的情况：胃、肠、良性卵巢疾病假阳性率为 5% ~10%。子宫内膜症假阳性率 20% ~30%，低于 CA125。此外，腹膜炎和胸膜炎少见增高，胰腺炎 10% ~15%，胆石症 5% ~10%，肺炎等良性疾病也可见升高。

相关检查：与Ⅱ型糖链抗原或复合糖链 CEA 联合测定有意义，卵巢癌与 CA125 联合测定。

十二、胰腺癌相关抗原

1. 测定方法　RIA、EIA。

2. 标本准备　静脉血 3~5ml 不抗凝，或红帽真空管采血。血清 4℃稳定 1 周，−20℃冷冻可长期保存。

3. 参考范围　正常小于 100U/ml，良性疾病常在 100U/ml 以上；肿瘤筛查切点值 150U/ml，肿瘤诊断切点值 400U/ml。

4. 临床意义　胰腺癌标志物，肝胆胰癌血浓度最高。DU 为 Dukes 大学制备检测胰腺癌的单克隆抗体。1982 年 Dukes 大学 Metzgar 等用人胰腺癌细胞株 HPAF−1 作为免疫原获得 DU−PAN−1~5，5 种单克隆抗体，属于 IgM 型抗体。其中 DU−PAN−2 识别的抗原在胰腺癌患者体液中有较高的检出率，是一种糖链，与 CA19−9（sialyl Lewis A，Le^a）的前体 sialyl Lewis C（Le^c）的结构一致。其 N−乙酰葡萄糖胺（GlcNAc）的 1，4 位与岩藻糖结合，即为 CA19−9。1988 年，San Francisco VA 医疗中心 Ho 等用人胰腺癌细胞株 SW−1990 为免疫原制备单克隆抗体识别的糖链抗原命名为 Span−1；其抗原表位与 Le^a 近似。Span−1 抗体与 CA19−9 抗体对 Le^a 有同等反应性；对 Le^c 也有反应，但较弱。岩藻糖酰转移酶（fucosyltransferase）缺乏症的 Lewis 血型阴性者发生肿瘤，不产生 CA19−9；而 DU−PAN−2 不受 Lewis 遗传式影响，抗原较稳定，正常仅含微量，分布在消化管、胰管、胆管、气管支气管的上皮细胞。脐带血有较高含量，是胎儿性抗原的一种，出生 6 个月后降到切点值以下。显著增高（大于 5 000U/ml）多见于恶性肿瘤，偶见于胆石症。肿瘤早期（Ⅰ期或直径小于 2cm）罕见有阳性者，故不适用于早期诊断和筛查。Span−1 除在胰腺管、胆管、肾小管、支气管的上皮细胞发现外，还在胰腺腺泡细胞发现；而在食管、十二指肠、肺泡上皮、肝细胞、肾上腺皮质等均未发现 DU−PAN−2 和 Span−1 的存在；在唾液中有 Span−1 发现。

DU−PAN−2 以 150U/ml 为切点值，胆管癌、胰腺癌、肝细胞癌的阳性率为 60%~70%；但良性肝胆疾病的假阳性率很高，急性或慢性肝炎为 40%~50%，肝硬化高达 68%。以 400U/ml 为切点值，特异性有提高，但敏感性降低，胆管癌、胰腺癌、肝细胞癌的阳性率为 43%~55%。肝细胞癌阳性率高，但受肝硬化影响，肝硬化假阳性率为 36%；消化管癌阳性率较低，在 20% 以下。以 150U/ml 为切点胰腺炎和肾功能不全阳性率分别为 14% 和 33%；以 400U/ml 为切点分别为 25% 和 8%。另据 Borowitz 等报告胰腺癌和胆管癌 100% 阳性，胃癌 86%、结肠癌 38%、卵巢癌 60%、肺癌 36%、乳腺癌 21%、肾癌 0%。

Span−1 阳性的肿瘤（阳性率），胰腺癌（81%）、胆管癌（70%）、肝细胞癌（56%）、消化管癌（13%~31%）；乳腺、肺、恶性淋巴瘤（12%~28%）。良性疾病假阳性率为肝硬化（46%）、肝炎（31%）、胰腺炎（12%）、胆石症（5%）。

十三、胰腺癌胎儿抗原、胰腺癌相关抗原

1. 测定方法　ELISA。

2. 标本准备　血清。

3. 参考范围　POA 14U/ml，PCAA 28μg/ml。PCAA 1μg≈POA 0.5u。正常可有微量意义不明。

4. 临床意义　1974 年 Banwo 人在等胎儿胰腺和胰腺癌患者血清发现的一种蛋白质。分子量 800～900kD，属糖蛋白称 POA，与岛野等从胰腺癌腹水和正常结肠黏膜分离的 PCAA 在免疫学上是同一物质。在胰、肝、胆癌有较高的阳性率。正常胰腺不存在，在消化管杯状细胞初始分泌的黏液中可检出，生理功能不明。不是胰腺癌的特异性标志，升高对胰、肝、胆癌有辅助诊断价值，不能用于早期诊断。对疾病发展和治疗监测有意义。

（1）恶性肿瘤：胰腺癌 67%、肝癌 60%、胆囊胆管癌 45%、胃或结肠癌 30%；早期胰腺癌几乎不升高。

（2）良性疾病：肝硬化 50%、肝炎或胆石症 30%～40%、急或慢性胰腺炎 25%，多在 30U 以下。

相关检查：器官特异性低，与 CEA、CA19-9、α-FP 无交叉反应，联合测定可提高对胰腺癌、肝癌诊断的敏感性。

（李廷富）

第三节　肿瘤相关蛋白检验

一、甲胎蛋白（alpha fetal protein；αFP，AFP）

1. 测定方法　RIA、ELISA、CLEIA、ECLIA（电化学发光测定法）。

2. 标本准备　静脉血 3ml 不抗凝或红帽或黄帽真空管采血；羊水、或胸腹水 3～5ml。短期存放置于 4℃，长期保存 -20℃ 冷冻。

3. 参考范围　正常成人 2～15ng/ml（2～15μg/L）或不超过 20ng/ml（20μg/L），乳儿期增高由于胎儿期残留。

妊娠血清 20 周 58ng/ml，24 周 125ng/ml，28 周 220ng/ml，32 周 420ng/ml，36 周 285ng/ml，40 周 245ng/ml。来自胎儿。以 33～34 周为最高（300～500ng/ml）以后降低。

孕妇血清正常范围通常采用 0.5～2.5 倍中位数（MOM）确定。糖尿病、体重、种族和糖耐量减低对测定结果有影响，计算 MOM 时应考虑这些因素。孕妇在 36 周后可达 550ng/ml，增加 50% 以上应怀疑异常妊娠。

4. 临床意义　AFP 是正常胎儿血浆的一种主要蛋白质，单链多肽含 590 个氨基酸残基，分子量约 70kD 的糖蛋白，与母体-胎儿物质交换有关。胚胎早期由卵黄囊、胃肠管产生，以后由胎肝合成，胎龄 6 周在胎血中出现，14 周（12～20 周）达高峰并在羊水中出现。出生 1 周后减少，2 周后降到正常水平。在非妊娠成年人血清中水平很低，增高见于肝细胞癌、肝细胞再生等肝脏疾病、各种胚细胞源性肿瘤；也见于某些神经管先天性缺陷如脊柱裂等的孕妇血清或羊水。用于肝细胞癌（HCC）筛查、诊断、疗效评价和再发判断，胚源性肿瘤的诊断和治疗监测，肝细胞再生的评价，也用于异常妊娠的筛查。

（1）用于肝细胞癌的筛查和诊断：癌变的肝细胞具有合成 AFP 的能力，肝细胞癌诊断的敏感性为 70%～80%，特异性为 80%～90%；敏感方法的阳性率可达 90%，但特异性降低。小于 200ng/ml 肝细胞癌阳性率为 56%，假阳性率为 55%，特异性只有 45%，良、恶性疾病有较多的交叉。增高也见于肝硬化等良性肝病，升高水平虽多偏低，但也有超过1 000ng/ml 或以上者。假阳性率大于400ng/ml 为 16%、大于 1 000ng/ml 为 9%、大于10 000ng/ml为 0.3%、大于 100 000ng/ml 未见假阳性；可见 AFP 超过 400ng/ml 诊断肝细胞癌的意义增大，越高诊断意义越大。水平偏低者观察动态变化进行性增高更有意义。根治后下降至正常水平，复发再升高。增高水平与肿瘤体积相关，有预后意义。

（2）肝细胞再生评价：升高见于非肿瘤性肝脏疾病和肝实质损伤如重型肝炎、大块性肝坏死、病毒性肝炎及其他急性肝炎、慢性活动性肝炎、酒精性肝硬化，肝脏创伤、肝毒性物质的肝中毒性损害等的恢复期。在非肿瘤性肝脏疾病的升高提示肝细胞再生，可作为肝细胞再生的指标，也用于新生儿肝炎与新生儿先天性胆管闭锁的鉴别诊断。

（3）性腺和性腺外胚源性肿瘤：典型的包括内胚层窦（卵黄囊）肿瘤、胚胎肿瘤、畸胎癌和绒毛膜癌。来源于卵黄囊的肿瘤如睾丸癌和卵巢癌，可显著升高。性腺外肿瘤增高见于某些后腹膜外或纵隔部位的肿瘤。有资料提示单纯精原细胞瘤、无性细胞瘤和畸胎瘤，不产生 AFP，增高可能由于合并胚胎肿瘤或肝转移。

（4）用于异常妊娠情况的筛查：增高见于无脑畸形、脊柱裂、脊髓脊膜膨突及其他情况如开放性神经管缺陷、胎儿死亡、消化管闭锁、多胎妊娠、羊水减少、胎盘早期剥离和子痫前期等。但闭锁性神经管缺陷孕妇血清 AFP 水平可在正常范围；增高可能由于双胎妊娠或消化管闭锁、死胎或其他情况如胎龄弄错或用 RIA 测定时近期体内曾接受过放射性同位素的影响等。

（5）其他原因升高：有时见于运动失调性毛细血管扩张症、高酪氨酸血症、先天性肾病综合征等；但一般不超过 300ng/ml，很少超过 500ng/ml。观察动态变化对鉴别诊断有意义。

对开放神经管缺陷如脊柱裂的筛查，在妊娠 15～22 周，最佳在 16～18 周取孕妇血测定。注明孕期、体重、种族和糖尿病状况。如发现测定结果增高，应在 1 周后或再晚一些时间取血复查；并应检测羊水 AFP 和超声波检查胎儿脊柱，以除外多胎妊娠、先天性肾病综合征等情况。

肝细胞癌与肝转移癌鉴别：联合 CEA、CA19 - 9 测定。

妊娠妇女血清 AFP 减低如小于 20ng/ml 或更少，见于 21 - 三体（Down 综合征）的胎儿；但不推荐用于筛查，因为减低还可能见于其他染色体异常性疾病。

二、γ精浆蛋白（γ - seminoprotein，γSm）

1. 测定方法　EIA、RIA。

2. 标本准备　前列腺组织含量丰富，对前列腺的任何刺激都可释放于血，应在前列腺触诊、活检或内镜检查之前取血，一旦进行上述检查应在过后 24 小时取血。尽快分离血清。－20℃冷冻可较长时间稳定。

3. 参考范围　切点值4ng/ml，不随年龄变化，女性不能测出。

4. 临床意义　γ精浆蛋白（γSm）由前列腺上皮和尿道周围腺上皮细胞产生，与前列腺分泌物作为精囊成分分泌，一部分移行入血；其血浓度与前列腺体积相关，在前列腺上皮新生、增殖、变性等疾病增高。为非匀质性糖蛋白，分子量 28～29kD，等电点 pH5.8～7.1，仅存在于正常前列腺、前列腺癌或增生的前列腺上皮细胞和前列腺分泌液中。与 PSA 由于分子量的差异，认为是不同物质；现从氨基酸序列和蛋白酶性质看是同一物质。作为精浆特异性抗原，前列腺癌标志物，用于前列腺癌筛查、早期诊断和疗效评价。

（1）血清 γSm 水平对前列腺癌有较早期诊断价值：未治疗的前列腺癌明显升高，而良性前列腺肥大（BPH）、其他良性泌尿系疾病及非前列腺肿瘤多正常或有轻度增高，增高的程度不如早期前列腺癌显著，有鉴别诊断意义。

（2）对前列腺癌诊断的敏感性与前列腺酸性磷酸酶（PAP）比较，γSm 在 A 期为 60% 左右，与 PAP 相似；B 期和 C 期约为 80%，D 期约为 93%，均显著高于 PAP。

（3）γSm 增高水平与癌的进展度相关，伴随癌的进展而增高，小于 4ng/ml，70% ~ 80% 为局限于被膜内癌，10ng/ml 以上 50% 浸润到被膜外；小于 10mg/ml 骨转移罕见。

（4）有效治疗 3 个月后全部降到正常范围，复发再度升高的阳性率约 85%，复发前期升高约占 67%，一般早于临床诊断；有效治疗早期减低者预后良好，能敏感反映治疗效果和临床经过。

对 50 岁后排尿障碍，触诊可疑病例应检查 PSA、γSm 和 PAP，联合测定可提高对前列腺癌的检出率和诊断的准确性。

三、肿瘤特异性生长因子（tumor specific growth factor，TSGF）

1. 测定方法　分光光度法。
2. 标本准备　静脉血 3 ~ 5ml 不抗凝或红帽真空管取血，明显溶血、乳糜或黄疸可使测定值增高。
3. 参考范围　切点值 64U/ml。
4. 临床意义　TSGF 是一种促肿瘤血管增殖因子，由加拿大开发的广谱肿瘤标志物，无组织特异性，恶性肿瘤诊断敏感性为 77% ~ 87%，特异性为 91% ~ 96%，准确性为 84% ~ 88%。操作简便快速，适用于人群普查。

（1）恶性肿瘤阳性率：肺癌 76% ~ 93%；胃、食管、直或结肠、肝、胆、胰等消化系癌 75% ~ 92%；卵巢、子宫颈、乳腺等妇科恶性肿瘤 68% ~ 87%；淋巴瘤 79% ~ 89%，甲状腺、肾、鼻咽癌，脑瘤、骨髓瘤等 70% ~ 86%。绒癌较低，有报告 5 例均为阴性。

（2）良性疾病阳性率：良性肿瘤约 11%、急性炎症性疾病 88%、自身免疫性疾病约 32%、健康人群小于 4%。急性炎症有较高的假阳性率，但炎症消退多降到切点值水平以下。观察动态变化对鉴别诊断有意义。

四、降钙素基因相关肽（calcitonin gene – related peptide，CGRP）

1. 测定方法　RIA（直接测定或抽提后测定的间接法）。
2. 标本准备　CGRP 不稳定，静脉血用 EDTA 抗凝加抑肽酶（aprotinin）500 000IU/ml，–30℃可稳定 1 个月。
3. 参考范围
（1）直接法：94.7pg/ml ± 4.5pg/ml（Girgis，1985）。
（2）间接法：6.7pg/ml ± 3.0pg/ml（高见，1988）。
4. 临床意义　CGRP 由 37 个氨基酸残基构成，广泛分布于鼠类中枢神经和末梢神经、胰岛、肾上腺皮质、垂体等内分泌细胞。人类升高见于甲状腺髓样癌、胰岛 β 细胞瘤、嗜铬细胞瘤、肺小细胞癌、类癌等肿瘤细胞。在运动神经中枢终板与乙酰胆碱（ACh）、P 物质、GABA 共存于同一细胞内。在心脏具有非肾上腺能非胆碱能神经递质作用。主要用于甲状腺髓样癌的诊断，甲状腺髓样癌可达正常的 100～2 000 倍，有效治疗后下降，术后再度升高提示复发或转移。胰岛细胞瘤、类癌虽有升高，但阳性率不高。甲状腺髓样癌与 cGRP、CT 相关，但部分病例有分离现象，机理不详。

五、前胃泌素释放肽（progastrin releasing peptide，PGRP）

1. 测定方法　RIA、ELISA。

2. 标本准备　血清，进餐无影响，溶血无影响，－20℃稳定 1 年。

3. 参考范围　切点值 31pg/ml，假阳性率小于 3%；切点值 46pg/ml，假阳性率小于 1%。未满 4 岁小儿小于 100ng/ml。

4. 临床意义　1978 年，McPonald 等从胃体部提取出具有促进胃泌素释放，含 27 个氨基酸残基的活性肽，命名为胃泌素释放肽（GRP）或总称为蛙皮素样肽（bombesin – like peptide）。免疫化学研究证明 GRP 局限分布于胃壁的神经细胞和神经纤维；又有证明存在于人胚胎肺神经内分泌细胞，即肺小细胞癌的组织发生源。存在于肺小细胞癌细胞内有生物活性的 GRP（1～37 片段）和无生物活性的 C 末端片段 PGRP（31～125 片段，31～118 片段，31～115 片段）以等分子数向细胞外释放于血，活性部分在血中迅速分解代谢，无活性部分在血中稳定，肺小细胞癌血浓度升高可达 76 倍之多。

为肺小细胞癌特异性标志物，敏感性 65%，特异性 96%。不同病期阳性率：Ⅰ 期 36%，Ⅱ 期 50%，ⅢA 期 58%，ⅢB 期 67%，Ⅳ 期 74%。有效治疗完全缓解的病例全部降到切点值以下，部分缓解的病例半数有降低，半数降到切点值以下；恶化病例几乎全部有升高趋势。与 NSE 比较，PGRP 具有：①癌患者与健康人血浓度差别较显著。②疾病较早期阳性率较高。③对肺小细胞癌特异性高等特点。

肺小细胞癌 NSE 血浓度平均为 22.5ng/ml，是健康均值 3.1ng/ml 的 7.3 倍，是切点值 6.4ng/ml 的 3.5 倍；而 PGRP 血浓度平均为 1 548pg/ml，是健康均值 15.3pg/ml 的 101 倍，是切点值 46pg/ml 的 34 倍，差别非常显著，阳性病例诊断的可信性极高。

肺非小细胞癌阳性率约为 3.7%、肺鳞状上皮癌约为 1.6%、肺腺癌约为 2%；肺癌以外的恶性肿瘤约为 2%。良性肺疾病阳性率约为 0.8%，健康者为 0.4%。肾功能不全的患者因清除减少，血浓度可见升高。

肺小细胞癌约占肺癌的 20%，其中 90% 与吸烟有关。对吸烟者应定期监测 PGRP，并配合 X 线检查可望早期发现病变。

六、细胞角质素 21 – 1（cytokeratin – 19 – fragment，CYFRA21 – 1）

1. 测定方法　ELISA、ECLIA。

2. 标本准备　用血清，静脉血 3ml 不抗凝，或红帽真空管采血，分离血清冷冻保存。

3. 参考范围　切点值 3.5ng/ml。

4. 临床意义　由于肿瘤细胞内蛋白酶活性亢进，细胞角质素丝（cytokeratin filament）的分解产物肿瘤细胞角质素 19 片段。因为不是由于细胞破坏产生，所以不受细胞伤害的影响，在手术、化疗、放疗等治疗中和治疗后均可应用。作为肺癌诊断标志物用于肺癌诊断和治疗监测。肺癌细胞含量丰富，尤其是非小细胞肺癌。肺癌总敏感度约为 57%，非小细胞癌约为 61%，小细胞癌约为 34%，鳞癌敏感度最高达 73% 并伴随病期进展而血浓度增高；与 CEA、SCCA、NSE 任何一项联合测定，约可提高诊断的敏感度 10%。肺良性疾病假阳性率约 8%。不同标志物对肺癌的敏感度见（表 35 - 5）。

表 35 - 5 四种肺癌标志物对不同组织型肺癌的敏感度（%）

项目	CYFRA	CEA	SCC	NSE
肺癌总体	47 ~ 57. 5	27 ~ 52. 4	15 ~ 34. 3	16 ~ 16. 9
非小细胞癌	49 ~ 61. 4	29 ~ 53. 7	17 ~ 37. 1	6 ~ 9. 8
鳞状上皮癌	60 ~ 73. 0	18 ~ 46. 8	31 ~ 61. 0	3 ~ 8. 5
腺癌	42 ~ 54. 0	40 ~ 60. 2	11 ~ 18. 0	2 ~ 11. 8
大细胞癌	44 ~ 48. 6	31 ~ 51. 4	11 ~ 28. 6	5. 7 ~ 18
小细胞癌	33. 3 ~ 34	18 ~ 44. 4	7 ~ 16. 7	54 ~ 61. 1

七、甲状腺球蛋白（thyroglobulin，Tg）

RIA 或 EIA 法正常成人参考值为 1 ~ 20ng/ml（μg/L），平均为 5. 1 ~ 9. 5ng/ml（μg/L）。临床用于：

（1）甲状腺分化癌手术评价：作为手术后再发或转移的标志物。胸水 Tg 测定可作为甲状腺癌胸膜转移的标志。升高见于甲状腺分化癌、甲状腺分化癌术后再发或转移。伴有甲状腺功能亢进症的甲状腺肿大（亚急性甲状腺炎、无痛性甲状腺炎，如慢性淋巴细胞性甲状腺炎等）、甲状腺激素使用。甲状腺分化癌早期、非分化癌、髓样癌不增高。主要用于甲状腺分化癌手术后评价和复发随访。不能用于早期诊断和筛查。

（2）甲状腺分化癌术后随访：甲状腺滤泡腺癌或有浸润的乳头状腺癌实行根治术，甲状腺全摘除加体内放射性碘治疗，使甲状腺床残留的甲状腺组织破坏并给予甲状腺激素替代治疗。应每 6 个月测定 TSH 和 Tg，前者用于判定替代治疗剂量，后者用于观察再发或转移。手术后缺乏甲状腺组织，当未使用甲状腺激素替代治疗时，如 Tg 大于 5ng/ml 提示有复发的可能性；使用激素替代治疗 Tg 小于 10ng/ml 很少有复发。Tg 大于 10 或 15ng/ml 应怀疑有复发或转移，须进行全身 CT 扫描和骨放射性碘闪烁扫描，有助于发现转移灶。

八、血清特种蛋白

1. β_2 微球蛋白（β_2m） 血清及尿水平均升高提示由肿瘤细胞产生增多，见于肝、肺、消化管肿瘤，骨髓瘤、恶性淋巴瘤、淋巴细胞白血病。参见临床化学特种蛋白 β_2MG 节。

2. α_2 巨球蛋白（α_2MG） 血清水平升高见于癌、恶性淋巴瘤。

3. α 酸性糖蛋白（AAG） 血清水平升高见于肝癌、Hodgkin 淋巴瘤等。

4. 铁蛋白（Ft） 血清水平升高见于淋巴瘤、白血病，如联合测定 CEA 阳性应怀疑乳腺癌、肺癌、结肠癌。铁蛋白（Ft）是由 Laufberge 于 1937 年首先分离出来的，相对于分子质量为 450×10^3 的含铁蛋白质。某些肿瘤细胞可合成并释放铁蛋白。血清铁蛋白的含量能反映肝脏储铁和体内储铁总量。

血清参考值

男性 20 ~ 280μg/L（RIA 法）；

女性 15 ~ 145μg/L（RIA 法）。

临床意义

（1）肝癌、肺癌、胆管癌、结肠癌、胰头癌、淋巴瘤、白血病、泌尿系统瘤、脑肿瘤等血清铁蛋白升高。

（2）输血及铁剂治疗使血清铁蛋白升高。

（3）再生障碍性贫血、溶血性贫血、地中海贫血血清铁蛋白升高。

5. 结合珠蛋白（HPG）　血清水平升高见于 Hodgkin 淋巴瘤及非 Hodgkin 淋巴瘤、肾癌、转移性乳腺癌、卵巢癌可见升高。与 AAG 联合测定，Hodgkin 淋巴瘤 HPG 与 AAG 均升高，而非 Hodgkin 淋巴瘤 HPG 升高，AAG 不升高。参见临床化学特种蛋白 HPG 节。

6. 铜蓝蛋白（CER）　血清水平升高见于恶性肿瘤、白血病、淋巴瘤。参见临床化学特种蛋白 CER 节。

7. C 反应蛋白（CRP）　在恶性肿瘤时非特异性升高。

8. Ⅲ型前胶原 N 末端肽（PⅢP）　胃、结肠、胰、肺、乳腺、子宫、卵巢恶性肿瘤可见升高。

（李廷富）

第四节　肿瘤相关酶检验

一、神经元特异性烯醇酶（neuron specific enolase，NSE）

1. 测定方法　RIA、EIA。

2. 标本准备　用血清，静脉血 3ml，或红帽真空管采血，尽快分离血清，避免溶血。分离血清前放置超过 3 小时或溶血可使测定值增高，−20℃冷冻稳定数月，反复融冻可使测定值降低。

3. 参考范围　RIA 法：6 ~ 10ng/ml；EIA 法：2 ~ 9ng/ml。

4. 临床意义　烯醇酶是糖酵解酶系催化烯醇化反应，MW50kD，主要在肝脏代谢，半衰期两小时四十分。有 α、β、γ 三个亚单位，构成 αα、ββ、γγ、αβ 和 αγ 五种同工酶，分布于全身组织。而由 γ 亚单位构成的 αγ 同工酶和 γγ 同工酶仅存在于神经元、轴突和神经内分泌细胞内，故称为 NSE。末梢神经也含有，但以中枢神经含量为最丰富。当来源于神经和神经内分泌的肿瘤细胞解体时酶释放入血，作为肺小细胞癌、神经内分泌肿瘤、神经母细胞瘤的标志物，用于诊断和治疗监测。

（1）肺小细胞癌敏感性为 60% ~ 80%，燕麦细胞癌可达 90%；其他组织型肺癌敏感性较低为 10% ~ 20%。血清水平与肿瘤恶性度相关，有效治疗可降到正常范围，疾病复发再度升高。肺小细胞癌具有神经内分泌肿瘤性质，可产生异位 ACTH、CRF 样活性物质，并发异位 Cushing 综合征。

（2）神经母细胞瘤、网膜母细胞瘤阳性率 80% ~ 90%，升高水平与肿瘤增殖速度相关，与病灶扩散平行，超过 100ng/ml 者预后多不良；神经节细胞瘤升高不明显，神经胶质瘤多在正常水平。中枢神经系统炎症或血管障碍也可见升高。

（3）来自神经内分泌的肿瘤如甲状腺髓样癌、嗜铬细胞瘤、胰岛细胞瘤、胰高糖素瘤、胃泌素瘤、精原细胞瘤也见有升高，阳性率为 10% ~50%，测定值多在 30ng/ml 以下。

（4）食管、胃、胰、结肠等消化系癌阳性率为 10% ~20%，乳腺、卵巢癌阳性率为 20% ~40% 高于消化系肿瘤。

（5）尿毒症肾透析患者也见升高，因透析使一部分红细胞破坏，红细胞内酶释放入血。神经内分泌肿瘤多产生内分泌激素，必要时与相关激素同时测定。小细胞肺癌升高明显，同时测定 CEA、SCCA 等以与肺腺癌、鳞状上皮癌鉴别。

二、α－L－岩藻糖苷酶（α－L－fucosidase，AFU）

1. 测定方法　分光光度法。

2. 标本准备　静脉血 3 ~5ml 不抗凝，或红帽或黄帽真空管采血，0 ~4℃稳定 48 小时，－20℃稳定 1 个月。

3. 参考范围　340 ~440nmol/ml/h，切点值 450nmol/ml/h。

4. 临床意义　肝细胞癌标志物，敏感性 75% ~80%，特异性 85%，假阳性率为 11%。与 AFP、CEA 联合测定可提高敏感性和特异性。

三、5′－核苷酸磷酸二酯酶同工酶 V

1. 测定方法　7% 聚丙烯酰胺电泳法，染色，光密度计扫描，从移动度小的阴极侧命名为Ⅲ、Ⅳ、Ⅴ；计测峰值高度，以 mm 为单位。

2. 标本准备　用血清，早晨空腹采血或红帽真空管采血，分离血清－20℃冷冻稳定 6 个月。

3. 参考范围　正常上限 3.0mm，吸烟（20 支／日）3.8mm（切点值）。肝功能障碍时增高，对黄疸和转氨酶升高者不适用。

4. 临床意义　5′－NPD 为一种 5′－核苷酸磷酸二酯的分解酶，具有从 DNA 或 RNA 中水解与 3′→5′磷酸二酯结合的核苷酸多聚体，游离 5′－核苷酸的作用。5′－NPD－V 是在电泳载体上移动度大的 5′－NPD 同工酶 V，可作为原发性和转移性肝癌标志物。其血浓度与肝细胞增生、增殖相关，是一种增殖相关酶（growth related enzyme），除原发性肝癌增高外，肝转移癌也增高，与原发灶和组织型无关，主要是由于转移灶癌细胞浸润的结果。

（1）原发性肝癌阳性率 75%，同时测定的 AFP 阳性率为 54%，敏感性优于 AFP。良性疾病假阳性率，HBsAg 阳性肝炎 83%、肝硬化 59%、胆管闭塞症 100%，特异性低。

（2）转移性肝癌，胃癌非肝转移平均为（1.5 ±2.0）mm，肝转移为（8.6 ±9.0）mm；结肠癌非肝转移为（2.2 ±3.3）mm，肝转移为（5.8 ±5.5）mm。胃癌肝转移的敏感性 66.2%，特异性 89.2%；结肠癌肝转移的敏感性 60%，特异性 91.6%。对治疗监测也有用。

（袁聪玲）

第五节　肿瘤标志物的临床应用

肿瘤标志物的变化是反映肿瘤细胞生物学行为改变的生物信号。多种肿瘤标志物的联合检测甚至能早于常规检查（X 线、CT、磁共振、B 超、细胞病理）诊断和发现肿瘤，为临床治疗赢得宝贵时间。肿瘤标志物不仅可用于健康人群或肿瘤高危人群的筛查，还可在临床中作为早期诊断、鉴别诊断、治疗检测、疗效评价、复发转移、预后判断、寻找治疗靶位的可靠依据。有时甚至能在无症状情况下早期发现肿瘤。下面对常见的恶性肿瘤标志物及其临床应用给予详细介绍。

一、肺癌肿瘤标志物

在我国城市居民中，男性肺癌发生率和死亡率居首位。肺癌主要分为两个细胞类型：小细胞肺癌（SCLC）和非小细胞肺癌（NSCLC）。SCLC 侵袭性强，预后差，约占肺癌总数的20%，化疗、放疗效果好，联合化疗的总缓解率可达80%，NSCLC 包括鳞癌、腺癌和大细胞癌，约占肺癌总数的75%，根治性切除是 NSCLC 患者获得治愈的唯一机会。肺癌的肿瘤标志物是一种很有价值的工具，这些标志物应用于临床将对肺癌的诊断和治疗带来巨大帮助。关于 NSCLC 和 SCLC 的多种血清标志物在临床诊断和治疗中的应用简要地概括在（表35－6）中。

表 35－6　肺癌血清标志物

标志物	正常值	灵敏度	特异度	预后价值 SCLC	预后价值 NSCLC	诊断价值 SCLC	诊断价值 NSCLC	疾病监测 SCLC	疾病监测 NSCLC
NSE	10～25ng/ml	55%～90%	85%～97%	＋＋	＋	＋＋	－	＋＋	／
CYFRA21－1	2.1～3.6ng/ml	19%～68%	89%～96%	＋＋	＋＋	＋	＋＋	＋	＋＋
CEA	0～5ng/ml	18%～55%	54%	＋	＋	－	＋	－	＋
LDH	120～240U/L			＋	－	＋	－	＋	－
proGRP	＞100pg/ml			＋	＋	＋	＋	／	／
TPA	＞100U/L			＋	＋	＋	＋	＋	＋
SCC－Ag	1.5ng/ml			－	＋	－	＋	－	＋

（一）神经元特异性烯醇酶（NSE）

NSE 是一种应用于 SCLC 诊断和病情监测的有用指标。对 SCLC 和 NSCLC 的研究提示：血清 NSE 的高表达是 SCLC 的重要特征。它在 SCLC 中的灵敏度是55%～99%，而在 NSCLC 中仅为5%～21%。目前在已知的肿瘤标志物中对 SCLC 灵敏度最高的就是血清 NSE，其次是血清 LDH 水平。除了 SCLC 外，溶血、小肠和肺部类癌、嗜铬细胞瘤、腺癌和黑色素瘤等也可出现 NSE 升高。在 NSCLC 中出现 NSE 升高提示预后极差，可能是由于出现肿瘤细胞异质化或伴有神经内分泌亚型特征。血清 NSE 在区别 SCLC 和 NSCLC 时的灵敏度和特异度都不够高，不能用于替代组织病理学分型。NSE 在初次治疗后一个半衰期（约24小时）后下降是治疗有效、预后好的第一个信号。治疗前 NSE 的低水平和初次治疗后 NSE 的显著下降和疾病取得完全缓解一样是决定缓解期长短的重要因素。

（二）角蛋白19（CK19）片段和 CYFRA21－1

CK19 是蛋白质中间代谢物中的一种组分，存在于包括肺癌在内的上皮肿瘤细胞的胞浆中，是一种酸性胞浆蛋白。CYFRA21－1 是 CK19 片段，在正常志愿者中血清浓度为1.8ng/ml。CYFRA21－1 是 NSCLC 的一种很有价值的标志物，吸烟对其血清浓度没有影响。各种类型的肺癌 CYFRA21 - 1 均可升高，鳞癌和腺癌升高更显著。对于监测疾病复发，CYFRA21 - 1 也具有较高的灵敏度和特异度。CYFRA21 - 1 是诊断鳞癌的可靠手段之一。

（三）癌胚抗原（CEA）

CEA 的正常参考值是 <5ng/ml。NSCLC 患者的 CEA 血清水平均可升高，包括腺癌、大细胞癌和鳞癌。另一方面，重度吸烟患者中有 13.6% CEA 升高，不吸烟者中仅有 1.8% CEA 的升高。慢性阻塞性肺病（COPD）和肺部感染患者包括肺结核也经常出现 CEA 的升高，但它们与恶性肿瘤相比，无论是升高的幅度还是出现的频率均远不及后者。

（四）乳酸脱氢酶（LDH）

SCLC 细胞中可表达 LDH，但传统上认为它的高表达提示肝脏受累及，近 25% 的 SCLC 患者会发生肝转移。LDH 正常的患者较不正常者有明显的生存优势，LDH 升高的患者对治疗的敏感性较差，完全缓解的概率很低。对 LDH 连续不间断的检测可以动态观察临床疗效。有骨转移的患者血 LDH 水平几乎都是明显升高的，因此建议血 LDH 正常的患者可以不必行创伤性骨髓分期检查。

（五）前胃液素释放肽（ProGRP）

前胃液素释放肽是胃液素释放肽的一种前体，在人的胃肠道细胞、支气管肺泡细胞和神经元中均发现它的存在。ProGRP 是 SCLC 的一种特异性肿瘤标志物，在 NSCLC 患者中 Pro-GRP 升高者很少（<3%）。如果 NSCLC 患者的 ProGRP 血清浓度 >100pg/ml，那么临床上就应怀疑是否混合小细胞成分、神经内分泌亚型或肾功能不良。

（六）组织多肽抗原（Tissue Polypeptide Antigen，TPA）

TPA 是一种单链的多肽，能从恶性肿瘤细胞的细胞膜和滑面内质网中分离得到。在一些良性疾病中 TPA 也可以升高，如肝炎、肝硬化、糖尿病和胆囊炎。NSCLC 患者的血清 TPA >100U/L 提示生存期更短。TPA 的升高常早于临床可见的疾病复发和进展。

（七）鳞状细胞癌抗原（Squamous Cell Carcinoma antigen，SCCA）

它是一种由 NSCLC 分泌的糖蛋白，在 95% 的健康对照组中，其正常值低于 1.5ng/ml。NSCLC 的部分病理类型 SCCA 血清水平升高，肝、肾功能不良时也会升高。但吸烟不影响其血清浓度。35% 的鳞癌患者 SCC - Ag 血清浓度升高，在非鳞癌患者中仅有 17% 是升高的。

二、乳腺癌肿瘤标志物

乳腺癌是女性最常见的恶性肿瘤之一，全世界每年约有 120 万妇女患乳腺癌，50 万人死于乳腺癌。在欧美等发达国家，乳腺癌发病率占女性恶性肿瘤首位。近年来我国乳腺癌的发病率也逐年增加，严重威胁着妇女的身心健康。因此，乳腺癌的早期诊断、治疗和预防一直是国内外研究学者们关注的热点。

（一）CEA 和 CA15 - 3 的联合应用

CEA 对于乳腺癌的诊断并无特异性，但 CEA 可在大多数乳腺癌转移患者的血清中检测到，因此它可作为晚期乳腺癌患者的预后标志。CA15 - 3 是监测乳腺癌患者术后复发的良好指标。对于乳腺癌患者，单项检测 CEA 或 CA15 - 3 的灵敏度仅为 10%，而且在乳腺良性肿瘤及正常人中均可检测到阳性结果，因此两者对于乳腺癌的早期诊断无实际意义。因此联合应用 CEA 和 CA15 - 3，可增加对转移性乳腺癌检测的灵敏度，对于乳腺癌预后判断具有较好的临床价值。

（二）Her - 2/neu

Her - 2/neu 是近年来乳腺癌研究较深入的癌基因之一，是判断乳腺癌的预后因子，它对于乳腺癌的发生发展、转移复发、疗效观察及预后具有重要作用。Her - 2/neu 是一种原癌基因，是人类表皮生长因子受体家族成员之一，具有内源性酪氨酸激酶的活性。在乳腺癌患者中，Her - 2/neu 基因扩增和过度表达率约为 90%，其中原发性浸润性乳腺癌为 20% ~ 30%，粉刺型导管原位癌几乎为 100%。由此可见，Her - 2 在乳腺癌的自然发生中具有重要作用。Her - 2 主要表达于乳腺、胃肠道、呼吸道和泌尿生殖道上皮。过表达的 Her - 2 蛋白在细胞表面聚合而发生自身活化后，通过 MAPK、PI3K - Akt、cAMP 等不同的信号转导途径等最终导致细胞恶性转化。乳腺癌细胞表面常存在过表达的 Her - 2 蛋白，而正常细胞表面 Her - 2 蛋白表达很低。

（三）组织多肽特异性抗原（TPS）

组织多肽特异性抗原（tissue polypeptide specific antigen，TPS）是一种癌胚蛋白，无器官特异性。TPS < 80U/L 时患者死亡率为 3%，与同龄妇女相比无明显差异，而 TPS 在 80 ~ 400U/L 或 > 400U/L 时患者死亡率分别升高 19% 和 72%。因此，TPS 可作为判定乳腺癌的预后标志。此外，TPS 和 CA15 - 3 联合应用，将在评价预后和治疗方面获得最佳的结果。

（四）BRCA1 与 BRCA2

乳腺癌中有 20% 的患者有家族史，这与两种乳腺癌易感基因 BRCA（breast cancer susceptibilitygene）1 和 BRCA2 有关。BRCA1 和 BRCA2 蛋白具有相似性，都是受细胞周期调节的核蛋白，在成人睾丸、胸腺、乳腺和卵巢中高表达，都含有转录激活域，可通过与序列特异性转录因子的直接作用而作为共同的调控子，参与 DNA 损伤修复。遗传性乳腺癌 BRCA1 和 BRCA2 都是肿瘤抑制基因，编码抑癌蛋白，对肿瘤生长起到抑制作用。尽管 BRCA1 和 BRCA2 突变可导致乳腺癌、卵巢癌等的发生，但并非每个携带者都能诊断出。如果 BRCA1 和 BRCA2 两者都有突变，那么从出生到 70 岁之间，发展为乳腺癌的危险概率是相同的。对于女性而言，其危险率可由 38% 增加至 86%。

三、胃癌肿瘤标志物

胃癌的发病率及死亡率在我国仍居高位。同肝癌、前列腺癌等肿瘤相比，迄今为止，尚未发现某一肿瘤标志物能独立应用于胃癌的诊断或对胃癌的预后判断，但将对不同肿瘤标志物的检测进行合理组合并结合临床的其他相关检查，对提高胃癌早期诊断的阳性率及预后判断的准确性，依然具有重要意义。

（一）癌胚抗原（CEA）

CEA 一般被认为是消化道肿瘤的标志物，在临床的原发性胃癌中，CEA 的阳性率仅为 25% 左右，但在胃癌发生转移，特别是发生肝转移时，血清中 CEA 的水平明显升高，且与转移程度有关。对血清中 CEA 水平进行动态观察，是临床判断疗效及有无复发的重要指标。

（二）CA19 - 9

血清中 CA19 - 9 含量在消化系统肿瘤中会有明显升高，故又将其称为消化道肿瘤相关抗原。在消化道良性病变中CA19-9也能升高，但幅度较小。在胰腺癌的血清中，CA19-9的升高最为明显，是胰腺癌的第一标志物。CA19-9在胃癌中的阳性率在35%左右，在胃癌中单独检测CA19-9的临床意义较为有限，但若联合CEA一起检测，将有助于对胃癌的诊断及患者生存期的判断。

（三）CA724

CA724在各种消化道肿瘤及卵巢癌中均可升高，较之其他肿瘤标志物，CA724的升高在胃癌中也较为常见，是胃癌的首选标志物。在胃癌中，常对CA724与CEA进行联合检测，可明显提高对胃癌诊断的敏感性。单纯检测CA724不能作为胃癌复发的指标。

（四）甲胎蛋白（AFP）

AFP是肝癌诊断的重要指标，在部分组织类型的胃癌中也可检测到AFP的含量增高，但它不同于肝癌产生的AFP，具有胃肠道特异性，其与凝集素反应的特征是AFP-C1等增多。AFP升高的胃癌患者易发生肝脏转移，预后较差，并多见于胃癌进展期。在极少最早期胃癌中，如AFP升高或经化疗后AFP仍持续升高，证明胃癌易发生肝转移或对化疗不敏感。因此，胃癌中AFP的检测有助于对预后及化疗疗效的判断。

（五）CA125

CA125是卵巢癌的首选标志物，但在其他肿瘤，主要在消化道肿瘤中也有较高的敏感性。胃癌发生远处转移，尤其当发生腹腔转移时，常伴有CA125的升高。在临床上，CA125结合腹腔镜检查是判断胃癌腹腔转移的良好指标。

四、肝癌肿瘤标志物

肝癌肿瘤标志物在临床应用中的价值在于：①原发性肝癌的诊断；②肝癌高危人群的普查；③肝癌复发和转移的监测；④肝癌的鉴别诊断；⑤肝癌的疗效观察和预后判断；⑥肝癌病情发展程度判断；⑦肝癌的治疗等。肝癌肿瘤标志物要具备上述临床价值，应具备特异性强，灵敏度高，表达量或血清浓度与肿瘤组织的大小、病程呈相关性等特点。

（一）甲胎蛋白

甲胎蛋白（Alpha-Fetoprotein，AFP）：AFP成为第一个被发现的肝癌标志物。我国有60%~70%原发性肝癌AFP高于正常值，AFP作为第一个肝癌标志物已经30余年的验证，其诊断肝细胞癌准确率仅次于病理检查。单项AFP指标诊断肝细胞癌的标准是：AFP≥500μg/L持续1个月或AFP≥200μg/L持续2个月以上，并能排除妊娠、活动性肝病与生殖腺胚胎性肿瘤者即可作出诊断。诊断准确率达98%，余2%假阳性率主要来自良性肝病及卵黄囊、与内胚层有关的生殖腺、胃肠道等少数恶性肿瘤。值得注意的是，在临床肝癌诊治过程中应重视血清AFP的动态变化，并结合影像定位检查。这将有助于肝癌的早期诊断、诊断鉴别以减少漏诊。

AFP是目前公认的最好的早期肝癌诊断标志物。对于原发性肝癌与其他肝病的鉴别诊断，观察肝癌疗效及病情变化以及术后的复发与转移中有重要应用价值。AFP联合超声显像已成为目前临床常用的、方便、经济且有效的肝癌术后监测手段。

AFP作为肝癌标志物也存在一些问题。首先是假阳性，在生理情况下AFP主要存在于胚胎血清中，出生后迅即消失。AFP重现于成人血清除考虑原发性肝癌外，尚可见于卵黄囊、胚胎源性肿瘤，故 AFP 也是睾丸、卵巢等生殖腺癌及畸胎瘤的良好标志物。AFP 增高也常见于胃癌、胰腺癌和胆管癌。另外，胎儿先天性畸形和产科疾患也可有 AFP 明显增高。其次是假阴性，我国有 30% ~40% 肝细胞癌患者血清小于 $20\mu g/L$，即所谓假阴性。其原因可能与产生 AFP 肝癌细胞的数量比例、肝癌细胞所处生长周期、肝癌的大小、肝癌细胞分化程度有关。此外，癌组织变性坏死程度严重或纤维结缔组织成分多的肝癌 AFP 浓度可下降或不升高。对于 AFP 假阴性肝癌的定性诊断，可借助于其他肝癌标志物检测。

（二）酶与同工酶

1. 异常凝血酶原（Abnormal Prothrombin，AP） 肝癌患者 AP 阳性率较接近，在 55% ~75%。良性肝病的假阳性率较低，如慢性肝炎、肝硬化的阳性率在 10% 左右，故在鉴别良性肝病时优于 AFP。AP 与 AFP 无关，在 AFP 阴性或低浓度的肝癌中，AP 阳性率也在 60% 左右。至于 AP 测定对小肝癌的诊断价值，意见尚不一致。通常，对肿瘤直径小于 2cm 的微小肝癌无诊断价值，而对 2~5cm 小肝癌具有 50% ~60% 的阳性率。AP 作为肝癌标志物，其血浆含量变化尚具有以下特点：①随肝癌的生长和发展而逐渐增高；②肝癌经外科治疗后血浆含量逐渐下降，乃至正常；③肝癌复发后又见回升。因此，AP 测定能较好地反映肝癌的生长过程，有助于评价肝癌疗效和监测复发。

2. 铁蛋白（ferritin） 铁蛋白是人体内重要的储铁蛋白质，大部分存在于肝、脾、胰、骨髓及血细胞中。血清铁蛋白水平是反映铁缺失或铁负荷过重的有效指标。血清铁蛋白常用抗 L 亚基较多的铁蛋白抗体作放射免疫测定，正常人为 $10~150\mu g/L$，一般不超过 $200\mu g/L$。肝癌有 50% ~70% 铁蛋白明显升高，其原因可能是：肝癌细胞坏死铁蛋白释放入血，铁蛋白的清除减少，铁蛋白合成释放增多。但在大多数良性肝细胞疾病中，血清铁蛋白也异常增高，因此血清铁蛋白测定诊断肝癌的价值因特异性低而相当有限。

3. 转铁蛋白（transferrin，TF） 转铁蛋白是血液中重要的运铁蛋白，肝癌血液 TF 较健康对照组略有下降，且肿瘤越大，合并肝硬化越严重者，TF 值也就越低。提示 TF 不是一种肝癌早期诊断标志物。

（三）血清酶类

γ - 谷氨酰胺转肽酶同工酶 II（γ-GTP-II）与 AFP 无关，两者可同步或先后异常，也可各自单独阳性。可见 γ-GTP-II 是肝癌的良好标志之一。碱性磷酸酶同工酶 I（AIP-I）的血清检测几乎仅见于肝细胞癌和极少数转移性肝癌患者。ALP-I 敏感性虽低，但特异性高（96.7%），与 AFP 和 γ-GTP-II 无关，故不失为诊断肝癌的补充手段。α-L-岩藻糖苷酶（α-L-fucosidase，AFU）在肝癌组织活性比宿主正常肝脏高 7 倍，可作为原发性肝癌的标志物并用于原发性和继发性肝癌的鉴别。此外 MMP-9 水平也有可能成为肝癌，特别是代表其侵袭力和转移方面的标志物。

（四）肝癌标志物的联合检测应用

临床应用于肝癌诊断的标志物都有其局限性，存在单项检测时阳性率不高或特异性不强的问题。因此，多种标志物的联合检测，尤其与 AFP 联合检测可互补，提高阳性率，这是解决肝癌诊断中 AFP 假阴性和假阳性问题的有效途径。国内文献报道，联合检测 γ-GTP-II、AFU 及 AP 对肝癌的诊断阳性率达 91.7%；AFP 联合检测 AP、低氧诱导因子（HIF-1）和 AFU 的阳性率分别为 84.2%、93.2% 和 93.9%；联合检测 AFP、铁蛋白及 CEA 的阳性率高达 97.3%；同步检测 AFP、γ – GTP – Ⅱ、ALP – Ⅰ、AP 诊断肝癌的阳性率高达 98%。可见联合检测明显提高了上述标志物对肝癌诊断的阳性率。当然联合检测项目过繁也势必影响其临床实用性，目前推荐联合检测 AFP 与 γ – GTP – Ⅱ对肝癌诊断阳性率达 94.4%，较为简便、实用。

五、结、直肠癌肿瘤标志物

结肠癌和直肠癌是常见的恶性肿瘤，发病率和病死率在消化系统恶性肿瘤中仅次于胃癌、食管癌。由于早期大肠癌无转移，通过手术切除往往可获得良好的治疗效果。因此大肠癌的早期发现和诊断很重要。到目前为止，还没有发现具有结、直肠癌特异性的肿瘤标志物，在与结、直肠癌相关的肿瘤标志物中，癌胚抗原（CEA）敏感性较高。

CEA 是临床上大肠癌辅助诊断的常用检查方法和主要的参考指标之一，但目前 CEA 还不能作为大肠癌早期检测指标。如结合细胞学检查，可使大肠癌的诊断率提高。目前在临床上对 CEA 的测定，多用于进行动态观察，如 CEA 维持在高水平或不断升高，则提示恶性肿瘤的可能性增加，这对肠癌、肝癌、胰腺癌等具有一定的辅助诊断价值。

CEA 与 CA 系列肿瘤标志物对大肠癌联合测定的阳性率和灵敏度。（表 35 – 7）列入 CEA、CA19 – 9 和 CA242 三种标志物在大肠癌患者的检测结果，说明多种肿瘤标志物联合检测可以提高阳性检出率，其灵敏度均高于 CEA 单独检测，但缺点是降低了特异性，联合检测能提高阳性检出率，这在临床上具有重要意义。

表 35 – 7　各项标志物检测大肠癌的阳性率及特异性比较

标志物	阳性率（%）	特异性（%）
CEA	55.2	96.5
CA19 – 9	34.3	93.5
CA242	57.5	89.0
CEA + CA242	73.1	86.5
CEA + CA19	59.7	91.5
CA242 + CA19 – 9	68.2	88.5
CEA + CA19 – 9 ＋ CA242	73.1	68.5

另外，CEA 与 CA 系列肿瘤标志物（如 CA19 – 9 和 CA242）与大肠癌分期密切相关，其阳性率均随着大肠癌病情进展而升高。

六、食管癌肿瘤标志物

食管癌早期发生比较隐匿，临床上所见的食管癌患者大多数已达中晚期，这些患者往往预后不良，他们总的 5 年生存率低于 10%，而早期食管癌综合治疗的 5 年生存率可高达 90% ~100%。因此，早期发现、早期诊断是提高食管癌患者生存率的关键，肿瘤标志物在食管癌的诊治中更具重要意义。

（一）细胞角蛋白 –19 片段（CYFRA21 –1）

CYFRA21 –1，又称细胞角蛋白 19 片段，界值为 1.4ng/ml 时，敏感性分别为 46% 和

45.5%，特异性分别为 89.3% 和 97.3%。术后 CYFRA21-1 水平同生存率及肿瘤存活明显相关。食管鳞癌患者血清中 CYFRA21-1 的阳性率随疾病的进展而升高，并且治疗后肿瘤复发者，血清 CYFRA21-1 水平在术前已明显升高，提示其可用于监测食管癌的复发。

（二）鳞状上皮细胞癌抗原（SCCA）

SCCA 水平与肿瘤负荷、肿瘤细胞的活跃程度相关，连续动态测定有助于监测治疗效果，尤其是监测手术疗效的敏感指标。SCCA 在血液中的生物半衰期仅数分钟，一旦根治性肿瘤切除后，术前异常升高的 SCCA 可在 72 小时内迅速降至正常；而在姑息性切除后，SCCA 水平可暂时下降，但多数仍高于正常。SCCA 可作为治疗后随访的重要参考指标。

（三）癌胚抗原（CEA）

CEA 对食管癌的阳性率较低，可能和食管癌的病理分型有关，食管癌以鳞癌最为多见，约占食管癌的 90%，腺癌较少，而 CEA 主要用于腺癌诊断。因此，CEA 用于食管癌的临床分期和术后监测可能有一定价值。

七、胆囊、胰腺的肿瘤标志物

在胆囊癌、胰腺癌早期诊断中，肿瘤标志物检测已在临床广泛应用，一般用分子生物学或免疫学方法检测在肿瘤中合成和分泌的蛋白质抗原、酶、激素、多肽等物质，以及肿瘤发生过程中基因的异常改变。

（一）癌胚抗原（CEA）

CEA 不是恶性肿瘤的特异标志物，在诊断上仅有辅助价值。CEA 最大用途是监测肿瘤的病情演变、疗效观察及预后评估。对于肿瘤的早期诊断无价值，但可作为中晚期肿瘤诊断的参考指标。CEA 正常参考值：血清 $<5\mu g/L$。

（二）胰腺癌胚胎抗原（POA）和胰腺癌相关抗原（PCAA）

POA 是从胚胎期胰腺中提取的一种糖蛋白，可以作为胰腺癌比较特异性的标志物。部分肝癌、胃癌、胆管癌和肺癌患者血清中 POA 亦可升高，与胰腺癌鉴别有一定困难。但良性胰腺疾病 POA 浓度大多偏低。PCAA 是由胰腺癌腹水中分离出来的一种糖蛋白，正常人血清 PCAA 含量 $<16.2\mu g/L$。胰腺癌、肺癌、乳腺癌都有一定阳性率，组织化学研究表明，在正常人胃、十二指肠、大肠、肝胆上皮组织内均有 PCAA 存在。上述各组织中发生的癌症，尤其是含有黏液的癌细胞内含量明显增多。胰腺高分化腺癌内 PCAA 的阳性率高于低分化腺癌。目前这两类胰腺癌的肿瘤标志物理论上对胰腺癌诊断有一定特异性，实际应用价值有待进一步检验。

（三）碳水化合物抗原类及酶

CA19-9 这是目前对胰腺癌敏感性最高、临床应用最多和最有价值的肿瘤标志物。采用放免法测定血清中的参考值为 $<37U/ml$，以 $>37U/ml$ 为标准诊断胰腺癌，灵敏度和特异性分别为 70%~93% 和 60%~85%。血清 CA19-9 水平与胰腺癌 TNM 分期呈明显正相关，而与患者生存期呈负相关。临床意义：①腺癌、胆囊癌、胆管壶腹癌时，血清 CA19-9 水平明显升高，尤其是胰腺癌晚期患者，阳性率约为 74.9%；②急性胰腺炎、胆囊炎、胆汁淤积性胆管炎、肝硬化、肝炎等疾病 CA19-9 也有不同程度升高。尽管目前 CA19-9 在胰腺癌诊断中运用有一定价值，但仍然不能单独作为胰腺癌与良性疾病鉴别的指标。此外，CA50、CA125 和 CA242 的应用也有报道。

八、前列腺癌肿瘤标志物

目前对前列腺癌的初步诊断主要应用 PSA 测定和直肠指诊，而确定诊断必须用前列腺穿刺活检。用前列腺癌标志物 PSA 进行筛查是大多数西方国家推荐的方法。有关前列腺癌的标志物比较多，如总 PSA（t-PSA），游离 PSA（f-PSA），复合 PSA（c-PSA），fPSA/tPSA 比值，前 PSA（proPSA），良性 PSA（b-PSA），前列腺特异性膜抗原（PSMA），人腺体激肽释放酶2（hK2）等。

（一）前列腺特异性抗原

前列腺特异性抗原（PSA）是前列腺组织中的一种具有丝氨酸蛋白酶活性的单链糖蛋白。PSA 主要由前列腺上皮细胞合成，在精液中有大量的 PSA 参与精液的液化过程。血清内 PSA 含量极微，当前列腺发生癌变时，前列腺和淋巴系统间组织屏障被破坏，前列腺内容物进入血液循环，使血液中 PSA 升高，每克前列腺癌组织可使血清 PSA 升高约 $3.5\mu g/L$。但前列腺增生、前列腺炎也能引起血清 PSA 轻度升高。因此，它并不具有肿瘤特异性。尽管 PSA 在临床应用中具有局限性，但它仍是目前前列腺癌筛查、辅助诊断和监测疗效的最好指标。

1. 在血清中 PSA 以两种生化形式存在　一部分（5%~40%）是以分子量 33kDa 的游离 PSA（f-PSA）形式存在；大部分（60%~90%）是以 f-PSA 和 α_1-抗糜蛋白酶、α_2-巨球蛋白等结合的形式存在，称复合 PSA（c-PSA）。临床上测定的总 PSA（t-PSA），包括血清中 f-PSA 和 c-PSA。PSA 半衰期为 2~3 天。

2. PSA 参考范围　PSA 用于前列腺癌检测的参考范围是 $0~4\mu g/L$。大约 25% 已明确诊断为前列腺癌的患者，其 PSA 水平正常；而大约有 50% 的良性前列腺疾病患者 PSA 水平增高。

3. 游离 PSA 和复合 PSA　血清中 5%~40% 的 PSA 是以未结合的形式存在，称为 f-PSA。良性前列腺疾病具有较高的 f-PSA，而前列腺癌患者 f-PSA 较低。f-PSA 与 t-PSA 的百分率（%f-PSA）有助于发现早期前列腺癌，在 t-PSA 浓度为 $4~10\mu g/L$ 的诊断灰区时，若 %f-PSA≤25%，可保持 95% 的癌症检出率，而免去 20% 不必要的活检。有些专家还认为 %f-PSA 有助于判断预后，理由是较低的游离 PSA 百分率可能预示前列腺癌的恶性度较高。血液中的 PSA 有 60%~90% 与多种内源性蛋白酶抑制物结合形成 c-PSA。与 t-PSA 相比，c-PSA 可以增强前列腺癌诊断的特异性，但还需要更多的临床资料来证实。

（二）前 PSA（proPSA）和良性前列腺特异性抗原（b-PSA）

前 PSA（proPSA）是 f-PSA 组成成分之一，在血清中测定 proPSA 可明显增加前列腺癌诊断的特异性，在 PSA 浓度为 $4~10\mu g/L$ 的诊断灰区时，proPSA 的测定在鉴别前列腺癌和前列腺肥大方面价值更大。

良性前列腺特异性抗原（b-PSA）是 f-PSA 的降解形式，一种内部经过剪切或分解的 f-PSA。b-PSA 最初是从前列腺移行带结节性组织标本中发现的，后来从精液和患良性前列腺疾病的男性血清中也发现了 b-PSA。但血清中的量比在前列腺组织中和精液中的量少得多。许多研究认为 b – PSA 是 f – PSA 中一个特殊的亚群，它与良性前列腺增生密切相关。b – PSA 与前列腺癌并不相关，单独使用并不能鉴别前列腺癌和良性前列腺增生（benign prostatic hyperplasia，BPH）。

（三）前列腺特异性膜抗原（PSMA）

前列腺特异性膜抗原（prostate specific membrane antigen，PSMA）是表达在前列腺上皮细胞表面的一种跨膜糖蛋白，由 750 个氨基酸组成，相对分子量为 100kDa，是一种细胞膜表面标志。PSMA 似乎只在前列腺表达，而前列腺癌组织 PSMA 表达上调，比 BPH 显著得多。最近有报道指出，前列腺癌患者 PSMA 高表达与肿瘤分级、病理分期和复发有关；在前列腺癌早期就可发现 PSMA mRNA 高表达；在前列腺癌转移时也可见 PSMA 蛋白过度表达。因此认为，PSMA 是一种很好的肿瘤标志物和肿瘤治疗的靶抗原。

九、睾丸恶性肿瘤肿瘤标志物

发生于睾丸的恶性肿瘤大约有95%为生殖细胞肿瘤，另外5%多为淋巴瘤、睾丸间质细胞肿瘤和间皮瘤。生殖细胞肿瘤有2种主要类型：精原细胞瘤（seminomas）和睾丸的非精原细胞性生殖细胞瘤（nonseminamatous germ cell cancers of the testis，NSGCT）。睾丸肿瘤患者在治疗过程中其血清肿瘤标志物的检测极其重要。它可用于肿瘤诊断，疗效评价、疾病监测等方面。肿瘤的复发在起始阶段可能仅表现为肿瘤标志物浓度的增加。在睾丸肿瘤最常用的血清标志物是甲胎蛋白（AFP）和人绒毛膜促性腺激素（hCG），大多数 NSGCT 患者至少有其中一项血清标志物水平升高，而且 hCG 和其游离 β 亚基对检测精原细胞瘤非常重要。乳酸脱氢酶（LDH）和胎盘碱性磷酸酶（PLAP）可以用于检测精原细胞瘤和非精原细胞性生殖细胞瘤。

（一）hCG 和 β – hCG

hCG 是一种异二聚体糖蛋白激素，包含 α 和 β 两个亚基。α 亚基包含92个氨基酸，其在 hCG、黄体生成素（LH）、卵泡刺激素（FSH）、甲状腺刺激素（TSH）中是相同的，而β 亚基则是 hCG 特有的，通常测定 hCG 均是测定其 β 链的生物学活性。单一亚基没有 hCG 的活性，但是 β – hCG 对培养的肿瘤细胞有增强生长和抗细胞凋亡作用。夹心 ELISA 分析法有助于检测男性和非妊娠女性血浆中低浓度的 hCG 和 β – hCG。5U/L 是公认的诊断睾丸肿瘤患者的临界值。另外，化疗可导致性腺功能的抑制，从而使 hCG 水平升高。因此，在化疗期间 hCG 水平由 <2U/L 上升至 5 ~ 8U/L 并不预示肿瘤的复发。

（二）AFP

AFP 对睾丸的卵黄囊肿瘤是十分敏感的标志物。AFP 对于成人含有卵黄囊成分的肿瘤也是可靠的标志物，并且它在某些胚胎癌中也有表达。此外，AFP 在血清中的含量升高通常是由于肝细胞肿瘤造成的，一些胃肠道肿瘤有时也会使其升高。源自肝脏和卵黄囊的 AFP 其碳水化合物的成分不同，与外源凝集素实验结合可区分升高的 AFP 是来源于睾丸癌组织，还是肝脏疾病。此外，AFP 在鉴别是否是睾丸精原细胞瘤和非精原细胞瘤有一定价值，主要考虑是肿瘤中混杂有胚胎成分。

（三）胎盘碱性磷酸酶（placental alkaline phosphatase，PLAP）

PLAP 作为一个与肿瘤有关的碱性磷酸酶的同工酶，对精原细胞瘤的诊断是非常有用的，在 60% ~70% 的精原细胞瘤患者中均有升高，但其含量的升高也常见于吸烟者。PLAP 的免疫组织化学染色对生殖细胞肿瘤的诊断非常有用，它有助于诊断管内型精原细胞瘤，可作为睾丸癌的早期诊断指标。

由于睾丸肿瘤的发生部位和类型的多样性，其血清中肿瘤标志物的分布也有相应的特点，结合以上三种肿瘤标志物有助于肿瘤分型的诊断、预后和治疗评价。

十、鼻咽癌肿瘤标志物

鼻咽癌（Nasopharyngeal Carcinoma，NPC）尚无严格意义上的特异性肿瘤标志物，目前开展有 EB 病毒抗体 VCA – IgA、EA – IgA 及 EB 病毒特异性 DNA 酶（EBV – specific DNase）抗体等；其他肿瘤分子标志物如 SCCA、TPA、TPS 和 CEA 等，也常常升高。

（一）VCA – IgA 和 EA – IgA

EB 病毒感染细胞后，在感染潜伏期时主要表达 LMP 和 EB 病毒核抗原（EBNA），在裂解复制期主要表达早期膜抗原（early membrane antigen，EMA）、早期细胞内抗原（early intracellular antigen，EIA）、病毒衣壳抗原（EB virus capsid antigen，VCA）、晚期相关抗原。在鼻咽癌患者的血清中可检出上述抗原的相关抗体。鼻咽癌患者血清中 VCA – IgA 和 EA – IgA 水平的升高非常常见。有报道在鼻咽癌患者中 VCA – IgA 高达 96.5%，而对照组非鼻咽癌患者的血清中 VCA – IgA 的检出率只有 4%。在鼻咽癌的诊断中，抗 VCA – IgA 的敏感性高于抗 EA – IgA 但后者的特异性要高于前者。将两者联合检测则特异性和敏感性都将提高。抗 VCA – IgA 的水平可作为筛选高危人群和观察治疗预后的指标。

（二）抗 EB 病毒特异性胸腺嘧啶脱氧核苷激酶（TK）抗体

TK 是一种能催化胸腺嘧啶脱氧核苷转化为单磷酸脱氧胸腺嘧啶的酶，在 DNA 的合成中起着关键作用。研究表明，TK 与 TK 抗体水平有很好的相关性，采用 ELISA 方法可以检测出患者体内的抗 TK – IgA。

（三）Lmp – 1

许多实验证明 Lmp – 1 基因是癌基因，采用 PCR 方法能从鼻咽癌的脱落细胞里检测到 Lmp – 1 基因，特异性和敏感性分别达 100% 和 94.7%。对于放射治疗后复发者，尽管肿瘤体积很小，但仍然可以检测到 Lmp – 1 基因，而对于放射性骨坏死（ORN）却是阴性，因此 Lmp – 1 基因可作为区别鼻咽癌复发和 ORN 的标志。

（四）抗 EB 病毒特异性脱氧核糖核酸酶（DNase）抗体

DNase 是一种核酸内切酶，临床上常用 DNase 来判断系统性红斑狼疮（SLE）的病情变化。抗 EB 病毒特异性的 DNase 抗体可以作为鼻咽癌早期发现的分子标志，高水平的 DNase 抗体可以提示鼻咽癌发病的高风险性。

十一、妇科生殖系统肿瘤标志物

（一）卵巢癌肿瘤标志物

卵巢癌的早期诊断一直是卵巢癌研究中最具挑战性的课题，研究早期卵巢癌检测的肿瘤标志物有深远的意义。由于多数卵巢恶性肿瘤是上皮性肿瘤（卵巢癌），肿瘤标志物的研究主要集中在与卵巢癌相关的血清中分泌性肿瘤标志物。

1. CA125　卵巢癌患者最好的肿瘤标志物。CA125 的临界值为 35U/ml，其临界值随绝经及年龄的增高而下降。在月经周期的卵泡期其值增加。还发现在 1% ~2% 正常妇女中，5% 良性疾病和 28% 的非妇科肿瘤中 CA125 值升高。血浆 CA125 水平在卵巢非黏液性癌的升高程度明显高于妇科其他肿瘤、非妇科肿瘤及某些生理状态的升高。血浆 CA125 水平大于 65U/ml 的患者，提示卵巢上皮性肿瘤的存在，故测定血浆 CA125 水平对筛查卵巢癌患者及其早期诊断具有重要意义。

2. 叶酸受体　正常组织由于叶酸受体的表达水平极低，但很多肿瘤细胞则表现为高度表达叶酸受体，如皮肤癌、乳腺癌和卵巢癌。90% 以上的卵巢癌为叶酸受体表达阳性，正常卵巢上皮组织则为叶酸受体表达阴性。因此，叶酸受体的表达可作为卵巢癌的良好生物标记。

3. 雌、孕激素受体　雌激素受体（ER）和孕激素受体（PR）主要分布于子宫、宫颈、阴道及乳腺等靶器官。ER、PR 测定的大量研究表明，长期、大量的激素作用与妇科肿瘤的发生密切相关，可表现为肿瘤组织上的受体增加、减少或受体功能丧失。ER、PR 的表达还与组织学类型有关，卵巢黏液性癌的受体阳性率低于浆液性癌及子宫内膜癌，说明不同组织类型的肿瘤，其 ER、PR 的表达率不同，可能受激素的作用程度不同或对激素的反应性不同。

（二）子宫颈癌及子宫内膜癌肿瘤标志物

1. CA125 和 CA19 - 9　CA125 是鉴别宫颈腺癌及宫颈鳞癌的首选方法。CA19 - 9 水平对宫颈的诊断也具有一定的意义，同时 CA19 - 9 局限在癌组织中，而不存在于正常组织中，故 CA19 - 9 是宫颈癌复发和进展的标志。

2. CA15 - 3　在卵巢肿瘤的阳性率高于妇科其他肿瘤。妇科肿瘤患者血浆 CA15 - 3 水平的高低可反映其病情进展。

3. 癌胚抗原　CEA 检测水平可用于判断宫颈腺癌的浸润情况。CEA 的阳性率宫颈腺癌浸润癌高于原位癌。CEA 的阳性着色部位，宫颈腺癌的原位癌分布于鳞状上皮表层而基底层阴性，浸润癌则出现于基底层。CEA 阳性染色分布于腺腔侧的细胞膜，而子宫内膜癌的细胞膜及胞浆均有 CEA 阳性反应物分布。

4. 鳞状细胞癌肿瘤相关抗原（SCC - Ag）　广泛存在于不同器官正常组织（含量极微）和恶性病变的上皮细胞中。SCC - Ag 还可作为宫颈鳞癌患者化疗反应的指标，化疗后若 SCC - Ag 持续不降，说明对化疗不敏感，应立即停止；若血浆 SCC - Ag 维持高水平，则病情可能复发。

5. 性激素及激素受体　子宫内膜癌的发病与雌激素的长期刺激有关，多数子宫内膜癌有 ER、PR 表达。宫颈癌的 ER、PR 检测结果也显示，分化越好的肿瘤，ER、PR 的阳性率越高，且受体阳性患者生存时间长。

十二、神经系统肿瘤标志物

我们对中枢神经系统的肿瘤分子机制仍知之甚少。由于血 - 脑屏障的存在，血浆肿瘤标志物很少被用在原发或转移性脑肿瘤。

（一）透明质酸粘合蛋白（brain enriched hyaluronan binding，BEHAB/brevican）

透明质酸（hyaluronan，HA）广泛存在于各种组织的细胞外基质中，其功能的发挥依靠特定的透明质酸黏合蛋白的调节作用。BEHAB/brevican 是脑组织中特有的一种透明质酸黏合蛋白，是迄今为止特异性最高的脑胶质瘤标志物。中枢神经系统中表达 BEHAB/brevican 量与有丝分裂活跃程度有关，有丝分裂越活跃，表达的量越多。在少突胶质瘤、星形细胞瘤中均检出了 BEHAB/brevican，而在正常的大脑皮质对照标本、颅内转移性乳腺癌、颅内原发性非胶质性肿瘤均未检出 BEHAB/brevican。

（二）中间丝蛋白

包括神经巢蛋白和胶质纤维酸性蛋白。

1. 神经巢蛋白（nestin） nestin 是中枢神经系统神经干细胞标志，其表达与有丝分裂密切相关。包括胶质瘤在内的各种颅内肿瘤均可表达 nestin。从恶性度最高的多形性胶质母细胞瘤到恶性度最低的纤维性星形细胞瘤，nestin 表达呈现明显地降低趋势，因此 nestin 在判断肿瘤恶性程度上具有特别意义，但是它缺乏脑胶质瘤的特异性，并且一般仅通过免疫组化方法在脑胶质瘤组织中测定。

2. 胶质纤维酸性蛋白（glial fibrillary acidic protein，GFAP） GFAP 存在于胶质细胞，尤其是星形细胞和星形细胞瘤中，GFAP 的含量在正常星形细胞高于星形细胞瘤，恶性度低的星形细胞瘤高于恶性度高的星形细胞瘤。体内胶质瘤中通常 GFAP 表达水平下降，可以提示肿瘤的进展。

（三）神经元特异性烯醇化酶（NSE）

NSE 分布于全身各个系统，但 90% 集中于神经系统中，其在神经系统中分布顺序为大脑＞脊髓＞外周神经系统。正常情况下，NSE 主要分布于神经元和神经内分泌系统细胞，所以 NSE 被认为是一种神经样内分泌细胞的标志。NSE 浓度与手术切除程度有直接关系，手术全切肿瘤后，NSE 浓度迅速下降至正常，而次全切者，术后 NSE 浓度居高不下，也说明恶性胶质瘤是血清及脑脊液（cerebrospinal fluid，CSF）中 NSE 的直接来源。

十三、血液系统肿瘤标志物

在血液系统中，肿瘤相关基因被激活的最常见原因是染色体易位，尤其是平衡易位，其结果或是造成某一基因表达量的变化，或是使之结构发生改变，形成新的融合基因。这些基因往往是调节造血细胞分化、生长、凋亡的重要基因。由于它们的质或量的变化，而导致肿瘤的发生。其中部分与某一特定的肿瘤类型相关，如 PML – RARα 与急性早幼粒细胞白血病（APL），BCR – ABL 与慢性粒细胞白血病（CMI）等。

（一）PML – RARα

急性早幼粒细胞白血病（APL 或 M3）具有特征性的染色体异常 t（15；17）（q22；q11 ~22），使得 15 号染色体上的 PML 基因与 17 号染色体的 RARα 发生重排。PML 是一种磷酸蛋白，仅在髓系表达，抑制细胞生长和转化，PML 的过量表达可以诱导凋亡。RARα 属于类固醇/甲状腺受体超家族的成员，是一种细胞内受体，有促进分化、抑制增殖的作用。两种基因融合后，PML – RARa 可以与 PML 形成异源二聚体，抑制野生型 PML、RARα 的功能，从而诱发 APL。95% 以上的 APL 均有 PML/RARα，因此认为 PML/RARα 是 APL 的分子标志，是致癌的主要原因。临床检测可以用常规核型分析、FISH 以及巢式 RT – PCR。

（二） BCR – ABL

Ph 染色体的存在是慢性粒细胞白血病（CML）的特征之一，它是第 9 号和第 22 号染色体的易位，即 t（9；22）（q34；q11），该易位使得 ABL 基因从 9 号染色体易位到 22 号染色体上，与 BCR 基因头尾融合为 BCR – ABL，形成特征性 Ph 染色体。有 95% 的 CML 患者携带这种染色体，在 10% ~30% 成人急性淋巴细胞白血病（ALL）、大约 5% 儿童 ALL 以及少数（接近 2%）急性粒细胞白血病（AMI）、淋巴瘤及骨髓瘤等也发现了这种基因。BCR – ABL 具有酪氨酸激酶活性，并在信号转导方面发挥作用。特异的酪氨酸激酶抑制剂伊马替尼，能特异有效地抑制 BCR – ABL。

十四、临床肿瘤标志物应用的展望

肿瘤标志物的发现和应用在临床上具有重要的价值。这些标志物不仅有助于一些肿瘤的诊断，为临床辅助诊断提供依据，而且还具有预测或监视肿瘤复发或转移的作用，有助于评估治疗效果并预测预后疗效。遗憾的是，迄今为止，还未发现理想的具有 100% 灵敏度和特异性的肿瘤标志物。以上所述的各种肿瘤标志物仅是一项临床辅助诊断，不能以点代面。目前来讲，早期诊断更多的还需要结合病史、症状、体征、影像学检查（B 超、CT、X 线、胃镜、肠镜）等手段来综合分析，明确诊断还需要进一步的病理学检查。另外，肿瘤标志物呈阴性也不能完全排除相关肿瘤。如 AFP 单项指标阳性，但低于标准时，临床是不轻易考虑让患者随诊，而是会结合至少两种影像学检查（B 超、CT 或 MRI）以及患者既往乙肝病史和乙肝两对半结果，及时作出判断。

此外，许多良性疾病都可以有肿瘤标志物的异常，如前列腺肥大、前列腺炎可以有 PSA 的轻、中度升高，子宫内膜异位症可以有 CA125 的轻、中度升高，急、慢性肝病时可以有 CA125、CA19 –9、CA50、铁蛋白的不同程度的升高。再次，肿瘤标志物的联合应用确实能在一定程度上提高阳性检出率，部分肿瘤标志物之间的相关性极高，如 CA19 –9 和 CA50 之间的相关性可达到 95% ~98%，即 95% ~98% 的被检者如 CA19 –9 正常，则 CA50 也正常，CA19 –9 异常，则 CA50 也异常，但并不是简单地认为检测标志物越多就越肯定。临床上，对于肿瘤标志物的应用应该根据不同情况、不同目的选择或联合使用之，同时结合其他检查综合分析判断。WHO 对肿瘤疗效评价标准中对肿瘤标志物作如下规范描述："肿瘤标志物不能单独用来进行诊断。然而，如开始时肿瘤标志物高于正常水平的上限，当所有的肿瘤病灶完全消失，临床评价为完全缓解时它们必须恢复到正常水平"。这一规定表明了肿瘤标志物的临床意义及肯定了其临床应用的价值。

相信随着肿瘤标志物研究方法的完善，结合基因组学和分子流行病学的成果，将会有更加敏感、特异且重复性好的肿瘤分子标志物出现，从而为肿瘤预警和早期诊断、个体化治疗提供新的途径和策略。

（袁聪玲）

第六节　甲状腺肿瘤

一、甲状腺肿瘤

(一) 良性肿瘤

1. 甲状腺腺瘤　甲状腺腺瘤是常见的甲状腺良性肿瘤。组织学诊断标准为：①有完整的包膜；②腺瘤内滤泡及滤泡上皮细胞大小较一致；③腺瘤与周围甲状腺的实质不同；④压迫周围甲状腺组织。腺瘤与结节性甲状腺肿内单个的结节有时鉴别很困难。一般来说结节性甲状腺肿的结节常显包膜不完整，结节内滤泡大小不等和结节内外滤泡形态较一致。

腺瘤的大体形态为单个有完整包膜的结节，直径一般在4cm以下，灰色或浅棕色，质软，肉样。大腺瘤常有出血、坏死、囊性变、纤维化和钙化。光镜下甲状腺腺瘤可分成滤泡性腺瘤和不典型性腺瘤。

(1) 滤泡性腺瘤：绝大多数腺瘤为滤泡性腺瘤。由于腺瘤的种种组织学形态，曾有许多描述性的名称如胚胎性腺瘤、胎儿性腺瘤、小滤泡性腺瘤和大滤泡性腺瘤等；但多数腺瘤可同时有几种上述组织学形态，加上不同的组织学类型并没有特殊临床意义，所以这些名称已被废弃。在滤泡性腺瘤中唯一有形态和临床特点的亚型是许特莱细胞腺瘤 (Hurthle cell adenoma)。许特莱细胞腺瘤 (亦称嗜酸性细胞腺瘤) 由大的嗜酸性细胞构成，核大，核异型性明显。瘤细胞排列成小梁状，偶尔可形成小滤泡，内含少量胶质。许特莱细胞腺瘤多数表现为良性，但恶性的比例较一般滤泡性腺瘤为高，所以有些学者认为所有的许特莱细胞腺瘤均应看作潜在恶性。其他少见的亚型有：

1) 印戒细胞小滤泡性腺瘤 (signet – ring cell microfollicular adenoma)：是又一亚型。滤泡性腺瘤中含大量印戒细胞。免疫组织化学证实这些印戒细胞胞浆内充满甲状腺球蛋白。少数情况下，这些印戒细胞为黏液染色阳性，这种黏液可能是甲状腺球蛋白降解而衍生的蛋白 – 多糖复合物。

2) 透明细胞滤泡性腺瘤 (clear cell follicular adenoma)：是一种少见的滤泡性腺瘤，胞浆透明或弱嗜酸性，主要由于细胞内糖原、脂类、甲状腺球蛋白沉积或线粒体肿胀所致。免疫组化显示 TTF – 1 和 thyroglobulin 阳性，有助于与转移性肾透明细胞癌鉴别。

3) 毒性 (高功能性) 腺瘤 [toxic (hyperfunctioning) adenoma]：约占滤泡性腺瘤的1%，腺瘤产生甲状腺激素，常伴有甲状腺功能亢进症状。形态上滤泡由高细胞组成，并形成乳头突入腔内。核素扫描证实为"热"结节。

4) 伴奇形怪状核的腺瘤 (adenoma with bizarre nuclei)：腺瘤内有散在或成簇巨大的核奇形怪状并深染的细胞，其余与典型的滤泡性腺瘤同。腺瘤的遗传学45%腺瘤有染色体异常，常见的有7三体，t (19；2) (q13；p21)。少数腺瘤可有13丢失。

(2) 不典型性腺瘤：腺瘤内细胞丰富，部分为梭形，不形成滤泡，可见核分裂和细胞核的异型性，但无包膜或血管浸润。应与甲状腺髓样癌和甲状腺转移癌鉴别，可作 TTF – 1、thyroglobulin、EMA、calcitonin 和 keratin 等免疫组化染色，髓样癌为 calcitonin 阳性，转移癌为 EMA、keratin 等阳性。

大多数甲状腺腺瘤为冷结节，少数可浓聚多量^{131}I并伴甲亢。

2. 甲状腺腺脂肪瘤（adenolipoma） 亦称甲状腺脂肪瘤，为罕见的良性肿瘤。大者直径可达4.5cm。光镜下为甲状腺腺瘤中含脂肪组织。

3. 玻璃样小梁肿瘤（hyalinizing trabecular tumor，HTT） 是一种罕见的滤泡源性的肿瘤，以往归类于滤泡性腺瘤中，有研究表明该肿瘤有一定的恶性潜能，并可能与甲状腺乳头状癌有一定的相似性，鉴于其生物学行为尚不明确，目前WHO分类中将其单独列为一种肿瘤。好发于中年妇女，直径0.3~4cm，平均2.5cm。由多角形、卵圆形或梭形细胞排列成小梁，有些肿瘤瘤细胞可形成实性的细胞团，像副节瘤的细胞球（cell ball），故又称副节瘤样腺瘤（paraganglioma - like adenoma）。瘤细胞核内可有假包涵体，可见核沟。偶尔可见砂粒体。瘤细胞浆内因富含微丝而呈玻璃样。血管周围有玻璃样变的纤维组织包绕。免疫组化显示TTF - 1和thyroglobulin阳性，calcitonin阴性。还有一个特点就是MIB - 1（Ki - 67）为细胞膜阳性。分子遗传21%~62%HTT有RET/PTC基因重排，所有阳性病例均有RET/PTC融合基因。形态和遗传学方面HTT与乳头状癌有相似之处，但前者多数为良性。

4. 其他良性肿瘤 有畸胎瘤、皮样囊肿、颗粒细胞瘤、副神经节瘤和血管瘤等。所谓的甲状腺囊肿实质上均为囊性变的腺瘤或结节。

（二）甲状腺癌

1. 乳头状癌 最常见，占甲状腺癌的60%~70%。多见于儿童和青少年，50%~80%患者年龄在40岁以下。女性较多见，男女比例为1：2~1：3。不少患者在儿童期有颈部放疗史，剂量180~6 000γ，平均600γ，潜伏期3.6~14年，平均9年。乳头状癌生长缓慢，但局部淋巴结转移率高。有时原发灶很小，但颈部淋巴结已广泛转移。年龄对预后影响大，年轻人预后好，很少因肿瘤死亡；随着年龄增长，乳头状癌的恶性度也增加。

乳头状癌的大小变异很大。根据肿瘤的大小和浸润范围可分为：①隐性（occult）；②甲状腺内；③甲状腺外三个类型。隐性癌亦称微小乳头状癌或隐性硬化性癌，直径<1cm，平均5~7mm。隐性癌可单发、多发或伴同侧或对侧甲状腺内大的乳头状癌。

大体：如小瘢痕，易发生淋巴结转移，少数还可发生血行转移。甲状腺内乳头状癌是指未穿破甲状腺包膜的癌，此型又称为包裹性乳头状癌。肿瘤平均直径3.1cm，确诊时约1/3已有颈淋巴结转移。甲状腺乳头状癌中40%~70%为甲状腺外型。此型癌确诊时已侵至包膜外并已有广泛颈淋巴结转移。有约10%可发生远处如肺、骨等处的转移。典型的乳头状癌为灰白色，质实，常位于甲状腺包膜附近。切面平整或凹陷，中心部分纤维化较明显。大肿瘤常为囊性。肿瘤常为多中心性。组织学可分纯乳头状癌和乳头滤泡混合型。只有少数是纯乳头状癌，半数以上为混合型。经长期随诊证实混合型的生物学行为与纯乳头型相同，而与滤泡癌不同；而且癌中乳头与滤泡的比例并不影响其生物学行为，因此凡有乳头成分（10%以上）的甲状腺癌均应归入乳头状癌。

光镜：乳头为复杂分支状乳头，含纤维血管轴心。表面被以单层柱状上皮。半数以上的乳头上皮核呈毛玻璃（ground glass）样，有核沟、核内假包涵体，和核相互重叠。40%~50%的乳头状癌中有砂粒体。除乳头外癌中还可见到不等量的滤泡和小梁结构以及许特莱细胞、鳞状细胞、梭形细胞和巨细胞。近年对乳头状癌的诊断标准已从乳头转向细胞参数如毛玻璃样细胞核、核沟和相互重叠的核等。只要有这种细胞形态，不管它是否形成乳头或滤泡或呈实性片块或为硬化性均应归入乳头状癌的范畴。

亚型：近年发现几种乳头状癌的亚型

（1）滤泡型：肿瘤主要由滤泡构成，可找到少量形成不良的（abortive）乳头。滤泡较大，核重叠毛玻璃样，可有核沟和核内包涵体。此型可呈弥漫性即整个肿瘤均为滤泡型乳头状癌，或呈散在多结节性或灶性分布，即在腺瘤或结节中有灶性滤泡型乳头状癌，常位于包膜下，易漏诊。

（2）弥漫硬化型：癌组织显弥漫性纤维组织增生，硬化，有灶性或弥漫性淋巴细胞浸润，含大量砂粒体，有不典型的乳头形成，可有鳞化。淋巴管瘤栓多见，因此患者确诊时几乎都已有淋巴结转移，25%有肺转移。虽然转移率高但预后与一般乳头状癌差不多。免疫组化显示瘤细胞中有多量 S-100 阳性的 Langerhans 细胞。

（3）柱状细胞癌（columnar cell carcinoma）：罕见，恶性度高的肿瘤。乳头被以假复层柱状上皮，可有核上或核下泡浆空泡。有梭形细胞灶和微小滤泡形成，预后差。柱状细胞癌光镜形态像胃肠道或肺的转移癌，但免疫组化显示 TTF-1 和 thyroglobulin 阳性，CEA 或 EMA 阴性。

（4）高细胞癌（tall cell carcinoma）：罕见，乳头被覆高柱状上皮，细胞的高度为宽度的 3 倍或更多。癌细胞胞浆丰富，嗜酸性，核位于基底部。多见于老年人，预后差。诊断此型癌，这种高细胞应占肿瘤的 30% 以上。

免疫组化：除 TTF-1、甲状腺球蛋白和 CK19 阳性外，CD115 和 EMA 也阳性。p53 突变率高，染色体 2q 增多。

（5）嗜酸性细胞乳头状癌（oncocytic papillary neoplasm of thyroid）：罕见的亚型。瘤细胞为嗜酸性滤泡上皮细胞，核具典型的乳头状癌样的特点。生物学行为与典型的乳头状癌同。此型应与乳头状许特莱细胞肿瘤相鉴别，后者无乳头状癌核的特点，预后较乳头状癌差。

（6）Warthin 瘤样肿瘤（Warthin-like tumor）：形态像涎腺的 Warthin 瘤，常伴淋巴细胞甲状腺炎。特点是肿瘤中心囊肿形成。乳头被覆嗜酸性细胞，胞浆颗粒状，核具乳头状癌核的特点，乳头轴心内有多量淋巴浆细胞浸润。生物学行为与乳头状癌同。

（7）伴有结节性筋膜炎样间质的乳头状癌（papillary thyroid carcinoma with nodular fasciitis-like stroma）：此型低倍镜下像乳腺的纤维腺瘤或叶状肿瘤。瘤细胞排列成互相吻合的索、管和乳头。瘤细胞具乳头状癌的特点，间质则像结节性筋膜炎。生物学行为与一般乳头状癌同，但淋巴结转移灶只有癌的成分而无间质成分。

（8）筛状乳头状癌（cribriform papillary thyroid carcinoma）：罕见，所报道的病例均为女性。1%~2%家族性腺瘤样息肉病（FAP）合并此瘤。常为多灶性和筛状实性和（或）梭形细胞生长模式。肿瘤亦可形成乳头，核具乳头状癌的特点。约 10% 可转移至甲状腺外。所有患者均有典型的 APC（adenomatous polyposis coli）种系突变（germ-line mutation），有些有 RET/PTC 基因激活。

（9）透明细胞乳头状癌（clear-cell papillary thyroid carcinoma）：罕见，肿瘤主要由透明细胞（>50%）组成，由于胞浆内含糖原、脂类、甲状腺球蛋白或肿胀的线粒体所致，细胞核具有显著的乳头状癌细胞核特点。免疫组化显示 TTF-1 阳性，thyroglobulin 弱阳性或局灶阳性。生物学行为与经典性乳头状癌类似。

（10）实性乳头状癌（solid papillary thyroid carcinoma）：占乳头状癌的 1%~3%，肿瘤

细胞主要排列成实性、梁状或巢状结构（＞50%），细胞核具有明显的乳头状癌的特点，少数病例周围可见一些经典型乳头状结构，偶见沙砾体。此种类型在经过辐射的年轻患者多见，常有 RET/PTC3 重排。

（11）辐射引起的儿童甲状腺癌（radiation – induced pediatric thyroid cancer）：头颈部外照射可增加乳头状癌的发生率是早已人所周知，自 Chernobyl 核电站事故后，此概念得到进一步证实。一组 577 例受害后发生甲状腺癌的患者（358 例儿童和 2 198 例青年人）中，绝大部分发生的是乳头状癌，其中有滤泡型和实性型。淋巴结转移、侵犯静脉和甲状腺外扩散率均高。

1）免疫组化：TTF – 1、甲状腺球蛋白、CK19、RET、HMBE – 1 和 galectin – 3 阳性。

2）遗传学：乳头状癌主要的基因改变为 RET/PTC 重排。RET/PTC 分 RET/PTC1、RET/PTC2 和 RET/PTC3。不同的 RET/PTC 与肿瘤的组织学类型有关。RET/PTC1 重排，常见于微小乳头状癌和典型的乳头状癌，而 RET/PTC3 则多见于实性和高细胞乳头状癌。

3）预后：甲状腺乳头状癌的预后好，10 年存活率超过 90%，年轻人可超过 98%。影响预后的因素有侵犯血管、核异型性、肿瘤大、肿瘤侵至甲状腺外以及老年人，老年患者预后差主要是肿瘤大和侵至甲状腺外，柱状细胞和高细胞乳头状癌预后差。

4）鉴别诊断：主要与结节性甲状腺肿和腺瘤中的假乳头特别是增生性乳头相鉴别。假乳头常位于扩张的滤泡腔或囊性变区，细胞没有乳头状癌细胞的形态特点如毛玻璃样核和核重叠等。用 CK19 和 RET 免疫组化有一定帮助，乳头状癌 CK19 和 RET 可呈弥漫或灶性阳性。

2. 滤泡癌　占甲状腺癌的 20%～25%。多数患者在 40 岁以上，女性较男性多 2～3 倍。恶性度较乳头状癌高。血行转移率高，淋巴结转移少。

甲状腺滤泡癌分两型：①有包膜，但有显微镜下血管和（或）包膜浸润，此型称为包裹性血管浸润型（encapsulated angioinvasive type）；②包膜不完整并明显浸润周围甲状腺组织，此型称为浸润型（invasive type）。包裹性血管浸润型滤泡癌肉眼观察像甲状腺滤泡性腺瘤。浸润型滤泡癌切面灰白色，可侵占大部分甲状腺组织并侵出甲状腺包膜外，与周围组织粘连或侵入周围组织如气管、肌肉、皮肤和颈部大血管并常累及喉返神经。两型均可有出血、坏死、囊性变、纤维化和钙化。

（1）光镜：从分化级好像正常甲状腺的滤泡结构到明显恶性的癌，其间有种种过渡型。癌细胞排列成滤泡、实性巢索或小梁。滤泡内可含少量胶质。

滤泡癌主要是血行转移至肺及骨等处，淋巴结转移率低。滤泡癌的恶性度较乳头状癌高，其 10 年及 20 年存活率在 30% 以下。滤泡癌中非整倍体可高达 60%，而乳头状癌仅 28%。

（2）免疫组化：滤泡癌 TTF – 1、甲状腺球蛋白、低分子量 CK 和 Bcl – 2 阳性，p53（－），cyclin D1 低表达，p27 高表达。Ki – 67 指数 ＜10%。

（3）遗传学：细胞遗传和 CGH 分析滤泡癌的染色体不平衡累及 2，3p，6，7q，8，9，10q，11，13q，17p 和 22。此外，25%～50% 滤泡癌发生 PPARγ（peroxisome proliferator – activated receptor gamma）重排，从而产生不同的 PPARγ 融合蛋白，其中癌细胞体积大，胞浆嗜酸，核异型性明显，癌旁有一小的卫星结节，最常见的为 PAX8 – PPARγ，此融合蛋白可抑制细胞凋亡和促进增殖，PPARγ 重排最常见于临床早期（low stage）滤泡癌伴血管浸润和一些灶性侵袭和转移的滤泡癌。

亚型

许特莱细胞癌：形态与许特莱细胞腺瘤相似，但有包膜、血管和（或）邻近甲状腺实质浸润或有卫星结节形成。预后较差，5 年存活率 20% ~40%。

透明细胞癌：罕见。肿瘤由具有透明胞浆的癌细胞构成。癌细胞界限清楚，胞浆内富含糖原，核常中位，亦可偏位。诊断甲状腺透明细胞癌必须先除外转移性肾透明细胞癌和甲状旁腺癌。可用免疫组化染色，甲状腺透明细胞癌为 TTF - 1 和 thyroglobulin 阳性。

（4）鉴别诊断：滤泡癌主要与腺瘤特别是不典型腺瘤相鉴别。滤泡癌有血管或包膜浸润。有说服力的血管浸润是癌细胞穿透血管壁伴血管腔被肿瘤堵塞。瘤栓应附于血管壁上而不是游离在血管腔内。包膜浸润是肿瘤性滤泡穿透和裂开，或破坏包膜的胶原纤维。包膜内有滤泡不能作为浸润的证据，因为在肿瘤发展过程中良性滤泡亦可被包裹在包膜内。对于大的滤泡性肿瘤应通过包膜至少作 10 张切片，以确定有无包膜浸润。

3. 髓样癌　占甲状腺癌的 5% ~10%。年龄高峰为 40 ~60 岁，亦可见于青少年和儿童。性别差别不大。髓样癌来自甲状腺的 C 细胞，能分泌降钙素（calcitonin）。80% ~90% 的髓样癌为散发性，10% ~20% 为家族性。家族性髓样癌为常染色体显性遗传，常合并其他内分泌腺异常如嗜铬细胞瘤、甲状旁腺增生或腺瘤、黏膜神经瘤等，组成多发性内分泌腺肿瘤 2 型（2A 型和 2B 型）。肿瘤由于分泌过多的降钙素而造成患者严重腹泻。此外，肿瘤还能分泌异位激素如 ACTH、5 - 羟色胺、P 物质和前列腺素等，因此部分患者可合并 Cushing 综合征或类癌综合征。

（1）大体：包膜可有可无，直径 1 ~11cm，界限清楚。切面灰白色，质实。散发性髓样癌多为单个结节，体积较大。家族性髓样癌常伴 C 细胞增生，为多结节性。分布在甲状腺两侧叶的中上部。

（2）光镜：癌细胞呈圆形、多角形或梭形。核圆形或卵圆形，核仁不显，核分裂罕见。肿瘤可呈典型的内分泌肿瘤样结构，或形成实性片块、细胞巢、乳头或滤泡样结构，如滤泡样结构中充有嗜酸性物质则与滤泡癌所含的胶质很难鉴别。梭形细胞常呈旋涡状排列或呈肉瘤样。髓样癌的另一个特点是间质有淀粉样物质沉着。淀粉样物质的形成据认为是与降钙素的分泌有关。现在越来越多的材料指出髓样癌的形态可像滤泡癌或乳头状癌而且没有间质淀粉样物质。这种肿瘤应作免疫组化及电镜观察，髓样癌为降钙素 calcitonin 阳性。

（3）电镜：有直径 100 ~300nm 的神经分泌颗粒。颗粒大小较一致，核心电子密度较高。分子生物学技术检查显示有 calcitonin mRNA 和 CGRP（calcitonin　gene - related pep - tide）mRNA。

（4）遗传学：散发性髓样癌常有 1p，3p，3q，11p，13q，17p 和 22q 的杂合子丢失（LOH）以及 RET 基因突变。

约 2/3 病例手术时已有颈淋巴结转移。其他转移部位有上纵隔、肺、肝、肾上腺和骨等。手术时无淋巴结转移者预后好，10 年存活率可达 60% ~70%；有淋巴结转移者 10 年存活率为 40% 左右。癌组织中有坏死、核分裂多和以梭形细胞为主者预后差。

近来发现越来越多的滤泡上皮和 C 细胞混合型癌，称为髓样 - 滤泡混合型癌或髓样 - 乳头混合型癌。光镜下癌细胞排列成小梁或滤泡样或乳头状结构。临床表现恶性度较高。

（5）鉴别诊断：髓样癌为 calcitonin 阳性、thyroglobulin 阴性。滤泡癌、乳头状癌和未分化癌均为 thyroglobulin 阳性、calcitonin 阴性。髓样 – 滤泡混合型癌和髓样 – 乳头混合型癌则 thyroglobulin 和 calcitonin 均为阳性。

4. 岛状癌/低分化癌（insular carcinoma, poorly differentiated carcinoma） 多见于老年人。其生物学行为介于分化好的甲状腺癌（乳头状癌和滤泡癌）与未分化癌之间，细胞大小一致，排列成实性巢或小岛状结构，可夹杂有乳头和（或）小滤泡，血管丰富。有不等量的核分裂和凝固性坏死，可误诊为髓样癌，但 calcitonin 阴性，甲状腺球蛋白和 TTF – 1 阳性，Bcl – 2 80% 阳性，40% ~50% 表达 TP53。淋巴和血行转移率高，预后差，平均 5 年存活率 50%，岛状癌可合并其他类型甲状腺癌甚至可出现 thabdoid 分化。2004 年 WHO 版"内分泌器官肿瘤分类"中将岛状癌归入低分化癌，低分化甲状腺癌有三种组织学类型即岛状、实性和小梁型。

5. 未分化癌 占甲状腺癌的 5% ~10%。多见于 50 岁以上的妇女。高度恶性，很早发生转移和浸润周围组织。组织学形态变异较多，常见的类型为梭形细胞型、巨细胞型和二者的混合型。有一种小细胞未分化癌，现已证实多数甲状腺所谓的小细胞未分化癌实际上是非霍奇金淋巴瘤，由于瘤组织中包含残存的滤泡而误认为癌。还有一些"小细胞未分化癌"可能是不含淀粉样物质的髓样癌或岛状癌。

未分化癌生长快，很快侵犯周围器官组织，引起呼吸吞咽困难和声音嘶哑。肿瘤体积大、固定、石样硬。切面有出血、囊性变及许多坏死灶。

（1）光镜：癌细胞分化不良，正常和不正常核分裂多见，梭形细胞型有时很像分化差的肉瘤如恶性纤维组织细胞瘤、骨肉瘤和血管肉瘤等。巨细胞型中奇形怪状的单核和多核瘤巨细胞多见，亦可有破骨细胞样的多核巨细胞。但无论是哪一类型的未分化癌中都能找到分化较好的甲状腺癌如滤泡癌或乳头状癌成分，因此一般认为未分化癌是从已存在的分化较好的甲状腺癌转化而来的。未分化癌的预后极差，一般均在诊断后一年内死亡。

（2）鉴别诊断：主要与肉瘤、淋巴瘤、甲状腺髓样癌鉴别，未分化癌为 thyroglobulin 和上皮细胞标记阳性，LCA 阴性，calcitonin 阴性。电镜亦证实这些癌的细胞为上皮性。分化好的甲状腺癌、低分化甲状腺癌与未分化甲状腺癌的免疫组化和基因改变的比较见表 35 – 8。

表 35 – 8　不同分化程度甲状腺癌的免疫组化和分子改变

	免疫组化				分子改变	
	Ki – 67 指数	Bcl – 2	Cyclin D$_1$（表达）	P27（表达）	TP53 突变	H –，K –，N – Ras 突变
高分化甲状腺癌	<10%	+	低	高		10% ~20%
低分化甲状腺癌	10% ~30%	+	中间	中间	20% ~30%	50%
未分化甲状腺癌	>30%	–	高	低	70% ~80%	50%

6. 鳞癌 占甲状腺癌的 1% 以下。年龄高峰 40 ~60 岁。患者常有长时期的甲状腺炎史或甲状腺肿史。可能的组织发生为：①甲状舌管残留物；②鳞状上皮化生灶的肿瘤性转化。

鳞癌生长快，体积大者可压迫气管或食管。不管分化如何预后均差。鳞癌和鳞化灶不应混淆。有些甲状腺疾病如腺瘤样甲状腺肿和慢性甲状腺炎鳞化很常见，滤泡癌中亦可出现良性的鳞化灶。鳞化对预后无影响。

7. 儿童甲状腺癌 大约每 100 例甲状腺癌患者中有 1 例为儿童。甲状腺癌是儿童期常见的癌瘤之一。患儿多数在婴幼儿时期有头颈部放射线照射史。形态与成人甲状腺癌同。最常见的类型是乳头状癌，髓样癌很少见。

8. 其他癌　其他罕见的癌有甲状腺黏液癌、原发性甲状腺黏液表皮癌、硬化性黏液表皮癌伴嗜酸性细胞浸润、梭形细胞肿瘤伴胸腺样分化和胸腺样分化的癌。

（三）肉瘤和转移瘤

1. 淋巴组织肿瘤　非霍奇金淋巴瘤主要为弥漫大 B 细胞淋巴瘤和 MALToma，霍奇金淋巴瘤，浆细胞瘤和 Langerhans 细胞组织细胞增生症等。

2. 间叶组织来源的肿瘤　良性少见，有脂肪瘤、血管瘤、平滑肌瘤、神经鞘瘤和孤立性纤维性肿瘤。肉瘤有平滑肌肉瘤、脂肪肉瘤、纤维肉瘤、MPNST、软骨肉瘤、骨肉瘤和血管肉瘤等。诊断甲状腺肉瘤必须先除外癌，特别是梭形细胞未分化癌。

3. 转移瘤　除转移性肾癌可在甲状腺内形成较大瘤结外，大多数转移瘤都很小，均为显微镜下水平，所以临床很难发现。最常见的转移瘤为来自头颈部的鳞癌，其次为黑色素瘤、乳腺癌和肺癌等。

（袁聪玲）

第七节　甲状旁腺肿瘤

一、原发性甲状旁腺功能亢进

原发性甲状旁腺功能亢进（原发性甲旁亢）是指由甲状旁腺增生、腺瘤或癌引起的甲状旁腺素分泌过多。实验室特点为：高血甲状旁腺素（PTH）、高血钙及低血磷。PTH 分泌过多使钙从骨质吸收至血内、增加肾小管再吸收钙和增加肠对钙的吸收。高血钙造成一系列临床症状和体征如乏力、嗜睡、神经肌肉疼痛和无力、神经官能症、肾结石、肾绞痛、高血压、消化性溃疡、急性和慢性胰腺炎、痛风、胆石症、骨痛、骨折和囊性纤维性骨炎等。

近年来由于诊断技术的改进，这类以结石和骨病变为特点的长期甲旁亢患者已经很少见。大多数患者是以血钙高和（或）血 PTH 增高而入院，因此患者一般无明显的症状或体征。

原发性甲旁亢在西方国家发病率高，我国发病率较低。女性多见。各年龄组均能发生，以 40~50 岁多见。

（一）甲状旁腺腺瘤

1. 典型腺瘤　原发性甲旁亢的患者中 80%~90% 以上是由甲状旁腺腺瘤，10%~15%由甲状旁腺增生，1%~5%由甲状旁腺癌引起。腺瘤一般累及单个腺体，偶尔可同时累及两个腺体。麻省总医院 758 例引起原发性甲旁亢的腺瘤中 750 例为单个腺瘤，8 例为双腺瘤。甲状旁腺腺瘤的部位随胚胎发育时正常甲状旁腺的位置而异，可从颈动脉交叉到心包，从甲状腺的前面到胸骨后或食管后，有时可位于甲状腺包膜内，甚至被结节性甲状腺肿的结节所包裹。

腺瘤一般较小，平均重 0.5~5g，亦有重 10~20g 者，甚至达 100g 者。有包膜。腺瘤体积小时呈椭圆形，与正常腺体不同之处在于腺瘤色较暗，柔软性较差和边缘稍钝。大腺瘤可呈卵圆形、球形或泪滴状，纵隔甲状旁腺腺瘤可有一纤维性蒂。腺瘤常呈橘褐色，如腺瘤中含多量嗜酸性细胞则色暗呈巧克力色。质软、柔顺、包膜薄、灰色。腺瘤包膜外常有一圈残留的正常甲状旁腺组织。腺瘤切面均质肉样。橘褐色至红褐色，有灶性出血，囊性变或纤维化区。囊内含无色透明液或巧克力色液。

（1）光镜：瘤细胞排列成巢、索或片块，亦有形成腺泡或假腺样结构。间质血管丰富。多数腺瘤以增大的主细胞为主要成分。瘤细胞核大深染，核异型性较明显。10%的腺瘤可见巨核细胞（直径可达20μm）。核分裂极罕见。瘤细胞胞浆略嗜酸，偶尔呈颗粒状或空泡状。瘤细胞中常有散在和成簇的嗜酸性细胞和（或）过渡型嗜酸性细胞。嗜酸性细胞直径约12~20μm，具亮红色颗粒状胞浆，核较小。过渡型嗜酸性细胞较嗜酸性细胞小，胞浆浅红色。由过渡型嗜酸性细胞构成的功能性腺瘤占3%~5%；而完全由嗜酸性细胞构成的功能性腺瘤（嗜酸性细胞应占腺瘤的90%以上）较少见。由水样清细胞构成的功能性腺瘤极罕见。

（2）免疫组化：腺瘤为PTH、CgA、CK8、CK18和CK19阳性。Ki-67指数低，如>5%应考虑恶性的可能性。分子生物学技术检查在PTH染色阳性和阴性的部分均能检出PTH mRNA。

（3）电镜：瘤细胞核呈圆形或卵圆形，有1~2个小的球形核仁。细胞膜折叠明显。细胞间有桥粒和桥粒样连接。成腺泡排列的细胞其腔面有丰富的微绒毛和发育好的复合连接器。主细胞都有丰富的功能性细胞器即有丰富的核糖体、多聚核糖体、多量粗面内质网排列成板层状、同心圆或指纹状以及发达的高尔基体。嗜酸性细胞胞浆内充满线粒体，部分线粒体嵴排列成晶体状、环形或C形。过渡型嗜酸性细胞胞浆内除多量线粒体外，尚可见不等量的功能性细胞器。瘤细胞的分泌颗粒大小、形态和分布均不规则，直径250~300nm，多数呈圆形或卵圆形，有的呈逗点状、棍棒状，甚至哑铃状，核心电子密度较高，空晕窄。部分腺瘤的胞浆内可见7+2型纤毛和环形层状小体（annular lamella）。这种小体为同心圆层状排列的光面内质网。环形层状小体可能与蛋白质合成有关。正常甲状旁腺中见不到这种小体。环形层状小体多见于功能活跃的腺瘤，亦有报道甲状旁腺增生的细胞内亦可见环形层状小体。

（4）遗传学：cyclin D1/PRAD1重排，cyclin D1高表达及11q13（MEN1）杂合子丢失等。

2. 不典型腺瘤（atypical adenoma）　是指一些腺瘤有癌的形态，但没有明确的浸润性生长。所谓癌的形态包括与周围组织粘连，有核分裂，纤维化，小梁状生长方式和包膜内有瘤细胞，但无明确的包膜、血管或神经浸润，这种肿瘤属恶性潜能不明确的肿瘤。

（二）甲状旁腺癌

占原发性甲旁亢的2%~4%。诊断甲状旁腺癌的标准为：局部浸润或局部淋巴结转移或远处脏器如肺、肝、骨等转移。

大多数文献报道的甲状旁腺癌累及一个甲状旁腺。体积较小，最大直径1.3~6.2cm，平均3.3cm；重0.8~42.4g，平均12g。形态不规则，分叶状或有伪足（pseudopod），常与周围组织如甲状腺、颈部软组织粘连浸润，质地较腺瘤实。

（1）光镜：癌组织由纤维条索分隔成小梁，癌细胞体积较大，核染色质粗，核仁明显，有核分裂。大多数甲状旁腺癌的分化较好，给人以"良性"的错觉。有报道一例原先诊断为腺瘤，数年后因肺转移而确诊为癌的病例，回顾性复查原发瘤和转移灶的切片，形态上均无癌的指征。癌与腺瘤鉴别的要点是：①癌细胞呈小梁状排列，有厚的纤维条索分隔；②有包膜浸润；③血管侵犯；④有核分裂；⑤淋巴结和（或）其他脏器组织转移。核分裂在鉴别良恶性上最有价值，因正常甲状旁腺和甲状旁腺腺瘤中无或极少核分裂。癌的组织学形态与预后无关。

（2）电镜：癌细胞主要为功能活跃的主细胞，核形不规则，胞浆内充满粗面内质网、光面内质网和线粒体。有时高尔基体发达。可见环形层状小体。有的癌细胞有多量分泌颗粒，但临床功能不活跃。可以有无功能甲状旁腺癌（免疫组化能有免疫活性 PTH），鉴别这种癌与甲状腺癌较困难。诊断甲状旁腺癌一般要求有甲旁亢现象。

（3）遗传学：13q 丢失和 HRPT2（1q25）突变较常见。Erickson 等用 FISH 检测一组甲状旁腺腺瘤和癌的染色体 1、6、9、11、13、15、17 和 22，结果 67% 腺瘤和 78% 癌染色体增多，73% 腺瘤和 33% 癌染色体丢失。在腺瘤中染色体 11 丢失多见，癌中染色体 11 增多多见。作者认为染色体 11 增多与甲状旁腺肿瘤的侵袭性行为密切相关。

甲状旁腺癌患者的年龄较腺瘤为轻，平均 44 岁。男女发病率相等。67% 患者有典型的骨改变（囊性纤维性骨炎）、尿路结石和肾实质病变等。甲状旁腺癌的生物学行为与甲状腺乳头状癌相似，即 5 年存活率较高。甲旁亢症状的再现预示有复发或转移。死亡常常是由于甲旁亢的并发症如高血钙，而不是由于癌的广泛浸润和转移。

（三）甲状旁腺原发性增生

原发性增生是指不明原因的所有甲状旁腺均增生和功能亢进。甲状旁腺原发性增生约占原发性甲旁亢的 15%，其中主细胞增生约占 12%，水样清细胞（透明细胞）增生约占 3%。

1. 主细胞增生　曾被称为结节性增生、多腺体性腺瘤病（polyglandular adenomatosis）或多腺体性累及（multiglandular involvement）。所有甲状旁腺（4 个或更多）均增大伴部分或全部细胞增生。临床上主细胞增生与腺瘤无区别。41% 主细胞增生者 X 线可见骨病变，5% 有典型的囊性纤维性骨炎，53% 有肾结石。几乎所有的家族性甲旁亢均为主细胞增生。18% 的主细胞增生合并多发性内分泌腺肿瘤（MEN），特别是 1 和 2A 型。

（1）大体：约半数增生的病例所有的腺体相等的增大，另半数中有 1 个腺体明显增大（假腺瘤样增生，pseudoadenomatous hyperplasia），而其余 3 个腺体仅稍大或几乎正常，最大的体积可超过其余 3 个的总和。这种增生称为不对称性增生。病程长的结节明显。腺体总重可达 150mg～10g，亦有报道重 15g 甚至 20g 者。增生的腺体呈黄褐色至红褐色，可含大小不等的囊腔，内含草色或棕色液。

（2）光镜：增生的主细胞排列成条索、片块或腺泡样结构。间质有散在不等量的脂肪细胞。增生的腺体保存小叶结构。偶尔增生的腺体完全由嗜酸性细胞构成或由主细胞、嗜酸性细胞和过渡型嗜酸性细胞混合而成。

（3）电镜：由功能活跃的细胞构成。高尔基体发达。有丰富的粗面内质网，排列成板层状或成堆。成熟的分泌颗粒量不等，常常位于细胞膜下，紧靠毛细血管或组织间隙。细胞膜有多量指状突起。

2. 水样清细胞增生（water - clear cell hyperplasia）　水样清细胞（亦称透明细胞）增生与主细胞增生不同，临床上无家族史亦不伴发 MEN。

（1）大体：观察 4 个腺体均显著增大，总重均超过 1g，可达 65g，亦有报道重达 125g

者。上腺比下腺大，有的病例上腺每一个重 3～50g，而每个下腺仅重 0.1～1g。正常情况下下腺较上腺为大。增生的腺体有伪足从腺体主体伸出很长距离。腺体质柔软，红褐色至黑棕色，常含大小不等的囊腔。

（2）光镜：增生细胞体积大，界限清楚，直径 10～40μm. 平均 15～20μm。胞浆水样透明，1μm 厚的半薄切片显示胞浆内充满小的空泡。核为圆形或卵圆形，直径 6～7μm。核位于细胞的基底部。细胞排列成索、片块、巢或腺泡状。水样清细胞增生的组织学与肾透明细胞癌相似。增生的腺体内有大小不等的囊腔，囊内壁被覆单层水样清细胞，囊内常含清亮液和脱落的细胞。

（3）电镜：细胞浆的水样清亮不是由于糖原而是由于大量空泡，空泡直径 0.2～2μm，由三层膜包绕。空泡一般中空，少数含无定形物或晶状、针状、颗粒状物。空泡之间为各种细胞器如线粒体、游离核糖体、粗面内质网、高尔基体和分泌颗粒。细胞内脂质少。水样清细胞增生无论从临床、大体、光镜还是电镜形态均与主细胞增生不同，因此一般认为二者没有关联，但亦有认为水样清细胞由主细胞转化而来，两种增生仅为同一疾病的变异而已。

3. 主细胞增生与腺瘤的鉴别　原发性甲旁亢是 4 种病理实体的结果即 1～2 个甲状旁腺的腺瘤、主细胞增生、水样清细胞增生和甲状旁腺癌。甲状旁腺癌的大体和光镜下特点均足以确诊，而且迄今为止还未见有多腺体累及的报道。水样清细胞增生总是累及所有的甲状旁腺，而且大体和光镜亦很典型。最困难和最常遇到的鉴别诊断问题是主细胞增生和腺瘤。由于 95% 的原发性甲旁亢是由腺瘤和主细胞增生引起，所以二者的鉴别是病理和外科医师最常遇到的问题。从手术范围来说如为腺瘤只需做腺瘤切除，如为增生则应把 3 个甲状旁腺全部切除，第 4 个甲状旁腺做次全切除。经典的鉴别依据是腺瘤周围有一圈正常甲状旁腺，但结节状或假腺瘤样主细胞增生时残留的甲状旁腺组织亦可形成一个圈包绕结节或假腺瘤，特别是遇到不对称性增生时，与腺瘤的鉴别更困难。文献上有许多鉴别正常和不正常甲状旁腺以及鉴别增生和腺瘤的方法，但都成效不大。Lloyd 等发现甲状旁腺增生时 p27 阳性细胞 3 倍于腺瘤，提示 p27 免疫组化可用于区别增生和腺瘤。电镜在鉴别诊断上没有价值。有人认为环形层状小体可作为腺瘤的特异性指标，因为增生细胞中无此小体，但在我们分析的腺瘤和增生的材料中均能找到环形层状小体，目前的鉴别方法还是采用光镜下间质有无脂肪细胞、细胞内脂质多寡、与正常甲状旁腺有无移行过程和是否保留小叶结构。腺瘤间质内无脂肪细胞、细胞内脂质少、与正常甲状旁腺无移行过程和无小叶结构。

二、继发性甲状旁腺功能亢进

继发性甲旁亢（secondary hyperparathyroidism）是指任何能导致低血钙的疾病所引起的 PTH 代偿性分泌过多的一种状态。常见的造成低血钙的疾病有慢性肾脏病、佝偻病或骨质疏松和小肠吸收不良综合征等。例如慢性肾脏病时由于磷的排出减少导致磷滞留和高磷血症，高磷血症必然引起低血钙；同时高磷血症又使肾合成 1，25（OH）2D 减少，从而减少肠对钙的吸收，进一步加重低血钙；同时骨骼对 PTH 的耐力增加，使钙从骨骼移至血内的量减少。以上这些都造成严重的低血钙。

低血钙刺激甲状旁腺增生，分泌多量 PTH 以代偿。继发性甲旁亢的大体和镜下形态与原发性甲旁亢的主细胞增生相似。增生细胞常弥漫一致，亦有呈结节状增生，增生的腺体脂肪减少。电镜下大多数主细胞呈功能活跃状态，功能性细胞器增多。过渡型嗜酸性细胞可增多，但典型的嗜酸性细胞少见。

三、三发性甲状旁腺功能亢进

三发性甲旁亢（tertiary hyperparathyroidism）是指在继发性甲旁亢患者的 1 个至多个腺体发生自主性腺瘤或增生（一般为一个自主性腺瘤 autonomous adenoma）。三发性甲旁亢与原发性甲旁亢的区别是患者曾确诊有低血钙症，由于低血钙刺激甲状旁腺增生导致 PTH 过量分泌即继发性甲旁亢，在此基础上甲状旁腺又发生自主性腺瘤或增生则为三发性甲旁亢。由肾疾病引起的继发性和三发性甲旁亢都伴有高血磷，血内尿素氮增高和肌酐清除率降低，而原发性甲旁亢则伴低血磷。

单从甲状旁腺的病理形态很难鉴别原发性、继发性或三发性甲状旁腺腺瘤或增生。

四、异位甲状旁腺功能亢进

异位甲旁亢（ectopic hyperparathyroidism）是指由非甲状旁腺组织所发生的肿瘤引起的高血钙、低血磷和血 PTH 增高，甲状旁腺本身无病变。常见的引起异位甲旁亢的肿瘤有肺鳞癌和肾细胞癌，其他肿瘤有腮腺未分化癌、肾上腺癌、脾淋巴瘤、硬化性血管瘤和间充质瘤等。

五、其他肿瘤和瘤样病变

（一）甲状旁腺囊肿

甲状旁腺囊肿罕见，多数为无功能性。囊肿来源尚有争议，有认为来自第三和第四鳃囊残留物，有人则认为是滞留性。80% 囊肿位于下颈部，常附着于甲状腺或伸入上纵隔。直径自 1 ~ 10cm 或更大，单房性。囊内含清亮液，液内可测出 PTH。囊壁灰白色，质韧。

光镜：囊内壁被以单层扁平的主细胞或无细胞被覆，壁内可见小簇挤压的甲状旁腺组织、胸腺或鳃囊残留物。

功能性甲状旁腺囊肿可能是功能性腺瘤梗死或退化囊性变的结果。

（二）脂肪增生

脂肪增生（lipohyperplasia）少见。女性多见。4 个甲状旁腺均增大，浅橘红色。切除的甲状旁腺重 100 ~ 200mg，最大的可达 800mg。

光镜：甲状旁腺中有大量成熟的脂肪细胞，脂肪细胞和实质细胞的比例为 1 ∶ 1。

（三）脂肪腺瘤

脂肪腺瘤（lipoadenoma）亦称甲状旁腺错构瘤或甲状旁腺瘤伴黏液性变的间质。肿瘤由大量脂肪细胞、黏液性变的间质和片块状排列的主细胞或嗜酸性细胞构成。部分脂肪腺瘤为功能性。

（四）无功能性甲状旁腺腺瘤和癌

甲状旁腺内嗜酸性细胞的数量随年龄增长而增多，有时可形成结节。老年人甲状旁腺中嗜酸性细胞结节与腺瘤不易区别。光镜下不能鉴别嗜酸性细胞结节、功能性腺瘤和无功能性腺瘤。由于正常嗜酸性细胞不分泌 PTH，所以完全由嗜酸性细胞构成的结节或腺瘤通常是无功能的，电镜下无或极少分泌颗粒。近年来越来越多地报道功能性嗜酸性细胞腺瘤。无功能嗜酸性细胞腺瘤或癌与甲状腺的 Hurthle 细胞腺瘤或癌很难鉴别。电镜和免疫组化染色 PTH

和 thyroglobulin 有一定的帮助。

（五）转移瘤

甲状旁腺可直接被甲状腺癌侵犯，但由其他脏器组织的原发癌转移到甲状旁腺极为罕见。文献上有报道的甲状旁腺转移癌来自乳腺、肺、肾的癌，白血病以及皮肤的恶性黑色素瘤。

（袁聪玲）

第八节 垂体肿瘤

一、原发性腺垂体肿瘤

原发性腺垂体肿瘤包括腺瘤、不典型腺瘤和癌，其中腺瘤占绝大部分。

（一）腺瘤

腺垂体腺瘤分类应根据组织学、免疫组化、超微结构、临床内分泌功能、影像学和手术所见综合考虑。腺瘤大小为 0.1～10cm。≤1cm 者称为微小腺瘤或小腺瘤，＞1cm 为中等大腺瘤，≥10cm 为大腺瘤。腺瘤可位于鞍内或扩张至鞍外（如鞍上、蝶窦、鼻咽、海绵窦）等。一般为膨胀性生长，亦可侵袭性生长，侵犯硬脑膜、骨、神经及脑组织等（侵袭性腺瘤）。手术时所见腺瘤常为紫红色，质软。大腺瘤可有出血、坏死及囊性变。PRL 腺瘤可见砂粒体样小钙化灶。

垂体腺瘤分类很多，表 35-9 为近年常用分类。

表 35-9 垂体腺瘤分类

腺瘤类型	亚型
功能性腺瘤	
生长激素细胞腺瘤	1. 多颗粒
	2. 少颗粒
催乳素细胞腺瘤	1. 多颗粒
	2. 少颗粒
	1. 混合型生长激素，催乳素细胞腺瘤
腺瘤具有生长激素和催乳素细胞分化	2. 生长催乳素细胞腺瘤
	3. 嗜酸性干细胞腺瘤
	1. 多颗粒
促肾上腺皮质激素细胞腺瘤	2. 少颗粒
	3. Crooke 细胞腺瘤
促甲状腺激素细胞腺瘤	
促性腺激素细胞腺瘤	1. 男性型
	2. 女性型
多激素垂体腺瘤	
无功能腺瘤	
不能分类腺瘤	

　　所有腺瘤形态一致。瘤细胞似正常前叶细胞或稍大，瘤细胞弥漫成片或排成索、巢、假腺或乳头状结构，间质为血管丰富的纤细间质，瘤细胞可有一定的异型性但核分裂罕见。单凭 HE 形态不能鉴别上述分类中各种类别的腺瘤，只能用免疫组织化学结合临床内分泌功能才能进行正确分类。

　　1. 生长激素细胞瘤（GH cell adenoma）　约占垂体腺瘤的 10%～15%，占手术切除垂体腺瘤的 25%～30%。临床表现为肢端巨大症或巨人症。血清 GH 和胰岛素样生长因子 -1（亦称 somatomedin C）增高，有些患者血内 PRL 也可增高。

　　（1）病理：大体上这些肿瘤一般界限清楚，位于腺垂体的侧翼。根据电镜下瘤细胞内分泌颗粒的多少，分为多颗粒型（densely granulated）和少颗粒型（sparsely granulated）。多颗粒型主要由以往所称嗜酸细胞构成。

　　（2）免疫组化：胞浆 GH 强阳性。核 Pit -1 强阳性，核周低分子量 CK 中度阳性，胞浆可不同程度表达 α - 亚单位。分泌颗粒圆形，150～600nm。少颗粒型由排列成实性片块嫌色细胞构成，核异型性和核仁明显。核旁有微丝构成的球形纤维小体，此小体低分子量 CK 强阳性。GH 灶性弱阳性，核 Pit -1 阳性。

　　2. 催乳素细胞腺瘤（PRL cell adenoma）　是垂体腺瘤中最常见的一种，但半数是尸检时偶然发现，手术切除者并不多，占手术切除垂体腺瘤的 11%～26%。可能是这种肿瘤常常由内科治疗的缘故。年轻妇女多见，男性患者年龄相对较大，女性患者临床表现为泌乳和卵巢功能不正常如无月经和不育等。男性主要表现为性功能低下，偶尔可有泌乳。血清 PRL 升高（ >250ng/ml）。影像学显示女性患者常为小腺瘤而男性多数为大腺瘤并向鞍上伸展。

　　（1）病理：小腺瘤最常见于前叶的后侧（posterolateral）部分，大腺瘤可侵入硬脑膜、鼻窦和骨。肿瘤软、红或灰色，质实，如有砂粒体则可显沙砾感。

　　少颗粒 PRL 腺瘤是最常见的一种亚型。嫌色细胞排列成乳头、小梁或实性片块，也可围绕血管形成假菊形团，可有钙化和砂粒体形成。

　　（2）免疫组化：PRL 强阳性呈核旁（相当于 Golgi 区）PRL 阳性小球，核 Pit -1 常阳性，ER 亦可阳性。分泌颗粒球形，少，大小 150～300nm，分泌颗粒的异位胞吐（misplaced exocytosis）是 PRL 瘤的电镜诊断标志。多颗粒型 PRL 腺瘤较少颗粒型少见。由嗜酸性细胞构成，胞浆弥漫性 PRL 阳性。分泌颗粒大者可达 700nm，异位胞吐也为诊断指标。

　　3. 腺瘤具有生长激素和催乳素细胞分化特点

　　（1）混合型 GH - PRL 细胞腺瘤：这种腺瘤具有少颗粒型 PRL 和多颗粒型 GH 腺瘤的临床表现和病理形态。

　　（2）生长催乳素细胞腺瘤（mammosomatotroph adenoma）：最常见于巨人症和年轻的肢端巨大患者。

　　1）病理：肿瘤主要由嗜酸性细胞构成，排列成弥漫或实性片块，其中可见散在嫌色细胞。

　　2）免疫组化：同一细胞可显 GH 和 PRL 阳性，α - 亚单位可不同程度阳性，低分子量 CK 染色显核周阳性，像多颗粒 GH 瘤，核 Pit -1 强阳性，偶尔 ER 阳性。分泌颗粒核心色泽均匀，颗粒异型性明显，大者可达到 1000nm。可见异位胞吐。

　　（3）嗜酸性干细胞腺瘤（acidophil stem cell adenoma）：临床上有轻度高 PRL 血症，有或无肢端巨大，通常血清 GH 不高。此瘤多见于女性，生长快，呈浸润性生长。

病理：由略嗜酸的大细胞形成实性片块，胞浆空泡状（相当于巨大线粒体），PRL 强阳性，GH 散在阳性，有些肿瘤甚至检测不出 GH，电镜下胞浆内充满大线粒体和巨型线粒体，可见散在含纤维小体或核旁成束 CK（＋）微丝的细胞。分泌颗粒少，150～200nm，可找到异位胞吐。

4. 促肾上腺皮质激素细胞腺瘤（corticotroph cell adenoma）　占垂体腺瘤的 10%～15%。临床表现为 Cushing 综合征（垂体依赖性高皮质醇血症）。血浆 ACTH 升高，较异位分泌 ACTH 患者的血浆 ACTH 低。

病理：引起 Cushing 综合征最常见的为垂体嗜碱细胞小腺瘤（由促皮质激素细胞构成，常位于前叶的中心部位）；而引起 Nelson 综合征者常为大腺瘤而主要是嫌色细胞或少颗粒细胞腺瘤。

多颗粒 ACTH 腺瘤是最常见的 ACTH 瘤亚型，由嗜碱细胞排列呈血窦样结构，免疫组化显示 ACTH、β－内啡肽和其他 POMC 来源的肽阳性。引起 Cushing 综合征的腺瘤可见低分子量 CK（＋），而 Nelson 综合征时肿瘤细胞不含角蛋白微丝，分泌颗粒大小形态和核心致密度不等，105～450nm。

少颗粒 ACTH 腺瘤：较多颗粒型少见，光镜下肿瘤由嫌色细胞构成。CK 强阳性而 ACTH 和其他由 POMC 衍生肽弱阳性。电镜下细胞器发育不好，少量分泌颗粒，颗粒的大小、形态和密度变异大。

Nelson 瘤（双侧肾上腺切除后垂体长出的肿瘤）无 CK 阳性微丝。

Crooke 细胞腺瘤：在高皮质醇血症反馈作用下正常垂体 ACTH 细胞可出现核周玻璃样物沉着，称 Crooke 变性。由 Crooke 变性细胞构成的腺瘤罕见，形态像多颗粒 ACTH 腺瘤。电镜下核周有成环状微丝（角蛋白）聚集，分泌颗粒被推致细胞边缘和包裹在高尔基区内，核异型性明显。

5. 促甲状腺激素细胞腺瘤（thyrotroph cell adenoma）　罕见，仅占垂体腺瘤的 1% 左右。临床可表现为甲亢、甲低或甲状腺功能正常。由于大多数 TSH 腺瘤为浸润性大腺瘤，可影响视野。

（1）病理：大体常为侵袭性和纤维化大腺瘤。光镜下瘤细胞为嫌色细胞，细胞界限不清，核不同程度异型性，间质纤维化较常见，偶尔可见砂粒体。

（2）免疫组化：TSH 阳性，分泌颗粒球形，大小 150～250nm，沿胞膜排列。有些颗粒多的细胞，偶尔可见 350nm 的大颗粒。

6. 促性腺激素细胞腺瘤（gonadotroph cell adenoma）　虽然临床上可有性功能失常的表现，但主要临床症状为由于肿瘤造成的头痛，视野影响和脑神经损伤。中年男性多见。发生在绝经前年轻妇女可出现原发性卵巢功能衰退的症状。诊断此瘤必须有血清 FSH 或 LH 或二者均升高。一般是 FSH 升高或 FSH 和 LH 均高，单独 LH 升高者罕见。

病理：分男性型和女性型 2 种，均为嫌色细胞，排列成索、乳头或实性，可有假菊形团形成，灶性细胞嗜酸性变常见。

FSH/LH 男性型电镜下像无功能腺瘤，细胞器很少。FSH/LH 女性型瘤细胞内有丰富的轻度扩张的粗面内质网，高尔基体呈蜂窝状。二型分泌颗粒均很少，＜200nm，位于胞膜附近，免疫组化：α－亚单位、β－FSH 和 β－LH 不同程度阳性。

7. 多激素垂体腺瘤（plurihormonal pituitary adenoma）　这种腺瘤可分泌多种激素，最常见为 GH + PRL 或 GH、PRL 和 TSH 等。虽然分泌多种激素，但临床上常常仅表现一种激素的功能。

病理：形态和免疫组化可显示单一种细胞分泌多种激素或多种细胞分泌多种激素，即单一形态多激素腺瘤（monomorphous plurihormonal adenoma）和多形态多激素腺瘤（plurimorphous plurihormonal adenoma）。

8. 无功能细胞腺瘤（nonfunctioning pituitary adenoma or null cell adenoma）　约占垂体腺瘤的 1/3。无激素亢进症状，主要症状为头痛、视野受损、脑神经损伤，偶尔有海绵窦症状。如瘤细胞广泛坏死出血则可导致垂体功能低下症状或垂体卒中。

病理：诊断无功能（silent）垂体腺瘤主要靠形态。无功能促生长激素细胞腺瘤像少颗粒 GH 腺瘤。无功能催乳素细胞腺瘤和无功能促甲状腺激素细胞腺瘤形态与其相应的功能性腺瘤相似。无功能促皮质激素细胞腺瘤常伴有催乳素血症。此瘤的 I 型（type I silent corticotroph adenoma）像功能性多颗粒 ACTH 瘤，II 型则像少颗粒 ACTH 瘤，无功能促性腺细胞腺瘤形态与其功能性腺瘤同，代表无功能腺瘤的最大一组。嗜酸性细胞瘤（oncocytoma）代表无功能促性腺细胞腺瘤伴广泛嗜酸性变。细胞排列成片或巢，含丰富的嗜酸性颗粒状胞浆。

（二）不典型腺瘤

不典型腺瘤（atypical adenoma）的形态特点是核分裂指数升高，一般良性腺瘤很难找到核分裂，而不典型腺瘤可以找到或 > 2/10HPF，Ki - 67 指数 > 3%。

这种腺瘤可能具侵袭性或潜在的复发性。15% 不典型腺瘤表达 p53。良性腺瘤亦可侵犯垂体实质、腺周硬脑膜或邻近的骨和软组织，所以不典型腺瘤不是基于肿瘤的侵袭性而是根据核分裂，Ki - 67 指数和 p53 表达。

（三）垂体癌

当垂体腺瘤侵犯破坏周围硬脑膜及骨组织时称为侵袭性腺瘤。诊断癌的指标是出现转移。垂体癌一般起始为垂体腺瘤，可引起种种激素异常，或临床上无功能。只有以后出现转移或侵犯脑组织才能确诊为癌。浸润转移部位有蛛网膜下腔、脑实质、颈淋巴结、骨、肝和肺等。

（1）病理：形态上无特殊的改变，可出现细胞密集、坏死、出血、核分裂增多、核异型性明显。Ki - 67 指数高，可高达 12%，而腺瘤仅 1%，侵袭性腺瘤 4.5%；但亦有的垂体癌 Ki - 67 指数在腺瘤范畴内。

（2）免疫组化：除 NSE、Syn、CgA 阳性外各种垂体激素亦可阳性。

（3）遗传学：各种垂体腺瘤和垂体癌均有不同程度的染色体不平衡（chromosomal imbalance），如 GH 腺瘤、PRL 腺瘤和 ACTH 腺瘤的染色体不平衡为 48% ~ 80%，GH 腺瘤中最常见，为 9、17 增多，18、1、2、11 丢失。PRL 腺瘤中常见的为 4q、5q 增多，1、2、11 和 13 丢失。ACTH 腺瘤中 5、8 和 11 丢失常见，促性腺激素细胞腺瘤中 13q 丢失常见。一般来说染色体不平衡在侵袭/复发腺瘤较腺瘤多见，癌又较侵袭/复发腺瘤多见，Nam 等研究结果认为 11q13 和 13q 的 LOH 对预测垂体腺瘤的侵袭性有意义。Rickert 等分析 4 例垂体癌转移，染色体不平衡平均为 8.3（增多 7，丢失 1.3），最常见的增多为 5、7p 和 14q，他们认为 14q 丢失可能与垂体癌的恶性进展和转移有关。

二、腺垂体增生

腺垂体各种促激素细胞都能增生，而导致相应的临床症状。但单凭形态诊断增生很困难，因垂体内各种促激素细胞分布不均匀，另外，手术切除或吸出的组织常常是破碎和局部的，不能反映垂体的全貌。影像学显示蝶鞍弥漫性扩大，当增生的腺体向鞍上扩张才引起肿块效应如头痛、恶心、呕吐、视野缺损和脑神经麻痹。

（1）病理：增生可以是弥漫性或局灶性，用网织纤维染色可区分增生和腺瘤，增生时前叶腺泡可扩大但血管网织纤维支架完整，而腺瘤时网织纤维支架破坏。

（2）免疫组化：增生病灶中除主要的增生细胞外还混杂有其他促激素细胞，前叶增生可同时伴有一个腺瘤。

三、神经垂体和下丘脑原发性肿瘤

（一）节细胞瘤

节细胞瘤（gangliocytoma）亦称神经节瘤（ganglioneuroma）。由成熟的神经元细胞构成，瘤细胞很可能来自下丘脑的神经节细胞。临床症状主要由肿块引起的症状如下丘脑调节异常，垂体功能低下和高催乳素血症。由于这些肿瘤能合成下丘脑肽类激素，所以有时可伴有其他激素症状包括肢端巨大症、性早熟或 Cushing 综合征。

1. 大体　肿瘤大小不一。

2. 光镜　由成熟的神经节细胞构成，双核或多核细胞多见。瘤细胞分布于不等量的神经胶质、纤维组织构成的间质内，小血管增生。

3. 免疫组化　Syn 和 NF（+）。

4. 电镜　瘤细胞有丰富的内质网、线粒体和神经微丝。分泌颗粒集中于细胞胞突中。肢端巨大症的患者肿瘤常为组合性即节细胞瘤 + 少颗粒促生长激素细胞腺瘤。

（二）胶质瘤

胶质瘤（glioma）包括星形细胞瘤、少突胶质细胞瘤和室管膜瘤，毛细胞星形细胞瘤是最常见的一种，多见于年轻人，发生在儿童的低恶性度的胶质瘤预后好。放射后的胶质瘤和累及视神经的胶质瘤侵袭性强和很快致死。

（三）脑膜瘤

鞍区脑膜瘤女性多见，占脑膜瘤（meningioma）总数的20%，完全限于鞍内的脑膜瘤罕见。

（四）颗粒细胞瘤

颗粒细胞瘤（granular cell tumor）见于神经垂体和垂体柄，大多数肿瘤体积小，为尸检偶然发现。手术切除肿瘤都因肿瘤大而引起临床症状。形态与身体其他部位的颗粒细胞瘤相同，肿瘤无包膜但界限清楚，免疫组化组织细胞标志物如 α - antitrypsin、α - antichymotrypsin & cathepsin β 阳性，但 GFAP 和 S - 100 常常阴性。

（五）脊索瘤

发生在蝶鞍的脊索瘤（chordoma）患者年龄 > 30 岁，生长缓慢，但局部侵袭性。形态与其他部位脊索瘤同。免疫组化示低分子量 CK、EMA 和 S - 100 阳性，有时 CEA 亦显阳性。

（六）神经鞘瘤

鞍内神经鞘瘤罕见，形态及免疫组化与其他部位神经鞘瘤同。

四、鞍区其他肿瘤和转移性肿瘤

（一）颅咽管瘤

颅咽管瘤（craniopharyngioma）由颅颊囊残留物发生，占颅内肿瘤的 2% ~ 4%。是儿童最常见的蝶鞍肿瘤，约占儿童中枢神经肿瘤的 10%。颅咽管瘤任何年龄都能发生，高峰为 5 ~ 20 岁，第 2 个高峰为 50 ~ 60 岁。3/4 有肿块效应（头痛和视野缺损）。大多数患者有垂体功能低下，<50% 患者有高催乳素血症，约 25% 患者有尿崩症。儿童可呈侏儒。

影像学多数为囊性病变，仅 10% 为实性。50% 显蝶鞍增大和被腐蚀，>50% 鞍区钙化。肿瘤可浸润下丘脑，甚至第三脑室，由于此瘤的高浸润性，所以手术常切不净，以致术后复发率高，特别是年轻患者，可高达 10% ~ 62%。术后放疗可降低复发率。颅咽管瘤为良性但局部浸润性，仅有个别恶变的报道。

病理：85% 完全在鞍上，仅 15% 有鞍内成分。大多数肿瘤诊断时 <1cm，界限清楚但不一定有包膜。切面囊性多见，内含黏稠油样液（像黑泥）及胆固醇和钙化，光镜下在疏松的纤维间质中有上皮细胞岛和囊，胆固醇结晶，角化碎屑（成为钙化核心）。组织学类型可分为造釉细胞瘤型和乳头型。乳头型多见于成人，特点是假乳头状鳞状上皮，呈实性或囊状。一般没有纤维化和胆固醇，此型较造釉细胞瘤型预后好。免疫组化：CK（+），电镜可见张力纤维和细胞间连接，无分泌颗粒。

（二）生殖细胞肿瘤

生殖细胞肿瘤（germ cell tumor）包括生殖细胞瘤（germinoma）、胚胎性癌、畸胎瘤、内胚窦瘤和绒癌，约占成人颅内肿瘤的 <1%，占儿童颅内肿瘤的 6.5%，最常见的部位为松果体，其次为鞍上。鞍区纯的生殖细胞瘤和纯的畸胎瘤最多见，也有混合性生殖细胞瘤。所有生殖细胞肿瘤形态与其他部位同。

（三）Langerhans 细胞组织细胞增生症

Langerhans 细胞组织细胞增生症（Langerhans cell histiocytosis，LCH）包括嗜酸性肉芽肿、HSC 症、L - S 病，可累及神经垂体和下丘脑，导致尿崩症、垂体功能低下和高催乳素血症。LCH 很少累及前叶，形态与其他部位同，免疫组化 CD - 1a（+），S - 100（+）。电镜下可找到 Birbeck 颗粒。

（四）间充质肿瘤

文献报道的有血管瘤、血管球瘤、血管母细胞瘤、脂肪瘤、软骨瘤、软骨肉瘤、软骨黏液样纤维瘤、骨巨细胞瘤、软组织腺泡状肉瘤、骨肉瘤及纤维肉瘤等。形态与其他部位软组织肿瘤同。

（五）转移性肿瘤

由于垂体血运丰富，所以许多恶性肿瘤如肺、乳腺和胃肠道癌经血行转移到垂体并不少见，有的报道可高达 26.7%，累及神经垂体较腺垂体多见。

（袁聪玲）

参考文献

［1］毕胜利，曾常茜. 临床免疫学. 北京：科学出版社，2010.

［2］康熙雄. 临床免疫学. 北京：人民卫生出版社，2010.

［3］葛海良，张冬青. 免疫学技术. 北京：科学出版社，2009.

［4］孙黎飞. 细胞免疫学实验研究方法. 北京：人民军医出版社，2009.

［5］张秉琪，刘馨. 肿瘤标志物临床手册. 北京：人民军医出版社，2008.

［6］苗晓辉. 肿瘤坏死因子与阿糖胞苷联合应用对 K562 细胞凋亡的影响. 中国实验诊断学，2009.

参考文献

[1] 李德仁，等. 摄影测量学. 北京：测绘出版社，1990.

[2] 张祖勋. 数字摄影测量学. 武汉：武汉大学出版社，2012.

[3] 冯文灏. 近景摄影测量. 武汉：武汉大学出版社，2002.

[4] 李学军. 摄影测量与遥感. 长沙：国防科技大学出版社，2006.

[5] 王佩军. 摄影测量学. 武汉：武汉大学出版社，2005.

[6] 张剑清. 近景数字摄影测量与计算机视觉. 武汉：武汉大学出版社，2009.